骨科精萃系列

实用
关节镜手术学

Practical Operative of Arthroscopy

刘玉杰　主编

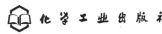 化学工业出版社

·北京·

本书围绕微创化、有限化治疗等核心理念，详细讲解了关节镜设备与器械，膝关节镜、髋关节镜、足踝关节镜、肩关节镜、肘腕关节镜的手术操作，关节镜下撬拨复位固定治疗关节内骨折以及关节镜技术在关节外的临床应用。充分展示了关节镜微创外科手术创伤小、消除或减轻功能障碍的优越性。此外，书中还对近几年来交叉韧带损伤、肩关节损伤、关节软骨损伤等治疗的最新进展，进行了总结。

　　本书适用于骨科及相关科室临床医师。

图书在版编目（CIP）数据

实用关节镜手术学 / 刘玉杰编著 . —北京：化学工业出版社，2016.10（2024.11重印）

　ISBN 978-7-122-27851-7

　Ⅰ.①实… Ⅱ.①刘… Ⅲ.①关节镜-外科手术

Ⅳ.①R684

中国版本图书馆CIP数据核字（2016）第191695号

责任编辑：杨燕玲	文字编辑：何　芳
责任校对：宋　玮	装帧设计：关　飞

出版发行：化学工业出版社（北京市东城区青年湖南街13号　邮政编码100011）
印　　装：中煤（北京）印务有限公司
787mm×1092mm　1/16　印张41¼　字数1041千字　2024年11月北京第1版第6次印刷

购书咨询：010-64518888　　　　　　　　　售后服务：010-64518899
网　　址：http://www.cip.com.cn
凡购买本书，如有缺损质量问题，本社销售中心负责调换。

定　　价：298.00元

编写人员

主　编：刘玉杰

副主编：黄长明　孙　磊　曲　峰　薛　静　李春宝

编　者（按汉语拼音排序）

敖英芳　常　晗　陈疾忤　陈世益　冯　华　高　凯

郭　旗　胡　勇　黄长明　黄迅悟　李春宝　李海鹏

李宏亮　李淑媛　李众利　刘　畅　刘玉杰　陆　兮

齐　玮　曲　峰　阮建伟　申学振　孙　磊　唐翔宇

王健全　王江涛　王俊良　王明新　王　宁　王志刚

魏　民　薛　静　余家阔　袁邦拓　张　磊　章亚东

肇　刚　周敬滨　周　密　朱娟丽　祝　祎

主编介绍

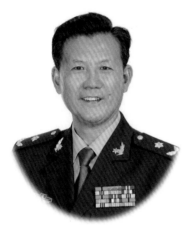

刘玉杰，1952年8月生于山东省滨州市，毕业于中国人民解放军第二军医大学军医系。现任解放军总医院骨科主任医师、教授、博士生导师。文职一级，技术二级，享受政府和军队特殊津贴。多年担任中央保健委员会专家、中央军委保健委员会专家、国家体育总局备战奥运会运动医学专家。

担任全军运动医学关节镜分会主任委员、中华医学会运动医疗分会副主任委员、肩肘学组组长；中华医学会关节镜学组副主任委员、SICOT中国部运动医学分会副主任委员、民政部康复学会肢体伤残委员会副主委、ISAKOS会员。中华医学会老年骨质疏松专业委员会副主任委员、国家卫计委内镜诊疗技术培训基地主任。

1997年在美国纽约州立大学布法罗大学医学院，专修关节外科、关节镜及运动医学。曾多次赴美国、加拿大、澳大利亚、瑞士、新西兰、德国、法国、意大利、印度、日本、泰国、新加坡、马来西亚和中国台湾、香港、澳门等国家和地区进行访问和学术交流。在国内外率先研发和开展了关节镜技术在关节外的应用、关节镜微创技术治疗关节内骨折、骨栓肌腱结嵌压固定法重建交叉韧带、生物骨钉系列修复骨关节损伤等多项自主创新的新技术和新方法，进一步拓宽和丰富了关节镜微创技术的领域。多次获得国家自然科学基金、"863"和军队攻关课题基金资助。上述科研成就分别以第一完成人获国家科技进步二等奖、军队科技进步一等奖、军队医疗成果二等奖和三等奖各1项，北京市科技成果三等奖1项，科技部"恩德斯"一等奖2项。以主要完成人获国家科技进步一等奖、军队科技进步一等奖各1项，军队医疗成果二等奖2项。获总后勤部十二五重大科技专项奖2项、国家发明专利3项；荣立二等功2次、三等功2次；总后勤部优秀中青年技术专家、吴阶平－杨森医药奖运动医学奖。培养硕士、博士及博士后研究生50余名。以第一作者或通讯作者发表论著300余篇，主编主译专著15部，参编专著14部。

序

　　《实用关节镜手术学》自第一版面世已经走过了十个春秋。该书以资料丰富，描述简明扼要，图文并茂，翔实生动，既有理论性更有实践性，深受广大热心读者的欢迎。该书先后进行了2次修订出版，已成为运动医学和关节镜医师手中重要的参考书和工具书。

　　近年来，随着关节镜事业突飞猛进的发展，一些新理念不断涌现，新技术逐渐成熟，新器械设备不断问世，进一步促进了关节镜技术的进步，它正以全新的面貌，崭新的姿态展现在我们的面前。因此，广大运动医学医师迫切需要更新的工具书来丰富和提高其临床能力。为了满足广大医师的要求，推进关节镜的新技术，促进运动医学的繁荣和发展，刘玉杰教授组织国内许多知名专家编写和修订了本版《实用关节镜手术学》。

　　作为一本专业工具书，十年内3次修订出版实属不易，证明了该书的影响力、学术和实用价值。本版在前两版的基础上，较全面地总结了国内外许多新的理论、新的技术和新的研究成果，使内容更为丰富新颖、结构更为合理，是一部理论性和实用性很强的专业工具书。

　　我和刘玉杰教授相识共同开展关节镜外科工作20年了。他在临床与科研工作中一丝不苟的严谨治学态度和对事业孜孜追求的精神以及强烈的使命感，使我深受感动。《实用关节镜手术学》的再版，凝聚了他及团队成员为我国运动医学与关节镜微创外科事业不懈努力与奋斗所付出的心血。本书的再版将对促进我国运动医学和关节镜微创外科事业的发展，对年轻医师的培养产生重要的作用。

　　作为刘玉杰教授的挚友及共同为我国运动医学和关节镜微创外科事业努力工作的同仁，在本书出版之际，我谨向本书主编刘玉杰教授和各位作者以及为此书出版作出贡献的同志们表示衷心的祝贺！

中华医学会运动医疗分会主任委员

中华医学会骨科分会关节镜学组组长

敖英芳

2016年10月8日

前言

时间就像划破长空的流星，飞逝而去。《实用关节镜手术学》从2006年第一次出版，之后又进行了第二版修订，2年前早已销售一空。为了适应关节镜运动医学的发展，应出版社邀请我们进行第三版修订，并于2015年春节开始着手这项工作。近十年来，我国的关节镜和运动医学事业蓬勃发展，新技术、新方法就像雨后春笋一样地涌现出来。关节镜技术越来越得到广大医生和患者的认可。

当今时代是人才辈出、高科技迅猛发展的时代，网络化和信息化为学术的交流、知识的传播搭建起了良好的平台。为了适应时代的发展，我们必须不断地接受新的理论、吸取新的知识、更新的思路和方法。图书在知识的记录、储存、信息的传播和汲取方面，起到了不可估量的作用。

许多同道、学者和读者朋友对《实用关节镜手术学》给予了高度的评价，投入了极大的关注，寄予了厚爱和殷切的期望，对如何修订本书提出了许多宝贵的建议。一年前编者们反复商谈，提出了全面修订出精品的思路。

一年来，作者们无论是在炎热的酷暑，还是在寒冷的冬夜，利用工作之余和节假日查阅文献，搜集资料，整理图文，挑灯夜战，奋笔疾书，度过了不少不眠之夜，牺牲了许多节假日，才使本书如期出版。

本书是《实用关节镜手术学》第一版、第二版的再版，吸收了大量最新的理念和成果，以创新性、实用性和理论性相结合，以图文并茂的形式论述了创新理论和技术。

在本书即将出版之际，我衷心地感谢各位作者严谨的科学态度、忘我的工作精神，衷心地感谢我的亲朋好友和家人，在事业上的理解，工作上的支持，生活上无微不至的体贴与关怀。由于时间仓促，水平有限，难免有不足和错误之处，请广大读者朋友们提出宝贵的意见。

刘玉杰
2016年春节

原第一版序

关节镜外科是骨科领域中发展极为迅速的一门学科，原因一是微创与直视，二是能在动态的自然解剖条件下，进行诊断和手术。这一点是在腹腔镜及膀胱镜等手术中，均不能做到的。

关节作为人体的一个动态器官，是组成人体的一个重要部件，它的核心作用是活动。但以往的开放手术由于均需打开关节，因而手术在没有到达病灶之前，已经破坏了自然解剖和其他的功能，这是一个很矛盾的问题。关节镜下手术解决了这个矛盾，可以在动态情况下，直视其病灶，从而了解其真正的病理机制，并有目的、有针对性地解决病变问题，保持了关节的正常解剖结构不受破坏，使术后的关节能最大限度地发挥其功能。

关节镜外科从20世纪80年代初在中国开始应用，迄今已有20多年的历史。近几年来，关节镜外科在中国发展很快，手术技术水平迅速提高。刘玉杰教授长期从事关节镜外科工作，在实践中发展，在实践中提高。他创造性地将关节镜技术应用到关节外的手术。他还设计了一些新的术式，他的操作方法，既遵循国际的先进经验，又切合亚洲及中国人的实际情况。从实践中出真知，是非常有价值的。近年来许多骨科医师渴望有一部切合国情的参考书籍来推动关节镜工作的发展，我很欣慰地把本书介绍给有志于从事关节镜外科的同仁。相信大家能从中获益匪浅，因而得到提高。

上海市骨伤科研究所
钱不凡
2006年1月

原第二版编者的话

转眼间《实用关节镜手术学》已经出版5年之久了。过去的5年，我国关节镜微创外科技术和运动医学得到了长足的发展。近几年，许多新技术、新方法像雨后春笋般地涌现出来，关节镜微创外科取得了骄人的佳绩。许多县市级医院都购置了关节镜，越来越多的医生和患者都乐意采用关节镜微创技术治疗骨关节疾病。过去，关节镜仅用于关节内疾病的手术治疗，现在已经广泛地应用于关节外疾病的治疗，真正地减少了手术创伤，避免了功能障碍，实现了手术微创化，充分展示了关节镜微创技术的优越性。

我们科室有幸成为国家卫生部首批关节镜诊疗技术培训基地，先后为国家和军队培养了大批的关节镜技术骨干。为了适应临床教学工作的需要，为了推动我国关节镜事业的发展，为了加强与同道们切磋技艺，为了事业的共同发展，2006年我出版了《实用关节镜手术学》，详尽介绍了膝、肩、髋、肘、踝、腕和关节镜在关节外的应用等关节镜技术与方法，虽然不是经典，但十分常用，达到了抛砖引玉的目的，为启迪后人，期待推出更多精品，推动我国关节镜事业蓬勃发展发挥了应有的作用。春节前夕，我接到了人民军医出版社关于本书再版的通知后，立刻下达了修订任务，所有编者牺牲了春节与亲朋好友团聚的机会，挑灯夜战，按时完成了撰写工作。本书将近几年新开展的新技术、新方法、新业务和有关基础研究进行了适当的补充与修改。

在本书即将再版之际，我衷心地感谢写作组的每位作者为本书出版所做出的努力与贡献，衷心地感谢我的家人在事业上的理解，工作上的积极支持，生活上无微不至的体贴关怀。由于时间仓促，本人水平有限，错误之处欢迎广大读者朋友指正，提出宝贵的意见。

刘玉杰
2010年春节于北京

目录

第四篇 足踝关节 361

第十三章 足踝关节镜 362

第五篇 肩关节 395

第十四章 肩关节镜概述 ·································· 396

第六篇　肘腕关节　479

第七篇　关节镜技术创新与应用　497

第八篇 术后康复

第二十二章 关节镜术后康复 …………………………………… 614

第一篇

总　论

第一章

关节镜手术设备器械与养护

第一节 关节镜手术室及数字图像资料管理

数字化手术室是在洁净手术室（层流手术室或层流洁净手术室）的基础上，综合运用计算机、网络、通信、自动控制、图像信号处理、多媒体及综合布线等技术，将手术过程有关的各个系统，如医疗设备、环境控制、医院的信息系统（hospital information system, HIS）、影像数据传输及储存系统（Picture archiving and communication systems，PACS）、远程医学等多个系统进行有机整合，并进行智能化集中管理，为外科手术提供便捷、高效、安全、舒适的操控系统，是医院管理医疗资源及CT、MRI等设备医学图像储存与传输的信息系统。该系统将医院各科室之间甚至医院之间的影像资料统一起来，建立一整套医疗信息网络平台（图1-1）。

随着电子计算机技术的应用，传统图像信息管理模式已经逐渐被数字化技术所替代。数字化影像资料系统对资料进行采集、处理、储存、量化评分和撰写手术报告，采用服务器主机与各工作站分机，通过网络链接和传输的方式，将影像资料信息系统设为工作站、服务器和打印机，实现功能一体化，对医疗、科研、教学和医疗文书提取提供整体影像系统（图1-2）。现代信息化、数字化医疗体系的构架，已经成为医疗信息资源的重要组成部分。

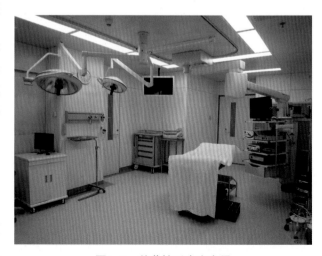

图1-1 关节镜手术室布局

一、系统工作流程

首先将患者的一般临床资料输入文本信息并加以保存。术中依照医师的需要采集静态照片和动态录像，术

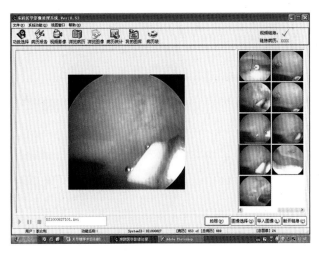

图1-2　数字化影像资料采集系统

后选择所需要的图像进行编辑和文字注解。通过网络将病例文本资料和图像传输到服务器。将图文资料打印，递交患者和病案内进行存档。

二、系统主要功能

1.病历资料的录入与保存

在工作站内新建文件，激活界面的文字录入框，根据需要录入有必要的文本信息，其中包括患者的一般信息与内镜下手术的资料信息。一般信息有患者的姓名、性别、年龄、民族、职业、住院号、门诊号、详细的联系地址与电话、现病史等。该系统还包含内镜型号、科室、经治医师、手术医师、麻醉医师、麻醉方式、术前诊断、术后诊断、内镜诊断和手术记录。该系统能够记载术中所见情况和处理方法，可随时新建、修改和删除病例（图1-3）。

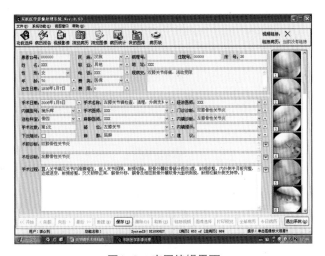

图1-3　病历编辑界面

2.术中监视、图像采集和其他图像资料的导入

术中可通过视频链接采集静态图像和动态录像。该系统还具有图片导入功能，可以将患者的X线片、CT、照片等有价值的图片导入到当前病例的采集图像中。

3.对采集的图像进行选择、编辑

手术结束后，医师可根据需要进行图片编辑，每帧图片均可配注文字说明。图片选取后，将选取的图片保存到当前病例中。最后生成的病历可通过打印系统进行打印（图1-4）。静态照相和动态录像可同时进行，也可在录像中捕捉静态图片。动态录像可以进行动态回放、单帧浏览、多帧浏览等。

4.病例资料的查询、备份、统计与量化评分

本系统根据患者、手术等信息等进行病例分类，有利于图像资料的查询、统计和备份储存。其中评分系统可根据需求，选择不同关节部位相应的评分标准，评估和对比患者术前、术后的功能。本系统还具有随访病例的随访时间提醒功能。

5.影像系统

具备多种信号制式，根据需要可自由选择视频格式和影像尺寸。可接入多个视频信号，通过实时转换视频源，实现"一机多用"。操作人员可自由绘制示意图，并可将其添加到报告中。采用先进多样的压缩技术，可将录制的视频文件另存、复制或刻录，制作DVD等供演示及教学使用。

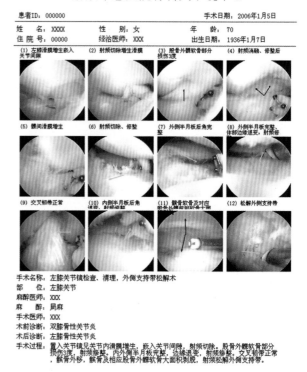

图1-4 图文并茂的数字化病历

关节镜设备分为成像系统、光源系统、动力系统、等离子射频系统、资料采集处理系统。成像系统由成像主机、摄像头、耦合器、关节镜镜头组成。根据摄像系统的晶片不同，分为单晶片、复合晶片和三晶片，其成像的清晰度有所不同。目前成像系统多为高清摄像系统（图1-5）。

关节镜镜头为基本的成像器械之一，在关节镜金属筒的两端分别为物镜

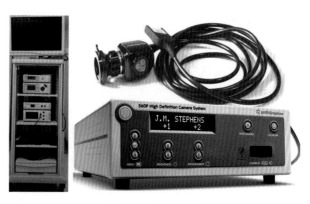

图1-5 关节镜设备

和目镜，在物镜与目镜之间是一系列柱状透镜系统，将影像由物镜传到目镜。光源系统由光源主机和光导纤维构成，在透镜的周围为光学纤维，将光源通过光纤投到物镜端。动力系统主要为动力刨削系统。等离子射频系统在术中具有切割、消融、止血、皱缩的作用，自20世纪90年代大大促进了关节镜外科的发展。

一、关节镜

关节镜是关节镜系统的核心部分，包括透镜系统、光导纤维、光缆接口、金属鞘和目镜或摄像头接口五个基本组成部分。在关节镜中有三类基本光学系统：传统的薄透镜系统、Hopkins杆形透镜系统、分度指数透镜系统。在传统的薄透镜系统中，光线和影像经一组透镜系统传达到目镜，再将图像传送到术者的视野，目前该系统已很少使用。现代关节镜大多采用杆形透镜系统，其中光导纤维占镜头横截面的很小部分，可以将高强度冷光传入关节提供照明，而透镜则占镜头直径的大部分，将关节内的影像传出，经电视摄像成像系统传输到监视器屏幕上。

关节镜头直接关系到关节镜手术图像质量的好坏，而关节镜的光学性能由其直径、倾斜角度和视野等决定。关节镜的直径为1.9～7mm，其中4mm关节镜最常用，1.9mm和2.7mm的关节镜通常应用在肘、腕、踝等小关节。物镜的倾斜角度是指关节镜筒纵轴与视野中心线（透镜表面垂线）所形成的角度，目前常用的关节镜倾斜角度有0°、25°、30°、70°。物镜的倾斜角度不同，所观察到的视野也不同。视野是指透镜所包括的视角，随关节镜的类型而变化，视野与镜筒大小成正比。0°关节镜主要观察物镜前方的组织。70°倾斜角关节镜可观察到物镜侧面的物体，旋转镜筒观察的视野较广，可经髁间切迹观察膝关节后内或后侧关节腔，但是视野中心有盲区，不适用于手术操作。目前的关节镜可以通过低温等离子体进行灭菌消毒，也可耐高温高压消毒（图1-6）

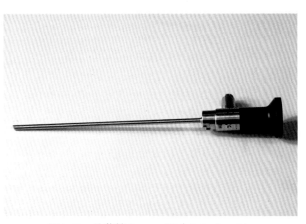

图1-6 关节镜4mm×30（Autoclavable Scope,4mm×30′，160mm，J-lock）

二、光导纤维与光源系统

早期的关节镜光源是在关节镜前配备的150W白炽灯，术者直接通过目镜观察关节内情况。现代关节镜都是在监视器监视下进行操作，通过目镜观察法进行手术已成为历史。监视器的成像质量对于光源的要求更高，冷光源和光导纤维很好地解决了这一问题。目前临床使用的是300XL氙光源，适合内镜手术的需要，可用于任何镜下微创外科手术（图1-7、图1-8）。光导纤维一端连在光源上，另一端连在关节镜上，光缆的长度对光的传导有一定的影响，据文献报道，光缆每增加0.3048m（1英尺）就减少光传导8%。

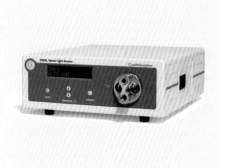

图1-7　500XL内镜氙光源
（500XL Xenon Light Source）

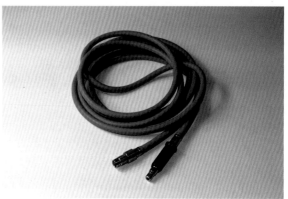

图1-8　光缆
（Fiber Optic Light Cable）

三、成像系统

　　关节镜的成像系统具有良好的视野和自由的操作。经典而完整的摄录系统包括摄像头、摄像主机、监视器、录像机、照相机、彩色打印机、多媒体等（图1-9、图1-10、图1-11）。目前临床使用的数字化高清晰逐行扫描摄像系统，功能齐全，图像还原细腻逼真。有些公司已经将摄像机、照相机和打印机整合为一体的多功能数字记录仪。目前成像系统更趋于人性化、数字化和小型化。通过数字化成像系统，对术中的图像资料进行拍摄和录像，生动记录手术过程，为术后随访、科研、教学和可能的医疗鉴定提供翔实而客观的证据。

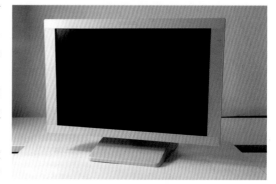

图1-9　Sony 24寸监视器

四、电动刨削动力系统

　　刨削器主要用于刨削和清理半月板及滑膜组织，清除剥脱的软骨碎片或软骨成形等。电动刨削器一端连接刨削手柄和吸引器（图1-10），旋转动力缆与动力箱（图1-11）及足踏开关相连（图1-12）。刨刀由外层中空外鞘和内层带有窗口的旋转套管组成。内鞘窗如同在外层中空管中旋转的双刃圆筒状刀片，窗口内的负压将组织吸引进来，刀片旋转时切断并吸出组织碎块，收集在吸引瓶中。为适应不同部位和功能的需要，现已设计出各种各样的刨削头（图1-13）。刨削头的直径通常为3 ～ 5.5mm，不同的尺寸用于不同的关节。使用电动刨刀时必须注意防止"过度抽吸"。

　　当冲洗液流出大于流入（即流空现象）时会发生过度抽吸，抽吸的湍流在关节内产生气泡，影响视野观察。为防止这种情况的发生，应减少抽吸的强度，增加水量充分充盈扩张关节腔。为了维持关节腔内恒定的压力，还可以在进水管上安装压力水泵系统。在旋转刨刀启动前，要确定切削窗的位置，刨削刀的窗口应始终保持在视野内。当使用电动刨削时，关节镜出水口应半关闭，使切削的组织填满窗口，以减少过度抽吸。边吸引边切削，即可将软骨表面绒毛状碎片或滑膜组织切削掉。磨削器可用于磨削骨及软骨面，去除骨赘。

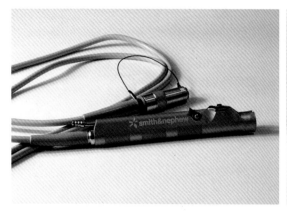

图1-10 超轻手控刨削手柄
（Motor Drive Unit，Hand Control）

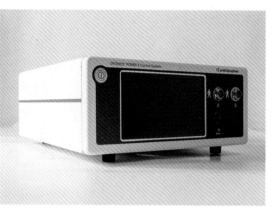

图1-11 戴安力二代动力刨削系统
（Dyonics Power Ⅱ Control System）

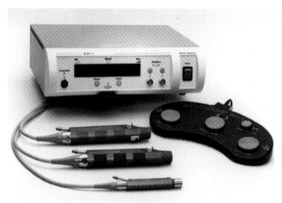

图1-12 足踏动力开关

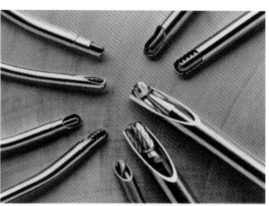

图1-13 刨削刀头及磨钻

五、射频等离子刀

　　射频汽化技术于20世纪末应用以来，逐渐在临床上得到广泛应用，在国际上被称为关节镜手术器械的又一次革命，在关节镜手术中占有越来越重要的地位。射频汽化技术又称等离子低温消融术（Coblation）或电凝刀，是一种全新的等离子体组织消融技术，包括各种射频主机（图1-14）和不同型号的刀头（图1-15）和射频脚踏开关（图1-16）。

　　射频等离子刀的原理是通过特定频率（100kHz）的强射频磁场，将电解液激发为低温等离子态，在电极前形成厚度约为100μm的等离子层（图1-17），其中的自由带电粒子获得足够的能量，可以打断分子键，使靶组织细胞以分子为单位分解（图1-18），最终在低温下形成切割和消融效果，这种消融效果仅存在于靶组织的表层。当射频所产生的能量值低于产生等离子体的阈值时，组织的阻抗会产生热效应，从而具有皱缩和止血的作用。等离子射频是一种低温分解技术而非机械切割及热切割，可以将热效应的温度精确控制在工作温度（40～70℃），既确保胶原蛋白分子螺旋结构皱缩，又保持了细胞的活力，其能量不直接作用于组织上即能实现靶组织的有效消融，因此对周围

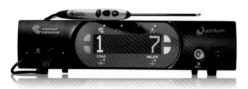

图1-14 Quantume主机系统
（Quantum System）

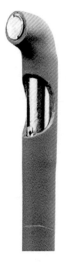

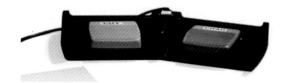

图1-16 射频脚踏板

组织仅有微小损伤。传统的高温热消融技术的工作原理是使分子间摩擦产生热量，再通过热量使蛋白凝固、坏死，对正常组织的损伤较大。

学者们对等离子射频的安全性进行了评估。Turner等在羊软骨损伤模型中比较了双极射频消融与传统机械刨削清理的作用。将28个羊膝关节随机分为两组，分别使用刨削刀或射频清理。术后即刻、6周、12周、24周处死动物，通过改良的Mankin法

图1-15 SAPHYRE双极刀头

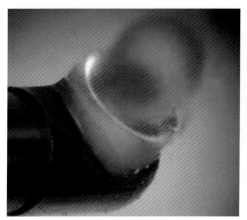

图1-17 电极前面的等离子层

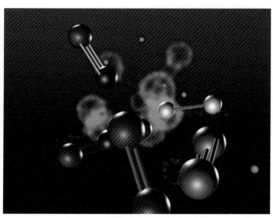

图1-18 组织被分解为小分子气体

进行评分。大体观察软骨表面，显微镜下观察软骨细胞、基质的蛋白多糖，以及空泡或嗜伊红细胞的出现（提示软骨细胞坏死）等，结果发现射频组优于刨削组。刨削刀打磨去除了过多的健康软骨，软骨表面不平滑，难于阻止软骨病变的加重。双极射频对软骨的破坏较少，是一种较好的手术方式。Kaplan等取6例全膝关节置换术截取的股骨髁软骨，采用射频对软骨分别使用不同档位模拟关节镜下治疗，对标本进行组织学观察，评估射频对软骨细胞活性的影响以及射频的辐射深度，结果发现治疗区退变的软骨表面光滑，软骨细胞活性和基质与对照组相比没有显著差异，治疗后损伤软骨表面均无纤维化趋势。等离子射频能量对软骨细胞的损伤较小，进行软骨修整相对安全。Amiel等使用两种双极射频刀头对牛膝软骨面进行清理，术后在共聚焦显微镜（CLM）下用双荧光染色的方法评估软骨细胞的活性，同时以$^{35}SO_4$同位素法评估软骨基质代谢活性，结果发现，射频对牛正常膝关节清理后局部光滑，界限清晰，软骨细胞的损伤深度为$100 \sim 200\mu m$，对软骨基质无明显影响。Lu研究了射频能量对软骨细胞表面光滑度及对软骨细胞活性的影响，结果表明，软骨细胞损伤的数量及软骨细胞损伤的深度随软骨修整时间的延长而增加。

我们进一步对比了高频电刀及等离子刀不同档位（电凝模式2档、电凝模式7档、消融模式2档、消融模式7档）对软骨损伤的程度。研究表明，与高频电刀相比，等离子刀对软

骨的损伤较轻；等离子刀的不同档位有不同的作用，对软骨损伤的程度也不相同。电凝模式以及消融模式的低档位（如2档）产生热量较多，适合用于止血、关节囊皱缩、韧带皱缩等操作；消融模式的高档位产生热量较少，对软骨损伤较小，适合进行软骨清理等操作（图1-19、图1-20）。

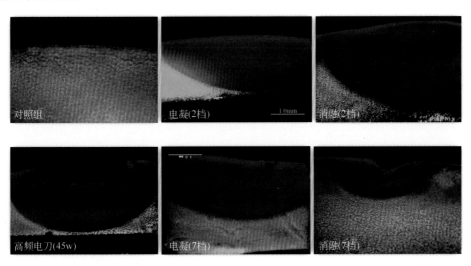

图1-19　双荧光染色示电刀及等离子刀不同档位对软骨损伤的深度

总之，关节镜下应用双极射频清理关节软骨损伤是安全有效的，且等离子刀清理优于刨削刀及高频电刀等清理方式。但是应用何种能量设置更加安全、有效，最大程度减少对周围正常软骨的损伤，仍需进一步研究。根据不同情况选用不同的能量设置，更好地发挥其效果。

手术时要根据不同的目的选择不同的档位。以Arthrocare Systerm 2000系统为例，行软骨清理时，可以选用较高能量档位（如7档），能够充分激发离子溶液中的离子形成等离子层，发挥切割、消融组织的作用，同时保持较低的温度。

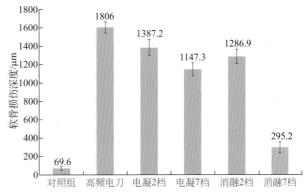

图1-20　等离子刀消融模式的高档位（7档）对软骨损伤深度较浅

使用较高档位的好处还包括可以尽量缩短软骨修整的时间，减少多余热能在软骨表面作用的时间。在对充血滑膜或小出血点进行止血时，或对内侧髌股韧带进行皱缩时，可选用较低档位（2～3档），主要利用刀头产生的热能使蛋白质凝固，达到止血、皱缩组织的作用。尽管等离子刀头的温度较低，但如果在同一个位置长时间切割同让可以造成能量聚积，对软骨细胞造成损伤。为避免热量聚积，应使刀头匀速在损伤软骨表面往复活动，并避免长时间连续消融，同时以生理盐水持续对关节腔进行灌洗，可以带走多余的热量及碎屑，保持视野清晰。术后冰袋冷敷患膝24h可达到止血、止痛目的。

射频广泛应用于软骨、滑膜等组织的清理、修整、切除，还可做交叉韧带和肩关节囊紧缩术以及肌腱炎的治疗。对于半月板损伤的手术，特别是退变的半月板后角的修整，更加方便快捷。

一、关节镜器械的清洗与消毒

关节镜属硬式内镜，按照《内镜清洗消毒技术操作规范》2004版硬式内镜的清洗规范完成清洗与消毒。

硬式内镜的清洗方法及要点包括：使用后立即用流动水彻底清洗，除去血液、黏液等残留物质；将擦干后内镜置于多酶洗液中浸泡，时间按使用说明；彻底清洗内镜各部件，管腔应当用高压水枪彻底冲洗，可拆卸部分必须拆开清洗，并用超声清洗器清洗5～10min；器械的轴节部、弯曲部、管腔内用软毛刷彻底刷洗，刷洗时注意避免划伤镜面。在清洗关节镜镜头时要特别注意不能刮伤光学面，所有导线与主机连接端切勿进水，因为导线末端进水后与主机连接，容易造成主机短路。

依据硬式内镜的消毒灭菌方法，适于蒸汽压力灭菌的内镜或者内镜部件应当采用蒸汽压力灭菌，按内镜要求选择温度和时间；环氧乙烷灭菌方法适于各种内镜及附件的灭菌；不能采用压力蒸汽灭菌的内镜及附件可以使用2%碱性戊二醛浸泡灭菌；用消毒液进行消毒、灭菌时，有轴器械应当充分打开轴节，带管腔的器械腔内应充分注入消毒液；采用其他消毒剂、消毒器械必须符合消毒规范，具体操作方法按使用说明；采用化学消毒剂浸泡灭菌的硬式内镜，灭菌后应当用无菌水彻底冲洗，再用无菌纱布擦干；灭菌后的内镜及附件应当按照无菌物品储存要求进行储存。

由于关节镜及其专用器械构造精密，镜头、光缆易碎或折断，各种手动器械和电动刨削器械消毒和保养不慎将造成器械的毁坏。大多数关节镜专用器械，如各种工作套管和管芯、手术剪、篮钳、刨削器手柄等金属器械，常使用高压蒸汽消毒。现在生产的有些关节镜头也可耐受高温高压。尽管高压消毒快捷、彻底，但消毒过程中器械之间的碰撞和反复的高温高压条件对镜头以及锐利刀具都有一定的不良影响，这直接关系到器械的使用寿命。因此关节镜及专用手术器械在消毒过程中应妥善包装，最好使用专用的器械盒，以避免碰撞。对镜头、光缆、刨削器重复使用时，最安全有效的方法是通过环氧乙烷气体消毒或低湿、低压专用消毒锅消毒。以液体浸泡作为关节镜消毒方法，应根据器械的污染情况，确定足够的浸泡时间。尽管关节镜摄像头及连接电缆具有密封与防水设计，可以通过气体熏蒸或液体浸泡消毒，但实际使用中，如有接台手术也可采用一次性消毒薄膜护套，以避免对摄像头的损害。

近些年来，低温等离子体消毒设备作为一种新的消毒方法，因其具有安全、高效、快速等特点在硬式内镜的消毒中被广泛应用（图1-21）。它解决了关节镜手术器械价格昂贵、设备精密、数量有限、许多设备存在不同直径的多种管腔以及很多设备和器械不能耐高温高压的诸多问题。目前，低温等离子体消毒是医疗器械灭菌的发展方向。

低温等离子体灭菌机灭菌的原理是高浓度（60%）的过氧化氢注入灭菌腔内后，以等离子体状态存在，等离子体含有大量的紫外线光子和活性物质（氢氧自由基、过羟自由基、激发态、活性氧原子、活化氢原子等），与微生物体内的蛋白质和核酸物质发生反应，从而达到灭菌目的。相对于其他灭菌方法来说，低离子体消毒的突出特点是低温、快速、无毒残留、对耐湿热和不耐湿热的医疗器械和适合，因此非常适用于关节镜手术器械的消毒。

低温等离子体消毒的灭菌程序依次为：抽真空—注液—扩散—预等离子—等离子—第

二次注液—扩散—预等离子—等离子—充气，其灭菌程序及运行状态在机器显示屏动态显示。

与环氧乙烷消毒不同，低温等离子消毒因过氧化氢（H_2O_2）的分子结构，当灭菌腔内的压力恢复为一个大气压后，过氧化氢又结合成简单的化合物（水分子和氧分子），无毒害物质残留，具有安全性和环保性，保证医务人员在无毒环境中工作；三种不同的双循环模式所需时间均不超过66min，快速模式灭菌仅为

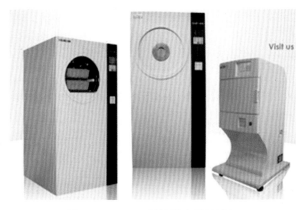

图1-21　CASP低温等离子消毒机

40min，节约手术等候时间，提高利用率及工作效率；不需排水和排风系统，节约场地。

应用低温等离子体消毒时，应严格掌握可灭菌物品种类，可灭菌物品中不能含有植物性纤维材料（纸、棉布、木头、油剂等）、任何吸收液体的材质或器械和一些植入人体的植入物。

灭菌后的关节镜镜头与器械应定期进行生物学监测并做好监测记录，保证消毒灭菌效果，满足临床工作需要。

二、关节镜器械的保养

由专人负责对关节镜及专用手术器械保养，维持关节镜最佳工作状态，延长其使用寿命。

大型设备放置尽量减少搬动。监视器不可用粗糙的布类擦拭，应使用液晶屏专用布清洁。光源主机通风口要定期擦拭清洁，确保通风散热。刨削、射频脚踏板注意防水。光缆和摄像缆应避免折弯，光导纤维盘绕直径应大于20cm以上，以防光导纤维及电缆折断。关节镜及摄像头光学镜片防止碰撞与摩擦。关节镜镜头和摄像头怕压、怕碰、怕摔、怕折，在每台手术结束后应检查各个光学结构，查看其内部的光导是否完好，清洗后应单独置于储存盒内，不可压在金属器械下面，在手术时准备无菌的柔软拭镜纸以擦拭镜头，切忌用粗糙纤维纺织物直接擦拭镜头，以免镜片磨损直接影响清晰度。关节镜手术中灌注液多为生理盐水，未经清洗的器械可因盐晶析出而导致锈蚀，因此手术后应将所有器械以清水冲洗后拭干，并以液状石蜡擦拭以防止锈蚀。各类器械应分门别类放置并予以标识。对于锐性器械采用硅胶管套住前端，半月板探钩、穿刺锥及其他特殊器械单另存放。定期对器械拆带最小件上油保养，注意穿刺套管禁止上油，以免套管内橡胶圈遇油膨胀而影响正常使用。

第四节　关节镜专用手术器材

关节镜器械分为基本器械和手动器械。

一、关节镜基本器械

包含各类型的穿刺锥、套筒和探钩。套筒可作为进水和排水系统，有不同倾斜角度，

套筒也能起到关节镜观察视野的定位作用（图1-22）。探钩是关节镜最常用的重要诊断器械，多年来被称为"关节镜医师手指的延伸"。探钩前端呈90°，可以拨开阻挡视野的软组织，暴露关节内结构，探查韧带或半月板的张力，粗略估计损伤的范围、长度以及病变组织的质地或特征，如显露半月板的撕裂处、探触关节软骨的硬度、软骨剥脱的范围以及前交叉韧带的紧张度。

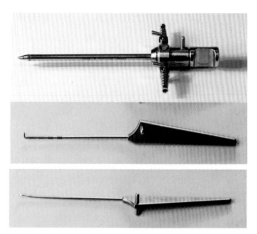

图1-22　关节镜套筒与探钩

二、关节镜手动器械

包含半月板剪刀、篮钳、游离体钳、抓钳、钩刀等（图1-23）。半月板剪刀在关节镜下剪刀分为直剪和左右弯剪等不同类型，多用于处理半月板破裂边缘或粘连处的剪除。篮钳和咬钳用于咬除半月板和取组织标本。篮钳利用不同的咬口和尺寸来移除组织，咬口为3～5mm大小，按角度分有30°、45°、90°等，也称直的、侧向开口或弧形，主要用于修剪半月板的边缘；抓钳和游离体钳用于移除游离软组织；活检钳用于移除软组织来进行活检；吸引篮钳用于切除并吸出软组织；探钩用于探查组织，垂体咬钳用于半月板或游离体取出，大多数抓持钳有某种类型的咬合齿，以便抓牢组织。目前多用髓核咬钳替代这一器械。钩刀：目前使用的关节镜钩刀有各种钩形或叉形钩刀，用于半月板的切除或腕管切开手术。环形刮匙可刮除关节面损伤的软骨。

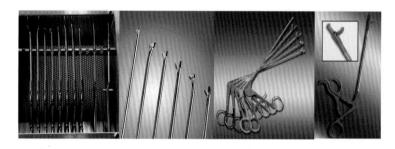

图1-23　关节镜手术篮钳

半月板缝合套管可分为单套管和双套管及带线的缝合针（图1-24），交叉韧带重建工具（图1-25）交叉韧带重建器材（图1-26）和肌腱韧带固定的耗材（图1-27）。

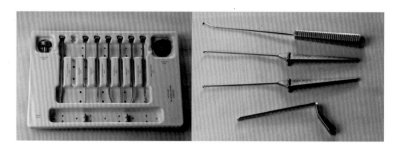

图1-24　半月板缝合套管及半月板挫

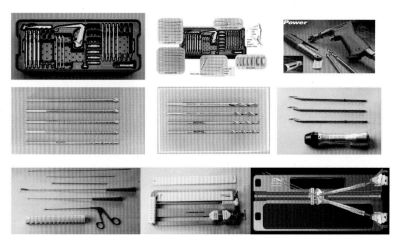

图1-25　交叉韧带重建动力钻和常规器械

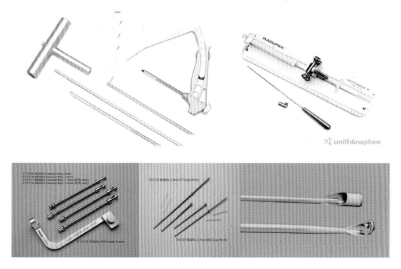

图1-26　ACL重建导向器械

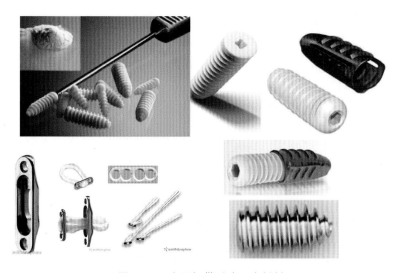

图1-27　交叉韧带重建固定材料

髋关节镜手术器械：髋关节牵引床（图1-28）和髋关节专用器械（图1-29）及加长的手术工具（图1-30）。

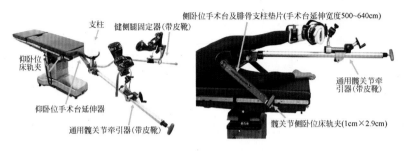

图1-28　髋关节牵引床

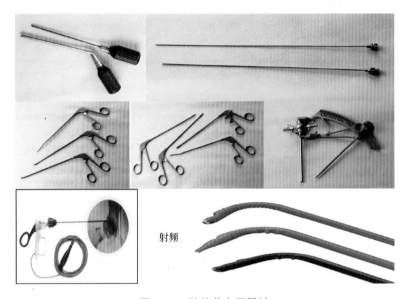

图1-29　髋关节专用器械

肩关节镜器械：肩关节常用沙滩椅手术床（图1-30）和肩关节各种缝合钩（图1-31）、缝合锚钉（图1-32）。

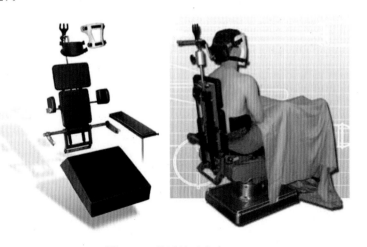

图1-30　沙滩椅手术床

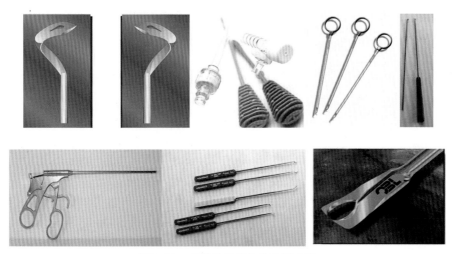

图1-31 肩关节常用套筒及缝合钩

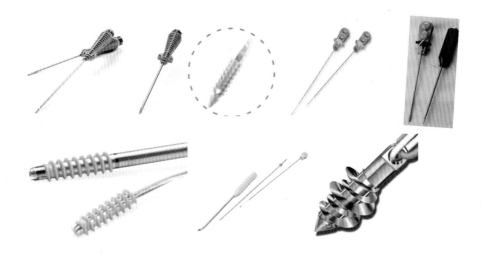

图1-32 肩关节缝合锚钉

踝关节专用手术器械见图1-33。

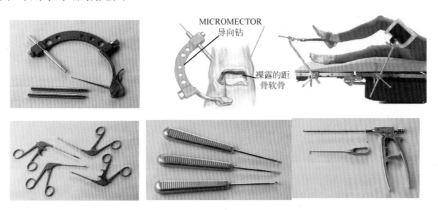

图1-33 踝关节专用手术器械

各种手术缝合线见图1-34。

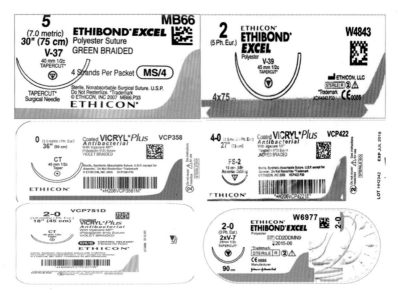

图1-34　各种手术缝合线

（朱娟丽　常　晗）

第二章

麻醉与术后镇痛

❖ 第一节　围术期麻醉 ❖

　　微创是医学发展的趋势和宗旨，关节镜技术是20世纪关节外科具有革命性的技术创新。关节镜手术虽然避免了开放手术较大的创伤，但是并不意味着消除了疼痛，另外，术后要求患者尽早进行功能锻炼以减少关节肿胀、关节内粘连和功能恢复不佳等并发症，但是功能锻炼的疼痛常令患者难以忍受，强行锻炼又会产生巨大心理障碍，因此完善的围术期镇痛对保证关节镜手术效果、提高患者满意度至关重要。

一、膝关节镜手术的麻醉

　　膝关节镜手术常用的麻醉方法包括局部麻醉、椎管内麻醉、神经阻滞麻醉和全身麻醉，但具体方法的选择取决于关节镜诊疗的要求、手术复杂程度、时间长短和患者的身体情况。

（一）局部麻醉

　　单纯关节镜检查、简单滑膜清理术、滑膜活检术、游离体取出术及简单半月板撕裂成形术等操作比较简单，如患者身体情况较好，可在局部麻醉下完成手术。局部麻醉的优点在于简便易行、安全性大、患者清醒、并发症少和对患者生理功能影响小。但是局部麻醉的局限性在于很难达到无痛的标准，尤其是在处理神经末梢特别丰富的部位时患者会有明显的疼痛感。

　　局部麻醉药物可以选择普鲁卡因、利多卡因或罗哌卡因等。以利多卡因为例可以将2%利多卡因40ml用生理盐水稀释1倍后加入0.1%肾上腺素注射液0.1ml,关节腔内注射60ml，剩余部分作手术入口的局部浸润麻醉，术中不能使用止血带。加肾上腺素的目的是为了使局部血管收缩，延缓局麻药的吸收，加快起效时间，增强阻滞效能，延长作用时间，从而减轻毒麻药的毒性反应，同时可以消除毒麻药引起的血管扩张作用，减少创面的渗血，但是严重高血压或心脏病患者禁用。罗哌卡因本身具有血管收缩作用，则不需要添加肾上腺素。

(二）椎管内麻醉

椎管内麻醉是目前国内膝关节镜手术最常用的麻醉方法，包括蛛网膜下腔阻滞麻醉、硬膜外阻滞麻醉和脊椎硬膜外联合麻醉，均是通过阻滞脊神经，从而阻滞交感、感觉、运动神经纤维，对全身系统的影响主要取决于阻滞的范围及阻滞的程度。

1.蛛网膜下腔阻滞

通过腰穿，把局麻药注入蛛网膜下腔的脑脊液中，使脊神经根、背根神经节及脊髓表面部分产生不同程度的阻滞。蛛网膜下腔阻滞麻醉快捷、有效，特别适合于复杂的膝关节镜手术，尤其是肌松要求高或使用止血带的手术。对于身体条件较好的中青年患者可以选择这种麻醉方式，但是老年人、高血压、颅压高的患者避免使用。

穿刺点常选用L3～L4棘突间隙，此处的蛛网膜下腔最宽，脊髓在此也已形成终丝，故无伤及脊髓之虞。常用局麻药为利多卡因或布比卡因，利多卡因一般用量为100mg，最高剂量为120mg，常用浓度为2%～3%，起效时间为1～3min，维持时间为75～150min。布比卡因常用剂量为8～12mg，最多不超过20mg，一般浓度为0.5%～0.75%，起效时间需5～10min，可维持2～2.5h。血管收缩药可减少局麻药吸收入血，从而延长麻醉时间，常用的血管收缩药有麻黄碱、肾上腺素及去氧肾上腺素。除了血管收缩药外，局麻药中尚需加入一些溶剂，以配成重比重液、等比重液或轻比重液以利药物的弥散和分布。重比重液其比重大于脑脊液，容易下沉，向尾侧扩散，常通过加5%葡萄糖溶液，重比重液临床上应用最多。利多卡因重比重液常用2%利多卡因60～100mg，加入5%葡萄糖液0.5ml及0.1%肾上腺素0.25ml或去氧肾上腺素3mg，混匀后即可应用。布比卡因重比重液取0.5%布比卡因2ml或0.75%布比卡因2ml，加10%葡萄糖0.8ml及0.1%肾上腺素0.2ml配制而成。常规的膝关节镜手术一般要求平面到T12～L1即可，如使用止血带，则平面应达T10以上，方能消除止血带引起的不适反应。蛛网膜下腔阻滞麻醉最常见的并发症为血压下降、呼吸抑制、恶心呕吐和术后头痛。

2.硬膜外阻滞

将局麻药注入硬脊膜外间隙，阻滞脊神经根，使其支配的区域产生暂时性麻痹，称为硬膜外间隙阻滞麻醉，简称为硬膜外阻滞。局麻药经多种途径发生作用，其中以椎旁阻滞、经根蛛网膜绒毛阻滞脊神经根以及局麻药通过硬膜进入蛛网膜下腔产生"延迟"的脊麻为主要作用方式。

硬膜外阻滞分为单次法和连续法两种。单次法系穿刺后将预定的局麻药全部陆续注入硬膜外间隙以产生麻醉作用。此法缺乏可控性，易发生严重并发症和麻醉意外，故已罕用。连续法是在单次法基础上发展而来，通过穿刺针，在硬膜外间隙置入塑料导管，根据病情、手术范围和时间，分次给药，使麻醉时间得以延长，并发症明显减少。手术结束后留置导管还可以满足术后镇痛的要求，因此连续硬膜外阻滞满足已经越来越成为膝关节镜手术最常用的麻醉方法。

穿刺点选择L2～L3或L3～L4棘突间隙，局麻药可用2%利多卡因或1%罗哌卡因。影响连续硬膜外阻滞平面的因素包括：局麻药容量和推注速度、导管的位置和方向、患者年龄和病情等。与蛛网膜下腔阻滞麻醉相似，最常见的并发症是血压下降、呼吸抑制和恶心呕吐，因此术中应注意麻醉平面，密切观察病情变化，及时进行处理。

3.脊椎硬膜外联合麻醉

蛛网膜下腔阻滞是局麻药通过脑脊液直接作用于脊神经根，而硬膜外阻滞则是通过局麻药的弥散至脊神经根附近方能发挥作用，所以蛛网膜下腔阻滞的阻滞效果好，包括感觉、运动及自主神经纤维均能较好地阻滞，除了镇痛效果确切外，也能获得较好的肌肉松弛，尤其适用于需肌松的手术，而且起效也快，但是蛛网膜下腔阻滞较易导致阻滞平面过高甚至全脊麻，对循环系统的干扰程度重于硬膜外麻醉。脊椎硬膜外联合麻醉技术，既有蛛网膜下腔阻滞的起效时间快、阻滞效果好的优点，也可通过硬膜外置管提供长时间手术麻醉及术后镇痛。它完全保留了蛛网膜下腔阻滞和硬膜外阻滞的优点，同时最大限度减小了或消除了这两个麻醉方法单独应用存在的某些缺点。

脊椎硬膜外联合麻醉用于膝关节镜手术，起效迅速，效果确切，肌松满意，阻滞时间不受限制，可完成较长时间的手术，局麻药用量小，通常为硬膜外阻滞时局麻药用量的三分之一，血浆中局麻药浓度较低，大大减少了局麻药的中毒发生率，并且术后可以患者硬膜外自控镇痛。另外，脊麻针经硬膜外穿刺针进入蛛网膜下腔，不再与皮肤和皮下组织接触，完全避免了将异物（上皮细胞、脂肪组织、组织碎片）带入蛛网膜下腔，真正成为不接触技术，避免出现无菌性炎症。

麻醉方法：患者准备同硬膜外阻滞，选择L2～L3或L3～L4棘突间隙穿刺，当硬膜外穿刺针进入硬膜外间隙后，取一根长脊麻针（Sprotte 24G×120mm^{2}或Whitacare 25G）经硬膜外穿刺针内向前推进，直到出现典型穿破硬膜的落空感。拔出脊麻针的针芯，见有脑脊液顺畅流出，即可证实。将局麻药注入蛛网膜下腔，然后拔除脊麻针，再按标准方法经硬膜外穿刺置入导管。

（三）神经阻滞麻醉

手术创伤和术后疼痛不仅取决于中枢敏化的程度，也取决于组织损伤的外周伤害性刺激的传入过程，因此，围术期疼痛的防治不仅应针对中枢敏化（如采用阿片类镇痛药物），还需重视对外周伤害性刺激传入途径的阻断。外周神经阻滞可有效阻止疼痛刺激的传入，防止中枢敏化和神经可塑性的发生，与全身麻醉和椎管内麻醉相比，对心肺和胃肠道功能的影响小、血流动力学稳定、无需留置尿管、术后并发症少，对于危重和高龄患者优势更加突出。

神经阻滞虽然已有百余年的历史，但近20余年才随着定位技术的提高取得了显著进步。20世纪80年代神经刺激器定位开始应用于临床以来，神经阻滞对神经的损害大大减少，定位越来越准确，用药量减少，肥胖或解剖标志不清的患者也可以采取神经阻滞的方法，成功率明显提高。

运用神经刺激器进行外周神经阻滞麻醉仍无法完全避免对神经的损伤，近年来随着超声定位技术的引入，成功率和准确率得到了更大提高，而且还可以动态观察局麻药在神经周围的扩散，进一步提高了神经阻滞麻醉的安全性。神经阻滞麻醉的优点在于胃肠道和循环影响小、镇痛时间长且能够最大限度地满足膝关节镜成为日间手术的可能。但是神经阻滞局麻药用量大，应尽量减慢局麻药推注速度，推药时注意回抽，避免局麻药中毒的风险。大量实验证明，脂肪乳剂具有极强的脂溶性，能够把心肌内的局麻药置换出来，可以达到快速解毒的效果，所以美国局麻和疼痛协会已将脂肪乳列入了治疗局麻药毒性处理的指南。

1.腰丛联合坐骨神经阻滞

腰丛主要来源L1～L4脊神经，走行于腰大肌内。最早由Winnie等于1974年描述，后路腰丛联合坐骨神经阻滞时可以同时阻滞五根神经（股神经、股外侧皮神经、闭孔神经、生殖股神经和坐骨神经），足以满足所有膝关节镜手术的镇痛要求，而且两者所需的穿刺体位基本相同。因超声引导深部神经阻滞才刚刚起步，所以后路腰丛阻滞目前多采用解剖学定位和神经刺激器辅助定位法穿刺，方法为患者取侧卧位，髋关节屈曲，患肢在上，L4棘突向尾端3cm，后正中线旁开4cm，保持矢状面方向，一旦接触到L5横突将针压低，将针"跨"送过横突（2cm）。进针深度为6～10cm，诱发出股四头肌运动反应可以确定穿刺针已抵达腰丛，然后注入局麻药30～40ml，试验剂量（5ml）。经臀坐骨神经阻滞体位跟后路腰丛接近，只是要求髋部屈曲45º，膝部屈曲70º（稳定的侧卧位）。股骨大转子和髂后上棘的垂直中线上往尾端4～5cm，股骨大转子与骶裂孔在连线与该垂直中线的交点即为穿刺点，进针方向垂直于皮肤，进针深度5～8cm。阳性刺激反应来于胫神经或腓神经支配的肌肉收缩，表现为足的跖屈或背屈。给药剂量为局麻药20～30ml。并发症主要是局麻药入血，另外后路腰丛穿刺时可能存在局麻药弥散至硬膜外腔或蛛网膜下腔的风险，所以应给予试验剂量。

2.股神经联合坐骨神经阻滞

股神经是腰丛最大分支，位于腰大肌与髂肌之间下行到髂筋膜后面，在髂腰肌前面和股动脉外侧，经过腹股沟韧带的下方进入大腿前面，在腹股沟韧带附近，股神经分成若干束，在股三角区又合为前组和后组，前组支配大腿前面沿缝匠肌的皮肤，后组支配股四头肌、膝关节及内侧韧带，并分出隐神经伴随着大隐静脉下行于腓肠肌内侧，支配内踝以下皮肤。股神经阻滞操作相对比较简单，并发症较少，成功率高，被认为是麻醉医师的一项基本技能，常用于膝关节镜术后镇痛。操作方法为患者仰卧，小腿轻度外展，朝向外侧。从腹股沟下，向尾端2cm，股动脉外侧1～2cm进针，穿刺方向平行于动脉，朝头端30°～45°，进针深度2～4cm，阳性刺激反应为股直肌收缩引起的"髌骨舞蹈征"。超声定位将探头轴向置于腹股沟韧带和腹股沟褶之间的任何位置，找到股动脉和股静脉，在股动脉外侧可见一镜像的三角结构即股神经，利用超声引导能够直观地避开股动脉，最大可能地避免了血肿等并发症的出现。局麻药用量为20～30ml。留置导管可以进行术后镇痛。结合坐骨神经阻滞完全可以满足膝关节镜手术的镇痛要求，适当辅助静脉药也可以满足止血带的要求。

包裹腰丛的筋膜随脊神经下行，延伸至腹股沟韧带以下，构成股鞘。其内侧壁为腰筋膜，后外侧壁为髂筋膜，前壁为横筋膜。在腹股沟股鞘处注药以阻滞腰丛，称为腹股沟血管旁腰丛阻滞。可通过一次注药阻滞腰丛三个主要分支（股外侧皮神经、股神经及闭孔神经），故又称"三合一"阻滞，首先由Winnie报道，大量研究表明足够容量的局麻药往往能同时阻滞股外侧皮神经，但是闭孔神经阻滞成功率不高。Patel等首先报道了"三合一"阻滞在膝关节镜手术中的有效性。Edkin等评价了"三合一"阻滞在自体移植髌韧带重建ACL手术中的应用，并发现患者满意度较高：92%的患者不需要注射镇静剂，95%的患者要求今后手术继续采用此种麻醉。Bonicalzi和Gallino比较了单用股神经阻滞和"三合一"神经阻滞的差异，发现"三合一"神经阻滞肌松效果更好，术后镇痛持续时间更长。

（四）全身麻醉

全身麻醉用于膝关节镜手术适用于开展其他麻醉方式有禁忌或者阻滞效果欠佳的患者，如凝血功能障碍、意识障碍等。膝关节镜手术时间短、刺激小、术后苏醒早，可以尽快恢复下肢感觉和运动功能，满足门诊手术的特点。为了达到上述目的我们多采用全凭静脉麻醉或静吸复合麻醉下的喉罩麻醉。喉罩（LMA）作为介于面罩和气管插管之间的一种通气道被普遍用于全麻术中呼吸道的管理，具有操作简单、应激反应小、血流动力学稳定、并发症少等优点，可以保留自主呼吸也可行正压通气，特别适合于膝关节镜等门诊手术。

喉罩插入时需要有一定的麻醉深度，以防止呼吸道保护性反射的发生。麻醉诱导可用芬太尼和丙泊酚，是否应用肌松药应根据外科手术的需求而定。麻醉维持可吸入七氟烷或异氟烷，也可用TCI给予丙泊酚和麻醉性镇痛药物维持麻醉。

喉罩标准操作步骤：①应将LMA的气囊抽气完全至扁平，使边缘平整无皱折，这样可使通气罩前端较为坚硬；②通气罩的前端后面应涂抹水溶性润滑油，前面则不需要；③患者的头成向后仰伸位，以左手或请助手打开患者嘴巴；④右手拇指与示指夹住通气管道和通气罩的连接处，LMA开口向下颌；⑤LMA前端紧贴门齿内侧，并将LMA后面紧贴硬腭推入咽喉部后壁，转向向下，直到阻力产生无法前进；⑥在连接呼吸回路前，先以建议的空气量打入通气罩，此时通气管道约推出0.7cm，且甲状软骨和环状软骨处略膨出；⑦连接呼吸回路并评估通气是否良好，如换气不良或有阻塞现象，应按前述步骤重新放置LMA；⑧确认LMA位置正确后固定；⑨诱导和维持中，应避免麻醉过浅；⑩正压通气时，气道压应小于20cmH$_2$O；⑪LMA拔除的时机：麻醉结束，患者自主呼吸好，呼吸道反射恢复，睁开眼和开口配合时，拔出LMA前不给予吸痰刺激。

二、肩关节镜手术的麻醉

与传统的切开手术相比，肩关节镜手术具有微创、安全的特点，由于其特殊的手术体位、加压关节腔冲洗以及需要控制性降压，会对患者的呼吸循环功能产生一定影响，对麻醉管理提出更高的要求。既往曾有人采取高位硬膜外麻醉方式但操作风险太大，现多采用全身麻醉复合神经阻滞的麻醉方式完成手术。

肩区是由C3～C6神经根所支配，其中C3、C4神经根是通过颈丛并支配肩峰区的皮肤，其余的皮肤和深部组织是由C5、C6神经根经腋神经（C5、C6）、肩胛深神经（C5）和臂丛的肩胛上神经（C5、C6）所支配。要达到肩区手术的完善镇痛效果，就必须阻滞C3～C6神经根的分支。颈丛+臂丛神经阻滞是最好的选择，其实在实际工作中，单是肌间沟臂丛神经阻滞麻醉复合静脉镇痛药也可达到较好的效果，静脉药可以选用芬太尼、右美托咪定、咪唑安定或者异丙酚等。然而肩关节镜手术一般采用半坐卧位（即沙滩椅位），术中常需要加压冲洗，同时为了减少术中出血需要配合控制性降压。持续的加压冲洗容易造成气管黏膜水肿、上呼吸道梗阻，甚至出现窒息。为了防止术中出现呼吸道梗阻，神经阻滞复合气管插管或者喉罩全麻才是最理想的麻醉选择。另外头高位和控制性降压可能降低大脑血供，所以为了尽量避免围术期中枢神经系统并发症，控制性降压不宜过低，术中还应该连续监测有创动脉血压，且应将压力模块固定在外耳道水平。

臂丛神经阻滞多采用斜角肌间沟入路，定位方法现多采用神经刺激器和超声定位法。

（一）神经刺激器定位斜角肌间沟入路臂丛神经阻滞

患者取仰卧位，头偏向对侧，肩部和臂部舒适放置。穿刺部位为胸锁乳突肌后缘和甲状切迹水平（环状软骨上方1.5～2cm）连线，进针方向指向锁骨中点，与臂丛神经走向相切。选择50mm长的绝缘穿刺针。先设置神经刺激器电流强度为1.0mA，刺激频率为2Hz，脉冲时程为0.1ms。阳性刺激反应表现为肱二头肌和（或）肱肌收缩。减少刺激器输出电流至0.3～0.5mA时仍能引起肌颤搐，可以认为穿刺针尖靠近神经。回抽无回血，缓慢注入局麻药。如输出电流小于0.2mA时仍能引起明显的肌颤搐，则提示穿刺针离神经过近或者已刺中神经，需稍微退针再开始注药。如果刺激针引起肩胛提肌收缩说明刺激针太靠外侧和背侧，应该退针后向腹侧和内侧调整进针方向。如果刺激到膈神经引起单侧呃逆，说明刺激针太靠腹侧和内侧，应该退针后向外侧和调背侧整进针。

（二）超声定位斜角肌间沟入路臂丛神经阻滞

患者仰卧，患侧肩后垫一薄枕，头偏向对侧，选择频率为8～15MHz的高频探头。将超声胶均匀地涂在探头上，用无菌塑料套包裹探头。常规消毒铺单，皮肤上涂无菌超声胶，通过超声图像上确定臂丛神经周围结构，如颈总动脉、颈内静脉、前斜角肌、中斜角肌和胸锁乳突肌等。斜角肌间沟中间水平臂丛神经的上中下干截面显示为圆形或类圆形，中间回声低外周高回声。因个体差异，有些患者在斜角肌间沟区域不显示典型的三干回声，而是表现为类似蜂窝状回声组织。斜角肌间沟处超声定位技术一般不选择长轴图像，因为长轴情况下不易辨认神经。

1.短轴平面内技术

通过超声探头外侧部位皮肤进针，经过中斜角肌，使针头位于臂丛神经的深部，回抽无血后注入局麻药10～15ml，通过超声图像观察局麻药的扩散情况，注药过程中可见臂丛神经向前上移位。将穿刺针推至皮下，调整进针角度，将针推进到臂丛神经的上前方，回抽无血后再注局麻药10～15ml，边注药边观察局麻药的扩散情况。最终可见臂丛神经完全被液性暗区包围。

2.短轴平面外技术

移动探头，将臂丛神经的影像置于超声图像中间，从探头长轴中点处的皮肤进针，进针方向和探头垂直。进针过程中可以注入少量生理盐水或者局麻药以确定针尖的位置。短轴平面外技术的缺点是不容确定针尖的位置，可能损伤神经，甚至引起神经内注药。优点是穿刺针在组织内进针距离较短。

超声定位斜角肌间沟入路臂丛神经阻滞技术不需要患者配合，可以用于意识不清或者小儿等不合作患者，也可以在全麻后实施操作。可以最大可能的避免血管损伤或者气胸。

❖ 第二节　术后镇痛 ❖

临床麻醉和术后镇痛是一个不可分隔的整体，术后镇痛是提高围术期患者生活质量的重要环节，理应予以重视。研究证实，术后疼痛会对患者产生十分不利的影响，而完善的术后镇痛能使患者早期活动，减少下肢血栓形成及肺栓塞的发生，也可促进胃肠功能的早期恢复，从而减少了手术的并发症和死亡率，因此，有必要重视术后镇痛并努力提高临床镇痛治疗的水平。

术后镇痛的传统方法是按需间断肌注哌替啶或吗啡等镇痛药物。而现代"积极"的镇痛方法是指尽可能完善地控制术后疼痛，包括术前准备、患者参与镇痛方法的选择、常规疼痛评估、使用新型的镇痛装置和技术如患者自控镇痛（PCA）、连续硬膜外镇痛以及连续外周神经阻滞镇痛等。

关节镜手术后患者采取区域麻醉和镇痛（通过硬膜外导管、股神经鞘置管或臂丛神经置管等）的方法可以允许患者在术后早期即开始功能锻炼，加速术后恢复。但如果在接受上述手术的患者中不恰当使用或大量使用阿片类药物和非甾体抗类药，则可能导致呼吸抑制、排气延迟、过度镇静、消化性溃疡和出血等不良结果。因此，术后镇痛的关键是针对不同的情况选择正确的方法，并注意该种方法的正确使用。

可见，术后镇痛减轻或防止了机体一系列应激反应，无疑有利于患者术后恢复过程。因此，为了提高麻醉质量和围术期患者的安全性和生活质量，十分有必要在临床常规开展术后镇痛。

一、口服止痛药

适合于术后轻中度疼痛且胃肠道功能良好的患者，可以术后疼痛减轻后以口服镇痛作为延续，也可以作为其他镇痛方式的补充。口服止痛药具有无创、使用方便、患者可以自行服用的优点，但是起效较慢，术后有恶心、呕吐和便秘者禁用。常用药物有对乙酰氨基酚、非甾体抗炎药物（NSAID）、选择性COX-2抑制剂、可待因、曲马多、羟可酮、氢吗啡酮和丁丙诺啡等（表1-1）。

表1-1 镇痛药及相关用药的成人剂量

药品名	商品名	口服剂量/mg	全身剂量/mg
NSAID			
对乙酰氨基酚	扑热息痛	500～1000，q3～4h	—
布洛芬	Motrin，Advil	200～800，q6h	—
酮洛酸	Toradol	10，q4～6h	负荷剂量30＋15～30，q6h
萘普生	Naprosyn	250～500，q12h	—
阿片类药物			
布托啡诺	Stadol	—	2～4，q3～4h
可待因	—	15～60，q4～6h	30～60，q4～6h
氢吗啡酮	Dilaudid	2～4，q4～6h	2～4，q4～6h
哌替啶	Demerol	50～150，q3～4h	100～150，q2～3h
美沙酮	Dolophine	2.5～10，q6～8h	2.5～10，q6～8h
吗啡	—	10～20，q2～3h	5～10，q3～4h
吗啡缓释制剂	美施康定 Oramorph Kadian	15～30，q6～8h	
纳布啡	Nubain	—	5～10，q4～6h
纳洛酮（拮抗剂）	Narcan		单次剂量0.2～1.2
羟可酮	Percodan	5～10，q3～4h	—
羟可酮缓释制剂	OxyContin	10～20，q12h	
止吐药，常用镇静药			
氟哌利多	Inapsine	5～15，q8h	1.25～5，q6h
甲氧氯普胺	Reglan	10，tid	10，q6h
昂丹司琼	Zofran	4，q4～8h	4，q4～8h
丙氯拉嗪	Compazine	5～10，tid	5～10，q4～6h
抗组胺药，抗焦虑药			
苯海拉明	Benadryl	25～50，q4h	25～50，q4h
安泰乐	Vistaril	50～100，qid	25～100，qid

药品名	商品名	口服剂量/mg	全身剂量/mg
劳拉西泮缓泻剂	Ativan	0.5～2，q6～8h	0.5～2，q6～8h
番泻叶	Senokot	1～2片，tid	—
多库酯钠	Colace	100，tid	—

注：剂量和使用时间是根据体重平均为70kg的成人确定的，在实际应用时需要根据患者的实际体重、接受程度及耐受性加以调整。

二、肌注镇痛药

术后单次给药，连续使用不超过3～5天。常用药物有非甾体抗类药（酮洛酸、氯诺昔康、美洛昔康、帕瑞昔布）、曲马多、哌替啶和吗啡的注射剂。肌注给药起效快于口服给药。但注射痛、单次注射用药量大、不良反应明显，重复给药易出现镇痛盲区。

三、膝关节腔内给药

膝关节腔内局部浸润给药简单易行、对全身生理功能干扰甚微，局麻药中加入阿片类药物，可增强镇痛作用并延长镇痛时间。常用的配方为0.75%罗哌卡因20ml+吗啡1～2mg或0.5%布比卡因20ml+吗啡1～2mg。该方法特别适合于年老体弱、全身情况欠佳、不能耐受全麻或椎管内麻醉者，而且不影响患者饮食、不必留置尿管、可早期功能锻炼、患者经济负担小，已成为简单膝关节镜手术的最常用的镇痛方法。

四、连续硬膜外镇痛

其优点为不影响意识和病情观察，镇痛完，也可以做到不影响运动和其他感觉功能，降低深静脉血栓的发生率。还可改善冠状动脉血流量、减慢心率，有利于纠正心肌缺血。术后硬膜外镇痛过去多采用单一局麻药，如0.2%罗哌卡因和0.15%布比卡因，但所需药物浓度较高，导致运动麻痹为其缺陷。单纯使用1～4mg吗啡硬膜外镇痛起效慢，可能带来延迟性呼吸抑制，加之作用时间长（12h以上），不易调整剂量，已较少使用。局麻药中加入阿片类药物不仅可达到镇痛的协同作用，还可降低这两类药物的不良反应，是目前最常用的配伍，多以患者自控方式给药。

五、连续外周神经阻滞镇痛

术后连续外周神经阻滞镇痛技术是近年来最被推崇的镇痛方法之一，止痛效果优于静脉患者自控镇痛（IVPCA），其恶心和呕吐的发生率低于静脉使用吗啡。其低血压和尿潴留的发生率低于连续硬膜外镇痛。而且患者可保持清醒，对呼吸、循环功能影响小，特别适于老年、接受抗凝治疗的患者或心血管功能代偿不良者。神经电刺激器和超声引导下的神经阻滞术可提高导管留置的精确性。

持续腰丛阻滞穿刺技术同单次法，利用置管套件推荐使用Tuohy针，置管时将针斜面调整向头侧。如果选用神经刺激型导管可先注入5%右旋糖酐5～10ml后置入带电极的导管，并根据目标肌肉的收缩情况确定理想的导管位置。如果选用非刺激型导管，可先注射局麻药撑开肌肉间隙后再置管。由于腰背部皮肤活动度较大，建议导管置入深度以超过针尖

5～10cm为宜，且行皮下隧道固定导管。超声引导股神经旁置管可采用18G Tuohy针，当针尖到位后注入局麻药撑开神经周围组织间隙，这时常可见针尖紧邻神经，调整斜面指向头端，置入导管。局麻药选择0.2%罗哌卡因可以产生运动-感觉分离阻滞效果，不影响术后功能锻炼，后路腰丛置管连续阻滞止痛速度为15～20ml/h，股神经置管连续阻滞止痛速度为7～10ml/h。

连续臂丛神经阻滞镇痛技术可以用于肩关节镜术后止痛，相比静脉患者自控镇痛（IVPCA）和单次注射神经阻滞麻醉，连续斜角肌间镇痛可以在减少阿片类相关副作用的同时改善镇痛效果和患者满意度。超声可以直接观察到导管尖端与神经的位置关系以及局麻药的扩散情况，以确定导管位置是否适当。联合使用超声和神经刺激器引导置管可以提高置管的成功率。连续肌间沟入路臂丛神经阻滞技术用于术后镇痛，局麻药可选择0.2%罗哌卡因，5～8ml/h速度，患者自控单次给药剂量4ml，锁定时间30min。

六、患者自控镇痛（PCA）

传统的术后镇痛的方法是当患者出现疼痛时，由护士按处方肌肉注射适量的镇痛药物，这种方法难以使患者的疼痛及时有效地控制，其缺点在于：①不灵活，因为患者对镇痛药物的需要量可能相差10倍以上；②依赖性，患者镇痛时必须依赖医护人员的处方和给药；③不及时，患者疼痛时必须等待护士按处方准备药物，肌内注射药物后，药物尚需要一定的时间达到有效的血药浓度并扩散到中枢的作用位点才能产生镇痛作用。

患者自控镇痛（PCA）技术可以有效地克服上述缺点，现已成为术后镇痛的主要方法。PCA需设置负荷剂量：术后立即给予，药物需起效快，剂量应能抑制术后疼痛，避免术后出现镇痛空白期，又不影响术后清醒和拔除气管导管。也可术前使用作用时间长的镇痛药物，起超前镇痛和覆盖手术后即刻痛的作用。持续剂量或背景剂量：保证术后达到稳定的、持续的镇痛效果。

根据不同给药途径PCA分为：PCIA、硬膜外PCA（PCEA）、皮下PCA（PCSA）和外周神经阻滞PCA（PCNA）。不同种类的PCA的特征在于其单次给药量、锁定时间和选用的药物有所不同。

七、多模式镇痛

关节镜手术围术期联合使用作用机制不同的镇痛药物或镇痛方法，由于作用机制不同而互补，镇痛作用相加或协同，同时每种药物的剂量减小，不良反应相应降低，从而达到最大的效应/不良反应比。

（1）镇痛药物的联合应用　①阿片类（包括激动药或激动-拮抗药，下同）或曲马多与对乙酰氨基酚联合。对乙酰氨基酚的每日量1.5～2.0g，可节省阿片类药物用量20%～40%。②对乙酰氨基酚和非甾体抗类药联合，两者各使用常规剂量的1/2，可发挥镇痛协同作用。③阿片类或曲马多与非甾体抗类药联合，使用常规剂量的非甾体抗类药可节省阿片类药物用量20%～50%，尤其是可能达到患者清醒状态下的良好镇痛。在脑脊液中浓度较高的COX-2抑制药（如帕瑞昔布）术前开始使用具有抗炎、抑制中枢和外周敏化作用，并可能降低术后疼痛转化成慢性疼痛的发生率。④阿片类与局麻药联合用于PCEA。⑤氯胺酮、可乐定等也可与阿片类药物联合应用，偶尔可使用三种作用机制不同的药物实施多靶点镇痛。

（2）镇痛方法的联合应用　主要指局部麻醉药切口浸润（区域阻滞或神经干阻滞）与

全身性镇痛药（非甾体抗类药或曲马多或阿片类）的联合应用。患者镇痛药的需要量明显降低,疼痛评分减低,药物的不良反应发生率低。

（3）多模式镇痛的实施　推荐根据不同类型手术术后预期的疼痛强度实施多模式镇痛方案。

总之，随着关节镜手术开展的越来越广泛，做好围术期镇痛工作对加快床位周转、提高患者满意率、减少围术期并发症、保证手术疗效等多个方面都有着深远的意义。

（祝　祎）

参考文献

［1］ Gray A T, Drasner K.Safety of ultrasound-guided regional anesthesia. Anesthesiology, 2010, Jun, 112（6）:1538-1539.

［2］ Albright G A, Forster R M.The safety and efficacy of combined spinal and epidural analgesia/anesthesia（6,002 blocks）in a community hospital.RegAnesth Pain Med, 1999, Mar—Apr, 24（2）: 117-125.

［3］ Widuchowski J, Faltus R, Pala A.The choice of the appropriate type of anesthesia in arthroscopies of the knee joint - own experiences.OrtopTraumatolRehabil, 2002, Oct, 30, 4（5）:613-616.

［4］ Chakravarthy V, Arya V K, Dhillon M S, Chari P.Comparison of regional nerve block to epidural anaesthesia in day care arthroscopic surgery of the knee.ActaOrthop Belg, 2004, Dec, 70（6）:551-559.

［5］ Jacobson E, Assareh H, Cannerfelt R, Anderson R E, Jakobsson J G. The postoperative analgesic effects of intra-articular levobupivacaine in elective day-case arthroscopy of the knee: a prospective, randomized, double-blind clinical study. KneeSurg Sports TraumatolArthrosc, 2006, Feb, 14（2）:120-124. Epub 2005 Jun 10.

［6］ Smith I, White P F.Use of the laryngeal mask airway as an alternative to a face mask during outpatient arthroscopy. Anesthesiology, 1992, Nov, 77（5）:850-855.

［7］ Ng F Y, Chiu K Y, Yan C H. Continuous femoral nerve block versus patient-controlled analgesia following total knee arthroplasty.J Orthop Surg（Hong Kong）, 2012, Apr, 20（1）:23-26.

［8］ Ban C H Tsui. Atls of ultrasound and nerve stimulation-guided regional anesthesia. New York:Springer Science&Business Media,2007.

第三章

关节功能评价

第一节 肩关节功能评分

一、UCLA 肩关节评分系统

UCLA评分系统

功能/治疗反应	评分
疼痛	
持续性疼痛并且难以忍受；经常服用强镇痛药物	1
持续性疼痛可以忍受；偶尔服用强镇痛药物	2
休息时不痛或轻微痛，轻微活动时出现疼痛经常服用水杨酸制剂	4
仅在重体力劳动或激烈运动时出现疼痛，偶尔服用水杨酸制剂	6
偶尔出现并且很轻微	8
无疼痛	10
功能	
不能使用上肢	1
仅能轻微活动上肢	2
能做轻家务劳动或大部分日常生活	4
能做大部分家务劳动、购物、开车；能梳头、自己更衣，包括系胸罩	6
仅轻微活动受限；能举肩工作	8
活动正常	10
向前侧屈曲活动	
150°以上	5
120°～150°	4
90°～120°	3
45°～90°	2
30°～45°	1
小于30°	0
前屈曲力量（手测量）	
5级（正常）	5

功能/治疗反应	评分
4级（良）	4
3级（可）	3
2级（差）	2
1级（肌肉收缩）	1
0级（无肌肉收缩）	
患者满意度	
满意、较以前好转	5
不满意、比以前差	0

注：1.UCLA即The university of California-Los Angeles的缩写。

2.肩关节评分系统总分为35分。优为34~35分；良为29~33分；差为<29分。

3.来源：Ellman H, Hanker G, Bayer M. Repair of the rotator cuff: End-result study of factors influencing reconstruction. J Bone Joint Surg（Am），1986,68:1136-1144.

二、Constant和Murley肩关节评分

Constant和Murley肩关节评分

痛（15）	评 分	活动度（40分）	评 分
无	15	**外展**	
轻	·10	0°～30°	0
中	5	31°～60°	2
重	0	61°～90°	4
日常活动水平（20分）		91°～120°	6
i.正常工作	4	121°～150°	8
正常娱乐/运动	4	151°～180°	10
睡眠不受影响	2	**外旋评分**	
ii.手的位置		手在头后，肘向前	2
可及腰	2	手在头后，肘向外	2
可及剑突	4	手在头顶，肘向前	2
可及颈部	6	手在头顶，肘向外	2
可及头部	8	完全抬过头顶	2
可过顶	10	总计：10分	
活动度（40分）	评分	**内旋评分**	
前屈		**位 置**	评 分
0°～30°	0	手背触到大腿外侧	0
31°～60°	2	手背触到臀部	2
61°～90°	4	手背触到骶髂关节	4
91°～120°	6	手背触到腰（L3）	6
121°～150°	8	手背触到T12棘突	8
151°～180°	10	手背触到肩胛下角（T7）	10

肌力（25分）		肌力（25分）	
0级	0	Ⅲ级	15
Ⅰ级	5	Ⅳ级	20
Ⅱ级	10	Ⅴ级	25

来源：Constant C R, Murley A H G. A clinical method of functional assessment of the shoulder. Clin Orthop, 1987,214:160–164.

三、美国肩肘外科评分

美国肩肘外科评分（American Shoulder and Elbow Surgeons Scale）

	分值
疼痛	
（占总分的36%）	
无	5
轻度	4
一般活动后	3
中度	2
重度	1
完全残疾	0
稳定	
（占总分的36%）	
正常	5
恐惧感	4
很少半脱位	3
复发性半脱位	2
复发性脱位	1
完全脱位状态	0
功能	
（占总分的28%）	
正常	4
轻度受限	3
行动不便	2
需他人帮助	1
丧失功能	0

来源：Richards R R, An K-N, Rigliani L U, et al. A standardized method for the assessment of shoulder function. J Bone Joint Surg（Am），1994,3:347–352.

四、Rowes评分系统

Rowes评分(Rowes Rating System for Bankart Repair)主要用于评价肩关节Bankart损伤手术后疗效评价,分值权重侧重于肩关节的稳定性。优为100～90分;良为89～75分;可为74～51分;差为50或50以下。

评分系统	分值
稳定性	
稳定、无复发性脱位、半脱位、恐惧感	50
上肢置于某一位置时有恐惧感	30
半脱位(无需复位)	10
复发性脱位	0
活动度	
内旋、外旋、上肢抬高均达正常(100%)	20
内旋、外旋、上肢抬高均达正常的75%	15
外旋达正常的50%,内旋及上肢抬高达正常的75%	5
抬高和内旋达到正常的50%,不能外旋	0
功能	
工作和运动不受限制,无不适感	30
工作或运动轻度受限,感到少许不适感	25
中度受限,有明显不适感	10
明显受限,并有疼痛	0
总分	100

来源:Rowe CR, Patel D, Southmayd WW. The Bankart procedure:A long term end-result study. J Bone Joint Sury (Am).1978,60:1-16.

五、HSS肩关节评分系统

HSS(hospital for special surgery shoulder-rating score sheet)用于肩峰撞击综合征、肩峰成形术的疗效评价。比较注重对于疼痛的评定。优为90～100分;良为70～89分;可为50～69分;差为50分以下。

项目	分值
疼痛(30分)	
无=6分,轻=3分,中=2分,重=0分。在以下活动中	
1.运动	
2.非过顶运动	
3.日常活动	
4.坐着休息	

项目	分值
疼痛（30分）	
5.睡眠	
总计	
功能受限（28分）	
无=7分，轻=4分，中=2分，重=0分。在以下活动中	
1.做手过头顶的运动	
2.不适用肩关节的运动	
3.手能摸到头顶	
4.日常生活中一般性活动	
总计	
压痛（5分）	
无=5分，在1～2个部位压痛=3分，2个以上部位=0分	
总计	
撞击征（32分）	
以下每个体征对应一个分数，如果出现该体征则为0分，否则满分	
1.撞击征（15分）	
2.外展征（12分）	
3.内收征（5分）	
总计	
活动度（5分）	
在任一平面每丢失20°减1分，最多减5分	
总计	

源自：Altcheck D W, Warren R F, Wickiewiez T L, et al. Arthroscopic acromioplasty. Technique and result. J Bone Joint Sury（Am），1990,72:1198–1207.

六、国人肩关节功能评分表

1.疼痛与夜间痛（20分）
带刻度VAS评分，两端表示极端情况，让患者自己划出疼痛状况。

（1）疼痛量表（10分）

无痛 0 ———————————— 10 极痛

（2）夜间痛量表（10分）

没有夜间痛 0 ———————————— 10 疼痛明显无法入睡

2.生活相关的功能活动（27分）
总计9条，能完成1条记为3分。

患肢帮助穿裤子，系腰带皮带	
如厕后可以料理个人卫生，男士可以掏后裤袋	
洗澡时做搓背动作	
患肢拿杯子喝水，拿碗筷吃饭，刷牙洗脸	
患肢辅助穿外衣、套衫	
侧向患肢侧睡觉	
洗澡时用患肢洗对侧身体	
用患肢洗梳头	
患肢超过头顶的位置拿东西	

3.肌力和关节活动度（32分）

①肩部肌力（12分，双侧对比进行）

项目	可抗阻	可轻度抗阻	肌力稍减弱	正常肌力
外展	0	1	2	3
前屈	0	1	2	3
外旋	0	1	2	3
内旋	0	1	2	3

②肩关节活动度（20分）

外展（5分）		内旋（5分）	
0°～30°	0	手背及臀以下，外侧大腿	0
31°～60°	1	手背及臀部	1
61°～90°	2	手背及腰骶关节	2
91°～120°	3	手背及腰部，于L3水平	3
121°～150°	4	手背及T12水平	4
151°～180°	5	手背及肩胛骨	5
前屈（5分）		外旋（5分）	
0°～30°	0	0°～29°	0
31°～60°	1	30°～59°	1
61°～90°	2	60°～79°	3
91°～120°	3	>80°	5
121°～150°	4		
151°～180°	5		

4.医患满意度（21分）

医患双方分别在自己的VAS线上评出满意度，最后用满意度表盖上得出分数。

7	9	11	13	15	17	19	21
6	8	10	12	14	16	18	21
5	7	9	11	13	15	17	19
4	6	8	10	12	14	16	18
3	5	7	9	11	13	15	17
2	4	6	8	10	13	14	16
1	3	5	7	9	11	13	15
0	2	4	6	8	10	12	14

医生（纵轴）

不满意　　患者　　满意

（来自：复旦大学华山医院 陈世益 中国人肩关节功能评分系统的研究与制定）

第二节　肘关节功能评分

一、Mayo肘关节功能评分

Mayo肘关节功能评分（Mayo Elbow-Performance Score），亦称之为Morrey和Bryan评分，广泛应用于肘关节功能的评价。

功　能	评　分
疼痛（45分）	
无	45
轻微	30
中度	15
严重	0
运动（20分）	
＞100°	20
50°～100°	15
＜50°	5
稳定性[1]（10分）	
稳定	10
中度稳定	0
不稳定	0
日常生活功能	
梳头	5
自己吃饭	5
清洁会阴	5
自己穿衣	5
自己穿鞋	5
总分	100

① 稳定性＝临床上没有明显的内、外翻松弛；中度稳定＝小于10°的内、外翻松弛；不稳定＝10°或10°以上的内、外松弛。

注：优为90或90分以上；良为75～89分；可为60～74分；差为60分以下。

来源：Morrey B F, Bryan R S, Dobyns J H. Total elbow arthroplasty. A five year experience at the Mayo Clinic. J Bone Joint Sury（Am），1981,63:1050–1063.

二、HSS肘关节评分

HSS肘关节评分（Hospital for Special Surgery Scoring System）

功　能	评　分
Ⅰ.疼痛（30分）	
1.任何时候无疼痛	30
2.屈肘时关节无疼痛	15
3.屈肘时关节轻微疼痛	10
4.屈肘时关节中度疼痛	5
5.屈肘时关节严重疼痛	0
6.休息时无疼痛	15
7.休息时轻微疼痛	10
8.休息时中度疼痛	5
9.休息时严重疼痛	0
Ⅱ.功能（20分）	
A.1.能做屈曲肘关节活动30min	8
2.能做屈曲肘关节活动15min	6
3.能做屈曲肘关节活动5min	4
4.不能活动肘关节	0
B.1.肘关节活动不受限制	12
2.娱乐活动时受限	10
3.能做家务劳动或职业工作	8
4.生活能自理	6
5.病残	0
Ⅲ.矢状面活动范围（20分）	
7度折合1分	
Ⅳ.肌肉力量（10分）	
1.能把5磅（2.3kg）的物体举到90°	10
2.能把2磅（0.9kg）的物体举到90°	8
3.不负重做对抗重力的屈肘运动	5
4.无力做屈肘运动	0
Ⅴ.屈肘挛缩（6分）	
1.少于15°	6
2.介于15°～45°	4
3.介于45°～90°	2
4.大于90°	0
Ⅵ.伸直挛缩（6分）	
1.135°的15°以内	6
2.小于125°	4
3.小于100°	2
4.小于80°	0
Ⅶ.旋前（4分）	
1.大于90°	4
2.介于30°～60°	3
3.介于15°～30°	2
4.小于0°	0

功　能	评分
Ⅷ.旋后（4分）	
1.大于60°	4
2.介于45°～60°	3
3.介于15°～45°	2
小于0°	0

　　注：优为90～100分；良为80～89分；可为70～79分；差为60～69分。不论何种原因导致假体翻修都属于差。

　　来源：Figgie M P, Jnglis A E, Mow C S, et al. Total elbow arthroplasty for complete ankylosis of the elbow. J Bone Joint Sury（Am），1989,71:514.

❖ 第三节　腕关节功能评分 ❖

一、Levine腕管综合征问卷评分

　　该评分系统是以问卷的形式进行，主要症状包括疼痛、感觉异常、麻木、无力、夜间症状和总功能状况。总分是11个问题评分的均数。

　　指出在过去2周内，每天24h内与你相关的症状（在每个问题上打勾）。

晚上你的手或腕疼痛程度如何？	白天你的手或腕出现疼痛的频率如何？
1分 晚上我的手或腕不疼痛	1分 从没有过
2分 轻度疼痛	2分 每天1、2次
3分 中度疼痛	3分 每天3、4次
4分 严重疼痛	4分 每天5次以上
5分 非常疼痛	5分 持续性
在过去的2周里，手或腕疼痛经常把你弄醒吗？	白天疼痛发作的平均时间是多少？
1分 从没有过	1分 白天从来不痛
2分 曾经有过	2分 10分钟以内
3分 有过2、3次	3分 10~60分钟
4分 有过4、5次	4分 大于60分钟
5分 5次以上	5分 疼痛持续一整天
白天你的手或腕出现过典型的疼痛吗？	你的手感到麻木吗（感觉缺失）？
1分 白天从来没有过疼痛	1分 没有
2分 白天有轻微疼痛	2分 轻度麻木
3分 白天有中度疼痛	3分 中度麻木
4分 白天有严重疼痛	4分 严重麻木
5分 白天有非常严重的疼痛	5分 非常严重的麻木
你的手、腕感到无力吗？	在过去的2周里，手或腕麻木或刺痛经常把你弄醒吗？
1分 不感到无力	1分 从没有过
2分 轻度无力	2分 曾经有过
3分 中度无力	3分 有过2～3次
4分 严重无力	4分 有过4～5次
5分 非常严重的无力	5分 5次以上

你的手上有刺痛样的感觉吗？	你握拳和使用小件物品（如钥匙或铅笔）有困难吗？
1分 不感到刺痛	1分 没有困难
2分 轻度刺痛	2分 轻度困难
3分 中度刺痛	3分 中度困难
4分 严重刺痛	4分 严重困难
5分 非常严重的刺痛	5分 有非常严重的困难
晚上麻木或刺痛的程度如何？	
1分 未感觉到晚上有麻木或刺痛	
2分 轻度	
3分 中度	
4分 严重	
5分 非常严重	

来源：Levine D W, Simmons B P, Koris M J, et al. A selfadministrated questionnaire for the assessment of severity of symptoms and functional status in carpal tunnel syndrome. J Bone Joint Sury（Am），1993,75:1585–1592.

二、腕关节不稳定评分（Johnson和Carrera评分）

该评分用于腕关节不稳定的临床评价。优为20～21分；良为14～19分；可为7～13分；差为0~6分。

	评分
症状	
无疼痛，无酸痛，无弹响	3
中度疼痛、不稳定和无力，很少影响活动	2
明显疼痛、不稳定和无力，导致活动明显受影响	1
严重不适、不稳定和无力，致使手几乎残疾	0
肌力强度	
正常，无肌力减弱，能够提起≥30kg的物体	3
肌力重度减弱，能够提起20～29kg的物体	2
肌力显著减弱，能够提起10～19kg的物体	1
肌力严重减弱，手部功能几乎丧失，能够提起≤10kg的物体	0
体育运动或重体力活动	
不受限制	3
中度受限，但是可参与所有的活动	2
明显受限，不能参加所有的活动（可参加部分活动）	1
严重受限，参加运动量较小的活动，或者不能参加任何活动	0
工作或学习	
不受限制	3
中度受限	2
明显受限	1
改变工作，由于严重的腕部症状导致不能工作或学习	0
体格检查	
正常，无压痛，无疼痛，无不稳定性	3
腕骨间移位或屈、伸活动范围减少<15°时中度不适	2
腕骨间移位或屈、伸活动范围减少15°～30°时明显不适	1
腕骨间移位或屈、伸活动范围≥30°时严重不适	0

	评分
X线平片检查	
正常，没有腕骨、腕骨间或桡腕异常	3
月状骨中度倾斜，大约15°（背侧倾斜或掌侧倾斜），没有腕骨间或桡腕退变	2
月状骨明显倾斜，＞15°，但没有腕骨间或桡腕退变	1
腕骨间或桡腕间退变或塌陷，或同时存在；腕关节严重的退变	0
主观感受	
完全满意	3
基本满意，有中度不适感	2
不满意，有明显的不适感	1
没有功能，严重的腕关节损伤	0

来源：Johnson R P, Carrera G F. Chronic capitolunate instability: J Bone Joint Surg(Am),1986,68:1164–1176.

三、腕关节PRWE评分

PRWE（Patients-Rated Wrist Evaluation）评分是MacDermid设计的一种问卷评分方法，设计者主要是想减少医生和患者的主观因素。主要涉及的内容有疼痛和功能两个方面。每一个小项可以计一个得分。总分为100分，具体计算方法是：10个与活动和功能有关的小项得分之和除以2（满分50分），加上疼痛小项的总分，这样可以得到一个0～100分的分值。分值越高，疼痛与功能障碍越重。

1.疼痛

请将过去1周内最能体现你的腕关节疼痛的平均数值在下列0~10分度的评分表中圈出来。0代表一点儿也不痛，10代表从没有过的疼痛，或者由于这种疼痛而不敢活动。如果你不能活动你的腕关节，请估计以下疼痛或困难将会有多大。

	不痛										最痛
疼痛分级	0	1	2	3	4	5	6	7	8	9	10
休息时	0	1	2	3	4	5	6	7	8	9	10
反复做腕关节运动时	0	1	2	3	4	5	6	7	8	9	10
举重物时	0	1	2	3	4	5	6	7	8	9	10
最痛时	0	1	2	3	4	5	6	7	8	9	10
疼痛的频度	0	1	2	3	4	5	6	7	8	9	10

2.功能

（1）特殊活动　请将过去1周内你感到最能体现困难程度的动作，在下列0~10分度的评分表中圈出来。0代表没有任何困难。10代表活动十分困难，什么也不能干。如果伤后没有活动过关节，可以空项不填。

	无困难										不能活动
用伤手去拧门把手	0	1	2	3	4	5	6	7	8	9	10
用伤手切肉	0	1	2	3	4	5	6	7	8	9	10
系衬衫扣子	0	1	2	3	4	5	6	7	8	9	10
用双手支撑从椅子上站起来	0	1	2	3	4	5	6	7	8	9	10
用伤手提10磅重的物品	0	1	2	3	4	5	6	7	8	9	10
用伤手使用卫生纸	0	1	2	3	4	5	6	7	8	9	10

（2）日常活动　请将过去1周内你感到最能体现困难程度的一般动作，在下列0～10分度的评分表中圈出来。代表没有任何困难。10代表活动十分困难，以致无法干这些日常活动。

日常起居（穿衣、洗漱）	0	1	2	3	4	5	6	7	8	9	10
家务劳动（打扫卫生、修缮）	0	1	2	3	4	5	6	7	8	9	10
工作（职业或日常工作）	0	1	2	3	4	5	6	7	8	9	10
娱乐活动	0	1	2	3	4	5	6	7	8	9	10

来源：Mac Dermid, Joy C, Turgeon T, et al. Patient rating of wrist pain and disability: a reliable and valid measurement tool. J Orthop Trauma 1998, 12(8):577-586.

第四节　髋关节功能评分

一、人工全髋关节置换术 Harris 评分表

Harris标准的内容分为疼痛、功能和活动范围，其主要强调疼痛和功能的重要性。

人工全髋关节疗效评分标准（满分100分）

疼痛		
程度	表现	评分
无		44
弱	偶痛或稍痛，不影响功能	40
轻度	一般活动后不受影响，过量活动后偶有中度疼痛	30
中度	可忍受，日常活动稍受限，但能正常工作，偶服比阿司匹林强的止痛剂	20
剧烈	有时剧痛，但不必卧床；活动严重受限；经常使用比阿司匹林强的止痛剂	10
病废	因疼痛被迫卧床；卧床也有剧痛；因疼痛跛行；病废	0

功能			
		表现	评分
日常活动	楼梯	一步一阶，不用扶手	4
		一步一阶，用扶手	2
		用某种方法能上楼	1
		不能上楼	0
	交通	有能力进入公共交通工具	1
	坐	在任何椅子上坐而无不适	5
		在高椅子上坐无不舒服	3
		在任何椅子上坐均不舒服	0
	鞋袜	穿袜、系鞋方便	4
		穿袜、系鞋困难	2
		不能穿袜、系鞋	0
步态	无跛行		11
	稍有跛行		8
	中等跛行		5
	严重跛行		0

功能		
	表现	评分
行走辅助器平稳舒适行走	不需	11
	单手杖长距离	7
	多数时间用单手杖	5
	单拐	3
	双手杖	2
	双拐	0
	完全不能走（必须说明原因）	0
距离	不受限	11
	6个街区	8
	2～3个街区	5
	室内活动	2
	卧床或坐椅（轮椅）	0
畸形	无下列畸形得4分	4
	固定的屈曲挛缩畸形小于30°	
	固定的内收畸形小于10°	
	固定的伸展内收畸形小于10°	
	肢体短缩小于3.2cm	
活动范围（指数值由活动度数与相应的指数相乘而得分）		
前屈	0°～45°×1.0	5
	45°～90°×0.6	
	90°～110°×0.33	
外展	0°～15°×0.8	
	15°～20°×0.3	
	大于20°×0	
伸展外旋	0°～15°×0.4	
	大于15°×0	
伸展内旋	任何活动×0	
内收	0°～15°×0.2	
活动范围的总分为指数值的和乘0.05		

来源：Harris W H. Traumatic arthritis of the hip after dislocation and acetabular fracture: treatment by mold arthroplasty. J Bone Joint Surg（Am），1969,51:737-755.

二、HSS（美国特种外科医院）髋关节评分

本评分标准在美国特种外科医院（The Hospital for Special Surgery, HSS）应用，习惯称之为HSS髋关节评分，用于全髋关节置换手术的疗效评价。

评分	标准
疼痛	
0	持续性；不能忍受；经常使用强止痛药物
2	持续性疼痛，但是能忍受；偶尔使用强止痛药物
4	休息时有轻微痛或无疼痛；可以进行活动；经常使用水杨酸盐制剂
6	开始活动时痛，活动后好转，偶尔使用水杨酸盐制剂
8	偶尔和轻微疼痛
10	无疼痛

评分	标准
行走	
0	卧床
2	使用轮椅；借助助行器活动
4	行走不用支撑，仅限室内活动（明显受限制） 只用一侧支撑，步行少于一个街区（明显受限） 使用双侧支撑，短距离行走（明显受限）
6	不用支撑，步行少于一个街区（中度受限） 只用一侧支撑，步和大于五个选区（中度受限） 使用双侧支撑，活动距离不受限制（中度受限）
8	行走不用支撑，跛行（轻度受限） 只用一侧支撑，无跛行（轻度受限）
10	不用支撑，无明显跛行（不受限）
功能	
0	完全依赖和受限制
2	部分依赖
4	独立；家务劳动不受限制；购物受限制
6	可以做大多数家务；自由购物；可以做伏案工作
8	很少受限；可以站立工作
10	活动正常
运动肌力	
0	关节僵硬伴有畸形
2	关节僵硬，处于良好的功能位
4	肌力：差—可，屈曲弧度小于60°；侧方和旋转活动受限
6	肌力：可—良；屈曲弧度90°；侧方和旋转活动可
8	肌力：良—正常；屈曲弧度＞90°；侧方和旋转活动好
10	肌力：正常；活动度正常或接近正常
髋臼影像	
10	无透亮区
8	有一个透亮区
6	有两个透亮区
4	环绕透亮区小于2mm
2	环绕透亮区大于2mm
0	环绕透亮区加大
股骨影像	
10	无透亮区
8	有一个透亮区
6	有两个透亮区
4	环绕透亮区小于2mm
2	环绕透亮区大于2mm
0	环绕透亮区加大

注：优为51～60分；良为41～50分；可为31～40分；差为30分和30分以下。

来源：Pellicci P M, Wilson P D, Sledge C B, et al. Long-term results of revision total hip replacement. a follow-up report. J Bone Joint Surg（Am），1985,67:513-516.

一、Tegner运动水平评级标准

等级	运动能力
10	竞赛运动——足球、橄榄球（国际精英）
9	竞赛运动——足球、橄榄球（低级别）、冰球、摔跤、体操
8	竞赛运动——手球式墙球、曲棍球、回力球、羽毛球、田径运动（跳跃类等）、高山跳跃滑雪
7	竞赛运动——网球、田径运动（跑类）、摩托车越野赛、篮球、手球、娱乐性运动（足球、橄榄球曲棍球、回力球、手球式墙球、跑步）
6	娱乐性运动——网球和羽毛球、手球、篮球、手球式墙球、高山跳跃滑雪，慢跑每周至少5次
5	工作——重劳动（建筑等）；竞赛运动——自行车，越野滑雪；娱乐性运动——在不平的地面上慢跑每周至少2次
4	工作——中度劳动（如繁重的家务劳动）；娱乐性运动——自行车，越野滑雪，在平整的地面上慢跑每周至少2次
3	工作——轻度劳动（护理等）；背包或徒步旅行，游泳
2	工作——轻度劳动，可在不平的地上行走，但不能背包或徒步旅行
1	工作——静坐的（秘书等），可在平整的地面上行走
0	患者——由于膝部问题而病退或残弱人员

来源：Tegner Y, Lysholm J. Rating systems in the evaluation of knee ligament injuries. Clin Orthop,1985,98:43–49.

二、Lysholm膝关节评分标准

内容	评分	内容	评分
跛行		**肿胀**	
无	5	重劳动后	6
轻及（或）周期性	3	正常活动后	2
重及（或）持续性	0	持续	0
支撑		**不稳定**	
不需要	5	无打软腿	25
手杖或拐	2	运动或重劳动时偶现	20
不能负重	0	运动或重劳动时常现	15
绞锁		日常活动偶现	10
无绞锁或别卡感	15	日常活动常现	5
别卡感但无绞锁	10	步步皆现	**0**
偶有绞锁	6	**爬楼梯**	
经常绞锁	2	无困难	10
体检时绞锁	0	略感吃力	6
疼痛		跟步	2
无	25	不能	0
重劳动偶有轻痛	20	**下蹲**	
重劳动明显痛	15	无困难	5
步行超过2km或走后明显痛	10	略感困难	4
步行不足2km或走后明显痛	5	不能超过90°	**2**
持续	0	不能	0
肿胀			
无	10		

来源：Lysholm J, Gillquist J. Evaluation of Knee Ligament Surgery Results with Special Emphasis on Use of Soring Scale. Am J Sports Med, 1982,10:150–154.

三、IKDC膝关节主观评估系统

IKDC膝关节主观评估系统（international knee documentation committee subjective knee form，IKDCSKF）

1.如果膝关节没有显著的疼痛，您认为您最好应该能达到下列哪种活动水平？

　　□4 非常剧烈的运动，如篮球、足球运动中的跳跃、旋转等

　　□3 剧烈运动，如重体力劳动、滑雪、乒乓球、网球

　　□2 中等程度活动，如中度体力活动、跑步、慢跑

　　□1 轻体力活动，如散步、家务劳动或庭院劳动

　　□0 由于膝关节的疼痛，以上活动都不能进行

2.在过去的4周里，或从您受伤开始（受伤至今＜4周），疼痛的时间有多少？

无疼痛	0	1	2	3	4	5	6	7	8	9	10	持续疼痛
	□	□	□	□	□	□	□	□	□	□	□	

3.如果有疼痛，疼痛的程度有多严重？

无疼痛	0	1	2	3	4	5	6	7	8	9	10	想象中最严重的疼痛
	□	□	□	□	□	□	□	□	□	□	□	

4.在过去的4周里，或从您受伤开始（如果受伤至今＜4周），膝关节的僵硬或肿胀程度如何？

　　□4 完全没有僵硬或肿胀

　　□3 轻度僵硬或肿胀

　　□2 中度僵硬或肿胀

　　□1 重度僵硬或肿胀

　　□0 极重度僵硬或肿胀

5.如果没有显著的膝关节的肿胀，下列哪项最能反映您最好的活动水平？

　　□4 非常剧烈的运动，如篮球、足球运动中的跳跃、旋转等

　　□3 剧烈运动，如重体力劳动、滑雪、乒乓球、网球

　　□2 中等程度活动，如中度体力活动、跑步、慢跑

　　□1 轻体力活动，如散步、家务劳动或庭院劳动

　　□0 由于膝关节的疼痛，以上活动都不能进行

6.在过去的4周里，或从您受伤开始（如果受伤至今＜4周），膝关节有过绞锁现象吗？

　　□0 有　　　　　　　□1 没有

7.如果没有膝关节的打软腿现象，下列哪项最能反映您最好的活动水平？

　　□4 非常剧烈的运动，如篮球、足球运动中的跳跃、旋转等

　　□3 剧烈运动，如重体力劳动、滑雪、乒乓球、网球

　　□2 中等程度活动，如中度体力活动、跑步、慢跑

　　□1 轻体力活动，如散步、家务劳动或庭院劳动

　　□0 由于膝关节的疼痛，以上活动都不能进行

8.一般情况下，您最好可以参加哪个水平的运动？

□4 非常剧烈的运动，如篮球、足球运动中的跳跃、旋转等

□3 剧烈运动，如重体力劳动、滑雪、乒乓球、网球

□2 中等程度活动，如中度体力活动、跑步、慢跑

□1 轻体力活动，如散步、家务劳动、或庭院劳动

□0 由于膝关节的疼痛，以上活动都不能进行

9.膝关节的问题对您的日常活动有影响吗？如果有，影响的程度如何？

编号	内容	一点影响也没有	轻度影响	中度影响	重度影响	此项活动不能进行
a.	上楼	□4	□3	□2	□1	□0
b.	下楼	□4	□3	□2	□1	□0
c.	直跪	□4	□3	□2	□1	□0
d.	下蹲	□4	□3	□2	□1	□0
e.	膝关节弯曲坐下	□4	□3	□2	□1	□0
f.	从椅子上站起	□4	□3	□2	□1	□0
g.	向前直跑	□4	□3	□2	□1	□0
h.	用伤腿跳起并落地	□4	□3	□2	□1	□0
i.	迅速停止和开始	□4	□3	□2	□1	□0

10.用0～10的等级来评价您的膝关节的功能，10代表正常的功能，0代表不能进行一般的日常活动

① 受伤前的功能

不能进行日常活动	0	1	2	3	4	5	6	7	8	9	10	日常活动不受限制
	□	□	□	□	□	□	□	□	□	□	□	

② 目前膝关节的功能

不能进行日常活动	0	1	2	3	4	5	6	7	8	9	10	日常活动不受限制
	□	□	□	□	□	□	□	□	□	□	□	

来源：Hefti F, M ü ller W, Jakob R P, Stäubli H U. Evaluation of knee ligament injuries with the IKDC form.Knee Surgery, Sports Traumatology, Arthroscopy. Knee Surg Sports Traumatol Arthrosc. 1993;1（3-4）:226-234.

四、IKDC膝关节客观评分系统

膝关节大体松弛度：　□紧张　　　　□正常　　　　　□松弛

膝关节力线：　　　　□明显内翻　　□正常　　　　　□明显外翻

髌骨位置：　　　　　□明显低位　　□正常　　　　　□明显高位

髌股半脱位／脱位：　□中心位　　　□半脱位可能　　□半脱位　　　□脱位

活动范围（伸／屈）

患侧：被动＿＿＿＿／＿＿＿＿／＿＿＿＿　　　主动＿＿＿＿／＿＿＿＿／＿＿＿＿

健侧：被动＿＿＿＿／＿＿＿＿／＿＿＿＿　　　主动＿＿＿＿／＿＿＿＿／＿＿＿＿

下表中△指患膝与正常侧或者假设正常情况相比较。*组级评分：在每组检查中最低评分决定组级评分。**最后总体评估：在急性和亚急性患者中最差的组级评分决定最后总体

评估。对于慢性患者比较术前和术后评估。最后总体评估依据前三组，但各组都要有检查记录。

7组	4级评分				*组级评分 A B C D
	A （正常）	B （接近正常）	C （异常）	D （严重异常）	

1. 肿胀　　　　　　　□无　　□轻微　　□中度　　□严重
2. 被动活动缺陷
△伸直缺陷　　　　　□<3°　　□3°～5°　　□6°～10°　　□>10°
△屈曲缺陷　　　　　□0°～5°　　□6°～15°　　□16°～25°　　□25°
3. 韧带检查（手法、器械和X线）
△Lachman(屈曲25° 134N) □-1～2mm　□3～5mm(1+)　□6～10mm(2+)　□>10mm(3+)
　　　　　　　　　　　　　□<-1～-3mm　□<-3强直
△Lachman(屈曲25° 手法) □0～2mm　□3～5mm　□6～10mm　□>10mm
前向终点　　　　　　□硬性　　　　　□软性
△总前后移位(25°屈曲) □0～2mm　□3～5mm　□6～10mm　□>10mm
△总前后移位(75°屈曲) □0～2mm　□3～5mm　□6～10mm　□>10mm
△后抽屉试验(70°屈曲) □0～2mm　□3～5mm　□6～10mm　□>10mm
△外翻试验(20°屈曲)　□0～2mm　□3～5mm　□6～10mm　□>10mm
△内翻试验(20°屈曲)　□0～2mm　□3～5mm　□6～10mm　□>10mm
△外旋试验(30°屈曲俯卧) □<5°　□6～10°　□11～19°　□>20°
△外旋试验(90°屈曲俯卧) □<5°　□6～10°　□11～19°　□>20°
△轴移试验　　　　　□相等　　□+滑动　　□++错动　　□+++跳动
△反向轴移试验　　　□相等　　□滑动　　□跳动　　□明显
4. 间室发现　　　　　　　　骨擦音合并
△髌股关节骨擦音　　□无　　□中度　　□轻度疼痛　　□>轻度疼痛
△内侧胫股关节骨擦音 □无　　□中度　　□轻度疼痛　　□>轻度疼痛
△外侧胫股关节骨擦音 □无　　□中度　　□轻度疼痛　　□>轻度疼痛
5. 移植物采取部位不适　　□无　　□轻度　　□中度　　□严重

6. X线发现
内侧关节间隙　　　　□无　　□轻度　　□中度　　□严重
外侧关节间隙　　　　□无　　□轻度　　□中度　　□严重
髌股关节　　　　　　□无　　□轻度　　□中度　　□严重
前关节间隙(矢状位)　□无　　□轻度　　□中度　　□严重
后关节间隙(矢状位)　□无　　□轻度　　□中度　　□严重
7. 功能测试
单足跳跃(占对侧的%)　□≥90%　□89%～76%　□75%～50%　□<50%

**最后总体评估

来源：Hefti F, Müller W, Jakob R P, Stäubli H U. Evaluation of knee ligament injuries with the IKDC form.Knee Surgery, Sports Traumatology, Arthroscopy. Knee Surg Sports Traumatol Arthrosc, 1993, 1(3-4):226-234.

五、HSS膝关节评分标准

内容	评分	内容	评分
疼痛（30分）		**功能（22分）**	
任何时候均无疼痛	30	行走和站立无限制	12
行走时无疼痛	15	行走距离5～10个街区和间断站立（>30min）	10
行走时轻微疼痛	10	行走距离1～5个街区和站立超过30min	8
行走时中度疼痛	5	行走距离少于1个街区	4
行走时重度疼痛	0	不能行走	0
休息时无疼痛	15	能上楼梯	5
休息时轻微疼痛	10	能上楼梯但需支撑	2
休息时中度疼痛	5	能自由移动	5
休息时重度疼痛	0	能移动但需支撑	2

内容	评分	内容	评分
活动范围（18分）		**不稳定（10分）**	
每活动8°得1分		轻度：0°～5°	8
最多18分	18	中度：5°～15°	5
肌力（10分）		重度：大于15°	0
优：完全对抗阻力	10	**减分**	
良：部分对抗阻力	8	单手杖	1
可：能带动关节活动	4	单拐	2
差：不能带动关节活动	0	双拐	3
固定畸形（10分）		伸直滞缺5°	5
无畸形	10	伸直滞缺10°	3
小于5°	8	伸直滞缺15°	2
5°～10°	5	每内翻5°	1
大于10°	0	每外翻5°	1
不稳定（10分）			
无	10		

来源：Beaver R J, Mahomed M, Bakstein D, et al. Fresh osteochondral allografts for post-traumatic defects in the knee. A survivorship analysis. J Bone Joint Surg（Br）,1992,74:105-110.

六、美国膝关节协会疼痛评分

美国膝关节协会疼痛评分（American Knee Society Score，AKSS）
（如总分为负数，得分为0）

	AKSS评分	左侧	右侧
临床评分	A.关于主诉疼痛（50分）		
	平地行走无痛（35分）轻度或偶尔疼痛（30分）中度疼痛（15分）重度疼痛（0分）		
	爬楼梯无痛（15分）轻度或偶尔疼痛（10分）中度疼痛（5分）重度疼痛（0分）		
	B.稳定性（25分）		
	内外侧位移<5mm（15分）6～9mm（10分）10～14mm（5分）>15mm（0分） 前后方位移<5mm（10分）5～10mm（5分）>10mm（0分）		
	C.活动范围（25分）		
	由屈曲到伸膝，评分标准为每5°=1分		
	D.缺陷（扣分）		
	过伸 无过伸（0分）<10°（-5分）10°～20°（-10分）>20°（-15分） 屈曲挛缩5°（0分）6°～10°（-2分）11°～15°（-5分）16°～20°（-10分）>20°（-15分） 力线畸形　左　内翻：　外翻：　　右　内翻：　外翻： 5°～10°（0分）每增加5°　内/外翻（-3分） 休息时疼痛　　轻度疼痛（-5分）中度疼痛（-10分）重度疼痛（-15分） 双下肢不等长　左腿比右腿　长：/短：　　cm		
	临床总分 A+B+C-D=(　) 分 优口　　　良口　　　　可口　　　　差口 85～100分优　　70～84分良　　60～69分可　　　<60分差		

第三章　关节功能评价

AKSS评分		左侧	右侧
功能评分	A. 行走情况（50分）		
	无任何限制（50分）连续步行距离超过2千米（40分）连续步行距离介于1～2千米（30分） 连续步行距离小于1千米（20分）仅能在室内活动（10分）不能步行（0分）		
	B. 上楼梯情况（50分）		
	正常上下楼梯（50分）正常上楼梯，下楼梯借助扶手（40分）需借助扶手才能上下楼梯（30分） 借助扶手能上楼梯，但不能独立下楼梯（15分）完全不能上下楼梯（0分）		
	C. 功能缺陷（扣分）		
	使用单手杖行走（-5分）使用双手杖行走（-10分）需使用腋杖或助行架辅助活动（-20分）		
	功能总分 A+B-C=　　　分　　　　　　（如果总分为负值，则得分为0分） 优 □　　　　　良 □　　　　　可 □　　　　　差 □ 85～100分为优　　70～84分为良　　60～69分为可　　<60分为差		

来源：Insll J N, Dorr L D, Scott R D, et al. Rationale of the knee society clinical rating system. Clin Orthop,1989,248:13-14.

七、WOMAC 骨性关节炎指数

WOMAC（西安大略和曼彻斯特大学）骨性关节炎指数用24个参数来评价患有髋或膝骨性关节的患者。用来监控疾病的进展或确定抗风湿药物的疗效。

疼痛	躯体功能
1.行走时	15.出入厕所
2.爬楼时	16.较重的家务活
3.夜间痛	17.较轻的家务活
4.休息时	社交功能
5.负重时	1.休闲活动
僵硬	2.社区活动
1.晨僵	3.去做礼拜
2.很晚才发生僵硬	4.和配偶一起
躯体功能	5.和家人一起
1.下楼梯	6.和朋友一起
2.上楼梯	7.和其他人一起
3.从坐位站起来	情绪功能
4.站立	1.焦虑
5.弯腰够地面	2.过敏
6.在平地上走	3.失意
7.出入汽车	4.抑郁
8.买东西	5.松弛
9.穿袜子	6.失眠
10.从床上起来	7.厌烦
11.脱袜子	8.孤独
12.躺在床上	9.紧张
13.出入浴室	10.幸福
14.坐	

得分和注释

答复	评分
无	0
轻度	1
中度	2
中度	3
非常	4

也可选用可视模拟分度表从0到10进行评价

得分 = 总和（相关项目得分）

平均分 = 总分 / 项目数

注释：

最少总分：0

最多总分：96

最少疼痛得分：0

最多疼痛得分：20

最少僵硬得分：0

最多僵硬得分：8

最少躯体功能得分：0

最多躯体功能得分：68

来源：Beamy N, Buchanan W W, et al. Validation study of WOMAC：A health status instrument for measuring clinically important patient relevant outcomes to antirheumatic drug therapy in patients with osteoarthritis of the hip or knee. J Rheumatol,1988,15:1833–1840.

第六节 踝关节与足功能评分

一、AOFAS踝与后足功能评分

AOFAS（美国足踝关节协会）踝与后足功能评分（100分）

疼痛（40分）	
无	40
轻度，偶尔	30
中度，每天都有	20
严重，几乎持续性	0
功能（50分）	
活动受限，娱乐活动受限	
无受限，不需要辅助支撑	10
日常活动不受限，娱乐活动受限，不需要辅助支撑	7
日常活动和娱乐活动受限，需要手杖支撑	4
日常活动和娱乐活动严重受限，需要助行器、拐杖、轮椅或支具	0
最大步行距离（街区）	
大于6个	5
4~6个	4
1~3个	2
小于1个	0

功能（50分）	
行走地面	
任何地面无困难	5
崎岖不平的地面上行走、上台阶（包括爬梯子）有些困难	3
崎岖不平的地面上行走、上台阶（包括爬梯子）非常困难	0
步态异常	
无、轻度	8
明显	4
非常显著	0
矢状面运动（屈曲加背身）	
正常或轻度受限（30°或以上）	8
中度受限（15°~29°）	4
严重受限（小于15°）	0
后足运动（内翻加外翻）	
正常或轻度受限（正常的75%~100%）	6
中度受限（正常的25%~74%）	3
严重受限（正常的25%以下）	0
踝与后足的稳定性（前后、内外翻）	
稳定	8
明显不稳定	0
对线（10分）	
良好、跖屈足、踝-后足对线良好	10
可，跖屈足，踝-后足对线有一定程度的对线不良，无症状	5
差，非跖屈足，踝-后足对线严重对线不良，有症状	0

注：本标准适用于踝关节、距下关节、距舟关节、跟骰关节的功能评价，譬如踝关节置换、关节融合以及踝关节不稳定的手术效果，距舟关节融合，跟骨截骨、跟骨骨折、距骨骨折和踝关节骨折等。

来源：Kitaoka H B, Alexander I J, Adelaarr R S. Clinical rating system for the ankle-hindfoot, midfoot, hallux, and lesser toes. Foot Ankle Int, 1994,15:350.

二、AOFAS踝与中足功能评分

AOFAS（美国足踝关节协会）踝与中足功能评分（100分）

疼痛（40分）	
无	40
轻度，偶尔	30
中度，每天都有	20
严重，几乎持续性	0
功能（45分）	
活动受限，需要辅助支撑	
无受限，不需要辅助支撑	10
日常活动不受限，娱乐活动受限。不需要辅助支撑	7
日常活动和娱乐活动受限，需要手杖支撑	4
日常活动和娱乐活动严重受限，需要助行器、拐杖、轮椅或支具	0

功能（45分）	
对鞋的要求	
可穿着流行式样的、普通鞋，不需要附加垫衬的鞋子	5
需要舒适和附加垫衬的鞋	3
需要定制的鞋或穿戴支具	0
最大步行距离（街区）	
大于6个	10
4~6	7
1~3	4
小于1个	0
行走地面	
任何地面无困难	10
崎岖不平的地面上行走、上台阶（包括爬梯子）有些困难	5
崎岖不平的地面上行走、上台阶（包括爬梯子）非常困难	0
步态异常	
无，轻度	10
明显	5
非常显著	0
对线	
良好，跖屈足，中足对线良好	15
可，跖屈足，中足对线有一定程度的对线不良，无症状	8
差，非跖屈足，中足对线严重对线不良，有症状	0

注：本标准适合于评价楔骨、骰骨、舟楔关节、跖趾关节的功能评价，例如楔骨间融合、跖趾关节融合、外侧骰楔关节融合、足舟骨骨折、楔骨骨折、骰骨骨折以及跖趾关节的骨折脱位。

来源：Kitaoka H B, Alexander I J, Adelaarr R S. Clinical rating system for the ankle-hindfoot, midfoot, hallux, and lesser toes. Foot Ankle Int, 1994,15:350.

三、Liu 踝关节外侧副韧带损伤评价标准

项目	评分	项目	评分
疼痛		**功能性活动**	
剧烈运动后无疼痛	10	日常活动受限制	0
偶尔发作	5	**活动范围**	
反复发作	0	背伸10°～25°	5
不稳定		背伸小于10°	0
无功能性不稳定	10	跖屈25°～50°	5
偶尔出现不稳	5	跖屈小于25°	0
反复出现不稳	0	**机械性松动（应力下）**	
功能性活动		前抽屉试验	
能够重返运动场	15	小于或等于正常	10
运动受限制/日常生活不受限制	10	大于正常，但小于5mm	5
不能参加运动	5	大于正常，且大于5mm	0

项目	评分	项目	评分
距骨倾斜		**胫距关节退行性变**	
小于或等于正常	10	有	0
大于正常，但小于10°	5	**距下关节退行性改变**	
大于正常，且大于10°	0	无	10
胫距关节退行性变		有	0
无	10	**患者满意度**	15

注：优90~100分，良80~89分，可70~79分，差小于70分。
来源：Liu S H, Jacobson K E. A new operation for chronic lateral ankle instability. J Bone Joint Surg（Br）,1995,77:55-59。

四、Povacz外侧副韧带重建疗效评定标准

	评 分
稳定性（客观）	
稳定	5
不稳定	0
稳定性（主观）	
稳定，与未受伤一侧无差别	5
偶尔感到不稳定，步行时没有支撑不住的感觉	2
轻度感觉不稳定，有轻微支撑不住的感觉	1
偶尔扭伤伴有疼痛和肿胀	0
经常扭伤，即时在扭力很小的情况下	0
一直有支撑不住的感觉，即时在扭力很小的情况下	0
害怕扭伤	
是	-2
不是	2
经常扭伤	
从不	1
每月、每周、每天	0
疼痛	
无	2
轻微，偶尔出现	1
严重，经常出现	0
肿胀	
是	0
不是	1
用足外侧缘走路的能力	
没有困难	2
很困难	0
不能	0
活动范围（与对侧比较）	
相同	5
损失≤10°	2
损失≥10°	0

	评　分
敏感性	
正常	0
下降	-1
运动能力	
能否从事受伤以前的运动	
能	2
不能肯定	1
不能	0
运动时我的脚没有问题	
是	2
不能肯定	1
不是	0
需要后续治疗	
是	0
不是	1
你愿意再做同样的治疗吗?	
愿意	2
不愿意	0

注：优为25 ～ 30分；良为20 ～ 24分；差为少于20分。

来源：Povacz P, Unger F, Miler K, et al. A randomized, prospective study of operative and non-operative treatment of injuries of the fibularcollateral ligaments of the ankle. J Bone Joint Surg（Am）,1998,80:345-351.

五、Kofoed踝关节评分标准

疼痛（满分为50分，为基本分）	
无疼痛50分	
行走开始时疼痛40分	
行走时疼痛35分	
偶尔负重性疼痛35分	
每次负重时都有疼痛15分	
检查时疼痛或自发疼痛0分	
功能（满分为30分，为加分）	
足趾行走3分	
足跟行走3分	
正常节律上下楼梯6分	
单腿站立6分	
无辅助性行走6分	
不用足部矫形支具6分	
活动度（满分为20分，为加分）	
伸>10°：5分	屈>30°：5分
5°～9°：3分	15°～29°：3分
<50°：1分	<15°：1分
旋后>30°：3分	旋前>20°：3分

活动度（满分为20分，为加分）			
15°～29°：2分		10°～19°：2分	
<15°：1分		>10°：1分	
负重时外翻<5°：2分		负重时内翻<3°：2分	
5°～10°：1分		4°～7°"1分	
>10°：0分		>7°：0分	

结果评价：85～100分为优；75～85分为良；70～74分为及格；低于70分为差。

来源：Kofoed H, Sorensen T S. Ankle arthroplasty for rheumatoid arthritis and osteoarthritis: prospective long-term study of cemented replacement. J Bone Joint Surg（Br），1998,80（2）:328-332.

第七节　臀肌挛缩评分

臀肌挛缩症功能量化评分表（刘玉杰　解放军总医院）

项目	分	项目	分
走路时外八字步态（10分）		**臀部形态（8分）**	
非常严重，影响行走	1	尖臀	1
明显，影响运动	4	扁臀	4
仅有轻度步态改变	7	臀部轻度萎缩	6
无	10	正常	8
跷二郎腿（10分）		**臀部皮肤是否有酒窝、凹陷和深沟（8分）**	
完全不能	1	任何体位臀部深沟非常明显	1
踝刚可以达对侧膝关节	4	屈髋内收位有凹陷	4
小腿可达对侧膝关节	7	并膝下蹲时有	6
正常	10	无	8
并膝下蹲活动（10分）		**上下楼梯受限（2分）**	
不能完成	1	是	0
受限，踮脚尖时可完成	4	否	2
双足并拢全脚掌着地完成费力	7	**髋关节疲劳感（4分）**	
完全不受限	10	日常活动明显	1
髋关节弹响（10分）		一般运动时有	2
走路时有	1	剧烈运动或久蹲时有	3
下蹲时有	4	无	4
内旋内收屈髋时有	7	**髋关节摩擦感或疼痛（4分）**	
无	10	日常活动时非常严重	1

项目	分	项目	分
髋关节摩擦感或疼痛（4分）		**跑步是否受影响（2分）**	
一般运动时有	2	是	0
剧烈运动或久蹲时有	3	**跑步是否受影响（2分）**	
无	4	否	2
端坐时的坐姿（6分）		**立定跳远能否完成（2分）**	
上身不能直立	0	有困难	0
上身能直立但双膝不能并拢	2	可以完成	2
上身直立，双膝并拢	6	**跨栏运动是否受影响（4分）**	
侧卧双下肢伸直两膝能否靠拢（10分）		重度影响	1
不能	0	中度影响	2
能	10	轻微影响	3
仰卧位下肢伸直时两腿相交，脚踝能否搭在一起（10分）		无影响	4
能	0		
不能	10		

注：各题均为单项选择，以得分最低项为准。总分100分，得分越低者症状越严重。
以上对您最大的影响是（可多选）：

☐外八字步态
☐不能跷二郎腿
☐下蹲活动受限
☐髋关节弹响
☐影响美观

（刘玉杰　李宏亮　陆　兮）

2 膝关节

第二篇

第四章

膝关节镜检查的基本技术

❖ 第一节　膝关节解剖结构 ❖

　　膝关节由股骨远端、胫骨近端、髌骨及其相关的半月板、滑膜、关节囊、韧带和肌肉、肌腱等结构组成。股骨髁、胫骨平台、髌股关节等固有的匹配性解剖结构，是膝关节稳定的重要基础。半月板对增加股骨与胫骨的接触面积、增强稳定性具有重要意义。膝关节是全身关节中关节面最不吻合的关节，是全身关节中损伤和发病率最高的关节。股骨髁的关节面与胫骨平台的关节面虽共同构成关节，但并不吻合。形态大相径庭的半月板填充胫骨平台与股骨髁软骨面之间的腔隙，从而消灭了因关节面不吻合所造成的空隙，增加了膝关节的接触面积和稳定性。

　　关节囊和韧带是连接股骨与胫骨和髌骨的主要的静力稳定结构。膝关节前交叉韧带（anterior cruciate ligament，ACL）和后交叉韧带（posterior cruciate ligament，PCL）主要的作用是限制胫骨平台相对于股骨髁的前后移动、膝关节的旋转和内外翻的稳定结构。膝关节前方是强大的股四头肌腱-髌骨-髌韧带构成的伸膝装置，膝关节囊完整包绕股骨与胫骨关节端，于前方止于髌骨两侧，关节囊及其韧带均为关节外韧带。膝内、外侧前1/3的关节囊称为伸膝支持带，具有极佳的延展弹性，以保证膝关节极度屈曲活动，并维持伸膝装置处于前正中区域。在膝内侧和外侧的中后部，关节囊与肌肉-肌腱单元复合并增厚形成复杂的韧带结构，称为后内侧复合体（Posteromedial complex, PMC）、后内侧角（posteromedial corner，PMC）、后外侧复合体（posterolateral complex，PLC）、后外侧角（posterolateral corner，PLC）。PMC主要由中部的内侧副韧带浅层（superficial medial collateral ligament，sMCL）、内侧副韧带深层（deep medial collateral ligament，dMCL）和后部的后斜韧带（posterior oblique ligament, POL）构成。PLC的结构大致分为三层，浅层包括外侧副韧带（lateral collateral ligament，LCL）、豆腓韧带、弓状韧带（arcuate ligament），中层由腘腓韧带和腘肌腱组成，深层主要是关节囊及其增厚部。PMC和PLC在完全伸膝位紧张，屈膝时放松，参与膝关节伸直锁扣机制。PMC主要抵抗外翻应力与内旋应力，而PLC主要抵抗内翻与外旋应力，对胫骨相对股骨的前后移动也有抵抗作用。

后关节囊位于膝后方，厚而缺少弹性，有半膜肌止点延伸，腘斜韧带增强，在股骨内外髁后突的凸轮作用下，伸膝位后关节囊绷紧，参与伸膝关节的锁扣机制防止膝关节反屈。除了关节囊韧带静力性稳定解剖结构外，跨越膝关节的各组肌肉-肌腱也是重要的动力稳定结构，半膜肌肌腱参与PMC稳定功能，腘肌腱参与PLC的稳定功能，此外，强大的伸膝装置、腓肠肌、股二头肌、鹅足等结构，对膝关节的稳定也具有重要的作用。

❖ 第二节　膝关节镜手术入路 ❖

　　进行膝关节镜检查必须选择正确的关节镜手术入路，根据手术的需求建立不同的手术入路（图4-1）。膝关节镜前外侧及前内侧为标准的手术入路，在膝关节间隙的上缘，髌腱旁15mm即内外侧膝眼凹陷处，一侧作为关节镜入口，另一侧作为器械入口，进行关节内探查和手术操作，必要可附加髌腱正中入路（髌腱正中髌骨下极向下10mm）。

　　（1）前外侧入路　屈膝90°，在胫骨平台上方一横指、髌韧带外侧缘，做4mm小切口。用圆头穿刺锥和套筒插入切口，经皮下组织、髌下脂肪垫和关节囊进入关节腔，沿股骨髁间窝方向，缓缓伸直膝关节，将穿刺锥沿髌骨下方与股骨滑车沟之间插入髌上囊。打开进水通道，充盈关节腔，按顺序检查。

　　（2）前内侧入路　便于观察内侧半月板的后角及外侧半月板的前角。

　　（3）中央入路　在髌韧带中线、髌骨下极1cm处做小切口，屈膝90°，将套筒穿刺锥向股骨髁切迹方向刺入，将膝关节伸直，套筒沿髌骨下方插入髌上囊。也可经髁间入路，观察膝后内侧关节间隙。如经中央入路或前内侧入路，内旋胫骨由后交叉韧带与股骨内髁之间进入后内侧关节间隙。也可经中央入路或前外侧入路，由前交叉韧带与股骨外髁之间的间隙进入后外侧关节间隙。先用30°关节镜引导套筒通过交叉韧带与髁间进入后关节囊，然后用70°关节镜观察后关节腔室更方便。

　　（4）髌上入路　经此入路关节镜置于髌股关节之间，可较好地观察髌骨关节面、股骨滑车及在不同屈膝角度髌股关节的对合情况，也可经内侧髌上入路行滑膜切除或作为出水通道。

　　（5）膝后外侧入路　经此入路可观察外侧半月板后侧的边缘、腘肌腱、前交叉韧带外侧面等结构。膝关节内旋、屈膝90°。在膝外侧间隙、腓骨头近侧、髂胫束后缘与股二头肌前缘之间做一小切口，关节囊充盈膨胀后，用套筒及穿刺锥向后关节囊方向穿刺，无阻力并有液体流出即表明已进入后关节囊。

　　（6）膝后内侧入路　膝关节外旋，屈曲90°，在内侧副韧带及股骨内髁后侧的关节线处做2～3mm切口，向内髁后方穿

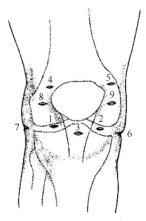

图4-1　膝关节镜手术入路

1、2—前外、内侧入路；3—中央入路；4、5—髌骨上外、内侧入路；6、7—后内、外侧入路；8、9—髌旁外、内入路

刺，无阻力后拔出针芯，如有液体流出表明已进入后关节囊。此入路主要观察膝后内侧关节间隙，可见内侧半月板后角的边缘撕裂，后交叉韧带撕裂纤维或关节游离体。

（7）髌骨旁入路　在髌骨内侧或外侧做小切口，将套筒针向前内或前外侧方向穿刺。屈膝20°～30°，沿髌骨边缘下行即可达到膝前关节囊。用30°关节镜进行观察，内侧入路可看到外侧半月板的前角。此入路可观察髌前脂肪垫及内、外侧半月板前角。

❖ 第三节　膝关节镜下解剖结构 ❖

建立立体概念，掌握"三角操作技术"，按照顺序进行系统的关节镜检查，了解膝关节内的解剖结构和病变，才能避免遗漏，进行精准手术。

关节镜下手术必须脑、手和眼密切配合，只有经过长时间的反复练习后，才能达到手术随心所欲、得心应手。进行关节镜检查最基本的要求是培养"三角操作技术"，即关节镜进入关节腔，图像投射在监视器上，手术器械由另一入口进入关节腔内，在监视下行手术操作。

关节镜检查取仰卧位或屈膝下垂位（图4-2），在膝关节套接液袋（图4-3），在大腿中段扎气囊止血带备用，皮肤消毒铺单。关节镜、刨削刀和射频，分别放置在左右两侧（图4-4）。在膝眼处向膝关节内注入60～100ml含有肾上腺素的生理盐水，扩张关节腔和达到止血目的。术中通过3L吊袋液体悬高1m以上

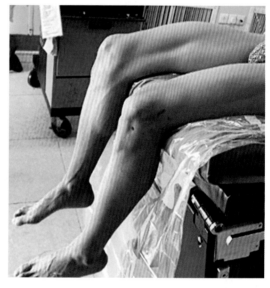

图4-2　膝关节镜检查取仰卧屈膝下垂位

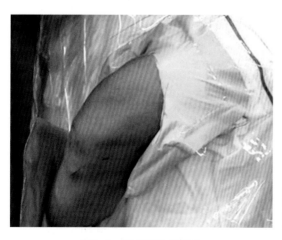

图4-3　膝关节套接液袋

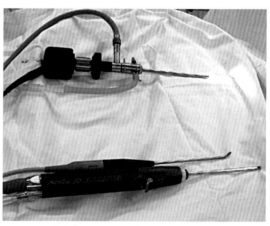

图4-4　关节镜与手术器械的放置

进行灌注，完全可以将关节腔隙扩充。通过关节镜双通道套筒连接进水管和吸引管，进行注水和出水，形成灌注和吸引系统，必要时可于髌上囊另做出水口。将关节镜套筒插入关节内，常规检查顺序为髌上囊、膝内侧间隙、髁间切迹、膝外侧间隙，必要时检查膝关节后内和后外侧间隙，以免遗漏病变。

1.髌上囊

正常髌上囊穹窿部呈圆幕状。滑膜较薄，表面光滑，可见血管网，有时在髌上囊外侧可见滑膜皱襞存在，滑膜皱襞呈片状或束带状（图4-5），为胚胎残留组织。有时滑膜皱襞紧贴在股骨髁上，屈伸活动膝关节时有弹响或嵌压疼痛症状。如果嵌入髌股关节间隙内，髌股关节研磨试验阳性。老年患者或存在炎症的膝关节，可见关节滑膜增生，滑膜血管增多。有时髌上囊裂孔内有游离体（图4-6），注意不要遗漏。

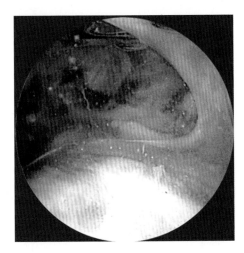

图4-5　髌上皱襞

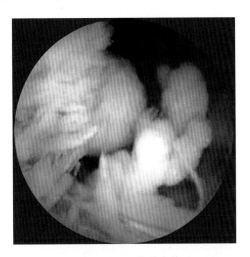

图4-6　膝关节游离体

2.髌股关节

将关节镜置于股骨滑车部位，然后向后缓慢拔出，关节镜倾斜面朝向髌骨，直到看见髌骨上缘为止，手指轻敲髌骨，可见髌骨上下移动，手指向内外侧推动髌骨即可观察髌骨关节面各部分。转动关节镜使物镜倾斜面朝向股骨部分，可观察到股骨滑车部分的软骨面（图4-7）。

3.膝内侧间隙

检查髌股关节后，沿股骨内髁关节面的上缘，将关节镜向内侧移动，待关节镜移到股骨髁内侧面时，于股骨内髁内侧面上向前推进，逐步屈曲膝关节，可见膝关节内侧沟（图4-8），注意观察有无粘连及游离体存在。轻轻将关节镜撤回，向外移动关

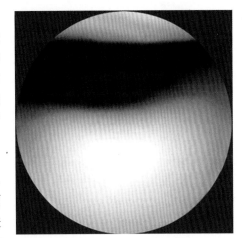

图4-7　髌股关节及滑车

节镜，即达股骨髁与胫骨平台间隙。将膝关节屈曲45°，外旋外展小腿，使膝内侧关节间隙增宽，可见内侧半月板前角（图4-9）。髌前脂肪垫靠近内外侧半月板的前角，容易遮挡关节镜视野，观察半月板前角时，可将关节镜由半月板体部向后移动来避免脂肪垫阻挡，也可在影响视野时插入探针将脂肪垫挑开或压下。如果滑膜增生肥厚，可用刨削刀清理后

再进行观察。观察半月板体部与后角（图4-10）则需外旋膝关节，逐步伸直小腿并用力外翻膝部，从ACL旁边将关节镜轻柔插入关节间隙，可见内侧半月板后角及其在胫骨上的附着点。外旋膝关节时，内侧半月板内缘向内稍突起，内缘变直。屈膝30°观察内侧半月板后角。

4.髁间窝

将关节镜移向髁间窝，可以观察ACL的情况（图4-11）。前交叉韧带起于股骨外髁，止于胫骨棘，分为前内侧束和后外侧束（图4-12），在膝关节屈曲时，前内侧束紧张，伸膝时后外侧束紧张，以保持膝关节的稳定性。前交叉韧带是否断裂，可通过在关节镜直视下行抽屉试验或用探针钩动前交叉韧带测其张力予以判断。经髁间切迹，于股骨内侧髁间窝处，可观察后交叉韧带（图4-13）。

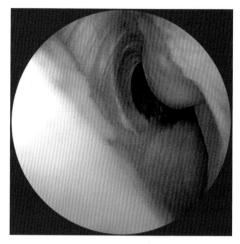

图4-8　膝关节内侧沟

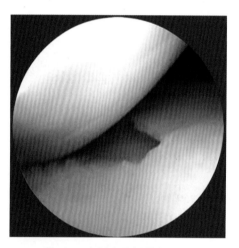

图4-9　内侧半月板前角

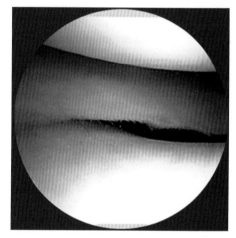

图4-10　半月板后角与体部

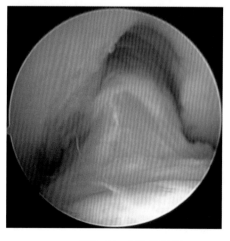

图4-11　髁间窝ACL

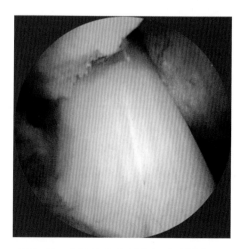

图4-12　ACL分为前侧束与后外侧束

5. 膝外侧间隙

关节镜沿股骨外髁的侧方进入外侧沟（图4-14）和外侧隐窝（图4-15），这也是小的游离体进入的通道之一。屈膝45°，向下方按压膝内侧，使膝内翻内旋。将关节镜移到关节间隙，首先观察外侧半月板后角和腘肌腱穿过外侧半月板裂孔（图4-16）。由于外侧半月板后角与关节囊无附着，在探针的辅助下，可观察到外侧半月板的后角。然后沿外侧半月板后角内侧缘，将关节镜向后退，观察半月板的体部及前角。关节镜检查结束后，冲洗关节腔，将关节腔血液及组织碎片冲洗干净，必要时缝合伤口，进行加压包扎。为了防止术后疼痛，关节内注射10ml罗哌卡因。术后冷敷有利于止血、止痛。

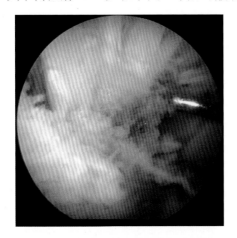

图4-13　髁间窝内侧显示后交叉韧带

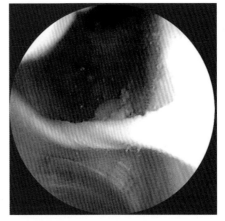

图4-14　膝关节外侧沟

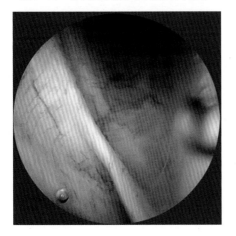

图4-15　膝关节外侧隐窝

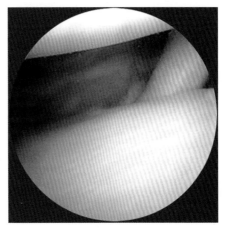

图4-16　腘肌腱

6. 关节镜检查要点

首先观察半月板有无退变、撕裂或不稳定现象，将探针探入半月板的胫侧面，探查有无撕裂，推压半月板股骨面有无异常移动现象，探查半月板撕裂部位和深度。由半月板损伤的同侧插入关节镜进行观察，从对侧入路插入手术器械，进行镜下手术。行内侧半月板切除时，将小腿屈曲位下垂于床下，强力外翻膝关节，扩大膝关节内侧间隙，以便进行操作。进行外侧半月板切除时，屈曲膝关节60°～80°强力内翻位，以加大外侧关节间隙。根据半月板撕裂情况及类型进行半月板部分、次全切除。半月板纵裂、桶柄样断裂、瓣状断裂，可整块切断损伤的半月板并取出，对变性或撕裂组织可零星咬除。

一、膝关节镜手术适应证

膝关节镜手术适用于检查、诊断、评价和治疗关节内（部分关节外）的各种病变、创伤等疾患；应用范围非常广泛，实际上并无绝对的手术适应证和禁忌证。膝关节镜手术大致可分为诊断性关节镜手术和治疗性关节镜手术两大类。

1.诊断性关节镜手术

诊断性关节镜手术是全面地检查患膝，进而明确诊断、评价病变程度和指导治疗。确诊临床诊断不明确的膝关节疾病。通过关节镜获取直观的病情资料，制定手术计划和方案，确定手术进路、范围和方法等。如观察滑膜改变、关节内病变的活检、开放手术前的诊断证实、全膝关节置换或单间室骨关节炎胫骨高位截骨及单髁关节置换术前评价等。对于非感染性关节炎，可以观察关节滑膜的充血和水肿、软骨损伤的程度以及关节内有无晶体等病理改变，可协助区别类风湿关节炎、骨关节病及晶体性关节炎；了解膝关节半月板损伤的部位、程度和形态；明确膝关节交叉韧带及腘肌腱止点损伤情况；了解关节内软骨损害情况，有无关节内游离体等，以确诊骨关节病，包括髌骨软化症；分析慢性滑膜炎的病因，例如色素沉着绒毛结节性滑膜炎；膝关节滑膜皱襞综合征及脂肪垫病变的诊断；关节滑膜等组织取材活检；观察某些关节内疾病的病理过程。

2.治疗性关节镜手术

治疗性关节镜手术是指在明确诊断后，在关节镜直视下利用关节镜手术工具进行关节内伤病的治疗。

（1）急性膝关节创伤　交叉韧带损伤的修复重建手术；半月板损伤的缝合、部分切除、全切除术；骨软骨骨折的固定或软骨碎片去除，骨软骨移植，软骨成形、钻孔等；胫骨平台骨折的镜下复位和内固定；胫骨髁间棘骨折固定或关节内骨软骨游离体摘除术等。

（2）膝关节滑膜病变　不同类型慢性滑膜炎（包括骨关节炎、类风湿关节炎、晶体性关节炎、色素沉着绒毛结节性滑膜炎、滑膜软骨瘤病、血友病性关节炎、结核性关节炎及化脓性关节炎等）的滑膜活检、滑膜切除、关节清理、粘连松解和关节冲洗治疗；滑膜皱襞综合征的皱襞切除；滑膜软骨瘤病的游离体摘除术等。

（3）膝关节不稳　髌骨不稳定的髌外侧支持带松解、内侧支持带紧缩或重建。

（4）膝关节退变　髌骨软化症的软骨成形术、游离体取出、退变破裂半月板的部分切除术、骨赘打磨、骨床钻孔、滑膜切除、关节冲洗清理、剥脱性骨软骨炎的骨软骨块复位固定以及关节内粘连的松解术等。

二、膝关节镜手术禁忌证

膝关节镜手术的禁忌证较少。当关节周围存在软组织感染可能危及关节（关节本身已发生感染者除外），或远处感染可能累及手术部位时不宜采用关节镜手术。尽管关节镜可用于关节粘连的松解，但是关节部分或完全强直、关节活动明显受限者，没有关节间隙，关节镜和器械难以置入关节内，或在关节内移动及操作困难，成为关节镜手术的相对禁忌证。副韧带和关节囊严重破裂可能会导致液体外渗到软组织，因此也是相对禁忌证。当存在出血性疾病（如血友病等）时，凝血功能障碍，术后可能发生大量关节积血，引起严重出血，实施关节镜手术需特别慎重。严重糖尿病、肝炎等疾病是手术的相对禁忌证。患者对手术不理解，不愿接受关节镜手术检查或治疗者，不宜勉强。

三、膝关节镜手术并发症

膝关节镜手术的并发症发生率很低。但是由于各方面意外因素的影响，关节镜手术仍然可能出现各种问题，甚至诱发严重并发症，对此应有充分的了解和认识。1986年Small回顾395566例关节镜手术患者，总体并发症发生率是0.56%，其中当时较新的手术并发症发生率较高，如半月板修复术（2.4%）、前交叉韧带手术（1.8%）、肩关节囊前方缝合术（5.3%）。后来，Small在1988年的前瞻性研究发现：在10262例手术中，并发症发生率为1.68%，最常见的并发症包括关节积血（60.1%）、感染（12.1%）、血栓形成性疾病（6.9%）、麻醉并发症（6.4%）、器械破损（2.9%）、反射性交感神经营养不良（2.3%）、韧带损伤（1.2%）以及骨折或神经损伤（0.6%）等。其中，大多数并发症是可预防的。

为了预防关节镜手术并发症的发生，应注意术前和术中的基本操作细节。在术前认真考虑其手术适应证和禁忌证，严格掌握手术指征，备齐所有的医疗材料，熟悉局部解剖，注重学习专业知识，必要时培训操作及观看录像。在术中遵循操作的基本原则和技术要领。根据各方面文献报道，膝关节手术可能出现的意外并发症如下。

（一）关节内结构损伤

1.关节软骨损伤

关节软骨损伤是关节镜手术最常见的并发症之一。当关节镜医生经验不足、关节较紧、手术时间长且操作困难时，最常发生关节镜顶端或手术器械划伤关节软骨。术中在股骨髁和胫骨平台间用力推进关节镜或其他器械时，即可严重地划伤关节面，导致软骨损伤。如果去掉牵引，再取出镜子，将严重划伤关节软骨。如果选择入口不正确也常使器械进入和操作困难，此时最好变换入口部位，多做一个入口比用力时器械划伤关节软骨要好得多。

2.半月板和脂肪垫损伤

如果膝前入口位置太低，半月板的两个前角可能被割伤或刺伤。入口离髌腱太近，会横向穿过脂肪垫，反复穿透脂肪垫会引起脂肪垫的肿胀而妨碍观察，也可能引起出血、肥厚或脂肪垫纤维化。

3.交叉韧带损伤

在切除半月板髁间止点时可能损伤交叉韧带。韧带重建时，当用动力器械清理髁间凹时也可能会损伤完整的交叉韧带。

4.创伤性滑膜炎

膝关节镜手术后，往往出现关节肿胀，在最初4～7天较明显。多与术后关节内积血及关节镜手术引起的滑膜创伤等有关。一般不需特殊处理。如果关节内积血或积液过多时，可按照治疗关节内血肿的方法处理。

（二）关节外结构损伤

关节外结构损伤多是由于对解剖不熟悉、选用的切口和入路不当以及操作粗暴所致。

1.血管损伤

关节周围血管损伤可能是最严重和具有破坏性的关节镜手术并发症。血管损伤常为直接的穿透或切割伤。过多液体外渗产生压力也可导致血管伤。1986年Small报告12例血管损伤均发生在膝关节手术。在半月板切除术中，当切断髁间止点时，尤其是用关节镜半月板切刀或其他关节镜刀时，可能会伤及腘动脉。在半月板修复术中，缝合后部时易损伤腘动脉和静脉。当选择入口不当时会割伤主要的表浅静脉。不正规的后内侧入路可穿破隐静脉。关节镜下广泛滑膜切除可损伤动脉，继发动静脉瘘或假性动脉瘤。现在多数医生推荐在后内或后外做切口，暴露关节囊并选用适当的拉钩保护腘血管。在选择后内侧和后外侧膝关节切口时，如不能控制切口部位，仍容易损伤血管。

2. 神经损伤

神经损伤可能由手术刀或锐利套管针损伤、过度牵拉、机械压迫、外渗液压迫、过长时间使用止血带造成缺血、原因不清的反射性交感神经营养不良等导致。如果注意正确选择入口、确保手术刀仅刺透皮肤、在接近神经处用止血钳分离扩张的关节囊、常规使用钝的套管针等，很多并发症是可以避免的。

维持关节适当的膨胀度，垫好神经和骨突部、及时变化患者体位也可大大减少神经并发症的发生率。熟悉手术技术和解剖，选择合适入口，改进手术技术，缩短止血带的使用时间。要注意长时间使用止血带进行关节镜手术时可出现肢体的暂时麻痹，可能引起相关神经暂时性功能障碍，如果不严重，一般在数日后可逐渐自行恢复。

隐神经支或股神经缝匠肌支是最常受损的皮神经。许多皮支的位置是有变异的，因此，偶尔损伤是难以避免的，尤其在使用多个入口时。其中多数产生感觉减退，但后果不严重，不会带来其他问题。有时会发生痛性神经瘤并需要切除。在 Small 的报告中，膝关节镜术中神经损伤229例，在3034例半月板修复中，有30例隐神经伤和6例腓神经伤。

膝关节镜手术需要注意每一细节和原则。要全面了解局部解剖并精确标出神经血管和肌腱的位置。在距神经血管结构较近部位操作时，应小心使用动力刨削器。

3. 韧带损伤

胫侧副韧带可被膝关节的内侧辅助切口损伤，或用力外翻试图打开内侧间隙时撕裂内侧副韧带。如果使用下肢固定架并过分外翻膝关节也可能发生韧带损伤。1986年，Small报告160例膝韧带损伤，其中143例与下肢固定架有关。后来这种并发症明显减少。

4. 髌腱损伤

选用经髌腱入口时，关节镜或器械重复通过和粗暴的动作可能引起髌腱损伤。如果用此技术，肌腱应纵行切开，减少对肌腱的创伤。

（三）灌注液外渗

膝关节镜手术中灌注液外渗到关节周围软组织内是很常见的，虽很少引起严重后果，但应想到其产生严重并发症的可能性。术中髌上囊破裂并不少见，积聚在股浅动脉周围的液体很容易流到股三角部位。由于半膜肌滑囊的破裂出现外渗并引起液体流入软组织和腓肠肌间隙的情况也不少见。因此，膝关节镜术中液体外渗可能较少，但在长时间的手术中应予以重视。如果需要屈膝位，应避免膝关节过于扩张，若使用加压注入系统更应注意。

（四）关节内积血

关节积血也是最常见的术后并发症之一，关节镜手术之前长期服用阿司匹林肠溶片或波立维等抗凝治疗的患者，因此手术之前必须停药7～10天再进行外科手术，可减少或避免关节内出血。外侧支持带松解和滑膜切除术时膝上外侧血管常被切断，当切除外侧半月板和滑膜时，位于腘肌裂孔前方的膝下外侧血管可能会被切断。1988年Small报告关节积血发生率为1%，外侧支持带松解使其发生率上升到4.6%。所以，若手术时间过长、操作粗暴，应注意止血，术后常规局部加压包扎。对关节内积血应尽早清除，一般多在术后1～2日左右开始穿刺抽吸，直至抽出量少于20ml时为止。大量积血和长时间存留，不仅对关节内的组织结构有害，而且容易诱发感染。对持续性出血和无法解释的关节积血应进行血管检查和凝血机制分析，及时给予适当的治疗。

（五）血栓性静脉炎

血栓性静脉炎可能是最危险的术后并发症之一，所幸在常规关节镜操作中并不常见。1986年Small报告的发生率是0.17%，1988年在所有的下肢关节镜手术中的发生率为0.13%。Stringer对48例膝关节镜术后患者行静脉造影，深静脉血栓发生率是4.2%，无肺栓塞发生。使用止血带和下肢固定架致其发生率增加，特别是在肢体原有血管病损（如动脉硬化、静脉曲张等）基础上更易发生。Poulsen等认为止血带超过60min、患者年龄超过50岁以及有深静脉血栓形成病史的患者，发生深静脉血栓的危险性会增加。缩短手术时间和止血带使用时间，避免术后制动，使用抗血栓药，对存在形成血栓并发症高危因素的患者是有益处的。

（六）感染

由于关节镜的手术切口小，手术时间相对较短，特别是在手术全过程中，持续用大量液体灌注和清洗关节腔，使致病菌浓度稀释等原因，在一般情况下，术后感染率很低。许多学者报告感染率均低于0.2%。临床上发生感染者虽然不常见，但潜在的可能性却存在。感染一旦发生，必然会导致程度不等的关节功能障碍，后果严重。因此，必须重视和注意预防，如做好术前各方面的准备，严格执行灭菌隔离措施；尽可能缩短手术时间；减少损伤和出血；充分灌注、清洗；适当应用抗生素等。考虑到该并发症的不可预料性及其严重后果，短期的预防性应用抗生素是可以的。术后常规使用关节内类固醇激素会增加术后感染的发生率。

（七）传染病传播

医生应注意HIV传播的可能性，应该遵守安全手术操作指南，常规使用防水衣、双层手套、护目镜或面罩和带一次性防水鞋罩的防水靴。使用尖锐器械时，尤其是在关节镜下行半月板修复时，应该防止意外的针刺伤。

（八）滑膜疝和滑液瘘

少数情况下，滑膜或脂肪垫组织可经过关节镜或手术器械的入路向外突出形成滑膜疝。形体一般较小，可自行纳复。入口越大，这种并发症的机会通常越多。这些脂肪和滑膜疝常常很小，几周后症状即可消失，不需特殊处理。如果疝长期存在，并有症状，则需要切除疝出的部分，仔细缝合关节囊。

滑膜的局部反应或缝线轻度感染，可形成滑液瘘，但不诱发明显的关节内感染，很少需要手术治疗，也不要轻率地清创。仅行抗生素治疗，制动膝关节7～10天，瘘多能自行闭合，很少需要手术治疗。

（九）关节功能障碍

多发生于大型复杂的关节镜手术后。手术时间长、创伤大、累及范围广、术后长期固定或康复锻炼差等原因，使关节的重要肌肉粘连、萎缩或机化，影响关节功能，比如伸膝装置的功能障碍、膝关节屈伸活动度受限等。

（十）器械损坏

由于关节镜手术的器械较精细，具有长、细、尖、锐等特点，容易在术中损坏和折断。如果试图用篮钳咬除太厚的半月板碎块或其他组织，会发生篮钳折断，齿板发生折断或脱落，掉进关节内。剪刀也可发生类似的损坏。Mulhollan 对 9000 例以上病例进行了调查，报告器械折断发生率为 0.03%，需要手术切开关节取出折断部件者占 0.01%。Small 于 1986 年报告的发生率为 0.1%，1988 年为 0.05%。在关节镜手术中，光电系统也可发生故障。因此，要求设备消毒和手术操作必须轻巧、准确、谨慎、合理。

（章亚东　刘玉杰）

第五章

半月板损伤

❖ 第一节　半月板解剖与功能 ❖

　　半月板为纤维软骨，分为内侧和外侧半月板。半月板位于股骨内、外侧髁与胫骨内、外侧髁的关节面之间，半月板下面平坦、中间薄、周围厚、上面凹陷、前窄后宽。半月板外缘厚，内缘薄而凹，边缘游离。内侧半月板大，呈"C"形；外侧半月板较小似"O"形（图5-1）。半月板断面显示呈三角形（图5-2、图5-3）。其股骨面光滑呈凹形，与股骨髁相吻合并密切接触。胫骨面光滑而平坦，位于胫骨平台上。每块半月板几乎占内外胫骨平台关节软骨面的2/3，外侧半月板所占的胫骨平台关节软骨面较内侧多。

　　外侧半月板前后角的宽度几乎相等，后方由腘肌腱腓侧副韧带分开，前角附着在髁间外突的斜坡和前交叉韧带的后外侧。后角则附着在胫骨髁间外突的后方。内侧半月板呈半月形（图5-4）。其后角宽前角窄，前角位于髌韧带后方，附着在胫骨髁间内突前面的非关节软骨面上。外缘附着关节囊，且牢固地与膝胫侧副韧带深面相连。内侧半月板比外侧半月板撕裂多的主要原因是其生理解剖特点不同，如内侧半月板的直径和前后径大，边缘薄，

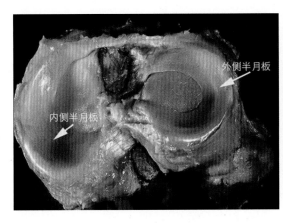

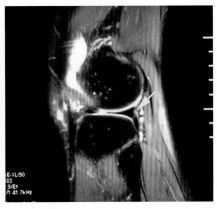

图5-1　半月板标本显示内侧半月板呈C形，外侧呈 O形，外侧的外缘与关节囊紧密相连

图5-2　MRI显示半月板的形态

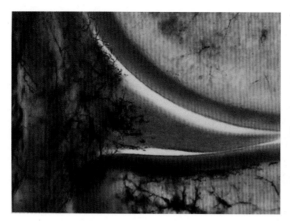
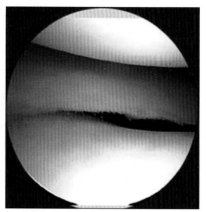

图5-3 解剖面观察半月板横断面形态　　　　图5-4 内侧半月板呈半月形

活动度小。半月板紧紧地和胫侧副韧带及纤维结缔组织相连接。同时，内侧半月板附着面积较外侧大，都是容易受外伤的因素。

不少学者认为内侧半月板和外侧半月板的结构虽然具有相同的负荷，但是其外形和附着点不同，损伤时机械作用力不同。外侧半月板的前角附着处呈扭曲形，故游离缘向后向上，后角纤维在其后交叉韧带前方附着处的凸缘，向后上方附着在股骨内侧髁，分别形成 Humphry 韧带和 Wrisberg 韧带。

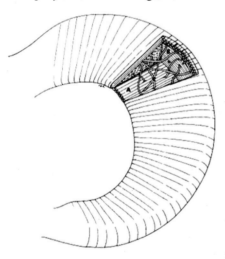

图5-5 半月板的环形结构

半月板由致密的胶原纤维编织组成（图5-5），其排列方式具有很好的弹性和抗压性能。Bullough 和 Goodfellow 用偏光显微镜观察到，半月板胶原纤维的主要走向是环形的；也存在放射纤维和穿通纤维。这些胶原纤维的排列在一定程度上决定半月板撕裂的特征和类型。胫骨和股骨之间的压力使半月板从两者之间产生向外的力，半月板的环形张力可对抗这种向外的力。此环形作用力可通过半月板前部和后部坚固的附着点传导至胫骨。Shrive 已证实当放射状切断或撕裂延伸到关节囊边缘时，环形张力就丧失了。从载荷角度讲，将半月板做放射状切断与半月板切除术有同样的结果。

1927年 Galeazzi 指出，内外侧半月板与前后交叉韧带一起，呈立体8字形解剖结构，导向着膝的旋转活动，并担负着活动过程中的稳定作用。半月板与半膜肌、股四头肌、腘肌等协同作用，在膝关节伸屈过程中起着稳定关节的作用。半月板与前后交叉韧带共同对膝关节的稳定性起着重要作用，特别是为关节活动提供了旋转稳定作用。

半月板是膝关节中的重要结构，具有限制股骨髁过度向前滑动，稳定膝关节、吸收震荡、分散负荷、调整压力、润滑并促进关节内营养等重要功能。

由于关节软骨是无血管组织，其营养来自于关节液。半月板起着一种刷子作用，把关节液均匀地涂在关节软骨的表面，使关节液充分滋养软骨，达到营养关节软骨的功能。半月板的存在，增强关节润滑液体的有效面积，形成关节面的润滑层；半月板还具有本体感觉的作用。

外侧半月板具有较大的活动性，其前后角附着点很接近。外侧半月板周缘缺少韧带的附着，活动度相对较大。弓状韧带和外侧半月板两者牢固地附着在肌腱和半月板之间，保证了在屈曲内旋胫骨时后角向前移。而内侧半月板前后角的附着点则分开，内侧半月板与内侧副韧带固定在一起，活动度相对较小，减少了内侧半月板的活动易受损伤。在膝关节完全伸直时，内侧半月板限制膝关节进一步过伸。而在完全屈曲时，半月板后角将限制膝关节进一步屈曲。半月板在关节间隙起到一个缓冲和吸收应力，保护关节软骨的作用。当突然的震动力作用在膝关节内时，半月板和软骨下骨都具有吸收力的作用，避免或减少了关节的受损。当从高处跳下，膝部承受了身体重力所带来的作用力，但股骨和胫骨平台的软骨并没有损伤，是因为半月板的存在，起到了"缓冲器"作用。正是由于半月板的作用，保证了膝关节负重运动而不至于受损伤。根据膝关节解剖学和生物力学试验研究发现，正常半月板传导了50%的力，当膝关节极度伸直时半月板吸收力为80%，极度屈曲时半月板吸收力为100%。半月板切除后，膝关节吸收应力的能力将减少20%，关节应力将增加2.5倍左右（图5-6）。

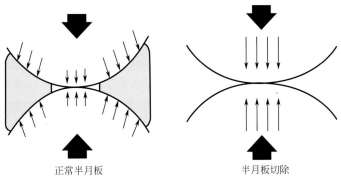

正常半月板　　　　　　　半月板切除

图5-6　半月板切除后，股骨与胫骨关节面接触，磨损增加

第二节　半月板损伤的分类

半月板损伤的分类对指导临床治疗具有重要意义。有的半月板损伤与其他类型的损伤并存。半月板损伤的早期可能只是一个小的裂缝，如不及时处理，局部血运供应障碍，加之过度的旋转应力，以及任何过多增加半月板移动的因素均可导致裂隙增大或病变加重。纵裂可能发展为桶柄状撕裂，横裂甚至可以导致半月板完全横断。

依据半月板撕裂的位置、类型、病因等因素，已有许多分类方法。为了便于术中描述半月板损伤的解剖部位，有人提出不同的半月板分区划分法（图5-7）。具体划分方法是把半月板由外向内分三个区，即外区、中间区、内区。每区的走向均自半月板的后角到前角，其宽度均等，即每区各得到1/3的半月板宽度。然后，再把半月板自后向前分

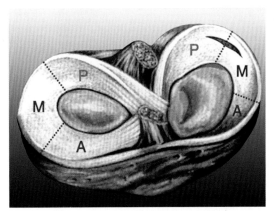

图5-7　半月板分区划分法示意图

为3个段，即后段、中段和前段。这样就把半月板分成9个区域。根据术中所见的撕裂分为纵行撕裂、横行撕裂、斜行撕裂、纵行和横行联合撕裂、半月板囊肿撕裂和盘状半月板撕裂。根据半月板损伤的部位又分为纵行桶柄状撕裂（图5-8）、边缘撕裂（图5-9）、后角撕裂（图5-10）、前角撕裂（图5-11）和粉碎形撕裂。

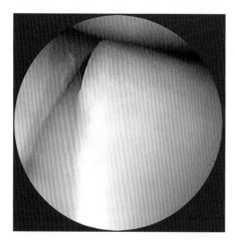

图5-8　半月板纵形桶柄状撕裂

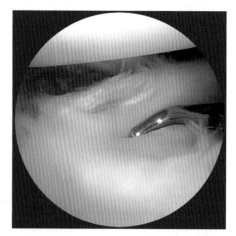

图5-9　半月板边缘撕裂

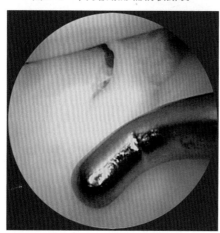

图5-10　半月板后角撕裂

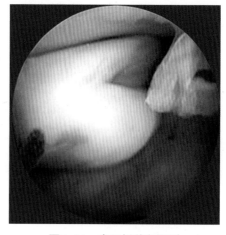

图5-11　半月板前角撕裂

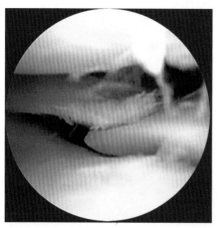

图5-12　横形破裂

沿着半月板纵行纤维垂直撕裂，大都发生在半月板后段，向前后扩展，最终可发展成桶柄状破裂。斜行撕裂常自半月板内缘扩展到半月板实质，如裂向后方为后斜裂，裂向前方则为前斜裂。横行破裂（图5-12）裂口自半月板内缘破裂到实质，直达边缘，多发生在外侧半月板。有时裂口进入实质一段距离后，向前或向后离开，称鹦鹉嘴状破裂（图5-13）。水平层裂多发生在半月板退变的病例（图5-14），在半月板后角、体部和前角。其破裂发生在半月板胫骨面与股骨面之间，与半月板表面平行呈水平状。瓣形破裂类似斜形破裂（图5-15），此型破裂容易出现绞锁症状。复合型破裂是上述破裂中不同形式的综合。退行性改变主要特点是破裂处呈磨损状，边缘呈不规则破裂（图5-16）。

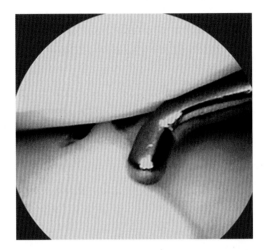

图5-13　鹦鹉嘴状破裂

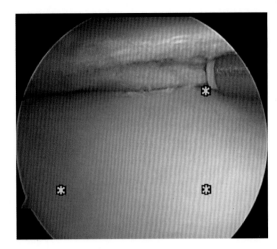

图5-14　水平层裂

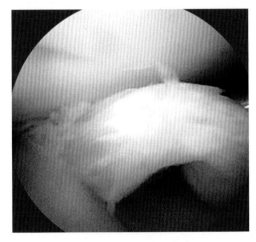

图5-15　瓣形破裂

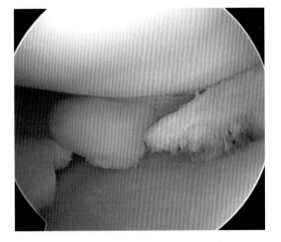

图5-16　半月板退行性变不规则破裂

第三节　半月板损伤的临床表现与诊断

　　根据半月板损伤的病因可分为慢性退变或急性外伤性撕裂。老龄化和反复慢性磨损，组织学表现为黏液样变性、糖胺聚糖基质增加、软骨细胞坏死、胶原纤维分离和微小囊肿形成。随着病程进展，纤维软骨分离断裂，沿胶原纤维的方向形成水平状的离断层，当其延伸到关节面时即形成半月板撕裂。退变的发生顺序是：内侧半月板的后角和体部、外侧半月板的前角、体部和后角、内侧半月板的前角。内侧半月板后角的下关节面比其他部位更容易发生退变和撕裂。

　　由于长期的磨损和挤压、退变、积累性损伤超出了半月板的承受力，容易造成半月板损伤。特别是从事足球、篮球、体操等运动项目的专业运动员最多见。半月板损伤后，失去正常功能，可引起关节疼痛、肿胀、反复绞锁和肌肉萎缩，久而久之会引起股骨髁软骨损伤，继发创伤性骨关节炎，影响日常生活和运动生涯。经过长期的临床随访，发现半月板切除后，由于失去了半月板分布滑液的作用和缓冲应力的作用，可引起退行性骨关节炎。

急性半月板损伤，多见于青年人运动伤。当膝关节旋转、内收或外展、屈或伸直时，股骨髁使半月板位移，嵌在胫骨与股骨之间，突然伸直股骨骤然产生扭转应力使半月板移向中心区，造成边缘撕裂，猛烈屈伸使半月板后角及体部挤压于胫股关节面间而导致撕裂。

为了对半月板损伤作出明确诊断，详细了解半月板损伤的临床表现，认真采集病史十分必要。包括初次损伤的时间、原因、症状，疼痛的部位，有无绞锁和膝无力，关节内有无弹响，关节肿胀时间及程度，做过何种处理等。值得注意的是，任何一项检查均不能独立作为诊断的依据，必须结合病史及全面的查体进行分析。

一、半月板损伤的临床表现

在询问病史中患者往往诉说绞锁多产生在膝关节半屈位再伸直的过程中，如上下楼梯时，因为膝关节在半屈位时，股骨髁与胫骨平台接触，此时关节间隙最窄，故易产生绞锁。在充分伸直膝关节时，关节间隙最大，屈膝时股骨髁又滑到胫骨平台前方故不易产生绞锁。根据临床观察和推测，膝关节微屈将要伸直时，由于股骨髁与胫骨平台之间夹有撕裂的半月板产生异常的滑动，使关节产生暂时的不稳而发生软腿或绞锁现象。

膝关节疼痛伴随绞锁是半月板损伤的典型临床症状，近半数半月板损伤患者出现绞锁与弹响。有学者描述产生绞锁的原因是由于部分半月板嵌入股骨或胫骨之间所致。当膝关节伸屈活动时，在狭窄的关节腔内突然阻挡股骨在胫骨平台自由滚动，而产生绞锁和疼痛症状。虽然半月板本身缺少血运及神经支配，但损伤时往往不仅限于半月板本身，而周围的软组织及滑膜、韧带和髌前脂肪垫等，受到不同程度的牵拉损伤，临床会表现为膝关节疼痛。

我们术中观察发现半月板桶柄状撕裂发生绞锁的机会更多，当膝关节屈伸活动时，半月板桶柄状撕裂滑入股骨髁间窝发生绞锁，然后用力摇晃或屈伸膝关节后，突然听到一响弹声，绞锁症状随之解除，撕裂的半月板已经回到了原位，响声是半月板突然通过狭窄的股骨髁和胫骨平台之间而产生的。实际上产生绞锁的原因并非只限于半月板，亦并非只限于半月板前角或桶柄撕裂。绞锁也并非是半月板损伤的特有症状，膝关节游离体、骨性关节炎软骨损伤或盘状半月板均可产生绞锁。半月板前角损伤膝关节过伸试验、后角损伤过屈试验及局部压痛试验都具有较高的临床诊断价值。

二、半月板损伤的体格检查

膝关节检查应包括疼痛的部位、关节肿胀的程度、浮髌试验是否阳性、屈伸活动有无受限制、关节绞锁、股四头肌萎缩程度、侧副韧带和交叉韧带的稳定性、压痛的部位。为了避免给患者增加痛苦，在膝关节急性损伤时不宜做详细全面的膝关节检查，而只根据初步检查进行处理。

为防止遗漏体征，应按照一定的顺序进行体检。视诊：膝关节有无畸形，如膝内外翻、膝反屈、屈曲畸形；有无肿胀，膝眼是否消失，股四头肌有无萎缩、淤血、窦道破溃、梭形肿胀、色泽改变、毛发增生。触诊：有无压痛，疼痛部位和程度；软硬度和温度的改变。叩诊：局部压痛及轴向叩击痛。听诊：膝关节有无弹响，弹响为低沉、高调、细碎声、摩擦音以及腘窝部有无血管杂音（动静脉瘘）。测量膝关节屈伸活动范围及受限程度、有无异常活动，肢体的长短、肿胀程度，股四头肌有无萎缩和畸形等。

三、半月板损伤的物理检查

（1）浮髌试验　以左手压髌上囊，右手压髌骨，髌骨如同水上浮木的感觉，有撞击股骨髁的声响即为阳性（图5-17）。阳性说明膝关节积血或积液。

（2）髌骨研磨试验　手掌压髌骨向前后左右推动，如有细碎响声和疼痛为阳性（图5-18）。阳性说明膝关节髌骨软骨损伤。

（3）过伸试验　以左手压膝关节，右手握患者踝关节，向上过伸小腿（图5-19），如有膝前方疼痛则怀疑半月板前角损伤，如腘窝部疼痛则疑有后关节囊损伤。

（4）侧方应力试验及侧方张力（图5-20）阳性说明受压侧半月板损伤或对侧副韧带损伤。

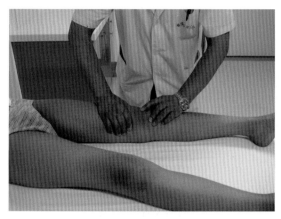

图5-17　浮髌试验

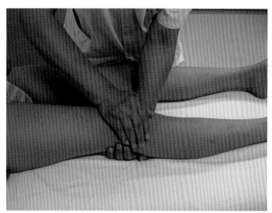

图5-18　髌骨研磨试验

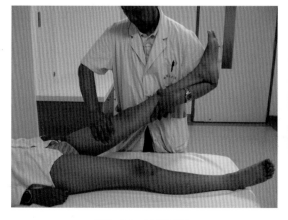

图5-19　过伸试验

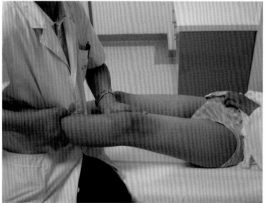

图5-20　侧方应力试验

（5）抽屉试验　膝关节屈曲60°～90°，双手握患者小腿上方，向前拉后推移胫骨上端，如胫骨平台向前移说明前交叉韧带损伤，如后移说明后交叉韧带损伤（图5-21）。

（6）麦氏试验　屈曲膝关节，内旋伸直发生疼痛和弹响，说明外侧半月板前角及内侧半月板后角疑有撕裂。屈曲小腿外旋伸直痛和弹响说明外侧半月板后角可疑撕裂（图5-22）。

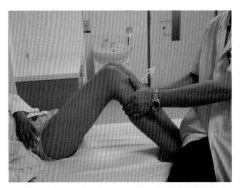

图5-21　抽屉试验

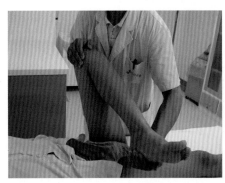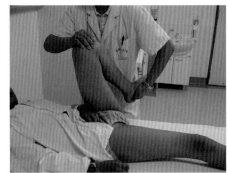

图5-22　麦氏试验

（7）侧方重力试验　令患者侧卧，患肢在下方，患者自动屈伸小腿如出现弹响为阳性，说明可疑外侧盘状半月板，如不出现弹响亦不能除外盘状半月板（图5-23）。

（8）俯卧提拉小腿旋转试验（图5-24）出现疼痛说明两侧副韧带或前后交叉韧带损伤。

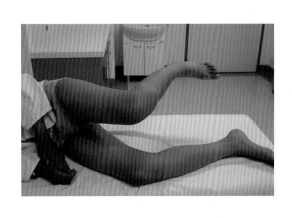

图5-23　侧方重力试验

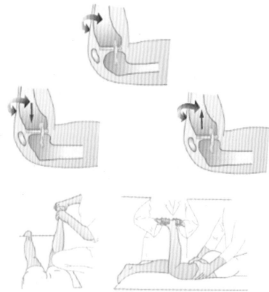

图5-24　俯卧提拉小腿旋转试验

（9）小腿下压旋转研磨试验（图5-25）疼痛或弹响以及细碎声，可疑半月板损伤。

四、半月板损伤的鉴别诊断

（1）创伤性滑膜炎　关节腔创伤性滑膜炎有外伤史及关节疼痛、肿胀，膝关节功能限制，但无绞锁、打软腿、弹响，麦氏试验为阴性。膝关节外伤后血肿，经过膝关节穿刺和制

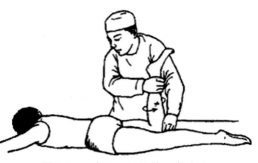

图5-25　小腿下压旋转研磨试验

动多能很快恢复，如怀疑有半月板损伤，应在伤后进行详细的膝关节检查，不少半月板损伤往往合并膝关节血肿。

（2）侧副韧带损伤　内侧半月板损伤多合并有内侧副韧带损伤及前交叉韧带损伤，称为膝关节三联征。半月板损伤时，应详细检查侧副韧带及交叉韧带。

（3）膝关节游离体　膝关节游离体亦可有绞锁症状，常常与半月板损伤混淆。不过关节游离体产生绞锁的位置可以改变，根据关节游离体在关节腔内股骨髁和胫骨平台间位置的不同引起绞锁的位置亦不同，有时绞锁发生在屈膝30°或60°。而半月板损伤产生的绞锁位置则相对固定。亦有少数游离体不易观察到。这种情况下则更需靠详细的病史和全面的膝关节检查以及借助于影像学进行鉴别。

（4）类风湿关节炎　多发生在双膝关节，疼痛的性质和半月板损伤不同，多无绞锁症状及打软腿现象，临床检查无侧方挤压试验阳性体征，更无弹响和麦氏征。其特点是患者主诉多而阳性体征少。

（5）盘状半月板　弹响、绞锁、打软腿、股四头肌萎缩和半月板损伤相似，但盘状半月板为先天性发育异常多无外伤史，多为双侧对称性，绝大部分发生在外侧。当盘状半月板撕裂时则难以鉴别，半月板损伤的弹响多为高调，而盘状半月板的弹响多为低沉，且盘状半月板在X线平片正侧位上均有典型表现，多不易混淆。两者的治疗原则一样，均需手术，故影响不大。

（6）滑膜皱襞综合征　膝关节屈曲时，滑膜皱襞沿股骨髁滑动，出现弹响和疼痛症状，临床有时与半月板症状混淆，关节镜检查（图5-26）诊断并不困难。

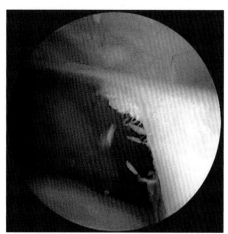

图5-26　关节镜下所见滑膜皱襞

第四节　半月板损伤的影像学检查

1983年Kean首先报道了MRI用于膝关节疾病的检查，MRI的特点是：无创、高分辨率、对半月板损伤特异性强。MRI对诊断膝关节病变具有很高的敏感性，可以显示半月板内部结构。

MRI诊断半月板损伤的准确性：磁共振对半月板损伤的诊断和治疗计划的制定十分重要，半月板的形状和位置对半月板损伤的诊断具有重要意义。半月板放射状或游离缘撕裂比较常见，通常无明显症状，除非撕裂范围较大，在一项200例关节镜常规检查中发现放射状撕裂的发病率占15%。半月板与关节囊分离型损伤诊断比较困难，因为矢状面上的分辨力不足以看到半月板在关节囊的附着部分。半月板与关节囊分离的唯一标志可能是半月板的移位，即当内侧半月板后角和胫骨后缘关节软骨距离＞5mm时提示损伤。Fischer提出如果半月板形态不规则或信号大部分消失，也是半月板损伤的标志。当半月板内连续层面出现线形或不规则高信号达游离缘或关节面即可明确诊断半月板撕裂，此类患者多需手术治疗。有人认为当一层以上图像显示半月板内信号接触关节面时，发生半月板撕裂的概率在90%以上；而只有一层图像显示半月板内信号接触关节面时，发生内侧半月板撕裂的概率为50%，外侧半月板为33%，当半月板内信号与关节面无接触或可能接触时，发生半月板撕裂的可能性较小。MRI诊断半月板损伤准确率为90%，另外10%则很难判断。

半月板损伤时，MRI表现为半月板宽度减小，矢状面显示残余的前角和后角变小或截断，半月板前（后）角增宽。目前MRI对半月板撕裂的诊断多以矢状面为主，同时结合冠状面，对半月板撕裂的具体形态和部位判断较困难。当半月板形态改变，大部分或全部结构消失，局部呈弥漫性高信号伴有增生性骨关节病和关节软骨破坏缺损时，提示半月板撕裂较严重。

在这种情况下临床检查非常重要。有的外侧半月板后角撕裂可伴有关节囊水肿。如果合并有ACL损伤，诊断半月板撕裂的灵敏度将显著降低。主要原因是外侧半月板的后角或半月板周边损伤时，容易被忽略或者产生伪信号。因此ACL损伤要考虑到外侧半月板后角或半月板周边的撕裂。在外侧半月板垂直撕裂时，常伴有ACL撕裂。

MRI假阳性可能与年龄有一定关系，不同年龄段半月板的MRI表现可能有差异。此外，膝关节内出血、水肿可能会对MRI诊断产生一定的影响。假阴性病例可能与常规斜矢状位扫描时，靠近边缘或体部的放射状撕裂呈小点状高信号，以及桶柄状撕裂在常规斜矢状面序列中表现不明显有关。因此，将MRI检查的矢状面和冠状面序列相结合，是提高诊断准确率的有效途径。

（一）正常半月板的MRI表现

在所有的MRI成像序列中，半月板周围有血供的部分是高信号。正常的半月板MRI表现为低信号（图5-27），但是儿童与年轻人可能会有例外，在后角附着于关节囊处可有一些中等或高信号，这些信号是正常血管的信号，不要误诊为退行性病变。

半月板主要由纤维软骨组成，缺乏参与MRI成像的游离氢质子，在所有的MRI扫描序列上，尤其在T2加权冠状位和矢状位序列，半月板都是楔形的低信号。

正常半月板在MRI矢状位上，半月板体部表现为上下面略凹的条状结构，半月板为较长的矩形或蝴蝶结形，在近中心层面其前后角显示为两个相对的锐角三角形，前角略小。如果MRI扫描的层厚为4～5mm，内外侧半月板都应该有2张连续的图像，前后角在矢状位序列可以有3～4张图像。表现为内侧半月板后角大于前角（图5-28），外侧半月板的前后角接近一致（图5-29）。内侧半月板的后角关节囊缘，距胫骨后方关节软骨边缘应＜5mm。

冠状位半月板的体部显示最清楚，半月板呈锐角，直径＜15mm，内侧横径较宽，长度

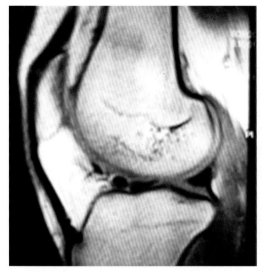

图5-27 正常半月板呈楔形低信号

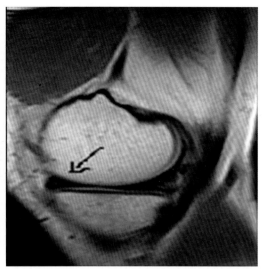

图5-28 MRI矢状位显示内侧半月板后角大于前角

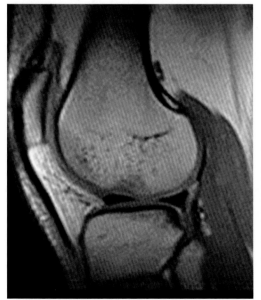

图5-29 MRI矢状位显示外侧半月板的前后角等宽

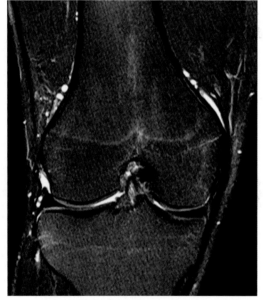

图5-30 MRI冠状位显示半月板体部

一般不超过20mm（图5-30）。

（二）半月板损伤的MRI表现

1.半月板MRI分级

根据MRI信号的改变，将半月板病变分为四级（图5-31）。

（1）Ⅰ级信号　表现为不与半月板关节面相接触的灶性椭圆形或球形高信号，病理表现为半月板黏液样变性［图5-31（a）］。

（2）Ⅱ级信号　表现为水平、线形半月板内高信号，可延伸至半月板的关节囊缘，但未达到半月板的关节面［图5-31（b）］。病理表现其黏液变性范围较Ⅰ级大，显微镜下软骨基质的多细胞区内可见裂隙和胶原碎片。80%的半月板Ⅰ～Ⅱ级信号在关节镜下可无明显异常。

（3）Ⅲ级信号　半月板内高信号达上或下关节面［图5-31（c）］，病理可见纤维断裂，肉眼可见损伤蔓延至半月板表面，关节镜下80%的半月板撕裂为此类；但高信号改变仅见于1个层面时则应慎重，介于Ⅱ～Ⅲ级之间的信号对半月板撕裂的诊断价值可能不可靠。半月板呈弥漫性高信号、低信号，关节面显示模糊不清也应归入Ⅲ级信号，在关节镜下多表现为撕裂。

（4）Ⅳ级信号　MRI表现完全不同于Ⅲ级，半月板破碎，完全失去楔形［图5-31（d）］。MRI表现与关节镜下表现的一致性90%，半月板失去正常的厚度、表面不规则、锐利的边缘消失。

半月板变性或撕裂，关节液渗入损伤的纤维软骨内，游离氢质子增加，MRI显示半月板内为高信号（图5-32）。如果高信号与半月板关节面相连通即为撕裂（图5-33）。

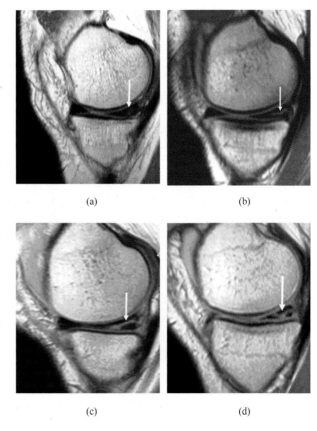

(a)　　　　　　　(b)

(c)　　　　　　　(d)

图5-31　半月板损伤的MRI分级

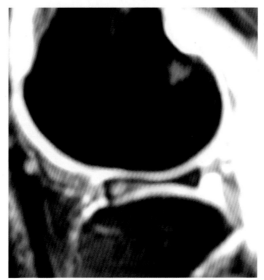

图5-32　半月板前外侧MRI显示前角高信号

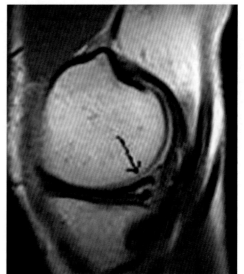

图5-33　MRI显示半月板退变撕裂

2.半月板桶柄状撕裂

严重者半月板桶柄样撕裂，移位到髁间窝呈双交叉韧带征。

桶柄状撕裂在矢状面上不易显示，在冠状面上显示最佳。研究表明MRI在识别半月板桶柄状撕裂伴移位时准确性很高。"蝴蝶结征缺失"常常是此种撕裂伤的唯一表现。蝴蝶结征的缺失对于诊断半月板桶柄状撕裂非常敏感。有时移位的部分会出现在髁间窝处或靠近PCL的前面，称之为"双PCL征"（图5-34），有时移位会越过撕裂的半月板前角，称为"半月板前侧跳跃征"。矢状面上出现双前交叉韧带征或双后交叉韧带征，冠状面可见半月板内移，位于髁间窝交叉韧带旁。表现为半月板的游离缘变钝，半月板滑移进入髁间窝。当半月板发生桶柄状撕裂时信号可增高，因此不能单独依靠半月板内出现Ⅲ级信号下诊断。

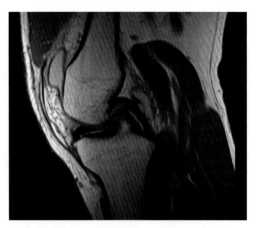

图5-34 半月板桶柄状损伤MRI显示"双PCL征"表现

第五节 关节镜下半月板手术

有相当长的时间人们对半月板的功能知之甚少，早在1897年Sutton认为它是肌肉源性的一个无功能的残留组织。受这一学术思想的影响，长期以来人们认为半月板是一个可有可无的组织，对开放手术半月板切除抱着无所谓的态度，过去开放手术行半月板全切屡见不鲜。

有人报道半月板切除后有再生的可能，但实际上所谓再生的组织只是纤维瘢痕组织，不具有真正的半月板的生理功能。近年来，很多学者运用不同的方法，对半月板的生物力学和功能进行深入的研究，肯定了半月板在膝关节生物力学方面的重要地位，实践证明切除半月板后将加速膝骨关节炎的发生和进程。Fairbank对半月板切除后的患者进行了为期长达14年的随访，发现半月板缺失后，膝关节软骨磨损，关节间隙变窄，负重功能丧失，发生膝关节退行性改变加快。Lynch、Henning和Glick随访了半月板切除术后3～10年，X线检查发现56%～88%的膝关节发生退行性改变。一项前瞻性研究显示运动员半月板切除术后，膝关节不适发生率4.5年为53%，14.5年时增加到67%。X线显示退变的发生率从40%增加到89%，且外侧半月板切除术后较内侧半月板切除发生上述改变更明显。动物实验发现，半月板次全切后，关节软骨退变较轻，半月板全部切除要比部分切除术后发生关节软骨退变更严重。半月板开放手术切除后留下永久的皮肤瘢痕（图5-35），术前关节间隙基本对称（图5-36）术后10年膝关节发生严重的退行性骨关节炎（图5-37）。

关节镜对半月板损伤不仅可以准确诊断，而且可同时对半月板损伤进行有效的手术治疗。如果半月板损伤发生膝关节绞锁，说明可能嵌夹于关节内（图5-38）。解除绞锁症状最有效的方法就是关节镜下手术，消除半月板对关节囊牵拉引起的疼痛，避免半月板进一步撕裂。半月板损伤在关节内绞锁所造成的损伤，远比半月板手术可能发生的创伤要严重得多。目前，半月板全切术只用于半月板无法保留的病例。

内侧半月板手术时，应将小腿屈曲强力外翻，扩大膝关节内侧间隙。进行外侧半月板手术时，屈膝60°～80°强力内翻位，以加大外侧关节间隙，以便进行手术操作。半月板

第五章 半月板损伤

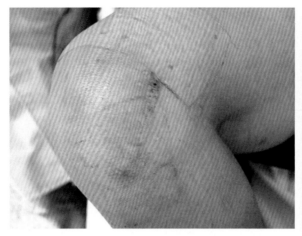

图5-35 开放手术半月板切除术后切口瘢痕

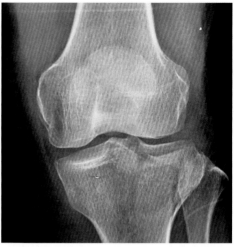

图5-36 左膝关节半月板损伤手术前关节
间隙基本对称

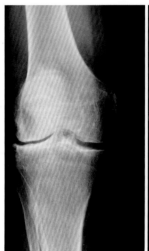 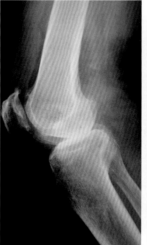

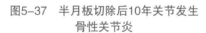

（a）正位片　　　　　　（b）侧位片

图5-37 半月板切除后10年关节发生
骨性关节炎

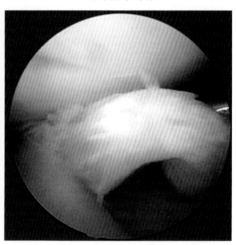

图5-38 半月板损伤嵌入关节内发生绞锁

手术由半月板损伤的同侧插入关节镜进行观察，从对侧入路插入探钩进行镜下探查，将探钩探查半月板的胫骨和股骨面的质量，探查半月板是否稳定、退变撕裂情况、有无异常移动（图5-39）。

　　根据O'Connor的观点，半月板游离缘损伤（图5-40）仅切除损伤的游离缘，应将其用等离子射频刀修成弧形边缘（图5-41），保留半月板外周部分，不要遗留三角形的瓣状结构。半月板撕裂尽量避免全部切除，最大限度地保存半月板组织，保留下的半月板边缘不应少于3mm宽，保持半月板的基本外形，可起

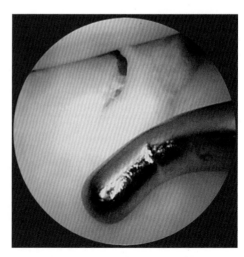

图5-39 探查半月板撕裂情况

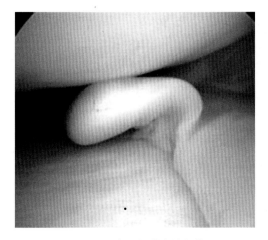

图5-40 半月板游离缘损伤

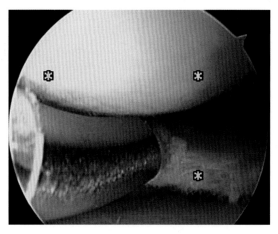

图5-41 半月板边缘射频气化修整

到减震和缓冲重力的作用。

半月板桶柄样撕裂（图5-42）为半月板红-白交界处损伤（图5-43），半月板的前、后角处的血管丰富（图5-44）容易愈合，应尽量关节镜下缝合。外侧半月板的前角有部分纤维参与到前交叉韧带在胫骨的附着处，半月板前角切除时注意保留这些纤维。切除半月板后角注意防止损伤腘窝部的血管神经。

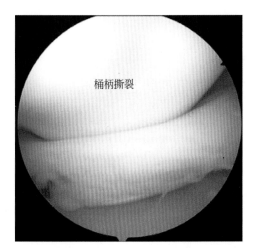

图5-42 半月板桶柄样撕裂

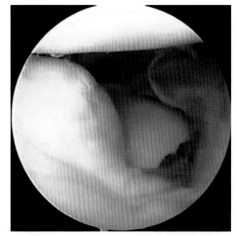

图5-43 半月板撕裂在红白交界处

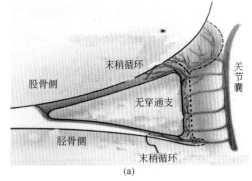

(a)

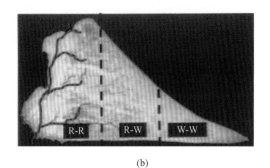

(b)

图5-44 半月板血管供应示意

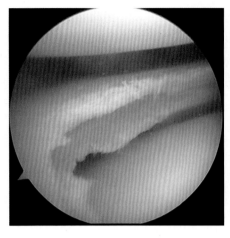
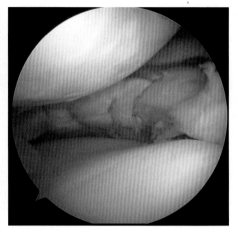

图5-45 半月层裂修整   图5-46 将半月板层裂缝合

半月板水平层裂（图5-45）处理比较困难，可选择性地半月板层裂清理成形术或缝合（图5-46）。半月板撕裂较严重且无半月板缝合手术指正者可以选择性部分切除。

凡能够缝合者应尽量施行缝合修复术。必须切除者，可用篮钳切除半月板组织的后角，用钳子夹住半月板残端，再用篮钳或射频将后角切除，否则半月板残端游离到后关节腔内，增加手术的难度。非全层损伤，长度不超过5mm的损伤，可用射频汽化修整半月板的损伤创面，使其损伤创面恢复平坦。

❖ 第六节　半月板缝合技术 ❖

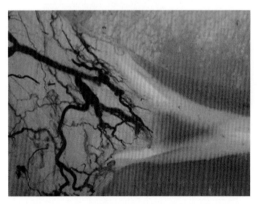

图5-47 半月板墨汁灌注外缘血供丰富

半月板是一个缺少血供的组织，属于纤维软骨。根据半月板的血供情况，将半月板由外向内分为三区，最外称红-红区，此区缝合后愈合率高。中间称红-白区，可以缝合但愈合率较低。最内侧称白-白区，缝合后难以愈合，以上分区作为半月板缝合时参考。半月板墨汁灌注造影显示半月板血供越靠周边，血供越佳；越靠中心血供越差，半月板的游离缘几乎没有血供（图5-47）。血供主要来自与边缘连接的关节囊和半月板的前后角附着部位，血液供应与半月板缝合后的愈合有关。膝中动脉伴少量的膝内外动脉分支，通过滑膜覆盖，供给半月板前后角血运。此外，通过周围滑膜反折，由滑膜垂悬中的血管进入1～3mm。内侧半月板10%～30%的宽度由周围血管丛供血。半月板前后角附着处血运，可由滑膜覆盖区供应，10%～25%的宽度由周围血管丛供血。

半月板手术前要考虑是急性还是慢性、损伤的位置、形状、程度、年龄、膝关节的软骨情况。年轻人急性半月板损伤边缘撕裂膝关节稳定、半月板组织质量好、损伤的时间短，早期缝合术后疗效好。

红-红区或红-白交界区损伤，适合半月板缝合。修复或愈合能力除了血管因素外，还取决于撕裂的类型、撕裂的范围及术后稳定性。如果前交叉韧带重建，同期半月板缝合，往往愈合率会高，可能是由于ACL重建，骨道的血液渗出，覆盖在半月板裂隙，血凝块内骨髓间充质干细胞成分，有利于半月板的愈合。

ACL重建同时半月板缝合，应先行半月板缝合。瘢痕创面用半月板锉清理，使之露出新鲜创面并出血，以增加局部血液循环，有利于愈合。在裂隙中加入纤维凝血块目的是希望能帮助半月板愈合。抽静脉血30ml放在塑料管中，搅拌血液5～10min后血块形成，在缝线穿过半月板裂隙并准备打结前，把血块嵌进裂隙，缝合半月板的缝线拉紧打结。

外侧半月板缝合时，进针应位于股二头肌腱的前方，避免损伤血管神经束。半月板后角缝合时应用弧形导管，以免缝合针进入膝关节后方，损伤血管神经。应用单套管导针缝合时，两根缝线要在同一个孔道内通过，以免中间夹入软组织。

半月板缝合的术后要抬高患肢，给予支具固定。如果半月板体部损伤，术后4周开始部分负重，为体重的1/3～1/2，如果损伤在半月板的前、后角，术后带支具可以立即负重。术后第1周被动屈曲膝关节大约到90°，术后第2周到100°，术后第3周到110°，术后第4周，被动屈曲膝关节大约到120°。术后4周内，即使膝关节的被动活动度已到120°，但膝关节的主动活动还应该在90°以内。术后4周内，应该避免股骨和胫骨之间撞击活动，以免引起膝关节剪力过大的动作。

半月板后角损伤发病率高，关节镜下缝合难度大，以往多采用半月板切除。新型的半月板全关节腔内修复技术，如FasT-Fix 360°和Omnispan半月板修复系统等无需附加后内或后外侧辅助切口，可根据情况选用水平或垂直褥式缝合法，适用于半月板红区及红白区的后角损伤。避免了半月板切除，对防止膝关节软骨退行性变和骨关节炎有意义。

对于半月板体部损伤的患者，患肢从部分负重逐渐过渡到完全负重（术后6周）。对于前、后角损伤的患者，术后立即可以在直夹板保护下完全负重。术后5～7周，被动活动角度继续维持在120°。肌力练习的重点是进行0°～30°伸展屈曲膝关节的练习。后期可以采用静蹲等方法（屈膝30°的蹲马步）锻炼肌力。术后2个月，患膝可以完全负重，屈膝超过120°，并可以主动练习屈膝活动。运动员术后3个月可以开始体育训练。

一、由内向外半月板缝合技术

此方法是比较经典的半月板缝合法，运用多种弯曲角度的单管或双套管工作套管，使用长的可弯曲细针，穿2-0或0号可吸收或不可吸收缝线自内向外缝合半月板撕裂部位（图5-48）。在关节镜直视下，将移位的半月板复位，用锉打磨半月板损伤缘的瘢痕组织使其组织新鲜化，使创缘局部有出血，清理半月板创缘时，不宜清除过多，以免组织缺损，张力大影响愈合。由内向外缝合技术适合半月板体部中1/3区域的缝合。采用由内向外半月板缝合，有血管神经损伤的潜在风险。内侧半月板缝合有损伤隐神经和大隐静脉

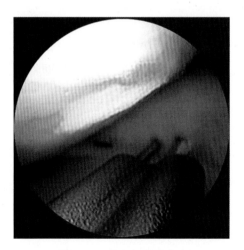

图5-48　由内向外缝合法

的可能。局麻下进行手术，可动态观察感觉运动和血管神经情况，不需要皮肤切开及拉钩保护。

缝合半月板后角时缝合工具经同侧间隙入路比较方便，缝合半月板体部时，缝合器械经对侧入路会更加方便。缝合多少针应根据撕裂的大小来决定。缝合线应使用不可吸收的细缝合线（如Ethibond缝线）。半月板缝合的针距，离半月板组织撕裂缘不宜太近，以防缝合张力过大发生缝合处撕裂。缝合间距视半月板损伤情况而定，一般为3mm左右。术中根据视野的情况，适当调整膝关节的屈曲和伸直活动度。缝合针分别刺入半月板实质或关节囊，呈U形、水平或垂直褥式缝合。也可以从半月板股骨面缝合，另一针从胫骨面穿过，形成立体形缝合。半月板缝合导管和缝合针，对准半月板裂口，经缝合套管插入缝合针穿过半月板实质（图5-49）。穿透皮肤后用手术刀切开皮肤，止血钳分开皮下组织达关节囊，两针缝线用探钩通过皮下组织牵入1个切口内进行打结。

缝合内侧半月板时，屈膝20°～30°，在鹅足上方和关节线下方做2～3cm纵形切口，贴关节囊放入拉钩，保护内侧血管神经组织。缝合外侧半月板屈膝40°～45°，在膝关节后外做2～3cm切口，在髂胫束与股二头肌之间分离，深达腓肠肌外侧头。在膝关节囊外侧插入拉钩，用滑槽保护血管神经束。

半月板缝合完成后探查缝合后的半月板质量（图5-50），是否平整、有无裂隙，必要时根据情况进行加缝。

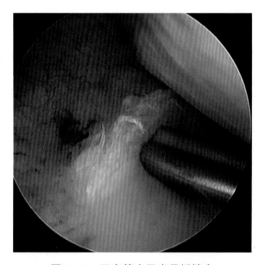

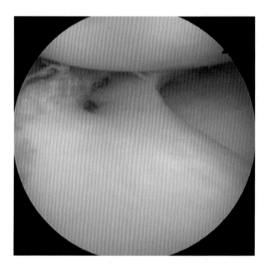

图5-49　双套管水平半月板缝合　　　　　图5-50　缝合完毕的半月板

二、由外向内半月板缝合技术

半月板前角撕裂并不少见，但关节镜下半月板前角撕裂不易显露。采用全内和由内向外修复技术往往难以完成操作，采用由外向内缝合技术进行缝合修复。由外向内半月板缝合技术最初为了降低外侧半月板修复时腓总神经损伤的风险设计的，目前多用于半月板前角的缝合。

使用18号腰穿针自关节外向关节内穿入半月板撕裂部位（图5-51），镜下看到穿刺针尖后，PDS缝线穿入针孔，自前外侧关节镜入口拉出缝线一端，打结后回拉导线，将缝线在关节囊外打结。

另一种方式采用第一根缝线穿过此前已经将缝线做成的套环（图5-52），牵拉第二根缝线环套将第一根缝线带出关节囊外，进行打结固定。此方式可避免关节内遗留牵拉线结，缝线也可分别贯穿置于半月板股骨和胫骨面以保持修复后的平衡状态。

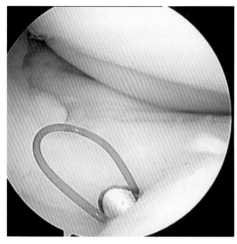
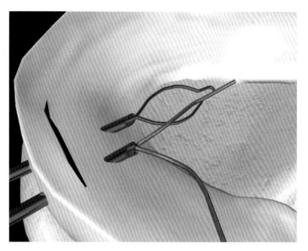

图5-51 腰穿针由外向内行半月板缝合术　　　　图5-52 双针半月板前角缝合技术

三、全关节内半月板缝合技术

　　全关节腔内半月板缝合技术适用于内、外侧半月板后角损伤的修复。其指征为半月板后角撕裂。还可以修补延伸至滑膜边缘的放射状撕裂，最大程度地恢复半月板周边环形纤维"桶箍"（hoop）作用。其优点是手术创伤小、可以进行垂直褥式缝合，利于将环行排列的胶原纤维束"捆绑"在一起，提高缝合的牢固性。其缺点是需依赖专门设计的手术器械。其代表性的手术器械是FasT-Fix、FasT-Fix 360°、RapidLoc、Omnispan 和Meniscai Cinch（Arthrex, Naples, FL）等半月板修复系统。

　　半月板内固定系统广义上说，属于全关节腔内修复技术，这些植入物多数具有生物可吸收性，由强度较高的L-多聚乳酸（PLLA）制成，快速便捷，适于修补靠近半月板实质部的撕裂。如Albrecht-Olsen 等推出了生物可吸收钉（即 Biofix 半月板箭，Bioscience 公司，Tampere, Finland）半月板撕裂修复技术。植入物外形呈T形，体部有数个倒刺，状似鱼钩。带倒刺的体部穿入半月板后，其远端固定于半月板周缘部分，T形植入物的头部沿半月板轴向置入撕裂部位，常置于半月板撕裂的上表面部位。植入物置入间隔约为5mm。此技术操作简捷，易于掌握，神经血管损伤风险较小。但对于半月板-滑膜交界区的撕裂，其把持力较弱，容易滑脱导致失效，形成关节内游离体。存在异物反应、软骨磨损、内固定物移位等缺点，目前尚不采用。

　　（1）FasT-Fix半月板修复系统（图5-53）包括两个5mm T-Fix高分子缝线锚定杆，由 0

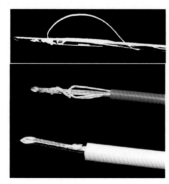
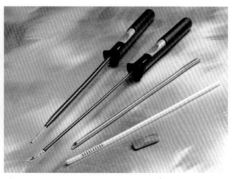

图5-53 FasT-Fix半月板缝合系统

号不可吸收编织涤纶线连接，两个锚定杆之间缝线滑动牵拉可产生拉紧效果。穿刺针角度有0°和30°两种可供选择。半月板缝合钉的缝线为#0无涂层不可吸收编织缝线，由超高分子量聚乙烯加聚丙烯单丝制成，固定棒材料为聚醚醚酮（PEEK）。

手术时先用半月板深度探针测定所需的缝合深度限制。据此将FasT-Fix深度限定穿刺装置剪切至合适长度，通常为斜形剪开，这样在操作中可使其方向与半月板上表面保持平行。通过关节镜入路经专用蓝色拆分套管将穿刺针导入撕裂部位，以避免软组织干扰或软骨损伤。也可使用槽形金属导入装置。

将FasT-Fix穿刺针置入半月板撕裂部位前方并沿轴向穿过半月板裂口和关节囊直到深度限制器端，穿透半月板滑膜缘有时突破感。旋转穿刺针也可确定穿刺针是否已穿过关节囊。将穿刺针旋转180°并与胫骨平台保持平行，轻微左右晃动穿刺针后拉出，使第一个缝线锚定杆被释放出来，固定于关节囊后方。镜下见到穿刺针尖后推动手柄上的开关，将第二个缝线锚定杆导出，导出时可闻及弹响声（图5-54）。导针距第一个穿刺点约5mm，沿垂直、水平或斜形方向再次穿入，穿入半月板和关节囊后，再次退出导针并旋转释放第二个缝线锚定杆。随后穿刺针移出关节腔，仅保留缝合线游离端，牵拉缝线并将其滑结向前推，可使用探钩沿撕裂半月板轴向施加反作用力，使用推结器将滑结推紧。每隔 4～5mm 间断缝合直到修复完成，检查半月板缝合后的效果（图5-55）。FasT-Fix可完成水平、斜形或垂直褥式缝合。

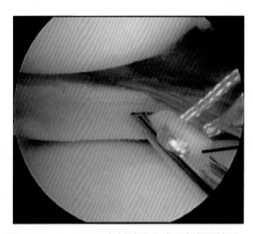
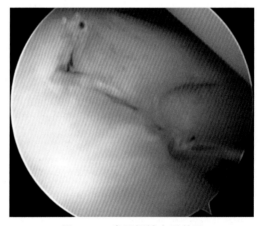

图5-54　FasT-Fix穿刺针进入半月板撕裂部位　　　　图5-55　半月板缝合后效果

近几年FasT-Fix 360°的设计缝合时更加便捷，FasT-Fix 360°半月板修复系统（图5-56）是FasT-Fix系统的改良产品，与FasT-Fix系统不同的是，FasT-Fix 360°系统可主动击发使锚定档杆释放植入，锚定杆更小并为内埋式，降低了脱出的风险，穿刺后可重新定位再次穿刺，具有人体工程学手柄可360°激发锚定杆。手术操作中的区别是FasT-Fix 360°缝合系统，缝合半月板深度限制是按下其深度限位器钮将限位器调节到所需深度。FasT-Fix 360°系统在穿刺针穿过半月板撕裂部位和关节囊直到深度限制器的末端时，将滑块一直向前推，听到咔嗒一声，主动将第一个缝线锚定的档杆释放出去。释放后滑块应返回到其最近端的位置。在第二次穿刺后，用同样方法把滑块一直向前推也能听到咔嗒声，便使第二个缝线锚定档杆释放出去，其余操作与FasT-Fix系统相同。半月板缝合导板拉钩和线剪，在操作中非常方便（图5-57）。

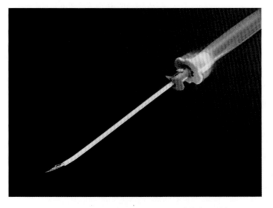

图5-56　FasT-Fix 360°缝合系统

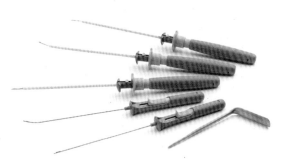

图5-57　FasT-Fix 360°半月板修复系统

（2）RapidLoc 半月板修复系统由三部分组成（图5-58）：前端的顶帽、穿刺导针及套管和一根2.0号Panacry缝线（DePuy Mitek）或Ethibond 2.0号缝线（Ethicon, Somerville, NJ）。穿刺导针可为直形、弯曲12°或27°三种，修复半月板撕裂时应根据具体情况选择合适角度的穿刺导针，清理半月板撕裂部位后，在金属保护套管保护下将穿刺枪和穿刺针经适宜入路置入，器械穿过髌前脂肪垫后移除保护套管。将与操作手柄相连的穿刺针穿入半月板撕裂部位后，穿刺针向前推进入撕裂部位达硅胶套管顶端（深度限制装置）后，导出远端阻挡塞，感到止点感后反向牵拉缝线至确认远端阻挡塞固定牢靠，使用专用推结剪线器，牵拉前方的顶帽至缝合部位产生张力，最终完成半月板缝合（图5-59）。

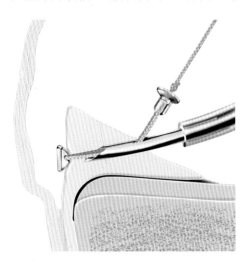

图5-58　RapidLoc 半月板修复系统

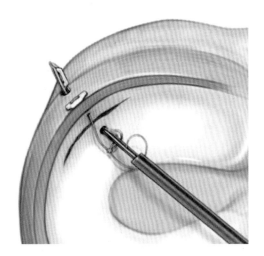

图5-59　RapidLoc半月板垂直褥式缝合

（3）Omnispan 半月板缝合系统（DePuy Mitek，图5-60），由两枚预置的PEEK材料阻挡片、Orthocord 缝线组成，由Omnispan置针器和击发枪完成缝合手术。术中根据半月板撕裂情况，选择安装最合适角度的缝针予以装填。将缝针近端套在连接头上，并推紧直到听到咔嗒声，合拢锁紧杆，达到稳固连接。置入膝关节时，使用挡板器，在进针的同时保护植入物与软组织牵拉。一旦进入关节腔撤除挡板器。穿刺半月板组织达需要的深度，缝针上的硅胶管在约13mm处，提供一个"软性的阻挡"。一旦到达所需要的深度，握紧击发枪把手，将第一枚植入物击入半月板外侧。退出置针器，保持握紧黑灰色把手，帮助缝线保持在缝针外。将缝针从组织移出，保持对针尖的可视性，确认第二枚植入物保持正确的位置。拉动红色的小型装载扳机，直到听到咔嗒声，将第二枚植入物移动到缝针上的触发位置，如果需要，可以多次拉动红色扳机，确保第二枚植入挡板到达触发位置。在第一枚与第二枚植入物之间，保持6～10mm的缝线。穿刺半月板组织到达所需的深度，握紧最大的黑灰色把手，将第二枚植入物击入到半月板的背侧。松开把手，将置针器及缝针从关节腔移除，轻轻地拉动缝线，确认移动的线环为第一线环。用探针勾住第一线环并牵拉到另一个线环被拉紧，缝线贴在半月板上为止。推进推结器/剪线器，直到推结器/剪线器与半月板表面相接触，按下推结器/剪线器上的银色剪切扳机剪断缝线（图5-61）。

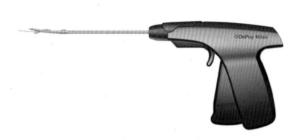 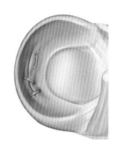

图5-60　Omnispan 半月板缝合系统　　　　　图5-61　Omnispan 半月板缝合完成

（4）Mensical Cinch半月板修复系统（Arthrex，图5-62）带有两个固定锚定杆的自调带缝线。其两个低PEEK锚定杆内植物为一根2-0 号Fiber Wire缝线滑结连接，带有弧度及前方开槽的穿刺通道易于到达任何撕裂部位。器械前端刻度用于估测穿刺点到关节囊的距离（图5-63）。测定穿刺深度后将操作手柄上的深度设定按钮前推完成深度设置。将Meniscal Cinch操作通道置入撕裂部位附近。将第一个穿刺针穿入撕裂部位，前推至设定的操作通道深度后将其自操作通道移出，移除穿刺针时方向轻微下压，确保第一个穿刺针与第二个穿刺针之间互不干扰。之后将第二个穿刺针推入，同时操作通道移至半月板第二个穿刺点表面，推挤穿刺手柄，至其达到预设深度。轻柔地牵拉手柄附近的外部缝线可使第二个穿刺针穿刺时引起的缝线松动部分拉紧。移出穿刺针及操作通道，使用推线/剪线器牵拉缝线游离缘并剪线。推结过程中需拉紧外部缝线。滑结推入时可感觉到半月板组织的反作用力。

　　以上半月板缝合系统，对于半月板后角和体部撕裂的修复提供了良好的条件，但此类

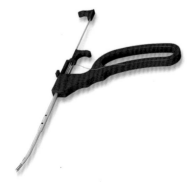 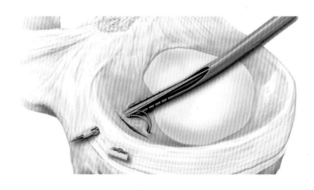

图5-62　Mensical Cinch半月板修复系统　　　　　图5-63　Mensical Cinch器械前端刻度

技术尚不适用于半月板前角撕裂的缝合。

第七节　半月板后根损伤

内侧半月板后根在胫骨内侧髁间棘后方，止于后交叉韧带前内侧，外侧半月板后根部在胫骨外侧髁间棘后方，止于前交叉韧带后外束的后方。外侧半月板后根部还可能与板股韧带连接。急性ACL损伤常同时合并半月板体部放射状撕裂，发生率约为89%，可能与前交叉韧带损伤时胫骨外翻外旋和胫骨前移有关。内侧半月板根部损伤，可见于膝关节多发韧带急性损伤，特别是合并3度内侧副韧带损伤时。

磁共振是诊断半月板根部损伤的重要手段，Pagnani等在1991年首次对半月板根部损伤的MRI进行了描述。MRI对诊断半月板根部损伤的敏感性和特异性达90%。膝关节MRI冠状位上可以清楚地显示内侧半月板后角根部的损伤影像，表现为连续的低信号条带影像，止于胫骨平台。内侧半月板根部损伤表现为组织变性、磨损、部分撕裂或全层撕裂。也可出现不同程度的半月板体部外凸。

半月板根部损伤指内、外侧半月板后根部的损伤，为半月板后角止点1cm内的放射状裂（图5-64）。半月板根部损伤发生率占半月板撕裂的11.6%～27.8%。半月板根部撕裂的症状在膝关节屈曲时感到疼痛不适，有的患者可能有弹动的响声。

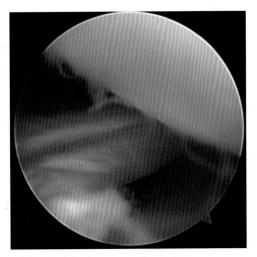

图5-64　半月板后跟损伤

生物力学研究显示，半月板根部撕裂造成胫骨股骨接触压力显著增加可引起半月板脱位。半月板根部损伤后，环形纤维的后止点断裂，可导致股骨与胫骨的接触面积下降，负重时股骨与胫骨间压力增大，甚至接近半月板完全切除后的股骨与胫骨间的压力，易导致骨关节炎的发生。根部损伤可造成半月板外凸。

一般认为，对内侧半月板根部损伤进行修复，以恢复正常的股骨与胫骨间的生物力学。外侧半月板根部损伤后，半月板外凸的发生率并不高，可能与板股韧带的作用有关。对外侧半月板根部损伤是否需要治疗，目前尚存在争议。

Anh将外侧半月板根部损伤分为4型：1型为放射状撕裂伴斜行瓣撕裂；2型为纵裂，位于止点与半月板股骨韧带之间；3型为急性"T"型撕裂4型为陈旧的止点缺失。使用缝合钩进行全关节内缝合，适合1、2、3型，止点重建用于4型损伤陈旧性止点缺失者。

外侧半月板根部损伤常合并前交叉韧带损伤。因此，前交叉韧带重建和外侧半月板根部可以同时修复。急性内侧半月板根部损伤，常伴多发韧带损伤，尤其是3度内侧副韧带损伤。而半月板与关节囊连接处常常完好。陈旧的内侧根部损伤，发病隐匿，常在关节间室出现明显的退变才被发现。这种情况是否需要手术，应考虑关节的退变程度。多数学者认为退变较轻时，需要修复根部损伤，而退变较重的病例，修复半月板根部损伤则意义不大。

半月板根部血运丰富，应尽量进行修复，恢复其环形张力。半月板根部损伤的修复技术主要包括关节镜下全关节内缝合和止点重建。FasT-Fix适于半月板后跟损伤缝合的病例（图5-65），半月板组织的质量与缝合后的效果有关。一般半月板后跟缝合的第一针先缝靠近后关节囊的部分，再跨越撕裂的部分缝合第二针（图5-66），然后拔出缝合针，用剪线推结器推进并拉紧缝线，使撕裂的半月板拉拢靠紧后剪断缝线（图5-67）。重建适于止点组织少、无法进行直接缝合的情况。这些技术均可在关节镜下完成。内侧半月板根部损伤可使用缝合钩0号PDS线行半月板根部损伤全关节镜下缝合。

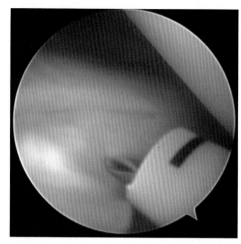

图5-65　采用FasT-Fix行半月板后跟缝合

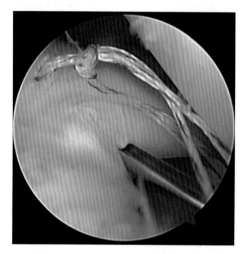

图5-66　FasT-Fix半月板后跟缝合第2针

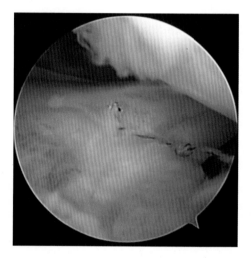

图5-67　FasT-Fix半月板后跟缝合完成，撕裂部分对合紧密

止点重建：在关节镜下建立后内和后外辅助入路。打开后关节腔的后纵隔，用于增加内侧半月板后根的视野观察。关节镜从后外入路进入，通过后纵隔，观察后内室。此时可以清楚地观察半月板撕裂及外凸情况。在半月板后止点的区域，位于后交叉韧带止点的内侧或前内侧，打磨关节软骨和软骨下骨，使止点部位新鲜化，在该区选择应用前交叉韧带胫骨导向器钻取2个骨隧道，用缝合钩过线器分别将PDS缝线的两个线尾穿过半月板，通过骨隧道拉入，在胫骨前方两个骨隧道间的骨桥上打结固定，也可以使用锚钉固定技术。

对合并骨性关节炎的内侧半月板后根部损伤，保守治疗可取得满意的短期效果。对单纯的外侧半月板后根部损伤，保守治疗组与对照组相比，临床结果并无显著差异。虽然有报道认为修复手术并不能完全恢复正常的膝关节力学环境，但临床效果比较满意。研究结果显示，根部损伤行缝合或止点重建治疗具有较强的愈合能力。但目前对根部损伤治疗效果的临床研究仍然较少，缺乏大样本、前瞻性的随机对照研究。

半月板桶柄状撕裂是一种严重的半月板撕裂，常自半月板后角向前方延伸至体部（图5-68）。有资料报道半月板桶柄样撕裂伴前交叉韧带损伤占94%，单纯桶柄样撕裂占6%，两者比例为15.6∶1。半月板桶柄样撕裂是膝关节发生"绞锁"的常见原因，当临床发现有绞锁现象时，应注意行MRI检查（图5-69），MRI矢状位显示半月板桶柄撕裂呈双PCL征（图5-70）。

陈旧性前交叉韧带损伤，半月板桶柄样撕裂长期发生移位于髁间窝（图5-71），撕裂的半月板组织嵌夹在关节间隙内。长期半月板桶柄样撕裂伴前交叉韧带损伤，导致膝关节"绞锁"，严重影响关节功能，容易发生半月板挛缩和撕裂缘变薄（图5-72），影响半月板的缝合与质量。

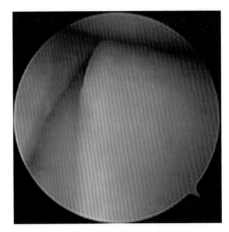

图5-68　半月板桶柄样撕裂

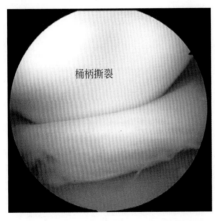

图5-69　半月板桶柄样撕裂移位于髁间窝

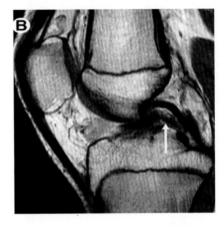

图5-70　MRI矢状位显示半月板桶柄撕裂呈双PCL征

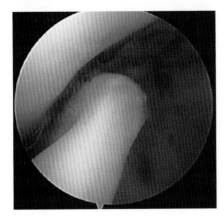

图5-71　ACL损伤合并半月板桶柄撕裂，移向髁间窝移位

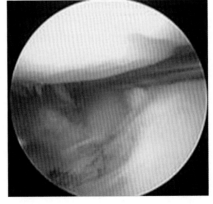

图5-72　半月板挛缩和撕裂缘变薄

第五章　半月板损伤

桶柄样撕裂长度一般在2.5cm以上。由于内、外侧半月板体积不同，内侧半月板发生桶柄撕裂的长度较外侧大。外侧半月板由于有腘肌腱沟的存在，撕裂常以此分别向后角和体部延伸，向后累及整个后角，向前累及范围通常只有1cm左右。据统计内、外侧桶柄样撕裂之比为5.2∶1。关节镜显露内侧半月板后角通常较困难。外侧半月板桶柄样撕裂，由于腘肌腱沟存在，经验不足者，MRI检查难于作出准确的诊断，具有不可预测性。通常关节镜检查术中发现损伤。要求术者在手术前通过MRI影像学认真的研究，术中关节镜下探查，进行综合判断。

虽然不是所有的桶柄样撕裂的半月板都具备可修补的条件，但首选的治疗方案仍是手术修复。由于损伤累及范围大，如果不能进行修复，则可能将半月板几乎全部切除。因此，对运动员、年轻患者的桶柄样撕裂，伤后早期诊断，早期进行修复，不要轻易切除，预防骨关节炎的发生。

笔者发现半月板损伤髁间窝位移在3～4周或以上，半月板发生严重挛缩，难以达到有效的复位，给缝合术带来极大的困难。笔者采用半月板边缘打磨出血后（图5-73），试行半月板复位。先由内向外缝合（图5-74），将双股2号爱惜帮缝线缝过半月板体部进行牵引下（图5-75）半月板前后角挛缩部分松解，直到半月板能够与关节囊靠近后，采用全关节内半月板缝合技术进行缝合修复半月板（图5-76）。

由于关节间隙狭小，显露和操作空间受到制约；内侧桶柄撕裂累及范围广，外侧桶柄

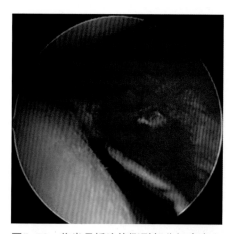

图5-73　将半月板边缘撕裂部分打磨出血

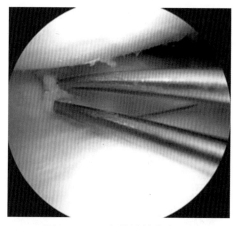

图5-74　双套管针缝合半月板

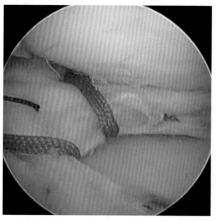

图5-75　双股2号爱惜帮缝线将半月板体部
牵引下松解

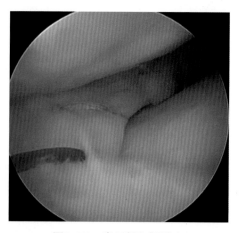

图5-76　半月板加强缝合

撕裂邻近腓总神经，都是导致手术难度大的原因。因此熟练掌握修复技术、长期默契配合的团队，对于提高手术操作具有重要意义。

❖ 第九节　半月板横形（放射状）撕裂

半月板横形（放射状）撕裂是一种十分严重的损伤，当损伤累积半月板的关节囊侧，半月板的"桶箍"状环形力学结构的完整性受到破坏，外侧半月板体部损伤多见，撕裂若累及半月板周边纤维环，负重时撕裂的半月板前、后瓣被挤压向关节负重区以外，使半月板分散应力的功能丧失，容易并发骨关节炎。Choi等人对14例外侧半月板体部放射状裂患者行全内技术缝合，术后平均随访36个月，3例患者有疼痛或弹响症状。术后MRI显示，5例（35.7%）完全愈合，8例（57.1%）部分愈合，仅1例（7.1%）未愈合。术后对4例MRI确认的部分愈合患者进行二次关节镜探查，明确为部分愈合。术后患者Lysholm评分平均为94.7分。早期放射状撕裂，应尽量进行缝合，以避免半月板切除发生膝关节退变。

由于缝合的强度有限，早期负重会增加半月板周边纤维环的张力，影响术后愈合。避免负重4周，特别是不愈合或部分愈合的可能性。当撕裂延伸至滑膜缘时，半月板丧失稳定性，如半月板体部完整，则可进行手术修补。当合并水平撕裂时，且半月板组织出现明显的退行性改变时，不具备修补性，可行半月板成形术。术前需要向患者充分的解释病情和预后。

半月板横形撕裂撕裂口呈V形（图5-77），特别是外侧半月板横断撕裂（图5-78）镜下缝合相对困难。先打磨撕裂的裂口瘢痕，采用由内向外缝合法缝合第一针，来缩小半月板撕裂开口（图5-79）再根据撕裂情况设计缝合手术（图5-80），

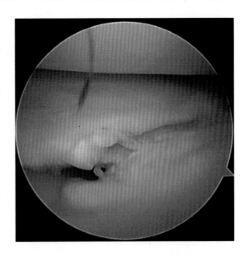

图5-77　半月板横断撕裂

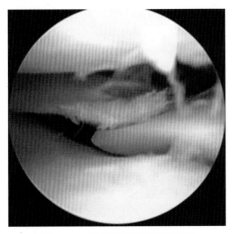

图5-78　外侧半月板横断撕裂

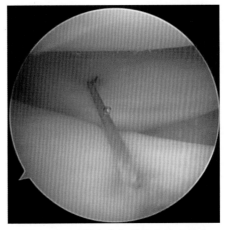

图5-79　采用由内向外缝合技术缝合第1针，使两边缘对合利于缝合

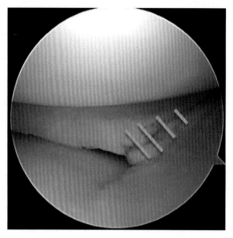
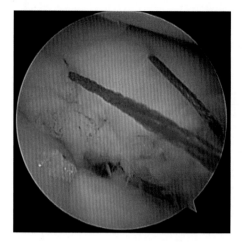

图5-80　设计横断撕裂缝合　　　　　　　图5-81　横断撕裂缝合完成

补充缝合完成后，观察缝合后情况（图5-81），后角必须采用FasT-Fix半月板缝合系统全关节内缝合。半月板撕裂游离缘修整。

❖ 第十节　半月板囊肿 ❖

半月板囊肿又名半月板囊性变，系半月板病变的另一种表现形式。半月板囊肿的发生原因，始终是国内外专家们争论的话题。1927年，Zadekfaffe认为半月板囊肿的发生系先天性因素，他发现囊肿被滑膜样内皮覆盖，并认为退行性变的可能性小。Ollerenshow亦同意由先天性因素造成。但难以解释为什么多发生在30岁左右，有人对100个早产儿中的400个半月板进行观察亦未发现有一例半月板囊肿，因此先天性半月板囊肿的学说似乎不能成立。

一、半月板囊肿的原因

（1）退行性变　Baistow认为半月板囊肿的形成系组织退变引起的，与腱鞘囊肿的发生机制一样。1950年Jeannopoulao通过显微镜检查呈中心囊性变，在他报道的半月板囊肿中有42.8%显示中心黏液退行性变。1975年他报道了22例外侧半月板囊肿，测量半月板囊肿的平均直径约1cm，并对囊肿进行了显微镜检查，发现囊肿内面有纤维母细胞，分不清上皮细胞和软骨细胞。基本为结缔组织且有退变，同时有巨噬细胞堆积在血管周围。囊肿的原发病理改变系结缔组织的改变，显微镜检查系退化的纤维样变，纤维结缔组织退化并被消化。

（2）畸形学说　1947年,Kulowski提出，半月板囊肿的形成多见于盘状半月板，并报道了19例外侧半月板囊肿，均有不同程度的半月板畸形，而没有外伤史。病理学家C.E.Jenkin也同意此论点，否认有内皮细胞在囊内的存在。盘状半月板本身畸形肥厚，组织结构和坚韧性均不如正常半月板，半月板囊肿极易受到挤压和磨损。Jeannopanlas报道21例盘状半月板切除术中有5例系囊肿形成，占23.8%，从国内外的报道中，外侧半月板囊肿较盘状半月板少。1962年，Smillie报道在1467例外侧半月板切除术中有283例囊肿，从这些资料亦可以说明盘状半月板并非均产生囊肿，其原因仍和外侧半月板的解剖特点有关。不少作者认为囊肿多位于半月板的边缘区。小的囊肿只有2mm，周围有纤维组织包绕。内侧半月板囊肿少见，主要系内侧副韧带和内侧半月板紧密相连，没有潜在的空腔，内侧半月板活动性小，受伤的机会亦少。外侧半月板有相当大的潜在腔隙位于肌腱和外侧半月板的外围，且无滑膜附着。囊肿多位于半月板外周，常常膨胀且有胶冻样物质，有时创伤后腔内出血呈深褐色，以后逐渐形成了囊腔。

（3）外伤学说　Lewin认为半月板囊肿的形成系半月板外伤后磨损，在体内形成水平裂，并积液形成囊肿。Smillie认为半月板囊性变是外伤引起的，囊肿和纵裂一样，运动引起局部出血和囊变。有的损伤后6～12个月，外侧半月板发生囊性变。病变多位于外侧半月板的中1/3，且外侧半月板的边缘较内侧半月板的边缘厚且易直接受伤。但是，有的病例根本无外伤史，因此，外伤学说亦难以圆满解释。

二、半月板囊肿的特点

半月板囊肿多见于20～30岁的年轻人，小的囊肿如花生米大小，主诉以膝关节外侧钝痛为主，特别是剧烈活动后疼痛症状加重，发现囊肿增大才引起注意。囊肿多从关节囊与外侧副韧带的前方或髌韧带与髂胫束之间突出。临床检查发现膝关节外侧肿胀，界线不清楚，因囊肿的大小和位置不同，表现也不相同。局部触之硬而有张力，肿物的特点是随膝关节活动而变化，增加活动后囊肿变大，且张力增高，休息后恢复正常。伸膝时变大，屈膝时变小。如不合并外侧半月板损伤很少有股四头肌萎缩。内侧半月板囊肿症状和外侧囊肿相似，活动后囊液进入囊肿内，张力增加，钝痛加重。半月板囊肿可与关节附近的肿物混淆而误诊。内侧半月板囊肿多位于内侧关节囊边缘和副韧带的后方，常进入关节囊和深筋膜之间，常被误诊为腘窝囊肿。

半月板周围囊肿T2加权像呈高信号。囊肿发生在半月板内部时，半月板内T2加权像呈高信号（图5-82），有的半月板内部严重退变，MRI矢状位像内外侧半月板蝴蝶结征显示水平条状信号，提示半月板囊肿可能已瘪，这种情况有时被认为水平撕裂征。半月板囊肿多发生在半月板前角（图5-83），囊内液体被挤压至关节周围的软组织，称半月板周围囊肿。

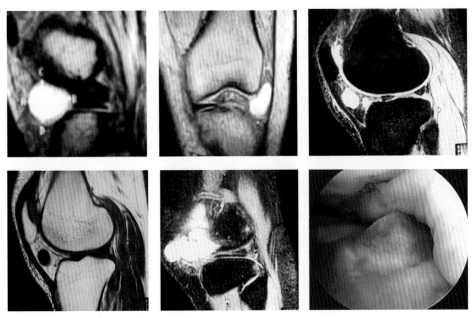

图5-82　半月板囊肿的影像学表现

三、半月板囊肿的治疗

由于半月板囊肿的大小、部位和损伤程度不同，因此，对治疗方法的选择不同。原则上半月板囊肿大影响半月板的稳定性，且有损伤的表现应进行手术。小的囊肿仅累及部分半月板组织，如何处理比较困难。笔者曾对半月板前角囊肿和关节囊外囊肿采用关节镜检查（图5-84），将半月板囊肿组织表面的纤维组织刨削清理（图5-85）后再刮除清理囊内组织（图5-86），再采用射频消融皱缩（图5-87），根据创面情况选用关节镜下半月板缝合（图5-88），术后支具保护。

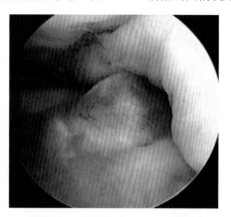

图5-83 膝关节半月板前角囊肿

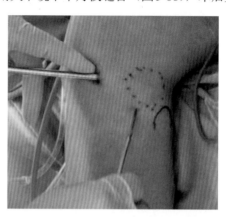

图5-84 关节镜手术治疗关节囊外和囊内囊肿

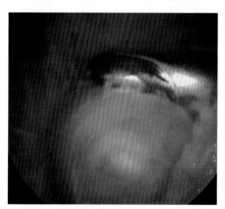

图5-85 清理半月板囊肿表面的组织

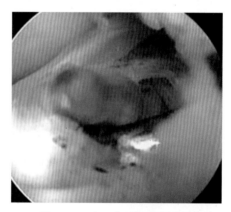

图5-86 清理半月板前角囊肿

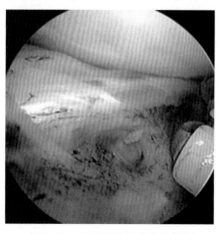

图5-87 射频清理皱缩囊肿组织

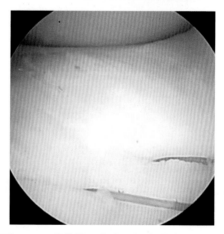

图5-88 关节镜下将半月板囊肿清理后缝合

1889年Yaung首先在解剖标本上发现盘状半月板，1910年Kroiss通过手术治疗了盘状半月板，术中发现盘状半月板同时合并水平撕裂。

一、盘状半月板的病因

盘状半月板产生的原因，至今尚不清楚。Cave于1941年提出盘状半月板的发生系先天性异常引起。Smillie提出中心吸收不全学说，Kaplan提出先天性半月板发育阻止学说。MacEwin认为是半月板发育平衡失调所致。总之，学说众多，以先天性异常学说居多。有人认为盘状半月板在胚胎中即已形成，如中心吸收不全成为盘状半月板，认为原始型呈完全的盘状，出生后中心软化，开始部分裂口渐增大直到成人。5个月的胎儿开始分化成未成年型，而胚胎5个月前均为原始型。为了探讨以上学说是否可靠，有人对100个早产儿（男51个，女49个）的双膝半月板进行了解剖学观察。最小的早产儿17cm，连同胫骨平台切下观察半月板形状和大小，并做记录。经100例早产儿（400个半月板）的解剖学观察，无论外侧还是内侧，无一例为盘状半月板，均为成人型半月板，没有发现原始型盘状半月板，无中心软化现象。为了进一步了解半月板的胚胎病理情况，对10个早产儿的40个半月板进行了病理检查，结果均系纤维软骨。因此，所谓先天性异常的学说和理论是值得怀疑的。发生有待于进一步研究。

有关盘状半月板的发病率国内外报道差别很大，亚洲国家发病率较高，欧美则较低。Smillie报道了1300例半月板切除术中，盘状半月板只占2.2%。1950年Jennopoulao报道了129例半月板切除术，其中盘状半月板占15%。日本Tamikigu报道1084例半月板切除术，其中外侧盘状半月板占23.2%。北京医学院350例半月板手术，其中盘状半月板占25.7%。郭巨灵报道57例半月板切除术，盘状半月板占63%。盘状半月板多为双膝，绝大多数见于外侧半月板，发病率约为3%。盘状半月板未损伤之前，不产生明显的临床症状，所以直到手术时才发现盘状半月板。盘状半月板也是半月板损伤的常见原因之一，以青少年较常见，年龄多为20～35岁，轻度损伤即可造成撕裂。大多数盘状半月板不是完全"盘状"，只是比正常半月板宽。由于盘状半月板组织的体积较大影响关节的稳定性，使其在压迫和旋转应力下易撕裂。

二、盘状半月板的影像学表现

国内外已有大量关于盘状半月板的文献报道，Turner和Wurty指出关节造影对半月板损伤的诊断正确率为53%～95%。周人厚曾对盘状半月板X线片的表现进行了描述，发现X线平片对盘状半月板的确诊率相当高，但在X线平片上的表现，因盘状半月板的类型不同而不同，仍参考临床病史及体检作出诊断。

盘状半月板的形态可为厚板型（中部与边缘厚度基本一致）或楔型（中部明显薄于边缘），前者较后者多见。半月板宽度超过同侧关节面的3/4以上为完全性盘状半月板，在1/2～3/4为部分性或小盘状半月板。外侧盘状半月板体部的中部，宽度超过同侧胫骨关节面一半以上。

盘状半月板损伤情况可分为完全性和不完全性；水平撕裂、纵形撕裂、放射状撕裂、退变性损伤和复合型损伤，其类型与盘状半月板的形态密切相关，水平撕裂多发生于完全型盘状半月板；放射状、复合和退变型盘状半月板损伤多发于不完全型；纵裂与其形态无关。

采用普通的X线摄片显示外侧胫股关节间隙较内侧宽（占43.5%），股骨外髁变得扁平、膝关节外侧间隙增宽、腓骨头高位等改变。Wudinger和kanel根据4000例关节注气造影，X线片发现异常率为100%。目前，MRI检查有替代X线摄片和CT扫描的趋势。MRI诊断盘状半月板的标准为：矢状位成像，层厚5mm，连续3层以上，半月板的前后角相连形成"领结"样改变；半月板呈上下平直或者略凹的条状结构，前后角相邻近；MRI矢状位，半月板体部连续的成像超过2个，半月板次外层厚度超过2mm；冠状位成像，层厚5mm，半月板中央部变厚增宽，高度超过3mm，长度＞25mm。测量半月板和胫骨宽度之比，如果≥20%或者半月板覆盖胫骨关节面≥75%（图5-89），则诊断为盘状半月板。如在冠状面半月板体部超过15mm，在矢状面上连续3个或3个以上层面出现半月板体部超过15mm的信号，应高度怀疑盘状半月板。半月板边缘高度大于对侧2mm以上（小于2mm者，不能除外盘状半月板的可能）；半月板前、后角显著不对称性增大。如果矢状扫描有3层或3层以上显示半月板前后角相连，形成上下面平直或略凹的条状结构；矢状面图像半月板后角显著增厚，形成尖锐的向前的楔形信号（图5-90）；冠状面半月板体部最窄处宽度＞14～15mm可诊断盘状半月板。半月板内高信号未延及上下缘（Ⅰ～Ⅱ级信号改变）为单纯的变性或板内撕裂（图5-91），若板内高信号延及上下缘（Ⅲ级信号改变）即为揭示有显性撕裂（图5-92）。

MRI冠状面测量盘状半月板中部宽度最为理想，盘状半月板显著宽于非盘状半月板，但绝对值与患者的年龄、性别和身高等因素密切相关。采用外侧半月板宽度与同侧胫骨关节面宽度的比率作为盘状半月板的诊断指标，避免了年龄、性别和身高的影响。

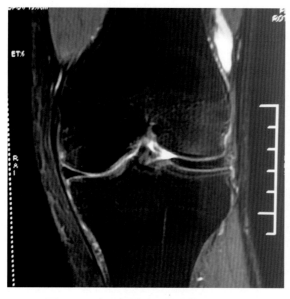

图5-89　半月板覆盖胫骨关节面≥75%

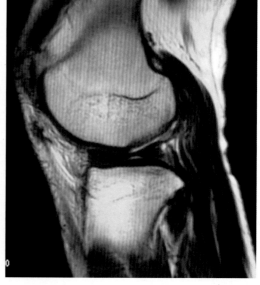

图5-90　MRI矢状位见盘状半月板楔形信号

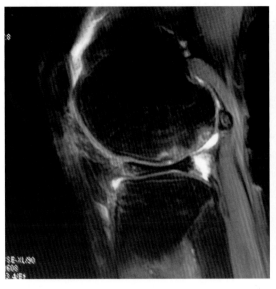

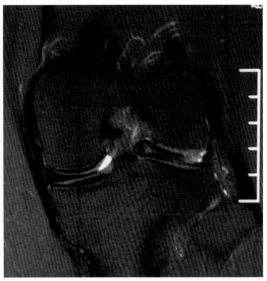

图5-91　盘状半月板退行性变　　　　　　图5-92　盘状半月板撕裂

三、盘状半月板成形术

盘状半月板不仅干扰膝关节功能产生症状，而且半月板变性损伤后容易发生半月板内撕裂。盘状半月板也可继发囊肿、软骨磨损、滑膜充血水肿和纤维化等改变。多数学者主张一旦诊断确立应尽早手术。Ober1939年报道了为2岁多小儿进行盘状半月板切除术，Middleton认为小儿不应过早进行手术。小儿盘状半月板者，症状随年龄的增长而减轻。可免除手术之苦。由于症状较重，行走不稳，怀疑盘状半月板损伤引起创伤性关节炎和滑膜炎导致膝关节反复积液时应考虑手术治疗。

以往的盘状半月板全部切除后，导致膝关节软骨改变。随着临床研究的深入，越来越多的人意识到保留半月板组织的重要性，半月板具有传导负荷、分散应力、稳定关节等作用。决定半月板全部切除还是部分切除，取决于盘状半月板损伤的程度。盘状半月板较厚，关节间隙狭窄，关节镜下盘状半月板成形术比较困难，若将盘状半月板修成光滑的斜坡状更难。自射频问世以来，对盘状半月板成形术已变得比较容易。

手术入路为前内或前外侧入路，采用30°直径4mm关节镜，常规进行关节镜检查，动态观察半月板的稳定性及损伤部位，对完全型盘状半月板（图5-93）和不完全型盘状半月板（图5-94）撕裂，采用射频汽化盘状半月板成形。射频汽化电极可以进入到关节间隙的不同角落，对半月板进行切割、汽化、成形术后的半月板接近正常形态（图5-95）。

由于盘状半月板占据大部或整个外侧关节间隙，

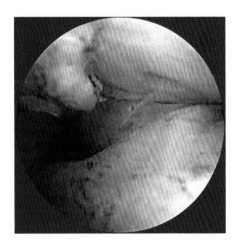

图5-93　镜下见完全型盘状半月板

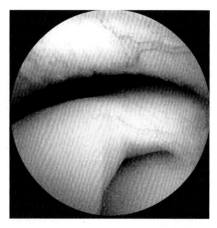
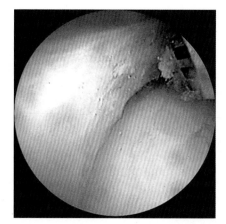

图5-94　镜下见不完全型盘状半月板　　　图5-95　射频消融盘状半月板成形术后

空间狭窄，移动范围较小，探查时难以将半月板拉动，很难观察到半月板的全貌。在半月板没有成形之前，也很难发现盘状半月板内有无层裂，只有在半月板成形术中，才发现半月板水平层裂。有的半月板外缘损伤以肌腱裂孔为中心向两端撕裂似桶柄状。盘状半月板多为层裂和桶柄状撕裂。半月板水平撕裂分为上、下两层，下层容易碎裂，应切除破裂和不稳定的部分，用射频汽化修整保留上面稳定的部分。以肌腱裂孔为中心向两侧边缘撕裂者，半月板成形后应将边缘缝合，不要随便将半月板全部切除。

❖ 第十二节　同种异体半月板移植 ❖

半月板撕裂并非都可以能够缝合或修复。膝关节是一个负重半关节，如果半月板损伤已被切除，受累的膝关节间室可能发生骨性关节炎。对不可修复的月板损伤患者，异体半月板移植是目前预防骨关节炎的有效方法。理论上讲，半月板移植后如果无排斥反应，移植物与受体愈合，可以重新发挥正常半月板的功能，延缓骨关节炎的发生，改善膝关节功能。但半月板移植是否真正获得成功，是否能防止骨关节炎的发展，需要经过长期的临床随访观察才能证实。

一、同种异体半月板取材保存与消毒

新鲜保存（fresh），新鲜冷冻（fresh-frozen），冷冻干燥（lyophilized, frozen-dried），超低温保存（cryopreserved）是目前异体半月板保存的方法。新鲜保存者的半月板，取材应在供体死亡后8h内获取，于无菌条件下完成取材、无菌包装、冷藏、运送，必须在12～24h内植入受者关节内。新鲜半月板保持细胞活性，但半月板移植后（约6周）所有细胞都将消失，并最终被受体细胞替代。新鲜半月板的抗原性强，保存时间短，传播疾病风险大。供体与受体在大小匹配方面有一定困难，故临床使用较少。新鲜冷冻保存的半月板要求在清洁环境下取材，通过-40℃深低温冷冻2周，去抗原后行包装、灭菌完成半月板组织库的

作业流程。冷冻干燥保存取材过程同新鲜冷冻法，破坏其原有的组织结构成分，半月板基质退变，移植后可发生明显的皱缩质地松脆，中远期临床效果欠佳。超低温保存的半月板，取材流程同新鲜取材者，取材后将无菌异体半月板组织浸泡在二甲基亚砜或其他冷冻液中，置于液氮环境，约-196℃中，使用前复温。由于库存成本高，且保留半月板内供体活细胞也没有明确优越性，故临床使用不多。

Jackson对异体半月板保存活细胞的必要性提出质疑。因为动物新鲜异体半月板移植后4周就检测不到供体的DNA了，受体的DNA已经达到或超过对照侧。Arnoczky和Milachowski分析了动物自体深冻半月板移植后细胞再分布的情况。虽然深冻杀死了移植半月板上的所有细胞，但是半月板的边缘部位仍有愈合能力。移植后3个月，除中心部位外，整个半月板都有细胞出现。半月板外1/3的再血管化类似生理分布。冻干保存方法可使移植物发生更广泛的再血管化和重新塑型，这可能与移植物的皱缩相关。

因此，在四种保存方法中，低温冷冻保存方法较好保持了半月板的形态特性，且操作简单、成本较低，半月板移植后的临床结果也接近正常的膝关节，目前半月板组织库推荐采用此方法。同种异体半月板的消毒目前多用γ射线照射，可以使半月板获得良好的灭菌，但是半月板的微细结构可能被破坏。

二、同种异体半月板的测量和匹配

半月板移植手术前，需要准确测量受体和供体半月板的尺寸大小。根据测量部位，半月板的测量和匹配方法可分为半月板测量、胫骨平台测量等方式。由于半月板在不同的屈膝角度、不同的受力状况下，其大小、厚薄、宽度均可发生变化，故直接测量半月板的方法准确率较低。胫骨平台测量为间接测量方法，但由于胫骨平台的宽窄和前后径不受上述状况影响，故其测量值可能更加准确可靠。

测量半月板匹配方法可分为直接测量、X线测量、CT测量、MRI测量、术中测量等。直接测量即针对供体标本测量，可以测量胫骨宽度和前后径，同时可以直接测量半月板宽度、厚薄、前后径。X线片测量即在标准膝关节正侧位片上针对胫骨平台宽度、前后径的测量。X线片测量受放大率、摄片体位影响，只能依靠经验公式推断半月板的大小，如内侧半月板前后径为胫骨平台前后径的80%，外侧半月板为70%。X线片测量半月板的结果误差较大。CT测量属于X线测量的一种，可测量胫骨平台宽度、前后径等指标，但受到扫描层厚、胫骨平台后倾角、膝关节内外翻、膝关节内外旋及操作者调整扫描角度等因素影响。术中测量为直接测量，即在关节镜检查时对胫骨平台软骨面前后径、内外侧平台宽度进行测量，但不能测量半月板厚度等指标。因关节镜视角与测量标尺不同，与供体测量方法又缺乏可比性，其准确性存在疑问，实际操作也有一定难度。MRI测量既能直接测量半月板厚度等指标，又可测量胫骨平台宽度等间接指标，受干扰因素较小，比其他测量方法更实用、更精确。

以往依据对侧膝关节正常半月板来确定移植半月板的大小，但Johnson等指出人体两侧膝关节半月板的大小存在差异。因此，目前较多采用电脑MRI影像测量软件，依据同侧胫骨平台大小，测量受体和供体半月板长、宽尺寸，也可测量半月板厚度作为参考，选择性别、侧别、年龄相当，尺寸比受体大5%～15%的供体半月板进行移植。受体与供体半月板的匹配非常重要，建议采用MRI胫骨平台测量的方法。与组织库工作人员合作，以获得匹配良好的异体半月板，误差应小于10%。

三、异体半月板移植手术适应证和禁忌证

正确掌握半月板移植手术适应证是影响疗效最重要的因素之一。目前对此尚无完全统一的标准，较普遍认同的半月板移植手术适应证为：20～50岁，半月板切除或大部切除术，有膝关节骨关节炎的症状，或膝关节退变有加重趋势者。

传统观点认为半月板移植适于半月板全部切除的患者，近来许多作者认为半月板部分切除也会使关节面接触压力增加，同样可造成关节软骨和软骨下骨退变。因此，即使只部分半月板切除，半月板功能不能完整保留或患者症状与半月板缺损及其诱发的关节软骨损害有关，也可考虑实施半月板移植术。半月板移植的手术适应证不在于半月板是否全部切除，而在于原半月板的功能是否丧失。半月板切除将导致关节退变，在半月板切除时就实施半月板移植有可能避免或延迟关节的退行性改变。所以，半月板移植的最佳时机有可能是半月板切除之时，而不是关节软骨发生退变、骨关节炎症状出现之后。

实验研究证实，半月板切除后即刻移植效果优于后期移植。特别对于年轻患者半月板全切以后骨关节炎发生的风险大，半月板移植的适应证应该适当放宽。即对不可修复的半月板损伤或盘状半月板切除术后的年轻患者，为避免关节软骨损伤，行半月板移植是合理的。但是，至今对实施"预防性"半月板移植术的必要性尚存在争议。持反对意见的作者认为，目前还不能证实半月板移植能够避免或减轻关节软骨退变和骨关节炎的发生，所以，对没有任何症状或关节退变表现的半月板切除的患者，不宜实施"预防性"半月板移植术。

关于软骨损害程度的问题，一般认为，软骨严重损害者半月板移植手术效果较差，所以，半月板移植术只适合于尚未出现严重关节软骨损害者，而关节软骨已有大面积损害，包括Outerbridge Ⅲ度或Ⅳ度损害（"负重区"全层软骨损害范围大于10 mm）属于手术禁忌证。有临床研究证实，选择适当的Outerbridge Ⅲ、Ⅳ度软骨损害的患者实施半月板移植也能缓解或减轻关节疼痛症状。所以，关节软骨损害只是半月板移植的相对禁忌证。

关节稳定性是半月板移植成功的重要条件，故半月板移植不适合膝关节不稳定的患者。膝关节不稳定被纠正后（如韧带重建术后）仍可实施半月板移植术。

半月板移植手术禁忌证包括：膝关节软骨严重退变（Outerbridge Ⅲ、Ⅳ级），软骨下骨明显破坏，关节边缘大量骨赘形成，股骨髁变形，膝关节不稳定，下肢力线异常，膝关节感染等。

半月板移植手术的相对禁忌证包括：严重肥胖、免疫缺陷、代谢异常、类风湿关节炎、痛风性关节炎、不能耐受术后康复锻炼等。

年龄上限一般认为50岁以上患者手术成功率较低，但国外文献也有不少对55岁患者实施半月板移植的报道。高龄患者不仅手术成功率较低，康复训练难度也较大，暂不推荐对50岁以上患者实施半月板移植术。年龄下限通常认为对骨骼发育未成熟患者不宜实施半月板移植术。但国外有对14～16岁患者实施半月板移植术的报道。我们认为年幼患者半月板切除后代偿能力较强，半月板尺寸未完全定型，且半月板移植的手术操作可能影响胫骨近端骨骼发育，所以，根据国人胫骨近端骨骼发育成熟年龄（男17～20岁，女15～18岁），不宜对17岁以下女性和18岁以下男性实施半月板移植术。

四、半月板移植的术前准备

术前应充分向患者说明半月板移植手术的目的和疗效以及手术后严格的康复锻炼程序，使患者对手术效果和术后康复过程有充分的思想准备。此外，需要仔细评价患者以下四个

方面的状况：关节软骨损伤部位和程度，下肢力线情况，膝关节各方向的稳定性，股骨后髁发育情况。

术前需要行双下肢站立位全长正位X线片，站立屈膝60°后前位片，站立屈膝60°侧位片和患侧膝关节MR扫描检查，进行膝关节详细物理检查及功能评价。在此基础上，确定手术方案，包括是否单纯半月板移植手术、是否需要先行截骨矫形、韧带重建、软骨修复或移植，选择一期手术或分期手术等。

五、半月板移植技术

同种异体半月板移植可采用开放手术、关节镜辅助和全关节镜下微创方式。在正确的手术原则指导下，开放手术和关节镜下手术对半月板移植治疗效果的影响不大。但是，关节镜下微创手术创伤小，便于康复锻炼，利于功能恢复。

选择合适的异体半月板，用常温生理盐水浸泡解冻，灭菌达到体内植入物的国家标准。在手术台上用电锯、骨刀、咬骨钳等，将异体半月板制成前、后角止点带有小块圆锥形骨栓。

内侧半月板移植物的准备：骨栓直径一般为8mm或保留前后角之间骨桥（图5-96）。移植术前在半月板前、后角穿入牵引线备用（图5-97）。

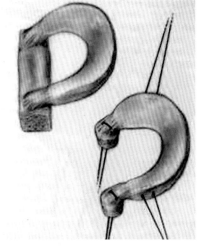

外侧半月板移植物的准备：前、后角止点带有小块骨栓，保留外侧半月板的前、后角止点之间的骨桥（图5-98）。外侧半月板移植，骨桥截面一般为8mm×8mm的移植材料（图5-99）。采用骨槽模具修整骨块（图5-100）并在前、后角处穿牵引线备用。

半月板残端的处理：要求切除半月板残端，直至半月板滑膜缘表面出血。但应保留少许（约2mm）半月板边缘组织，以保持关节囊完整，并尽量保存原半月板冠状韧带等稳定结构。

半月板前后角精准定位和固定十分重要，目前最普

图5-96　内侧半月板移植材料

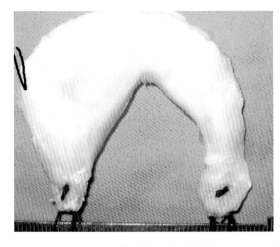

图5-97　内侧半月板移植物

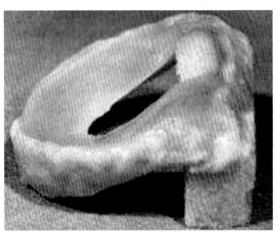

图5-98　外侧半月板移植物

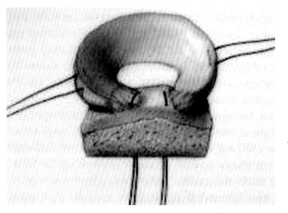

图5-99　外侧半月板移植材料

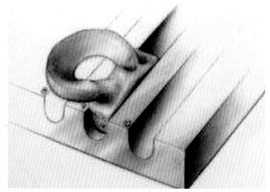

图5-100　将半月板移植骨块装入模具内进行修整

遍采用的半月板前、后角定位方式是以半月板前、后角止点的中心为准。半月板前后角固定的方法可分为保留前后角止点骨栓（骨桥）固定和缝合前后角两类。研究认为保留骨栓（骨桥）固定方法更接近生理状态。外侧半月板前后角距离短，通常采用骨桥固定法，其前后角距离更加精确。内侧半月板前后角距离较长，骨桥易断裂，一般采用骨栓固定法，可以微调移植半月板的大小。

外侧半月板移植，在关节镜监视下用骨凿从半月板前角止点通过外侧髁间棘向半月板后角止点制作骨槽（图5-101），骨槽截面为9mm×9mm（图5-102）。利用膝关节镜定位器，从胫骨前方胫骨结节内侧开始，向骨槽内相当于半月板前、后角止点中心处制作半月板前、后角骨道（图5-103），直径约3mm。采用与内侧半月板移植类似的方法，将移植半月板前、后角缝线通过前、后角骨道引出，将半月板牵入关节内（图5-104），使连接半月板前、后角的骨桥嵌入骨槽内，关节镜下调整半月板至正常位置，牵引线末端打结。

外侧半月板骨桥固定法：在关节镜监视下，用骨凿从半月板前角止点通过外侧髁间棘向半月板后角止点制作胫骨平台骨槽。利用膝关节镜定位器，从胫骨前方胫骨结节内侧开始，向骨槽内相当于半月板前、后角止点中心处制作半月板前、后角骨道，将移植半月板前、后角缝线通过此前、后角骨道引出，将半月板带入关节内，使半月板前、后角之间的骨桥嵌入胫骨平台已制作好的骨槽内，调整移植半月板至正常位置，将半月板前、后角牵引线末端抽出至胫骨结节内侧打结固定，并缝合固定移植的半月板。

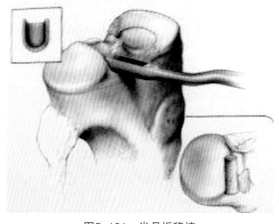

图5-101　半月板移植

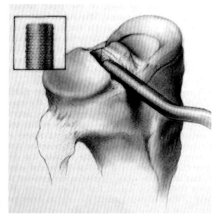

图5-102　半月板移植骨块的截面积

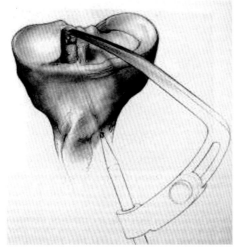

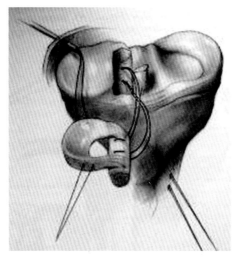

图5-103　利用导向器，相当于半月板前、后角止点中心处制作半月板前、后角骨道　　图5-104　将半月板移植材料牵入关节间隙

　　采用骨桥固定法进行半月板移植（图5-105），可采用向骨槽内植入界面螺钉挤压骨桥等固定方法。也可将骨桥制作为燕尾形、钥匙眼形等形状，以增加骨桥的稳定性。胫骨平台的骨槽制作为相应形状以容纳骨桥。

　　内侧半月板移植，先在关节镜下制作半月板后角骨道。利用膝关节镜定位器，自胫骨结节内侧向半月板后角止点中心钻入导针，9mm空心钻沿导针钻入制作骨道。制作半月板前角骨道采用一枚导针经关节镜前内侧入路切口钻入半月板前角止点中心，9mm空心钻沿导针钻入约1cm制作盲管骨道。用定位器自胫骨结节内侧向此盲管骨道钻入导针并稍扩大。扩大关节镜前内侧入路切口至1.8cm左右，用导引钢丝将移植半月板前、后角骨栓缝线通过此切口和前、后角骨道引出到胫骨结节内侧，拉

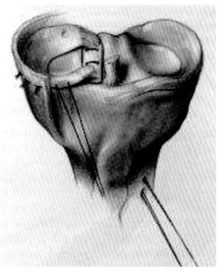

图5-105　将半月板骨块嵌入骨道内

紧缝线将半月板带入关节内，前、后角骨栓分别嵌入前、后角骨道内，关节镜下调整半月板至正常位置，半月板前、后角牵引线末端于胫骨结节内侧打结固定。

　　内侧半月板双骨栓固定法（图5-106）：用膝关节镜定位器、导针和空心钻，制作半月板后角和前角骨道。用导引钢丝将移植半月板前、后角预置的缝线经前方手术切口和前、后角骨道引出到胫骨结节外侧，将移植半月板带入关节内。调整移植半月板至正常位置，将半月板前、后角牵引线末端抽出至胫骨结节外侧打结固定（图5-107），并缝合固定移植的半月板。

　　半月板与关节囊缝合先用全内缝合方式缝合半月板后角2针。其余部位采用由内向外垂直方式缝合约6针，对前角也可采用由外向内缝合方式，至半月板固定稳妥为止。推荐使用垂直缝合方式，比水平缝合方式更利于半月板与关节囊紧密对合。建议缝合时交替使用半月板股骨面缝合和胫骨面缝合法，可使移植半月板与胫骨平台更加服帖。

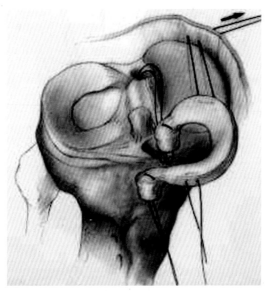
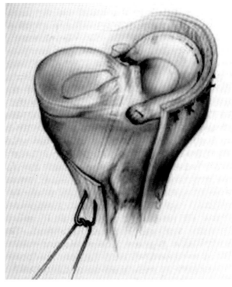

图5-106　内侧半月板移植（一）　　　　　　　图5-107　内侧半月板移植（二）

关节镜下半月板移植术成功的关键因素选择合适的半月板；最小限度损伤关节组织；半月板前后角精确定位；半月板前后角可靠固定；半月板与关节囊牢固缝合。

六、半月板移植术后处理

半月板移植术后的康复训练应根据患者术前情况、术中发现及具体实施的手术方法及患者依从性来制订。一般分为术后早期（6周内）、术后中期（6～12周）、关节保护期（3～9月）、适应性功能训练期（9～18月）。

关节活动度训练是半月板移植术后康复的主要难题之一。因为关节屈伸活动时半月板会随之前后移动，可能对移植半月板的愈合造成不利影响，而且膝关节屈曲也增加了半月板承载的压力。据Thompson的研究，膝关节在60°以内屈伸时半月板移动度小，屈伸幅度继续增大时半月板才出现明显的移位。所以，建议术后1周内患肢用膝关节支具固定于伸直位，并开始股四头肌等长收缩锻炼。1周后在支具保护下行膝关节活动度锻炼。术后3周，达到膝关节完全伸直，限制膝关节屈曲范围在60°以内。术后3～6周，膝关节完全伸直，屈曲活动度以每周约增加10°的进度达到90°。术后6～12周，鼓励患者进一步加强膝关节屈伸活动度的训练，直至关节活动度接近正常。半月板在移植术后6～12周初步完成血运重建，移植物基本稳定，已经能耐受少许的半月板移动。

关于术后负重时间，一些作者提出1～3周即可早期负重，术后3个月内移植的半月板与关节囊基本愈合，但半月板质地较脆弱，稳定性不佳，易于损伤。因此，过早负重可能导致移植半月板损伤或变性。建议术后6周内主要在非负重状态下增加关节活动范围。术后8～12周，根据患者肌力恢复情况，缓慢开始患肢负重练习。一般在12周以后，患肢可完全负重。术后36周，开始跑步、骑自行车等轻体力运动；术后48周，恢复各项体育运动。上述的半月板移植术后康复计划都应该根据患者的具体情况随时作适当的调整。多数作者建议为了保护移植半月板与关节软骨，移植术后患者不能从事激烈运动，特别不能参加轴向运动、剪切运动、剧烈冲击等运动。

七、半月板移植与ACL重建

半月板与前交叉韧带（Anterior cruciate ligament，ACL）在保持膝关节稳定性方面有相互依赖和协同作用。ACL损伤患者常常继发半月板损伤；对半月板切除的患者实施ACL重建则常常出现ACL的松弛。既往对半月板切除伴有ACL损伤的患者只能采用单一ACL重建术治疗，可能导致ACL移植物失效和手术失败。目前半月板移植技术的发展为患者提供了一种选择，即同时或分期实施半月板移植和ACL重建联合手术治疗。半月板移植可加强ACL重建对膝关节的稳定作用，ACL重建也可保护移植的半月板，双方协同发挥作用能更好地恢复膝关节功能和保护关节软骨。

多数作者认为，对有适应证的半月板切除伴有ACL损伤者，采用联合半月板移植与ACL重建术治疗，可较好地恢复膝关节的稳定性，改善膝关节的功能，利于关节软骨退行性改变的预防。而且，移植的半月板和重建的ACL互相具有保护作用。

但是，联合半月板移植与ACL重建的手术技术目前缺乏统一规范。在联合半月板移植与ACL重建的手术操作中，虽然ACL损伤使关节间隙可被牵拉增宽，有利于关节镜下半月板移植的手术操作，但手术步骤中有很多潜在的技术问题。在半月板移植手术中，一般对内侧半月板移植采用前后角二个骨栓固定，对外侧半月板移植采用一个骨桥固定。在内侧半月板移植采用骨栓固定技术时，半月板后角骨道有可能与重建ACL的胫骨骨道发生交通，影响手术操作和移植物的固定强度。因此，建立ACL胫骨骨道时宜将定位器设置角度较低（如45°～55°），而建立半月板后角骨道时设置定位器角度较高（如60°～65°）。另外，根据移植物尺寸尽可能缩小骨道直径也可减少骨道发生交通的概率。同时还建议使半月板后角骨道在胫骨前内面的出口尽量向外靠近胫骨结节内侧，便于与ACL胫骨骨道出口分开。

对于中晚期骨关节炎、软骨严重损伤的患者，半月板移植往往失效。所以，众多作者将半月板移植时软骨损伤的程度限定在早期轻度软骨损伤。应通过MRI、关节镜探查软骨损伤的部位、大小与程度。对负重区、直径10mm之内的软骨损伤，在半月板移植同时，可行软骨修整、微骨折手术；对10～15mm的软骨损伤，可行自体软骨移植等手术；对15mm以上的软骨损伤，可行同种异体骨软骨移植。对实施微骨折及软骨移植患者，术后6～8周内应避免负重。

下肢力线异常也是半月板移植失败的重要因素，术前存在膝关节力线异常患者，应行胫骨平台内外翻截骨矫形，有助于提高移植半月板的长期生存率。

八、同种异体半月板移植疗效

半月板移植术后随访多数患者近期临床效果满意，疼痛症状、关节功能评价指标有所改善。术后关节镜检查，显示移植半月板成活，形态完好，与周围组织愈合良好。国外的实验研究也证实，异体半月板移植后受体滑膜细胞可移行进入移植的半月板，替代原半月板软骨细胞，软骨基质。来自关节囊滑膜的毛细血管使移植半月板完成再血管化过程，移植半月板可以替代原半月板的大部分功能。这种替代过程可持续12～24个月。

术后MRI检查常显示移植半月板内部信号混杂不均，部分显示有半月板Ⅰ、Ⅱ度退变信号，同期关节镜检查提示移植半月板脆性较大，易于损伤，推测可能与半月板移植后内部结构重建过程有关，即在移植半月板软骨基质重建的过程完成以前，半月板表现较为脆弱，易于损伤。而在术后18个月关节镜检查中则观察到移植半月板的外观和质地均类似正常半月板，提示半月板的软骨结构重建已基本完成。

关于移植半月板对关节软骨的保护作用目前还不肯定。有作者认为异体半月板移植对关节软骨有保护作用，而另一些作者的结论相反。

国外有报道异体半月板移植的失败率接近20%，主要表现是移植半月板与滑膜连接处愈合不佳，半月板松动等。其发生原因与移植半月板所处的生物力学环境有关，包括关节软骨缺损、软骨下骨病变、股骨髁变形、下肢力线异常等均是导致手术失败的常见原因。

导致手术失败的另一个可能因素是免疫排斥反应。和其他同种异体器官移植一样，异体半月板移植也涉及免疫排斥问题。半月板的细胞成分很少，且大部分区域无血液供血，因此半月板是相对无免疫原性，对免疫反应有屏蔽功能的器官。但半月板的少量软骨细胞和胶原仍可表达抗原，引发免疫反应。半月板移植术后6周的血清学检查可有轻度免疫反应表现，以细胞免疫为主，可能出现一过性C反应蛋白（CRP）、血沉（ESR）增高，或有短期的滑膜炎症反应，但无须特殊处理，该反应可自行消退，对移植半月板的愈合和爬行替代无明显影响。目前公认的观点是，同种异体半月板移植可能有免疫反应存在，但不足以对临床结果产生不良影响。实际上，固定半月板前后角的骨栓或骨桥可能是引起术后免疫反应的更主要的因素。

半月板移植术后可能出现一定程度的半月板外突或脱位。其主要原因可能是移植半月板较大、半月板前后角定位欠准确、半月板缝合，特别是冠状韧带的缝合欠可靠等。术前关节退变越严重，术后半月板外突现象越多见。

移植半月板再损伤是报道最多的术后并发症之一，发生率约8.2%。半月板再损伤后的处理措施同普通的半月板损伤一样，可行修整、缝合、部分切除，严重撕裂则需摘除。

术后关节活动受限一般与康复锻炼措施不恰当有关。其他并发症与普通关节镜手术类似。

同种异体半月板移植可一定程度地缓解疼痛，改善功能，移植半月板可以存活且形态完好，无明显的免疫排斥反应，从而取得较好的近期临床效果。但半月板移植后年轻患者的运动能力还是受到一定程度的限制。目前也缺乏同种异体半月板移植的随机、对照、前瞻性临床研究报告。半月板移植术后膝关节生物力学功能何时恢复到正常或接近正常，移植半月板的稳定性重建和术后康复等方面仍存在很多悬而未决的问题，半月板移植对关节软骨的保护作用也需更长期的随访研究。

最近的研究表明受体对移植物发生免疫反应。Stevenson 等在犬模型上进行了新鲜异体骨软骨移植和低温保存的异体骨软骨移植。对匹配组和错配组进行了血清学检测。两种移植物都可测到引起血清学的抗体反应（错配型者明显），但临床结果相同。异体半月板移植，可能由于免疫系统引起的排异反应而失败，但是不是主要原因还不清楚。疾病传播的可能也受保存方法的影响。冻干和 γ 射线照射已被证实可以有效地消除病毒传播的风险。但是，这些方法有使移植物皱缩的弊端。

患者对异体半月板移植的期望值不应该太高。如果为了阻止关节软骨的退变，应用半月板移植是可行的，但关节内病变较轻的患者，没有临床症状，难以接受此手术。对无临床症状的患者，不必施行此手术。在目前治疗水平，解除疼痛、改善功能即使只是暂时的，也是合理的治疗目标。Jobe 等报道了一组45例患者的47个低温保存异体半月板移植。其中18例患者进行了2年的随访，94%患者的膝部疼痛明显减轻、膝关节功能显著改善。Carter和 Edinger 报道33例患者的34个低温保存的异体半月板移植，随访至少2年，除1例患者外，所有患者的疼痛都得以缓解，26例患者的膝关节活动水平得到改善。

Noyes 和 Barbe-Westin 回顾了 96 个异体半月板移植，半月板均经深冻保存和射线照射，给 82 名有症状的退行性骨关节炎患者进行移植，术后平均 14 个月有 29 个半月板由于半月板退变或再次撕裂而取出，在剩余的 67 个半月板中，有 62 个获得长期随访。在术后平均 16 个月时，对其中的 35 个半月板进行了第二次关节镜探查，9% 愈合良好，31% 部分愈合。58% 没有愈合。他们认为总愈合率与 MRI 显示的术前关节病变程度在统计学上显著相关。MRI 显示存活的半月板出现一定程度的皱缩，这可能提示移植的半月板不能发挥生理功能，从而导致临床移植失败。Janett 报道了 43 例切开半月板移植（16 例新鲜，27 例低温保存），随访至少 2 年，关节镜复查见到有 28 例患者的半月板周边愈合良好，其中 20 例患者的半月板没有出现明显的皱缩。未行关节镜复查的 15 例患者无症状。术前 IV 级软骨病变与临床效果不佳有关。为防止半月板移位并把半月板维持于负重位置，Shelton 和 Dukes 把带骨块的异体半月板经低温保存后进行移植，随访 4 年，结果显示：在低于 II 级关节病变的 16 例患者中，15 例疼痛明显缓解，未再出现肿胀。

（章亚东　冯　华　刘　畅）

参考文献

［1］ Gray A T, Drasner K.Safety of ultrasound-guided regional anesthesia. Anesthesiology. 2010 Jun;112（6）:1538-1539.

［2］ Albright G A, Forster R M.The safety and efficacy of combined spinal and epidural analgesia/anesthesia（6002 blocks）in a community hospital.Reg Anesth Pain Med. 1999 Mar-Apr;24（2）:117-125.

［3］ Widuchowski J, Faltus R, Pala A.The choice of the appropriate type of anesthesia in arthroscopies of the knee joint - own experiences.Ortop Traumatol Rehabil. 2002 Oct 30;4（5）:613-616.

［4］ Chakravarthy V, Arya V K, Dhillon M S, Chari P.Comparison of regional nerve block to epidural anaesthesia in day care arthroscopic surgery of the knee.Acta Orthop Belg. 2004 Dec;70（6）:551-559.

［5］ Jacobson E, Assareh H, Cannerfelt R, Anderson R E, Jakobsson J G. The postoperative analgesic effects of intra-articular levobupivacaine in elective day-case arthroscopy of the knee: a prospective, randomized, double-blind clinical study.Knee Surg Sports Traumatol Arthrosc. 2006 Feb;14（2）:120-124. Epub 2005 Jun 10.

［6］ Smith I, White P F.Use of the laryngeal mask airway as an alternative to a face mask during outpatient arthroscopy. Anesthesiology. 1992 Nov;77（5）:850-855.

［7］ Ng F Y, Chiu K Y, Yan C H, Ng K F.Continuous femoral nerve block versus patientcontrolled analgesia following total knee arthroplasty.J Orthop Surg（Hong Kong）. 2012 Apr;20（1）:23-26.

［8］ Yoon K H,Park K H. Meniscal Repair.Knee Surg Relat Res 2014;26（2）:68-76.

［9］ Mordecai S C, Al-Hadithy N, Ware H E, et al. Treatment of meniscal tears: An evidence based approach. World J Orthop, 2014 July 18; 5（3）: 233-241.

第五章　半月板损伤

第六章

前交叉韧带损伤修复与重建

❖ 第一节 概 述 ❖

公元前埃及人已经提出了膝交叉韧带的概念，同时比较详细地描述了膝关节的解剖结构。古希腊著名医师Hippokrates（公元前460—前370年）曾对膝关节在交叉韧带损伤时发生半脱位进行了描述。古罗马时期医学家Claudius Galen（公元129—199年）将髁间窝内的韧带取名"*Genu Cruciata*"（拉丁文意为膝十字韧带），认为其具有稳定膝关节的功能。但是在此后较长时间内膝交叉韧带未受到人们重视，直到19世纪才逐渐出现较多的相关研究。1845年法国学者Amedee Bonnet在《关节疾病的治疗》一书中提到，前交叉韧带大多在股骨止点撕裂，关节腔内积血、膝关节功能缺失是其主要症状。1850年，德国学者Stark报道了2例前交叉韧带损伤的病例，并注意到患膝弹响、支撑力减弱等膝关节不稳现象。1875年埃及学者George C. Noulis首次报道了膝关节交叉韧带查体中著名的Lachman试验。法国及希腊等国家现在仍将Lachman试验称为Noulis-Lachman试验。1886年，德国学者Gebrueder Weber首先开始对交叉韧带的生物力学进行研究，并描述了前交叉韧带断裂后胫骨的异常活动。

1900年Battle发表了2例前交叉韧带损伤成功修复的病例报道。1903年Mayo Robson报道了第1例前交叉韧带和后交叉韧带缝合术，随访8年效果良好。1913年Goetjes报道了30例交叉韧带撕裂病例，建议对ACL急性撕裂缝合。然而，1916年英国学者Jones指出对前交叉韧带进行缝合是完全无效的，唯一可靠的修复方法是ACL组织瘢痕的自然愈合。1938年瑞典学者Ivar Palmer在《膝关节韧带损伤》的论文中详细叙述了膝关节的解剖、生物力学及病理学研究和治疗方法，也介绍了他研制的钻头和导向器，其研究对交叉韧带修复与重建的发展具有重要的意义。

交叉韧带损伤的治疗包括非手术治疗和修复与重建手术。治疗策略的选择需要综合考虑患者的年龄、职业、伤前参加运动的时间、运动水平、关节内损伤、膝关节韧带松弛度和再损伤的可能性以及膝关节不稳的程度等因素。

ACL手术重建是膝关节重获稳定性的主要手段，选择手术重建的标准为：患者年轻、损伤前运动水平较高、强烈要求恢复伤前的运动水平和积极要求进行手术重建的患者。对参加竞技性运动合并半月板撕裂伤的患者以及ACL缺损导致的慢性膝关节不稳，也应进行交叉韧带重建术。

急性前交叉韧带撕裂的患者多有外伤史，早期检查通常膝关节肿胀，活动受限。手术要待急性期过后，膝关节屈伸功能得以改善再进行，通常为伤后7～10天，有的患者可能需要2～3周的时间。术前应对膝关节进行全面评估，详细采集病史和查体。术前常规行膝关节X线平片检查，以排除骨折，记录下肢力线。磁共振（MRI）扫描可以作为辅助手段确认ACL撕裂及撕裂程度，该检查在记录半月板损伤、骨挫伤和其他韧带损伤方面也具有重要意义。术中关节镜可进一步检查、评估和处理关节内病变。

关节镜下重建交叉韧带具有定位准确、固定可靠、损伤小、保持关节囊完整性，具有传统手术方法不可比拟的优势，已成为ACL损伤首选治疗方法。随着临床与科研对膝关节韧带损伤修复重建和康复的深入研究，其术后功能和疗效更佳。

❖ 第二节　交叉韧带的解剖与功能 ❖

一、交叉韧带的大体解剖

从前方或者外侧观察，前后交叉韧带彼此交叉在一起形如十字，故又被称为"十字韧带"。根据胫骨附着点前后不同将其分别命名为前交叉韧带和后交叉韧带。

前交叉韧带自妊娠45天出现雏形，47天左右出现方向明确的细胞层。妊娠9～10周时，可以清楚地辨认ACL，并含有丰富血供。ACL起点位于股骨外髁髁间内侧面后部、股骨干纵轴正后方的髁间窝内，止于胫骨上端髁间隆起前部稍内侧及外侧半月板前角，呈扇形从后上向前下走行（图6-1）。ACL长31～35mm，宽约11mm，横截面积约为31.3mm^2。也有学者测量ACL平均厚5mm，宽10mm，平均横截面积为50mm^2。

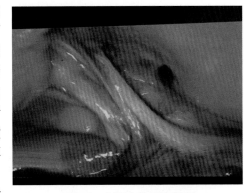

图6-1　ACL大体形态解剖

股骨髁止点：ACL的股骨止点有两个重要的骨性标志，分别是髁间窝外侧棘（lateral intercondylar ridge，即住院医师棘，resident ridge）和髁间窝外侧分叉棘（lateral bifurcate ridge）。住院医师棘最初由William Clancy Jr提出，膝关节屈膝90°时，住院医师棘前后走行于髁间窝外侧侧壁，ACL在住院医师棘的下方（图6-2），而非髁间窝的顶部位置。髁间窝外侧分支棘垂直于住院医师棘，并在其下方，以此为界前后分别是AM束和PL束的股骨止点（图6-3）。膝关节伸直位时，ACL的股骨止点位置才会偏高，因此ACL的股骨止点往往被误解为在髁间窝偏高的位置，实际上，手术时膝关节位置常处于屈膝90°，此时ACL股骨的止点在髁间窝略偏下的位置。

交叉韧带分为前交叉韧带（ACL）和后交叉韧带（PCL），两者位于膝关节股骨髁间的间隙（图6-4）。交叉韧带属于关节内、滑膜外的韧带组织。ACL为滑膜皱褶覆盖，该滑膜起源于髁间窝后方入口延伸至前方ACL胫骨附着部，与脂肪垫和关节囊的滑膜相连续。膝

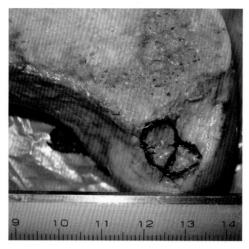

图6-2　ACL股骨止点后缘纤维与外侧髁
间窝后壁的后缘平齐

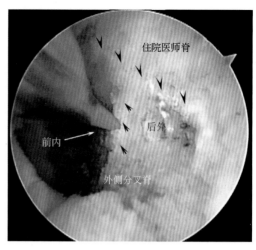

图6-3　ACL在股骨髁间窝住院医生棘的止点

关节屈曲90°时，ACL两束在股骨止点上水平排列，PL束在前，AM束在后。

胫骨止点：ACL的胫骨止点面积大于股骨止点，约是股骨止点面积的120%，ACL胫骨止点为椭圆形，平均宽度为11mm，平均长度为17mm。胫骨止点位置个体差异不大，可根据该平均数值，帮助选择骨道的位置和直径，ACL断裂的患者往往胫骨止点残端完整，因此可根据ACL残端的位置进行准确定位。

前交叉韧带不同解剖束的命名依据韧带束在胫骨附着的位置关系而定，可能是由疏松结缔组织分隔而形成。前交叉韧带分为长而细的前内侧束和大而短粗的后外侧束（图6-5），有的关节镜下双束结构并不明显，显示为单束结构（图6-6）。

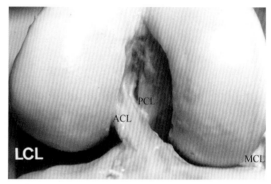

图6-4　前交叉韧带（ACL）与
后交叉韧带（PCL）解剖图

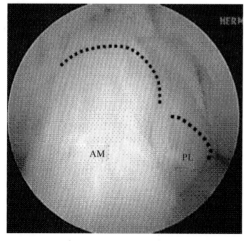

图6-5　前交叉韧带的前内侧束和后外侧束

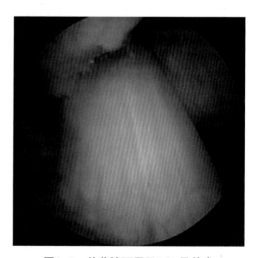

图6-6　关节镜下显示ACL呈单束

Norwood对ACL各束支的功能解剖进行研究后将其分为三束，即前内、中间和后外侧束。他指出在去除其表面的滑膜前，这些独立的韧带束并不清晰。前内侧束止于胫骨髁间棘的内侧面，中间束附着于中线和棘的外侧部，位于前内侧束的外侧。后外侧束附着部位于髁间棘中线的外侧，恰位于中间束最外侧附着部的外侧。没有一束附着在胫骨嵴的结节上。前内侧束向后、上方附着于股骨外侧髁的内侧面。后外侧束偏向前、下方附着于股骨外侧髁。中间束附着于后外侧和前内侧束之间，并在股骨外侧髁皮质近侧和髁间的后部，形成半月形的股骨附着部。尽管人们对于韧带的解剖分支有争论，但都认为在运动过程中ACL韧带内部的纤维束功能是不同的。屈膝时前内侧束紧张，后外侧束松弛；伸直时后外侧束紧张，前内侧束松弛。中间束在膝关节屈伸运动中始终保持张力，并与侧副韧带及关节囊后方增厚部一起限制膝关节过伸。ACL与内侧副韧带具有大致相同的强度，约为PCL强度的一半，但近来也有研究者报道ACL的强度接近PCL。

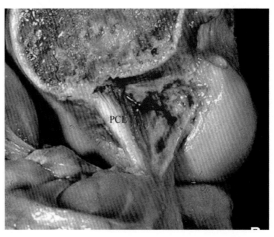

后交叉韧带（PCL）位于膝关节的后方间室，起点位于股骨内髁外侧面前部，附着点呈圆弧形（月牙状），止点位于胫骨关节面部分后下方的凹陷部，通常有一束与外侧半月板的后角相混合，于关节下方斜向上、前内走行（图6-7）。

图6-7　标本显示后交叉韧带起于股骨内髁外侧面前部，止于胫骨平台后关节面下方的凹陷

PCL比ACL大、短、直，后部宽大呈扇形，从胫骨到股骨横截面积逐渐增大，其股骨和胫骨止点比ACL的止点分别大50%和20%，强度是ACL的2倍。Hughston等指出PCL由形成韧带大部分的前外侧部和斜向胫骨后方的、较小的后内侧部组成。伸直时后方纤维紧张，而韧带的大部分则松弛。膝关节伸直位磁共振显示PCL从股骨到胫骨呈弧形曲线。相反，在屈膝时最后方的纤维松弛，而其余部分即前外侧束则紧张。

教科书上对于膝关节十字韧带的解剖明确的描述为前、后交叉韧带被折叠的滑膜相互分开，而1998年Morgan和Cross对30例尸体或截肢的膝关节标本进行十字韧带研究，发现30例标本的前、后交叉韧带之间都有胶原纤维组成的互连带，互连带中均有血管组织，86%有神经纤维。因此不应该把ACL和PCL相互独立起来，而应该综合起来考虑，称为"十字复合体"，并进一步证实膝关节十字韧带不仅有稳定膝关节的功能，而且有本体感受的功能。

交叉韧带主要血供来自膝中动脉，该动脉来源于腘动脉，直接进入后关节囊，进入韧带的股骨附着点附近的髁间沟，呈树枝状横向穿入，与韧带内平行于韧带胶原束的血管相吻合。次要血供来自供应髌下脂肪垫的膝下内、外侧动脉。膝下内和下外动脉经脂肪垫提供了丰富的血供，最近也有研究者认为，来自髌后脂肪垫区域的软组织和滑膜的前方血管，是更重要的血供来源。前交叉韧带的骨性附着点几乎对韧带不提供血供。

交叉韧带内有丰富的神经末梢，前交叉韧带受胫神经发出的神经纤维支配，具有本体感受器的功能。组织学研究表明该神经的神经纤维与纤维小束之间传递疼痛的神经大小一致。在韧带表面也发现有机械感受体存在，在韧带止点尤其股骨侧滑膜的下方机械感受体

最多。Schultz等发现交叉韧带基质中的一些细轴索，以及韧带表面行经的轴索束。韧带中的机械感受器是类似Golgi肌腱器官的结构，主要位于韧带表面，滑膜衬层之下的止点处。人们推测这些结构主要以本体觉感受器的方式工作，传导韧带和关节的信号。

Schutte等认为人ACL存在三种形态的机械感受器和神经末梢。第一种即Ruffini末端，特点为慢适应，对韧带张力的轻度改变有反应；第二种Ruffini机械感受器也是慢适应类型，类似于Golgi肌腱器官；第三种Pacinian小体是快适应机械感受器。此外，还发现了传导疼痛的游离神经末梢，但比机械感受器少。Wada等将白兔的右膝ACL切除后使用髌腱外1/2重建，术后重建韧带用改良氯化金方法染色，对标本中的感觉神经末梢进行形态学确认后记数。结果显示与髌腱对比，重建韧带上Pacinian小体和Ruffini末端的数目没有明显的改变。

二、交叉韧带的组织形态学

韧带是连接骨与骨的短纤维组织束，并为内部结构提供保护。韧带限制和引导关节运动，与骨的几何外形及肌肉和肌腱的动力方向相一致。肌腱是将肌肉和骨骼连接在一起，传递肌肉力量到骨关节，并使关节复合结构沿着肌肉收缩和松弛的方向运动。

组织学研究表明肌腱、韧带、筋膜和关节囊均属结缔组织，具有组织学上的同源性。在许多教科书上，肌腱和韧带一起被划分为致密的结缔组织。两者中Ⅰ型胶原纤维是主要的细胞外成分，其他为蛋白多糖成分和一些小分子蛋白质的组成成分，其数量有所区别。Ⅰ型胶原纤维以波浪状排列更为明显。这些区别使不同部位的韧带能在最大程度上适应力学的要求。两者根本不同之处包括胶原束的宽度、细胞形态、大小以及卷曲。卷曲是肌腱和韧带的共有特点，表现为基质中规则的正弦曲线模式。卷曲的周期和幅度具有结构特异性，可以通过轻度的纵向延长而起到缓冲的作用，纤维不会受到损伤，还可以沿着组织的长轴起到控制张力和吸收震荡的作用。当卷曲的生理机械限度被突破，就会发生不可逆的损害，组织的机械特性也会受损。尽管肌腱和韧带在束内发生卷曲，这两种结构的卷曲模式并不相同。ACL的中央束成直形或者波浪形，表现为平面波浪模式，而周围肌束则呈螺旋状模式。而在髌腱中，所有的肌束都弯曲成螺旋状模式。

交叉韧带肉眼观亮白颜色，主要成分为成纤维细胞和平行排列的胶原纤维束及部分弹力纤维，胶原纤维在较大的功能束内成簇状排列。胶原纤维呈复杂的三维走行，具有拉伸性和弹性特点，在不同的应力负载作用下将发生不同的形变过程。人的ACL主要含Ⅰ型胶原纤维，Ⅲ型胶原位于Ⅰ型胶原之间的疏松结缔组织内，Ⅱ型胶原位于上下止点的纤维软骨和钙化软骨层内。在力学上ACL可以吸收能量，调整内部张力分布结构。但当应力大于屈服点时，胶原纤维将会出现不可逆损伤，ACL难以再继续承受负载而失去作用。Noyes认为ACL复杂的纤维走向使得韧带在关节不同平面内运动，任何移植物都不可能完全替代。

Danylchuk研究发现ACL由直径150～250nm的胶原纤维组成，在高倍视野下呈平行走行。这些胶原纤维组成直径1～20μm的纤维，大部分沿着韧带的长轴走行，其直径与髌腱纤维（45～60μm）类似，但振幅比较短，幅度小于5μm。大量的纤维彼此结合形成亚束单位，其直径为100～250μm。肌腱内膜是疏松结缔组织薄层，包绕亚束单位。在人类，肌腱内膜非常丰富，韧带是由束组成的，因而显得不够均一。胶原束由几十个亚束组成，直径从250μm到几毫米不等。肌腱外膜包绕纤维束，比内膜致密。腱鞘包绕整个韧带，与外膜混合在一起。滑膜覆盖交叉韧带，使其成为膝关节滑膜外结构。

ACL损伤后很难自行愈合，这与其他韧带（如膝MCL）大不相同。研究认为，人ACL内部有圆形的成纤维细胞分布在纤维小束的任意一侧，但是韧带比肌腱的细胞成分更多。ACL的成纤维细胞介于圆形和卵圆形之间，在外观上与髌腱的纤维母细胞十分不同，其直径为5～8μm，长度为12～15μm。细胞沿着纤维束的边缘纵向排列。与髌腱相似，细胞群密集位于网形结缔组织中，这可能是韧带中与腱鞘相对应的区域。人ACL内还有串状排列的类软骨细胞，可以合成酸性黏多糖蛋白，与软骨细胞十分相似。这可能意味着ACL具有软骨性的缓冲能力。

有学者以兔为模型，用常规组织学方法和免疫组化研究ACL的胶原纤维排列方向、细胞堆聚类型及细胞形状。结果发现在ACL中1/3内部有排列紧密、彼此平行的胶原纤维沿韧带长轴走行，被柱状排列的陷窝细胞分隔。细胞周围有无定形物质包裹，内部含有丰富的有机质。这些细胞像纤维母细胞一样可以产生基质，但其形态却与软骨母细胞十分类似。笔者认为，纤维母细胞和软骨母细胞可以在一定条件下相互转化，而ACL中的这种介于两者之间的细胞表型可能是由于力学和营养等条件造成的。在膝关节伸展时，ACL会发生扭转，产生的内部压力可能使其细胞去分化，而该区域血运不佳，细胞营养和氧张力可能来自于滑液，也会影响细胞表型。总之，ACL内部细胞的这种纤维软骨表现，是其断裂后愈合不良的原因。

交叉韧带的上下止点属于直接止点，Cooper和Misol描述了止点过渡层中的4个独立的区域。Ⅰ区中有波浪状胶原纤维，Ⅱ区为纤维软骨区，软骨细胞占主要地位，Ⅲ区中基质逐渐矿化，Ⅳ区中骨基质胶原纤维与矿化纤维软骨混合在一起。在Ⅱ层和Ⅲ层之间有一条深染的线，被称为潮线。四层结构形成了从有弹性的韧带到坚硬的骨之间的过渡，在刚度上的渐变可以防止韧带附着部位的应力集中。

三、前交叉韧带的功能

交叉韧带作为膝关节重要的稳定结构，在关节正常或异常旋转运动时起作用。它们呈铰链式连于股骨髁间窝及胫骨的髁间隆起之间，限制胫骨在股骨上的前后活动，并且有助于控制胫骨在股骨上的内、外旋转。胫骨外旋使两条韧带分开，内旋使其靠紧。交叉韧带和侧副韧带除具有协同功能外，在旋转过程中还具有基本的拮抗作用。外旋时侧副韧带逐渐产生空间交叉并拉紧，限制了过度的旋转运动。旋转中立位四条韧带均维持正常的紧张度。内旋时，侧副韧带纤维可变为垂直和松弛，但交叉韧带相互缠绕，处于紧张状态。膝关节在完全伸直位时，由于骨结构的外形、支持韧带和半月板作用，不能做旋转运动。当屈曲运动开始后，关节囊和侧副韧带及交叉韧带张力逐渐下降，从0°增加到90°的屈曲过程中，旋转活动度逐渐增加。旋转范围从5°～25°，内旋小于外旋角度，因人而异。

ACL是膝关节重要的静力与动力性稳定结构，可以与其他韧带共同保持膝关节的正常运动。Noyes等报道屈膝90°、胫骨旋转中立位时，ACL张力占前抽屉试验中抵抗力的85%。因此ACL是主要的前方稳定结构，其最主要功能是在屈膝时防止胫骨相对股骨的前移，另外还可以在伸膝时阻止膝关节过伸；腿部固定不动时，能防止股骨内旋；不同屈膝角度可控制膝关节内外翻；参与伸膝时最后的锁扣运动。通过选择性切断前交叉韧带发现，在屈膝状态下，前内侧束紧张，提供主要的阻挡作用；在伸膝状态下，后外侧束的大部分紧张，因此后外侧束提供对抗关节过伸的主要力量。当膝关节活动时ACL与PCL两条韧带各有一部分纤维处于紧张状态，在屈膝40°～50°时ACL张力最小。伸直时ACL紧张，防止胫骨向前移位。屈膝时后交叉韧带紧张，可防止胫骨向后移位，并控制旋转活动，起旋转轴的作用，还能防止过伸及过屈。总体上，交叉韧带具有限制膝关节的过伸、过屈及旋转活动的功能。

四、前交叉韧带的生物力学

ACL受力一般为445N，运动时为500～1000N。其强度各家报道不尽一致，Noyes的研究结果平均为1730N，也有学者测量为2160N。一般认为ACL的抗张、抗拉强度随年龄增长而下降。不同速度的加载会引起不同部位的损伤，快速加载多造成实质部断裂，慢速加载容易引起止点撕脱损伤。

有些学者认为单纯ACL功能不全，对膝关节功能影响不大，但当半月板后角撕裂、退变及半月板切除后，或者先前未发现半月板与关节囊撕裂，而发生逐渐拉伸，ACL功能缺失的表现更为明显。目前，多数外科医师认为ACL的断裂是"膝关节功能缺失的开始"。研究显示，切断ACL的中间束可加重前方不稳，而切断前内侧束可增加前外侧旋转不稳。在前内和中间束被切断后，切断ACL的后外侧束可进一步增加外旋不稳及后外侧旋转不稳。在膝关节屈曲位进行前抽屉试验时，前内侧束是阻止胫骨相对股骨前移的主要阻挡结构，随着膝关节伸直，前抽屉试验的抵抗力主要由后外束的大部分承担。后交叉韧带于屈膝时紧张，可防止胫骨向后移位，并控制旋转活动，起旋转轴的作用，还能防止过伸及过屈。

第三节 交叉韧带损伤流行病学与损伤机制

一、交叉韧带损伤的流行病学

英国运动创伤流行病学调查显示，在各种运动损伤中，有16.1%累及膝关节。Miyasaka报道美国ACL撕裂的发病率为0.38‰。丹麦学者Nielsen和Yde报道ACL损伤发病率为3‰。目前在美国每年大约有25万人患有ACL损伤，发病率高达0.6‰，每年新增ACL损伤患者10万例，要进行5万～7.5万例前交叉韧带重建手术。前交叉韧带损伤多发于滑雪、柔道、体操等运动项目中。在高山滑雪运动中，前交叉韧带损伤病例有逐年增加的趋势。20世纪80年代末与90年代初相比较，高山滑雪导致前交叉韧带损伤增加了30倍，同时手术治疗前交叉韧带损伤增加了2.5倍。美国每10万滑雪者中有50例前交叉韧带损伤。足球运动员前交叉韧带损伤占膝关节扭伤的一半。流行病学研究显示，女性比男性更容易发生ACL损伤，从事同一运动的男女运动员，女性ACL损伤者多于男性。挪威女子手球运动员ACL损伤比男队员增加2倍，其中75%的损伤是非接触性的，95%的损伤发生在比赛中。研究发现，女运动员在月经周期的排卵期膝关节ACL损伤的可能性大，可能与女性雌激素高、韧带松弛有关。

运动项目特别是橄榄球、滑雪、篮球和足球等最容易造成前交叉韧带损伤。足球运动员防守移位及奔跑中踢球，是引起前交叉韧带损伤中最危险的动作。在篮球运动中，防守中移动、运球及弹跳投球中，膝关节在内翻、内旋位发生摔倒是最常见的损伤动作。滑雪过程中滑雪板前端受阻时，膝关节外翻同时胫骨外旋，发生前交叉韧带断裂合并内侧副韧带（MCL）和半月板损伤。调查显示，伸膝位着地造成前交叉韧带损伤占29%，双足固定突然旋转改变方向占24%，跑步急停占17%。

二、前交叉韧带的损伤机制

膝关节过度伸直，胫骨对股骨的强力内旋，可以导致ACL股骨附着部的撕裂，也就是足固定同时身体转动，如球类运动员控球急转身。如果此时膝关节处于伸直或过伸位，则后外侧束于股骨内髁附着部撕裂。膝关节伸直位内翻损伤和膝关节屈曲位外翻损伤，都可以使前交叉韧带断裂。无论膝关节处于屈曲位或伸直位，来自胫骨近端前方的暴力，都可以使后交叉韧带断裂，其中以膝屈曲位时受到来自前方的直接打击最为多见，足球运动员和交通事故中胫前突发挡板伤特别容易发生PCL损伤。

1968年，美国医学会运动医学委员会出版了《运动损伤的标准命名法》（Standard Nomenclature of Athletic Injuries）一书，将扭伤限定为韧带的损伤，拉伤是指肌肉或肌肉至骨的腱性附着部的牵拉伤。

按韧带扭伤的严重程度分为三度：Ⅰ度扭伤为少量韧带纤维的撕裂，伴局部压痛但无关节不稳；Ⅱ度扭伤：有较多韧带纤维的断裂，伴有更重的功能丧失和关节不良反应，并有轻中度的关节不稳；Ⅲ度扭伤为韧带的完全破裂，并因此产生显著的关节不稳。Ⅰ度、Ⅱ度和Ⅲ度扭伤常分别被称为轻、中和重度三类损伤。Ⅲ度扭伤表现为明显的关节不稳，可根据应力试验中表现出的不稳定程度进一步分级。有学者根据上述分级方法，将前交叉韧带损伤分为三度：Ⅰ度，前交叉韧带拉长松弛但未断裂；Ⅱ度，前交叉韧带部分撕裂；Ⅲ度，前交叉韧带完全断裂，关节不稳定或出现半脱位。

第四节 交叉韧带损伤的诊断

一、前交叉韧带损伤的临床诊断

临床诊断前交叉韧带损伤多见于非接触性减速运动、跳跃或剪切动作。患者通常摔倒在地不能立即站起，行走困难，膝关节突然肿胀，关节腔内穿刺可抽出血性液体。出现上述情况，发生前交叉韧带损伤的可能性占70%。

常用于诊断ACL损伤的方法有前抽屉试验、Lachman试验、轴移试验等检查方法，都对ACL损伤的诊断具有重要的价值。在无痛和没有肌肉保护性痉挛的情况下，KT-1000/2000检查，可以量化膝关节交叉韧带的检查，有助于ACL损伤的诊断。

前抽屉试验（图6-8）是检查ACL损伤最常用的方法之一，患者仰卧位，屈髋45°，屈膝90°，将足放在检查台上，使股四头肌处于放松状态。医师坐于患者的足背部使其稳定，双手合拢环抱膝关节，双拇指握住胫骨结节处，然后轻柔地反复前后推拉小腿近端，注意观察胫骨在股骨上的滑动情况。在胫骨3个不同的旋转位置下重复检查。开始先在胫骨中立位进行试验，然后在外旋30°位进行试验，最后在内旋30°位进行试验。记录在每个旋转位置下移位的程度，并与对侧膝关节进行比较。若前抽屉试验胫骨前移的距离较对侧大6～8mm，则提示前交叉韧带可能有损伤。膝关节疼痛剧烈时，通常不可能进行常规的屈曲90°位前抽屉试验。

Lachman试验（图6-9）对交叉韧带损伤的敏感性为95%，对慢性前交叉韧带损伤患者的评价更为有效。Lachman试验对检查胫骨前移最敏感，检查时患者仰卧于检查台上，患肢在检查者一侧，膝关节处于屈曲15°位，一只手托住并稳定股骨，将其向上抬起，另一只手握住胫骨近端。当用手指施加向前的提拉力时，拇指可触及胫骨是否相对股骨发生前移活动。胫骨前移活动提示为阳性。

轴移试验（图6-10）可以判断ACL损伤后胫骨位移的情况。但是该检查会诱发疼痛加剧，除非在麻醉条件下，患者往往拒绝重复此项检查。

侧方应力试验（图6-11）有助于诊断ACL损伤伴有侧副韧带损伤。后抽屉试验(图6-12)用于后交叉韧带的损伤诊断，当PCL损伤时胫骨向后方坠落（图6-13）。

二、前交叉韧带损伤的MRI检查

在MRI应用于临床之前，对于膝ACL损伤的影像学诊断主要靠膝关节造影。MRI诊断前交叉韧带撕裂的准确率为70%～100%，Tung报道ACL损伤在冠状位上诊断的敏感性和特异性分别为92%和83%。在矢状位扫描，前交叉韧带损伤的准确诊断率接近95%～100%，Tung和Lee分别报道MRI对ACL损伤的敏感性为95%，特异性为88%～94%。MRI具有软组织分辨力良好、任意方向成像等优点，在诊断关节疾病方面得到了广泛的应用。

MRI扫描效果与体位、条件、机器性能和诊断者的认识水平等因素有关。膝关节外旋15°位进行前交叉韧带扫描比较清楚。正常ACL在MRI各序列中均为边缘清晰的带状低信号影。矢状位ACL在胫骨附着端有时在低信号中可见有与其平行的线条样中高信号，是代表脂肪与滑

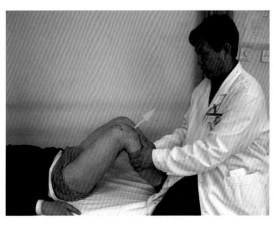

图6-8　前抽屉试验

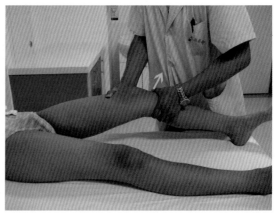

图6-9　Lachman试验

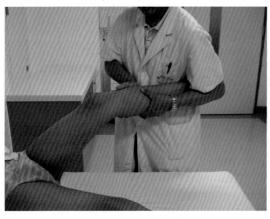

图6-10　轴移试验

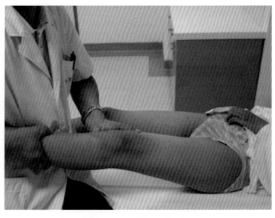

图6-11　侧方应力试验

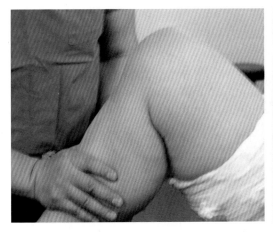

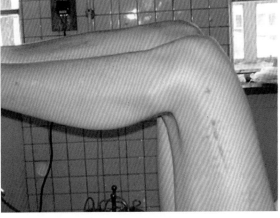

图6-12　后抽屉试验 　　　　　　　　　图6-13　胫骨后坠试验

膜的信号。由于ACL损伤后局部出血水肿，氢质子密度增高，改变了局部的磁场环境，磁共振为高信号，尤其在质子密度加权图像上，信号明显增高。由于部分容积效应，ACL局部出现高信号，影响了诊断效果，必要时可待水肿和血肿消退后再复查MRI，有助于明确诊断。

1.前交叉韧带损伤的MRI表现

ACL损伤的MRI改变可分为主要征象和次要征象。主要征象为ACL信号弥漫性增高，其连续性中断或形态异常（图6-14）。ACL与股骨外侧髁内面夹角称为Blumensaat角，ACL完整时Blumensaat角顶点朝上，ACL撕裂后局部信号增高，掩盖了ACL的边缘，ACL与胫骨平台夹角发生异常改变，导致Blumensaat角顶点朝下（图6-15）。ACL部分撕裂多为高信号或混杂信号且边缘不清（图6-16），有的显示ACL信号呈弥漫性增粗，形态不完整，残留的ACL信号走行扭曲移位（图6-17）。次要征象包括胫骨向前移位，膝关节外侧关节面股骨髁与胫骨平台的对吻损伤（图6-18）。另外，当ACL发生断裂时，胫骨平台外后部撞击股骨外侧髁关节面的中部（这是损伤的直接受力部分），导致常见膝关节外侧部骨挫伤；外侧部撞击后膝关节复位，发生代偿性内翻位，此时股骨内旋，胫骨依然位于股骨前方，这样股骨与胫骨的内侧后方就会发生相互撞击，即胫骨平台内侧可发生外侧部撞击后的对冲性损伤。所以当胫骨平台内侧后方出现骨挫伤信号时，也需警惕ACL断裂（图6-19）。只不过经膝关节外侧部首次相撞击后，力量会减弱，故而内侧部挫伤较外侧部挫伤少见，挫伤范围也较小。

2.前交叉韧带损伤伴骨软骨损伤的MRI表现

文献报道ACL损伤后行关节镜检查发现软骨损伤的发生率为21%～31%，膝关节前交叉韧带损伤慢性松弛的患者，发生骨软骨损伤占54%。MRI对诊断膝关节急、慢性前交叉韧带松弛引起的骨损伤比较敏感。Rosen等报道75例前交叉韧带撕裂的患者中，85%经MRI确诊伴有骨损伤，而Marks等报道有83%经MRI

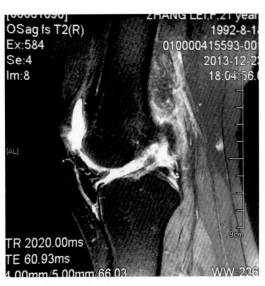

图6-14　ACL信号弥漫性增高，其连续性中断或形态异常

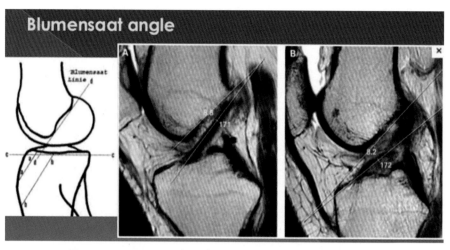

图6-15　Blumensaat角异常（A正常ACL，B撕裂后的ACL）

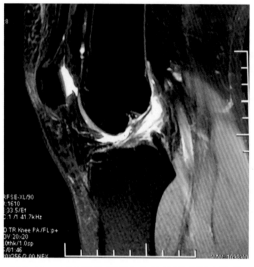

图6-16　ACL部分撕裂多为高信号或混杂信号且边缘不清

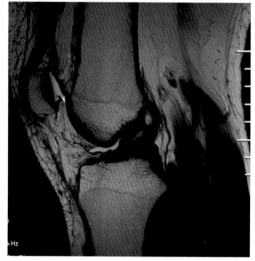

图6-17　ACL损伤信号走行扭曲移位

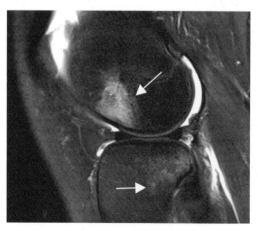

图6-18　膝关节外侧关节面股骨髁与胫骨平台对吻损伤

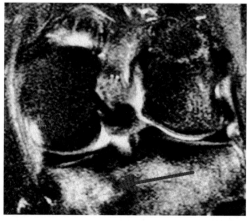

图6-19　胫骨内侧平台MRI为高信号为骨挫伤（箭头）提示有ACL撕裂

得以确诊。软骨损伤多见于股骨内髁的负重面。而Speer等发现83%的急性前交叉韧带断裂患者的骨挫伤位于股骨外髁的上方，89%伴胫骨近端后外侧骨挫伤，这可能是胫骨前移和伴随的外翻作用力对关节面施加压力载荷的结果。

骨软骨损伤MRI表现分为地理图状、网状或线状。地图状损伤与骨皮质边缘和密度增高有关。Vellet报道70%急性软骨损伤为网状，并且与皮质骨无关，均在6～12个月间消退。Vellet等报道21例地理图状损伤中有66%在MRI复查时出现骨软骨缺损、软骨变薄和软骨下骨硬化，网状的损伤代表出血和水肿。Faber等报道急性前交叉韧带损伤患者的X线片显示正常，而MRI能够显示急性的骨软骨损伤。随访复查MRI时发现在最初骨软骨损伤附近的软骨

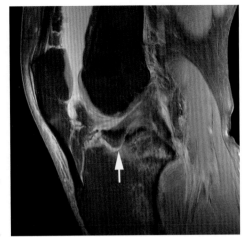

图6-20　胫骨棘骨折提示前交叉韧带胫骨附着部有撕脱

变薄，骨髓信号异常持续存在，这些异常信号改变可能是骨性关节炎的前兆。

MRI检查应密切结合临床表现，如果胫骨髁间棘骨折可造成ACL信号增高而显示不清，有时会发生误诊。胫骨棘骨折提示前交叉韧带胫骨附着部撕脱的病理征象（图6-20）。对于ACL信号增高而不能完整显示时，可进一步减薄扫描或者改变体位，使膝关节轻度外旋约15°，沿着ACL的生理轴线扫描。

三、交叉韧带损伤的关节镜下表现

交叉韧带断裂的病理类型分为：实质部断裂（图6-21），表现为韧带与滑膜一同断裂，韧带断端呈条束状或马尾样，残端漂散在髁间，此类损伤难以原位修复。滑膜包被韧带，外观滑膜组织肿胀、淤血，似乎连续性存在或部分撕裂，但是韧带实质部分已经断端，只是没有露在滑膜外，这种情况很容易造成漏诊，关节镜下将探钩插入其中轻轻牵拉，就可发现断端（图6-22）。韧带附着部撕脱（图6-23），有的带有撕脱骨片，此型损伤可以原位修复。部分断裂，低速应力导致胫骨内旋，同时膝关节过伸，足固定于一点，可造成ACL部分损伤（图6-24）。28%的ACL损伤发生于胫骨和股骨附着部，其余的发生在韧带中1/3。一些学者认为，

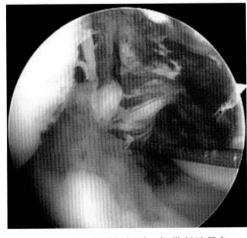

图6-21　ACL实质部断裂，韧带断端呈条束状或马尾样，残端漂散在髁间窝

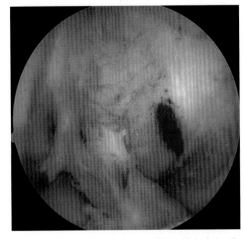

图6-22　ACL滑膜内断裂：韧带实质完全断裂，滑膜没完全撕断或部分撕裂

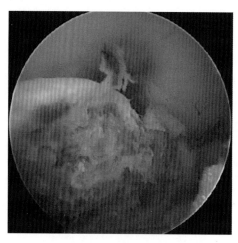
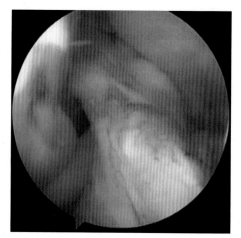

图6-23　韧带附着部撕脱　　　　　　　　图6-24　ACL部分断裂

ACL损伤主要发生在前内侧束，后外侧束少见，而另一些学者则持相反的意见。

由于交叉韧带居关节深处，有关节周围的韧带与肌腱的保护，一般不容易损伤，尤其是后交叉韧带损伤更为少见。如一旦损伤，则常与胫侧副韧带或半月板同时发生。ACL在控制膝的动力学方面起主要作用。它是限制胫骨对股骨前移的主要结构，限制轴向旋转以及内外翻的次要结构。ACL还与其他韧带和关节面一同引导膝的伸屈运动。

ACL损伤后的自然转归尚不清楚，在经常进行旋转性运动的患者中（运动员占很大比例），症状会进行性加重，出现打软腿等不稳症状。研究显示，前交叉韧带部分损伤后，66%的部分损伤患者能恢复到受伤前的运动水平，15%的膝关节遗留打软腿等不稳症状。

通过ACL断裂后继发关节软骨及半月板损伤的临床研究发现，陈旧性ACL断裂合并关节软骨损伤明显高于急性组，损伤程度随病程而加重。在ACL损伤的膝关节，继发骨软骨损害的分布并不一致。有人认为以股骨内髁为主，也有人认为主要发生在胫骨内侧平台的后部。膝内侧间室会受到明显的创伤，MRI显示软骨损伤区水肿（图6-25），严重者可出现大面积软骨磨损与剥脱。ACL断裂继发半月板损伤以内侧居多，双侧半月板损伤亦不少见。

ACL断裂可以导致关节不稳，并可引起半月板和关节软骨的损伤（图6-26），增加了创

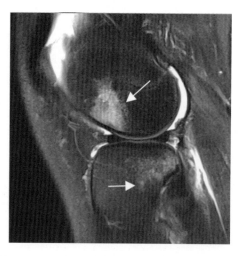
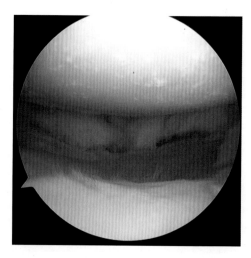

图6-25　MRI显示膝内侧间室软骨损伤区骨水肿　　图6-26　ACL损伤继发半月板及软骨损伤

伤后骨关节炎的可能性。ACL断裂造成动力学异常，引起关节负荷方式发生改变，关节面和半月板的接触压力也相应增加。关节负荷方式的改变和反复创伤会加速膝关节退变。

研究表明，急性期手术重建组除膝关节稳定性早期得到改善外，继发关节软骨和半月板损伤亦较陈旧损伤重建组为低。ACL断裂应在3周内尽早手术重建，以利于恢复膝关节稳定性，改善功能，防止膝关节继发性损伤和肌肉萎缩。

有学者对378例慢性前交叉韧带损伤进行了关节镜检查，检查时间平均为伤后2年，发现软骨损伤的程度随受伤至镜检时间的延长而加重。他们发现最常发生病变的部位在股骨内侧髁，病变发生的频率与半月板撕裂、特别是桶柄状撕裂明显相关。

X线表现胫骨内侧髁靠近髁间嵴前方骨赘增生是慢性ACL损伤的放射学标志，说明关节不稳后发生内侧间室退行性改变。前交叉韧带损伤后，内侧半月板和关节软骨承受剪切力，后期发生失效，所以内侧半月板和骨软骨退变很常见。内侧半月板或者胫骨内侧平台的软骨损伤后，继发股骨内侧髁损伤的可能性增大。膝关节的复发性旋转不稳也会反复产生对关节软骨的剪切力，促进退变的发展。

第五节　交叉韧带重建的移植材料

一、概述

早期由于对技术和认识的局限性，交叉韧带损伤多使用膝关节周围的韧带修补和加强膝关节的稳定性。1912年瑞典学者K.H.Giertz对一例膝关节化脓性关节炎导致关节完全不稳定的病例实施手术，他对屈曲45°畸形的关节一期行截骨纠正，稳定后2周采用自体阔筋膜肌腱束移植，增强关节稳定性，术后关节恢复了稳定和活动功能。这是首例自体移植材料重建前交叉韧带的报道。意大利学者V. Nicoletti于1913年报道了带蒂或不带蒂的阔筋膜及肌腱移植物重建交叉韧带的研究，术后膝关节的稳定性和功能恢复良好。同期俄罗斯学者Grekow亦采用阔筋膜作为替代物重建前交叉韧带的手术。1917年德国海军军医Hoelzel报道了1例陈旧性双膝前交叉韧带撕裂手术，选用阔筋膜作为移植物，修复前交叉韧带损伤并将外侧半月板切除。1918年Matti为膝关节脱位患者选用阔筋膜移植重建前交叉韧带取得成功。该报道比美国学者Bosworth的报道早了18年。

1932年在德国矫形外科学大会上，Verth报道了选用远端附着在胫骨结节的髌韧带作为前交叉韧带的替代物来治疗膝关节慢性不稳。1935年Wittek为16例患者应用Verth的方法进行治疗并取得了良好效果，他认为修补后交叉韧带时选用邻近的组织移植材料效果更好。

1963年Kenneth Jones提出选用带骨块的髌韧带重建前交叉韧带的新技术。德国学者H.Bruckner于1966年提出采用髌腱内1/3通过胫骨隧道和股骨远端隧道，将髌骨块向外上牵拉并固定重建ACL。1976年美国学者Feagin和Curl再次印证Jones的观点，前交叉韧带损伤缝合效果不佳，不能增强膝关节稳定性的代偿，建议对前交叉韧带损伤进行及时的重建。

Dandy首次报道关节镜下用人造碳素纤维代替移植材料进行前交叉韧带重建，实践证明人造碳素纤维材料重建ACL不是最佳选择。近20年来，交叉韧带的修复与重建技术有了长足进步。自体和异体肌腱、人工韧带等重建前交叉韧带的材料已广泛应用于临床，特别是关节镜技术的发展对交叉韧带重建具有重要意义。Rosenberg和Clancy等学者，进一步发展了关节镜下自体肌腱移植重建前交叉韧带的技术。

交叉韧带重建移植物和重建方法的选择非常重要，包括选取具有足够强度和刚度的移植物、提供对移植物有效的固定方法、固定要满足移植物初始强度等。目前可供选择的ACL移植替代材料很多。以自体组织最为常用，如骨-髌腱-骨、腘绳肌腱和股四头肌腱，异体肌腱和人工韧带都有其独特之处。

二、不同移植材料的生物力学

移植物张力对膝关节的运动有重要影响。移植物初期固定对其施加张力可显著改变关节的运动学和膝关节活动时移植物的原位作用力。理论上作用于移植物的理想张力应足以消除膝关节不稳（Lachman试验）。如果初始张力过小，不足以维持膝关节的稳定性，张力过大限制膝关节的活动，并可在以后的活动中，由于过分牵拉移植物而导致其断裂。张力过大还影响移植物的生物学重塑过程，增加关节软骨的接触应力，导致软骨退行性改变。

移植物初始张力有争议，因为日常活动中前交叉韧带的原位作用力尚不清楚，前交叉韧带移植物的黏弹性还未完全明确。至今，仍未确定移植物究竟应该施加多少张力为最佳应力数值，但应避免移植物张力过大。张力过大将影响移植物的生物学重塑过程，并增加关节软骨的接触应力，导致软骨的退行性变。张力太大也可能"锁住"关节，导致关节活动困难，由于改变了关节的运动形式而导致关节的退变。Yoshiya等在犬模型上证实移植物张力过大可导致移植物血运重建不良和移植物退变。术中应将膝关节屈伸活动15～20次，调整移植物张力后再固定。如果不给予移植物一定的周期性预张力，固定后其张力很快会下降30%。重建ACL的张力取决于移植材料本身的刚度和黏弹性，固定时给予的初始张力及膝关节的固定位置。要达到ACL重建前的张力，髌腱所需的初始张力最小为16.2N，双股的半腱肌肌腱为38.25N，髂胫束为61.2N。移植物的张力还取决于膝关节屈伸活动的角度，在完全伸直或完全屈曲的状态下，移植物承受的张力最大，屈曲30°～45°时张力最小。因此，术后用支具将膝关节固定在0°～30°比较合适。

Burks和Leland证实恢复稳定性所需要的移植物张力，具有组织学特异性，并与移植物的长度和刚度有关。髌骨-髌腱-胫骨移植物的张力较半腱肌移植物的要求低，因为前者的腱性部分较短且较硬。对移植物施加张力的效果，取决于施加张力时膝关节的位置和张力的方向。除非移植物进行了预张力，移植物固定后其作用力可降低30%。Yasauda等研究了移植物为双股腘绳肌腱时重建前交叉韧带的作用，最初的张力分别为20N、40N和80N，患者随机分为3组，随访至少2年，移植物最初张力为80N者，其向前松弛度显著小于移植物最初张力20N者。

ACL损伤可用不同的材料进行重建，如髌腱、半腱肌和半膜肌腱、阔筋膜、跟腱等。采用何种材料主要考虑一定形态、移植物的强度、移植物的愈合过程、对供区的损坏程度以及移植后能否建立正常韧带组织相似的附着点。正常人ACL的断裂负荷为2160N。力学试验表明，10mm宽的髌腱强度为2791N，股薄肌肌腱单股为889N，半腱肌肌腱单股为1484N。将股薄肌或半腱肌肌腱折成双股或四股将大大增加其强度，可达到3879N。拟选用的移植物从理论上来讲其强度应等于或大于正常ACL的强度。动物实验表明移植物随时间的延长强度下降。认清这一点对选择移植物及判定患者术后膝关节运动功能有帮助。

目前较常用的是两端带骨块的髌腱、半腱肌股薄肌肌腱。阔筋膜的强度较弱，已较少使用。在临床效果方面，使用髌腱和半腱肌肌腱似乎没有多大的差别。为了保持一定的强度，髌腱移植物不能＜10mm，否则移植物易断裂。髌腱移植物也不能太粗，否则易导致

ACL髁间窝撞击。异体移植物在强度、移植后再血管化、临床效果方面与自体移植物没有大的差别。但移植物的韧带化重塑过程较慢。

1.骨-髌腱-骨移植材料的组织学与生物力学

一般认为ACL重建后移植物要经历以下变化:缺血坏死和细胞增生、再血管化和细胞新生、新生组织重塑。有学者用狗作为实验模型进行自体髌腱中1/3移植,术后组织学检查显示,2周时髌下脂肪垫有明显的血管反应;4周时移植物周围被含血管的滑膜包绕,其远端血供来自于髌下脂肪垫和胫骨ACL残端,近端血供来自于髁间窝后方滑膜组织。血管从两端向中央生长;6周时整个移植物包满带血管的滑膜,移植物中心区有细胞坏死、胶原断裂;8~10周时移植物内部可见血管从两端向中心长入。切片显示移植物内部有毛细血管侵入。16周时再血管化接近完成,只有中间一小部分仍没有血管。20周时整个移植物均显示有内部血管出现,髌下脂肪垫和后方滑膜的血管反应消失,胶原纤维沿移植物长轴排列。26周时移植物内部的血管反应减弱,髌下脂肪垫和后方滑膜的血管结构显示正常,细胞反应减弱。

有学者用兔自体B-PT-B移植物进行研究,术后2周时移植物形态与原始状态一样,内部出现缺血坏死,胶原结构尚存。骨块-肌腱原始结合处细胞坏死,潮线断裂,肌腱-骨块界面可见隧道不连续,充填疏松纤维组织,骨栓在隧道内清晰可见。1个月时肌腱内部细胞完全坏死、细胞浸润,肌腱-骨道界面连续,可见疏松组织,血管、细胞丰富,骨的界面有骨坏死;3个月移植物的关节内部分有密集细胞聚集和血管增生,肌腱-骨道界面完全连接,有胶原纤维从肌腱到骨呈锐角排列,骨块完全重塑,无法和骨块分开。6个月时肌腱内部细胞减少,接近正常韧带,肌腱-骨道界面出现完整的纤维-软骨连接,有类似潮线的矿物层。

Noyes测量人的B-PT-B移植物直径为14mm时最大失效强度为2900N,而10mm时则为2646N,髌腱中1/3刚度为1553N/mm。10mm宽的髌腱横截面积为35~40mm²,其刚度为ACL的3~4倍。以犬为模型进行ACL重建的生物力学实验,发现最大抗拉负荷和肌腱断裂的部位与植入时间有关。术后2~12周时,最大拉出负荷或肌腱长度值有明显差异,而术后12周、26周时则没有明显差异,说明移植物强度在术后12周有明显增强。Shino将6条犬作为动物实验模型,用不带骨块的自体髌腱为移植物,末端缝线用纽扣固定,术后30周进行生物力学测定,测试时保持膝关节屈曲30°,发现有3例于移植物中央部断裂,2例于胫骨附着部断裂。髌腱平均最大失效负荷为1501N,应变率为50mm/min。研究显示在人膝关节B-PT-B重建ACL之后,通过关节镜向韧带内置入传感器,在不增加任何负荷的情况下被动屈伸20次,结果显示向B-PT-B施加负荷可能导致蠕变反应。肌腱中间部的蠕变反应类似于单轴张力测试的效果,而肌腱两端的蠕变则比较复杂。因为,手术后移植物已经不再保持原来的排列方向,其角度随着关节的运动而变化,可使肌腱延长,从而使胫骨相对于股骨发生前移。而移植物的滑动会降低负荷,在循环负荷下使移植物发生变化也会导致胫骨相对于股骨前移。因此,术后过早活动是不利的。

2.腘绳肌腱移植材料的生物力学

生物力学研究表明单股半腱肌腱移植物的抗拉强度低于ACL的70%,不能单独作为移植物。即使是选用强度最大的股薄肌腱补充,也不能满足早期康复运动的强度要求。双股半腱肌腱的强度可以满足移植物的要求,但Wolfgang临床随访研究发现,双股半腱肌腱移植后由于移植物的直径比骨隧道直径细小,关节运动时移植物在骨隧道内发生微小移动和摩擦,导致骨质溶解使骨隧道扩大和膝关节的稳定性降低。

单股、双股和四股肌腱的力学性能测量,结果显示单股股薄肌的最大负荷为837N,单股半腱肌的最大负荷为1060N。双股股薄肌的最大负荷为1550N，双股半腱肌为2330N。单股股薄肌的刚度为160N/mm，单股半腱肌的刚度为213N/mm。双股股薄肌的刚度为336N/mm，双股半腱肌的刚度为469N/mm。四股绳肌联合移植的最大负荷为4090N，刚度为776N/mm。Noyes测量单股半腱肌和股薄肌的最大负荷为1216N和838N。有人测量双股半腱肌-股薄肌联合移植的横截面积为50mm²时与正常ACL接近，生物力学特点与正常的ACL接近。

Zarzycki研究显示四股半腱肌腱最大载荷强度为ACL的229%，二股半腱肌腱强度为ACL的130%，中1/3髌腱骨（BPB）最大载荷强度为ACL的114%。四股腘绳肌腱的生物力学特性完全能够替代ACL的力学强度。Colombet P.等总结了200例腘绳肌腱重建ACL的临床效果，随访至少1年，证明自体腘绳肌腱移植重建ACL的临床效果是可靠的。Scranton PE等前瞻性研究了四股腘绳肌腱重建ACL随访2年的结果，Lysholm评分平均提高42分，Lachman试验、前抽屉试验、KT-1000和Tegner运动水平评分都有明显改善，30%的患者轻微膝前痛。

Ejerhed L等比较了自体髌腱移植和自体半腱肌腱移植重建ACL的2年随访结果发现两组间Lysholm评分、Tegner活动水平、KT-1000关节仪测试、单腿跳测试或IKDC没有显著差异。跪行疼痛，自体骨-髌肌腱-骨组占53%，半腱肌腱组占23%，两组相比差异显著。跪行能力障碍，半腱肌腱移植供区发生概率少，半腱肌腱重建ACL的临床效果与用骨-髌腱-骨重建ACL等同。

三股半腱肌腱重建前交叉韧带，既可以满足早期康复运动的强度要求，又可以避免移植物在骨隧道内移动。Hamada进行了79例三股半腱肌腱重建前交叉韧带，随访2年获得了良好的关节稳定性。三股半腱肌腱+松质骨移植重建方法获得很好的临床效果，其最大优点是骨块-韧带组织完全填充股骨隧道和胫骨隧道出口，移植物固定牢固，可以避免移植物在骨隧道内发生移动，消除骨隧道扩大或由于移植物异常移动而导致的固定失败。

四股半腱肌腱可单独用做前交叉韧带移植物，目前认为四股半腱肌腱可能是重建前交叉韧带最好的移植物。因为四股半腱肌腱强度能满足早期康复活动的要求。四股半腱肌腱移植物胶原纤维的数量相应增加，对骨隧道的顺应性好。

中国人四股腘绳肌腱一般截面直径为7～8mm。由于移植物材料均为黏弹性物质，具有蠕变和应力松弛的特性，也就是当应力维持在一定值时，随着时间的延长，移植物的应变逐渐增加；或者应变保持不变，随着时间的延长，移植物的应力逐渐减小。在固定移植物前，特别是应用半腱肌和股薄肌腱时，肌腱植入前绝对不能忽略预张力，先给予移植物一定的预张力（图6-27），有助于克服由于肌腱蠕变造成的韧带松弛影响膝关节的稳定性。

四股腘绳肌腱是否需要编织，Ferretti等比较了半腱肌腱、股薄肌腱编织和非编织的生物力学性质。结果显示半腱肌腱、股薄肌腱非编织组的平均最大载荷为（1709.3±581.9）

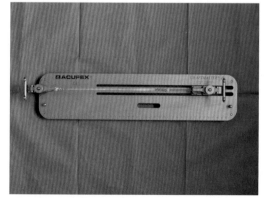

图6-27 肌腱植入前，给予一定的预张力

N，而编织组（2428.3±475.4）N（$P<0.05$）。平均强度分别为（213.6±72.4）N/mm和（310.3±97.3）N/mm。结果证明半腱肌腱和股薄肌腱编织比不编织的力学性能好。Tis J. E.等

采用对照试验方法对编织腘绳肌腱重建前交叉韧带进行了生物力学分析，认为编织腘绳肌腱与非编织四股腘绳肌腱和骨-髌腱-骨相比，体外的平均拉力和强度均较差，编织肌腱在重建ACL时并没有力学上的优势。有学者研究了腘绳肌重建ACL的术后转归情况，通过对2例绳肌重建前交叉韧带术后1年后的组织学改变。其中一例四股半腱肌与周围骨道愈合良好，四股合为一束，胶原纤维排列分布正常，有类似sharpy纤维的结构从肌腱生长到骨；另一例肌腱组织明显退变，与骨道未愈合，胶原纤维溶解，被疏松组织代替，骨道壁出现广泛的骨吸收，认为后者是由于腱-骨界面的血运不良导致的，其原因可能是移植张力过高的肌腱-骨道直径不匹配所致。

3.多股肌腱等张与非等张编织的生物力学

多股肌腱编织缝合，在增强生物力学特性的同时，必然带来一个新问题，即肌腱移植物表面的缝线是否影响术后肌腱与骨道的愈合？为尽量减少缝线对腱骨愈合带来的不利影响，必须在保证编织缝合质量的同时，尽量减少缝线在移植物表面的暴露。Krappinger将人的半腱肌腱按照一种改良的Prusik结和Whipstitch法编织缝合，通过力学试验证实，在施加50N及100N的牵张力时，改良的Prusik结编织缝合的肌腱其刚度及位移均优于Whipstitch法编织的肌腱，但是两组肌腱的最大失效载荷无显著差异。

目前应用的肌腱预张力工作平台多为单轨道式，仅能对单条肌腱行预张力，不能多股肌腱同时预张，更不能在保持等张条件下完成多股肌腱的编织缝合。为解决多股肌腱等张编织缝合的问题，我们自行研发设计了双轨式多股肌腱等张编织工作平台。该平台特点为双轨道设计，可以同时对2条（四股）肌腱实行相同张力条件下编织缝合（图6-28），从而保证编织后的肌腱移植物获得更好的生物力学性能；可通过调节旋钮对肌腱

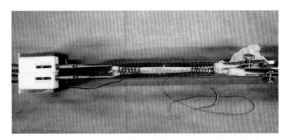

图6-28 在多股肌腱预张的同时进行编织缝合

施加不同的张力且施加的张力数可读；通过齿状卡扣装置自动保持牵张状态，摆脱了传统预张力平台需要手动牵拉施加张力，再调节固定预张力器的螺母等烦琐操作步骤。

4.腘绳肌腱移植不同固定方式的生物力学

Noyes等人研究表明，正常前交叉韧带最大负荷为（1725±269）N，刚度为（182±33）N/mm，Dyson L. Hamner研究了半腱肌和股薄肌的生物力学，认为四股腘绳肌腱移植物的抗拉强度超过了正常ACL抗张强度的250%，他认为腘绳肌腱是重建前交叉韧带（ACL）较好的移植物。采用何种固定方法一直是争论较多的话题。Christine Voigt等将ACL重建的固定方法分为远离关节面的间接固定法、骨隧道内靠近关节面的类直接固定法和直接固定法。国外众说云云，目前缺乏相关的国内研究数据。我们就腘绳肌腱移植，股骨与胫骨端选用不同的固定方法，模拟前交叉韧带重建，并进行了生物力学实验，研究了其生物力学特性，为国内学者ACL重建选择内固定方法提供参考。

生物力学实验采用美国明尼苏达MTS 858 Mini Bionix Ⅱ型生物材料试验机。包埋股骨和胫骨标本后，分别将标本和移植的肌腱端固定在生物力学机的拍具上，从骨隧道口到夹具之间肌腱的距离为32mm（为正常ACL在关节内的平均长度）。加载速度为10mm/min，先行0～100N的预载荷10次，再行50～200N的循环载荷试验1000次，最后行拔出试验。记录循环载荷后的位移、载荷-位移曲线，分析失效载荷、最大载荷、抗拉刚度、100N位移和400N位移等数据，对数据进行统计学分析。实验研究表明，Endo-Button和Rigid Fix

固定组的失效载荷均大于500N，固定强度显示有良好的生物力学特性，界面螺钉固定组，失效载荷8例中5例<450N，说明界面钉对腘绳肌腱的固定存在一定的弊端。

肌腱植入骨道后，发生位移或肌腱张力降低，是引起ACL重建术后失效的主要原因，必须针对位移因素进行相应的处理，避免ACL重建术后失效。Howell S.M.等认为肌腱固定后在隧道内位移超过3mm为固定失效，循环载荷下位移指标非常重要。肌腱结嵌压固定法单一载荷的生物力学结果表明，肌腱结固定组位移曲线较B-PT-B界面螺钉组略微明显。将肌腱结在股骨隧道夯实和嵌压紧密后位移明显下降。

Rigid Fix固定系统是固定方式中最靠近关节面的一种固定方式，其固定刚度、强度、循环载荷后位移等生物力学性能，具有一定的优越性，能有效减少肌腱固定后移植物与骨隧道间的纵向运动"蹦极"效应和横向运动造成的"雨刷"效应。腘绳肌腱移植Rigid Fix横钉固定，为ACL重建提供了一种可靠有效的固定方式。

胫骨侧固定失败也较常见，界面螺钉的固定强度受多因素影响，包括螺钉长度、直径、材质、骨道的制备方法以及置钉部位的骨密度（BMD）等。增加螺钉的长度可以减少移植物在骨隧道内的摆动，使固定点靠近关节面增加稳定性；而螺钉-移植物-骨隧道接触面积增加是否能提高固定强度和改善腱骨愈合？Caborn D.N.等比较了28mm和35mm长的界面螺钉的固定强度，结果35mm长度的界面螺钉固定强度高于28mm界面螺钉。但也有学者持不同意见。Stadelmaier D.M.在尸体膝标本上比较了长度为25mm和40mm的界面螺钉固定效果，发现长钉组与短钉组在失败负荷、刚度上并没有明显差异。增加螺钉直径可能增加固定强度，目前通常使用比隧道直径大1mm的界面螺钉来进行固定。而对腘绳肌腱移植物来说，螺钉直径增大势必增加移植物的切割作用。Namkoong S.在其实验中以四股腘绳肌腱重建前交叉韧带骨道直径8mm，分别用8mm、9mm、10mm、11mm、12mm的界面螺钉进行固定，在循环负荷下发现移植物的滑移并不受螺钉直径的影响，直径11mm的界面螺钉失败负荷最大，比8mm界面螺钉要高20%，他认为螺钉直径超过隧道3mm，并不增加其固定的强度。虽然在100N和400N位移以及刚度方面，Intrafix固定系统与界面螺钉相比，差异没有统计学显著意义。但是，最大载荷界面螺钉为（476.640±64.226）N，Intrafix固定系统为（719.094±160.478）N，抗拉刚度界面螺钉为（63.976±31.003）N/mm，Intrafix固定系统为（96.770±36.848）N。Intrafix固定系统肌腱与螺钉之间有钉鞘相隔，避免了螺钉对肌腱的直径切割，螺钉位于肌腱的中央，对于肌腱的挤压面积大，肌腱与骨道密切接触，理论上增加挤压面积后有利于腱骨愈合。

三、自体移植材料

（一）骨-髌腱-骨移植材料

20世纪80年代中期，骨-髌腱-骨（B-PT-B）移植重建前交叉韧带被外科医师广泛应用于ACL重建术。该移植物的优点是最大载荷高（约2300N）、强度大（约620N/mm），带有骨块可进行坚强的内固定。Noyes测试骨-髌腱-骨的抗张力强度为2950N，而原ACL的抗张力在2160N左右。韧带的两端用可吸收的界面螺钉进行牢固地固定于骨性隧道内，足以承受活动及负重的载荷，骨-髌腱-骨曾被称为是ACL重建的"金标准"。

然而，金标准并不十全十美。B-PT-B手术并发症越来越引起广大学者的关注。如果界面螺钉发生骨块切割，将造成手术失败。如果翻修手术，由于骨道变大，处理起来相当困难。供区并发症也是关注的焦点，Rosenberg报道B-PT-B术后髌骨软化、髌股关节病变、髌韧带和脂肪垫纤维化、髌骨骨折、髌前疼痛、髌腱挛缩和跛行疼痛等问题不容忽视。术后患者爬楼、跳跃、滑雪等活动时膝前疼痛。研究发现髌腱移植术后膝关节髌前痛的发生率（17.4%）高于肌腱移植术后（11.5%）。术后6～12个月，活动时髌股关节疼痛及髌韧带炎的发生率上升。在日常生活中，患者常因膝痛而不舒服，这些症状的出现会影响患者的运动功能。髌腱移植术中和术后还可能会发生骨折，而且髌韧带也存在断裂的危险。中老年患者多合并骨性关节炎，青少年影响骨骺发育，均限制了应用B-PT-B界面螺钉固定法重建ACL的选择。Pinczewski L.A.等比较了关节镜下髌腱移植和腘绳肌腱移植重建ACL随访至少5年的结果，放射学检查显示腘绳肌腱组发生早期骨性关节炎的占4%，而髌腱组占18%。两组的手术结果相似，但髌腱移植的患者发生早期骨性关节炎的危险性更高。髌韧带较窄、髌韧带炎、髌股痛和膝骨关节炎的患者，不适合使用骨-髌腱-骨移植术重建前交叉韧带。

1.手术入路

取自体B-PT-B的手术入路有三种，即髌腱内侧入路、髌腱外侧入路和髌骨下极与胫骨结节两端联合入路。其中髌腱内侧入路（图6-29）用于取髌腱中1/3和髌腱内1/3，髌腱外侧入路主要用于取髌腱外1/3。髌尖和胫骨结节两处短切口取髌腱中1/3的手术入路主要是为了减少取腱时的皮肤切口小更加美观。但两个短切口也有缺点，如果利用很小的髌腱内侧小切口和移动窗口技术取B-PT-B，两个短切口的总长度与髌腱内侧小切口长度相比类似。两个短切口取腱时，髌腱中部潜行取材，可能导致髌腱中1/3处髌腱纤维分离，使更多髌腱纤维损伤。取髌腱的并发症之一是取材部位

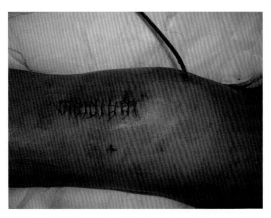

图6-29 取自体B-PT-B的髌腱内侧切口

的髌腱在取材后因为不能被很好缝合，形成以取髌腱中1/3留下的裂隙为分界，将髌腱分为左、右两部分。研究表明取髌腱中1/3后将髌腱的腱周进行缝合，术后2年时与不缝合组进行比较，缝合组髌腱更接近正常。

2.骨-髌腱-骨取材（以髌腱内侧切口为例）

（1）切开皮肤、皮下和髌腱腱周组织 通过小切口的移动窗口技术暴露髌腱上止点附近的髌骨下极、髌腱下止点附近的胫骨结节及髌腱的内外缘。测量髌腱中段的宽度，计算髌腱中段中1/3所占的宽度，并在游标卡尺的指示下沿着髌腱的纤维方向将中1/3的髌腱分离开来。另外一种更简单快速的做法是，无论什么患者，都取髌腱中部9mm的宽度。这样做的好处是：用自体B-PT-B重建ACL的器械准备简单经济，除了胫骨骨道定位器外，准备一把5.5mm的股骨骨道定位器和一只直径9mm的钻头即可。术中修整移植物简单，骨-髌腱-骨移植物取下后，助手只需要将其修整成直径9mm即可。从临床观察来看这样做，即使对髌腱较细弱的女性患者，髌腱被取中1/3后，剩余的髌腱强度也足够。而且，9mm宽度的髌腱移植物重建ACL，即使对体重100kg以上的患者，强度也足够用。

（2）切取胫骨骨块 在髌前滑囊平面显露髌骨和髌腱，测量髌腱的宽度，如髌腱宽度不小于30mm，经腱全层做两个平行切口，间距9～10mm，从髌骨下极到胫骨结节附着处。如髌腱不足30mm宽，则仅用中1/3。经筋膜做平行切口，此筋膜是经髌骨的前面从髌骨的下极到股四头肌腱的止点，远端经胫骨结节上的骨膜延伸到肌腱止点下2～3cm。沿着前

面做骨膜切口，用摆锯与骨的每一侧呈45°角锯开（图6-30），移除2～3cm长胫骨结节骨块。锯完两侧的胫骨结节后，用1cm宽的骨刀撬起游离移植物。用摆锯将胫骨结节长2.0cm（用游标卡尺测量）、宽1cm（用游标卡尺测量）的骨块取下。

注意采用摆锯取胫骨结节骨块时，摆锯的操作只能决定胫骨结节骨块的长度和宽度，而骨块的厚度是由摆锯摆动的深度和术者用骨刀取下骨块时，骨刀进入摆锯缝隙的深浅决定的。如果术者决定用直径1cm的骨道，骨块厚度掌握在1cm较好。最好不要将骨块取得太厚，否则需将多取的骨组织修掉，即使将修整后的骨碎削再植入回远处，也不如少取好。另外注意使用骨刀将胫骨结节骨块取下之前，应该在髌腱胫骨止点近侧用骨刀从左右两侧分别斜行断开所取骨块与近侧骨质的连续性（图6-31）。游离连带髌腱中1/3（或9mm髌腱）的胫骨结节骨块。用剪刀分离髌腱和髌下脂肪垫直到髌骨下极。

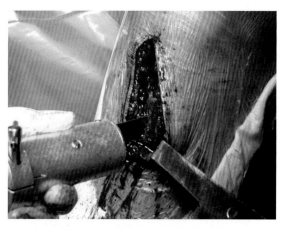

图6-30　用摆锯切去胫骨结节骨块

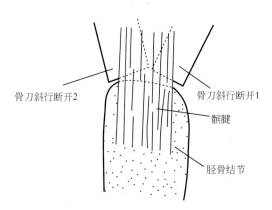

骨刀斜行断开2　　　骨刀斜行断开1
髌腱
胫骨结节

图6-31　用骨刀在取自体B-PT-B两侧斜行分离髌腱胫骨止点近侧的骨质，以免过度取骨

为了保持术后植入物的强度，髌腱移植物直径应10mm左右，不能太细，否则移植物易断裂。但是髌腱移植物太粗易导致髁间窝撞击。髌骨端的骨块为10mm×23mm，胫骨侧骨块通常为10mm×25mm。可用直径为9～11mm的环形摆锯（Stryker）切取两端的骨块，最常用的是10mm的环形摆锯。切割太深有继发髌骨骨折的危险，太浅则移植物太薄不能满足固定的需求。

（3）取髌骨骨块　用摆锯取髌骨骨块，长度2.5cm（用游标卡尺测量）。对于PCL重建，可以将骨块长度延长到3.0cm（用游标卡尺测量）。因为一般髌骨骨块都放在胫骨端，进行PCL重建时的胫骨骨道较长，可以将胫骨骨块取长一些，这样骨块位于骨道口附近的机会会大一些，界面螺钉将骨块与骨道口附近的皮质骨挤压在一起的可能性就会多一些。这样的固定会更结实可靠。如果术者打算使用的骨道直径是9mm，髌骨骨块的厚度取7～8mm即可。这样修整后的髌骨骨块在胫骨端用直径9mm的界面钉固定的可靠性不受影响，同时，考虑到髌骨的特殊性，应尽量少从髌骨上取骨组织。髌骨骨块的厚度像胫骨骨块的厚度一样，是由摆锯摆动的深度和骨刀放置在髌腱下方时与骨刀平行的髌骨表面切线与骨刀之间的距离决定厚度（图6-32）。

髌骨取骨后呈半环形缺损，可降低髌骨的应力，有发生骨折的可能性。沿胫前切开皮肤、筋膜。距髌骨下极20～25mm的皮质使用摆锯平行切割，将膝关节完全伸直，压低髌骨上极以显示髌骨下极，并让助手向上牵拉远端，分离移植物，注意不要破坏或减弱髌腱移植物在髌骨下极的止点。骨块切取后，用巾钳将其夹住，千万小心防止移植物滑落。

3.骨−髌腱−骨移植物植入前的准备

骨−髌腱−骨移植物植入前的修整是完成从取材到术中植入的重要步骤。移植物由助手作植入前准备，术者进行膝部手术，每例手术可以节省30min以上的时间，以便缩短ACL重建的手术时间。将移植物安放在工作平台上进行软组织修整。腱与骨结合部用无菌记号笔标记，沿骨块的长轴画一条线，以便骨块拉入股骨隧道后协助判断其旋转方向。用锉或咬骨钳修平髌骨锐利的边缘。髌骨−髌

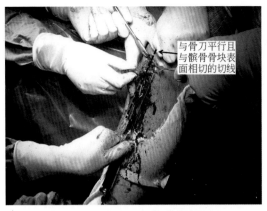

与骨刀平行且与髌骨骨块表面相切的切线

图6-32　掌握取材时髌骨骨块厚度

腱−胫骨移植物的大小恰好通过直径10mm的圆筒状测量器（图6-33）。尽量保持骨块与隧道直径的匹配，骨块应该很容易地通过空芯量具。无论是进行ACL重建的移植物修整，还是PCL重建的移植物，拉入股骨骨道的骨块的末端要修整成"子弹头"样，以便植入时不受额外阻挡（图6-34）。

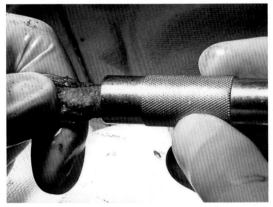

图6-33　测量管测试B-PT-B骨块肌腱材料的直径

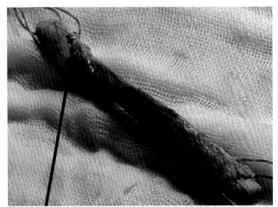

图6-34　植入端的骨块被修成"子弹头"样

用于ACL重建的骨块，胫骨结节骨块往往被修整成直径9mm、长度2cm；髌骨骨块往往被修整成直径9mm、长度2.5cm。植入时，胫骨骨块往往被植入股骨骨道，髌骨骨块往往被植入胫骨骨道。用于PCL重建的骨块，胫骨结节骨块也被修整成直径9mm、长度2cm。但是，有时为了术时的移植物通过PCL的胫骨骨道植入方便，要将直径修整得更容易通过测量套管。而且，为了使得植入时骨块更容易通过胫骨骨道后出口处的折弯处，故意将胫骨结节骨块的长度缩短为1.8cm。在PCL重建的移植物修整中，髌骨骨块往往被修整成直径9mm、长度3.0cm。植入时，像ACL重建时一样，胫骨骨块往往被植入股骨骨道，髌骨骨块往往被植入胫骨骨道。

为了便于术中挤压螺钉固定时辨认松质骨一侧，骨块的远端要用亚甲蓝（美蓝）进行标记。亚甲蓝标记的技巧是：只将骨块远端骨面的松质骨面的边缘进行标记。如果标记面太大，几乎将整个远端骨面都标成蓝色，术中反而不容易辨认哪边是松质骨面，哪边是皮质骨面。另外，标记要延伸到松质骨面和远端骨面交界处的拐弯处。因为如果只进行松质骨面标记，拐弯处不标记，手术时，一旦松质骨面与骨道壁紧贴，就不能看见蓝色标记了。

胫骨结节骨块和髌骨骨块分别用2mm克氏针钻取2个骨孔，以便于牵拉线对骨块的牵拉。

进行翻修手术时不一定按着胫骨结节骨块要在股骨骨道、髌骨骨块要在胫骨骨道的原则。如果翻修手术时股骨骨道的骨缺损较大，因为胫骨结节骨块可以取得比髌骨骨块大得多，此时就可以将胫骨结节骨块放在股骨骨道一侧。骨块修整时要尽量保留允许直径范围内的骨组织，松质骨一侧尽量修整成与整个骨块呈扁椭圆形外观［图6-35（b）］。尽量避免因为松质骨面比较容易修整而休整后骨块几乎成了只剩下皮质骨的情形［图6-35（c）］。一味地追求将骨块修整成圆柱状会导致髌腱在皮质骨上的止点的部分丧失和固定可靠性更高的皮质骨的部分丧失。

在髌骨块钻两个孔，在胫骨结节骨块也钻两个孔，在孔内穿5号缝线。移植物准备完成后，将髌骨-髌腱-胫骨移植物保存在含有抗生素的生理盐水中。也可在胫骨块上钻三个细孔，穿入5号缝线。孔道彼此之间呈直角，以尽量减少缝线被界面螺钉切断的机会。在髌骨块上只钻一个孔，穿入30英寸2号尼龙缝线。用带色的缝线或记号笔标记骨-肌腱连接处。

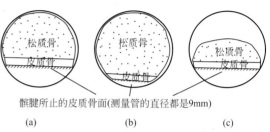

图6-35　不同骨块修整方法对骨组织的保留及髌腱止点强度的差异示意图

（二）自体腘绳肌腱移植材料

腘绳肌腱指半腱肌和股薄肌腱。20世纪70年代Zaricznyi采用开放手术进行半腱肌腱移植重建ACL，至今已经30多年的历史。随着关节镜技术的发展和成熟，应用腘绳肌腱移植重建前交叉韧带的技术已经有了长足的发展。1989年Billotti首次完成了关节镜下单股半腱肌腱重建前交叉韧带，1994年Wolfgang等进行了34例双股半腱肌腱移植关节镜下重建前交叉韧带的报道。1989年Thomas和Rosenberg首次应用三股和四股半腱肌腱镜下重建ACL，1994年Falan等用三股半腱肌腱镜下进行重建ACL的临床研究。

自体腘绳肌腱移植与骨-髌腱-骨相比，取材部位隐蔽，手术切口小，不会损伤伸膝结构，无取材部位并发症，术后康复快，而且在切取移植物后不影响伸膝装置。中老年人如果有髌股关节疾病，有膝前痛病史者、职业需要跪或爬行的人，不愿使用骨-髌腱-骨的患者，对切口瘢痕美容方面有要求的患者，ACL翻修术但髌腱已经被切取过的患者，都可以采用腘绳肌腱重建。

在过去的几年里，由于肌腱固定技术的改进，腘绳肌腱的供区并发症相对较低，使用肌腱移植物者有所增多。采用腘绳肌腱移植进行ACL重建术没有绝对的禁忌证，除非患者从前已经切取过腘绳肌腱，无法再次提供移植物。

腘绳肌腱移植材料的切取：自胫骨结节的内侧1.5cm开始，向远侧做一个2～3cm长的纵行或直切口。筋膜下钝性分离，显露鹅足。确定鹅足后内侧的半腱肌腱（此肌腱是鹅足肌腱的最低处），股薄肌腱位于半腱肌腱的近侧（图6-36）。半腱肌的止点可由胫骨前内侧和胫骨嵴的Y形止点加以鉴别，常与小腿筋膜混合在一起。注意勿损伤隐神经的缝匠肌支和隐静脉。剪断肌腱上所有的筋膜附着，使肌腱剥离器能顺利通过，否则剥离器可将肌腱分离或切断，导致移植物过短。膝关节屈曲约90°，将肌腱牵引拉紧，肌腱剥离器顺其纵轴推进（图6-37），分别剥离半腱肌和股薄肌腱，取肌腱后肌腹自由回缩。切取半腱肌肌腱时注意连同肌腱止点的扩张部和骨膜组织一起切下，有助于增加半腱肌肌腱的长度（图6-38）。将肌腱上残留的肌肉组织刮除，用2-0不可吸收缝线编织缝合两端。测量肌腱的直径（图6-39），中国人四股肌腱的直径为7～8mm。用亚甲蓝（美蓝）在肌腱末端以上2cm处标记，确定被拉入股骨隧道内组织的长度。对于合并有膝关节后内侧韧带复合结构损伤的患者，不宜采用半腱肌肌腱进行前十字韧带重建，因为此方法会进一步损伤膝关节后内侧的稳定性。如果切取肌腱长度＜18cm，宜再切取股薄肌肌腱，组成四股肌腱进行重建，不要勉强用两股半腱肌肌腱，以确保膝关节稳定性。

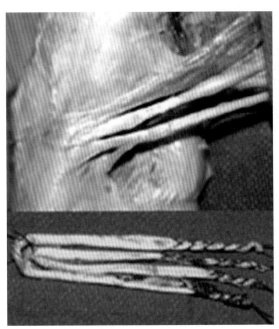

图6-36　股薄肌腱位于半腱肌腱的近侧

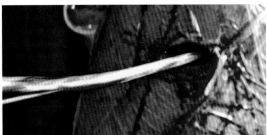

图6-37　拉紧肌腱，将肌腱剥离器顺肌腱纵轴推进

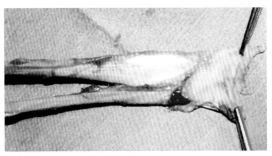

图6-38　连同肌腱止点的扩张部和骨膜组织一起切下，以增加肌腱的长度

四、异体肌腱移植材料

1998年世界范围的调查显示自体骨-髌腱-骨ACL重建占70%，半腱股薄肌腱占25%；四头肌腱和其他材料占4%，异体肌腱占1%。1983年Webster首次报道用冻干同种异体肌腱重建ACL的动物实验研究，1988年Wainer首次报道冻干肌腱重建ACL的临床研究，1994年Bullis首次报道应用异体移植物重建PCL。许多学者做了相关的基础及临床研究。1983～2004年从MEDLINE中共检索出应用异体移植物重建ACL文献144篇，重

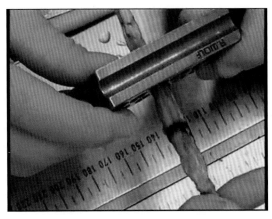

图6-39　测量四股肌腱的直径

建PCL 26篇，相关研究论文有逐年递增的趋势。根据2001年出版的美国组织库协会统计，在过去5年里有200万例异体肌腱骨骼移植。国内起步较晚，国内2001年首次报道应用异体跟腱重建ACL，2003年应用异体跟腱重建PCL。

1. 异体移植物的优点

无供区损伤和无自体组织移植的并发症（髌骨损伤、供区薄弱、断裂等）；可根据需要取足够大的移植物，解决了多发伤交叉韧带重建材料匮乏的问题；简化手术操作，缩短手

术时间；手术切口小，有利于美容；关节僵硬发生率低。异体移植物缺点是病毒疾病传播的可能（＜1∶1500000）；重塑及生物转化缓慢，容易松弛；有免疫反应的可能，费用高。异体移植物重建交叉韧带适合于多发韧带损伤、前后交叉韧带重建术后翻修、内侧副韧带损伤或髌骨骨折等特殊情况下不能取自体材料用于移植的情况下，年龄大伴有关节退行性变的患者不能取自体骨-髌腱-骨的情况下，可选用同种异体移植物。

2. 异体移植物的获取

异体移植物的获取由组织库专业人员完成。移植物取自志愿者的离断肢体或遗体，供体需要经过严格筛选，详细询问医疗、社交、性接触史，供体有无近期感染史，有无传染病、自身免疫性疾病、肿瘤病史、长期应用激素等药物史和吸毒史。进一步物理检查及实验室检查。美国FDA及组织库协会要求，供体必须做血清学检查、供体血液有氧及厌氧菌培养、组织细菌培养、Ⅰ型和Ⅱ型HIV抗体、乙肝表面抗原、丙肝抗体、梅毒抗体、人类T细胞亲淋巴病毒抗体。感染HIV个体6个月才能产生抗体，应用抗体法检测HIV尚有不能检出的可能性，新技术核酸放大试验可更早发现HIV感染个体。移植物获取最好在供体死亡4h以内，最长不宜超过36h。采用无菌技术，保留腱周组织，跟腱需包括跟骨，髌腱应包括髌骨及部分胫骨以便于固定。移植物不能及时储存，应放于保护液中（改良dulbecco's介质），在冷冻条件下运抵组织库储存。

3. 异体移植物的储存方法

（1）深低温冷冻（deep-freezing） 用生理盐水冲洗2次，用MEM（minimal essential medium，含10%胎牛血清）液浸泡10～15min，置入深低温冷冻箱内。从-20℃逐步降至-80℃，深低温冷冻箱温度控制在-75～-85℃，冷冻10d后用于移植。深低温冷冻是最简单、最常用的异体韧带移植物的保存方法。移植物无活细胞，在冷冻箱内可保存3～5年。Arnoczky等通过对狗ACL重建术后异体移植物的组织相容性和微血管形态学的观察，发现新鲜移植物有排斥反应，而深低温冷冻异体移植物抗原性小。认为冷冻使细胞表面标记蛋白变性，破坏细胞膜，从而减少了抗原性。术前30min取出异体移植物，放入庆大霉素生理盐水中自然复温。

（2）冷冻干燥（freeze-drying） 移植物先经过深低温冷冻10d后，然后在真空-45℃/105Pa冷冻干燥处理，剩余湿度＜5%。移植物无活细胞，在室温下可保存3～5年。Indelicato比较新鲜冷冻异体移植与冻干异体移植重建ACL，结果表明：新鲜冷冻异体移植优于冻干异体移植。移植物移植前至少需要30min的复水，待移植物恢复正常组织形态即可应用。

（3）超低温冰冻（cryopreservation） 应用冰冻保护介质剂如亚甲砜抽出细胞内水，控制性降温，每分钟降1℃，至-135℃。移植物最终储存在-196℃液氮中，保持活性超过10年。这种方法通常用来保存精子及胚胎，冷冻过程中细胞内液不结晶，防止细胞死亡。在动物模型中可以看到冰冻后韧带细胞存活，胶原合成。冰冻保护介质剂如亚甲砜能促进血管生成并减少宿主细胞血管内免疫反应。移植物放于正常生理盐水中漂洗，在移植前去除保护介质。

4. 移植物二次消毒

移植物应用以前进行二次消毒处理，可进一步减少病毒传播的危险性，但二次消毒有可能改变移植物性能及重塑。目前使用的二次消毒方法是γ射线照射。美国组织库协会推荐用2.5megarads消毒软组织移植物，Fideler认为至少需要3.0megarads能杀灭艾滋病病毒，然而超过4.0megarads可降低强度和最大应力。移植物是否进行二次消毒尚无一致意见。以往曾经用环氧乙烷进行二次消毒，现已废弃。文献报道：应用环氧乙烷消毒异体移植物，ACL重建术后14个月在患者的移植物和关节液中检测到了氯乙烯-环氧乙烷的毒性代谢产物。组织学和滑液检查证实环氧乙烷毒性代谢产物的堆积导致移植物的转化与重塑受阻，最后造成移植物破裂和完整性丧失。Roberts等报道应用环氧乙烷消毒的髌腱移植物重建ACL失败率高（53%）。25%的患者持续关节腔积液，36%的患者（36人中的13人）出现胫骨或股骨隧道周围囊肿，22%的患者出现移植物完全溶解。

5.最常用的异体移植物

髌腱、跟腱、ACL、半腱肌、胫前肌腱和阔筋膜较常应用。异体移植物重建前交叉韧带，术中可以根据需要取足够的移植物，手术操作及固定更方便。根据所选择的移植物可分为两类粗大腱性移植物：跟腱、髌腱等重建时用作单束移植物，移植物一端或两端带有骨块便于固定，重建方法与取自体髌腱固定方法相似。细小腱性移植物包括指屈肌腱、足趾屈肌腱等移植物需要多束，固定方法与腘绳肌腱重建韧带方法相似。

6.异体移植物的组织学转归

任何生物材料，不管是自体还是异体移植物，作为ACL的替代材料都会经历一个生物相容过程。这一过程包括移植物坏死、细胞再生、血管再生和胶原重塑。异体移植物在韧带重建中起支架作用，为细胞再生提供一个胶原构架组织，最终生成一个类似韧带的结构。移植物的作用在于形成直径很小的胶原纤维。应用DNA探针技术研究表明：重塑过程中异体移植物无成活细胞，2周内供体细胞开始减少，第4周无任何供体DNA存在于移植物中。在山羊模型中将成熟的活性成纤维细胞（ACL细胞）植于移植物周围，被移植的活性成纤维细胞未存活。异体移植物在术后4～6周细胞再生，重塑过程中细胞的再生起源于滑膜的成纤维细胞，再生是在移植物坏死完成后进行的，且由外膜向内进行。移植物经30周形成足够的血管，在1年内达到正常。人的ACL由具有双峰直径的胶原纤维组成。胎儿的ACL为单一模式的小直径（25～50nm）纤维。随着年龄的增长，到成人时一种双峰直径的纤维出现，近1/2的纤维直径为25～55nm，另1/2为77～125nm，在＞65岁的患者中，小直径的纤维又占优势。Shino对在重建术后3～96个月的患者韧带中部表面活检组织进行观察。这组患者包括采用冷冻跟腱、胫骨、腓骨周围筋膜作为移植物，纤维为大直径胶原纤维组成，术后6个月异体移植物活检组织均为小直径纤维组成。说明移植物重塑为小直径纤维对普通大直径纤维的代替。

7.临床疗效

文献报道多数异体移植物重建ACL及PCL获得与自体移植物相似的临床疗效。Nin等报道应用异体新鲜冷冻髌韧带移植重建ACL平均随访47个月，有85%患者膝关节功能正常或接近正常，术后再次关节镜检查与正常韧带相似，ACL表面由正常的带血管滑膜覆盖，无疾病传播和组织反应。Shino等报道应用异体移植物重建ACL平均随访5年，疗效良好。Collette等报道18例自体移植随访2年与20例异体移植的临床效果相似。Harner等报道应用自体与异体移植物重建ACL效果相似，自体移植组伸膝受限发生率较高。Fanelli等报道41例深低温冷冻异体跟腱重建PCL，应用股二头肌腱重建LCL，随访2～10年Lysholm评分平均值为91.7分，Tegner评分4.92分和HSS评分88.7分。Shelton等比较30例自体和30例异体髌腱重建ACL的疗效，分别在3个月、6个月、12个月、24个月，对如下项目进行了比较：关节活动度、肿胀、疼痛、活动范围、髌股关节疼痛、捻发音、Lachman试验、轴移试验、大腿周径，所获结果用chisquare试验分析，两组无明显差别，异体移植组有2例浅表感染。Victor对48例自体和25例异体髌腱移植重建ACL进行比较，随访2年临床和物理检查无明显不同。用KT-1000测定3个月、6个月、12个月自体移植组有较大的前方位移，但2年异体移植组有较大前向不稳定，异体肌腱移植有3例再断裂。

五、人工韧带

ACL重建移植材料中，自体组织移植物的优点在于无免疫排斥反应，其缺点取材有限、供区"拆东墙补西墙"；同种异体移植物的应用虽然方便手术操作，但异体材料质量难以控制、免疫排斥反应、愈合延迟、感染以及费用昂贵等问题。另外在世界部分国家和地区，由于法律和宗教的制约，无法获得和使用异体组织，许多学者研究应用人工韧带重建ACL。人工韧带来源不受限制，能避免自体移植物取材供区并发症和异体移植物的弊端。人工韧带重建ACL操作方便、手术时间短、创伤小、术后可早期活动，康复快，可获得足够的抗拉强度（详见有关章节）。

第六节 影响交叉韧带重建疗效的因素与对策

尽管前交叉韧带重建术的优良率为75%～90%，但仍有部分患者的疗效不佳，主要表现为膝关节持续性疼痛、关节活动度减小和前向不稳定，导致ACL重建术后疗效欠佳的原因较多。

一、继发半月板损伤和骨性关节炎

由于创伤造成膝关节半月板、关节软骨和膝关节周围韧带等组织结构的损伤，构成膝关节不稳定因素，未能得到及时的治疗，并发骨性关节炎。文献报道，急性前交叉韧带损伤伴有半月板撕裂的发生率为50%～70%，外侧半月板多为放射状或复杂撕裂，而内侧半月板多为周缘纵行撕裂，这与内侧半月板和关节囊附着紧密有关。71%的内侧半月板和27%的外侧半月板撕裂是可以修复的。由于膝关节前交叉韧带松弛承受的载荷和异常的剪切应力，晚期会导致半月板损伤，随着受伤时间的延长，膝关节继发性损伤的危险性进一步增高。

近期研究发现前交叉韧带损伤后，膝关节生化环境发生改变。Cameron等发现慢性前交叉韧带松弛患者的膝关节内炎症前细胞因子水平显著升高，如白介素-1和肿瘤坏死因子-α，而保护性抗炎蛋白显著降低，如白介素受体拮抗蛋白。Lohmander等报道受伤后6个月到18年期间，滑液内的基质降解素-1和组织抑制剂金属蛋白酶-1的水平升高。他们推测这些因子的释放可能与创伤后发生骨关节炎有关。膝关节前交叉韧带松弛的患者，如果参加体育活动，反复出现膝关节不稳，将引起半月板撕裂和骨软骨损伤，最终导致骨性关节病。

二、股骨和胫骨隧道的位置

在膝关节生理活动范围内，无论膝关节屈伸度数如何，前、后交叉韧带总是保持等长。保持移植物在膝关节屈伸活动中等长，是膝关节韧带重建术的一个重要生物力学原则，而移植物的等长是由股骨和胫骨隧道的位置决定的。研究表明，在膝关节被动活动时移植物的长度改变不能大于 3mm。所以，股骨隧道的位置是决定 ACL 重建术后成败的关键。特别是股骨隧道的重建点位置不正确，移植物选择不当、肌腱张力不平衡或内固定不良易导致韧带松弛。选择股骨隧道最常见的错误是太靠前，在解剖上 ACL 可分为前内束和后外束，在行 ACL 重建术时尽可能恢复 ACL 正常的等长性。因为前内束在 ACL 的等长性上起决定作用，所以大部分重建术试图恢复前内束的等长性，但临床上达到确切的等长重建比较困难。

正确选择股骨与胫骨隧道等长点十分重要，理想的骨隧道位置是既能消除膝关节不稳，又不会引起移植物的张力过大。股骨隧道位置太高使移植物在膝关节完全屈曲时松弛，完全伸直时紧张。移植物如承受过大的张力将使组织的应变增加，如果移植物过度延长，则导致移植物永久性延长，使关节不稳。

生物力学研究表明，股骨隧道的位置是决定移植物等长的主要因素。股骨隧道位于髁间窝外侧壁的后上方，相当于 ACL 附着点偏后，骨隧道尽可能地偏后时，膝关节屈伸活动时移植物的长度变化最小。

股骨隧道的位置应选在髁间窝顶部右膝 10:30 ～ 11:00 或左膝 1:30 ～ 2:00 处。以半腱肌肌腱为移植物，骨隧道后缘应留 1 ～ 2mm 厚的骨质；如用骨 - 髌腱 - 骨作为移植物，则骨隧道后缘至少应留 2 ～ 3mm 厚的骨质，这样可防止挤压螺钉将隧道后方穿破。

前交叉韧带的纤维束在膝关节运动时承受不同的应力。膝屈曲时前内侧束承受的应力较高，膝伸直时后外侧束承受的应力较高。在膝关节活动的整个过程中，后外侧束显示与完整前交叉韧带相似的倾向，前内侧束的原位作用力保持相对不变。目前，多数医师主张把移植物固定在前交叉韧带胫骨止点的后部靠近后外的位置，最佳再现完整前交叉韧带的功能，并降低移植物在伸膝时对髁间窝顶部的撞击。股骨髁间窝的顶与股骨纵轴形成 40°的角，正好和 ACL 上下附着点连线与股骨纵轴所形成的角度一致。如果移植物放置靠前，发生髁间窝顶部撞击风险增加。

胫骨隧道与股骨隧道不同，胫骨隧道的等长区域在平坦的胫骨平台的矢状面上相对较大，即胫骨隧道的位置对移植物在膝关节屈伸时长度的改变影响不大。胫骨隧道位置不当可导致移植物与髁间窝发生撞击。假定股骨隧道位于等长位置，理想的胫骨隧道位置是应定在 ACL 下止点的中心，即外侧半月板的前角与内侧髁间棘连线的中心点，在 PCL 前方 5 ～ 7mm 处。若胫骨隧道的位置太靠前，可影响膝关节屈曲，由于移植物紧张而屈膝受限，更严重的是当伸直膝关节时可造成移植物与髁间窝顶部发生撞击。

三、髁间窝狭窄及撞击

移植物位置靠前可能出现髁间窝撞击，髁间窝狭窄也是造成前交叉韧带损伤的原因。移植物发生撞击可在髁间窝顶或外侧壁，前者多是由于胫骨隧道太过偏前所致，后者是由于胫骨隧道偏外或髁间窝外侧壁有较大骨赘造成。髁间窝狭窄可致重建的 ACL 发生撞击和磨损，久之则导致韧带松弛。移植物的撞击也是导致患者疼痛及伸膝受限的重要原因。反复撞击后移植物在 MRI 下显示高信号，意味着水分含量增加，而韧带中水分的增加与强度成反比，提示移植物的撞击可使强度减弱。为预防重建的 ACL 与髁间窝撞击，必要时行髁间窝扩大成形术，尤其是对髁间窝狭窄者。另外，进行有限的髁间窝成形术，可提高髁间窝后部的视野，有助于确定股骨隧道的合适位置。

髁间窝的前部加深多少取决于移植物的大小。髁间窝成形向后方应逐渐减少，在股骨止点处不要去除骨质。如果前交叉韧带股骨止点前方存在骨赘应该去除，否则会妨碍股骨隧道位置的正确判定，也妨碍股骨隧道的正确钻取位置。但是，髁间窝成形也应有一定的限度，否则髁间窝成形过度可能改变股骨附着点的位置和膝关节的正常力学。髁间窝顶成形，避免去除过多的骨质，以免膝关节屈曲时，特别是屈曲＞90°时，髌股关节功能障碍。

四、移植肌腱的固定方法

常用的固定方法有界面螺钉（interference screw）、齿压钉（washers）、栓桩法（posts）等，上述各种方法应用正确，均可获得可靠的固定。对标准的10mm骨隧道使用直径9mm的界面螺钉固定骨-髌腱-骨，移植物产生的抗张强度为475N。同样情况下使用直径7mm的界面螺钉，其抗张强度明显下降。一般胫骨隧道骨质较股骨隧道处薄弱，故胫骨隧道使用较胫骨隧道直径大1～2mm的界面螺钉。螺钉的长度与骨块的长度一致，使骨块得到均衡的挤压力。如螺钉过短，未得到挤压的部分骨质在未愈合前易被牵拉折断。如螺钉过长，可能对韧带产生切割损伤。拧入螺钉时要保持移植物持续的张力，避免螺纹割断牵拉线使移植物失去应有的张力。

五、术后康复训练

如果康复训练不当，过早进行激进的运动，而移植物与骨隧道未愈合，将会导致术后再次创伤。术后应遵循膝关节正确的康复程序。其中，应用支具保护膝关节是十分必要的，至少支具保护12周，确保移植物与骨性隧道初步愈合后再去除支具，特别是术后4～8周，韧带坏死再血管化，移植物的韧带化重塑过程和修复重建尚未完成，进行激进的康复训练是非常危险的。在ACL重建的早期，特别是在术后的初始固定阶段，移植物两端固定处往往是力学薄弱点，因此支具的固定有利于早期功能锻炼，防止膝关节粘连而影响活动度。在ACL重建的后期，移植物的愈合发生在骨性隧道口处，移植物的断裂多发生在ACL实质部。

❖ 第七节　前交叉韧带解剖重建 ❖

一、概述

ACL重建手术方法包括解剖重建、单双束重建、保残重建、股骨与胫骨侧双Rigid Fix横穿钉固定重建、骨栓肌腱结嵌压固定法、股骨Intra fix固定双束重建等。

近年来，前交叉韧带（ACL）重建如何更加接近解剖位置受到重视，成为当今的热门话题。在进行ACL重建胫骨道定位时，大多医师参照与后交叉韧带、半月板和髁间棘等相对解剖结构进行胫骨隧道定位；采用经胫骨隧道进行股骨隧道（Transtibial）定位，或经前内入路利用表盘定位法进行股骨隧道定位。这些方法在实际操作时定位简单，应用比较普遍。实际上ACL的解剖个体差异很大，如果对骨道采取统一的定位，则很难完成真正的解剖重建。只有在接近ACL的实际解剖位置重建，才能最大限度的恢复膝关节的解剖结构和功能。

据文献统计，传统的单束ACL重建术后，只有61％～67％的患者IKDC评分正常。许多学者经长期随访发现传统的ACL重建术后，膝关节功能测试仍然存在不稳。传统的ACL重建，没注重个体差异，未完全遵照ACL固有的解剖位置重建，有研究认为这种非解剖ACL重建是手术失效因素之一。长期的临床随访表明：传统的ACL非解剖重建术后，不能有效预防骨关节炎的发生。为了提高ACL重建术后关节功能，重建方法需要进一步改进。

根据匹兹堡大学医学中心（UPMC）骨科的临床与基础研究，UPMC的ACL小组提出了ACL解剖重建的概念，即ACL解剖重建是根据ACL的解剖特点进行功能重建，从而恢复ACL原有的尺寸、韧带胶原走行方向和止点位置。解剖重建不仅只是ACL的双束或单束重建，还包括以此理论为基础，进行ACL重建术后的翻修与加强重建。只有在膝关节原来解剖位置上进行前交叉韧带重建，才能更加符合生物力学的特性，最大限度地发挥ACL的功用。ACL的解剖重建均取得了良好的术后随访效果，膝关节旋转不稳得到有效控制。术后随访显示：ACL双束解剖重建术后，对100名患者进行随访，65% Lachman试验完全阴性；94%轴移试验阴性，KT2000双膝差值为（1.0±2.3）mm；伸膝角度双膝差值为2°±3°，屈膝角度双膝差值为2°±5°。进行日常运动时，所有患者均未出现疼痛、肿胀、膝关节不稳等症状，在进行体育活动时，有75%的患者无任何症状。IKDC平均分值为85.0，术后2年随访50%以上的患者恢复到ACL损伤以前的运动水平。ACL解剖重建符合膝关节的解剖学特点，不破坏膝关节的固有结构。ACL解剖重建时，由于遵循ACL的原有解剖和走行位置，移植物不会撞击髁间窝，因此一般不需进行髁间窝成形。髁间窝成形会破坏骨性标志和去除移植物残端，无法对骨道进行正确定位，而错误的骨道会对移植物产生异常负荷，造成移植物失效。

ACL解剖重建符合生物力学特性，更有利于恢复膝关节的前向和旋转稳定性。传统的非解剖位置的ACL重建，为避免撞击均普遍采用将胫骨止点位置后移的方法，这时ACL的胫骨止点偏向PL在胫骨的位置，股骨止点一般在AM偏高的位置。多项生物力学测试表明，这种位置不匹配的重建方法往往会导致膝关节运动学的异常，导致膝关节活动受限，移植物张力过大，最终移植物失效。

解剖重建较传统重建的股骨隧道偏下，胫骨隧道偏前。因此，移植物在矢状位与胫骨平台的角度更小，而传统的重建方式移植物则更为垂直，这种更接近于水平方向的限制力应该能够更好地控制前后向的稳定性。此外，PL束具有抗旋转功能，需要准确选择PL骨道的位置。因此，准确选择骨道位置是进行ACL解剖重建的关键。Tashman等经过研究证明，传统的膝关节单束重建不能完全恢复膝关节的运动功能，重建后患膝仍然存在旋转不稳的现象。Yagi等通过对膝关节标本测试证明，解剖重建比传统方法的重建能更好地恢复膝关节功能。

二、术前检查

术前检查对于选择合适的术式非常重要。术前的必要检查包括体格检查和影像学检查。体格检查中通常包括Lachman试验、屈膝90°前抽屉试验和轴移试验，术前检查同时需要明确是否有其他韧带的损伤。重建术后的患者如果受到再次损伤，也需要进行仔细评价，若Lachman试验阴性，而轴移试验出现阳性，则需要考虑是否PL束损伤，而AM束完整。特别指出，麻醉下对患者进行再次体格检查非常有必要，有助于正确判断ACL损伤程度。

通过必要的影像学可以判断损伤程度，帮助选择合适的术式。MRI可以清晰地显示膝关节内软组织的状况，对ACL可以清晰地显示AM和PL束，仅有某一束断裂时，MRI也会有所显示（图6-40），此时可以考虑仅对损伤束进行重建。实验表明，MRI的胫骨止点的矢状位的长度同镜下测量的长度有高度相关性，MRI胫骨止点前后径在14.1mm与23.4mm之间。MRI可以正确的量化ACL胫骨止点，因此可以帮助医师在术前选择与ACL原止点相契合的骨道及移植物。

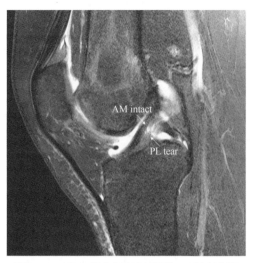

图6-40　T2矢状位显示PL断裂，AM束完好

三、ACL解剖重建的方法与要点

在ACL的解剖止点的中心选择骨道的位置，并最大限度地使移植物和原ACL止点的位置相契合。因此，对于ACL解剖重建，重点是准确判断ACL在股骨和胫骨止点的解剖位置，二是需要直径足够粗大的移植物以契合原止点的面积。

1.手术入路

传统上ACL重建关节镜入路是前内和前外入路，由于解剖重建对视野要求更高，因此ACL解剖重建常规使用三个入路，前外（LP）、中间（CP）和前内辅助入路（AMP）（图6-41）。

（1）前外入路　置于关节间隙以上，紧贴髌腱外侧缘，用以观察胫骨止点和进行关节镜检查，此入路一般置于偏上的位置有利于避开髌下脂肪垫组织。

（2）中间入路　首先在外侧入路监视下，利用腰穿针进行定位，腰穿针在髁间窝中央位置穿出，并平行于原ACL角度，该位置一般在紧贴髌腱内缘的关节间隙位置，有时会穿过部分髌腱组织。该入路用于全面探查髁间窝外侧壁和AM束、PL束的股骨止点（图6-42）。

（3）前内侧辅助入路　首先利用腰穿针进行定位，保证该入路器械可以抵达股骨止点位置，而且不损伤内侧股骨髁。通常在内侧关节间隙以上，髌腱内侧缘偏内大约2cm的位置上。该入路主要是器械入路，可用于股骨止点的定位和钻取骨道。

2.术中测量确定单束与双束重建

ACL解剖重建根据个体的特点首先对膝关节内侧髁间窝的宽度和长度、残端直径进行测量，根据膝关节的固有解剖特点，来选择双束或单束重建。并非所有的患者都适合双束重建，选择单束还是双束解剖重建，取决于患者膝关节的解剖特点。因此，重建时首先利

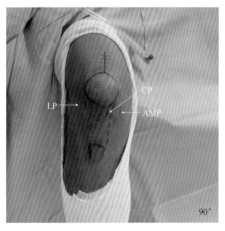

图6-41　右膝ACL重建入路，前外入路（LP），中间入路（CP）和前内辅助入路（AMP）

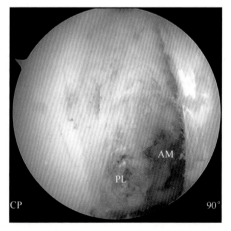

图6-42　右膝屈膝90°，由中间入路可直观ACL股骨止点和髁间窝外侧壁

用关节镜下测量尺对膝关节内的骨性结构、韧带止点和ACL股骨和胫骨止点的大小进行测量（图6-43），根据测量情况，选择单束还是双束重建，选择直径合适的移植物。止点前径、后径如果小于14mm，则不宜选择双束重建，而适合单束解剖重建。

另外，还需要对髁间窝进行测量，测量指标包括髁间窝的宽度，高度和深度。经内侧入路测量宽度，如果髁间窝的宽度小于12mm，很难将导针从前内辅助入路置于AM束的股骨止点，在钻取骨道时，同时会使钻头破坏内侧股骨髁。因此，如果髁间窝宽度小于12mm，不适合双束重建，可以选择ACL单束解剖重建。

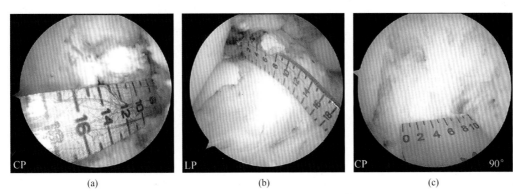

(a)   (b)   (c)

图6-43　右膝屈曲90°镜下测量止点

针对双束或者单束解剖重建的适应证，除了考虑ACL的解剖结构，还需要了解患者是否有其他合并症。ACL双束解剖重建适应证如下：ACL胫骨止点前后径＞14mm；髁间窝的宽度＞12mm；骨骺已经闭合；无严重的骨质破坏或骨挫伤；骨性关节炎Ⅲ度以下；膝关节无其他韧带的损伤。

3.移植物的选择

双束解剖重建通常使用腘绳肌腱（半腱肌和股薄肌）或者同种异体肌腱。使用自体腘绳肌腱作为移植物时，往往移植物的直径不能够满足双束重建的要求，有时也会采取自体腘绳肌腱＋同种异体肌腱混合移植物，进行双束解剖重建。同种异体肌腱进行ACL重建，失效率远高于自体肌腱重建。因此，对运动强度较低的中老年人，如果需要进行ACL重建，可以选择同种异体肌腱。但是针对运动员或者年轻患者，建议使用自体肌腱。研究认为，自体股四头肌腱、骨-髌腱-骨均可以作为移植物，近些年研究认为，选用带骨块的股四头肌腱作为移植物的并发症比骨-髌腱-骨和腘绳肌腱小。若使用一端带骨块的股四头肌腱，骨块端置于股骨侧，肌腱端可以分成两股，进行胫骨侧的韧带重建。关于固定方式，可以根据术者习惯进行悬吊或者挤压钉固定。

4.髁间窝成形

传统ACL重建时，为防止移植物与髁间窝撞击，常常需要髁间窝成形。若要进行ACL解剖重建，不建议进行髁间窝成形。正常ACL在髁间窝内是不会撞击的，而解剖重建的移植物遵循原ACL起止位置走行，也不应该产生撞击。髁间窝成形会破坏髁间窝的骨性解剖结构和标志，影响术者正确选择骨道位置。根据髁间窝的大小选择进行单束或双束的解剖重建，选择符合原ACL解剖特性的手术方式。但对于膝关节退行性变严重的患者，若因骨赘造成髁间窝出口变窄，则可以考虑进行髁间窝成形，以避免移植物撞击。

5.骨道直径的选择

如果移植物采用同种异体肌腱，骨道直径一般是根据原ACL胫骨止点的前后径选择。选择双束重建时，测量胫骨止点的前后径后，一般需要预留2mm的骨桥宽度，如若止点的前后径是16mm，除去骨桥宽度2mm，可以选择8mm作为AM的移植物骨道直径，选择6mm作为PL的移植物骨道直径。这样能够使移植物最大限度的覆盖ACL的原止点，充分达到解剖重建。若采取自体肌腱，根据移植物的直径大小，选择双束或单束解剖重建及合适的骨道直径。

6.股骨骨道位置的选择

屈膝90°镜下观察，如果ACL残端存在，首先选择残端的中心作为股骨隧道的中心。双束需要分别选择AM束和PL束残端的中心。单束则选择AM束和PL束之间的中间点进行定位。如果残端止点模糊不清，则可以根据骨性标志进行定位。

双束重建时的骨道位置：住院医师棘以下，AM在髁间窝外侧分叉棘之后，PL在髁间窝外侧分叉棘之前。单束重建骨道的位置：住院医师棘以下，以髁间窝外侧分叉棘作为骨道中心定位。如果骨性标志不清，可以选择在髁间窝外侧壁的下30%～35%进行定位（图6-44）。ACL单束损伤并需要加强重建时，也需要确认AM或者PL的止点位置，在原止点的位置进行加强重建。

传统的ACL重建常以表盘定位法选择股骨骨道的位置，但表盘定位不能准确定位股骨骨道位置。表盘定位的原则最初是根据膝关节伸直位时ACL股骨止点在X线上的位置来定位的。但膝关节屈曲和伸直时，AM和PL的相对位置并不一样。完全伸直位时，AM和PL为上下关系，AM偏上，PL偏下；屈膝90°位置时，AM和PL为前后关系，AM偏后，PL偏前。同时，表盘定位适用于二维结构，膝关节髁间窝为三维结构，也就是说，利用表盘法定位时，关节镜下11点的位置可能会对应髁间窝三维结构中的多个位置。因此，表盘定位法在进行双束解剖重建时并不适用。

胫骨骨道的选择：传统的胫骨骨道经常定在后交叉韧带（PCL）前方5～7cm与外侧半月板延长线的交点处，该点位置比原有止点的位置靠后，其目的是为了防止移植物撞击。胫骨骨道定位，首先要明确ACL残端在胫骨的位置，因此，关节镜的前外侧入路，尽可能向关节近端，以清楚地观察ACL的解剖止点位置，选择原止点的位置进行定位和钻取骨道（图6-45）。

解剖重建时，股骨止点相对降低，因此有条件将胫骨骨道位置定在更靠前的位置。因此，解剖重建选择胫骨止点的解剖位置，通常比传统胫骨骨道位置偏前一些。ACL损伤后，胫骨止点的残端大部分都存在，因此可以根据残端进行定位，首先确认AM和PL束胫骨残端的中心并进行标记，进行双束解剖重建时，选择ACL原AM束和PL束止点中心进行胫骨骨道定位。

进行单束解剖重建时，首先选择ACL残端的中心位置进行定位，如果残端位置不明，选择原AM和PL中间的位置进行胫骨骨道定位，双束解剖重建实际上是单束解剖重建的基础。如果髁间窝外侧壁骨性标志不明，或者曾行髁间窝成形术，则根据ACL股骨止点的解剖位置，可选择在髁间窝外侧壁下1/3，前后径中心略微偏前的部位作为股骨止点的位置进行定位（图6-46）。

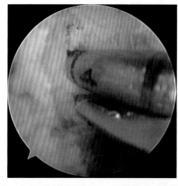

图6-44 右膝屈曲90°，中间入路观察单束解剖重建股骨骨道和胫骨骨道的位置

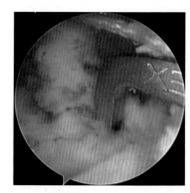

图6-45 右膝屈曲90°，中间入路观察单束解剖重建胫骨隧道位置

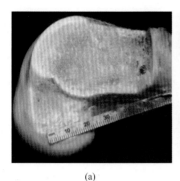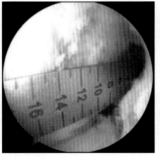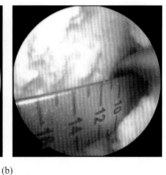

(a)　　　　　　　　　　　　　　　　　　(b)

图6-46　（a）标本中ACL股骨止点中心在前后径中心略偏前位置；
（b）镜下可通过关节镜测量尺找出髁间窝前后径的中心位置，并作为股骨止点中心参考

　　进行单束加强重建或者单束翻修重建ACL时，需要在保护完整束的前提下进行骨道的精确定位，具体可以参照双束重建的骨道选择方式。ACL重建术后出现的旋转不稳定可通过PL束的加强重建进行改善，使用自体或者异体肌腱，充分保护残束或者完整束，股骨端选择PL束止点的中心位置，一般选择在住院医师嵴以下，分叉嵴以前的中心作为骨道中心钻取骨道。胫骨止点选择在AM束或者残端中心位置偏外偏后的位置作为胫骨骨道中心位置（图6-47）。

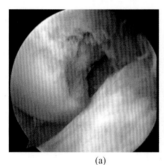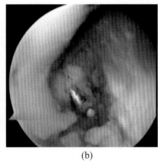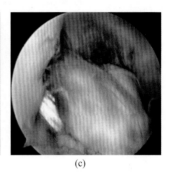

(a)　　　　　　　　　　　(b)　　　　　　　　　　　(c)

图6-47　（a）显示单束加强重建PL束翻修ACL的股骨位置，该患者曾行髁间窝成形术；
（b）为胫骨止点的选择位置，在AM束偏外侧后侧位置；（c）为加强翻修重建术后

7. 骨道的钻取顺序

　　对于单束解剖重建，通常先屈膝120°左右，经前内辅助切口钻取股骨隧道，然后使用55°导向器钻取胫骨隧道。对于双束解剖重建，首先经前内辅助切口钻取PL的股骨隧道，然后分别钻取PL的胫骨隧道，AM的胫骨隧道，钻取骨道时PL胫骨端导向器入路的位置在AM骨道的后内方［图6-48、图6-49（a）］。然后可以选择经PL胫骨骨隧道钻取AM股骨隧道。据统计，在进行ACL双束解剖时，有60.2%的病例经胫骨隧道可以达到AM在股骨的解剖位置。该方法能避免钻取骨道时损伤内侧股骨髁。如果经PL胫骨隧道不能到达AM股骨隧道解剖位置，则可以利用前内辅助切口膝关节过屈位钻取隧道，90%的病例可以经过前内辅助切口到达AM的股骨解剖位置。固定时，AM束在屈膝45°位固定，PL束在伸膝0°位固定。固定完毕后，务必再次关节镜观察，确认移植物张力是否合适［图6-49（b）］。

　　传统ACL单束重建采用屈膝90°位置，经胫骨钻取股骨隧道（Transtibial）的方式，会使股骨隧道位置偏高，偏离解剖位置。为了避免移植物撞击，通常需要后移胫骨骨道位置。因此，此时移植物角度比解剖重建时更为垂直。研究证明相比解剖重建，垂直移植物不能很好地限制膝关节的前向位移和控制旋转。

第六章　前交叉韧带损伤修复与重建

143

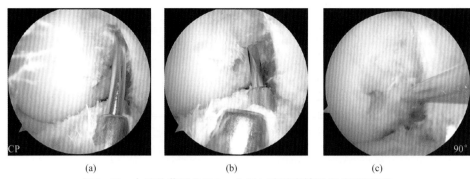

图6-48　右膝关节屈曲90°，中间入路观察钻取AM股骨隧道

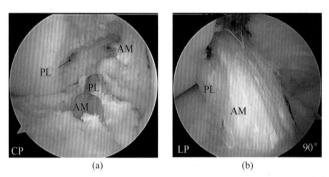

图6-49　（a）右膝中间入路镜下观察，双束解剖重建AM与PL胫骨骨道的相对位置；
（b）右膝外侧入路镜下观察，双束解剖重建后移植物的位置

四、术后影像学评价

术后进行负重位X线正侧位、MRI和三维CT重建等相应的影像学检查（图6-50），对骨道的位置、移植物情况和是否有撞击进行评价，测量移植物与胫骨平台的角度，解剖重建术后的移植物角度应该同术前ACL的角度大体一致。通过CT扫描，尤其是CT的三维重建，可以清晰显示骨道在关节内的位置，因此可以准确评价重建术后的骨道位置。

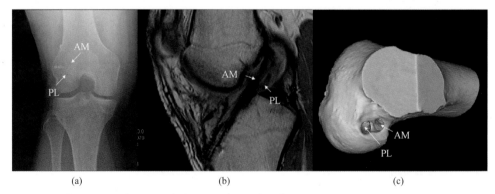

图6-50　双束解剖重建术后的影像学评价：（a）膝关节X线正位片；（b）MRI矢状位T2像；
（c）CT三维重建清晰显示股骨骨道位置

ACL解剖重建要遵循个体解剖差异，复制ACL止点位置。关节镜视野要清晰，明确ACL残端位置，根据原止点位置进行定位。手术入路非常重要，前外入路需要尽量靠近近端，有利于观察胫骨止点，中间入路有利于观察ACL的股骨残端位置以及周围的重要解剖结构，如骨性标志、PCL、半月板等。钻取骨道之前，需要测量原止点直径和髁间窝的尺

寸，根据测量结果选择单束或双束重建，并决定骨道的钻取直径。

总之，ACL解剖重建是建立在一系列生物力学、解剖学、影像学和临床研究基础上的一种重建方式，要点是最大程度恢复ACL的解剖止点位置和纤维走行方向，尽可能恢复ACL原有功能。基础实验和临床研究表明，ACL解剖重建的效果优于非解剖重建。

第八节　单束单隧道重建前交叉韧带

一、概述

前交叉韧带损伤的手术治疗，开始于1898年，Battle采取手术缝合断端的方法来治疗。1913年Nicoletti利用自体肌腱在尸体上研究了前交叉韧带重建，1914年俄国Grekow在人体进行了肌腱移植手术，开创了肌腱重建前交叉韧带的先河。1920年Hey-Groves利用髂胫束重建前交叉韧带后，肌腱移植的方法被广泛采用，经过不断地完善，膝关节术后的稳定性得到明显的改善。1981年Dandy首次报道关节镜下前交叉韧带重建术。到目前为止，前交叉韧带重建效果明显提高，重建的方法也多种多样，但是仍然是采用股骨和胫骨单骨道的重建方法。

胫骨单骨道定位：Jones于1963年将髌腱中三分之一（胫骨附着点保留）通过胫骨前缘送入关节，然后缝合于股骨外髁侧壁来重建前交叉韧带，此方法遇到的问题是髌腱的长度变异较大，对于髌腱较短的患者，重建韧带的股骨点太偏前，影响手术效果。Paul Brief对于未成年患者采用的重建方法是：取半腱、股薄肌腱，不游离胫骨止点，将肌腱的游离端经内侧半月板前角下方穿出进入关节，然后绕过股骨外髁后上方。

over-the-top（OTT）穿出关节，达股骨外髁，将其固定于股骨外侧骨皮质。此方法虽然对膝关节伸直无影响，但韧带在伸直时紧张，屈曲45°后即松弛。Insall等利用髂胫束重建前交叉韧带时采用在胫骨上钻骨道的方法，将髂胫束从股骨外髁OTT引入关节，然后通过胫骨骨道固定于胫骨前方。此方法强调了重建前交叉韧带尽可能偏前内的部分，Ramond等持相同观点。直到1982年，Clancy等仍采用胫骨止点中心前5mm偏内的点为中心钻胫骨骨道。在1985年Odensten and Gillquist仍报道重建前交叉韧带的远期效果不佳，并认为与胫骨的骨道偏前有关，大量的临床报道涉及重建后关节伸屈受限和韧带失效，Brown等提出重建失败的主要原因是骨道定位的不准确和骨道非解剖位置，胫骨骨道偏前引起替代物和髁间窝撞击，常常需要股骨髁间窝成形来解决撞击问题，偏内的胫骨骨道同样会引起屈膝范围的受限。

Odensten解剖学研究认为胫骨止点中心和股骨止点中心连线在伸屈膝过程中长度不变，从而引入等长重建的概念，并建议将骨道中心定位于胫骨止点的中心。所谓"等长重建"是指膝关节在伸屈过程中韧带的长度保持不变而且韧带内的张力也不增加。研究者们多认为没有绝对的等长重建，膝伸屈过程中韧带的长度变化小于2mm即可视为等长重建。如果没有选择等长点重建，在关节活动时，股骨和胫骨止点之间的距离会发生较大的变化，引起替代物在某一角度的过度牵拉，从而引起它在其他角度的松弛，影响关节的稳定性，因此，等长重建成为前交叉韧带重建的一条重要原则。

二、手术适应证

一般来说，自体B-PT-B可以用在所有的ACL重建手术中。但以下两种情况，无论是自体B-PT-B还是同种异体B-PT-B都不是首选对象：生长发育期儿童的ACL损伤重建，由于股骨和胫骨的骺板没有闭合，骨道穿过骨骺容易损伤。文献报告B-PT-B骨块会导致骺板过早地部分闭合。对于生长发育期的青少年，采用腘绳肌腱作为移植物，股骨端用Endo-Button固定，胫骨端用双门形钉返折固定，对生长板影响最小，相对比B-PT-B安全得多。虽然股骨端采用Endo-Button固定，移植物在骨道中术后可能会产生"蹦极"效应造成骨道增宽，但临床研究证明，至今为止少有产生膝关节稳定性下降的后果。无论是PLB还是AMB部分损伤重建，采用B-PT-B作为移植物，因为骨道直径在8mm以上，钻取骨道时会造成交叉韧带在股骨与胫骨骨道上、下止点的破坏，界面螺钉固定会对止点处血供产生影响。采用2股半腱肌腱股骨端Endo-Button固定效果会更好。自体B-PT-B的取材、修整见有关章节内容。

三、手术入路的选择

进行ACL重建时，只需要常规的前内侧入路和前外侧入路即可。ACL重建前内侧入路比标准的前内侧入路低1cm，以便于放置胫骨定位器，使定位器的水平臂与胫骨平台平行。前外侧入路取自体骨-髌腱-骨已经使得髌腱本身受到一定程度的消弱，术中制备前外侧入路时，应尽量避免损伤髌腱。膝关节前外侧入路有两种作法，一种是在髌腱外缘与髌骨外缘交界处，另一种是在屈膝70°～80°，外侧关节间隙上缘延长线紧贴髌腱外缘处。在做关节镜外侧入路时，真正所触及的髌腱外缘多是髌腱外侧部的边缘与髌腱开始增厚的主体部分的交界处。

如果紧贴着髌腱外缘做外侧入路，会切断髌腱外缘部分，取了髌腱中1/3，又进一步损伤了外缘部分。B-PT-B取材部位的并发症有髌腱断裂的报道。因此，进行自体B-PT-B重建ACL手术时，制备前外侧入路应该注意保护髌腱外缘的边缘，前外侧入路最好旁开髌腱外缘0.5cm。

四、ACL单束重建胫骨隧道技术

Howard认为不论个人偏爱何种方法定位，都应该定在等长点上。Morgan等做关节置换时测得前交叉韧带的中心距离后交叉韧带前缘7～8mm，并且和膝关节的大小无关，并据此设计了一个紧靠后交叉韧带前方定位的定位器，将骨道中心点定位在PCL前方7mm，几乎相当于从外侧半月板前角内缘向胫骨髁间棘之间，胫骨内棘的前方2mm，并将后交叉韧带、外侧半月板前角和髁间内棘作为前交叉定位时的"标志"。

伸直时骨道应该位于股骨髁间窝前壁的后方，如果太偏前，会引起韧带和髁间窝的撞击；太偏后钻头有可能会损伤后交叉韧带。Hutchinson等发现半月板前角和前交叉韧带间的关系，有1/4的因半月板损伤、退变和缺失等原因不能测量，1/4胫骨前棘和前交叉韧带的关系因为胫骨内棘低平或者最高处宽广没有局限性的尖部而不可确定，后交叉韧带成为唯一一个可靠的定位参考标记。Hutchinson解剖发现前交叉韧带的后缘和后交叉韧带的前缘之间距离为6.7mm，前交叉韧带中心距后交叉韧带前缘10mm，与Morgan测得的7～8mm有很大差距。McGuire测得止点中心到后交叉韧带前缘的距离为7～10mm，并和膝关节的前后径有关。有人提出在术前测量膝关节前后径，但多数作者认为没有必要。Howell等认为即使将重建骨道置于胫骨止点的中心，仍有韧带撞击的情况，主张将胫骨骨道再向后移2～3mm，这样不但能够防止撞击，而且关节的伸直和屈曲都能得到明显改善，并基于防止撞击的观点设计了胫骨骨道的防撞击定位装置（One Step Tibial Guide, Arthrotek, Inc., Warsaw, Indiana）。Miller通过尸体实验证实将胫骨骨道定位在胫骨止点后半部分即可避免韧带和髁间窝的撞击，而不需要防撞击定位器和其他个性的测量数据，Merchant T.C.临床结果发现胫骨止点位于中心点后方的重建较中心点重建效果更好。在胫骨中心点定位及其后方成为目前胫骨定位最常用的方法，韧带重建术后的效果得到了明显改善。但关于胫骨止点中心点到后交叉韧带前缘的距离各家测量结果仍有较大差异。

如果只简单地选择前交叉韧带的胫骨止点的中心来做重建交叉韧带的胫骨骨道，那么相对于髁间窝顶来说这个点偏前，容易出现前撞击，更向后一点选择胫骨骨道虽然并不是解剖重建自然的前交叉韧带，但恢复了前交叉韧带的功能，并能避免髁间窝撞击而引起的失败。可见，前交叉韧带胫骨定位经历了一系列变化。

文献资料所描述ACL单束重建胫骨隧道的定位，早期是以ACL单束结构为基础进行的。胫骨隧道的定位参照有以胫骨髁间嵴之间为参照、以PCL前方纤维为参照、有单纯以ACL残端的"足迹"为参照、有以外侧半月板前角游离缘作为参照的，也有上述方法中的2～3个结合起来进行胫骨骨道定位的。在术中，单束重建的胫骨骨道定位如果以内、外侧髁间嵴为依据，会因为AMB的胫骨止点包在内侧髁间嵴上，即AMB的胫骨止点已经跨越了内侧髁间嵴的顶点到达了内侧髁间嵴的内侧了，以内、外侧髁间嵴之间的概念定位会导致胫骨骨道偏外。如果以ACL残端作为定位标志，在许多情况下，特别是ACL陈旧断裂的患者，ACL的残端几乎被完全吸收，这时很难作为定位的参照。胫骨后缘增生严重的患者，胫骨髁间后窝的前壁也会有增生、变形，镜下所见的平齐胫骨平台的PCL前方纤维，就会被骨赘挡住，就会将骨赘顶部露出来的PCL纤维当成是平台水平的纤维位置，因为PCL纤维走行方向是从后下到内上的，PCL前方纤维的位置靠前，以PCL为参照容易将骨道位置定得更靠前，影响胫骨骨道的确定。随着人们对ACL止点解剖研究的深入，对ACL的AMB和PLB胫骨止点的进一步研究，已经为ACL单束重建的定位提供更准确的方案。

理想的单束重建胫骨骨道定位法是将胫骨骨道以前后和内外两个限制因素定位在每个膝关节ACL的AMB和PLB之间，而且为了防止重建的韧带与PCL撞击，该定位的止点应该较正常ACL足迹的中心点偏内、偏后。重复性较好又比较理想的参照线，就是外侧半月板前角游离缘的延长线（图6-51）。临床实践也发现，这样的定位方法既准确，重复性也好，受到其他因素的干扰也小。外侧半月板前角游离缘也会有一些变异，但比较少见。一旦因前角形态变异导致胫骨骨道定位困难，则以其他结构作为参照。在额状面上，单束重建胫骨骨道与正中矢状面的夹角是20°，则很难通胫骨骨道钻取股骨骨道（图6-52）。

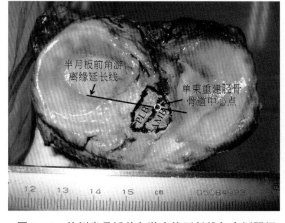

图6-51 外侧半月板前角游离缘延长线与内侧髁间嵴外侧斜坡底部的交界线，为ACL单束重建胫骨骨道定位点

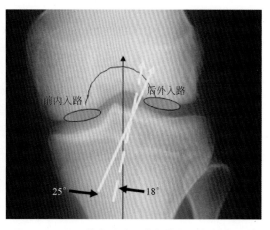

图6-52 ACL单束重建，在额状面上与正中矢状面夹角25°时比18°更容易通过胫骨骨道定位钻取股骨隧道

ACL单束重建的胫骨骨道在矢状面上方向的确定是由胫骨骨道定位器上的角度决定的。在手术中术者选择的角度从40°～60°不等。我们对ACL的AMB与胫骨平台水平面夹角的测量是65.82°±5.47°，而PLB与胫骨平台水平面夹角的测量是51.59°±5.62°。也就是说，如果重建一个介于AMB和PLB之间的ACL单束结构，更符合解剖的单束重建胫骨骨道在矢状面上的夹角即胫骨骨道定位器上的标定角度应该是65°。但如果我们选择65°，要通过胫骨骨道定位和钻取理想的股骨骨道就会非常困难。相反，如果选作40°操作起来就非常容易。因此，许多人选择了40°，理由是单束重建本身也不是解剖重建且手术操作方便快捷。

同股骨骨道一样，术后对胫骨骨道位置的评价也很重要。Harner四分法的判定方法简单、实用、快速，是比较适合临床的一种方法。Harner四分法是将胫骨平台正中矢状面分成四等份，注意不是内侧平台的前后径和外侧平台的前后径四等份。Harner所标记的四等份线既没有延伸到内侧平台的最后缘，也没有延伸到外侧平台的最后缘，而是平台正中矢状面前后缘的连线。将此线分成四等份，正确的单束重建的胫骨骨道应该在第二等份内。比较容易犯的错误是胫骨骨道太靠前。反之，太靠后的胫骨骨道也是不正确的。

Steaubli的计算法（图6-53）的具体细节在图解中一目了然。如果ACL单束重建的胫骨骨道位置良好，oc/ox应该是43%。从投影的位置来看该方法与Harner四分法似乎不太一致，但从骨道口的位置来看，如果都用胫骨正中矢状面标定，其结果是一样的。Steaubli的计算法，评估胫骨骨道的位置非常准确，但是方法太复杂，一般都是在科研时对胫骨骨道位置进行量化。

自体B-PT-B单束重建ACL移植物的固定可参考有关章节。

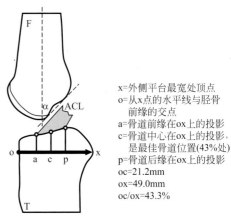

x=外侧平台最宽处顶点
o=从x点的水平线与胫骨前缘的交点
a=骨道前缘在ox上的投影
c=骨道中心在ox上的投影，是最佳骨道位置(43%处)
p=骨道后缘在ox上的投影
oc=21.2mm
ox=49.0mm
oc/ox=43.3%

图6-53　Steaubli的ACL单束重建胫骨骨道位置评估法TIFF

五、股骨隧道定位与钻取技术

Hefzy等研究发现，股骨止点位置的轻度变化，均能够非常明显地影响韧带的长度和张力特性，股骨起点和胫骨之间大于3mm的移动会造成韧带张力增加400%，超出许多固定方法的拔出试验力（248N）。Melhorn指出股骨定位偏前和偏下会引起替代物在伸直时松弛，屈曲时紧张；股骨定位太偏上，则替代物伸直时紧张，屈曲时松弛。早在1963年，Jones利用髌腱中1/3重建前交叉韧带时由于远端保留的原因，替代物的长度不足，很难达到前交叉韧带的股骨止点，只能将髌腱近端缝合于股骨外髁的内侧面的前方，这种非解剖重建的方法容易导致韧带的松弛和关节功能受限。MacIntosh等采用髌腱中间1/3和与其相连的髌骨表面腱膜以及部分股四头肌腱表层作为替代物，保持胫骨止点不游离，增加了替代物的长度，将替代物穿过股骨外髁后方"越顶"（over-the-top）点，在股骨外侧骨皮质固定，并报道了早期的优良效果。但是由于髌骨表面腱膜的强度远远低于前交叉韧带的强度，故而在薄弱部容易引起替代物的断裂，临床的远期效果不佳。虽然如此，MacIntosh基于前交叉韧带的解剖提出的点重建的方法至今仍被Paul Brief等用于对未成年患者的重建，以避免损伤患者的骨骺。为了取得足够长度、强度一致的髌腱，Clancy将髌腱中1/3和相连的髌骨和胫骨游离，在接近over-the-top点附近钻取股骨骨道来重建前交叉韧带。Ramond 等也提出股骨点，尽可能位于后上部分，由于符合前交叉韧带中最重要的前内束的解剖，成为早期重建的标准。为了尽可能达到股骨外髁后上部分，Norwood 设计了经股骨外髁后方入路由关节外到关节内的定位装置。但由于早期重建点偏后上，重建的韧带在伸直时紧张，屈曲后即松弛。Penner 等实验发现股骨侧不做骨道，肌腱绕过过顶点，固定在股骨外侧的方法，引起伸膝时替代物长度较屈膝 90° 时平均延长 4.9mm，长度变化会导致韧带松弛失效，远期效果不佳。直到 1985 年，Odensten 报道了重建前交叉韧带的远期效果不佳，并进行解剖研究认为，重建物的不等距现象是主要原因。他们进一步提出前交叉韧带股骨止点中心和胫骨止点中心连线的纤维，在膝关节屈伸过程中长度不变，将股骨定位点移到过顶点，屈膝 135° 时连线长度变短，较伸直位差 10mm（35mm/45mm），股骨点较正常止点偏前方 10mm。屈曲时连线的长度变长 7mm（21mm/28mm），短于韧带的长度 31mm。根据测量数值他们提出了韧带中心点重建和等长重建的主张。Hefzy 等通过尸体的研究发现，在 Blumensaat 线的后端附近，接近过顶点位置存在一个等长过渡线区域，几乎占据了股骨止点的近端部分，面积 80～90mm²，在等长线后方屈曲时纤维松弛，在此线前方的纤维屈曲时紧张。如果选择 Blumensaat 线后端远方 3mm（正常韧带解剖止点的前上缘）为等长点，在股骨等长点和其后部的重建（后上和后下 3mm），替代物均可在屈膝 20°～120° 明显恢复膝关节的稳定性，而且替代物本身张力并不高；如果选择重建点在等长点的前方 3mm，会明显限制关节的活动，在屈膝 80° 韧带的张力会明显增加，此观点也得到 Markolf 的试验证实。Howard 认为在过顶点韧带并不等长，韧带在伸直时紧张，而屈曲时松弛。

由于前交叉韧带慢性损伤，在手术时股骨残端常常吸收消失，手术当中多不能参考股骨的残端纤维为定位标志，确定股骨位置所能依靠的标志是股骨髁间窝后壁，特别是过顶点。为了更好地观察髁间窝后壁，术中常常需要屈到 70°～80°，此时髁间窝后壁在冠状位上呈圆弧形，因此欧洲运动创伤、膝外科和关节镜科学学会建议在冠状面上以时钟位置确认前交叉韧带股骨止点的范围和定位点。在右膝前交叉韧带的股骨止点分布在 8：00～11：00，等长重建多选择在 10：30～11：00。Cooper 等试验发现最等长的骨道位于髁间窝顶部 12：00 位，骨道后壁保留 2mm 的骨壁。Woo 等通过 5 年以上的临床随访研究认为股骨骨道位于近端（深而向上，股骨骨道前壁位于股骨髁宽度后方 40%）者 88% 的稳定，效果满意。骨道位于远端（浅而向上）62.5% 的替代物失效。

前交叉韧带重建关键的一步就是选择理想的股骨隧道。最理想的隧道位置是能使移植物在膝关节整个运动范围内受的张力最小。为创建股骨隧道，识别股骨外髁的后皮质骨嵴以及确定过顶位置非常重要。ACL 股骨定位以髁间窝外壁后缘为定位标志，过顶位前方 7mm，导针的位置应定在左膝的 1～2 点和右膝的 10～11 点的位置。最理想的位置是在创建股骨隧道后，后缘皮质保留 1～2mm。近年有人指出股骨侧双隧道重建 ACL 时，应分别定位于 AMB 与 PLB 股骨止点的中心。中心点的定位是否最合适，目前还不清楚。以前的研究仅指出前交叉韧带 AMB 股骨止点位于前近侧，靠近过顶位，PLB 股骨止点位于后、远侧。王健全等人的研究表明，前内束股骨止点的面积略小于后外束，两束中心点连线的距离为（9.42±1.51）mm，后外束中心点到过顶位点连线的距离为（11.8±1.60）mm，到股骨外髁软骨缘的最小距离为（6.16±1.00）mm；前内束股骨止点中心点位于 10：10±7（右膝）或 1：49±5（左膝），为股骨侧双隧道重建 ACL 定位时选择中心点定位和过顶位定位点提供了国人的数据。

有人通过胫骨隧道或通过微切口完成股骨隧道的钻孔。K. Donald S. 认为通过微切口对髁间窝外侧壁后部的观察最为清晰，如果能观察到髁间窝的最后部，那么股骨隧道就能得到适当的后置，这个位置就是正常ACL在股骨的附着点。如果使用经胫骨隧道技术，在股骨的导针穿过胫骨隧道时，膝关节应处于80°～90°的屈曲位。小于这个角度会导致后皮质爆裂，大于这个角度容易使导针前移。把导针尽可能平行地放在胫骨孔的中央可以避免在股骨扩孔钻通过时造成胫骨隧道的扩大。

1.股骨隧道的定位方法

有三种技术可用于股骨隧道的定位：双切口方法、单切口经胫骨骨道方法和单切口经前内入路方法。

（1）双切口方法　除常规胫骨前内侧入路外，需要附加一个外侧切口暴露股骨干骺端，利用前方或常采用的后方入口"C"形导向器定位、经股骨外髁向关节内钻股骨隧道，此方法最古老而且最容易定位，缺点是需要两个切口增加了创伤，术者的依赖性较强，重复性不佳，而且需要良好的视野以避免定位偏前。

（2）单切口经胫骨隧道定位法　使用带有舌状部分的导向器，舌状部分置于过顶点位置，因而骨道位置被标准化，可以通过不同大小的导向器控制骨道后壁到股骨髁后壁的距离，以避免骨道后壁的爆裂，是关节镜下重建越来越常用的方法。其缺点是受胫骨骨道的限制，对胫骨骨道的位置和方向依赖性强，定位的位置偏髁间窝顶，骨道可能处于非解剖位。

（3）经前内入路法　经前内侧入路所用股骨导向器可和经胫骨骨道的一样，但Howard设计了专用的导向器，其舌状部分和股骨髁后壁部分贴合更好。经前内入路避免了胫骨骨道的限制，骨道定位更向外侧在10:30位（右膝），位于解剖位置；由于骨道的方向和Blumensaat'线呈直角，骨道后壁不易爆裂。其缺点是定位时需要关节屈曲达130°，视野不佳，而且在矢状面上骨道的轴和替代物的轴向不一致，尤其伸直位时夹角更大，容易引起替代物对骨道前壁的压力过大，导致骨道的增宽。

Giron等通过尸体研究认为此三种方法定位的股骨隧道之间没有统计学差异，骨道前壁位于Blumensaat线前方的下部占64%～66%，骨道的下壁位于股骨髁高度的上部占26.5%～28%。虽然各种方法有不同的优缺点，但均可用于定位于股骨髁，尽量靠近端的位置上。当然，还有些术者相信自己目测的技术，不使用股骨定位器。Howard认为不论个人喜好如何定位，都应该定位在等长点上，虽然有经验的大夫可以通过裸眼定位股骨点，但不是很可靠，要求精确、重复性好的定位方法，应该依赖导向器定位。

近年，前交叉韧带对膝关节旋转的控制功能受到重视。等长重建由于靠近关节的旋转轴，其控制旋转的作用不足。解剖研究证实等长重建（右膝11：00位～12：00位）的骨道并非完全处于解剖位点上，前交叉韧带的大部分纤维要低于此位置，并且更加靠后，即位于等长区的后方，因此这些纤维在伸直位紧张，屈曲60°后松弛。在伸膝过程中此部分的纤维从前向后逐渐紧张，限制关节的前向移位。由于大部分运动均在屈膝60°以内完成，所以此位置的重建不但符合解剖，而且能在运动中较好地稳定关节。

Arnold等认为符合解剖重建的股骨隧道中心应位于10点位，即所谓单束中的"解剖重建点"。Loh进一步通过尸体进行生物力学研究表明10点位和11点位相比在较小屈膝范围时（30°）两者限制胫骨前后移位上功能相当，但在限制旋转方面，10点位更加优越，更加接近自然前交叉韧带的生物力学特性，但是，两种重建位置均不能恢复自然前交叉韧带稳定关节的功能。由于前交叉韧带的大部分纤维并非等长的，只有其前方少部分纤维接近等长，有不少学者赞成解剖重建，认为更加接近自然韧带的特性。由于

10:00位更加向外，经胫骨隧道重建很难在此处定位，需要采用经位置较低的前内侧入路来定位。

在膝X线标准侧位片上，根据Bernard方法将股骨外髁前后径和Blummensaat线以远部分均分为四等分，更靠近Blummensaat线的位置（前后径的后方43%、上下径的上方8%）为等长重建，远离Blummensaat线的位置（前后径的后方25%，上下径的上方40%）为解剖重建。根据Stäubli的研究，如果在侧位片观察前交叉韧带胫骨止点，胫骨近端前后径最宽处测量，前缘后方总长的25%处为韧带前缘，43%处为韧带中心，62%处为韧带的后缘。

无论采取任何重建方法，目前单束重建前交叉韧带所采用的自体替代物多是圆柱状，不能重建扇形展开的前交叉韧带的形态。

2.ACL单束重建股骨隧道的位置

确定ACL股骨隧道位置，必须对ACL股骨止点"足迹"（图6-3）进行解剖学研究。由于人种的关系股骨骨道定位的研究结果也不一致。关于股骨骨道位置的高低，文献报告多数关节镜医生使用的有五种：①右膝定在11:00，左膝13:00；②右膝在10:00，左膝14:00胫骨；③少数术者为了追求保险右膝定在10:00～11:00之间，左膝在14:00～13:00之间；④极少数术者将股骨骨道定位在比11:00或13:00还高的位置，比如11:30的位置；⑤最新趋势股骨骨道定位比10:00或14:00还低的位置。根据我们的解剖学研究，ACL单束重建时骨道位置应定在比10:00或14:00稍低一些的部位。

Loh、Freddie H. Fu 和Woo等2003的研究结果显示，单束重建股骨隧道定位在10:00与定位在11:00相比，前者在控制膝关节前后稳定性和控制膝关节的旋转稳定性比后者好。是否10:00的位置或14:00的位置是最好的呢？目前尚无最终结论。

解剖学研究，ACL在股骨止点的后缘纤维与外侧髁间窝后壁的后缘平齐（图6-54）。虽然股骨隧道的厚度越往深处骨道后壁会越厚，但是骨道入口处的后壁决定着骨道的前后位置。因此，在股骨骨道钻取时，定位器应该是骨道定位并钻取后，在髁间窝外侧壁后部骨道入口处骨道后壁的厚度是1mm左右最佳。只有这样，才能保证重建的ACL的纤维止点尽量靠后，接近正常ACL的位置。

要实现股骨骨道后壁在骨道钻取后只有1mm的要求，就需要有多种规格的股骨骨道定位器。比如，股骨骨道的直径分别是6～12mm（翻修病例），则股骨骨道定位器

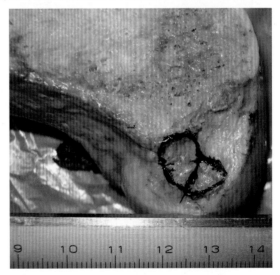

图6-54　ACL股骨止点后缘纤维与外侧髁间窝后壁的后缘平齐

的半径也不同（4～7mm）。如果只有一把7mm的股骨骨道定位器，用来定位并钻取直径6mm的股骨骨道，骨道位置会人为向前移动3mm，就容易导致韧带和髁间窝顶部撞击。

不同屈膝角度钻取的同一位点的骨道方向是不同的。如图6-55所示的实线代表屈膝90°经胫骨骨道所钻取的股骨骨道；虚线所带表的是屈膝120°经前内侧入路钻取的骨道，骨道方向几乎与Blummensaat线垂直。从骨道方向考虑，屈膝90°所钻取的股骨骨道在膝关节的正常屈伸活动过程中所受到的剪切力比屈膝120°经前内侧入路钻取的骨道要小。

3.股骨骨道位置的确认和评估

ACL单束重建股骨隧道技术包括ACL股骨与胫骨止点位置和骨道前后位置的确定及骨道方向的确定。股骨与胫骨隧道最佳位置的钻取固然重要，但是术后正确评估对今后总结经验教训，避免犯重复性错误。比如髁间窝外侧壁是隆起型还是陡峭型的，解剖上的差异对股骨隧道的定位有区别，避免这些不利因素造成的误差。术后X线片对骨道位置的评估十分重要。目前骨道评估方法有多种，比较公认的骨道评估方法还是Harner四分法（图6-56）。利用X线片的Harner四分法是至今为止最快捷、方便，又非常准确的评估方法。将Blumensaat线分为四等分，股骨隧道应在Blumensaat线的后1/4，如果骨道在第三等分处还可以接受，再往前骨道的位置就不正确了。

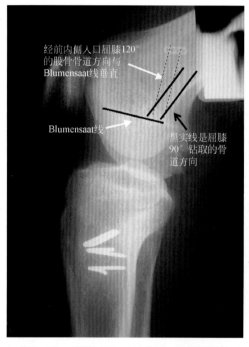

经前内侧入口屈膝120°
的股骨骨道方向与
Blumensaat线垂直

Blumensaat线

黑实线是屈膝90°钻取的骨道方向

图6-55 屈膝90°和120°在同一位置钻取的骨道的方向和韧带植入后所受的剪切力不同

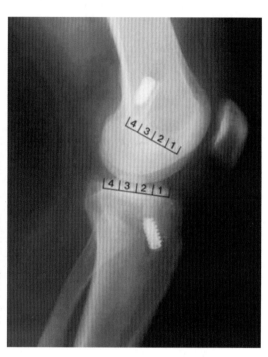

图6-56 Harner四分法评估
B-PT-B术后骨道位置

比较严谨的术者，术中用克氏针定位骨道后，在没有钻取骨道前用"C"形臂X线机透视确认骨道的位置，随之进行调整，使隧道的位置更加完美。

第九节　双束重建前交叉韧带

一、概述

由于前交叉韧带两束支在功能上具有一定的独立性，单束重建只能部分恢复前交叉韧带的功能。近年来，双束双隧道重建前交叉韧带在国际上逐渐被医生们采用。由于分别重建了前交叉韧带的两束支，这种方法在理论上能更好地重建前交叉韧带的解剖结构，从而更好地恢复膝关节的稳定性。

　　1987年Mott提出了用腘绳肌腱进行双束重建前交叉韧带的理念，后来Rosenburg介绍了关节镜下双股骨隧道和单胫骨隧道重建ACL的方法。Mae对股骨单束单隧道和双隧道重建ACL进行了生物力学分析，结果显示采用四股腘绳肌进行双股骨隧道解剖重建ACL比传统的单隧道重建更具有良好的稳定性。Yagi用尸体膝关节模拟解剖重建ACL，评价和对比了前内侧束和后外侧束重建与单束单隧道重建ACL，在对抗前向胫骨负荷和联合旋转负荷方面的效果与膝关节的生物力学研究。结果显示ACL解剖重建比传统单束重建更具有优势，更具有对抗胫骨前向和旋转负荷。1994年，Munet用双股骨、双胫骨隧道重建的方法重现ACL双束的功能和形态结构。他们认为此手术方法可以增加腱骨的接触面积，促进腱骨结合部的愈合，术后可以积极的康复治疗，不会损害关节功能。于1999年他发表了54例至少2年的随访报告，显示前向稳定性良好，且没有严重并发症。

　　Belisle测量了膝关节标本在不同屈曲角度时前交叉韧带两束支的紧张模式，并测量了双束与单束重建前交叉韧带后移植物的紧张模式，结果显示双束重建能更好地恢复正常前交叉韧带两束支的紧张模式，而单束重建只能恢复前内侧束的紧张模式。Seon采用导航系统对单束与双束重建，进行了术前与术后膝关节的稳定性测量。在前后稳定性上，双束重建组的前后位移缩小了12.5mm，单束重建组缩小了10.5mm；在旋转稳定性上，双束重建组旋转角度缩小了9.8°，单束重建组缩小了5.6°。两组数据显示双束重建比单束重建能更好地提高膝关节的前后稳定性和旋转稳定性。

　　在临床研究上，Fu F.H.随访了100例采用双束双隧道重建前交叉韧带的患者，随访期为两年，结果显示86%的患者术后膝关节的功能接近正常。然而最近有些学者对比了单束重建与双束双隧道重建前交叉韧带的临床效果，发现二者之间并没有明显的统计学差异。Gudas对比了单束与双束重建患者各35例，随访期两年，两组患者IKDC及Tegner评分也无明显差别。Asagumo随访了71例双束重建与52例单束重建的患者，平均随访33个月，随访期内两组在KT1000、屈伸膝力量和Lysholm评分上并无明显差别，只是双束重建组患者膝关节的活动范围要好于单束重建组，故作者并不推荐常规使用双束双隧道重建前交叉韧带。Streich对比了男性运动员分别使用双束与单束重建前交叉韧带的临床效果，平均随访两年，IKDC评分显示两组间并无明显差异。作者认为，对术后膝关节功能要求较高的患者，在施行单束重建时可以把股骨隧道内口定位得低一些，即10：00和2：00的位置。

　　近年来，为了更好地模拟前交叉韧带的解剖结构，许多学者尝试双束重建前交叉韧带，而且在尸体实验上也证实双束重建可以更好地控制关节的旋转，但临床随访研究发现和单束重建没有明显区别。这其中有许多种原因，如替代物术后塑型、手术技术和术后评价系统等。但是，手术技术是其中最根本的因素。

　　到目前为止，双束重建在技术上还存在许多未解决的问题，例如：定位的标志还不明确，骨道的位置选择、固定角度还不统一。适合解剖重建移植物的直径到底是多少？临床上还缺乏实用的、准确的定位装置，大部分均为目测法，即使使用定位装置，定位的方法还不准确。这些问题的解决，对于双束重建是至关重要的。目前在国际上双束重建技术方面的研究还较少。为了模拟前交叉韧带前内束和后外束的功能，文献上曾出现不同的双束重建方法（图6-57、图6-58），大致可分为双骨道模拟双束重建、三骨道双束重建、四骨道解剖双束重建等方法。

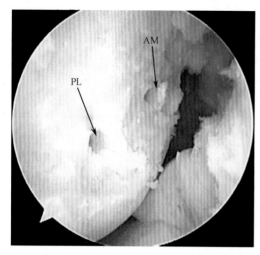
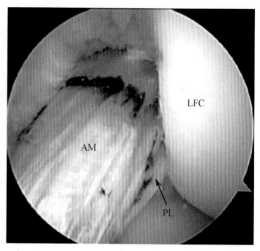

| 图6-57 股骨和胫骨双骨道 | 图6-58 双束双骨道ACL重建 |

膝关节伸直时正常前交叉韧带的纤维在矢状面上平行走行，但是，当屈曲时后外束、前内束相交叉。有些术者为了模拟此特性，在屈膝90°固定时通过简单地旋转骨-髌腱-骨替代物以获得类似双束重建的效果。Takeuchi等将两个长25mm、直径9mm的骨柱嵌入半腱肌和股薄肌腱围成的腱环中央，骨块分别位于两端，通过缝线固定两个骨块和肌腱，做成和骨-髌腱-骨类似的替代物，引入骨道后通过旋转替代物做成更加接近前内束和后外束的双束重建。Hara采用中1/3髌腱与半腱肌腱复合双束重建前交叉韧带，将骨-髌腱-骨位于半腱肌腱前方一起进入胫骨骨道。在股骨侧骨-髌腱-骨进入股骨隧道通过韧带纽扣固定，半腱肌腱经过股骨骨道后方的过顶点穿过后关节囊外侧，在屈膝90°固定股骨外侧皮质，以髌腱重建前内束，半腱肌腱重建后外束。Marcacci介绍了和Hara相似的双束重建方法，保留半腱股薄肌腱，胫骨止点不游离，用2号涤纶线将其近端编织在一起，经位于前交叉韧带胫骨止点后内部的胫骨骨道，绕行过顶点，将肌腱自股骨外髁后方引到关节外，再经股骨骨道引入关节内，经相同的胫骨隧道引出胫骨前内侧进行固定。股骨和胫骨侧均采用单骨道和部分位于非解剖位置的替代物。但是，此方法双束部分均没有临床随访效果。

二、双束三骨道重建ACL

双束三骨道重建可分为股骨单骨道-胫骨双骨道和股骨双骨道-胫骨单骨道双束重建。

1987年，Zaricznyj等采用股骨单骨道胫骨双骨道方法利用单股半腱肌腱治疗前交叉韧带损伤，前内束胫骨骨道尽量靠近止点前内侧，后外束胫骨骨道位于止点的后外侧。Pederzini将股四头肌腱的髌骨骨块置于股骨单隧道内，将肌腱分为5mm和8mm的两束分别引入两个胫骨骨道当中，没有临床随访结果。1989年，Kariya等也报道了类似的重建方法，他们利用新设计的四边形的定位器，定位股骨点位于髁间窝顶壁的下方4mm，股骨外髁后方软骨的前方4mm，胫骨骨道为两个，中心定位于前交叉韧带胫骨止点的中央，另一个骨道中心定位于其前内方，相隔10mm，两个胫骨骨道在胫骨外侧骨皮质有15mm的骨桥相隔，用髂胫束制成两个筋膜条，从同一个股骨骨道穿入，分别穿入两个胫骨隧道，在胫骨侧固定。此方法也没有临床随访结果。

坚持股骨双骨道的学者认为，前交叉韧带的生物力学特性和股骨骨道关系更加明显，虽然解剖上胫骨止点较股骨止点范围大，但用于重建的止点面积小，为了防止替代物撞击，采用单骨道。Hamada 等将胫骨骨道定位于前交叉韧带胫骨止点的中心，前内束的股骨骨道采用等长点重建法，定位于11:00位，后外束股骨点位于9:00位（右膝）。Kim 等采用股四头肌腱重建时，采用与Hamada基本相同的方法，只是将髌骨骨块端置于胫骨骨道，将分成两条股四头肌腱置于两个股骨隧道中。

三、双束四骨道解剖重建

以上介绍的无论哪种重建方法，重建的韧带均不符合前交叉韧带的解剖，Edwards等比较了3种双束重建前交叉韧带的方法，发现胫骨和股骨双骨道的方法最接近正常前交叉韧带，股骨单骨道和胫骨双骨道与胫骨单隧道股骨双骨道的方法，不但不能重建正常的运动而且往往有限制关节运动可能。

Mott 在1983年曾提出采用双胫骨骨道和双股骨骨道重建前交叉韧带更符合解剖重建的构想。这一构想首先由日本的学者应用于临床。1994，Muneta 等人开始双束重建前交叉韧带研究，分别将后外束和前内束的股骨定位于10:30和11:30（右膝），其前内束的中心点明显位于解剖范围之外。Yasuda 和 Freddie Fu 等认为双束应该重建在前内束和后外束的解剖中心，大多数研究者均将前内束股骨点选在11:00和靠近越顶点4～6mm范围处。后外束由于缺乏定位的解剖标志，定位的位置稍有不同，从10:00～9:00位，Yasuda认为如果韧带的残端消失，应以股骨髁与胫骨平台接触点的股骨髁软骨上方5～8mm处（屈膝90°）作为后外束股骨骨道中心，Fu 首先依据残端或与Yasuda相同的方法定位后外束的股骨骨道，然后在其后方10:30～11:00位间隔2mm钻取前内束骨道。

裸眼定位其准确性和重复性较差，容易出现骨道重叠现象，目前关于双束重建定位器的研究较少。Hara附加后内入路定位后外束骨道，可同时避免股骨两个骨道的重叠现象和股骨髁后皮质的爆裂。Yasuda采用5～6mm Smith&Nephew 公司股骨偏心定位器的方法定位前内束，靠近过顶点，后外束仍靠裸眼定位，Aglietti应用经股骨外髁后方入路的定位器由股骨外向关节内定位建立股骨隧道，前内束尽量靠近过顶点，后外束定位时参考前内束定位导针，沿软骨缘更加向下向前部位于9:00位，强调应该定位在股骨髁尽可能深的地方，并且沿关节软骨的弧度定位，隧道可以模仿正常前交叉韧带的解剖。

Christel为了更加准确定位，他先经膝关节前内入路定前内束股骨隧道，顺导向克氏针用4.5mm空心钻从内向外扩大骨道，从前内入路放置后外束定位器，将前端的臂插入4.5mm的前内束骨道内，旋转定位器，将后外束定位在9:30点的位置，通过定位器定位后，用4.5mm钻钻孔，再用与移植物直径相同的骨钻扩大骨孔（通常为5～7mm或6～8mm），两个骨道之间留有骨皮质2mm。股骨两骨道重叠现象很难避免，尤其对于裸眼定位者，应用Christel定位器可在一定程度上避免此现象的发生。

另外由于通过前内侧入路定位时股骨骨道较短，最短仅25mm，而经过胫骨骨道定位股骨止点时所得到的骨道较长，Yasuda等设计了专用定位器，使胫骨骨道和股骨骨道基本保持在一条直线上，可经过胫骨骨道定位股骨骨道，设计的胫骨定位器尖端呈弯月形，先经过前外入路观察，前内入路放入导向定位器前端部分，弯月形的一端定位于后外束的胫骨中点（在胫骨两个髁间棘的最后方，后交叉韧带的前方5mm），另一端指向后外的股骨中点；然后用同一个定位器定前内束胫骨止点中心点（后外束克氏针前方7mm），定位器的导向端指向前内束的股骨中点。虽然设计了定位器，但是各束胫骨中心定位点仍然靠目测定位。我们根据尸体解剖研究发现，位于越顶点附近的前内束纤维是等距性最好的纤维束，应该作为前内束重建时的重点，其理由是前内束的纤维在关节屈伸过程中保持等距性，并因为此原因才区别于不等距的后外束。既往大量的临床结果证实，等距重建取得了良好的临床效果。后外束的定位因为没有解剖标志，必须根据其他标志的测量数据来确定。我们发现后外束的股骨骨道中心除和前内束的中心有关外，另一个关系密切的标志是股骨外髁后方的软骨缘，其后方边缘和软骨缘走形一致，仅距离 1～2mm。因此，我们测定了后外束中心到越顶点的距离 L_1（11.8mm±1.60mm）以及后外束中心点到股骨外髁软骨缘的距离 L_2（平均 6.16mm±1.00mm），其数值相对较恒定。通过参照 L_1 先将后外束骨道定位确定在一个弧线上，再通过 L_2 将位置确定在该弧线的一个点上。我们设计了后外束股骨骨道专用定位器。该方法克服了时钟定位法、足印定位法的盲目性，克服了 Yasuda 等的定位法中过多依赖镜下估计的缺陷，也克服了 Christel 等的定位方法中只有一个定位参照物的不足，更加客观、准确地进行后外束股骨止点定位。在临床使用中，此装置能够准确地确定后外束的骨道，保证和前内束之间完整的骨质间隔，是一种有效的定位装置，正如单束定位选择后交叉韧带前方 7mm 做为 ACL 定位中心一样。对于移植物较大的我们设计了不同型号的定位器，以保证骨道之间有完整的骨壁间隔。

Christel 等将胫骨骨道前内束定位于前内束中央，胫骨内外棘之间，后外束在后交叉韧带的前方 7mm，靠近胫骨外棘，后外束的定位依靠前内束而定，其中心位于前内束骨道中心的后方 9mm。F.H. Fu 等依靠胫骨止点的残端定位前内束和后外束的胫骨骨道，Franceschi 定位后外束时定位器朝向胫骨外棘，定位前内束时参考后外束骨道，中心位于前者中心前 8mm，胫骨内、外棘之间。Aglietti 等瞄准时应用 65° 的 Howell 防撞击定位器先制作前内束的胫骨骨道，并通过调整定位器将前内束的止点向前移动 2mm，仍然位于自然前内束止点的后部。

后外束胫骨定位器在冠状面上与胫骨纵轴夹角呈 45° 夹角，定位器的克氏针导向套筒。在胫骨内侧表面紧靠内侧副韧带的外侧。Yasuda 等在解剖的研究中测得前交叉韧带的胫骨止点前后距离为 20mm，足够制作 2 个 6mm 的孔道，但是无法重建前交叉韧带楔形的形状，在重建前内束时由于有撞击的可能，正常前内束的前部大部分止点不能制作骨道，所以两束的胫骨骨道都要尽可能重建在他们的后方部分，以避免前内束的撞击和保证两个骨道之间的骨桥，可见胫骨侧重建在各束的中心的可能性不大。Adachi 为了避免撞击，将胫骨骨道做成椭圆型，先定位后外束骨道于前交叉韧带残端的后半，再平行于后外束骨道将导向克氏针定位于其前方骨壁前 3mm，再用骨锉将下骨道做成椭圆形隧道，牵入替代物时前内束位于前方。我们在解剖研究胫骨止点时将膝关节伸直，股骨髁间窝顶部延长线与胫骨的交点形成的线，作为伸直时的撞击线，观察是否有撞击。前内束的中心点位于撞击线的前方或其上，只有小部分位于其后方，这说明将解剖前内束的中心点作为重建时前内束的中心点可能引起重建物和髁间窝的撞击。为了避免撞击，应该将前内束骨道和后外束骨道限制在撞击线之后，测得撞击线与前交叉韧带止点的平均长度为 14.59mm±3.39mm，可以制作两个 7～8mm 以下的胫骨骨道，而且尽量选择止点向后的部位作为胫骨骨道，根据此原理设计了专用定位器，可以一次定位同时确定两个胫骨骨道。Siebold 认为胫骨双骨道均定在中心部位不大可能，由于胫骨止点的限制，仅能选择前内束直径 6mm 和后外束直径 5mm 的移植物。

双束重建时，胫骨骨道多参照后交叉韧带和外侧半月板前角，前内束的股骨隧道参照越顶点为前交叉韧带的定位标志，但后外束的股骨止点没有可靠的参考点。真正地解剖重建前交叉韧带十分困难，因为韧带的止点在手术时很少残留，使选择准确点的难度增加。

双束四骨道的肌腱移植物采用半腱肌腱和股薄肌腱，可选择两股半腱肌腱重建前内束，两股股薄肌腱重建后外侧束。由于股薄肌腱较细，日本学者多采用半腱肌腱分两段，将两折做成双股的方法，相当于四折其直径达 7 ～ 9mm，但长度仅 50 ～ 60mm。

肌腱移植物固定时的屈膝位置各家报道各有不同。Aglietti 习惯在 15°和 45°分别固定后外束和前内束，Hamada 在屈膝 20°、Adachi 在屈膝 90°、Muneta 和 Yasuda 在屈膝 30°固定两束，Franceschi 分别在 0°和 90°固定后外束和前内束，Fu 在 10°和 70°固定两束。Christel 和 Yagi 主张在 15°固定后外束，屈膝 60°～ 90°固定前内束。Miura 通过生物力学研究发现，屈膝 60°和 0°位分别固定前内束和后外束时，前内束的力较正常的前内束增加 34%；在 30°位固定时，后外侧束的力较正常的后外束增加 46%，附加旋转力时后外束的原位力增加 67%。Yagi 等认为屈伸过程中过度的负荷会引起重建物的失败，应该选择其原位力最大的位置固定，以避免屈伸过程中韧带的拉长。

虽然，股骨双骨道得到共识，但是胫骨双骨道仍然受到质疑。胫骨单骨道的支持者认为前交叉韧带的紧张，主要由股骨止点决定，但是经过实验室研究胫骨双骨道在控制前后移位和旋转方面比单束更有效。胫骨双骨道和单骨道的双束重建体外试验发现前者更能重现正常前交叉韧带的性能，体内试验也发现前者在控制胫骨前移位方面更好，而在术后 Pivot shift 试验阳性率两者无差异。

双束重建经何种入路确定股骨隧道目前仍无定论，经胫骨隧道通过旋转股骨定位器可以得到接近前内束的解剖位置，经胫骨隧道进行后外侧束定位，则难以达到股骨的解剖点，往往偏上偏前。经胫骨隧道定位需要偏胫骨的内侧，容易损伤内侧副韧带，且钻股骨骨道时有造成胫骨骨道扩大的可能，也会破坏胫骨两隧道之间仅有的 1 ～ 2mm 的骨壁。经前内侧入路定位比较简便，但需要膝关节极度屈曲，关节镜的视野显示不佳，后外束的骨道仅 25mm 长。经大腿外侧切口定位需要另一个切口，定位较准确，骨道长度合适，出口的位置较远，但镜下重建时需要特殊的钻头，从股骨外侧钻孔则需要附加切口。

Shino 等曾尝试通过股骨两隧道胫骨三束三隧道重建前交叉韧带的技术方法，股骨隧道和双束重建时一致，胫骨骨道后外束位于后方，前内和前外另钻两个孔，目前还没有临床随访的结果。

近年来，双束重建前交叉韧带受到越来越多医师的关注，人们期望这一新技术取得更好的临床效果。在实验室研究方面，双束重建取得较单束重建更好的结果，更加接近正常前交叉韧带的生物力学指标。Radford1990 年首次采用实验结果评定双束重建前交叉韧带的效果，前内束和后外束均应用人工合成韧带，通过两个不同的胫骨骨道，后外束通过股骨骨道，而前内束通过越顶点，双束与单束重建相比，可更好地保持前交叉韧带前后的稳定性，与正常前交叉韧带无显著性差异。绕行越顶重建的前交叉韧带在屈膝 20°时和正常韧带无差异，在 20°～ 90°时较正常韧带松弛。单束重建在 20°时较正常韧带松弛，90°时与正常韧带相比无区别。Shino 等人 2001 年进行了双股骨隧道重建前交叉韧带的生物力学和临床研究，尸体研究显示控制前后移位和旋转方面双束比单束要好，但是临床研究显示无论从主观和客观检查两种方法均无显著性差异，双束重建趋向更稳定。Yagi 2002 年报道，股骨双骨道胫骨单骨道进行双束重建，当膝关节屈伸活动从 90°到 30°时，单束重建组较正常前交叉韧带移动距离显著增加，双束重建组与正常前交叉韧带相比统计学上仍有显著性差异，但较单束组效果明显好。当模拟轴移实验关节在应力状态，给予关节复合内旋（5Nm）和外翻扭矩（10Nm）时，股骨双束双隧道重建虽然不能完全恢复关节的稳定性，但与单束组相比效果明显好。2004 年 Yamamoto 通过实验发现重建于解剖位点的双束较单束在 0°～ 30°位控制胫骨前移的效果好，附加旋转力时，双束的表现较单束更加接近自然前交叉韧带。

Aglietti 曾经对单束重建、双束单切口重建和双束双切口重建三种方法进行了对比研究表明：经胫骨定位行双束重建法和单束重建的效果相同，经股骨外侧向关节内定位的双束重建较单束在KT1000结果和主观IKDC评分上有明显差异。Edwards等比较了三种双束重建前交叉韧带的方法，结果发现胫骨和股骨双骨道的方法最接近正常前交叉韧带，股骨单骨道胫骨双骨道和胫骨单骨道股骨双骨道的方法不但不能重建正常的运动，而且往往有限制关节运动的可能。

Radford通过对羊6个月的试验，生物力学试验双束和单束重建较正常前交叉韧带均松弛，单双束之间没有区别，双束组的软骨退变明显，认为双束技术复杂而效果并不佳。因为羊的前交叉韧带和人的有根本区别，本实验的结果是否对临床有指导意义还不清楚。

双束重建具有较高的技术要求，四个骨道不但要准确定位，两个胫骨骨道和两个股骨骨道之间容易出现骨道壁爆裂，与单束相比韧带发生撞击的可能性增加，创伤也较大，而且双束重建翻修者更加困难。目前所有双束研究的报道均没有提示较单束重建有明显的差异，而且临床上单束重建仍是主流，从事双束研究的单位在不断增加，但是并不代表双束重建具有明显的优势。

四、异体骨－髌腱－骨双束四骨道重建前交叉韧带

从移植物取材的情况考虑，如果取两根自体B-PT-B用来进行ACL双束重建，从一个腿取材是不可能的，从两条腿取材要考虑到术后取材部位的不良反应。因此，自体B-PT-B不适合作ACL双束重建移植物。

异体B-PT-B并不是ACL双束重建的首选移植物，但异体B-PT-B在固定上有特别的优势，异体B-PT-B植入后，在骨道中完成爬行替代后，可与受体骨道之间达到良好地愈合。异体B-PT-B与自体和异体腘绳肌腱、异体胫前肌腱、异体胫后肌腱等移植物进行ACL双束重建相比，在ACL双束重建中仍具有较大优势。

（一）异体B-PT-B双束重建ACL时移植物的修整

同自体移植物的修整，不过鉴于国人股骨远端的尺寸，进行异体B-PT-B双束重建的AMB和PLB的骨道直径都最好不超过8mm。以免术中骨道定位和分布出现问题。异体带骨块的移植物，无论是自体的还是异体的，在ACL单束重建中骨块从胫骨骨道，经过关节腔，植入股骨骨道一般都没有问题。用Transtibia的技术（即经胫骨骨道的技术），通过胫骨骨道钻取股骨骨道，可以在ACL单束重建中将股骨骨道定位和钻取得比较准确。骨块植入时，只要屈膝位与骨道钻取时的角度相同，股骨骨道和胫骨骨道就在一条线上，不会给骨块的植入带来问题。因此只需要考虑股骨骨道钻取的长度和使植入其中骨块的长度与其匹配即可，骨块的植入过程不会受关节内空间限制。

如果术者在ACL初次单束重建中是通过关节的前内侧入路定位并钻取股骨骨道的，股骨骨道和胫骨骨道就不在一条直线上。这时进行ACL单束重建时移植物的骨块长度都用2cm。骨块向股骨骨道方向拉入时，即使股骨和胫骨骨道不在一条直线上，2cm长的骨块也不会被卡在关节内或胫骨骨道内，不会影响骨块进入股骨骨道。

用异体B-PT-B按单束重建的常规修整前内束的异体移植物进行ACL双束重建，骨块在植入股骨骨道中不会遇到问题，而采取同样的方法修整后外侧束异体移植物，骨块在植入中就会经常遇到问题，是因为在ACL双束重建中，不可能通过Transtibia技术，将解剖上本来不在一条直线上的后外束的股骨骨道与胫骨骨道的位置和方向都定位和钻取在解剖位。另一方面双束重建中ACL的前内束和后外束在关节内的长度与单束明显不同（表6-1）。

表6-1　ACL双束重建中股骨和胫骨骨道长度与关节内长度

项目	股骨骨道长度/cm	关节内长度/cm	胫骨骨道长度/cm
ACL前内束	4.42±0.63	2.62±0.74	3.62±0.35
ACL后外束	3.99±0.36	1.51±0.20	4.14±0.37

表6-1中测量的数据为112例患者的结果，与骨道定位方法和钻取方向有关，否则测量结果将不具有可重复性。以右膝为例，本表测量结果来自前内束股骨骨道定位在10：30，骨道钻取后的后壁厚度1mm，通过关节镜前内侧入路向下1.5cm前内下辅助入路，在屈膝95°钻取骨道；后外侧束股骨骨道定位在屈膝90°时骨道中心点距离髁间窝外侧壁软骨前缘7.6mm、软骨下缘6.8mm，在屈膝最大角度的情况下通过相同的前内下辅助入路钻取骨道。在两个胫骨骨道中，先钻取后外束的胫骨骨道，以胫骨髁间后窝的前缘为参照，并同时参照外侧髁间嵴后端内侧缘和外侧半月板后角止点，骨道钻取后应该紧贴外侧髁间嵴后端内侧缘和外侧半月板后角的止点，与PCL前方纤维之间有2mm骨壁。后外束胫骨骨道定位时用50°定位器，与胫骨正中矢状面呈40°。前内束胫骨骨道定位以后外束胫骨骨道和前内束足迹中心点作为参照，力求在骨道钻取后位于前内束原来足迹的中心点并与后外束骨道之间有3mm的骨桥。前内束骨道定位用55°定位器与胫骨正中矢状面呈18°钻取前内胫骨骨道。（现在用60°钻取的骨道长度更长些）。从表6-1中可见，后外束在关节内的长度平均只有1.51cm，如果将后外侧束异体移植物的股骨端骨块修整成2cm的长度，对于多数后外束关节内长度小于1.5cm的患者，术中就会发生通过胫骨骨道植入移植物时，上端骨块已经到了后外束的骨道口，一部分还卡在胫骨骨道内。往往需要重新修整移植物的骨块，给手术带来困难，而且在反复植入移植物过程中骨块和肌腱受损的情况会加重。

PLB异体骨腱骨的修整，植入股骨骨道的骨块一律修整成长度1.8cm，直径8mm。通过多次手术验证，植入时这样的移植物在通过胫骨的后外束骨道时不会遇到困难。

（二）异体B-PT-B双束重建ACL股骨骨道技术

膝关节解剖可见，每一个膝关节的ACL的AMB和PLB的形态、分布和彼此所占的比例都是不同的。因此想用一个定位器同时得到可以适合多数人的AMB和PLB的两个骨道几乎不可能。先用单束重建的股骨骨道定位器准确定出AMB的股骨骨道再用专门设计的PLB的股骨骨道定位器定PLB的股骨骨道，这样会更好，如Christel的后外束股骨骨道定位器。但是因为后外束和前内束骨道中心点之间的距离每人都不一样，而且排列方位也各有差异，这样定出的PLB的股骨骨道虽然可以确保与AMB之间的骨桥的完整性，在骨道位置上可以说没有任何优势。因此专用的股骨骨道定位器在ACL双束重建中的必要性是很小的。

1.AMB股骨骨道位置的确定

解剖结果得出在屈膝90°时AMB股骨骨道的上下位置右膝是10：30，左膝是13：30（图6-59）。后外侧关节囊韧带（posterolateral capsular ligament，PLCL）是后关节囊止于髁间窝外侧壁后上缘的增厚部分，从尸体解剖来看，它不属于任何周围的肌肉或现有韧带的止点和分支结构，也与后纵隔的结构无关，是后关节囊在此处增厚以后形成的圆韧光滑的韧带样结构，我们称其为PLCL（图6-60和图6-61）。

后外侧关节囊韧带的解剖不仅对ACL的双束重建，而且对ACL的单束重建都具有重要意义。因为，95％的人PLCL下缘在股骨髁间窝外侧壁后缘的位置是10：00或14：00（图6-62和图6-63）。

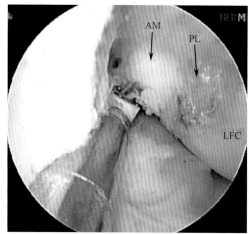

图6-59　ABM和PLB的定位点

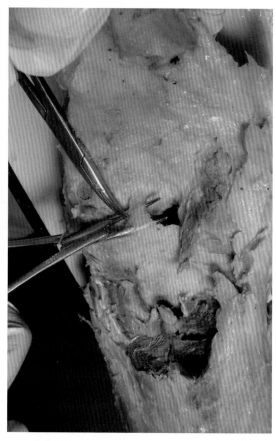

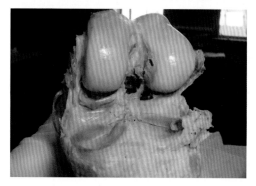

图6-61　前面观PLCL在髁间窝外侧壁后上部止点的解剖　　图6-60　后面观PLCL在髁间窝外侧壁后上部止点的解剖

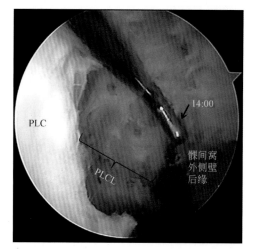

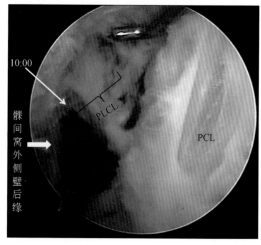

图6-62　镜下观左膝PLCL下缘位于14：00的位置　　图6-63　镜下观右膝PLCL下缘位于10：00的解剖位置

　　因为PLCL的位置非常恒定，在进行ACL单束重建时，如果在10：00或14：00稍低处定位单束重建的股骨骨道，直接将股骨骨道定位器放在PLCL的下缘即可。进行ACL双束重建时，股骨骨道的位置在10：30或13：30，用3mm的镜下探钩探查，只需在距离下缘上方3mm的部位，用探钩在PLCL上捅破，形成一个裂隙作为标志，该处就是10：30或13：30

的地方。这样AMB的股骨骨道定位就变得很简单，而且重复性很强，可以避免初学者将AMB的骨道位置定得飘忽不定，使ACL的双束重建简便化。

AMB股骨骨道前后位置的确定：AMB前后位置与ACL单束重建的股骨骨道前后位置的要求是相同的，即钻取骨道后后壁是1mm。使用单束重建的股骨骨道定位器，要达到AMB股骨骨道后壁只有1mm的要求，就需要有多种规格的股骨骨道定位器。比如，如果股骨骨道的直径分别是5mm、6mm、7mm、8mm。一般情况下，进行ACL双束重建时，AMB和PLB的移植物直径的上限不超过8mm，否则，髁间窝填充太满，不符合解剖。股骨骨道定位器的半径就应该分别是3.5mm、4mm、4.5mm、5mm。

表6-2　PLB股骨止点中心点距离髁间窝外侧壁前方下方和后方软骨缘的距离　　　　　　　　mm

测量部位	最小值	最大值	均数±标准差
PLB股骨止点中心点与髁间窝外侧壁前方软骨缘的距离	5.28	12.56	8.6018±1.5169
PLB股骨止点中心点与髁间窝外侧壁下方软骨缘的距离	4.00	6.66	5.05±0.76
PLB股骨止点中心点与髁间窝外侧壁后方软骨缘的距离	6.48	12.20	8.65±1.54

在ACL双束重建术中，屈膝90°的情况下，用探钩（3mm或4mm探钩均可）镜下从下方软骨缘向上移动5mm，从前方软骨缘向后移动8mm，即可定位PLB的上下位置和前后位置。PLB股骨骨道的位置可以通过这种方式来定（表6-2）。此时，用射频气化标记成一个黑点，将非常有利于随后的骨道钻取。

2.AMB和PLB的骨道方向

ACL双束重建和单束重建的区别在于单束重建时，无论在股骨端还是胫骨端只有一个骨道，在骨道技术中不必考虑有两个临近骨道在一起的情况。但双束重建必须考虑两个股骨骨道和两个胫骨骨道之间的关系。

定好AMB和PLB的位置以后，AMB和PLB的股骨骨道方向是受钻取骨道时的屈膝角度决定的。AMB和PLB都在屈膝120°钻取时，两者之间是平行的，AMB在屈膝95°钻取，PLB在屈膝120°钻取时，两者之间的关系是交叉的（图6-64），重建后的ACL位置近似解剖（图6-65）。

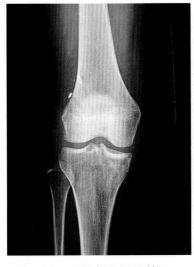

图6-64　AMB在屈膝95°钻取，
PLB在屈膝120°钻取时，两者之间
的关系是交叉的

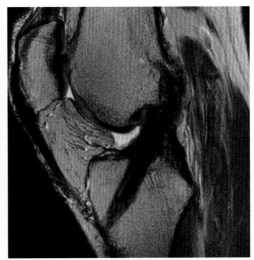

图6-65　重建后的ACL

AMB和PLB的骨道方向达到更好的原因是：① 从AMB和PLB的解剖关系来说，AMB与PLB在股骨止点的方向是不同的。② 从骨道安全性来说，两个平行的骨道，一旦术后发生骨道增宽，将导致两个骨道融合成一个大的空腔，导致手术失败。③互相交叉的骨道在选择股骨骨道的固定方法时具有很大的灵活性，即可用Endo-Button固定，也可用介面螺钉固定。但互相平行的两个骨道如果选用介面螺钉固定，可能会导致两者之间的骨桥破裂，影响固定的可靠性，并导致移植物在骨道中的松动。

3.AMB和PLB股骨止点的"足迹"的参照

因为每个人的AMB和PLB的股骨止点的"足迹"都差异较大，所以按着统一的定位方法和方案进行股骨骨道定位的同时，还应参照原来AMB和PLB股骨端止点的"足迹"，术中可以根据"足迹"的中心点对骨道的位置进行调整，以便使得骨道位置更符合解剖位置。对陈旧ACL断裂，原来的AMB和PLB的股骨端已经被吸收看不清，还是按着定位原则进行定位。

4.两个股骨骨道位置的相互参照原则

两个骨道之间的最佳关系应该是紧密相邻，而且两者之间的骨桥厚度在3mm左右。两者之间太紧密，骨桥厚度只有1mm或已经破溃；距离太远，形成了两根互不接触的韧带，都是不能令人满意的。如果两个骨道的直径都很大，如都是8mm，则在两骨道间的3mm骨桥的位置不变的情况下，在整体骨道中心区的中心点不变的情况下，AMB和PLB的股骨骨道区域可以考虑适当进行外延。反之，移植物直径较细，如AMB和PLB的直径都是5mm（ACL双束重建中，无论是AMB，还是PLB，移植物的直径大于或等于5mm，小于或等于8mm都是强度足够的），在两骨道间的3mm骨桥的位置不变的情况下，在整体骨道中心区的中心点不变的情况下，AMB和PLB的股骨骨道区域可以适当进行缩小，以免两者距离过大。

（三）异体B-PT-B双束重建ACL的胫骨骨道技术

按屈膝90°位ACL纤维张力不同所分的ACL的AMB和PLB的胫骨"足迹"可见，ACL的AMB和PLB胫骨骨道的个体差异与股骨骨道一样都是很大的。虽然多数ACL的AMB和PLB"足迹"的分布遵循前内、后外的规律，也有ACL胫骨AMB、PLB"足迹"按着前后排列，或内外排列的方式分布。因此要依靠一个固定模式的定位器将前内后外分布、内外分布、前后分布等不同分布方式的AMB和PLB的胫骨骨道进行准确定位是非常困难的。何况每个人的AMB和PLB的胫骨"足迹"所占的比例差异也很大。

1.AMB胫骨骨道和PLB胫骨骨道定位和钻取的顺序

无论是ACL的双胫骨骨道定位，还是双股骨骨道定位，都有两种方案。一种是先定位并钻取一个骨道，再以该骨道为参照钻取第二个骨道。另一种是两个骨道分别按自己的定位原则定位并钻取。笔者ACL双束重建技术中，对两个胫骨骨道的定位遵循先定位和钻取PLB胫骨骨道的原则，而对两个股骨骨道的定位和钻取遵循后一个原则。

在ACL双束重建中，按先定位和钻取AMB胫骨骨道，再以AMB的胫骨骨道为参照来定位和钻取PLB的胫骨骨道的主要问题是：ACL损伤时间很长的患者和膝关节退变很重的ACL断裂的患者，他们的AMB止点"足迹"基本难以辨认，给AMB的起始定位带来了很大的困难。以这种方式定位AMB和PLB的胫骨骨道时，一旦AMB胫骨骨道定位和钻取发生误差，就会带来整个胫骨骨道定位的偏差问题。影响AMB胫骨骨道定位的因素很多，因此，也意味着PLB的定位准确性会随之变差。

PLB的胫骨骨道定位所参照的髁间后窝前缘、外侧髁间嵴后端内侧缘和外侧半月板后角止点的位置是比较恒定的，因此笔者在进行ACL双束重建中，均先定位并钻取PLB胫骨骨道，再依此为参照进行定位并钻取ACL的AMB的胫骨骨道，基本上解决了先定位和钻取AMB所遇到的问题。发现先定位PLB胫骨骨道方案对不同性别、不同关节大小的患者的可重复性良好。

2.PLB胫骨骨道定位

　　多年来单束重建一直是比较成功的ACL重建技术，PLB胫骨骨道定位的理念，反映了学者们对单束重建技术的认可，同时也表明了双束重建技术与传统的单束重建技术之间的密切关系。PLB胫骨骨道的定位和钻取是在PLB胫骨"足迹"覆盖区的部分。ACL单束重建时定位和钻取的胫骨骨道是单束重建的后外部分。

　　进行骨道定位时，所选择的参照结构越明显，位置越稳定，骨道定位就越准确。PLB骨道定位中需要参照髁间后窝前缘、外侧髁间嵴的后端内缘、外侧半月板后角止点及已经断裂的PLB的足迹（图6-66）。

　　PLB定位先将点对点的定位器的尖部深入到PCL与髁间后窝前缘之间的间隙。定位器顶点中横行的虚线（图6-66）简称2mm线，这是许多术者进行单束重建时胫骨骨道的后壁所要达到的线。将点对点定位器的尖部从2mm线处向前推进，PLB半径的距离进入PLB的"足迹"内，该处就是PLB胫骨骨道中心点。

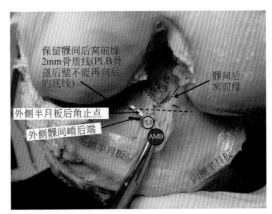

图6-66　PLB胫骨骨道定位的参照结构

　　当AMB和PLB的胫骨骨道直径不大时，如PLB骨道的直径5mm，AMB的骨道直径7mm时，PLB骨道所占的空间较小，可以将PLB骨道再往前挪到PLB足迹的后外部之内。PLB骨道中心点距离2mm线的距离大于PLB骨道的半径。

3.AMB胫骨骨道定位

　　这里所说的AMB定位方法是基于先定位并钻取PLB，再以PLB为参照定位AMB的定位方法。定位并钻取PLB胫骨骨道后，将胫骨骨道定位器的尖部钩住PLB前内缘。将定位器的尖部从PLB胫骨骨道前内缘向前内方向即AMB方向移动2～3mm，这2～3mm就是两骨道之间的骨桥宽度。将PLB胫骨骨道定位器再向前移动AMB半径的距离，如果能看见已经断裂的AMB的"足迹"，移动方向是朝向原来AMB的足迹中心的方向。沿着原来AMB中心方向移动新建AMB的半径后，胫骨骨道定位器的尖部所到达的位置，就是新建的AMB胫骨骨道中心点的位置（图6-66）。

4.AMB和PLB胫骨骨道定位方向

　　ACL重建的骨道技术主要包括骨道位置的定位技巧，使骨道方向尽可能与天然ACL纤维方向一致，避免关节内重建的ACL韧带结构与骨道间的不合理的折角和切力，骨道的分布完全符合解剖或接近解剖。

　　为了使重建的AMB和PLB的胫骨骨道的方向接近解剖，一是在尸体解剖中测量AMB和PLB与胫骨平台水平面的夹角，二是测量AMB和PLB的走行方向与胫骨正中矢状面的夹角，即在AMB和PLB骨道钻取时，定位器的尖部不动（骨道位置不变）的情况下，定位器要偏离胫骨正中矢状面多少度来放置导向器和克氏针。笔者对22个成年男性的新鲜尸体膝关节，在屈膝90°下，根据ACL纤维的不同张力将其分成前内束和后外束，并在屈膝90°下测量前内束与平台水平面和胫骨正中矢状面的夹角（表6-3）。

表6-3　屈膝90° 前内束与胫骨平台水平面和胫骨正中矢状面的夹角

项目	ACL的前内束	ACL的后外束
与胫骨平台水平面的夹角（胫骨骨道定位器的角度）	65.82°±5.47°	51.59°±5.62°
与胫骨正中矢状面的夹角（以胫骨正中矢状面将胫骨骨道出口向内偏移的角度）	24.77°±8.30°	35.32°±6.41°

在ACL双束重建中，无论使用什么样的移植物，笔者都将ACL前内束的胫骨骨道定位器的角度定在65°，前内束胫骨骨道出口内移与胫骨正中矢状面的夹角是20°；后外束胫骨骨道定位器角度定成50°，与胫骨正中矢状面夹角定成40°就是参考本表的解剖研究结果。

将实际测量中的24.77°减少近5°变为20°，将实际测量的35.32°增加5°变为40°，目的是两个胫骨骨道之间的出口的间距尽量在1.5cm左右，否则，真的按着实际解剖操作，会将两个骨道间的骨桥打穿。只进行了5°左右的调整的好处是，手术操作方便、结果可靠、基本符合解剖结构。

5. 对AMB和PLB胫骨止点的"足迹"的参照

与AMB和PLB的股骨骨道定位时一样，因为每个人的AMB和PLB的胫骨止点的"足迹"都差异较大，所以按着统一的定位方法和方案进行股骨骨道定位的同时，还应该参照原来AMB和PLB胫骨端止点的"足迹"，术中可以根据"足迹"的中心点对骨道的位置进行调整，以便使得骨道位置更符合解剖位置。对ACL陈旧断裂，原来的AMB和PLB的胫骨端已被吸收，还是按照定位原则进行。

6. 两个胫骨骨道位置的相互参照原则

两个胫骨骨道之间的最佳关系应该是紧密相邻，而且两者之间的骨桥厚度在3mm左右。与股骨骨道间的合理关系一样，如果两个胫骨骨道之间太紧密，骨桥厚度只有1mm或已经破溃或距离太远，形成了两根互不接触的韧带，都是不能令人满意的，也是不符合解剖实际的。如果两个骨道的直径都很大，都在8mm，则在两骨间的3mm骨桥的位置不变的情况下，整体骨道中心区的中心点不变的情况下，AMB和PLB的胫骨骨道区域可以考虑适当进行外延。PLB的最后底线可以向后移到距离髁间后窝前缘线2mm的地方。反之，当移植物的直径较细，如果AMB和PLB的直径都是5mm（ACL双束重建中，无论是AMB还是PLB，移植物的直径大于或等于5mm，小于或等于8mm强度都是足够的），两骨道间的骨桥3mm的位置不变的情况下，在整体骨道中心区的中心点不变的情况下，AMB和PLB的股骨骨道区域可以考虑适当进行回缩，以免两者距离过大。

（四）异体B-PT-B双束重建ACL移植物固定

对于不带骨块的移植物，在ACL双束重建中的固定方法，与自体腘绳肌腱没有区别。对带有骨块的异体B-PT-B，进行ACL单束重建时的固定方法，与自体肌腱无区别。

但对于带有骨块的异体B-PT-B双束重建中的固定技术，要考虑到完成固定后肌腱和骨块位置的合理性及固定方式的选择问题。并不是异体B-PT-B单束重建中，所有的固定方法（如Rigid Fix、Trans-Fix）都可以用在ACL双束重建中。无论是可吸收还是金属的界面螺钉，都可以用在异体B-PT-B的ACL双束重建中股骨骨道的固定。

在异体B-PT-B植入后的朝向与单束重建不同，单束ACL重建时，异体B-PT-B植入时应该将髌腱朝向骨道后壁，这样才能使得骨道位置正确的同时，也使得重建的ACL的关节内腱性部分尽量远地离开髁间窝顶部的撞击。

在双束重建中先植入后外束，其腱性部分最好朝向前内束的方向，骨性部分朝向骨道的外下壁。前内束随后植入时将腱性部分朝向后外束的髌腱。骨性部分朝向前内束股骨骨道的内上壁。其好处是前内束的髌腱和后外束的髌腱可以"面对面"，反之两者之间就会有一方或双方的骨块造成间隔，使得两束之间的术后融合塑形速度变慢。虽然前内束在植入中髌腱不像单束重建那样被放在骨道后壁，但因为髌腱为了与后外束的髌腱"面对面"而被向下转了90°左右，并未增加髁间窝撞击的可能性。后外束的骨道位置本来很低，后外束髌腱为了与前内束髌腱"面对面"而不被放在骨道后壁，也不会导致撞击综合征的发生。

异体B-PT-B移植物双束重建时，界面螺钉的固定位置非常重要。如果采用两个B-PT-B植入时，每个B-PT-B股骨端的松质骨的朝向都很重要，一旦固定股骨骨道前内束和后外束骨块的界面螺钉"背靠背"，或前内束和后外束的髌腱"面对面"时，两个骨道的界面螺钉有可能导致两骨道间的骨桥破裂，影响固定强度及腱骨愈合，就会发生不良后果。

B-PT-B Endo-Button是专为股骨端带骨块的移植物设计的，异体B-PT-B进行ACL双束重建时，股骨端两个骨道中的骨块用2只界面螺钉固定，除了操作困难外又容易导致两骨块间的骨桥破裂。B-PT-B Endo-Button的出现给采用异体B-PT-B的ACL双束重建，提供了可靠而又简便的股骨骨道固定方法。

五、双束重建前交叉韧带的疗效

前交叉韧带重建术在目前已经开展的非常普遍，单束重建取得了巨大的成功，无论髌腱还是腘绳肌腱，5年以上的随访，KT-1000在（1.2±2.1）mm和（1.7±1.4）mm，KT-1000前移位3mm的比例高达79%。自体髌腱重建10年后的随访，IKDC评分平均86.2%为正常和接近正常。Lysholm评分平均为91.4分，Tenger评分术后平均为5.9，70%的运动员能恢复到伤前运动水平。KT-1000的测量结果73%的患者双膝差值小于3mm，20.7%为3～5mm，8%大于5mm。自体腘绳肌腱取得相同的疗效，目前单束重建仍然是评价其他方法的标准。

单束重建前交叉韧带给大多数患者提供了满意的前后稳定性，许多运动员手术后可以重返运动场。然而，临床发现仍有将近1/5的患者残留轻度的旋转不稳定，这一现象和手术技术、替代物种类、固定方法无关。

Freedman等通过对34例患者最短2年的随访发现髌腱组中14.5%和腘绳肌腱组13.7%患者存在Pivot-shift试验阳性，24例患者临床检查旋转稳定；Aglietti等发现两组中Pivot-shift试验阳性的比例分别为17%和18%。Logan等利用动态MRI对比前交叉韧带重建侧和健侧肢体在负重位屈曲和Lachman试验时发现，虽然前后稳定性双侧没有显著差异，但是重建侧膝关节内旋活动范围增加。Tashman等应用立体放射线摄影系统评价了6例交叉韧带重建患者下坡慢跑时情况，发现单束重建术后，膝关节旋转异常并没有恢复正常。Bush-Joseph等和Ristanis等通过对步态的研究发现单束重建前交叉韧带没有完全恢复膝关节的旋转不稳。Brandsson等利用同样的手段检查了9例患者的步态，发现重建前和重建后股骨和胫骨的旋转和移位没有区别。以上问题引起了研究者的思索，开始探索其他重建前交叉韧带的新方法。

国际上临床研究报道并不多，大部分为技术介绍而无临床随访结果。1987年Zaricznyj首先报道了半腱肌腱胫骨双隧道和股骨单股道重建的14例随访结果，随访2～5.5年，平均3年半，所有患者可以恢复到参加原来的职业，12例患者达到优秀，但并没有设对照组，例数较少。Nyland报道了利用异体胫前肌腱双束重建前交叉韧带18例随访两年后的结果，KT-2000平均位移为2mm，与对侧膝关节相比，股四头肌肌力（13/18）、腘绳肌肌力（5/18）和单腿跳试验（28%）均差。所有患者均恢复了伤前所从事的运动，大部分人(83%, 15/18)觉得恢复到了伤前水平的91%。 Muneta等将半腱肌腱做成4股，利用双股重建前内束和后外束，当替代物直径小于7mm时取股薄肌腱加强，他在1999年报道了双束较单束能够获得更好的稳定性，但没有进一步的统计学分析，2006年他发表了双束重建的2年以上随访结果，报道双束重建的KT-1000结果（1.9mm±1.9mm）较单束（2.7mm±2.3mm）有统计学差异。Lachman和前抽屉检查双束与单束相比有统计学差异，但IKDC评分、主观评价和Lysholm评分没有统计学差异。Hamada等选用与Muneta同样的材料双束重建前交叉韧带，2001年报道了两年的随访结果，发现两组均获得满意的KT-1000结果，与健侧相比单束重建的差值为(0.9±1.8)mm，双束的差值为(0.7±1.2)mm，在KT-1000、肌力、IKDC评分，两组间未发现有统计学差异。2004年，Adachi等通过对单束55例和双束53例重建前交叉韧带的32个月随访发现两组之间在KT-2000结果(1.5mm±2.0mm和1.2mm±1.6mm)和位置觉等方面没有临床差异。Yasuda等将半腱肌腱截断成两段，双股重建后外束，四股半腱股薄肌腱重建前内束，2004年对57例患者24个月的随访发现KT-2000结果为0～2mm的有49例患者，3～5mm的有8例患者，有1例患者Pivot-shift检查阳性。Yasuda 2006年报道了72例2年随访结果，患者被随机分为三组，即单束重建组、非解剖双束重建组和解剖双束重建组，解剖双束重建患者Pivot shift试验的阳性率低，KT-2000的结果解剖重建明显好于其他两组（1.1mm对2.8mm和2.2mm），在肌力和活动范围及IKDC评分方面，各组之间没有明显差异。

2008年，Siebold发表的文章认为双束重建在Pivot test和IKDC客观评分上有优越性，但在其他方面单、双束重建方面没有显著性差异。本研究所对于双束重建1年左右的随访，也没有发现与单束重建相比在KT2000、Lysholm平分、Tegner评分等方面有统计学差异。Yasuda等认为双束较单束效果好的原因可能是多骨道增加了腘绳肌腱和骨的接触面，促进了腱骨愈合，因为只有肌腱的周边部分才能和骨道壁通过Sharpey's纤维连接，Delay研究发现患者在移植手术后18个月，较粗的肌腱的中心部分仍然是坏死的。其次在塑型期韧带的受力可以分散到前内束和后外束上，有利于双束肌腱的塑形与改造；另外在屈膝小于30°时，后外束可减少胫骨前移。

双束重建的目的是想从解剖和生物力学两方面恢复自然前交叉韧带的功能，而目前的临床结果与实验室的结果，没有体现出比单束重建更优越的结果，当然临床上还缺乏适合的检测膝关节旋转功能的技术，可能难以完全反映双束的优点。鉴于目前的随访结果，有学者对双束重建的必要性提出了质疑，包括双束的优越性、适应证、股骨髁骨折的可能性和增加翻修的难度等问题，还有待于解决。但是新技术的出现肯定会带来相应的新问题，正如单束重建开始时那样，只有经过不断的探索和大量的实践才能解决遇到的困难，完善前交叉韧带重建技术。

早在1836年，Weber已经描述了前交叉韧带（ACL）为两束结构。1938年Palmer明确提出ACL分为前内侧束（AMB）和后外侧束（PLB）的概念。后来，解剖学家在对ACL进行了深入的解剖学研究，将其分为前内侧束和后外侧束（图6-67），还有人将其分为三束即前内束、中间束和后外束3束（图6-68）。但是，多数人支持两束的解剖学结果。1965年Liljedal首次报道了ACL部分束断裂的病例，后来人们对ACL部分断裂引起了极大的重视。

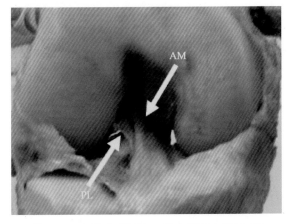

图6-67　ACL分成两束：前内侧束（AM）和后外侧束（PL）

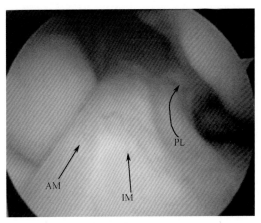

图6-68　ACL分成三束：前内束（AM）、中间束（IM）和后外束（PL）

Gabriel进行的生物力学研究结果与Petersen的临床观察表明，ACL后外侧束（PLB）具有防止膝关节旋转不稳的作用，ACL后外侧束断裂的患者轴移试验阳性。前内侧束(AMB)在屈曲时对抗胫骨前移，后外侧束主要在伸直位时发挥作用。Gabriel测量了膝关节外翻和旋转负荷下，前内侧束和后外侧束的应力分布，后外侧束在膝关节屈曲15°到完全伸直为0°的情况下，应力负荷最大，屈曲30°时最小；前内侧束在膝关节屈曲15°到接近30°时应力负荷最大。也有研究表明，ACL前内侧束和后外侧术均在膝关节完全伸直为0°时长度最长。Furman研究表明，将ACL的AMB切断（保留PLB）后，Lachman试验阴性，而前抽屉试验是阳性的。反之，将PLB切断（保留AMB），Lachman试验是阳性的，但前抽屉实验（ADT）是阴性的。ACL部分断裂轴移试验（Pivot Shift）阳性体征与否，具有一定的参考价值。

一、ACL部分束损伤的诊断

临床检查发现单束损伤临床诊断比较困难。由于有些患者没有明显的膝关节不稳的表现，查体患者不能完全放松大腿前后肌群，有时单纯进行抽屉实验不能对ACL部分断裂做出明确的判定，很多患者得不到有效地治疗，多数患者在进行关节镜检查时才发现ACL单束损伤。

双膝KT-2000测量差值不大时，也难以明确诊断。MRI诊断ACL完全断裂比较清楚（图6-69），但是MRI对ACL部分断裂的诊断有时难以诊断。ACL部分断裂的MRI影像学可以表现为完全断裂，也可以表现为正常，因此MRI仅供参考，应该结合临床查体来判断。我们查体发现ACL后外侧束断裂时Lachman试验阳性比较常见，而前内侧束断裂时Lachman试验往往不太明显，检查时将患侧与健侧膝关节进行比较，就可以明显的查出ACL松弛的诊断。

ACL部分损伤可按解剖分为前内侧束和后外侧束断裂；按ACL损伤的纤维的百分比分为30％断裂或50％断裂；根据ACL部分断裂后对膝关节稳定性的影响分为稳定性和不稳定性。

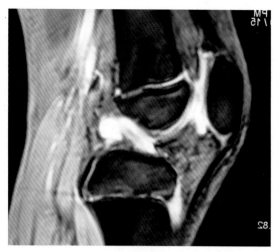

图6-69　MRI显示ACL完全断裂

二、保留残束残端重建ACL

对于ACL单束断裂没有明确不稳，查体也没有明显的阳性体征的患者，KT-2000测试胫骨前移小于4mm者，可采用保守治疗，不一定非要进行ACL重建。Noyes认为ACL断裂超过一半，有50％的患者最终会发展成为完全性断裂。ACL的AMB或PLB束断裂小于整个ACL纤维直径的50％不需要重建，断裂超过50％需要进行重建。

有人认为有膝关节不稳定症状、查体又有明确的阳性体征者，就应该进行重建。Bak等人对56例单纯ACL多数断裂进行保守治疗的患者，经过平均5.3年的随访后表明，有30％的患者能返回到伤前的运动水平，多数人经过保守治疗后，运动水平明显下降，有23％的患者发生了完全断裂。因此，对有膝关节不稳的患者，多数主张积极进行重建手术。

尽管单束损伤有时初期对功能的影响可能不大，但是从解剖学或生物力学的角度研究，单束损伤后仍然对膝关节的运动功能有一定的影响。ACL的前内侧束和后外侧束各自扮演着各自不同的生理功能，特别是后外侧束重建可有效地控制膝关节的旋转不稳。前内侧束重建可明显改善膝关节的前后不稳。

以往对ACL残束多数将其清除干净后进行重建，很少有人进行保留残束的ACL重建术。虽然保留ACL残束残端重建比彻底清除后重建稍微困难些，但是，保留残束重建对重建后ACL韧带再血管化、本体觉恢复和腱骨愈合具有重要的影响。

ACL重建后，植入的移植物缺乏血供，移植后在体内一般经历缺血坏死、再血管化、增生和重塑的过程。在缺血坏死期内移植物的生物力学强度降低，直接影响关节的稳定性。ACL重建后，移植物周围的软组织，如髌下脂肪垫、残端纤维以及移植物周围滑膜可对其提供血供。因此，尽量保护和利用移植物周围的软组织有利于再血管化和加快韧带功能的恢复。

解剖学研究表明ACL纤维中存在Ruffini小体、Pacinian小体和Golgi小体等机械感受器。这些机械感受器的作用越来越受到重视，机械感受器的兴奋可以引起神经肌肉反射，有利于膝关节的稳定性。Adachi等的组织学研究显示ACL中机械感受器的数量与膝关节的本体感觉功能显著相关。如果保留剩余的束支，能促进移植物机械感受器的长入，术后膝关节的本体觉功能更接近于正常。Crain等观察发现保留残束，可限制胫骨前移的作用，增加了膝关节稳定性。Ochi等报道了169例ACL损伤的患者，17例单束损伤，其中有13例为前内侧束损伤，4例为后外侧束损伤。他采用保留残束的方法重建ACL单束损伤，临床效果良好，并且在关节镜下观察重建的ACL，各束支在膝关节不同的角度可以发挥其功能，能更好地模仿ACL的双束的结构。

无论是AMB断裂还是PLB断裂，都是ACL部分纤维损伤，所以将AMB或PLB重建统称为保留残束残端ACL重建或ACL部分重建（Partial Reconstruction）比较合理。具体到AMB或PLB重建，可称之为ACL的"AMB"或"PLB"重建术。

（一）前内侧束重建隧道定位与钻取

通过关节镜检查进一步明确是ACL前内侧束损伤还是后外侧束损伤（图6-70）。

关节镜探查AMB或PLB断裂的具体情况，并适当进行清理。PLB位于AMB的后外侧，清理术中或建立骨隧道时，要特别注意保护ACL残束和残端纤维，以免PLB/AMB的止点受损伤。根据ACL各束的解剖关系，确定股骨隧道的重建点。

将AMB的股骨骨道定位在10～11点（右膝）或1～2点（左膝）的位置。通过前内下辅助入路进行AMB股骨骨道的定位和钻取。以存留的PLB的股骨止点作为参照，屈膝95°钻取AMB股骨骨道。AMB股骨骨道钻取后，骨道后

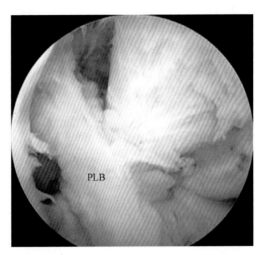

图6-70　镜下所见AMB断裂，PLB完好

壁的厚度仅1～2mm。要考虑到ACL前内束和后外束在股骨止点的变异，如果按照10:30或1:30定位，AMB的股骨隧道距离残留的PLB股骨止点可能远点，应该参照残留的PLB股骨止点为准。AMB胫骨骨道的定位和钻取，在AMB残端脚印的中心点并以存留的PLB的胫骨止点作为参照，胫骨骨道定位器的角度可用65°，而胫骨骨道在额状面上偏离正中矢状面的角度为20°。

PLB股骨骨道定位时膝关节屈膝90°，距离髁间窝外侧壁软骨下缘上方5mm和距离软骨前缘8mm，根据股骨的大小进行1～2mm的调整，并参照存留的AMB的股骨止点。定位完毕后屈膝到120°钻取PLB股骨骨道。如果实际骨道位置和理论定位不同，以存留的AMB的股骨止点为标准参照定位。

后外束损伤胫骨骨道的定位和钻取，应以胫骨外侧髁间棘后内缘、外侧半月板后角止点前端和PLB残端后缘三者之间的交界点，并以存留的AMB的胫骨止点作为参照（图6-71），PLB胫骨骨道定位时所用胫骨骨道定位器的角度是50°，PLB胫骨骨道在额状面上向内偏离胫骨近端正中矢状面40°。PLB胫骨骨道钻取完成后，其后壁距离后交叉韧带在胫骨平台水平截面的前缘2mm左右。钻取PLB骨道不要伤及AMB的胫骨止点（图6-72），重建的PLB在AMB的后方（图6-73），重建的AMB在PLB的前方（图6-74）。

无论是AMB断裂，还是PLB断裂，关节镜前内下辅助入路更加实用。具体做法是在原来关节镜前内侧入路的下方1.5cm处做一个辅助入路。其目的是经过该入路所做定位并钻取的AMB或PLB的股骨骨道的方向更接近解剖方向。

也有先钻取AMB的胫骨骨道，再经过AMB的胫骨骨道钻取AMB的股骨骨道的。但经过胫骨骨道钻取股骨骨道时，因为股骨骨道定位器受胫骨骨道壁的限制，可能会出现股骨骨道定位器不能到达解剖位点的问题。如果是进行AMB重建，在屈膝80°拉紧移植物进行固定。如果是PLB重建，则在屈膝20°拉紧移植物进行固定。

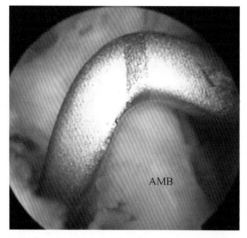

图6-71　PLB损伤胫骨骨道定位在AMB的后方

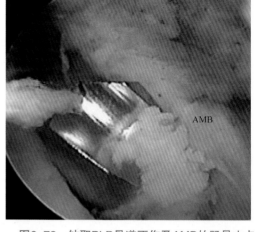

图6-72　钻取PLB骨道不伤及AMB的胫骨止点

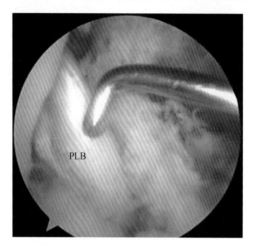

图6-73　重建的PLB在AMB的后方

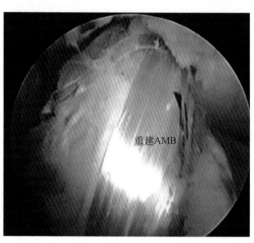

图6-74　重建的AMB在PLB的前方

（二）移植物

对ACL的AMB或PLB损伤重建采用最佳移植物是半腱肌腱，单根半腱肌腱可折成2～4折，内植入物直径4～5mm粗，长7～9cm即可。因此，可以针对不同的患者调整其粗细直径和长度，进行保留残束残端ACL部分重建术。当然，部分重建也可以使用其他移植物。从股骨隧道的近端，牵引编织缝合线，将肌腱移植物从胫骨隧道牵入股骨隧道内，在股骨外侧皮质采用Endo-Button固定，根据移植物的不同，选择合适的股骨胫骨端固定技术。如果移植物是半腱肌腱，股骨端用Endo-Button固定，胫骨端用可吸收界面螺钉加门形钉固定，或胫骨端可以用双门形钉返折固定。如果移植物用B-PT-B，建

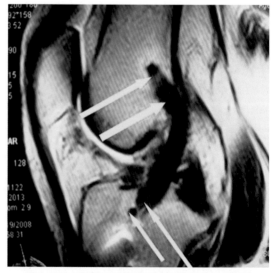

图6-75　股骨与胫骨两端采用双Rigid Fix固定肌腱移植物

议将B-PT-B的骨块直径及股骨骨道和胫骨骨道直径最大控制在8mm，并且两端按B-PT-B的固定原则进行固定。两端也可采用Rigid Fix横钉固定（图6-75）疗效很好，也比较方便（详见第十四节）。

（三）ACL单束损伤重建注意事项

由于后外侧束的解剖位置比传统的ACL单束单隧道的重建点的位置低，应按照前交叉韧带AMB/PLB的解剖位置，进行股骨和胫骨隧道重建点定位。以右膝关节为例，PLB重建股骨隧道的重建点在9:30点的位置，后外侧束重建不能通过胫骨隧道进行股骨隧道的定位，由于PLB附着点较低，通过胫骨隧道难以找到PLB股骨隧道的靶区，需在髌腱内侧缘旁开10～15mm再向下10mm,做膝内侧附加入路。膝关节屈曲120°，导针经该切口从内侧半月板的上面达PLB股骨附着点的中心区。插入导针或钻头时不要损伤股骨髁软骨和后外侧的血管神经结构。建立胫骨隧道时，一定要保护好未受损伤的ACL前内侧束的止点。后外侧束胫骨附着点位于前内侧束附着点的后外侧，前内侧束在后外侧束的前面，建立胫骨隧道时导针和钻头避免损伤该结构。胫骨与股骨隧道的直径，应与移植物的直径相匹配，以利于紧密嵌压固定。韧带重建后探查有无髁间窝撞击，必要时进行髁间窝成形。

（四）保留残端重建ACL

ACL损伤通常将其股骨与胫骨上下残端清理掉，在其附着点进行重建，这种操作容易辨别解剖结构，但清掉的ACL残端内有血管和神经感受器，不利于术后本体觉的恢复和腱骨愈合。我们对损伤后2～4周内重建者，发现ACL残端良好（图6-76），我们采用避让残端和保留残端钻取胫骨骨道（图6-77），ACL重建完之后，将残端用缝线带入股骨隧道内（图6-78），使保留的残端覆盖并贴附在重建的ACL之上（图6-79）。术后1年第二次关节镜观察显示重建的交叉韧带张力良好（图6-80）。

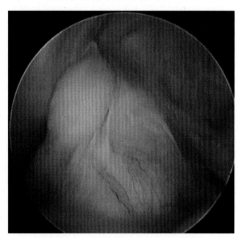

图6-76　伤后的ACL残端良好

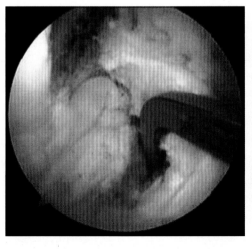

图6-77　避让残端和保留残端钻取胫骨骨道

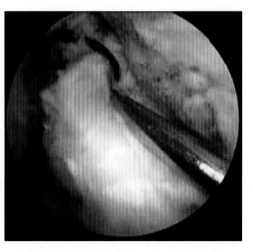

图6-78　将残端用缝线固定在股骨隧道内

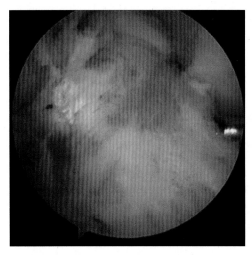 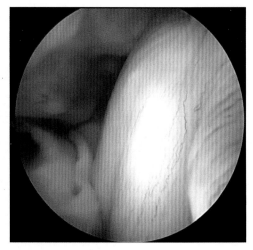

图6-79 保留的残端覆盖在重建的ACL上　　图6-80 术后第二次关节镜观察显示重建的
　　　　　　　　　　　　　　　　　　　　　　　　　　　　交叉韧带张力良好

三、保留残束残端对促进ACL重建韧带再血管化的研究

文献报道无论是单束重建还是双束双隧道重建，大多只关注于其生物力学的稳定作用，而对于术后移植物再血管化以及本体觉恢复的研究相对较少。对于前交叉韧带损伤重建，不管是单束损伤还是完全断裂，多数将残端纤维或剩余束支清除，以利于手术操作。

前交叉韧带的血供主要来自膝中动脉，膝中动脉在髁间窝水平穿过后关节囊，走行于包裹前交叉韧带的滑膜内。滑膜内的血管较丰富，这些血管起始于前交叉韧带的股骨与胫骨止点侧滑膜内，向韧带中间走行，其中的部分血管穿入韧带内部，形成内部血管网络，供给前交叉韧带营养。组织学研究显示，前交叉韧带两端的血供要比中段的血供丰富。

前交叉韧带损伤重建后，移植物将面临再血管化和本体觉的恢复问题。Arnoczky对髌腱自体移植物重建前交叉韧带的犬模型进行了再血管化的研究。作者发现开始时移植物完全没有血液供应，6周后完全被带血管的滑膜组织包裹，髌下脂肪垫，前交叉韧带的胫骨残端和后方的滑膜是血液供应的来源。在术后20周，移植物内的血管由近、远两端向中间生长并最终完成再血管化。术后1年移植物的组织学和血管外观接近正常的前交叉韧带。

前交叉韧带由胫神经的关节支支配，韧带内部存在神经感受器，主要包括Ruffini小体、Pacinian小体以及神经末梢，神经感受器在韧带两端较中间部分丰富。这些感受器对膝关节的稳定起重要作用。前交叉韧带对于膝关节的稳定作用不仅体现在生物力学上，而且也具有本体感觉功能，可以诱发神经反射，稳定膝关节。

无论前交叉韧带完全损伤还是只有某一束支损伤，在其止点大多会遗留有部分残端纤维。组织学研究显示，前交叉韧带两端的血供丰富，而且神经感受器主要存在于两端。Georgoulis AD对患者ACL损伤3个月～3年的残端纤维进行组织学研究，发现其中尚存在有神经组织，所以保留残端纤维与剩余束支重建前交叉韧带，理论上可以保留移植物自主神经感受器的长入，有利于本体觉的恢复。所以如果保留残端纤维与剩余束支，必将为移植物提供一个良好的神经感受器和再血管化的平台。

Ochi M.等采用保留剩余束支重建ACL单束损伤的方法，并进行了临床研究，患者术后恢复良好。作者认为该方法具有如下优点：①ACL剩余束支不仅在生物力学上可以起到稳定膝关节的作用，而且保留了其中的神经组织和机械感受器，利于术后本体感觉的恢复；②剩余束支对移植物早期建立血运及神经组织的长入也具有积极的促进作用。Lee B.I.等对于ACL完全断裂的病例采用保留残端纤维的方法进行重建，有利于术中ACL解剖止点的定位，有利于移植物早期建立血运及神经感受器长入，并且保留的残端纤维在一定程度上可以防止关节液渗入骨道，从而对术后肌腱移植物与骨隧道的愈合、防止骨道扩大起到积极的作用。但目前这种手术方法尚缺少动物实验研究以证实其有效性。

笔者采用白兔为动物模型，模拟了单束损伤与保留残端重建ACL的手术方法，采用血管灌注染色、组织学切片、纤维母细胞计数和统计血管面积的方法对各手术方法移植物的转归进行评估。实验结果显示，术后8周之内，各时间段保留部分束支重建组移植物的血运优于其他两组（$P < 0.05$）；术后4周保留部分束支重建组与保留残端组纤维母细胞绝对值多于残端清理组；术后8周单束重建组的纤维母细胞多于残端清理组（$P < 0.05$），而与保留残端组无明显差别（$P > 0.05$）；残端清理组与保留残端组在术后8周移植物纤维母细胞数无明显差别（$P > 0.05$）。通过本实验研究证明保留残端与剩余束支利于移植物早期建立血运，可以缩短移植物组织缺血坏死时间、新生组织与纤维母细胞长入，有利于爬行替代和塑形改建的进程，从而对患者术后康复起到积极的促进作用。

综上所述，前交叉韧带损伤重建时应尽量做到解剖重建，恢复其生物力学功能，尽早促进移植物血运和本体感觉的建立，以及肌腱移植物与骨隧道的愈合。如何缩短移植物的缺血和坏死，早期完成爬行替代和塑形改建的进程，尚需进一步研究。

第十一节　骨栓肌腱结嵌压固定法单束重建前交叉韧带

一、概述

多年来，以自体骨-髌腱-骨为代表的ACL修复方法，被称为ACL重建的"金标准手术"。然而，髌骨软化、髌股关节病变、髌腱和脂肪垫纤维化等手术并发症以及髌骨骨折、髌前疼痛、髌腱挛缩和跪行疼痛等髌腱供区常见并发症越来越引起广大学者的关注。中老年患者多合并髌股关节骨性关节炎，青少年影响骨骺发育，都限制了B-PT-B方法重建ACL的临床应用。为避免B-PT-B方法所引起的系列并发症，腘绳肌腱成为目前ACL重建的主要移植肌腱，其股骨端多采用Endo-Button固定。由于移植物的固定点远离ACL正常解剖止点，导致移植物在骨性隧道内存在微动现象，即"蹦极效应（Bungee Effect）"和"雨刷效应（the Windshield Wiper Effect）"，这种微动使骨性隧道逐渐扩大，关节液浸泡影响隧道与肌腱的愈合。肌腱与Endo-Button之间通过编织带悬吊连接，如果编织带环过长，肌腱与隧道间的有效接触面积减少，也会影响肌腱与骨性隧道的愈合。作者自行设计并应用自体腘绳肌腱结、骨栓腘绳肌腱结和带髌骨块的股四头肌腱，在肌腱中间打结，股骨端采用嵌压固定法，关节镜下重建交叉韧带，取得了良好疗效。

为了进一步探讨嵌压固定法重建交叉韧带的可行性及生物力学特性，我们采用猪膝关节作为实验模型，针对股骨端不同固定方法，如带髌骨块的股四头肌腱嵌压固定法、带骨块的髌腱界面螺钉固定法和腘绳肌腱结嵌压固定法，胫骨端固定有肌腱编织缝合线骨桥打结固定法、肌腱编织缝合界面螺钉固定法，进行了生物力学实验。最大拔出强度结果显示：带髌骨块的股四头肌腱嵌压固定组和肌腱结组的最大抗拉强度接近正常ACL（699±153）N，大于B-PT-B界面钉固定组。胫骨端肌腱编织缝合后在骨桥上打结固定的最大抗拉载荷为（568±109）N（$P > 0.01$），肌腱编织缝合后采用界面螺钉固定的最大抗拉载荷为（364±105）N，统计学有显著性差异。在100N和400N时，肌腱结组和B-PT-B组的位移无显著性差异（$P > 0.05$），以上生物力学实验表明带髌骨块的髌腱和肌腱结嵌压固定，胫骨端采用骨桥上打结固定，方法可行。

为了维持移植肌腱的张力，防止韧带松弛，术前肌腱必须进行预张力，可降低肌腱的黏弹性。肌腱结必须完全嵌入到瓶颈状股骨隧道内，肌腱端的编织缝线一定要收紧，移植的多股肌腱必须均匀受力，否则在载荷状态下容易发生韧带松弛。

组织学研究：用成年山羊，模拟嵌压固定法进行动物实验研究，分别于术后4周、8周、12周和16周取两只动物，进行关节稳定性、放射学和组织形态学检查，观察移植物与股骨隧道的愈合情况和自然转归。结果显示，在最大载荷方面，肌腱结和肌腱-骨嵌压固定法＞B-PT-B界面螺钉固定，前者可以满足正常生理强度需求。两组移植物术后各时间点放射检查未见隧道扩大；HE染色检查显示术后12周有明显的腱-骨连接形成，16周移植肌腱和骨道愈合良好。可见，股骨端肌腱结和肌腱-骨两种移植物采用嵌压固定法重建ACL，其最大载荷强度＞B-PT-B界面螺钉固定法，能满足日常生理活动需求，有利于移植物的愈合。

二、骨栓腘绳肌腱结的制备

在胫骨结节内侧找到半腱肌腱和股薄肌腱，于鹅足附着处切断后套入肌腱剥离器，顺肌腱的纵轴拉紧肌腱，推进肌腱剥离器将肌腱取出，修整肌腱并编织缝合（图6-81），两端用2-0 Ethibond不可吸收线编织缝合，并进行肌腱预张力（图6-82），牵引重量为13.61kg（20磅），持续5～10min，在双股肌腱的中间打结（图6-83）。测量套管测得四股肌腱和肌腱结的直径（图6-84），四股肌腱的直径多为7～8mm，长度7～9cm，肌腱结的直径为11mm。如果肌腱较细或肌腱结与股骨隧道不匹配，可取骨栓5mm×11mm嵌入肌腱结内并缝合固定，骨栓肌腱结呈"T"形（图6-85），增加抗拉强度。

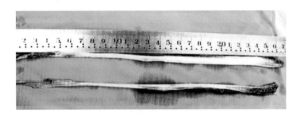

图6-81　修整肌腱并编织缝合

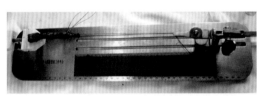

图6-82　进行肌腱预张

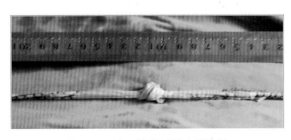

图6-83　在双股肌腱的中间打结

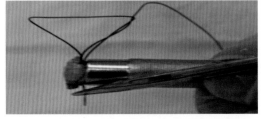

图6-84　测量套管测得四股肌腱和肌腱结的直径

三、带髌骨块的股四头肌腱的制备

目前取腘绳肌腱进行交叉韧带重建已经被广大学者接受，并取得了良好效果。但是，当伴有内侧副韧带和ACL损伤，同时需要进行PCL重建、前交叉韧带翻修术等情况下，切取同侧腘绳肌腱受到限制，采用带髌骨块的股四头肌腱重建交叉韧带是一种理想的选择。为解决上述问题，作者设计并采用自体带髌骨块的股四头肌腱移植，股骨端嵌压固定法和胫骨端骨桥编织缝合线打结固定法重建前交叉韧带损伤，取得了良好的临床疗效。

带髌骨块的股四头肌腱切取与制备：于髌骨上极中线切开皮肤皮下组织（图6-86）5～7cm，显露股四头肌腱和髌骨中上2/3(图6-87)。屈膝关节，使股四头肌腱绷紧，沿股四头肌腱两边纵向切开长7～8cm，宽8mm，于肌腱与肌肉交界处切断(图6-88)。

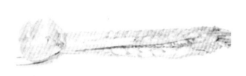

图6-85 骨栓肌腱结呈"T"形

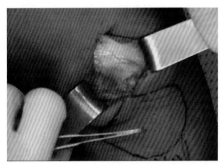

图6-86 于髌骨上极中线切开皮肤皮下组织

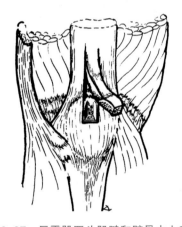

图6-87 显露股四头肌腱和髌骨中上2/3

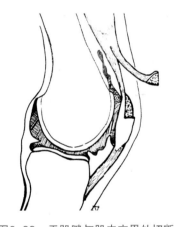

图6-88 于肌腱与肌肉交界处切断

用电动摆锯切取髌骨骨块，宽11mm，长15mm，厚5～6mm，连同肌腱一同取下，骨块肌腱束全长为7～9cm(图6-89)。缝合股四头肌腱、皮下组织和皮肤切口(图6-90)。修整骨块边缘，用套筒测量器测量骨块和股四头肌腱的直径(图6-91)，供建立隧道参考。清理修整肌腱上的肌肉组织，用2-0 Ethibond不可吸收编织线缝合肌腱端2～3cm，尾端缝线供胫骨端固定用(图6-92、图6-93)。

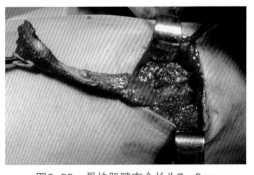

图6-89 骨块肌腱束全长为7～9cm

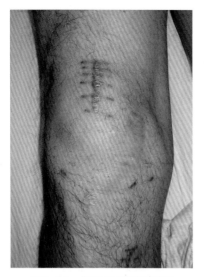

图6-90 取股四头肌腱切口

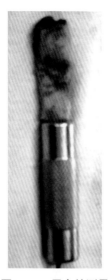

图6-91 用套筒测量器测量骨块和股四头肌腱的直径

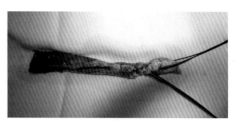

图6-92 用2-0 Ethibond织线缝合肌腱2~3cm，尾端缝线供胫骨端固定用

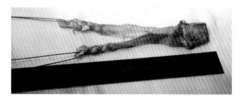

图6-93 胫骨端肌腱也可以分两束编织缝合

四、建立胫骨和股骨隧道

1.胫骨隧道

屈膝90°，关节镜下清理膝关节，常规确定ACL胫骨端解剖止点，并打入导针确定胫骨骨隧道(图6-94)。环钻沿导针从胫骨结节内侧向ACL在胫骨髁间棘附着点处钻入，取出环钻内柱状骨块备用。胫骨隧道制备完毕后，在隧道口的下方10mm处用4.5mm的钻头钻孔，用直角钳将上下两个隧道口沟通，从下方骨孔将钢丝穿入隧道口(图6-95)。

2.股骨隧道

一般不做髁间窝成形术，膝关节屈曲90°置入ACL定位器，在股骨髁间窝ACL附着点的残端打入导针，导针从股骨髁干交界处的前外上方钻透骨皮质。在股骨外上髁沿导针用阶梯状联合钻钻透髁间窝骨皮质，阶梯状联合钻头的直径下1/3段为5~7mm，近2/3为11mm(图6-96)。

嵌入器直径比阶梯钻直径大1mm，然后用股骨隧道嵌入器从股骨隧道的近端打入隧道内(图6-97)，成形后的隧道呈瓶颈样(图6-98)。

五、肌腱移植物的植入

将肌腱和牵引线从股骨隧道外口送入关节腔内，再从胫骨隧道外口插入抓钳，将缝线从关节腔牵出胫骨隧道外，术者拉紧肌腱缝线，反复屈伸活动膝关节20次(图6-99)，以便使肌腱结和骨栓完全嵌入瓶颈样股骨隧道内(图6-100)。四束肌腱分两股，分别从胫骨隧道和其

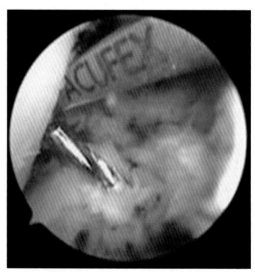

图6-94 打入导针确定胫骨骨隧道

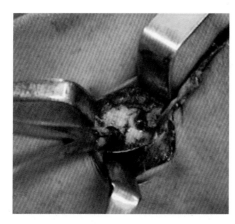

图6-95　用直角钳将上下两个隧道口沟通，从下方骨孔将钢丝穿入隧道口

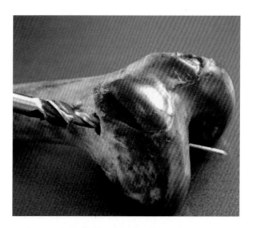

图6-96　在股骨外上髁沿导针用阶梯状联合钻钻透髁间窝骨皮质（标本示例）

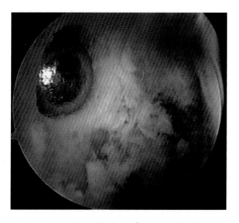

图6-97　用股骨隧道嵌入器从股骨隧道的近端打入隧道内

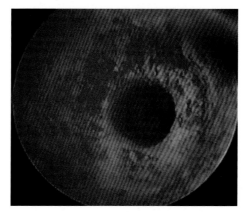

图6-98　成形后的隧道呈瓶颈样

下方10mm的骨道穿出（图6-101），二组肌腱于骨桥上交叉打结并缝合固定（图6-102）。为了增加其稳定性，隧道内取出的松质骨回植入隧道口空隙内，胫骨隧道同时采用可吸收界面

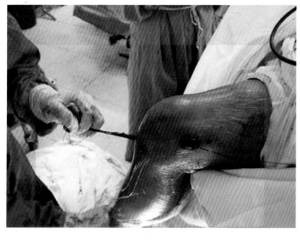

图6-99　将肌腱和牵引线从股骨隧道外口送入关节腔内

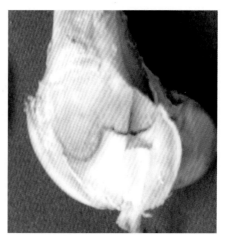

图6-100　使肌腱结和骨栓完全嵌入瓶颈样股骨隧道内（标本示例）

螺钉固定。

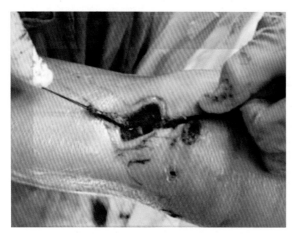
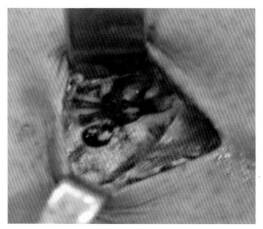

图6-101 四束肌腱分两股,分别从胫骨隧道和　图6-102 二组肌腱于骨桥上交叉打结并缝合固定
其下方10mm的骨道穿出

六、术后处理

术后膝关节采用卡盘支具保护9周,早期进行股四头肌等长收缩练习及直腿抬高锻炼,前2周内活动范围应限于45°,6周时屈曲应超过90°,8周时应能做全幅度活动。6周时进行闭链锻炼以恢复正常肌力及功能。2周内可扶拐部分负重下地活动,2个月后逐渐完全负重。6周左右或步态正常时可弃拐行走。

七、嵌压固定重建ACL的优点

不做髁间窝成形术,保留坚硬的皮质骨,有利于巩固隧道口的强度。"T"形骨栓肌腱结嵌入瓶颈状股骨隧道内,大大增加了移植肌腱与隧道的接触面积和摩擦阻力,有效阻挡肌腱结滑出,使骨栓与隧道的愈合更加牢固。重建的ACL股骨止点接近正常解剖止点,肌腱与隧道直径匹配合理、挤压严密,避免移植物在骨性隧道内微动现象,防止了骨性隧道扩大。肌腱结和骨栓嵌入瓶颈样股骨隧道内,与隧道挤压紧密,加之自体松质骨植入隧道,可有效防止骨道渗血和关节液浸入,有利于移植物与骨壁愈合。采用自体组织进行生物固定,组织相容性好,不使用高值耗材,且避免内固定物取出,节约了医疗经费。因无金属材料和异物植入,无金属伪影,不影响MRI检查结果。避免了取骨-髌腱-骨引起的供区取材并发症,特别是跪行疼痛,因而适合于不同年龄组的患者。对于骨质疏松的患者,由于不用界面螺钉固定,不用担心界面钉固定造成的骨道和骨块的切割而导致的固定失败。可同期进行前后交叉韧带联合重建,有利于功能康复。

八、嵌压固定法注意事项

根据患者情况的不同,要选用不同的肌腱移植物。如果是单纯的ACL损伤,特别是女性患者,多采用自体腘绳肌腱结;如果腘绳肌腱较细、骨质疏松或股骨隧道的直径与肌腱结不匹配,采用骨栓腘绳肌腱结;ACL损伤伴内侧副韧带损伤,膝关节内侧不稳定者,则采用带髌骨块的股四头肌腱移植。

手术中应当注意以下事项:肌腱必须进行预张力,否则术后易发生蠕变。肌腱结打在肌腱的中间，可避免在肌腱末端打结时肌腱滑扣；骨隧道的直径与移植肌腱的粗细要一致，隧道太细肌腱植入困难，太粗影响肌腱与隧道的愈合和稳定性。股骨隧道必须呈瓶颈状，完全嵌入到瓶颈处，使骨栓肌腱结与股骨隧道相匹配，以达到牢固的挤压固定。肌腱一定要进行预张力，以免肌腱蠕变发生松弛。把胫骨端固定，四股肌腱分为两股，从胫骨下隧道口穿出的一股要比上段长 10mm，将缝合肌腱的编织线进行打结固定。胫骨端的肌腱固定，先通过肌腱编织缝合线在胫骨骨桥上打结固定，再行肌腱加强缝合固定的，注意不要肌腱与肌腱直接打结，以免发生滑脱或松动。多股韧带要调整好张力，保持受力均匀一致，否则发生松弛影响疗效。为增强胫骨端固定的稳定性，可加用可吸收界面螺钉挤压固定，同时在骨桥上打结固定。如果合并内侧副韧带损伤，将关节囊和侧副韧带紧缩并加强缝合，术后支具固定，取股薄肌腱不会影响内侧的稳定性。如合并后外侧角韧带结构（PCL）损伤必须修复，否则会影响膝关节的稳定性。

第十二节　股骨 Intrafix 固定重建前交叉韧带

膝关节前交叉韧带重建，采用单束或双束重建，仍存在争议。有学者认为双束重建具有良好生物力学优势，尤其是增加膝关节旋转稳定性。但采用双束双隧道技术，对于髁间窝狭窄与胫骨平台前后径较窄的患者不适合手术。股骨 Intrafix 固定系统，是近年来新推出来的一种单隧道双束重建前交叉韧带新的固定方式。

一、双束双隧道 ACL 重建的不确定因素

如何进行股骨与胫骨两端隧道准确定位是双束双隧道重建的重点。标准的方法是将四个骨道内口分别定位于前内侧束与后外侧束两端止点的中心。但创伤后 ACL 的股骨及胫骨止点辨认困难，且前内侧束与后外侧束在组织学上并无明显界限，使术中确定前内侧束与后外侧束止点的中心点难度较大。对于髁间窝较小与胫骨前后径短的患者，难以建立双束骨隧道，因此，不适合双束双隧道重建，不是所有 ACL 损伤的患者都能够进行双束双隧道重建手术。双束双隧道重建还可能发生骨道扩大的问题。Siebold 对 25 例 ACL 双束双隧道重建术后的患者进行了 MRI 骨道测量，研究发现术后一年发生胫骨骨道扩大占 43%，股骨端前内侧束发生率为 35%，后外侧束为 48%。

二、股骨 Intrafix 固定系统重建 ACL 优点与生物力学特性

股骨端螺钉与外鞘固定系统（Femoral Intrafix，见图 6-103）是由挤压螺钉与外鞘（图 6-104）组成，通过外鞘挤压肌腱于骨道壁，达到挤压固定的目的。

Flanigan 等用 24 只牛的股骨端，进行了 Femoral Intrafix、Endo-Button 和横穿钉固定模式进行前交叉韧带股骨端固定，分组比较。结果发现：四种内固定物失效载荷无明显统计学差异（$P = 0.42$）。反复循环载荷四种固定物的位移无差异（$P = 0.32$）。Gadikota 等比较了挤压螺钉与 Femoral Intrafix 固定，单束单隧道重建 ACL 的生物力学研究。被测试的膝关节在每秒 2 次，1000 次的 50～200N 的重复加载下，移位前者 3mm 后者为 1mm，拔出力前者 452N、后者 800N，生物力学显示股骨 Intrafix 组固定强于界面螺钉组。该方法克服了单束

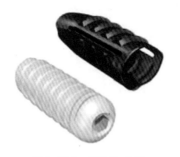

图6-103 螺钉与外鞘

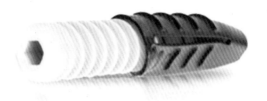

图6-104 螺钉与外鞘组合装置

重建胫骨旋转不稳定因素，更具有生物力学的优势。

Femoral Intrafix 特点：改善前交叉韧带止点的覆盖位置，确保移植物均匀分布于骨道四周，利用软组织间隙对韧带移植物进行挤压固定(图6-105)，有效地控制前内束和后外束的定位。

胫骨端 Intrafix 固定生物相容性好，组织反应少。固定点离关节面近，减少"雨刷效应"和"橡皮筋效应"，不易造成骨隧道扩大。胫骨端界面螺钉拧入鞘内后使4股肌腱与骨隧道均匀紧密接触，确保移植物表面与骨隧道的接触面积达到100%，达到可靠固定的效果。

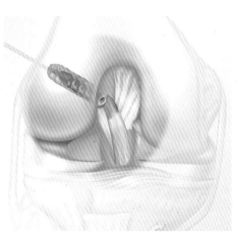

图6-105 股骨Intrafix挤压固定示意

三、股骨Intrafix固定系统的方法

1.腘绳肌腱移植物编织

关节镜检查证实ACL损伤(图6-106)，取半腱肌和股薄肌腱，由助手进行肌腱修整和编织。将双股肌腱的两端，合成1股，将移植物置于单根2号 Orthocord 缝线上对折，在近端33mm处标记，从对折处向两侧编织至30mm处；测量四股肌腱移植物的长度、直径（图6-107），然后将肌腱置于牵引器上进行肌腱预张力（图6-108）备用。

2.股骨隧道定位与钻取

先清理ACL残端及髁间窝，用等离子刀标记股骨骨隧道内口的中心点(图6-109)。从内侧入路插入股骨"牛眼"瞄准器，瞄准器尖端置于已标记的股骨骨道后方过顶点（图6-110）；瞄

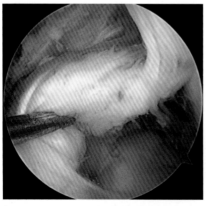

图6-106 前交叉韧带断裂

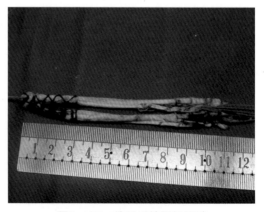

图6-107 编织后的腘绳肌腱

准器根据骨道和移植物的直径进行选择。极度屈曲膝关节，沿瞄准器钻入导针（图6-111），用直径4.5mm空心钻头钻透骨道（图6-112），测量骨道的长度（图6-113），关节镜下观察股骨隧道情况。用空心钻（直径比移植物直径大1mm）沿导针从AM进入、钻取30mm深的股骨骨道（图6-114）。股骨瞄准器的规格应与骨道尺寸的关系进行选择（表6-4）。

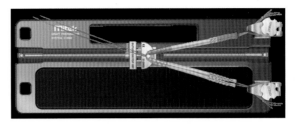

图6-108　腘绳肌腱编织预张力示意

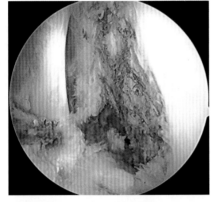

图6-109　清理股骨髁间窝显示足印ACL附着点

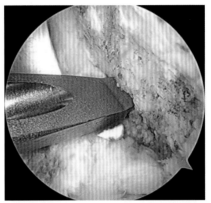

图6-110　股骨端定位点

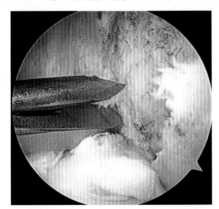

图6-111　股骨端定位并打入导针

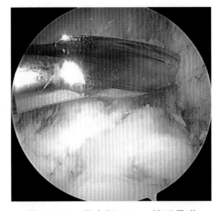

图6-112　用直径4.5mm钻透骨道

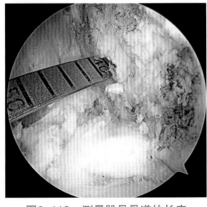

图6-113　测量股骨骨道的长度

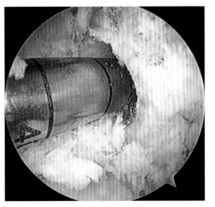

图6-114　采用与肌腱直径粗1mm的钻30mm深的股骨骨道

表6-4　股骨瞄准器规格与骨道尺寸关系

骨道	股骨瞄准器	后壁
8mm	6.5mm	2.5mm
8.5mm	6.5mm	2.25mm
9mm	6.5mm	2mm
9.5mm	6.5mm	1.75mm
10mm	7.5mm	2.5mm
10.5mm	7.5mm	2.25mm
11mm	7.5mm	2mm

3.胫骨隧道的定位与钻取

膝关节屈曲90°位，用ACL定位器从AM插入关节腔内，进行胫骨骨道定位，隧道外口位于胫骨前内侧面，内口位于PCL前方7mm、胫骨平台中点。沿定位器钻入导针(图6-115)，用空心钻沿导针钻取骨道，清理骨道碎屑及内口软组织。

4.韧带安装与固定

将牵引线由导引针从AM入路引入股骨骨道，从大腿前外侧皮肤穿出，再用抓线器将其从胫骨骨道引出来（图6-116）。用引线将肌腱经胫骨骨道引入关节腔（图6-117、图6-118），从股骨骨道内口进入直至骨道内3cm处，用探针将移植物前内束和后外束分开，做钉预置位置（图

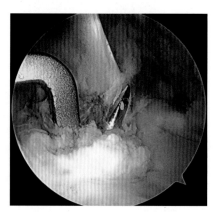

图6-115　沿定位器钻入导针

6-119）。拉紧股骨骨道肌腱牵引线，从AM入路将导针插入股骨骨道，沿导针插入外鞘试模，将外鞘试模插入移植物和骨道之间，使试模部分置于前内束和后外束之间使其分开，用锤子敲击直至试模完全插入（图6-120）；退出试模，沿导针顺试模方向置入Intrafix外鞘（图6-121），直至末端进入骨道内2mm；取出外鞘插入器，将挤压螺丝钉（比骨道直径小1mm）旋入鞘内（图6-122）。关节镜下探针调整胫骨骨道内口两束肌腱的位置，使其预置至前内侧束和后外侧束的位置。拉紧胫骨骨道外肌腱，屈伸膝关节20次。轻度屈膝外旋膝关节，确认四股肌腱张开，插入导针，行Intrafix固定。再次关节镜确认移植物走行及张力、分束（图6-123）。切除胫骨骨道外多余肌腱。

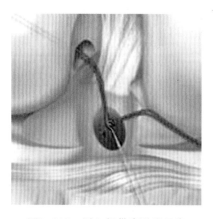

图6-116　引入韧带牵引线示意

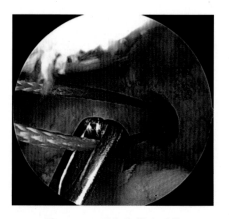

图6-117　引入韧带牵引线

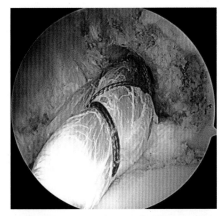

图6-118 牵入双束移植物

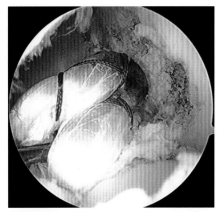

图6-119 用探钩进行预分束

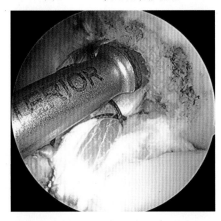

图6-120 击入分束外鞘试模

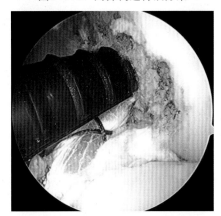

图6-121 击入分束的外鞘

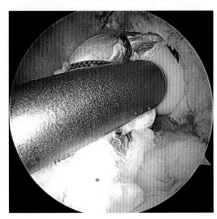

图6-122 拧入螺钉

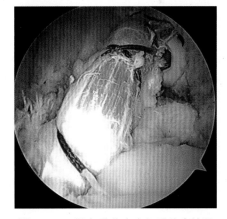

图6-123 固定后前内束与后外束效果

5.植入物大小选择

股骨Intrafix主要分为两大类，即较"硬"类（适用于骨质较硬时）和标准系统。医生根据骨的质量选择合适的植入物规格（表6-5）。将外鞘试模插入移植物的骨道之间，用锤子敲击直至外鞘试模的肩部完全插入。当外鞘试模完全插入骨道时，插入器上的激光标记应该不能被看见。此外，外鞘试模的肩部应该与骨道口平齐或略深一点，以轻微扩大骨道口便于股骨Intrafix外鞘的置入。

应该用适中的力量使外鞘试模完全进入骨道。如果外鞘试模粗细合适的话，选择相同大小的标准系统。如果骨头很硬，则选择"坚硬"系统，植入物规格指导图表中所示（螺钉尺寸减小1mm）。如果外鞘试模能很容易的完全进入骨道（即不需要锤子敲击），请使用更大一号的外鞘试模。如果大一号的外鞘试模刚好合适，使用标准系统。如果外鞘试模不能完全放入骨道，移出它，则使用与原先外鞘试模相应的股骨Intrafix系统。从股骨骨道移出外鞘试模（可能需要锤棒），移植物应紧贴于股骨骨道的后部。

表6-5　植入物规格

肌腱	隧道	试模	系统	植入物
7	8	7～7.5	7～7.5 Hard	7mm Sheath，6mm Screw
7.5	8.5		7～7.5 Standard	7mm Sheath，7mm Screw
8	9	8～8.5	8～8.5 Hard	8mm Sheath，7mm Screw
8.5	9.5		8～8.5 Standard	8mm Sheath，8mm Screw
9	10	9～10	9～10 Hard	9mm Sheath，8mm Screw
9.5	10.5		9～10 Standard	9mm Sheath，9mm Screw
10	11		9～10 Standard	9mm Sheath，9mm Screw

四、术中注意事项

① 通过前内侧入路，置入股骨定位器 膝关节过屈位可以使定位器较方便地到达股骨外髁内缘，确保股骨隧道建立后保留大约2mm的后壁，从而防止骨道后壁的破裂 (图6-124)。用比移植物直径大1mm的股骨钻钻隧道。钻取30mm深的股骨骨道。如果股骨很小，必须调整股骨骨道长度，以避免钻透股骨外侧骨皮质。需要注意的是，如果骨道深度小于27mm，可能会导致外鞘试模和外鞘插入的困难。

② 将膝关节屈曲在钻取股骨骨道时相同的角度，通过前内侧入口插入与移植物相同大小的外鞘试模，否则易将骨道打破。

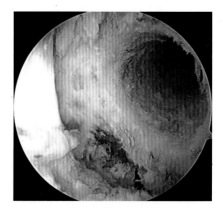

图6-124　股骨隧道钻取后保留后壁2mm

③ 在移植物引入股骨骨道之前，将前内束和后外束旋转至预期位置。探钩和可延展移植物挡板可用来帮助移植物的引入和位置的确定。

④ 胫骨骨道直径要比移植物大1mm，以便于移植物的引入和旋转。

⑤ 螺钉的大小是由选择所使用的Intrafix系统决定的。通常情况，螺钉与鞘的规格一致。如隧道骨质很硬，则螺钉应比鞘小1mm。

综上所述，单隧道双束腘绳肌腱双Intrafix固定重建前交叉韧带手术具有手术操作简便、固定牢固、疗效确切等优点。

第十三节　股骨Rigid Fix横穿钉固定重建前交叉韧带

四股腘绳肌腱和骨-髌腱-骨为代表的移植物在前交叉韧带重建中占有重要的地位。移植物采用何种固定方法是目前研究的重要课题。Rigid Fix横钉固定系统，是近几年推出的一种新的可吸收固定方法。由于Rigid Fix横钉固定系统具有良好的生物力学性能、移植物固定可靠、操作简便，临床应用越来越广泛。

Antonogiannakis E.在关节镜下用不带髌骨块的股四头肌腱重建ACL，股骨端及胫骨端均用Rigid Fix横钉固定，获得了良好的临床效果。Mahirogullari M.等对35例采用B-PT-B移植物重建ACL，股骨侧的固定均采用2.7mm的Rigid Fix横钉固定系统。术后进行了最少2年的随访，进行IKDC评分、Lyshlom评分、Tegner评分和关节动度的测量。结果显示术后Lysholm评分平均为94.7分，按膝关节疗效评定标准，优24例，良8例。术后28例胫骨前移少于3mm，7例少于5mm。在体育运动中所有患者都恢复到伤前的竞技水平，没有膝关节不稳。通过临床观察认为采用B-PT-B移植材料Rigid Fix横钉固定重建ACL，移植物的固定靠近关节面的位置，取得可靠的固定。Ahn回顾性研究了Rigid Fix横钉固定系统在腘绳肌腱重建ACL股骨侧固定中的应用和其临床效果，平均术后随访时间为26.9个月，分析了117例患者术前及术后的Lachmann实验、轴移实验、KT-2000关节动度测量、Lasholm评分和IKDC关节功能等级评定，其中有74例患者进行了二次关节镜的检查。术后Lysholm评分由术前平均72.6分提高到术后平均93.7分；按IKDC膝关节疗效评定标准，优75例，良36例，可6例，术后没有出现严重功能障碍；有112例患者的关节平均移动度为1.3mm。二次关节镜检查74例患者中，52例移植物张力良好，22例重建的ACL略有松弛，没有移植物失效情况。

Rigid Fix横钉是靠近关节面的一种固定方式，其远端钉距关节面为13mm，是所有横钉设计中最靠近关节面的一种，可有效地减少移植物与骨道间的纵向运动和横向摆动，其固定方式也符合正常ACL的生物力学特性，同时避免界面螺钉固定对肌腱移植物的切割。通过对移植物的挤压和悬吊固定，提供了可靠的固定强度。多数学者认为腘绳肌腱移植Rigid Fix横钉固定重建ACL，是一种安全、可靠和有效的固定方式。

有关于Rigid Fix横钉断裂后进入关节腔引起关节绞锁的报道，可能是由于Rigid Fix横钉穿入髁间窝失效所致。Neal研究了股骨远端轴位MRI，通过测量股骨外上髁到内侧髁之间的距离、股骨外上髁到髁间窝外侧壁之间的距离，以外侧髁后内侧的宽度，确定了沿A-B线的方向为Rigid Fix横钉固定的安全区，避免Rigid Fix横钉进入髁间窝和关节腔。

Rigid Fix横钉是一种生物可吸收材料，在移植物和骨隧道之间提供了挤压和悬吊两种固定方式，使移植物和骨隧道之间到达360°全方位的接触，有利于促进腱骨愈合。

骨质的强度对其固定效果有关，如果严重的骨质疏松，会降低横钉固定的强度。肌腱移植物的强度也会影响横钉固定效果。身体状况不良如贫血、感染等将会导致腱骨愈合延迟和固定失效；其他因素如高龄患者、心理疾病和酗酒等，会降低患者愈合能力。

一、不同固定方法的生物力学

Christine Voigt等将固定方法分为三类：一是远离关节面的间接固定，例如纽扣钢板、门形钉、缝合拴桩等；二是骨隧道内靠近关节面的类直接固定，包括各种类型的横钉、自外向内植入的界面螺钉和不同类型的嵌压固定法；三是直接固定，即自关节内的固定，主要采用不同材料的界面螺钉。间接固定由于远离正常ACL解剖止点，易出现移植物与骨道间的纵向运动，产生"蹦极"效应和横向运动"雨刷"效应。由于骨道内滑液浸泡，导致腱骨愈合延迟、腱骨强度下降或不愈合以及骨隧道扩大。直接固定和类直接固定的优势是能够减少纵向位移和矢状位移，防止隧道扩大；固定靠近隧道内口，固定节段接近正常前交叉韧带的解剖止点，可减少肌腱蠕变。移植物与隧道紧密压配，保证腱骨愈合并防止关节液流入隧道内，减少腱骨愈合的不利因素。

Linsalata等发现固定的位置距ACL解剖起止点越远，发生骨隧道扩大率越高，临床实践证明固定点接近于ACL解剖起止点的固定方法，其稳定性明显优于远离ACL解剖起止点的方法。Rigid Fix横钉固定装置，保持移植物与骨隧道全周径的接触，有利于腱骨愈合，体现了固定系统的优势。

ACL重建中采用的固定方法必须有足够的固定强度，避免循环负荷下位移，保持重建后膝关节的稳定性，有利于腱骨愈合。Noyes等人研究表明：正常膝关节活动前交叉韧带所需的最大强度为454N，而Markolf等人研究表明日常活动所需的最大强度为497N左右，前交叉韧带重建后受力可能大于生理性强度。因此，要求固定后移植物初始固定强度至少应达到450～500N。

Weimann A.采用牛的膝关节和人B-PT-B移植物进行了ACL的重建，移植物分别采用Rigid Fix横钉和界面螺钉固定于小牛胫骨侧，生物力学实验结果显示：Rigid Fix横钉固定组的失败模式分别为骨块骨折和横钉断裂各5例。界面螺钉固定的失败模式均为固定界面滑脱。Rigid Fix横钉组和界面螺钉组的平均失效载荷分别为（400.2±122.4）N和（402.7±143.9）N，平均刚度分别为（155.2±32.4）N/mm和（168±42）N/mm，两组之间的差异无统计学意义。结果证明，用2根直径为2.7mm的Rigid Fix横钉固定B-PT-B移植物，初始固定强度可靠，能够提供和界面螺钉相似的固定性能。

Kousa 对腘绳肌腱重建ACL中股骨侧不同的固定方法进行了固定强度比较，平均抗拉强度Mulch螺钉为1112N，Endo-Button为1086N，Rigid Fix横钉为868N，Smart螺钉为794N，百优可吸收螺钉（BioScrew）为589N，RCI 螺钉为546N。Ahmad对ACL重建中软组织移植物股骨侧的不同固定方式进行了生物力学研究后发现，Rigid Fix横钉和界面螺钉固定的移植物在循环载荷后位移分别为（6.02±2.12）mm和（5.44±3.25）mm。Endo-Button（1.75mm±0.97mm）与BIO-Transfix（1.14mm±0.53mm）相比，差异具有统计学意义（$P < 0.0001$）。界面螺钉的失败载荷（539N±114N）与Rigid Fix（737N±140N）、BIO-Transfix（746N±119N）、Endo-Button（864N±164N）相比较，差异具有统计学意义（$P = 0.008$），而Endo-Button、BIO-Transfix及Rigid Fix三者之间相比差异无统计学意义。

Zantop用直径分别为8mm、9mm、10mm的人的B-PT-B移植物和小牛胫骨重建ACL，分别用Rigid Fix横钉和可吸收界面螺钉固定，进行了1000次50～250N的循环载荷生物力学实验。结果显示Rigid Fix横钉固定直径8mm固定B-PT-B移植物，平均124次循环载荷后失败，用Rigid Fix横钉固定9mm和10mm的移植物和所有的界面螺钉固定组均完成了1000次的循环载荷，随后的拔出实验显示，10mm组的B-PT-B移植物用Rigid Fix横钉和可吸收界面螺钉的固定强度均显著大于9mm组。在移植物直径相同的情况下进行固定强度比较，Rigid Fix横钉和可吸收界面螺钉两组之间的差异无统计学意义。通过实验，Zantop认为B-PT-B移植物的直径对Rigid Fix横钉固定的强度有很大的影响，不建议应用Rigid Fix横钉固定直径小于9mm的B-PT-B移植物。

根据移植物不同，Rigid Fix有两种不同的直径，其中直径3.3mm的用来固定软组织移植物，直径2.7mm的用来固定带骨块的移植物。Rigid Fix横钉固定系统在生物力学实验和临床研究中，对移植物既有悬吊固定的作用，又有挤压固定作用，Rigid Fix横钉在不同平面穿过移植物，能提供坚强可靠的固定。

Thore Zantop采用新鲜冰冻的小牛胫骨和人腘绳肌腱，分别用Rigid Fix横钉和可吸收界面螺钉进行ACL重建后生物力学分析，单一循环载荷下生物力学实验显示：Rigid Fix横钉组的平均失效载荷是（486.5±103.7）N，可吸收界面螺钉组是（541.3±91.3）N，Rigid Fix横钉组的刚度为（226±63）N/mm，界面螺钉组是（190±78）N/mm，统计学差异（$P >$ 0.05）。经50～250N和1000次循环载荷下生物力学实验，Rigid Fix横钉组和界面螺钉组的平均位移分别是（5.07±1.9）mm和（4.81±2.5）mm，平均最大载荷分别达（813.6±152.8）N和（830.6±103.9）N，平均失效载荷分别为（476.2±143.9）N和（525.3±104.8）N，其平均刚度分别为（252±78）N/mm和（289±148）N/mm，两者之间未发现统计学差异（P ＞0.05）。50～450N和1000次循环载荷实验时，Rigid Fix横钉组所有标本均完成实验，界面螺钉固定组的所有标本在循环载荷实验过程中因移植物滑出而失败。实验结果显示，Rigid Fix横钉固定具有良好的生物力学性能，为ACL重建提供了一种可靠的固定方法和选择方式。

笔者利用新鲜冰冻尸体人的膝关节和腘绳肌腱重建ACL，股骨侧固定分别采用纽扣钢板（Endo-Button）固定、Rigid Fix横钉固定、腘绳肌腱结嵌压固定，生物可吸收界面螺钉固定，肌腱和骨隧道直径均为7mm，进行的循环载荷实验，观察位移情况（表6-6）。界面螺钉固定组（1.651mm）＜Endo-Button固定组（1.716mm）＜Rigid Fix固定组（1.758mm）＜肌腱结固定组（3.556mm）。其中界面螺钉固定组、Endo-Button固定组及Rigid Fix固定组三组之间无统计学差异，而肌腱结固定组和其他三组之间均有显著性差异（$P ＜0.05$）。其中肌腱结固定组前4例的平均位移为5.328mm，改进实验方法后的位移为1.875mm。在改进肌腱结固定的实验方法后，不同固定方法在循环载荷后的位移之间无统计学差异。失效载荷Endo-Button固定组（934N），Rigid Fix固定组（651N），肌腱结固定组（565N），界面螺钉固定组（459N）。其中Endo-Button固定组其他三组之间有显著性差异，Rigid Fix固定组和界面螺钉固定组之间有显著性差异（$P ＜0.05$），其余组别之间无显著性差异。抗拉刚度为肌腱结固定组142N/mm，界面螺钉固定组135N/mm，Rigid Fix固定组142N/mm，Endo-Button固定组117N/mm，各组之间无显著性差异。

表6-6　不同固定方法的生物力学

列变量	例数	循环后位移/mm	100N位移/mm	400N位移/mm	失效载荷/N	最大载荷/N	刚度/（N/mm）
Endo-Button	8	1.716	1.142	4.255	934	1046	117
Rigid Fix	8	1.758	1.188	3.625	651	719	142
骨栓肌腱结	8	3.556	1.190	4.236	565	658	142
界面螺钉	8	1.651	1.234	4.588	459	552	135

Howell S.M.等人的研究认为肌腱固定后在隧道内超过3mm的位移被认为是固定失效。本实验结果显示Rigid Fix横钉固定组能够提供比较可靠的循环载荷下的固定强度。Milano G.等比较了9种不同的股骨侧固定装置的生物力学特性。他发现皮质骨或松质骨在悬吊固定下韧带延长、固定强度和刚度等测试结果不论是挤压固定还是悬吊固定，固定强度最小的是松质骨固定装置；骨皮质外悬吊固定由于设计不同，其力学特性差异较大。在股骨侧腘绳肌腱的固定中，经股骨髁的固定方式最符合其结构特征。

二、Rigid Fix横穿钉固定股骨侧安全区的研究

20世纪90年代关节镜下ACL重建，多采用经胫骨隧道过顶位钻取股骨隧道（图6-125），由于股骨隧道依从于胫骨隧道位置的限制，股骨隧道难以钻取在股骨止点解剖足

印区内，大都偏离甚至没有进入ACL股骨侧解剖足印区，生物力学实验和临床观察证明，非解剖位的ACL胫骨和股骨隧道致移植物在髁间窝内走行过于垂直，难以控制膝关节旋转稳定性。非解剖重建ACL改变了膝关节的生物力学性能，是术后引发骨关节炎的病因之一。目前多数采用经内侧关节间隙建立股骨隧道（图6-126）。

采用Rigid Fix横穿钉固定重建ACL，其固定点接近ACL解剖止点，有利于防止雨刷效应，促进腱骨愈合，收到了良好效果。如果横穿钉进针点和角度选择不当，有可能误伤血管神经和膝关节周围的重要解剖结构。实践证明，在安全区内使用横穿钉固定，完全可以避免医源性损伤。因此，选择股骨隧道的安全区（图6-127）定位十分重要。

韩国学者发现Rigid Fix横穿钉断裂的原因系横穿钉的走行与股骨髁后缘不平行，横穿钉穿破股骨髁后缘的骨皮质，钉体受力不均发生过载而断裂。提示操作中横穿钉的方向必须遵循安全区固定的原则。Rigid Fix横穿钉在股骨外髁的击入点应避开后外侧复合体在股骨髁的

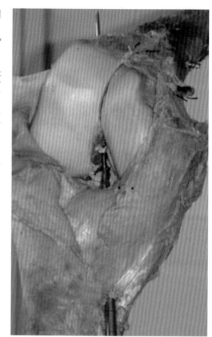

图6-125　经胫骨隧道过顶位钻取股骨隧道

附着区。研究证实在"安全区"从外向内钻取股骨隧道采用横钉固定，不会造成相应区域的医源性损伤。

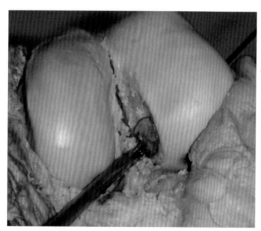

图6-126　经内侧关节间隙入路建立股骨隧道

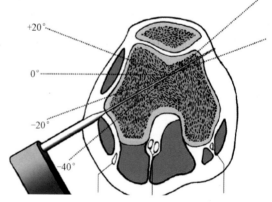

图6-127　Rigid Fix横穿钉固定股骨隧道安全区

Asheesh Bedi等报告经膝关节前内入口，在足印区中心定位，进行ACL股骨隧道的钻取。Timothy J. McGlaston通过尸体经前内入路钻取股骨隧道，股骨横穿钉由外侧向内侧钻取。股骨干冠状面中轴线为0°，与之平行钻取隧道的路径设定为0°，穿刺点从股骨外髁中点向后移所产生的角度设定为负值。横穿钉鞘导向器由股骨外髁向股骨内髁的方向钻入建立横钉隧道，则不会损伤膝周血管神经和和重要结构。

Pablo Eduardo Gelber进行尸体实验，采用钉尾直径6mm的Cross-Screw横穿钉经

前内入口进行横穿钉安全区股骨外髁进针点的研究发现：股骨干中轴的冠状位为0°，进针点从股骨外髁的中点向后移负20°～40°，容易造成膝关节外侧副韧带、腘肌腱和腓肠肌外侧头等股骨附着部的损伤，故不推荐使用经前内入口作为横穿钉固定ACL重建。如果缩小横穿钉的直径，使用直径为3.3mm的Rigid Fix横穿钉，采用经前内入口安全区进行横穿钉固定技术是否会损伤后外侧复合结构？笔者严格按照Pablo Eduardo Gelber设计的尸体标本实验，进行了重复性实验研究。屈膝位经前内入口，在股骨ACL足印区的中心点钻取股骨隧道，从内侧间隙插入导向器进入股骨外髁骨道，钻取Rigid Fix横钉孔（图6-128），框架转向股骨内髁，分别从0～90°以不同的角度钻取股骨侧Rigid Fix横钉孔（图6-129），观察钉道与关节周围解剖结构和对关节软骨的影响。选择从股骨内髁到外髁最长距离的方向，经前内入口20°～40°即安全区钻取横穿钉道，导针和鞘管仅穿过股四头肌内侧头，钉孔与内侧髌股韧带的最短距离＞20mm（图6-130）。经前内入口，导向器向后旋转-20°，即便选择直径3.3mm的Rigid Fix横穿钉，导针从外侧副韧带与腘肌腱之间穿过（图6-131），也有损伤股骨外髁关节软骨和膝关节后外侧复合结构的风险因素。

　　有学者对Rigid Fix固定造成股骨软骨和后壁损伤进行了研究，认为Rigid Fix横穿钉固定，

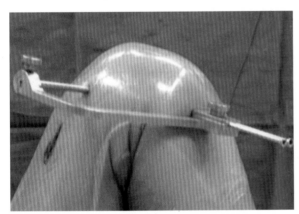

图6-128　屈膝位经前内入口，在股骨ACL足印区的中心点钻取股骨隧道

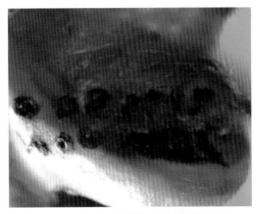

图6-129　分别以不同的角度钻取股骨侧Rigid Fix横钉孔，观察软骨损伤、股骨后髁皮质穿透与角度变化

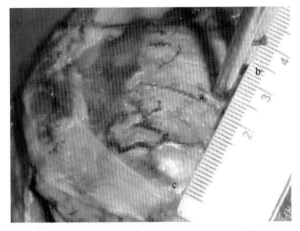

图6-130　Rigid Fix于膝前内侧击入股骨内髁，钉鞘离内侧髌股韧带股骨止点20mm

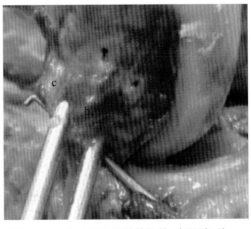

图6-131　Rigid Fix双鞘管经从a奈肌腱b外侧副韧带c腓肠肌外侧头三者之间穿过

导向器经胫骨隧道定位钻取股骨隧道会使股骨隧道在冠状位上过于垂直，不符合ACL的解剖特点，建议通过前内侧入路进行股骨隧道定位。临床发现经前内侧入路应用横穿钉固定和尸体膝关节实验研究，经前内侧和胫骨隧道入路模拟ACL重建，股骨侧钻取Rigid Fix横穿钉隧道，均有发生股骨隧道后壁及软骨损伤的情况，发生率为48.1%。有人对81例ACL损伤重建采用前内侧入路，分别在0°～90°位范围内进行Rigid Fix固定，发现软骨损伤发生率为69.1%。研究表明无论是经胫骨还是经关节内侧入路定位钻取股骨隧道，其医源性软骨损伤发生率与导向器向股骨髁中心线旋转的角度呈正相关。经胫骨隧道进行股骨隧道定位，发生医源性软骨损伤的发生率明显增加。入路发生后髁皮质穿透的发生率无统计学意义，旋转角度与股骨后髁皮质穿透发生率，随着旋转角度的增加，股骨后髁皮质穿透的发生率明显升高。将Rigid Fix导向器控制在0～30°以内，可降低软骨损伤的风险。发现两组旋转角度控制在0°～10°时发生率为0，在20°以上发生率上升，旋转角度60°发生股骨后髁皮质穿透的概率高达100%。减小后髁皮质穿透率、控制Rigid Fix导向器的旋转角度是关键。

股骨侧横钉固定有潜在的血管神经损伤风险，Brian P.M.进行了解剖学研究，确定了横钉在股骨侧的安全区域，以平行地面为0°，其分别在-20°、-40°、+20°和+40°打入导针，然后测量不同角度导针与腓总神经、隐神经和股动脉之间的距离。研究显示：导针角度分别为-40°、-20°、0°、+20°和+40°时，腓总神经距离导针的平均距离分别为1.87cm、2.13cm、2.45cm、2.74cm和3.05cm。导针角度分别为-40°、-20°、0°、+20°和+40°时，隐神经离导针的平均距离为2.19cm、1.98cm、1.41cm、1.42cm和1.29cm。导针角度分别为-40°、-20°、0°、+20°和+40°时，股动脉距离导针的距离分别为1.81cm、1.51cm、0.78cm、0.46cm和0.08cm。解剖研究发现，横钉固定的安全区域从+20°到-40°之间。

由于传统的经胫骨Rigid Fix横穿股骨框架与导针和鞘管尺寸以及自彼此的空间比率关系是恒定的，将框架定位器从股骨内髁固定时腿围较粗的患者，因框架半径小而向内侧旋转不能到位。股骨发育小者，横穿钉尖端有可能从股骨外髁的腘肌腱管区或股骨外髁后下缘软骨区穿出的可能。笔者对传统的Rigid Fix导向器进行了改良设计，新型导向器外形结构类似展翅飞鸟（Sunbird），见图6-132，增加了股骨内髁辅助导向器，增加了稳定性，减小钻入导针时摆动。术中X线检查显示位置良好（图6-133），术后核磁共振显示ACL重建的位置良好无横钉穿透骨皮质的情况（图6-134、图6-135）。

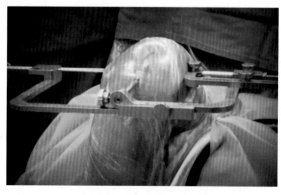

图6-132　经前内入口采用Sunbird导向器组合内髁附加导向器进行ACL重建

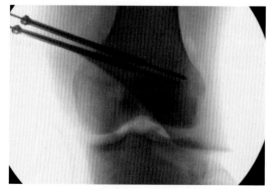

图6-133　采用Sunbird定位器术中X线片显示导针鞘管位置正常

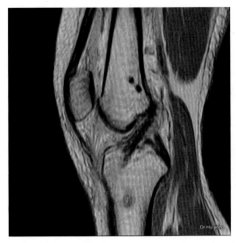
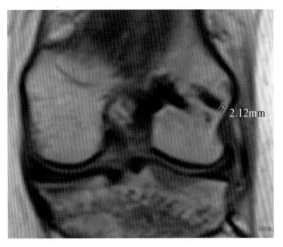

图6-134　MRI显示Rigid Fix双横穿钉固定　　　　图6-135　Rigid Fix双横穿钉固定重建ACL
重建ACL术后

第十四节　股骨与胫骨端双Rigid Fix固定重建ACL

股骨端采用Rigid Fix横钉固定用于临床已经多年并取得了良好的临床效果。但是，胫骨端的固定常规采用界面螺钉、栓桩等固定。Rigid Fix横钉固定系统保证了骨隧道和移植物之间360°的接触。生物力学试验和临床研究发现，股骨和胫骨同时采用Rigid Fix横钉固定（图6-136），对移植物提供了可靠的固定，获得了良好的临床效果（图6-137）。

一、肌腱移植物的制备

取自体半腱肌腱和股薄肌腱进行预张力，对折成4～6股肌腱编织缝合，直径为7～8mm，长度8～9cm，在多股肌腱等张力状态下，用2号ETHIBOND缝合线编织缝合肌腱两端各30mm。用5号ETHIBOND缝线穿入肌腱端作为牵引线（图6-138）。在肌腱进入股骨端标示其深度（30mm），用测量套管测量肌腱的直径，选择与肌腱移植物的直径相同的钻头钻取股骨和胫骨隧道。

二、建立股骨隧道

屈膝120°经前内侧关节间隙入路，导针于股骨髁间窝ACL足印中心钻入导针，尾端平髁间窝皮质骨，导针紧贴股骨隧道外口皮质，两枚导针等长，第2枚导针减去隧道外导针的长度，即为骨隧道的深度（图6-139）。钻取股骨隧道深度30mm。

用55°胫骨导向器，于胫骨髁间棘足印区定位，钻入导针，沿导针钻取胫骨隧道，钻头的直径根据移植肌腱的粗细决定。

三、Rigid Fix横钉孔的钻取

在导向器引导下分别钻取胫骨与胫骨侧的横钉孔，经内侧关节间室置入Rigid Fix导向

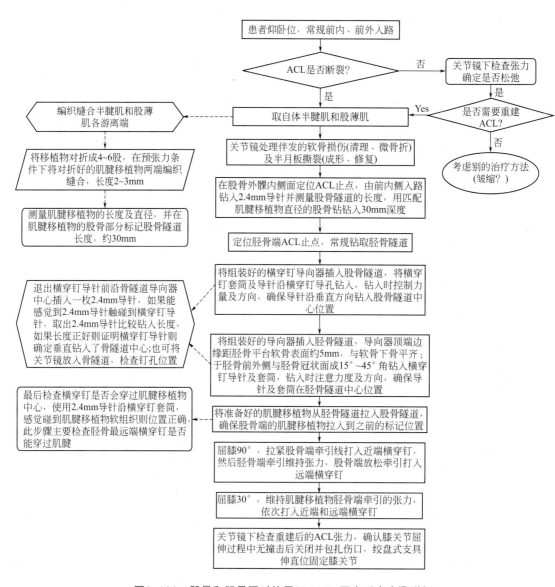

图6-136 股骨和胫骨同时使用Rigid Fix固定手术步骤详解

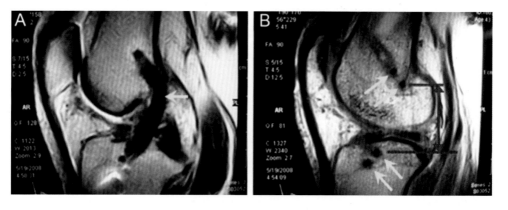

图6-137 股骨和胫骨同时使用Rigid Fix固定术后MRI

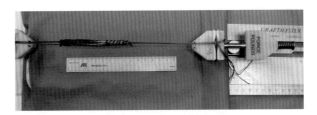

图6-138 肌腱移植物的准备

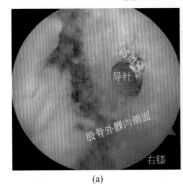
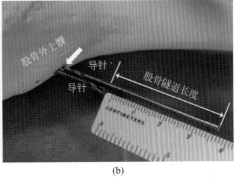

(a)   (b)

图6-139 等长相减法：采用2根等长的导针，钻入股骨导针尾部与股骨隧道内扣平齐，第2枚导针紧贴隧道皮质出口，第2枚导针长出的部分即为第1枚导针钻入的深度

器，屈膝90°，导向器水平位，在股骨外髁向内髁钻取横钉隧道。当钻入股骨和胫骨横钉导针后，用一根导针插入中空导向杆内，与横钉的导针相交发生撞击，如感受到撞击感或响声则表示横钉的位置正确。然后将测量的导针标记好，在体外测量横钉导针与框架之间的长度是否等长（图6-140）。钻取胫骨横钉孔时，应将导向杆顶端置于胫骨隧道内口的软骨下骨，距关节软骨约5mm（图6-141），如果导向器太高横钉可能会钻入软骨或关节腔。

Amit在临床应用中发现，Rigid Fix横钉固

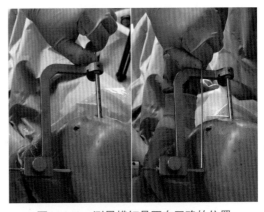

图6-140 测量横钉是否在正确的位置

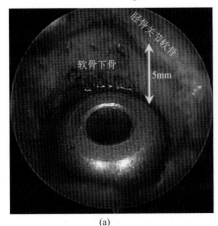
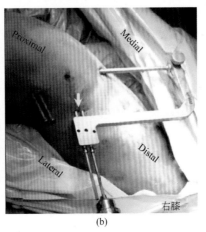

(a)   (b)

图6-141 胫骨横穿钉套筒置入方法：（a）镜下监视胫骨导向器位置深度；（b）胫骨导向器放置位置外观及横穿钉套筒进针点

定系统的股骨隧道瞄准器在钻取横钉入路时，钻头有可能从导向杆表面滑过。为了防止横钉道发生偏移，确保Rigid Fix横钉必须穿入移植肌腱的中间，才能达到可靠的固定，横钉孔打好后，关节镜插入股骨和胫骨隧道内，将克氏针插入横钉孔内，观察钉道是否位于骨隧道的中央［图6-142（a）］，如横钉孔不在股骨和胫骨隧道的中央，要调整定位器的位置，重新钻取横钉孔［图6-142（b）］。

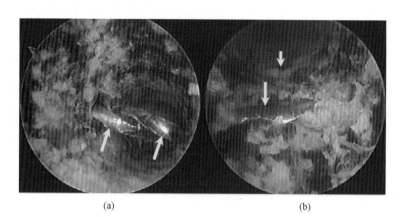

（a）　　　　　　　　　　　（b）

图6-142　关节镜下观察横钉进入骨道的位置

　　肌腱从胫骨隧道牵入股骨隧道后，分别由近向远插入导针探查是否有触及肌腱的感觉，然后再由近端向远端击入2枚横钉。将股骨端肌腱固定好后，拉紧肌腱屈伸活动膝关节20次行肌腱预张力，再从近端到远端分别击入2枚横钉。关节镜下清理关节内组织碎屑，观察重建的ACL张力，屈伸活动膝关节，检查有无撞击，必要时进行髁间窝成形术。

❖ 第十五节　人工韧带重建前交叉韧带 ❖

一、人工韧带重建前交叉韧带人工韧带的应用概况

　　现有的移植材料中，自体组织移植物的优点在于无免疫排斥反应，其缺点为取材有限，存在供区病损—"拆东墙补西墙"；同种异体移植物的应用虽然方便了手术操作，但在世界部分国家和地区，由于法律和宗教的制约，无法获得和使用异体组织；在中国，异体材料的获取正在变得越来越困难，同时面临着异体材料质量难以控制、免疫排斥反应、愈合延迟、感染以及费用昂贵等问题。

　　由于自体和异体移植物存在上述缺点，人们研制了人工韧带（artificial ligament）来重建前交叉韧带（anterior cruciate ligament，ACL）。人工韧带来源不受限制，简化手术操作，能避免自体移植物取材的供区病损和异体移植物的弊端。

　　人工韧带应用于ACL重建已有很长的历史，自20世纪60年代，人工韧带即进入临床研究，人工韧带重建ACL经历了戏剧性变化。1975年，Kennedy和Dahhan等分别使用聚乙烯人工韧带、碳纤维人工韧带等进行ACL重建。20世纪80～90年代，各种材料制造的人工韧带如雨后春笋般涌现出来，用于ACL重建，以欧美和日本应用最多。这些早期的人工

韧带大多数术后2年疗效尚可，之后很多患者发生膝关节滑膜炎，人工韧带断裂或松弛，膝关节不稳定复发并失败，有部分作者报告术后4年的失败率可以高达60%。早期的人工韧带失败的主要原因是：人工韧带材料的生物相容性差，人工韧带整体结构设计不合理、生物力学强度差、韧带疲劳断裂、骨隧道扩大、滑膜炎和骨溶解等一系列问题，早期人工韧带由于失败率较高，后来逐渐退出了美国市场。

法国医生JP Laboureau在总结早期人工韧带失败的教训后，对人工韧带材料、形态仿生设计、编织工艺和手术技术不断改进，以LARS韧带为代表的新型支架型人工韧带在力学和组织相容性等相关指标上已逐步满足ACL重建条件。最近10余年来新型支架型人工韧带的临床应用逐渐增多，临床研究表明，新型支架型人工韧带早、中期临床疗效良好，这种韧带已开始重新引起国际学术界的关注。目前已经成为临床上ACL重建的一种可行选择。但是人工韧带的远期效果如何？高昂的费用和腱-骨愈合缓慢问题，依然成为有待解决的难题。

自体和异体移植物都存在固有的缺陷，人工韧带在经历了多年的沉寂和争论后，近年来人工韧带重新受到关注，经过改良的支架型人工韧带重建ACL的短期和中期临床疗效与自体和异体移植物相当。

二、人工韧带的分型

（一）按人工韧带的作用分型

人工韧带按其作用可以分为三种类型：假体型、加强型和支架型，这三种类型的人工韧带代表了不同发展阶段人们对于人工韧带的不同认识。最初应用于临床的是假体型(或称永久型)人工韧带，特点是抗拉伸强度高，但抗弯曲、抗扭转的力学性能很差，自体组织不能长入。研究者认识到只依赖人工韧带自身抗拉强度不可能维持长久疗效。因此，又发明了加强型人工韧带，即韧带加强装置（Ligament Augmentation Device，LAD），和自体移植物联合使用，以分担负荷，为自体移植物韧带化和重塑形提供保护，但是并没有达到预期效果。此后，支架型人工韧带被寄予厚望，期望自体组织长入人工韧带支架内，提高韧带使用寿命和远期疗效。

（二）按人工韧带的材料分型

1. 碳纤维人工韧带

碳纤维人工韧带属假体型韧带，在20世纪80年代初期开始用于临床，短期疗效尚可。但很快发现碳纤维的生物相容性差，自体组织不能长入碳纤维人工韧带内，碳纤维人工韧带易磨损、松弛、断裂并引起严重的膝关节滑膜炎，有研究者用筋膜组织包裹碳纤维制成人工韧带，但疗效并未明显提高，碳纤维人工韧带很快被临床淘汰。

2. 聚四氟乙烯人工韧带

由聚四氟乙烯(Polytetrafiuoroethylene，PTFE)制成，以Gore-Tex人工韧带为代表，属假体型韧带，其抗拉伸强度达5000N，但是韧带形态与编制工艺均不合理，固定方式不合理，抗弯曲和扭转的力学性能较差。虽然Gore-Tex人工韧带术后短期疗效较好，但是术后4年的失败率超过50%。失败原因主要是材料的生物相容性差，没有自体组织长入Gore-Tex人工韧带内、骨隧道扩大、骨溶解导致移植物松动失败，以及移植物疲劳断裂和磨损。Fukubayashi等报道123例患者术后随访5～11年，大多数病例发生骨隧道扩大和骨溶解，50%病例发生移植物松动，26例完全断裂。聚四氟乙烯人工韧带也已被临床淘汰。

3. 对苯二甲酸乙二醇酯人工韧带

对苯二甲酸乙二醇酯（polyethylene terephthalate，PET），又称聚酯，PET材料的生物相容性较好，PET也是制作人工血管的材料。包括LARS人工韧带、Leeds-Keio人工韧带、ABC人工韧带、Dacron人工韧带等。早期的PET人工韧带属于假体型人工韧带，如Dacron人工韧带，由于韧带整体结构设计不合理，自体组织难以长入Dacron人工韧带内，Dacron人工韧带的中期临床疗效仍然不佳。研究者认识到PET人工韧带的生物相容性虽然优于其他人工韧带材料，但是必须有自体组织长入PET人工韧带内，并且PET人工韧带同时应当具有良好的抗拉伸、抗弯曲和抗扭转的力学性能，才能获得较好的中期和远期临床疗效。目前临床上广泛应用的LARS人工韧带即属于新型支架型PET人工韧带。

三、PET人工韧带重建ACL研究现状

（一）LARS人工韧带

1.LARS人工韧带的设计

LARS人工韧带（图6-144）由法国医师Laboureau应用高韧性的聚酯纤维(PET)，模仿人体韧带的解剖结构设计而成，其关节内段为平行纵向排列的游离纤维，预先外旋扭转（图6-143）。这种设计有利于自体组织长入人工韧带关节内段，并且减少人工韧带的纤维之间的磨损，使LARS人工韧带具有较好的力学性能，有满意的抗疲劳强度。因为其具有抗重复的扭曲、弯曲的力量，因此，可以避免由于牵引过度造成的伤害。

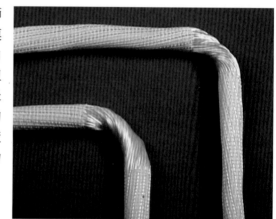

图6-143　LARS人工韧带关节内游离纤维预先扭转

2.力学性能

LARS人工韧带的力学强度很高，东庆泽等研究了LARS人工韧带在不同扭转角度时的抗拉伸极限强度，扭转0°时，LARS人工韧带的极限强度为3968N，扭转130°时的极限强度达5186N。Hagemeister等发现：LARS人工韧带抗拉伸、抗弯曲和抗扭转的力学性能良好。Zarzycki等研究显示：4股腘绳肌腱最大的荷载强度为ACL的2.29倍，自体B-PT-B移植物最大负载强度为ACL的1.14倍，而LARS人工韧带最大负荷强度达ACL的2.73倍。所以LARS人工韧带作为临床ACL重建的移植物具有足够的初始强度。

3.生物相容性研究

Trieb等报道采用LARS人工韧带重建骨肿瘤患者的伸膝装置，术后6个月取活检标本，发现自体纤维组织长入LARS人工韧带内，体外培养的成纤维细胞能附着和包裹LARS人工韧带。Wang等将LARS人工韧带植入猪的腹部皮下组织内，发现植入后6个月时成纤维细胞和胶原纤维长入LARS人工韧带中央的游离纤维之间；植入后6个月时的LARS人工韧带的弹性与自体韧带相似。于绍斌等报告LARS人工韧带重建兔ACL术后的组织学和超微结构研究。其中一组切除ACL残端，另一组保留ACL残端。ACL残端切除组，直至术后6个月时，仍未见有自体组织覆盖和长入LARS人工韧带关节内段。ACL残端保留组，从术后第一个月开始自体纤维组织逐渐覆盖并长入LARS人工韧带关节内段的纤维束之间，术后

3个月时，LARS人工韧带被自体组织完全覆盖。组织学和超微结构显示：长入LARS人工韧带的胶原纤维排列紊乱，缺乏沿应力分布的胶原纤维，而且纤维组织和人工韧带纤维之间还存在明显空隙。这些长入人工韧带关节内段的自体组织有一定意义：把人工韧带的纤维束分隔开，减少了人工韧带内部纤维之间和人工韧带与骨隧道关节内口之间的磨损，一定程度上延长人工韧带的使用寿命。因此，临床上采用LARS人工韧带重建ACL必须保留ACL残端。

4.临床研究

LARS人工韧带在经历了多年的临床应用之后，被认为是迄今为止临床疗效最好的人工韧带，得到了专家的推荐。其理由有：①LARS人工韧带的使用至今已有15年的历史，关节滑膜炎和韧带疲劳断裂的报道极少。②LARS人工韧带可避免取材部位的并发症，且存在关节镜下手术操作方便，手术时间短、创伤小的优势。③LARS人工韧带力学性能良好，术中就可以得到足够的抗拉强度，术后能早期活动、康复较快，可以符合特殊人群的需求。

LARS人工韧带已经在加拿大、澳大利亚、欧洲、亚洲的一些国家和地区临床应用。在国内，2004年8月第一条LARS人工韧带在华山医院成功使用。近年国内外应用LARS人工韧带重建交叉韧带逐渐增多，国内外临床研究报道LARS人工韧带重建ACL取得了令人鼓舞的近期和中期疗效。

陈世益等在前瞻性对照研究LARS人工韧带与四股自体腘绳肌腱重建前交叉韧带手术的早期临床疗效中发现：LARS人工韧带组患膝功能评分，特别是反映运动能力的Tegner评分，在术后3～6个月就已经有明显改善，较自体腘绳肌腱组明显提前，且至术后15个月两组功能一致。表明使用LARS人工韧带重建ACL，早期功能恢复快于自体腘绳肌腱重建。为进一步了解中期人工韧带的成功率，陈世益等对159例使用LARS人工韧带重建ACL的患者进行了多中心回顾性研究，保留ACL残端（图6-144），平均随访3～5年，结果显示成功率在93%以上。有3例韧带断裂，其中1例诱发滑膜炎，3例松动，4例骨道挤压螺钉松动滑出，术后骨隧道扩大的发生率较高（图6-145）。分析原因，韧带松动和螺钉滑出与人工韧带在骨道界面愈合缓慢

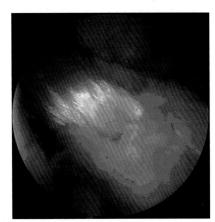

图6-144　LARS人工韧带重建ACL保留ACL残端

和手术定位技术错误有关；尚不清楚术后远期是否会发生骨隧道溶解并导致移植物松动失败；LARS人工韧带断裂和手术定位技术错误有关（图6-146）。

Dericks报道220例LARS人工韧带重建ACL术后随访4个月～4.5年，失败率为4.4%，9例发生LARS人工韧带断裂，滑膜炎发生率很低。Nau等报道前瞻性随机对照研究，应用LARS人工韧带重建ACL慢性损伤26例，术后随访2年，疗效与B-PT-B自体移植重建ACL组相当。无人工韧带断裂和滑膜炎发生，术后6个月时，1例患者螺钉松动，导致膝关节不稳定复发，再次手术，取出原来的螺钉，用直径更大的螺钉固定LARS人工韧带，才能恢复膝关节稳定性。Lavoie等报道47例LARS人工韧带重建ACL术后随访8～45个月，近期疗效良好，Tegner评分明显提高，无滑膜炎症状、无韧带断裂，术后3例患者内固定物失败，需要再手术重新固定。

最近，Hamido等报道应用LARS人工韧带加强太短或太细的自体腘绳肌腱移植物重建

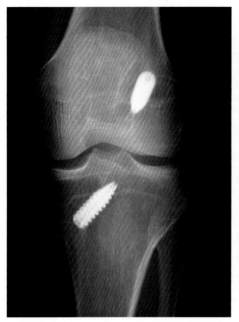

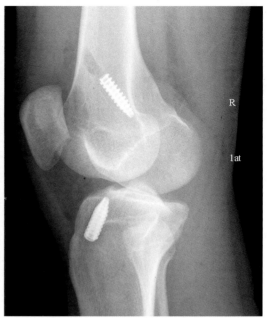

图6-145　LARS人工韧带重建ACL术后骨隧道扩大　　　　图6-146　LARS人工韧带重建ACL骨隧道定位错误

ACL，112例患者术后平均随访2～5年，膝关节主客观评分较术前明显提高，无人工韧带断裂和膝关节滑膜炎发生。

5.LARS人工韧带重建ACL手术技术

根据LARS技术要求的等距重建手术原则重建ACL，常规保留ACL残端。首先应用特制定位器制作胫骨和股骨隧道。对髁间窝狭窄者行髁间窝成形；然后实施ACL重建。由前内入路放置胫骨定位器，胫骨隧道关节内开口中心点定位在ACL残端当中，建立直径为7.5mm的胫骨隧道。然后经胫骨隧道置入股骨侧定位器，股骨隧道关节内口中心点定位于右膝髁间窝10:30～11:00位(左膝1:30～1:00位)，将导针逆向钻通股骨，自大腿前外侧皮肤穿出，于股骨出针点做3cm皮肤切口，以系列套管保护大腿软组织，用直径7.5mm空心钻沿导针自股骨外侧钻通股骨隧道达膝关节内。

在建立骨隧道后，进行韧带安装与固定：选择左膝或右膝120束纤维LARS人工韧带（AC 120 2B）；由股骨隧道外口引入一钢丝至膝关节内，通过胫骨隧道引出至胫骨隧道外口。将LARS人工韧带套在钢丝上，自胫骨隧道外口进入膝关节内，LARS人工韧带由下至上穿过ACL残端；LARS人工韧带通过股骨隧道关节内口引出股骨隧道外口，使LARS人工韧带的游离纤维进入股骨隧道内1mm，轻度外旋人工韧带。沿股骨隧道外口拧入1枚直径为8mm的界面挤压钛螺钉固定韧带。于胫骨端拉紧人工韧带，屈伸膝关节20次调节韧带张力，检查膝关节活动度，确认其等长性，并确定LARS人工韧带与髁间窝和后交叉韧带（posterior cruciate ligament，PCL）无撞击。在屈膝20°～30°位，将胫骨推向后方，以1枚直径为8mm的界面挤压钛螺钉固定韧带胫骨端。切断股骨隧道和胫骨隧道外多余的人工韧带。术后常规拍摄膝关节正侧位X线片(图6-147)。

6.术后康复

术后第1天开始股四头肌功能练习，术后1周膝关节ROM达0°～90°，2周屈膝达到

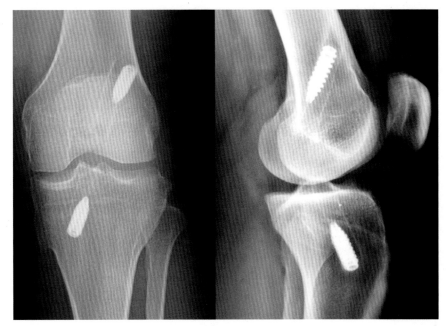

图6-147　LARS人工韧带重建ACL术后X线片

120°。术后1~2周扶拐部分负重,逐渐过渡到术后4周时完全负重。术后4周~2个月恢复日常活动,术后3个月开始慢跑,术后3~6个月逐渐恢复不受限制的运动。

(二)Leeds-Keio人工韧带

Leeds-Keio人工韧带由英国Leeds大学和日本Keio大学合作开发,因而得名。Leeds-Keio人工韧带为开放编织结构,包括纵向和横向编织纤维。Leeds-Keio人工韧带的固定方式独特:把钻骨隧道时取出的骨块嵌入韧带两端固定。自体组织长入Leeds-Keio人工韧带内后,韧带强度由870N增加到2000N。

Leeds-Keio人工韧带的临床疗效有一定争议,虽然多数研究报道Leeds-Keio人工韧带长期失败率较高,但也有文献报道取得较满意的长期疗效。2004年Murray等报道Leeds-Keio人工韧带重建ACL一组18例患者,术后随访13年(10~16年),结果有5例韧带断裂,10例松弛,所有患者都有一定症状,膝关节功能损害程度轻重不一。2007年Jones等报道一组Leeds-Keio人工韧带重建ACL术后50例患者,术后平均随访11.9年(8.7~19.7年),优良率为88%,大部分患者仍保持良好的膝关节功能和活动水平,6例韧带断裂。2010年Ghalayini等比较Leeds-Keio人工韧带与B-PT-B重建ACL的前瞻性随机对照研究,Leeds-Keio人工韧带组22例,B-PT-B组24例,所有病例均为慢性ACL损伤,术后随访5年,两组的Lysholm和IKDC评分、膝关节松弛度无显著性差异;二次关节镜手术发现Leeds-Keio人工韧带组3例部分断裂或磨损,而B-PT-B组2例移植物部分断裂或磨损,并有2例移植物完全断裂。

2005年敖英芳等报道应用Leeds-Keio人工韧带辅助自体髌腱移植重建前交叉韧带26例,术后平均随访8年,功能评分较术前明显提高,主观评价满意度达86%,术后可早期恢复运动。仅1例术后再损伤致人工韧带断裂,1例出现异物反应。2000年Fujikawa等报道一组Leeds-Keio人工韧带重建前交叉韧带135例,并保留ACL残端,随访5年,超过85%患者取得了满意的疗效,并能早期恢复运动。这两项研究提示联合应用自体移植物或保留

ACL残端有助于提高长期疗效。

2008年Zaffagnini等报道1例Leeds-Keio人工韧带重建ACL术后20年患者，再次关节镜手术，术中见Leeds-Keio人工韧带移植物仍完好，取移植物活检，进行组织学和超微结构检查。结果发现Leeds-Keio人工韧带移植物被自体成纤维细胞和胶原组织完全包裹，胶原纤维按ACL受力方向有序排列，与天然ACL的胶原纤维非常相似，表明由PET材料制成的支架型人工韧带植入体内后，可以作为不可降解的支架，在一定条件下，能诱导宿主成纤维细胞长入和胶原组织再生，并在承受应力的生理环境下达到重塑形，形成具有良好功能的新韧带，从而提供优良的远期疗效。这在一定程度上符合组织工程韧带的理念。Zaffagnini等的研究也提示，长入人工韧带支架内的自体组织质量对保证远期疗效有重要作用。

（三）ABC人工韧带

ABC人工韧带(Active Biosynthetic Composite Ligament)，属支架型人工韧带。ABC人工韧带包括两种：一种由PET和碳纤维混合编织而成，另一种为纯PET制造，两种韧带的结构和外形相同，两端为环形，采用悬吊固定。

从1985年开始，ABC人工韧带被用于ACL重建，早期失败率很高，主要是移植物断裂和拉长。Jadeja等报道在90年代中期对从翻修病例体内取出的ABC人工韧带进行了研究，发现移植物早期失败的原因是由于骨隧道定位过于偏前，导致膝关节伸直时发生移植物撞击。因此，他们对手术技术进行了改进：设计了定位器，辅助骨隧道准确定位，并在手术中钻取骨隧道后注意把骨隧道关节内出口边缘处理光滑，避免移植物撞击和磨损。2007年Jadeja等报道经过上述改良，应用碳纤维和PET混合编织的ABC人工韧带重建ACL，86例患者术后随访5年以上。根据他们的失败标准：人工韧带断裂或者拉长，出现膝关节不稳定症状、打软同时轴移试验阳性，以及关节动度仪测试双侧胫骨前移差值大于5mm。术后随访3年的失败率为0%，但是在术后随访5～7年时的失败率上升到27.9%。

2006年Petrou等报道应用纯PET制造的ABC人工韧带重建ACL，保留ACL残端，71例患者平均随访5年(4～7年)。结果2例出现轻微滑膜炎，无移植物断裂。所有患者术后3个月恢复日常活动，79%患者在术后6个月内恢复伤前运动水平。Lysholm评分平均93分，优良率为92%；87%患者IKDC评分正常或接近正常。

上述两项研究提示保留ACL残端可能有助于提高疗效；另外，两种ABC人工韧带仅制造材料不同：一种为纯PET，另一种为PET与碳纤维混合，结果中期疗效很不相同，可能与碳纤维的生物相容性较差有关。

（四）支架型PET

支架型PET是人工韧带的未来研究方向，经过改良设计的支架型PET人工韧带重建ACL术后近期和中期临床疗效良好，尚须进行更长时间的随访，以明确其远期疗效。目前临床应用的PET人工韧带还存在一定缺陷，人工韧带两端与骨隧道的愈合不够牢固、愈合缓慢。要避免支架型PET人工韧带的长期失败，必须进一步改良PET人工韧带，提高材料的生物相容性。伴随着纳米材料的发展，一些新型纳米材料在再生医学领域得到了很好的运用和发展，如纳米羟基磷灰石在骨修复上得到了很高的认可，如果应用这些材料对人工韧带的骨隧道端进行纳米修饰，或许能为我们带来全新的人工韧带，人工韧带重建ACL将会获得优良的远期疗效。

前交叉韧带（anterior cruciate ligament，ACL）损伤是十分常见的运动损伤，影响膝关节的稳定性，继发关节软骨退变及半月板损伤。前交叉韧带损伤后难以自愈，必须手术重建。关节镜下肌腱游离移植重建前交叉韧带是目前主要的治疗策略。目前对于交叉韧带重建研究的重点主要集中在移植物固定方式、移植物选择、腱骨愈合等方面。

一、前交韧带重建移植物的固定方式

Noyes 等人研究表明，正常前交叉韧带最大负荷为(1725±269)N，刚度为(182±33)N/mm，Dyson L Hamner 研究了半腱肌和股薄肌的生物力学，认为四股腘绳肌腱移植物的抗拉强度超过了正常 ACL 抗张强度的 250%，是重建前交叉韧带（ACL）较好的移植物。Christine Voigt 等将 ACL 重建的固定方法分为以 Endo-Button 为代表的远离关节面的间接固定法、以 TransFix 为代表的骨隧道内靠近关节面的类直接固定法、以界面螺钉固定为代表直接固定法。对移植物固定采用何种固定方法一直是争论的焦点。

我们就腘绳肌腱移植，股骨与胫骨端选用不同的固定方法，模拟前交叉韧带重建，进行了生物力学实验。股骨侧分别用 Endo-Button 悬挂的间接固定、Rigid Fix 横穿钉的直接固定、腘绳肌腱结嵌压固定、界面螺钉固定，胫骨端采用可吸收界面螺钉和 Intrafix 固定，模拟单束单隧道 ACL 重建，分别进行生物力学测试。

结果显示股骨侧固定的失效载荷：Endo-Button 固定组 934N，Rigid Fix 固定组 651N，肌腱结固定组 565N，界面螺钉固定组 459N。胫骨侧固定的失效载荷：可吸收界面螺钉固定 476.64N，Intrafix 固定 719.09N。实验研究表明，股骨侧固定中 Endo-Button 和 Rigid Fix 固定组的失效载荷均大于 500N，固定强度显示有良好的生物力学特性，胫骨侧固定 Intrafix 固定强度显著大于可吸收界面螺钉。

肌腱植入骨道后，发生位移或肌腱张力降低是引起 ACL 重建术后失效的主要原因，必须针对位移因素进行相应的处理，避免 ACL 重建术后失效。Howell SM 等认为肌腱固定后在隧道内位移超过 3mm 为固定失效，循环载荷下位移指标非常重要。肌腱结嵌压固定法单一载荷的生物力学结果表明，肌腱结固定位移曲线较界面螺钉略微明显。Rigid Fix 固定系统是固定方式中最靠近关节面的一种固定方式，其固定刚度、强度、循环载荷后位移等生物力学性能，具有一定的优越性，能有效减少肌腱固定后移植物与骨隧道间的纵向运动"蹦极"效应和横向运动造成的"雨刷"效应。

胫骨侧固定失败也较常见，界面螺钉的固定强度受多因素影响，包括螺钉长度、直径、材质、骨道的制备方法以及置钉部位的骨密度（BMD）等。Intrafix 最大固定载荷显著高于界面螺钉，并且 Intrafix 固定系统肌腱与螺钉之间有钉鞘相隔，避免了螺钉对肌腱的直径切割，螺钉位于肌腱的中央，对于肌腱的挤压面积大，肌腱与骨道密切接触，有利于腱骨愈合。

不论何种固定方式，最终目的均为满足 ACL 重建初始固定强度，促进腱-骨愈合。但是，前交叉韧带重建不论使用直接固定、类直接固定还是间接固定中均可发生骨隧道扩大。文献报告，骨隧道扩大发生率高达 78%，多出现于术后 6 个月左右。直接固定和类直接固定的优势是固定靠近隧道内口，固定节段接近正常前交叉韧带的解剖止点，可减少肌腱蠕变，减少上述固定方法造成的纵向和矢状位移，防止隧道扩大，但由于金属界面螺钉对骨隧道和肌腱的切割，导致本来用于预防骨隧道扩到的金属界面螺钉导致骨隧道扩大，并且多发于胫骨端。Linsalata等发现固定位置距ACL解剖起止点越远，骨隧道扩大率越高，越接近ACL解剖起止点的固定越具有稳定性。

为防止骨隧道扩大，学者们也进行各种尝试，有学者在股骨侧用Endo-Button固定的同时，于股骨隧道关节面入口处拧入一枚可吸收界面螺钉，来预防"钟摆效应"及"蹦极效应"，防止隧道扩大。但实验发现可吸收界面螺钉对肌腱移植物的切割损伤较大，对此我们利用了同种异体皮质骨挤压钉生物相容性好、固定强度可靠的优势，将同种异体皮质骨制成骨挤压钉，与Endo-Button配合使用，在靠近前交叉韧带解剖止点的位置置入骨挤压钉。骨挤压钉置入骨隧道挤压肌腱，避免了肌腱在骨隧道内的摆动，预防隧道扩大，同时肌腱没有切割。异体骨挤压钉生物相容性好，有助于爬行替代和肌腱愈合，不需要再次手术取出，无异物残留，患者膝关节功能恢复良好，无感染、排异反应和膝关节滑膜炎等并发症。动物实验证实骨挤压钉与肌腱移植物达到腱-骨愈合。

从2010年2月开始，将同种异体皮质骨挤压钉与Endo-Button固定用ACL重建手术移植物的固定，预防Endo-Button引起的"钟摆效应"，防止隧道扩大，随访超过1.5~2年以上的20例患者。术后X线片及CT显示骨钉与骨道嵌压紧密，术后12周CT扫描显示胫骨侧骨挤压钉与骨隧道挤压紧密，术后26周MRI可见胫骨侧骨挤压钉与骨隧道爬行替代良好。术后进行膝关节功能评分，随访结果满意，取得了良好临床效果。

在同种异体皮质骨挤压钉的成功研发基础上，我们设计了直径4mm同种异体皮质骨横穿钉横穿钉，并与Rigid Fix固定进行了对比研究，结果证明同种异体皮质骨横穿钉力学特性优于可吸收材质的Rigid Fix。离体力学显示单次拔出实验同种异体皮质骨横穿钉固定优于Rigid Fix固定的最大失败载荷、失效载荷；在拔出实验达到失效载荷之前两者具有类似的刚度。动物实验X线片显示24周骨横钉完全爬行替代，Rigid Fix固定仍未爬行替代完成。

二、促进腱骨愈合的研究

交叉韧带重建术后成功的关键是移植肌腱与骨隧道的愈合，无论是B-PT-B还是腘绳肌腱移植重建膝交叉韧带，术后均存在腱骨不愈合、骨隧道扩大和手术翻修的问题。文献报道前交叉韧带重建手术失败率为0.7%～10%，研究表明，移植肌腱与骨隧道愈合不良是导致手术失败的重要原因之一。因此，如何有效促进肌腱与骨隧道的愈合成为急需解决的问题，采用各种方法，促进腱骨愈合，恢复前交叉韧带的生物学和力学特性，是前交叉韧带重建术的终极目的。

国内外学者对腱骨愈合进行了多方面的研究，我们从以下三个方面进行了初步探索，包括体外冲击波促进腱骨愈合、骨髓间充质干细胞移植促进腱骨愈合和BMP-2和HGF基因修饰的自体MSC促进腱骨愈合。

1.体外冲击波促进腱骨愈合的研究

体外冲击波是一种兼具声、光、力学特性的机械波。尽管体外冲击波应用于碎石术已有30年历史，但直到近期，体外冲击波才应用于矫形和创伤外科学，包括用于肱骨内外髁炎、跟痛症、肩关节钙化性肌腱炎、骨不连、慢性跖筋膜炎、假关节及股骨头缺血性坏死等。但是，冲击波对肌肉骨骼系统损伤愈合过程的作用机制尚不完全清楚。其作用机制可能与机械压力效应(mechanic pressure effects)、空化效应（cavitation effects)有关，其通过增强缺血组织的再血管化，促进干细胞的聚集和组织局部释放生长因子，从而诱导干细胞分化与增殖，促进组织的愈合。

Tam等将ESW作用于骨膜组织，可增强细胞活性，并刺激骨膜内多能干细胞的增殖与分化。Wang等报道ESW可促进骨髓间充质干细胞的分化与增殖，他实验发现ESW可诱导兔跟腱腱骨结合区血管再生及其早期相关抗原标记物的表达，从而促进腱骨界面再血管化及组织愈合。Wang等将ESW作用于兔腱骨界面处治疗，术后12周、24周进行生物力学测试，检测肌腱移植物从骨隧道拉出的最大失败负荷。术后12周，ESW组和对照组从骨隧道拉出的最大拉力峰值之间无统计学差异；术后24周，ESW组的抗拉强度显著高于对照组，因此ESW对腱骨界面抗拉强度的作用与时间的长短有关。

我们采用兔趾长伸肌腱重建交叉韧带，建立交叉韧带重建动物模型，术后行ESW进行治疗，结果显示ESW组术后4周腱骨界面成纤维细胞和成软骨细胞增生活跃，胶原纤维合成明显增多、排列规则，腱骨界面新生血管含量显著增高，并持续至8周。术后8周腱骨界面由致密结缔组织连接，胶原纤维大量合成，呈垂直纵向规则排列，部分区域出现胶原纤维与纤维软骨和骨组织的移行带改变，形成类似韧带直接止点样结构，对照组随着时间的延续，腱骨界面新生血管的含量无明显增加。术后4周和8周ESW组腱骨界面新生血管的面积均显著高于对照组。冲击波可诱导腱骨界面新生血管，改善腱骨界面血供从而促进腱骨组织愈合。

2.骨髓间充质干细胞以及基因修饰的间充质干细胞促进腱骨愈合的研究

骨髓间充质干细胞（bone marrow mesenchymal stem cells, BMSCs），早在1867年，德国病理学家Cohnheim在研究伤口的时候首次提出了骨髓中存在MSC。骨髓间充质干细胞是一种多能干细胞，主要存在于骨髓组织中，骨髓间充质干细胞，属于成体干细胞，有多向分化的潜能，在多个领域显示出重要的应用前景。

Wong等发现软骨可能增强骨肌腱结合部移行区的再生。Lim和Hong等发现MSC能促进骨隧道中骨与肌腱结合部的愈合。

我们的实验研究发现骨髓间充质干细胞移植后，新生骨的质量及软骨带的成熟程度均优于对照组。这提示随着愈合时间的延长，在新骨与肌腱接合处重新生成了相对致密的过渡性纤维软骨带，逐渐形成腱骨愈合。8周后类软骨细胞更多地转变为较为成熟的软骨细胞，软骨带的形成较对照组快，研究结果表明BMSC能够促进腱骨结合部细胞增生，增加细胞基质合成，促进新生骨和纤维软骨移行带形成，BMSC对腱骨愈合具有明显的促进作用。

研究验证了上述各种促进腱骨愈合方法的有效性，但同时也暴露了各种方法存在的局限性，如间充质干细胞移植后过快凋亡、外源性生长因子早期过快的降解等。因此，我们的研究中，利用基因转染技术，将高表达骨形态发生蛋白-2（BMP-2）和肝细胞生长因子（HGF）的基因转染至骨髓间充质干细胞中，使BMP-2和HGF在骨髓间充质干细胞扩增及分化的过程中持续表达，促进腱骨界面骨和软骨细胞生成或血管发生，通过细胞因子和细胞的协同作用共同促进腱骨愈合。

通过对前交叉韧带重建术后4周、8周、12周组织学检查发现：骨形态发生蛋白2基因修饰的自体兔骨髓间充质干细胞移植能够明显加快腱骨界面的整合，有利于直接止点结构的形成；肝细胞生长因子基因修饰自体兔骨髓间充质干细胞移植有利于腱骨界面胶原纤维的重塑和血管的形成，生物力学研究结果显示MSCs-BMP2组平均最大拔出载荷高于其他各组，MSCs-HGF组和MSCs组高于对照组。

总之，前交叉韧带损伤肌腱移植物重建的手术方法及技术日渐成熟，各种新材料新方法不断出现，简化了手术操作、提高了手术疗效，然而手术初始固定的完成仅仅是重建的

203

开始，后期肌腱与骨隧道的有效愈合以及肌腱再韧带化的完成才标志着生物学重建的结束，因此对于交叉韧带重建手术探讨和研究还需要进一步深入和优化。

（陈世益　余家阔　胡　勇　黄长明　周敬滨　齐　玮　李春宝　郭　旗）

参考文献

[1] 陈世益，洪国威，陈疾忤，华英汇等.LARS人工韧带与自体腘绳肌腱重建前交叉韧带早期临床疗效比较.中国运动医学杂志，2007, 26（5）:530-533.

[2] 黄长明，董辉详，范华强，等.双束双隧道6股腘绳肌腱解剖重建前交叉韧带.临床骨科杂志,2011,14(2):191-194.

[3] 黄长明，董辉详，范华强，等. 双监视法解剖等长重建结合Rigid Fix和Intrafix固定技术重建前交叉韧带.临床骨科杂志，2009, 12(6)：626-629.

[4] 黄长明.影响关节镜下前交叉韧带重建手术疗效的相关因素.中国矫形外科杂志，2010，18（20）:1707-1710.

[5] 胡勇，陈经勇，刘剑伟，等.关节镜下应用改良的TransFix-II技术经双胫骨隧道解剖重建膝前交叉韧带.中国医学科学院学报，2005，27（6）：704-707.

[6] 高凯，陈世益，蒋佳，等.PET人工韧带材料纳米化对骨髓基质干细胞黏附、增殖及分化影响的实验研究.中国运动医学杂志2010,29(5):533-537.

[7] 于绍斌,董启榕,王亚斌,等.聚对苯二甲酸乙二醇酯材料LARS韧带重建兔前交叉韧带后早期组织学及超微结构变化.中国组织工程研究与临床康复，2008，12(36):7061-7066.

[8] Neal C. Chen, Robert E. Boykin, Peter J. Millett. Broken Femoral Cross Pin After Hamstring Anterior Cruciate Ligament Reconstruction. J Knee Surg. 2007;20:245-248.

[9] Reikeras O, Reinholt F P, Zinocker S, Shegarfi H, Rolstad B. Healing of long-term frozen orthotopic bone allografts is not affected by MHC differences between donor and recipient. Clin Orthop Relat Res. 2011; 469(5):1479-1486.

[10] Baumfeld J A, Diduch D R, Rubino L J, et al.Tunnel widening following anterior cruciate ligament reconstruction using hamstring autograft: a comparison between double cross-pin and suspensory graft fixation. Knee Surg Sports Traumatol Arthrosc,2008,16: 1108-1113.

[11] Asik M, Sen C, Tuncay I. The mid- to long-term results of the anterior cruciate ligament reconstruction with hamstring tendons using Transfix technique. Knee Surg Sports Traumatol Arthrosc , 2007, 15: 965–972.

[12] Ahn J H, Park J S, Lee Y S, et al. Femoral bioabsorbable cross-pin fixation in anterior cruciate ligament reconstruction. Arthroscopy, 2007, 23: 1093-1099.

[13] Kaseta M K, DeFrate L E, Charnock B L, et al, Reconstruction technique affects femoral tunnel placement in anterior cruciate ligament reconstruction. Clin Orthop Rel Res, 2008, 466: 1467-1474.

[14] Gavriilidis I, Motsis E K, Pakos E E, et al. Transtibial versus anteromedial portal of the femoral tunnel in anterior cruciate ligament reconstruction: a cadaveric study. Knee, 2008, 15: 364-367.

[15] Hantes M E, Zachos V C, Liantsis A, et al. Differences in graft orientation using the transtibial and anteromedial portal technique in anterior cruciate ligament reconstruction: a magnetic resonance imaging study. Knee Surg Sports Traumatol Arthrosc , 2009, 17: 880-886.

[16] Hantes M E, Dailiana Z, Zachos V, et al. Anterior cruciate ligament reconstruction using the Bio-TransFix femoral fixation device and anteromedial portal technique. Knee Surg Sports Traumatol Arthrosc , 2006, 14: 497-501.

[17] Castoldi F, Bonasia D E, Marmotti A, et al. ACL reconstruction using the Rigidfix femoral fixation device via the anteromedial portal: a cadaver study to evaluate chondral injuries. Knee Surg Sports Traumatol Arthrosc, 2008, 16: 275-278.

[18] Wu J L, Yeh T T, Shen H C, et al. Mechanical comparison of biodegradable femoral fixation devices for hamstring tendon graft-a biomechanical study in a porcine model. Clin Biomech，2009，24(5)：435-440.

[19] Milano G, Mulas P D, Ziranu F, et al. Comparison between different femoral fixation devices for ACL reconstruction with doubled hamstring tendon graft:a biomechanical analysis. Arthroscopy，2006，22（6）：660-668.

［20］ Zantop T, Welbers B, Weimann A, et al. Biomechanical evaluation of a new cross-pin technique for the fixation of different sized bone-patellar tendon-bone grafts. Knee Surg Sports Traumatol. Arthrosc, 2004, 12: 520-527.

［21］ Weninger P, Zifko B, Liska M, et al. Anterior cruciate ligament reconstruction using autografts and double biodegradable femoral cross-pin fixation: functional,radiographic and MRI outcome after 2-year minimum follow-up. Knee Surg Sports Traumatol Arthrosc.2008, 16: 988-995.

［22］ Scopp J M, Jasper L E, Belkoff S M, et al.The effect of oblique femoral tunnel placement on rotational constraint of the knee reconstructed using patellar tendon autografts. Arthroscopy, 2004, 20: 294-299.

［23］ Goldblatt J P, Fitzsimmons S E, Richmond J C, et al. Reconstruction of the anterior cruciate ligament: meta-analysis of patellar tendon versus hamstring tendon Autograft. Arthroscopy 2005;21:791-803.

［24］ Raffo C S, Richmond J C. Hamstring anterior cruciate ligament reconstruction with rigid, 360-degree, near-aperture fixation. Tech Orthop 2005;20:1-5.

［25］ Nam-Hong Choi, MD, Jung-Hoon Lee, MD, Brian N. Victoroff, MD, et al. Do Broken Cross-Pins Compromise Stability After Anterior Cruciate Ligament Reconstructions With Hamstring Tendons? Arthroscopy: The Journal of Arthroscopic and Related Surgery, Vol 23, No 12 (December), 2007: pp 1334-1340.

［26］ Jin Hwan Ahn, MD, Seung Ah Lee, MD, Sang-Hee Choi, MD, et al. Femoral Cross-Pin Breakage and Its Effects on the Results of Anterior Cruciate Ligament Reconstruction Using a Hamstring Autograft. Arthroscopy: The Journal of Arthroscopic and Related Surgery, Vol 28, No 12 (December), 2012: pp 1826-1832.

［27］ Carola F . Van Eck, MD, Ph. D, Freddie H . Fu, MD, D Sc, D Ps. We Have to Eliminate Nonanatomic Anterior Cruciate Ligament Tunnel Placement as a Cause of Osteoarthritis. Arthroscopy: The Journal of Arthroscopic and Related Surgery, Vol 27, No 5 (May), 2011: 601-602.

［28］ Asheesh Bedi, MD, David W. Altchek, MD. The "Footprint" Anterior Cruciate Ligament Technique: An Anatomic Approach to Anterior Cruciate Ligament Reconstruction. Arthroscopy: The Journal of Arthroscopic and Related Surgery, Vol 25, No 10 (October), 2009: pp 1128-1138.

［29］ Asheesh Bedi, MD, Volker Musahl, MD, Volker Steuber, MD, et al. Transtibial Versus Anteromedial Portal Reaming in Anterior Cruciate Ligament Reconstruction: An Anatomic and Biomechanical Evaluation of Surgical Technique. Arthroscopy: The Journal of Arthroscopic and Related Surgery, Vol 27, No 3 (March), 2011: pp 380-390.

［30］ Ryan Krupp, MD, Field Scovell, MD, Chad Cook, Ph D, P T, M B A, et al. Femoral Cross-Pin Safety in Anterior Cruciate Ligament Reconstruction as a Function of Femoral Tunnel Position and Insertion Angle. Arthroscopy: The Journal of Arthroscopic and Related Surgery, Vol 27, No 1 (January), 2011: pp 83-88.

［31］ Timothy J . McGlaston, B S, Vahid Entezari, MD, Ara Nazarian, Dr Sc, et al. The Safe Zone for TransFix Fixation in Anterior Cruciate Ligament Reconstruction Using the Anteromedial Portal Technique. Arthroscopy: The Journal of Arthroscopic and Related Surgery, Vol 27, No 1 (January), 2011: pp 77-82.

［32］ Amit P . Chandratreya, M Ch (Orth), F R C S (Orth), M John Aldridge, F R C S. Top Tips for Rigid Fix Femoral Fixation. Arthroscopy: The Journal of Arthroscopic and Related Surgery, Vol 20, No 6 (July-August), 2004: pp E12.

［33］ Pablo Eduardo Gelber, MD, Ph D, Francisco Reina, MD, Ph D, Raúl Torres, MD, et al. Anatomic Single-Bundle Anterior Cruciate Ligament Reconstruction From the Anteromedial Portal: Evaluation of Transverse Femoral Fixation in a Cadaveric Model. Arthroscopy: The Journal of Arthroscopic and Related Surgery, Vol 26, No 5 (May), 2010: pp 651-657.

［34］ Stergios G . Papastergiou, MD, Ph D, Nikolaos E. Koukoulias, MD, Ph D, Theofilos Dimitriadis, M D, et al. , Rigid Fix Femoral Fixation: A Test for Detecting Inaccurate Cross Pin Positioning. Arthroscopy: The Journal of Arthroscopic and Related Surgery, Vol 23, No 11 (November), 2007: pp 1247.e1-1247.e3 .

［35］ Ejerhed L, Kartus J, Nilsen R, et al. The effect of anterior cruciate ligament surgery on bone mineral in the calcaneus: a prospective study with a 2-year follow-up evaluation. Arthroscopy,2004,20:352-359.

［36］ Trieb K, Blahovec H, Brand G, et al. In vivo and invitro cellular ingrowth into a new generation of artificial ligaments. Eur Surg RES, 2004,36:148-151.

［37］ Talbot M, Berry G, Fernandes J, et al. Knee dislocations. J Can Chir,2004,47:20.

［38］ mechanism of polyester fiber anterior cruciate ligament implants: a human retrieval and laboratory study. Biomed Mater

Res,1999,48:534.

[39] Belisle A L,Bicos J,Geaney L,et al.Strain pattern comparison of double and single bundle anterior cruciate ligament reconstruction techniques with the native anterior cruciate ligament.Arthroscopy, 2007,23(11):1210-1217.

[40] Kondo E,Yasuda K.Second look arthroscopice valuations of ana tomic double bundle anterior cruciate ligament reconstruction:rela tion with post operative knee stability.Arthroscopy, 2007,23(11):1198-1209.

[41] Aglietti P,Giron F,Losco M,et al.Comparison between single-and double-bundle anterior cruciate ligament reconstruction:a prospective,randomized,single-blinded clinical trial.Am J Sport Med,2010,38(1):25-34.

[42] Siebold R. The concept of complete footprint restoration with guidelines for single- and double-bundle ACL reconstruction. Knee Surg Sports Traumatol Arthrosc. 2011,9(5):699-706.

[43] Siebold R. Observations on bone tunnel enlargement after double-bundle anterior cruciate ligament reconstruction. Arthroscopy. 2007,23(3):291-298.

[44] Kanaya A,Ochi M,Adachi N,et al.Intraoperative evaluation of anteroposterior and rotational stabilities in anterior cruciate ligament reconstruction:lower femoral tunnel placed single-bundle versus double-bundle reconstrution.Knee Surg Sports Traumatol Arthrosc, 2009 ,17(8):907-913.

[45] Flanigan D C, Kanneganti P, Quinn D P, Litsky A S.Comparison of ACL fixation devices using cadaveric grafts. J Knee Surg. 2011,24(3):175-180.

[46] Gadikota H R, Wu J L, Seon J K, Sutton K, Gill T J, Li G.Single-tunnel double-bundle anterior cruciate ligament reconstruction with anatomical placement of hamstring tendon graft: can it restore normal knee joint kinematics? Am J Sports Med. 2010,38(4):713-720.

[47] Ahn J H,Park J S,Lee Y S, et al.Femoral bioabsorbable cross-pin fixation in anterior cruciate ligament reconstruction. Arthroscopy, 2007 ,23(10):1093-1099.

[48] Phillips B B. Arthroscopy of the Lower Extremity. In: Canale ST, Beaty JH, eds. Campbell's Operative Orthopaedics. 11th. Edition. Philadelphia: Mosby, 2008, 2811-2922.

[49] Legnani C, Ventura A, Terzaghi C,et al. Anterior cruciate ligament reconstruction with synthetic grafts. A review of literature. Int Orthop,2010,34(4):465-471.

[50] Schindler O S. Surgery for anterior cruciate ligament deficiency: a historical perspective. Knee Surg Sports Traumatol Arthrosc. 2012,20(1):5-47.

[51] Trieb K, Blahovec H, Brand G, Sabeti M, Dominkus M, Kotz R. In vivo and invitro cellular ingrowth into a new generation of artificial ligaments. Eur Surg Res 2004;36:148-151.

[52] Wang C L, Hsiao C K, Hsu A T, et al. Biocompatibility and mechanical property of LARS artificial ligament with tissue ingrowth. J Mech Med Bio, 2013, 12(1): 1211-1215.

[53] Chen J, Xu J, Wang A, Zheng M. Scaffolds for tendon and ligament repair: review of the efficacy of commercial products. Expert Rev Med Devices. 2009,6(1):61-73.

[54] Gao K, Chen S Y, Wang L D, et al. Anterior cruciate ligament reconstruction with LARS artificial ligment, A multicenter study with 3- to 5-year follow-up. Arthroscopy, 2010,26(4):515-523.

[55] Hamido F, Misfer A, Harran H, et al. The use of the LARS artificial ligament to augment a short or undersized ACL hamstrings tendon graft. The Knee, 2011,18(6):373-378.

[56] Ghalayini S, Helm A, Bonshahi A. Arthroscopic anterior cruciate ligament surgery: Results of autogenous patellar tendon graft versus the Leeds-Keio synthetic graft Five year follow-up of a prospective randomised controlled trial. Knee 2010, 17: 334-339.

[57] De Boer H H. The history of bone grafts. Clin Orthop. 1988; 226;292-298.

[58] Curtiss P H, Jr, Herndon C H. Immunologic factors in homogenous bone transplantation. I. Serological studies. Annals of the New York Academy of Sciences. 1955; 24; 59(3):342-434.

[59] Reikeras O, Reinholt F P, Zinocker S, Shegarfi H, Rolstad B. Healing of long-term frozen orthotopic bone allografts is not affected by MHC differences between donor and recipient. Clin Orthop Relat Res. 2011; 469(5):1479-1486.

[60] Strong D M. The US Navy Tissue Bank: 50 Years on the Cutting Edge. Cell Tissue Bank. 2000; 1(1):9-16.

［61］ Pereira B P , Khong K S , Ng R T. The effect of storage at -70 degrees C and -150 degrees C on the torsion properties of the canine femur. Ann Acad Med Singapore . 1999; 28:37-43.

［62］ Sedlin E D. A rheologic model for cortical bone. A study of the physical properties of human femoral samples. Acta Orthop Scand Suppl. 1965; Suppl 83:1-77.

［63］ Sedlin E D, Hirsch C. Factors affecting the determination of the physical properties of femoral cortical bone. Acta Orthop Scand. 1966; 37:29-48.

［64］ Linde F, Sorensen H C. The effect of different storage methods on the mechanical properties of trabecular bone. J Biomech. 1993; 26:1249-1252.

第七章

后交叉韧带损伤的修复与重建

第一节　后交叉韧带解剖与生物力学

一、后交叉韧带的功能解剖

后交叉韧带(posterior cruciate ligament，PCL) 又称后十字韧带。在胚胎发育第21天，下肢最早雏形出现。在胚胎发育的第45天，膝关节初步形成，髁间隔后部出现纵行排列的增殖细胞带，后交叉韧带(PCL)开始发育。在胚胎发育第9～10周，PCL、ACL轮廓走行清晰，韧带内出现纤维母细胞团(图7-1)。在胚胎发育第3个月，髁间隔后部分化成独立的PCL，PCL后侧有隔膜残留，髁间隔前部分化成髌下脂肪垫、滑膜韧带和前交叉韧带。

根据足月胎儿PCL的研究表明，PCL血管来自膝中动脉的韧带支和膝动脉的一些小支，它们在滑膜下呈树枝状分布，形成丰富的滑膜下血管网，该网发出小横支穿入韧带与韧带内沿长轴分布的血管网相吻合。韧带内血管分布特点是：中部和近端以纵行血管居多，远端以横向穿入的丛状血管居多。有时表面血管可以从韧带前部穿入实质内与来自韧带后部血管相吻合。沿矢状切面穿入的血管呈平行

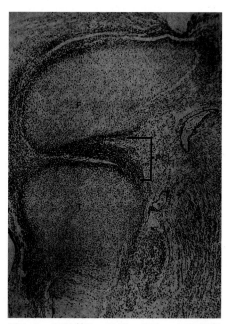

图7-1　胚胎第9～10周，PCL、ACL轮廓

的丛状，在韧带胫骨附着处与祥状血管网相吻合，纵行血管间有横行的小交通，呈梯状分布。

PCL起于股骨内髁髁间窝的后外侧面，斜向后外下方呈扇形走行，止于胫骨髁间隆凸后方的隐窝，并与外侧半月后角相连（图7-2）。向前内方成70°～80°，斜行止于股骨内髁的外侧面。PCL胫骨附着部为斜坡，与水平面夹角为35°～40°，胫骨附着面呈不规则四

边形，四个角圆滑，位于胫骨髁间棘后方。前方与半月板后角止点相邻。外侧沿外侧关节面骨与软骨交界处走行，内侧界距软骨面约 3～5mm，后界为胫骨后方转折处，内外侧宽 11.5mm±1.1mm，前后长 14.6mm±1.3mm。PCL 可分为两束，前外侧束较强大，屈曲时最为紧张，而后内侧束在伸直时紧张。PCL 平均长度为 32～38mm，宽 13mm，PCL 的直径是 ACL 的 2 倍。PCL 是限制胫骨后移的主要因素，是膝关节重要的静力稳定结构。PCL 主要作用是防止膝关节活动时胫骨后移，其次是限制外旋；在屈膝 30°和 90°时 PCL 承受 85%～100% 的后向应力，起到旋转轴心的作用。

Mejia 等采用矢状面时钟定位法，测出 PCL 附着处位于股骨内侧髁外侧面 11:21～4:12 范围 (右膝)，其边界远端的弧度与股骨内髁关节软骨缘基本平行，距软骨缘 3～5mm，最前外点达髁间窝正中线呈半环形，底边长（23.2±1.8）mm，半环形最高点至底边距离为（11.5±1.2）mm。PCL 前部沿着关节软骨距边缘 2～3mm，逐步向深部延伸，后 1/3 距关节边缘 5mm，PCL 远侧缘距软骨缘（3.2±0.8）mm，距顶 0.8mm，中部（5.8±2.2）mm，最低延伸部（7.9±2.2）mm。国外研究表明，PCL 的平均长度为 32～38mm，中点平均宽度为 13.7mm，中部最窄，平均截面积为 31.2mm。PCL 的大体形态呈两端粗大，中间细小，股骨、胫骨附着处相对较宽，纤维分散。股骨附着部的宽度大约是韧带中间部的 2 倍，宽约 30mm。PCL 的大小与种族、性别、身高等因素有关。测量国人膝关节 PCL，长 34mm、宽 10mm、厚 6mm。解剖上 PCL 被认为是关节内滑膜外韧带。滑膜经后关节囊返折包绕 PCL 内、外、前侧，滑膜鞘内有血管行走。PCL 后侧为后髁间隔和后关节囊，表面无滑膜覆盖。约 70% 的膝关节有半月板股骨韧带，约 30% 半月板股骨韧带缺如。半月板股骨韧带包括前半月板股骨韧带 (Humphry 韧带) 和后半月板股骨韧带 (Wrisberg 韧带)，见图 7-3。前、后半月板股骨韧带不一定同时存在，后半月板股骨韧带较为常见。

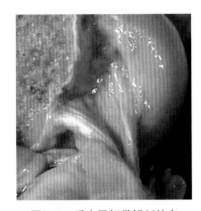

图 7-2　后交叉韧带解剖特点

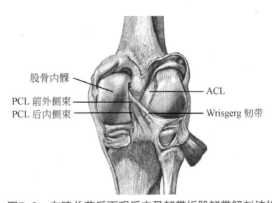

股骨内髁
PCL 前外侧束
PCL 后内侧束
ACL
Wrisgerg 韧带

图 7-3　在膝关节后面观后交叉韧带板股韧带解剖结构

前半月板股骨韧带起自外侧半月板后角，贴附 PCL 前方，斜向上行，止于股骨内髁外面 PCL 股骨止点的前方。后半月板股骨韧带起自外侧半月板后角，上行贴附 PCL，止于股骨内侧髁外面 PCL 股骨止点的后方。半月板股骨韧带与 PCL 的前外侧束和后内侧束共同构成 PCL 复合体，其纤维数量相当于 PCL 的 22%，极限张力为（297±141)N，主要功能是限制胫骨后移、旋转和侧方移位，特别在 PCL 完全断裂时，半月板股骨韧带起到限制胫骨后移的作用。PCL 损伤时，Humphry 韧带通常会发生断裂，Wrisberg 韧带往往会被完整地保留下来。在 PCL 重建时要注意保护未损伤的 Wrisberg 韧带，其对恢复膝关节稳定性有重要作用。

PCL与内侧半月板没有联系，而与外侧半月板后角常有韧带相连，PCL和外侧半月板后缘相连接的纤维带称为Kaplan胫骨半月板韧带，作用可能是内旋时限制半月板前移。PCL前侧与ACL之间有类似脂肪样的组织相连，较为疏松，新鲜标本上呈黄色。Morgan在1999年报道了此结构由胶原纤维构成，称之为交叉韧带间束(intercruciate band)。膝关节后室被后纵隔分为两部分：膝关节后内和后外侧室，两个间室分别对应股骨内、外后

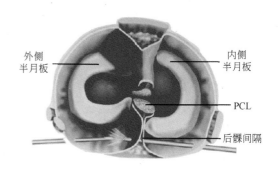

图7-4 后纵隔表面被覆滑膜组织

髁，互不相通，其上方与后上方关节囊相连，后方与后关节囊相连，前下方与PCL后上缘纤维相连。在横断面上，后纵隔呈三明治样结构，中间为脂肪组织，两侧为关节囊（图7-4）。在关节镜视下，后纵隔表面被覆滑膜组织，并与PCL表面的滑膜组织相延续。去除中间的脂肪组织，可见后纵隔呈立体锥形结构，其前方为尖部，正对PCL后缘，向后则越来越宽，底部为后关节囊。后纵隔内无大的血管，主要是膝中动脉的后关节囊支穿后关节囊进入后纵隔后上方。

多数学者认为PCL是膝关节最强的韧带，PCL比ACL粗大，更为坚强，Harner通过尸体标本测量，其胫骨附着部面积比ACL大20%，股骨附着部面积比ACL大50%，股骨附着点的横截面积是韧带中部的3～5倍。强度是前交叉韧带的两倍。但Prietto等用尸体标本作PCL断裂应力测试，PCL的最大断裂应力是1627N±491N，与ACL的最大断裂应力(1725N±660N)没有明显不同。

手术显微镜下对PCL进行显微解剖，发现PCL是由若干束大小不等的纤维组成，纤维束与纤维束之间有疏松结缔组织，绝大部分纤维束（90%～95%）排列与PCL长轴一致，少部分纤维束由后上走行至内下斜行排列，与PCL纵轴呈15°～20°交角。在胫骨、股骨附着部附近，两束纤维尚可分开，在韧带中间实质部，纤维束之间不能完全分开。相互之间有许多纤维组织交错相互融合。由于韧带纤维发生了旋转，所以在大体标本表面出现一条较明显分界线，大体标本上似乎有分束痕迹。成为人们区分前外束和后内束的标志。对PCL组织切片HE染色后，置4×10倍的显微镜下观察，可见PCL由胶原纤维构成，纤维之间有疏松结缔组织。股骨附着部和胫骨附着部纤维排列松散，而韧带中部纤维紧密。在股骨和胫骨附着处可见有能分开的大纤维束其间有疏松结缔组织相隔，在韧带中部又融合在一起。

目前关于PCL大体解剖和功能解剖研究认为PCL纤维是一条连续的、不可分离的一整束纤维，并未真正分成束，在膝关节屈伸过程中，各种纤维不断重新组合，总有一部分纤维起主导作用，即呈紧张状态，另一部分纤维处于休息状态。为使外科医师能够了解它的复杂结构，可根据其基本功能分成不同的功能束。

解剖上PCL被分成2个功能束：前外侧束和后内侧束。在股骨附着部前外侧束居前方，后内束居后方；在胫骨附着部前外侧束居外侧，后内束居内侧。前外侧束是PCL的主要部分，其截面积是后内侧束截面积的1.5倍，PCL从伸直位到屈曲位过程中，其纵轴呈顺时针方向旋转，前外侧束从前方移向后上方，韧带趋于垂直。前外侧束在屈膝＞70°时紧张，后内侧束在伸膝时紧张，两者在膝关节运动中交替发挥稳定作用。这种分束理论得到了很多学者的认可，目前依然对临床工作有指导意义，双束PCL重建方法即以双束理论为基础。

Covey等根据PCL纤维在股骨附着处的位置和形态将其分为前、中、后斜、后纵束，这4束纤维连续排列，是一个统一的功能整体。前束和中束是PCL的主要部分，占85%，而后纵束和后斜束仅占10%～15%。前束在膝关节屈曲30°～90°时紧张，中束在屈曲30°～120°时紧张，而后束，主要是后斜束，在伸膝位或深屈膝位时呈等长紧张。前束和中束占PCL绝大部分。

二、后交叉韧带的生物力学

1.后交叉韧带维持膝关节稳定的作用

膝关节胫骨和股骨关节面匹配度小，稳定机制复杂。稳定结构可分为静态稳定结构和动态稳定结构。主要的静态稳定结构包括PCL、ACL、MCL、LCL、关节囊等，动态稳定结构由关节周围肌肉及其扩展部构成。

Burstein认为内外翻稳定机制发挥作用的先后顺序是：负荷导致内或外侧胫骨间室压力增加；反射性肌肉紧张；侧副韧带、ACL及PCL紧张。膝关节后方稳定性主要由PCL及关节囊维持，PCL提供95%的限制胫骨向后滑移的力，主要在膝关节屈曲时控制后稳定性，过伸时则无此作用。

目前对PCL及后外侧结构在不同运动和负荷下生物力学联系的认识不断提高。在膝关节屈曲过程中，PCL对胫骨后移起到初级限制作用。单纯丧失PCL只会造成很小程度的胫骨旋转松弛和内翻角度增大，除非复合关节后外侧角结构损伤。PCL和后外侧角结构复合损伤会使膝关节在屈曲90°时内翻和外旋角度明显增加，但对膝关节完全伸直时影响很小。若PCL完整，后外侧角结构损伤则在膝关节屈曲超过45°时，胫骨内翻或旋转应力正好作用于PCL。

PCL与ACL、内外侧半月板存在解剖联系。ACL与内侧半月板前角相连，两半月板又有膝横韧带相连，板股韧带与外侧半月板后角相连，与PCL一起止于股骨内侧髁外面。PCL与ACL及内、外侧半月板在膝关节内形成一8字稳定结构，以制动膝关节的旋转运动（图7-5）。

当小腿在膝关节屈曲位外旋时，PCL与ACL分离，同居于矢状面上稍显松弛。外侧半月板移至胫骨平台前部，内侧半月板移至胫骨平台后部，此时胫骨稍离开股骨。当小腿内旋时，ACL与PCL轴缘相贴并互相缠绕、变短，两半月板向相反方向移位，胫骨紧压于股骨髁上，内旋仅10°即受到限制。

膝关节属于屈戌关节，但具有屈戌关节和滑车关节两种特征，这是由一系列多轴心三维运动组成，包括屈伸活动、旋转活动和侧方活动。

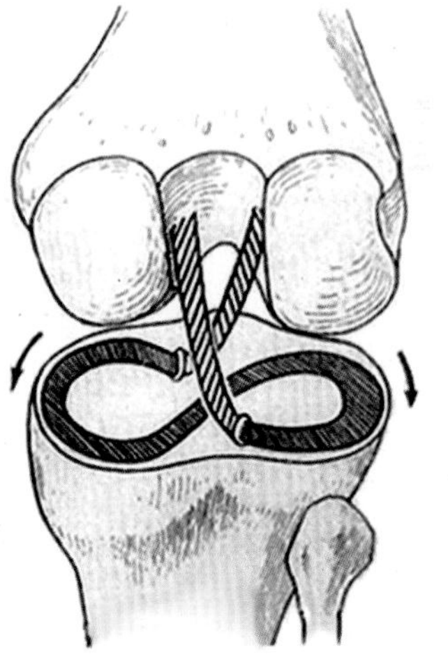

图7-5　CL、ACL及内侧、外侧半月板在膝关节内形成"8"字稳定结构

膝关节屈伸运动的横轴贯穿于股骨内、外髁，在膝关节线上方偏后，横轴自身有一定的移动距离，其位置实际是在膝关节屈伸时，股骨髁上不同曲率半径的中心点所描记的轨迹。曲率中心移动的轨迹，是横轴移动的距离和方向，在不同的屈伸角度描出的瞬时旋转中心可连成一个J形曲线（图7-6）。

股骨髁在矢状面上的弧线长度是胫骨平台的两倍，膝关节的屈伸活动是股骨髁在胫骨平台上滚动伴有滑动，从伸直位到屈曲20°以滚动为主，屈曲20°到完全屈曲以滑动为主。两种运动形式的转变是逐渐产生的。在屈曲早期，滚动与滑动的比例为1:2，屈曲终止时为1:4。膝关节从完全伸直到屈曲90°，股骨内外髁与胫骨平台的接触点会逐渐从平台前方移至后方，但内外髁移动距离不同，根据体内荧光检查法测算的结果，外髁通常后移14～19mm，而内髁后移距离不到5mm。

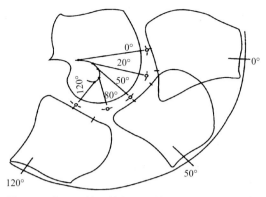

图7-6　在不同的屈伸角度下描出的瞬时旋转中心

造成内外髁位移差别的原因包括：股骨内外髁大小不等；内外侧胫骨平台形状不同，即内髁较大，弧线长度较长；股骨内、外髁相对于胫骨平台由滚动变为滑动不同步；韧带的制约作用，在屈膝过程中，PCL、ACL、MCL始终有一部分纤维保持紧张，而LCL斜度大，在股骨髁移动时紧张较晚，屈膝时松弛，膝关节伸直时旋转纵轴偏向内侧，在伸直运动过程中股骨髁发生内旋；受力不平衡，外旋肌力大于内旋肌力，ACL位于旋转轴外侧，ACL紧张可导致股骨髁外旋，在伸膝过程中，关节旋转活动的纵轴位于相对稳定的内侧髁，伸膝时纵轴前移。

屈膝时内外髁后移距离不同，导致股骨在胫骨上旋转，这种旋转运动为不随意运动，以股骨髁为参照，膝关节屈曲90°，可出现胫骨20°内旋，伸膝时伴有胫骨20°外旋。Palmer认为胫骨外旋通过股骨外髁的前移使ACL松弛，PCL受到牵拉，内旋时PCL松弛，ACL受到牵拉。旋转活动参与了膝关节"扣锁"和"解锁"机制。

膝关节过伸位无侧方活动，伸膝时关节内外翻活动范围约2°，屈膝时约8°。侧方活动大小因人而异，但屈曲时不应超过15°。膝关节前后活动幅度较小，屈膝45°位前后活动范围最大，约3mm。

PCL的功能主要是在屈膝过程中限制胫骨后移，维持膝关节的后向稳定。单纯切断PCL，屈曲位胫骨后移平均9.6mm，伸直位为1.2mm，中立位及外旋位后抽屉试验阳性(即后外侧旋转不稳定)，后抽屉试验的移位增加，而前抽屉试验正常。膝关节伸直时旋转稳定性不变。Noyes报告PCL张力占控制胫骨后移抵抗力的89%。后交叉韧带主要通过限制胫骨后移、膝关节过伸、小腿内旋、膝关节内收和外展作用，实现稳定膝关节、维持旋转轴的作用。

限制膝关节过伸：Kennedy在实验中发现膝关节过伸30°时可导致PCL断裂，在对抗过伸的静力结构中，首先是关节囊，其次是后交叉韧带，然后是前交叉韧带。也有人认PCL仅在ACL断裂后才起到阻止过伸作用。限制膝过伸以ACL为主，PCL居次要地位。

限制小腿内旋：PCL在小腿内旋时紧张，使得股骨髁和胫骨平台关节面紧密对合，这也是稳定关节的重要机制。在新鲜尸体标本上切断PCL，屈曲位外旋活动平均增加8°，内旋活动增加3°。PCL有明显的限制膝关节旋转的作用。

限制膝关节内收和外展：PCL在限制膝关节内收和外展活动中与ACL同等重要，内外侧副韧带和关节囊的作用更重要。

扣锁机制：膝关节距完全伸直还差30°时，胫骨外旋，距完全伸直还差最后10°时，胫骨外旋最快，膝关节完全伸直时，PCL、ACL、MCL、LCL均被拉紧，膝关节获得牢固稳定，不再发生旋转和侧方活动，此过程称为"扣锁"机制，伸膝时则表现为"解锁"过程。扣锁机制受PCL影响较大。PCL是膝关节旋转运动轴，在膝关节伸直终末期，胫骨外旋过程中引导"扣锁"机制。

Arms 等通过体外试验表明，膝关节运动过程中，韧带不同部分紧张程度不同(其自身的纤维长度变化)。在膝关节屈曲过程中，大部分前部纤维张力增加较后部纤维更明显。对尸体标本中的 PCL 纤维附着点力学和运动特征的研究表明，在股骨附着部 30～35mm 范围内，个体纤维对股骨附着部位置变化非常敏感，而对胫骨附着点位置变化不甚敏感。Hefzy 等对 PCL 个体纤维附着点间距离模式研究后认为，大部分纤维附着点间的距离随着膝关节屈曲而增加，从而提出重建 PCL 应置于股骨附着点等长位置。Grood 等研究了 PCL 在正常的胫骨和股骨附着部的距离变化，证实股骨附着点定位是膝关节运动过程中移植物长度变化的首要决定因素，而且股骨附着点并不全是等长点。以上不同作者提出的关于 PCL 个体纤维长度的差异，在一定程度上解释了股骨定位学说的不同观点。

2.后交叉韧带纤维的应变和长度变化

解剖研究对膝关节屈曲和伸展位稳定的 PCL 等长纤维进行了测定。Friederich 等认为只有韧带后的很少部分纤维(附着于股骨后上部和胫骨附着点后外部)具有等长特征。纤维附着点的中央部分在膝关节屈曲时与 PCL 解剖容积分离甚远，不能证明其等长特征。Frus 等发现大部分股骨等长点都位于 PCL 附着点后上边缘，而在其前侧束则显示非常不等长。近来对膝关节在各种运动和负荷下的体外力学试验研究中发现，只有 PCL 后斜纤维是唯一等距的。因为这些等长纤维只占韧带的 5%，因此，一些作者建议利用移植物的位置来保留未重建韧带的容积。大部分韧带纤维高度不等长(前中部)，并为固定膝关节而经常很紧张，很少松弛；其次，起辅助作用的后纵纤维也显示其可变但近似等长的特征(屈曲时轻度松弛而后再紧张)。通过大量调查，等距的概念很难与 PCL 容积的大体解剖相一致。

PCL 等距位置重建是否优于非等距方式，这个问题仍未解决。Friederich 等所推崇的等距位置重建是基于尸体标本进行的膝关节稳定性研究。Petermann 等也支持在膝关节运动过程中，胫骨和股骨间存在等长点。Bomberg 则通过观察尸体膝关节重建部分的功能得出了不同的结论，即多例应用非等距纤维移植取得了符合力学和运动学原则(屈曲时便紧 4～5mm)的满意结果。Galloway 等报道非等距重建 PCL，在屈膝 30°时固定移植物可以恢复胫骨运动的大部分生理模式。Pearall 等发现利用等距重建 PCL 并不能恢复膝关节后方的稳定性。更早时期 Whiteside 等近似推论的观察结果指出，在尸体标本中，当 PCL 横断后，PCL 的松弛也可用两根移植物来治疗，即等长的后内侧和高度不等长的前外侧纤维。

第二节 后交叉韧带损伤的诊断

随着对后交叉韧带的解剖、生理功能、生物力学及其损伤后自然转归的深入研究，以及对后交叉韧带损伤引起生物力学改变的认识不断加深，提高了人们对 PCL 损伤的诊断及治疗水平。

PCL 与 ACL 共同维持胫股关节的稳定性和正常运动功能。当过伸、屈膝位的膝关节受到由前向后的暴力撞击，可造成 PCL 断裂，特别是交通事故的增多使后交叉韧带(PCL)损伤的发生率有增高的趋势。PCL损伤占膝关节韧带伤的3%～20%。PCL损伤分为单纯损伤、复合损伤和后外侧旋转不稳三种类型。伤后难以自行修复，产生明显的膝关节不稳，最终导致膝骨关节炎。

PCL损伤多有明显的外伤史，运动损伤和摩托车车祸挡板伤是PCL损伤的最常见原因。大部分运动损伤是膝关节处于屈曲、内翻或外翻位时，小腿突然受到向后的力量，如篮球运动的急停、足球运动的铲球等。Kennedy统计的60例PCL损伤有25例(42%)是体育运动所致的PCL损伤。损伤原因通常是屈膝、跖屈时胫骨结节受到强大的向后应力。也可因膝关节过屈应力所致，这是由于膝关节屈曲时，来自大腿下方的应力作用于几乎全部处于紧张状态的PCL纤维。诸多其他机制均可造成单纯PCL损伤，如胫骨的旋转力量、内外翻应力、过伸应力。过伸力可在ACL损伤后进一步损伤后关节囊和PCL，内外翻应力可造成PCL合并ACL损伤或侧方结构损伤。后向应力作用于胫骨近端关节囊内侧，产生过伸伴外翻应力，造成后外侧复合结构损伤。此外，还有作用于胫骨的外旋应力等少见机制，故详细询问病史对诊断有重要意义。

物理检查时，多数患者腘窝区肿胀淤血（图7-7），后抽屉试验（图7-8）阳性，坠落试验（图7-9）、股四头肌收缩试验、反轴移试验、动力后移试验、后内轴移试验等与对侧对比均有助于诊断。其中以后抽屉试验、Lachman试验（图7-10）和坠落实验最常用。当合并侧副韧带损伤时，侧方应力试验阳性（图7-11）。但当关节明显肿胀或伴复合伤时，难以查到明显的阳性结果。为避免给患者带来痛苦不宜刻意检查。

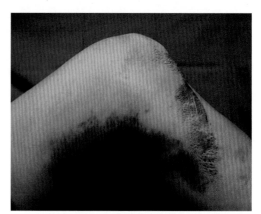

图7-7 腘窝处皮下淤血

X线片或MRI等影像学检查显示胫骨后方有骨块从起点或止点撕脱(图7-12)，极具诊断价值。应力位拍摄X线片(图7-13)对诊断具有重要意义。MRIT1加权像，正常韧带表现为黑色低信号区，损伤韧带信号强度增加，对后交叉韧带损伤诊断有重要意义。Gross等对201例后交叉韧带损伤病例进行回顾性分析发现，MRI对诊断PCL损伤的敏感性和特异性均达100%。

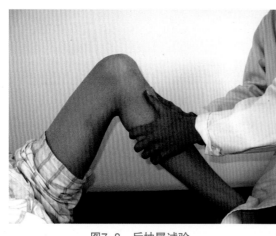

图7-8 后抽屉试验

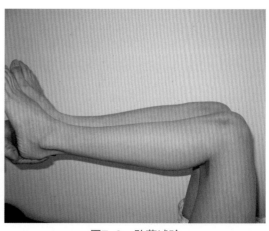

图7-9 坠落试验

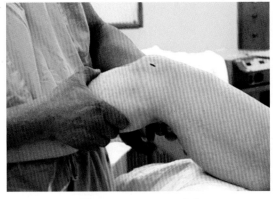

图7-10 Lachman试验

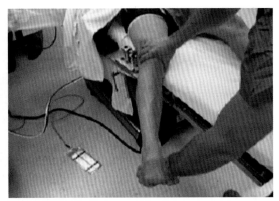

图7-11 侧方应力试验阳性

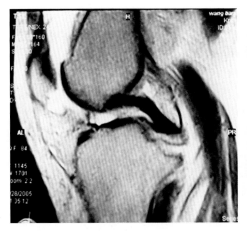

图7-12 骨块撕脱

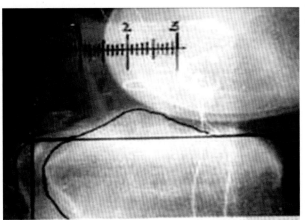

图7-13 应力位X线片显示胫骨后移

❖ 第三节 后交叉韧带重建方法 ❖

一、骨－髌腱－骨移植重建后交叉韧带

近几年来，随着对后交叉韧带研究的深入，后交叉韧带损伤的治疗越来越受到临床重视。早期用石膏托或夹板外固定治疗，无论其近期和远期的效果均不佳，关节的不稳定促进骨关节炎的形成和发展。后交叉韧带损伤时，髌骨和髌腱被迫充当抵抗胫骨后移的角色，而胫骨后移导致股四头肌装置力矩变短，Skyher等通过对关节接触点压力的研究发现，韧带损伤后，膝内侧和髌股关节面压力明显增大，最终导致关节退行性变。后交叉韧带损伤手术治疗，可尽早恢复膝关节的稳定性，避免和延缓骨关节退变的发生。PCL止点撕脱骨块原位固定是一种有效的手术方式。撕脱的后交叉韧带本身无明显的损伤，将骨块解剖复位，达到骨块与撕脱部位间的骨-骨愈合，使得韧带的修复固定变得更为可靠，从而纠正膝关节的后向不稳。建议对于此类型的后交叉韧带新鲜损伤，应积极行止点固定手术治疗。

髌韧带中1/3的骨-韧带-骨(B-PT-B)为理想的交叉韧带替代材料，其生物力学性能接近，强度是前交叉韧带的两倍。Clancy认为骨-髌腱-骨移植物可以重新获得血运产生骨性愈合。需要指出的是，后交叉韧带的稳定制导功能是通过其特殊的解剖结构完成的。后交叉韧带损伤常伴有前交叉韧带和内、外侧副韧带的复合损伤，甚至伴有胫骨平台及股骨内、外髁骨折等。因此，在处理后交叉韧带损伤时，要重视复合伤的治疗，并尽可能同时修复。使维持关节稳定的解剖结构得到及时的修复，最大限度地恢复膝关节的解剖和功能完整性，从而避免或减少远期并发症的发生。

过去仅对PCL损伤伴严重后方不稳定或复合损伤的患者施行手术治疗，而对多数单纯后方不稳定且症状较轻者采用非手术治疗。PCL损伤切开手术重建，经前方入路显露后方困难，植入韧带难以达到PCL的解剖等长点，往往需要附加后内侧或后外侧切口。切开关节囊，组织损伤大，术后关节粘连等并发症多，故切开重建手术已被关节镜手术替代。

采用B-PT-B重建PCL时，髌骨块的长度要合适，骨块太长难以通过髁间窝进入胫骨隧道，骨块太短则容易被钢丝撕脱，理想长度约15mm。X线片显示患膝有骨质疏松表现时，应慎选B-PT-B和界面螺钉固定。Morgan等对PCL重建的等长点实验研究中发现，膝关节伸屈过程中，其距离变化＜2mm，而在其等长点旁开5mm的位置重建时，则有8mm的长度变化。

1.建立胫骨隧道

用胫骨后髁推开器将后关节囊连同血管向后推开。将胫骨隧道瞄准器尖端定位于胫骨后髁平面向下15mm，后正中偏外1mm处，连接定位器50°左右（图7-14）。将2.5mm导针经套管钻入胫骨髁，沿导针用10mm空芯钻头建立胫骨隧道。

2.股骨隧道制作

股骨髁瞄准器的中心点距软骨缘12mm（图7-15）。连接肘式定位器，在股骨内髁上方做2cm小切口，经套管钻入2.5mm导针，沿导针用10mm空芯钻头钻股骨隧道。

3.移植物植入与固定

引入牵拉钢丝，顺序为胫骨隧道→胫骨后髁

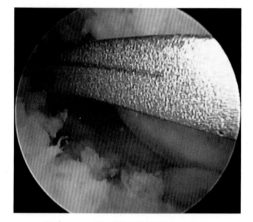

图7-14 肘式行胫骨隧道定位器

→髁间窝→股骨隧道。移植物采用挤压螺钉固定，将肌腱移植物经胫骨隧道引入股骨隧道，分别进行两端固定。检查重建后的PCL张力良好（图7-16），术后膝关节稳定，胫骨后坠消失、后抽屉试验阴性。

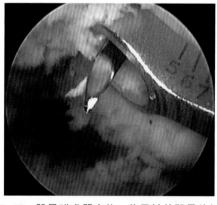

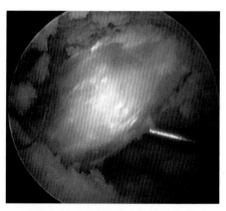

图7-15 股骨瞄准器定位，将导针从股骨外打入　　图7-16 重建后的PCL张力正常

4. 术后处理

术后 24 ~ 48h 拔除引流管。在膝关节可活动支具保护下进行主动伸屈膝关节训练。8周部分负重，12周完全负重并开始过伸及下蹲训练，术后 6 ~ 8 个月恢复体育运动。随访指标包括 Lysholm 评分、Lachman 试验及后抽屉试验等体格检查。

二、胫骨 Inlay 技术重建后交叉韧带

关于 PCL 重建手术技术中移植物的胫骨侧固定方法，是经胫骨隧道（transtibial）还是直接固定（inlay），一直受到关注。隧道技术是经典方法，为大多数医生所熟悉，关节镜下经胫骨隧道固定，手术时间短，创伤小，但存在隧道与移植物成角小于90°的问题，移植物在隧道口出现机械性磨损、变薄、张力下降、逐渐松弛，即"杀手转弯"（killer turn）。针对这一不足，一些学者做了相应改进，如：利用高角度隧道加大隧道与移植物的成角，避免锐角形成；尽可能选择低位隧道内口（关节面下方 1.2 ~ 1.5cm）；隧道外口在胫骨结节外侧等。尽管如此，同时保证精确的隧道内口位置和最佳的隧道方向是困难的，不同术者间差异很大。另一派学者则完全放弃了胫骨隧道技术，1995年 Berg 首先提出将移植物的胫骨侧直接固定在骨槽内的 Inlay 方法。此技术结合了切开与关节镜两种手术方法，使得移植物的胫骨侧构型更接近于解剖形态，彻底消除了"杀手转弯"。同时，直视下手术使得胫骨侧的固定点更加精确，固定方式更加牢靠。

手术适应证的选择：重度后向不稳、PCL 松弛度均＞10mm，多数＞12mm；复合韧带损伤，包括 PLC 损伤、ACL 损伤、MCL 损伤。

术前评估包括病史采集、临床查体、应力 X 线片、KT-1000 测量、MRI。

1. 手术体位

手术过程中需要在"inlay 手术体位"和"关节镜手术体位"间相互转换。术前首先摆放"inlay 手术体位"（图 7-17），即健侧卧位，患肢在上，允许患肢尽可能内旋，用手术单垫高内踝，手术台向健侧倾斜 20°。"inlay 手术体位"摆放后应保证患侧髋关节可以外旋、外展、屈髋、屈膝 90°，从而转换成为"关节镜手术体位"（图 7-18）。

2. 移植物准备

自体移植物首选骨 - 髌韧带中 1/3- 骨 (B-PT-B)，异体移植物可选择跟腱或 B-PT-B。自体 B-PT-B 取材时，髌骨侧骨块大小为 10mm×20mm×8mm，直径 10mm，髌韧带宽 9~11mm，胫骨侧骨块大小为 10mm×20mm×8mm。胫骨侧骨块拟作为移植物的胫骨侧，预制两个 2.5mm 直径钻孔，方向与骨面成角 60°，保证螺钉固定时与胫骨平台关节面平行。如选择

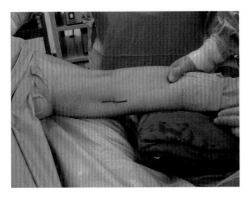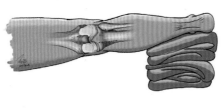

图 7-17　inlay 手术体位

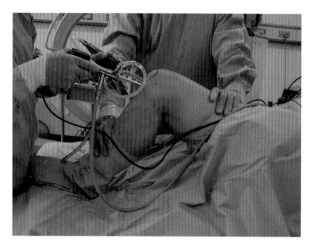

图7-18 关节镜手术体位

异体B-PT-B制备方法同上。如选择异体跟腱，将腱性部分制备成直径9或10mm做单束重建，或劈开两束制备成直径8~9mm及7mm两束，做双束重建，骨块制备同上。

3.关节镜检查与股骨隧道制备

患者置于"关节镜手术体位"。进行标准的关节镜检查，观察PCL的连续性，标记股骨侧的解剖附着区。尽可能保留PCL残存腱束及半月板股骨韧带的完整性，标记PCL前外束点，位于11点或1点钟、距关节软骨边缘5～6mm的位置（图7-19）。

如做双束重建，可同时标记前外束与后内束两点。在髌旁内侧做3～4cm切口，骨膜下剥离股内侧肌最远端部分。于髌骨近极1/3、股骨滑车关节面与内收肌结节中点处标记股骨隧道外口的位置，保证隧道前缘距关节软骨面至少1.5cm。安放前交叉韧带胫骨导向器，用outside-in的方法（图7-20）钻取直径9mm或10mm的股骨隧道。双束重建则需钻取

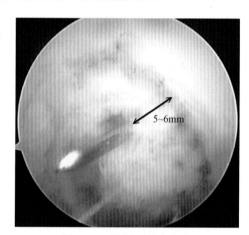

图7-19 股骨隧道定位点

股骨双隧道。将移植物引导钢丝置入该隧道，放置于后关节囊前方备用，股骨隧道塞入防水塞。

4.胫骨Inlay步骤

患者转换为"inlay手术体位"。腘窝内侧取5cm长纵形切口，2cm于腘横纹近端，3cm于远端。钝性分离腓肠肌内侧头与半膜肌间隙，将腓肠肌内侧头连同血管束拉向外侧，显露后关节囊。用3～4枚2.0mm克氏针自后向前钻入胫骨后方皮质，外露部分折弯用于牵开腓肠肌。此时可触及PCL胫骨附着区所特有的凹陷区域及内外侧嵴，可见斜行的腘肌肌腹及其上缘走行的小静脉，结扎该静脉。纵行切开后关节囊并将引导钢丝拉出。PCL胫骨附着的凹陷区行骨膜下剥离以充分显露。用小骨刀及打磨钻头在该区域开骨槽，大小与移植物骨块相同，通常为20mm×10mm×8mm。将移植物骨块嵌入骨槽，克氏针临时固定。用两枚4.0mm×36mm空心钉加小垫片固定（图7-21）。

5.移植物固定

再次转换为"关节镜手术体位"。移植物另一端通过上述引导钢丝引入关节内。关

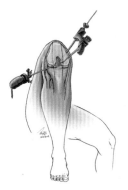

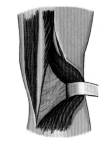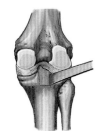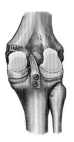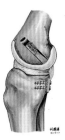

图7-20　outside-in的方法　　　　　图7-21　胫骨侧inlay操作示意图

镜监视下将移植物另一端引入股骨隧道内。牵拉移植物股骨端，做20次全程屈伸膝活动。屈膝90°位做前抽屉实验，牵拉移植物股骨端，用7mm×20mm金属挤压螺钉（B-PT-B）或9mm×30mm可吸收挤压螺钉（跟腱移植物时）辅助固定。关节镜下观察重建后PCL的情况（图7-22）。

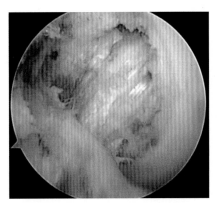

图7-22　重建后的后交叉韧带

6. 复合韧带损伤的处理

合并膝关节后外复合体损伤（PLC）时，根据损伤类型选择重建方式。按照Fanelli的分型，对于A型（单纯外旋增加），选择L形腘腓韧带解剖重建术（图7-23）；对于B型（外旋增加伴有轻度外侧副韧带松弛），采用Larson的8字术式重建腘腓韧带及外侧副韧带（图7-24）；对C型（外旋增加伴有明显外侧副韧带松弛），进行腘腓韧带、腘肌腱和外侧副韧带解剖重建。移植物选用异体跟腱或胫前肌腱、自体半腱肌腱（图7-25）。

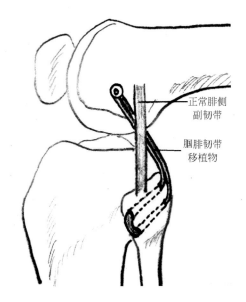

正常腓侧
副韧带

腘腓韧带
移植物

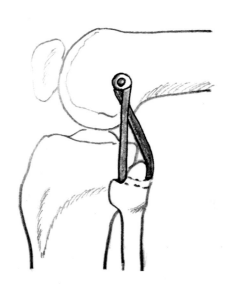

图7-23　"L"形腘腓韧带解剖重建术　　　图7-24　"8"字术式重建腘腓韧带及外侧副韧带

7.术后处理与康复

术后患肢伸膝位支具固定，支具内于小腿后方加衬垫防止胫骨后沉。术后24~48h拔除引流管，早期开始股四头肌等长收缩、直腿抬高功能训练。加强髌骨被动活动。手术3~4周后开始进行被动屈膝功能训练，要求术后8~9周达到90°，12周达到120°，6个月后进行大于120°的屈曲锻炼。3个月内禁止腘绳肌主动收缩屈膝，避免外旋、盘腿，侧压等动作。术后3个月开始部分负重，术后4个月完全负重。

三、嵌压固定法重建后交叉韧带

以往PCL损伤的修复重建以自体骨-髌腱-骨(B-PT-B)为主，由于两端带有骨块，界面螺钉固定可以达到坚强的初期固定。但是，界面螺钉发生骨块切割将造成手术失败，如果行翻修手术，由于骨道扩大，处理相当困难。有学者应用异体跟腱或腘绳肌腱，股骨端Endo-Button固定重建PCL。因Endo-Button固定远离正常解剖点，导致了移植物在骨性隧道内微动，使骨性隧道逐渐扩大，影响肌腱与骨隧道的愈合。采用自体半腱肌、股薄肌腱移植重建PCL，适用于不同年龄组的患者。创伤小，手术操作简便，肌腱进入胫骨隧道关节腔成角处比B-PT-B容易。四股肌腱合用，其抗拉强度大大提高。肌腱中间打结嵌入瓶颈样股骨隧道内，使固定更加可靠。股骨固定点接近解剖附着点，无"钟摆现象"，不会造成隧道扩大。

手术方法：按顺序行关节镜诊断性检查，关节镜下动态观察PCL的稳定性，判断PCL损伤的部位和程度。如果PCL从胫骨后方撕脱骨折(图7-26)，可采用后入路开放手术，用螺纹钉固定即可。如果PCL从上止点或下止点损伤，应该进行关节镜下重建。

关节镜下清除关节内瘢痕组织、血肿或碎片。半月板损伤者行半月板缝合或镜下部分切除。清理PCL股骨内髁髁间窝的残端，选择解剖重建点。在PCL上止点足印的中心区置入股骨端定位器，打入导针，隧道的中心点距离股骨软骨面约8mm(图7-27)。阶梯状联合钻，沿导针一次成形股骨阶梯状隧道，隧道呈倒置的酒瓶样(图7-28)，瓶颈段直径为7mm，瓶腹为11mm。嵌入器扩张隧道，使隧道壁嵌压紧密。

沿胫骨后方用剥离器将关节囊和瘢痕推开，于胫骨平台后正中关节面下方15mm处置入PCL胫骨

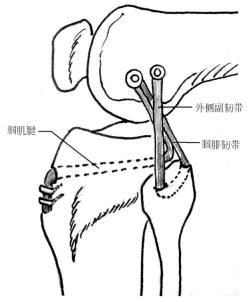

图7-25 腘腓韧带、腘肌腱和外侧副韧带解剖重建

外侧副韧带
腘肌腱
腘腓韧带

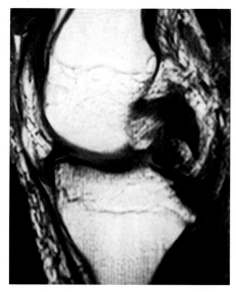

图7-26 磁共振显示后交叉胫骨附着点撕脱骨折

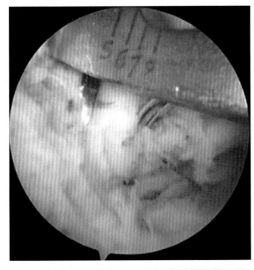 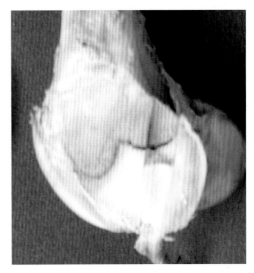

图7-27　PCL股骨隧道的中心点距离股骨软骨面约8mm　图7-28　标本显示肌腱结嵌入股骨瓶颈状隧道

瞄准器，前方位于胫骨结节内侧1cm，胫骨平台下方2.5～3cm，屈膝90°沿导向器打入导针。环钻沿导针钻入，达胫骨平台后方，取出柱状骨块备用。骨锉修整隧道口，防止磨损肌腱。于胫前隧道口下方10mm处用4.5mm钻头钻孔，直角钳沿骨桥下两孔沟通。腘绳肌腱结制备同ACL重建。

将钢丝从胫骨隧道穿入后关节腔，再引入股骨隧道并牵出关节外。将肌腱缝线从股骨隧道近端外口牵入膝关节腔，再牵入胫骨隧道，从胫前隧道外口穿出，术者拉紧肌腱缝线反复屈伸活动膝关节20次，使肌腱和骨栓逐渐进入股骨隧道(图7-29)，再完全嵌入瓶颈样股骨隧道内，关节镜下探查重建后的PCL张力情况(图7-30)，于胫前骨桥上交叉打结并缝合固定。将隧道内取出的松质骨块填回隧道空隙内。

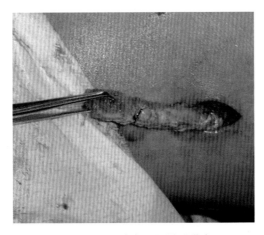 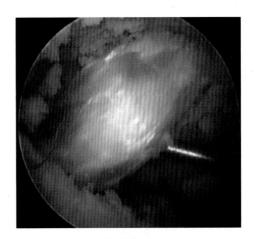

图7-29　肌腱牵入股骨隧道内　　　　图7-30　后交叉韧带重建后张力恢复正常

（刘玉杰　齐　玮　黄迅悟　李宏亮）

第八章

膝关节多韧带损伤

❖ 第一节 解剖与病理机制 ❖

　　膝关节多韧带损伤常见于急性膝关节脱位，一般至少累及膝关节的两条主要韧带、关节软骨和半月板损伤，严重者伴有膝关节血管、神经损伤，危及肢体的存活，严重影响膝关节的稳定性。对于外科医生来说，膝关节脱位伴多韧带损伤的治疗，是一个严峻的挑战。

一、解　剖

　　膝关节由股骨远端、胫骨近端、髌骨及其相关的半月板、滑膜、关节囊、韧带和肌肉-肌腱单位等结构组成。股骨髁与胫骨平台、髌骨之间固有的解剖匹配性是膝关节稳定的基础。半月板增加了股骨与胫骨的接触面积，增强了稳定性。

　　股骨远端、胫骨近端、髌骨的关节囊和韧带是膝关节主要静力稳定结构，前交叉韧带（anterior cruciate ligament，ACL）和后交叉韧带（posterior cruciate ligament，PCL）是呈前后方向、相互交叉斜行于髁间的关节内韧带，其主要作用是限制胫骨平台相对于股骨髁的前、后移动，而对膝关节的旋转和内外翻仅是次要稳定结构。因为ACL与PCL接近膝关节中心，抵抗旋转与内外翻应力的力矩较小。

　　膝前方是强大的股四头肌腱-髌骨-髌韧带构成的伸膝装置，膝关节囊完整包绕股骨与胫骨关节端，于前方止于髌骨两侧，关节囊及其韧带均为关节外韧带。在膝内侧和外侧的前方1/3的关节囊薄且具有极佳的延展弹性，以保证膝关节可达到极度屈曲活动，并维持伸膝装置于前正中区域，称为伸膝支持带。在膝内侧和外侧的中后部，关节囊增厚，与肌肉-肌腱单元复合，形成复杂的韧带结构，分别称为后内侧复合体（Posteromedial complex，PMC）或称后内侧角（posteromedial corner，PMC），和后外侧复合体（posterolateral complex，PLC）或称后外侧角（posterolateral corner，PLC）。PMC主要由中部的内侧副韧带浅层（superficial medial collateral ligament，sMCL）、内侧副韧带深层（deep medial collateral ligament，dMCL）和后部的后斜韧带（posterior oblique ligament，POL）构成。PLC的结构大致分为三层，浅层包括外侧副韧带（lateral collateral ligament，LCL）、豆腓韧带、弓状韧带（arcuate ligament），中层由腘腓韧带和腘肌腱组成，深层主要是关节囊及其增厚部。总体上，PMC和PLC在完全伸膝位时紧张，而屈膝时放松，参与膝关节伸直锁扣机制。PMC主要抵抗外翻应力与内旋应力，而PLC主要抵抗内翻与外旋应力，此外，它们对胫骨相对股骨的前后移动也有次要的抵抗作用。对后关节囊的研究较少，它位于膝后方，厚而缺少弹性，有半膜肌止点延伸的腘斜韧带增强，在股内外髁后突的凸轮作用下，伸膝位时后关节囊绷紧，参与伸膝锁扣机制，防止膝反屈。

除关节囊韧带静力性稳定解剖结构外，跨越膝关节的各组肌肉-肌腱单元是重要的动力稳定结构，半膜肌-肌腱单元参与PMC稳定功能，腘肌-肌腱单元参与PLC稳定功能，此外，强大的伸膝装置、腓肠肌、股二头肌、鹅足等对膝关节的稳定也具有重要的作用。

二、损伤机理

膝关节前脱位和后脱位造成的韧带多发损伤，大多数发生于车祸高能量损伤。低能量损伤和运动损伤所致的膝关节脱位近几年有所增加。Kennedy将10个膝关节尸体标本进行实验研究表明；对膝关节施加过伸应力，发生膝关节前脱位，胫骨移位于股骨的前方，于30°时首先后关节囊和PCL断裂，继而于50°时腘动脉断裂。有2例于膝关节过伸30°后关节囊破裂，但PCL保持完整。Girgis研究证实只有ACL断裂后，PCL才承受过伸应力。Bratt和Newman报告了3例膝关节前脱位但PCL仍完整。可以假设膝关节过伸脱位造成损伤的顺序为ACL、PCL、后关节囊和腘动脉。

膝后脱位常常是因胫骨上段突然受到向后的打击所致，典型的是车祸的"挡板损伤"。胫骨上段受到向后的暴力，PCL首先承受暴力，PCL发生断裂，若暴力较小ACL可不发生损伤；若暴力再加大，ACL在胫骨的止点可发生部分撕脱至完全损伤；若暴力继续增强，可导致髌韧带损伤（图8-1）。作用于膝关节内翻或外翻的应力可导致膝关节内侧或外侧副韧带的损伤与脱位。内翻或外翻应力与过伸或胫骨上段受到打击的应力相复合，可导致旋转脱位。

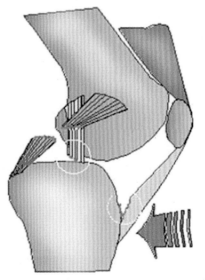

图8-1 膝关节胫骨前方受力，挡板伤致膝关节后脱位伴PCL损伤示意

膝关节脱位可累及膝关节前、后交叉韧带和内、外侧副韧带以及血管神经损伤。有的可能伴有ACL或PCL撕脱骨折，胫骨平台或股骨髁骨折，同侧胫骨或股骨干骨折。Sisto和Warren在膝关节完全脱位的患者中均发现有3条以上韧带受累。Frassica报道13例手术患者，均有ACL、PCL、MCL断裂。Fanelli的20例患者中，有19人除ACL和PCL完全断裂之外，还有PLC或MCL损伤。文献也有膝关节完全脱位而没有造成膝关节三个以上主要韧带完全断裂的个案报告。因此，对膝关节脱位，必须细致检查，认真评估韧带损伤的程度。

由于膝关节脱位是由暴力损伤所致，伴发骨折较为多见，其发生率高达60%。胫骨平台骨折，胫骨上端和股骨下端撕脱骨折较常见。认识骨折损伤对于确定治疗方案是很重要的。若股骨远端或胫骨近端骨折采用了髓内钉固定治疗，势必导致ACL或PCL重建时骨隧道定位与建立的困难。暴力创伤可造成膝关节在发生脱位时伴有任何形式的骨折或撕脱骨折，有证据表明膝关节内侧脱位或外侧脱位更多的伴有微小骨损。骨折脱位表示纯脱位与骨折两种损伤的复合，纯脱位需软组织重建，纯骨折需单纯的固定，而骨折脱位需要进行骨与韧带的修复与重建，大大增加了治疗的复杂性。骨折合并膝关节脱位的远期疗效不良。

第二节　膝关节脱位伴多韧带损伤分类

一、经典分类

膝关节脱位的经典分类主要依据脱位相对于股骨的胫骨位置，可分为：前脱位、后脱位、外侧脱位、内侧脱位和旋转脱位（图8-2）。旋转脱位又包括：前内侧脱位、前外侧脱位、后内侧脱位和后外侧脱位。还可分为开放性与闭合性脱位；高能损伤脱位与低能损伤脱位；完全脱位与半脱位；合并与不合并血管神经损伤的脱位。任何三根以上韧带损伤，都经历过膝关节脱位，但是临床上就诊时许多膝关节脱位已经自发复位。

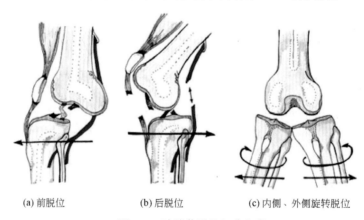

(a) 前脱位　　　　　(b) 后脱位　　　　　(c) 内侧、外侧旋转脱位

图8-2　膝关节脱位经典分类

文献报道虽有不同，但前脱位、后脱位，似乎是最常见的脱位方向。Frassica等报告后脱位占70%，前脱位占25%，旋转脱位占5%。Green和Allen报告膝关节脱位中31%为前脱位，25%为后脱位，13%为外侧脱位，3%为内侧脱位，4%为旋转脱位，24%无法分类。一般认为前脱位是最常见的脱位，多由过伸暴力所致。后脱位多由车祸挡板损伤所致，可伴有伸肌装置撕裂（图8-1）。

外侧脱位意味着严重的膝关节不稳定，在Reching和Peren的经典报告中，建议对外侧脱位行韧带修复，而对前脱位、后脱位可行非手术治疗。外侧脱位后，膝关节最不稳定，需要手术治疗。

内侧和旋转脱位较为少见，但后外侧旋转脱位因其难复性而受到重视，表现为小腿内旋或外旋，稍屈曲，"皮肤沟槽"阳性，此凹陷是股骨内髁突起顶压皮肤的皱褶，是因股骨内髁穿过内侧关节囊"扣眼"，并被关节囊和MCL嵌闭所致，试行复位时，"皮肤沟槽"会更加明显，故此种脱位难以闭合复位。

开放性膝关节脱位并不常见，其发生率约占所有膝关节脱位的19%～35%。总的来说，开放性膝关节脱位的预后更差，因为关节软组织损伤严重，开放损伤须进行开放韧带重建或分期韧带重建，在急性期不能采用关节镜下韧带修复损伤。

区分低能损伤与高能损伤对治疗十分重要，低能损伤或低速损伤多见于运动损伤，其血管损伤的发生率低。高能量损伤或高速损伤多见于车祸、高处坠落，血管损伤的可能性大。若伤肢动脉搏动减弱，并有高能量损伤史，应立即检查血管情况。

正确判断损伤力的方向和其与血管神经损伤的关系要比了解各种方向脱位的实际发生率更为重要。过伸损伤因腘动脉、静脉相对固定，血管损伤发生率较高。此外，任何脱位，只要损伤暴力强，初期移位大，都会造成腘动脉损伤。腓总神经相比腘动脉有更大的游动性，故损伤的危险性相对小，但在内翻应力作用于膝关节时，仍易发生腓总神经损伤。

二、Schenck分类

目前人们已认识到，许多膝关节脱位可以自行复位，经典分类对于治疗韧带损伤的指导意义并不大。而Schenck提出的分类方法则越来越被人们接受。依据韧带和并发的损伤，Schench将膝关节脱位分为五型（表8-1）。

（1）Ⅰ型膝关节脱位（KDⅠ） 一条交叉韧带断裂而另一条完整，如ACL和LCL断裂而PCL完整，或ACL完整而PCL完全断裂。Meyers等报告了53例膝关节脱位中5膝ACL断裂，但PCL完整。Cooper等报告4例膝关节脱位，但PCL完整，虽然2膝有20% ～ 25%的部分损伤，完整的PCL似乎保护了腘动脉不受损伤。Bratt和Newman报告了3膝前脱位PCL完整，1膝后脱位ACL完整。目前人们已接受过伸所致的膝关节前脱位伴PCL完整，而后脱位伴ACL完整，依据Schenck分类，两者都属于KDⅠ型。

（2）Ⅱ型膝关节脱位（KDⅡ） 表现为前、后交叉韧带断裂，而侧副韧带完整，比较少见。

（3）Ⅲ型膝关节脱位（KDⅢ） 可进一步分为KDⅢM和KDⅢL，分别代表双交叉韧带伴有MCL或LCL损伤。KDⅢL预后比KDⅢM（最常见的损伤类型）差，伴有更严重的关节松弛和不稳。

（4）Ⅳ型关节脱位（KDⅣ） 指ACL、PCL、MCL和LCL均断裂的膝关节。

（5）Ⅴ型膝关节脱位（KDⅤ） 膝关节脱位伴关节周围骨折。

表8-1 Schenck膝关节脱位分类

类型	临床表现
KDⅠ	1条交叉韧带断裂，1条交叉韧带完整
KDⅡ	ACL/PCL断裂，LCL/MCL完整
KDⅢ	ACL/PCL断裂，伴MCL断裂（KDⅢM），或伴LCL断裂(KDⅢL)
KDⅣ	ACL/PCL/MCL/LCL断裂
KDⅤ	脱位伴关节周围骨折

第三节 急性膝关节多韧带损伤的早期评估

文献报道膝关节脱位或多韧带损伤的发病率仅占骨科各类损伤的0.001%，这与许多膝关节多韧带损伤常伴有全身多发性损伤，而抢救危及生命的重要脏器损伤时，易忽视对膝关节损伤的诊断有关。另外，由于接诊医生对膝关节多韧带损伤的认识和经验不足，许多膝关节脱位就诊时已复位，故在初步时难以做出正确的诊断与处理。膝关节多韧带损伤虽相对不常见，但常伴有严重合并损伤的可能性，一旦损伤早期处理不当会发生严重的不良后果，如严重关节损害，甚至截肢。为了正确制定治疗方案，应对伤者进行简便高效的紧急评估，着重于排除严重的合并损伤。

一、病史

病史采集是诊疗工作的初步和评估的开始，应了解受伤后的情况和院外初期处理经过。患者清醒时可向本人询问，若患者已昏迷，应向知情人了解情况，包括致伤原因、致伤暴力的大小、伤肢受力方向、受伤时伤肢的位置、伤后肢体能否自主活动、肢体肿胀情况、是否有开放伤口、失血情况，使用止血带情况。伤后进行了哪些处理，如复位、固定、包扎，全身情况。

二、物理检查

1.视诊

着重观察有无明显外观畸形、有无内、外翻、屈曲、过伸等力线异常。膝关节明显畸形说明关节仍处于脱位状态或伴有骨干骨折。若小腿内旋30°～40°，稍屈曲、外翻，"皮肤沟槽"阳性，提示膝关节后外侧旋转脱位，可能是闭合性不可复位的脱位。注意观察局部有无伤口、伤口的大小、污染程度，有无活动性出血。还要重点观察伤肢末端血运是否正常，有无苍白、发

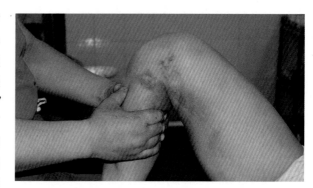

图8-3 膝关节周围挫伤伴皮下出血和淤斑

绀，毛细血管充盈情况如何，足趾是否可以主动活动。此外，还应观察伤肢肿胀情况，有无张力性水疱，局部瘀血和软组织挫伤程度（图8-3）。

2.简要特殊体征检查及触诊

若伤肢无明显畸形、力线正常，提示膝关节脱位已自行复位，以下体征阳性者应考虑急性膝关节多韧带损伤，伤后在非自主的保护性肌痉挛发生之前，立即对膝关节的稳定性进行评价通常比较容易。

①膝关节反屈（过伸），检查者提起伤者双足，可见伤膝较健膝反屈（图8-4）。

②抽屉试验阳性，Lachman试验胫骨前后移动大于15mm（图8-5），显示前后不稳定。

③屈膝0°、30°、90°位小腿内、外旋转较健侧大于10°，表示旋转不稳。

④伸膝位外翻试验阳性提示ACL/PCL损伤合并MCL/PMC损伤（图8-6）。

⑤伸膝位内翻试验阳性，提示ACL/PCL损伤合并Ⅲ度PLC损伤。

以上体征有2项阳性可判定为膝关节多韧带损伤，应按急性膝关节脱位的原则处理，严密监测肢体血管状况。

关节及周围肿胀较重，浮髌征阴性，提示关节囊严重撕裂，关节内液体渗出关节外。膝关节触诊如内侧关节间隙压痛并有落空感提示侧副韧带或关节囊撕裂，髌旁落空感并有

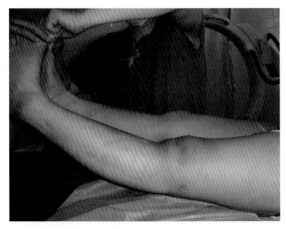

图8-4　提起足趾，左膝过伸反屈

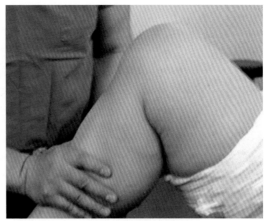

图8-5　后抽屉试验胫骨后移动大于15mm

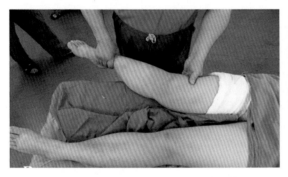

图8-6　伸膝侧方应力外翻试验阳性

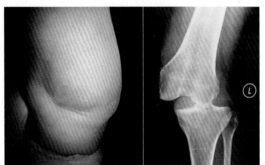

图8-7　膝关节侧方脱位外像与X线片

　　髌骨异常活动、侧方推移活动度增加提示髌骨支持带撕裂。若膝关节外形有移位，X线片检查有助于膝关节脱位的诊断（图8-7）。

　　髌骨上移，髌下肿胀、压痛、触诊有空虚感，提示髌韧带撕裂。此外，应着重检查足背动脉、胫后动脉搏动和小腿的张力，以便及时发现血管损伤和筋膜室综合征。

三、血管损伤的评估

　　文献报告膝关节脱位的患者伴血管损伤的发生率一般为30%左右。若仅以膝关节前脱位来计算，发生率就高达50%。说明血管损伤率极高，提示对膝关节脱位需要进行细致的血管检查与评估。1975年Meyers报告动脉损伤率约为19%，在10例腘动脉损伤者中，膝关节后脱位6例，前脱位2例，侧方脱位1例，脱位方向不明1例。腘动脉是下肢的"终末动脉"。腘静脉是膝以下血液回流的主要通道。若任一血管长时间阻塞中断，都可能导致肢体缺血坏死甚至最终截肢。因此，对任何方向的脱位都要考虑血管损伤的可能性。

　　腘动脉损伤机制有两种，一种是牵拉损伤，见于过伸损伤，直至血管断裂。此类损伤与动脉在内收肌裂口和比目鱼肌腱弓处被拴系的解剖特点有关，膝关节前脱位应怀疑此种损伤。另一种是血管挫伤，见于膝关节后脱位，胫骨平台后侧直接损伤血管，导致内膜损伤。任何时候都不应将血管状态异常归结为动脉痉挛，这多为血管内膜损伤，并预示血栓形成。Cone 指出，患者可能在初步检查时表现为正常，但血栓可能在数小时或数天后形成。

针对双下肢血管状态进行对比检查，对损伤侧与对侧肢体的血管情况（ankle brachial index，ABI）记录在案。立即明确膝关节脱位、骨折或多韧带损伤，是否存在血管损伤。对已复位的膝关节，若肢体苍白、毛细血管充盈不良、皮温明显减低，不能触及动脉搏动，或动脉搏动弱，ABI < 0.8，提示血管损伤，需立即行血管造影。即便动脉搏动正常，多普勒超声信号正常和毛细血管充盈正常亦不能排除动脉损伤，血栓可能在数小时至数天后发生，必须反复检查肢体血运状态，若有任何肢体灌注不良的表现，应行血管造影。

对膝关节脱位是否行血管造影还有争议，多数作者认为常规血管造影在初期评估中是非常必要的。膝关节脱位血管损伤的危险性非常高。Jones 等发现 15 例复位后，检查血管正常者中有 4 例血管造影有异常，3 例为血栓，1 例为腓胫动脉干破裂。近年来认为选择性采用血管造影更有利于患者。Treiman 对 86 例动脉搏动正常者检查发现 77 例血管造影正常，5 例动脉痉挛，4 例为内膜瓣状撕裂，所有患者均采用非手术治疗，均未发生严重的血管并发症。Kendall 等的研究支持选择性使用血管造影。在他们的研究中，37 例脱位患者有 6 例腘动脉损伤。这 6 例患者均有明显临床缺血征象。Stannard 等进行了选择性血管造影的前瞻性研究，对 124 例膝关节脱位临床血管检查正常者，随访 19 个月，未见不良后果。一些研究表明：血管检查正常但血管造影有微小损伤，如内膜瓣，并不需要进一步血管修复术。故此，对于物理检查血管正常者可不常规行血管造影，应严密临床监测血管状态至少 24h，必须警惕初步血管检查正常者仍可能发生腘动脉血栓。

腘静脉损伤要远远低于动脉损伤，尽管如此，静脉损伤也必须及时发现和治疗。是否修复静脉损伤仍有争议，以往结扎腘静脉是常用的方法，但是将导致严重的肢体水肿、静脉炎和慢性静脉炎。目前的观点是一旦静脉回流受阻，应手术修复静脉。

四、神经损伤的评估

腓总神经或胫神经损伤的发生率为 20% ~ 30%。膝关节周围的神经结构并不像过血管那样紧密，故其损伤率低于邻近的血管损伤。Shields 等报告神经损伤多见于膝关节后脱位，神经损伤的机理主要是牵拉损伤。由于解剖位置的关系，腓总神经损伤多于胫神经损伤，在任何内翻应力的作用下，腓总神经都可能承受应力。

腓总神经损伤多于胫神经损伤，这主要是因为腓总神经走行于腓骨小头处被拴系固定。伴有外侧软组织损伤的患者，其腓总神经损伤的风险更大。膝关节脱位所并发的腓总神经损伤预后不良，其恢复率不足 30%。若存在腓总神经损伤，胫神经损伤的发生率亦增加。Wascher 报道 50 例膝关节脱位患者中 11 例有腓总神经损伤，这 11 例中有 5 例伴有胫神经损伤。因此，膝关节复位前、后必须全面检查肢端感觉、运动情况并做记录。

五、影像学检查

对膝关节多韧带损伤的初步评估包括前后位和侧位 X 线片，显示膝关节的对位、对线关系。根据脱位征象判断韧带损伤情况，包括 Segond 骨折，腓骨小头撕脱、胫骨结节撕脱和交叉韧带撕脱骨折。

Segond 骨折是外侧胫骨平台撕脱骨折，多伴有 ACL 断裂，腓骨小头骨折提示 LCL、腘腓韧带和股二头肌腱的附着部撕脱。此外，X 线片可以显示高能量损伤所致胫骨或股骨关节周围骨折。

急性膝关节脱位或膝关节多韧带损伤多由高能暴力损伤所致，可能导致难复性脱位、开放性脱位，或伴有血管，也可能合并全身多器官损伤等，需要紧急处理，从而达到抢救生命，挽救肢体，为后期肢体功能重建奠定基础的目的。

一、复　位

恢复膝关节正常力线与骨端的对合关系是保留膝关节功能的基础，也是治疗膝关节脱位和多发韧带损伤的最基本要点。尚未复位的膝关节脱位是骨科急症，应在急诊室尽快复位。手法复位前，应拍正侧位片，已明确脱位方向、伴发骨折，辅助制定手法复位计划。对于单纯膝关节脱位，可静脉应用吗啡或镇静药，自踝部缓慢逐渐纵向施加牵引力，与胫骨近端逆损伤力方向手法复位，多数可复位。若不能成功，可在椎管麻醉满意后，患肢屈髋、屈膝，平卧于地板或复位床上。膝关节后脱位，可借鉴髋关节脱位时采用之提拉法，一助手用双手压固定骨盆，复位者双手在胫骨上端后方交叉叩紧，用力上提小腿，即可复位；膝关节前脱位，助手双手交叉在膝关节后上方叩紧，将股骨下端向上提拉，复位者双手抓紧踝部向下牵引即可复位；侧向脱位，两助手分别在股骨上端及胫骨下端牵引，复位者双手分别置于股骨下端及胫骨上端。根据脱位的具体情况，一手推，一手拉，顺着脱位的反方向用力即可复位。

一旦复位成功，再次拍摄片验证胫股对合关系恢复正常，并再次行神经血管检查。然后用长腿矫形器或石膏夹板固定于伸膝位。固定后有必要再次拍片，以确定胫骨是否仍向后半脱位。可在腓肠肌、比目鱼肌近端肌腹后侧加软垫，以保持复位。

"皮肤凹陷"征见于后外侧旋转脱位，闭合复位难以成功，这是因为股骨内侧髁穿透内侧关节囊，软组织嵌顿，切不可强力闭合复位，应手术复位。

二、血管探查修复与筋膜间室切开减压

灌注不良或筋膜间室综合征是骨科急症，需紧急手术治疗。由于膝远侧侧支循环差，腘动脉血流中断极可能造成肢体坏死。Green和Allen报告膝关节脱位血管损伤再通血时间若小于8h，89%的肢体存活。若大于8h，86%的肢体截肢。当血管造影确认血管损伤和异常时，应立即修复损伤的腘血管以挽救肢体。期望采用非手术治疗或期望关节周围侧支循环会提供足够的外周循环而拖延手术治疗会导致灾难性后果。在6h内进行血管修复的截肢率接近6%，在8h以内进行修复的截肢率升为11%，延迟到8h以后修复的截肢率为86%，血管损伤不修复的截肢率为90%。

硬膜外麻醉下行手术探查。从膝关节后侧入路探查腘动脉及胫前、后动脉。修复腘血管时，不宜同时进行广泛的韧带重建。当显露腘动脉时可简单地缝合几针后关节囊，存在骨撕脱的交叉韧带损伤可立即修复，也可晚期重建。广泛的修复和重建应予延迟。若发现动脉断裂，挫伤缺损在3cm内者，按无创操作技术要求行血管充分游离松解。膝关节稍屈

曲，用8/0无创伤线端端吻合。血管缺损长度超过4cm者，宜采用健侧大隐静脉游离移植。对腘动脉内层断裂，有血栓形成者，应视血管损伤程度及部位，并根据血栓的长度，采取相应的修复方法。修复后的血管床用正常的软组织覆盖。切口内常规放置橡皮管引流。术后患膝半屈位石膏托外固定2周。

当缺血时间超过2.5h，应行小腿4个筋膜室切开减压。若血管修复后，膝关节仍极不稳定，易再脱，可用外固定架交叉骨圆针临时固定膝关节，避免再发血管损伤。

三、难复性脱位的切开复位

一般膝关节脱位采用手法复位并不困难。若伤膝出现"皮肤凹陷"征，提示后外侧旋转脱位，闭合复位难以成功，切不可强力闭合复位，应手术切开复位。手术中可以发现股骨内髁从内侧关节囊的"纽扣孔"样裂口中穿出，"扣孔"的边缘紧紧地套在股骨髁间凹和内收肌结节之间。并发现越牵拉小腿则扣孔越紧，故闭合复位难以成功。闭合复位后的X线片应仔细阅读，尤其是后外侧脱位，如有关节间隙不对称(与健侧对比)，往往表明复位不全，提示有组织嵌入在关节内，需作切开复位。

麻醉后，患者取仰卧位，一般需经内侧入路行切开复位。但是入路的选择通常取决于脱位的类型。小腿处于内旋位，股骨内髁多于前内侧关节囊和股四头肌扩张部穿出，内侧切口应偏前；若小腿处于外旋位，股骨内髁多于后内侧关节囊穿出，又穿过股四头肌内侧头肌腹，故内侧切口适当向后。显露穿出的股骨内髁，辨认嵌顿的组织结构，纵向扩大"纽扣洞"样裂口，松解嵌顿组织，解除软组织对股骨内髁的嵌压，将膝关节复位。再修复撕裂的关节囊、MCL、鹅足肌腱或股内侧肌等结构。如患者局部与全身情况允许，可同期手术行ACL/PCL重建，术后石膏或支具固定。

四、开放性脱位的处理

外伤性开放性膝关节脱位是罕见的严重损伤，韧带损伤较闭合性损伤更广泛，也更易伴发血管和神经损伤。宾夕法尼亚大学和路易斯安那州立大学医学中心18年共诊治18例19个膝关节开放性脱位。结果3膝作了膝上截肢，1膝行膝关节融合，1膝全膝关节置换术。其他14膝伤后36个月随访按HHS评分仅为可或差（17～37，平均29）。9例（47%）并发神经或血管损伤，8例（42%）伤口愈合困难。尽管行及时手术和早期抗生素治疗，感染率还是非常高，肢体功能恢复不良。

充分认识开放性膝关节脱位的复杂性，检查评估伤肢血液循环情况，对开放性脱位后应立即静脉应用大剂量的广谱抗生素，争取在伤后的6～8h内进行清创手术，将脱位进行整复，彻底清创、冲洗。如判断有血管损伤，首先探查并修复血管伤。再简单缝合撕裂的关节囊，简单快捷地将撕脱的髌韧带和膝关节周围的韧带进行重新附着，但不宜对损伤的韧带结构进行全面修复。修复过程中尽量避免使用内植物，并尽量减少缝线等异物。如关节极不稳定或污染较重，采用跨越关节的外固定架伸膝位固定，维持膝关节正常的对合关系。尽量保留尚未失活的软组织，争取一期闭合伤口，但避免张力下闭合伤口，必要时可采用肌瓣或皮瓣封闭关节腔。闭合伤口时，缝合不宜过密。适当放置引流管，确保充分引流。

术后未采用外固定架固定者用石膏固定于功能，术后早期应及时换药，观察伤口渗出及肿胀情况，如渗出多，肿胀重，应间断拆开伤口，使引流通畅，渗出液进行细菌培养和药敏试验，以便调整敏感的抗生素。

　　一般在损伤后7~10天，排除了全身或局部严重合并伤，伤膝的损伤反应消退，全身情况稳定，伤者进入稳定期。急性期因膝关节疼痛和肿胀，完成韧带损伤的完整检查是比较困难的。在稳定期，关节肿胀消退，可以比较容易地完成韧带检查。如保护性肌肉痉挛仍较重，应在麻醉后进行检查。应向患者解释所要进行检查的必要性，以便患者放松和合作检查。最好先检查未受伤的膝关节，再检查患侧关节，以便对比松弛情况，检查过程中动作要轻柔。

一、应力试验

1.侧方应力试验

　　包括完全伸膝位和屈曲30°位外展(外翻)应力试验和内收(内翻)应力试验，中立位的前抽屉试验和后抽屉试验，Lachman前向应力和后向应力试验。

　　（1）应力试验在评估膝关节多韧带损伤的意义　膝关节完全伸直位，外展或外翻应力试验（图8-8），内侧张开提示有MCL、内侧关节囊韧带、后斜韧带和后关节囊内侧部（PMC）的破裂，明显内侧张开者伴有ACL／PCL断裂，是一种严重的不稳定。在膝关节屈曲30°时发现膝关节内侧张开，而完全伸膝位无内侧不稳，则提示仅限于MCL撕裂。

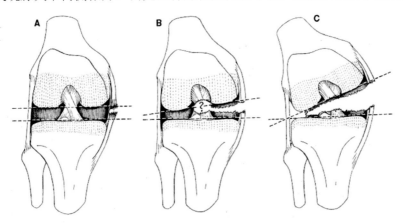

图8-8　伸膝位外翻应力试验膝关节不稳与累及的结构

　　（2）在内收或内翻应力试验　如于膝关节完全伸直位，如膝关节外侧张开，即外侧胫骨离开股骨，这提示有外侧关节囊、LCL、腘窝的弓状复合体、腘腓韧带（PLC）断裂，伴有ACL／PCL断裂，甚至股二头肌腱、髂胫束断裂。如膝关节伸直位外侧稳定，仅在膝关节屈曲30°位时出现关节外侧张开，提示轻度外侧复合结构撕裂。

　　（3）在屈膝90°后抽屉试验　如胫骨相对于股骨向后移位，而在近伸膝位Lachman后向应力试验，胫骨后移不明显，提示单纯PCL损伤。若在屈膝90°后抽屉试验和近伸膝位Lachman后向应力试验，胫骨均有明显后移，提示有PCL、弓形韧带复合体(PLC部分或完全)和后斜韧带复合体(PMC部分或完全)甚至后关节囊的撕裂。

　　（4）前抽屉试验和Lachman前向应力试验　如胫骨在股骨上向前移动，提示断裂的结构主要是ACL。此外，重度前侧不稳定者可能伴有外侧关节囊韧带(部分或完全)和内侧关节囊韧带(部分或完全)损伤。当前交叉韧带破裂后，伴立即出现或随后出现的内侧和外侧关节囊韧带的过度拉伸，前抽屉征在旋转中立位表现为阳性。

2.复合应力试验

膝关节多韧带损伤不仅在单一方向应力试验中表现异常，还伴有旋转不稳，在单一方向应力试验的基础上同时施加内旋或外旋应力，以发现旋转不稳定。

① 在应力试验中，当胫骨的内侧平台向前并向外旋转，同时关节的内侧张开时，则存在明显的关节前内旋转不稳。这提示有内侧关节囊韧带、MCL、后斜韧带（PMC）和ACL的断裂。

② 屈膝90°时，胫骨外侧平台相对于股骨向前旋转，伴有关节外侧间隙过度张开为前外侧旋转不稳，提示有外侧关节囊韧带、弓状韧带复合体(部分)和ACL(部分或完全)断裂。膝关节在接近完全伸直位时的这种不稳更为常见。在特定试验(急跳试验、Slocum前外侧旋转不稳试验或MacIntosh侧方轴移试验)中，当膝关节接近伸直时，可见胫骨外侧平台相对于股骨向前半脱位。这提示有ACL的撕裂，并可能累及外侧关节囊韧带。临床上，在负重伸膝时，胫骨外侧平台向前的半脱位很明显。

③ 在应力试验中，如外侧股骨平台相对于股骨向后外旋转，伴有关节外侧间隙的张开，则存在明显的膝关节后外侧旋转不稳。这提示有PLC损伤，包括LCL、腘肌腱、腘腓韧带、弓状韧带复合体、外侧关节囊韧带断裂，有时存在PCL拉伤或完整性的丧失。重要的是要将这种不稳与因PCL而引起的单平面后向不稳相鉴别。在后外侧旋转不稳时，如进行外旋反屈或反向轴移试验时，可发现胫骨的后外侧角沉陷至股骨的后方，关节的外侧间隙开张。

Fanelli和Feldmann结合外旋与内翻松弛度增加的临床表现，建立了后外侧不稳（Posterlateral instability, PLI）的分类系统，以解剖定位损伤的结构（表8-2）。A型PLI仅有外旋增加，对应损伤结构仅为腘腓韧带和腘肌腱。B型PLI表现为外旋增加合并屈膝30°位时内翻应力试验外侧间隙约张开5mm，对应损伤结构有腘腓韧带、腘肌腱和部分LCL损伤。C型PLI表现为外旋增加，合并屈膝30°位内翻应力试验外侧关节间隙张开大于对侧10mm，其损伤结构包括腘腓韧带、腘肌腱LCL和外侧关节囊，以及交叉韧带断裂。

表8-2　膝关节后外侧不稳定（PLI）的Fanelli分类

分类	物理检查所见	相应损伤结构
A型PLI	仅外旋增加	腘腓韧带和腘肌腱
B型PLI	外旋增加合并屈膝30°位5mm的内翻松弛度增加	腘腓韧带、腘肌腱和LCL
C型PLI	外旋增加合并屈膝30°位10mm的内翻松弛	腘腓韧带、腘肌腱、LCL、关节囊、ACL/PCL

④ 在应力试验中，如胫骨内侧平台相对于股骨向后内旋转并伴有内侧关节间隙的张开，则存在明显的膝关节后、内侧旋转不稳。这提示有MCL内侧关节囊韧带、后斜韧带（PMC）、PCL和后关节囊内侧部的断裂以及半膜肌止点的拉伤或严重损伤。ACL也可能受损。

二、常见膝关节多韧带损伤类型的体征

膝关节多韧带损伤以ACL/PCL/PLC联合损伤和ACL/PCL/PMC联合损伤最为多见，其

物理检查阳性发现如下。

1.ACL/PCL/PLC损伤

外旋反屈试验阳性，Hughston和Norwood，1980年报道了该试验方法。患者仰卧位，检查者拎起患者两个大脚趾。患侧出现膝关节过伸，伴有膝关节内翻和外旋为试验阳性，检查时应特别注意胫骨结节是否存在外旋。膝关节前后不稳，屈膝30°和90°时胫骨前、后异常移动大于15mm，屈膝90°时正常胫骨台阶消失出现胫骨后坠（图8-9）。Lachman试验和轴移试验阳性。伸膝位外侧不稳定。伸膝位和屈膝30°内翻应力试验阳性，外侧关节间隙张开常常大于10mm。外旋不稳定：屈膝30°和90°位时伤膝外旋大于健膝10°以上，拨盘试验和股足外旋角试验阳性。

2.ACL/PCL/PMC损伤

内旋反屈试验阳性，患者仰卧位，检查者拎起患者两个第5趾。患侧出现膝关节过伸，常伴有膝关节外翻和内旋为试验阳性。前后显著不稳定，屈膝30°和90°时异常的胫骨前、后移动，常常大于15mm。屈膝90°位，胫骨后坠，正常胫骨台阶消失。Lachman试验和轴移试验阳性。伸膝位内侧不稳定，伸膝位和屈膝

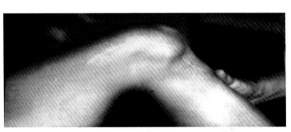

图8-9　屈膝90°正常胫骨台阶消失出现胫骨后坠

30°外翻应力试验阳性，内侧关节间隙张开常常大于10mm。内旋不稳定，屈膝0°和90°位时伤膝内旋大于健膝10°以上。

◆ 第六节　影像学检查 ◆

一、X线平片

常规检查包括标准前后位和侧位X线片和髌骨的切线位片。膝关节多韧带损伤常伴有髌骨支持带撕裂，髌骨及股四头肌不稳，故行髌骨切线位摄片是必需的。如果患者能耐受体位，加拍经髁间凹的隧道位和负重位片，有助于分析判断韧带损伤。常规X线检查可显示因韧带牵拉而造成的撕脱骨折块。着重观察ACL的胫骨隆突部附着区，PCL的胫骨后髁附着区，MCL股骨内髁部的附着区，LCL的腓骨头附着区，胫骨上端的内、外侧关节囊附着区，以及髌骨上、下极和胫骨结节。此外，尚应注意，有无合并的胫骨平台骨折等。

二、应力X线片

通过双侧对比应力X线摄像，有助于明确诊断。前后应力像系在膝关节伸直位施加以内翻或外翻应力拍片，测量其内外侧间隙的改变。应该注意胫骨髁间棘与股骨髁间切迹间的关系，在外展应力下X线片证实有关节内侧张开的情况下，胫骨髁间棘在骨间凹内向外侧移位提示有PCL断裂，内移则提示ACL断裂。侧应力像应在屈膝90°位拍片，以股骨髁后缘的切线为基线进行测量。

三、MRI检查

评估亚急性或慢性膝关节多韧带损伤多要使用MRI检查。Yu等对17例膝关节完全脱位患者行术前MRI检查，发现100%的ACL断裂，88%的PCL断裂，35%的MCL断裂，71%的LCL断裂，47%的腘肌腱断裂。所有这些MRI发现均在手术中验证，结果MRI所见有1例假阳性和1例假阴性的PCL断裂，1例假阳性MCL断裂和1例假阳性腘肌腱断裂。他们的研究支持常规使用MRI评估膝关节脱位。此外Reddy等对4例膝关节脱位患者行MRI诊断的准确率为100%，他们提倡对膝关节脱位常规行MRI检查。物理检查主要明确韧带损伤的范围与程度，MRI检查可帮助显示额外的损伤，如半月板破裂、软骨损伤、骨挫伤等。故此，为了准确制订手术计划，对所有拟手术者均应行术前MRI检查。

❖ 第七节　关节镜检查 ❖

对患者进行全面的物理检查、影像学检查后，基本上可以确定韧带损伤的范围、程度，可初步制定手术治疗计划。如果采用手术治疗，应先用关节镜全面检查膝关节，并行关节镜下应力试验，以进一步明确诊断，修正治疗方案。急性期关节镜检查有一定难度，应在止血带下进行，急性期进行长时间的关节检查是不合适的，在这种情况下冲洗液会大量外渗，甚至引发筋膜间室综合征。关节镜检查下清除关节内积血后，进行细致、有序、快捷地检查。

一、髌股关节

观察髌股关节的稳定性、髌股关节的对线、有无向外侧脱位或半脱位。观察股四头肌腱是否完整，内侧或外侧髌骨支持带有无撕裂。

二、内侧室

关节镜检查内侧间室及内侧隐窝，除了关节软骨和内侧半月板外，施加外翻应力，内侧间室异常松弛，是确定关节内侧韧带结构损伤的重要征象。在内侧隐窝处见到出血或瘀血，在半月板上方见到内侧或后内侧关节囊和韧带撕裂，若关节镜置于内侧间隙发现半月板抬高，脱离胫骨平台，后内侧间隙张开，提示MCL／PMC胫骨止点或半月板至胫骨止点的实质部撕裂（图8-10）。膝关节后内侧间隙张开，内侧副韧带损伤，后斜韧带实质部撕裂（图8-11）。关节镜下用探针牵拉内侧半月板，检查内侧半月板的边缘是否完全游离，有无半月板与关节囊的撕裂。在镜下可见后内侧间隙增宽（图8-12）与内侧副韧带和胫骨止点完全撕裂，内侧关节囊与内侧半月板附着部撕裂（图8-13）。如内侧半月板仍紧贴于胫骨平台，提示MCL／PMC股骨止点或半月板至股骨止点的实质部撕裂（图8-14）。

三、髁间窝

髁间窝是ACL和PCL的附着点，应重点检查髁间窝的解剖结构有无损伤。切除滑膜束带，改善视野。膝关节屈曲45°～60°时最易观察髁间窝内的交叉韧带。交叉韧带完全断裂时滑膜组织内可见明显的出血。如覆盖的滑膜也撕裂，交叉韧带的胶原束表现为白色"马

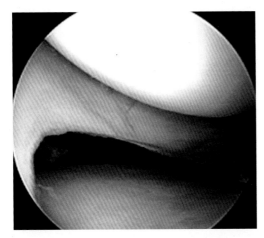

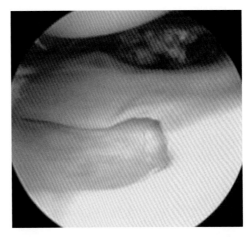

图8-10　内侧间隙半月板抬高，脱离胫骨平台，后内侧间隙张开，提示MCL／PMC胫骨止点或半月板至胫骨止点的实质部撕裂

图8-11　膝关节内侧副韧带损伤，后内侧关节间隙张开，后斜韧带实质部撕裂

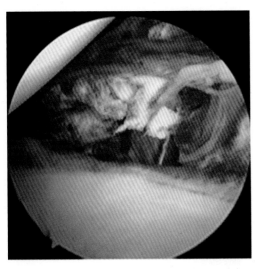

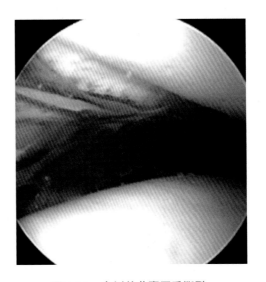

图8-12　后内侧关节囊与内侧半月板附着部撕裂

图8-13　内侧关节囊严重撕裂

尾"样结构（图8-14）。覆盖的滑膜完整但有出血时，要仔细探查并打开滑膜鞘，常可发现初始观察时没有发现的交叉韧带束的破裂。用探钩探查正常前交叉韧带的张力紧张，有弹性的感觉，而断裂的前交叉韧带感觉为柔软而无张力。急性ACL和PCL实质部断裂髁间窝有血凝块、结构紊乱，探针钩探时找不到紧张或"硬"条状束带。

陈旧性ACL／PCL损伤，部分病例髁间窝留有瘢痕，部分病例ACL／PCL残迹大部缺失（图8-15）。从任何一个入口置入关节镜都不可能观察到两条交叉韧带全貌，特别是PCL。在直视下观察交叉韧带时，可由助手做抽屉试验或Lachman试验，如果韧带已断裂，则胫骨在股骨上前后移动不稳，也就是抽屉试验时胫骨相对于股骨有明显异常前后移动，提示韧带实质部断裂或附着部撕脱，如PCL近胫骨止点的断裂。关节镜检查也容易漏诊膝关节后脱位所致ACL胫骨止点由后向前不同程度的撕脱，因为这种损伤在采用AM或AL入口镜下观察ACL外观正常，只有在应用探针细致检查ACL近胫骨止点的后侧时才能发现损伤。

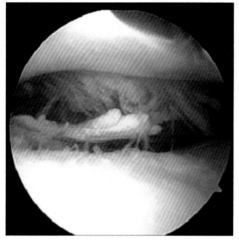

图8-14 内侧关节囊（MCL与PMC）和内侧半月板附着部撕裂

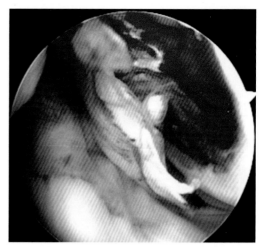

图8-15 急性交叉韧带断裂，髁间窝出血，交叉韧带胶原束为马尾样结构

四、外侧室

外侧间室及外侧隐窝探查与内侧间室关节镜检查类似，除检查外侧室关节软骨面和外侧半月板的情况外，外侧室的异常松弛和病理改变也是确定关节外侧韧带结构损伤的重要征象。关节镜下膝关节外侧关节间隙松弛，关节镜非常容易地自AL直接插至后外室，称为关节镜直通征(drive - through Sign)，这是PLC损伤的关节镜下特征。这种情况下，如外侧半月板仍紧贴于胫骨平台，提示外侧关节囊股骨止点或半月板至股骨止点的实质部撕裂，有时可在外侧隐窝处见到出血或瘀血，后外侧间隙张开，外侧半月板抬高，脱离胫骨平台（图8-16），提示关节囊胫骨止点或实质部撕裂。因为外侧半月板不像内侧半月板与胫骨有紧密

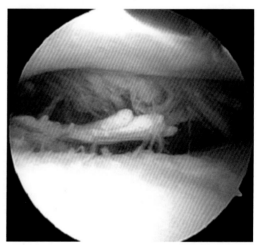

图8-16 后外侧间隙张开，外侧半月板抬高，脱离胫骨平台，后外侧角损伤腘肌腱断裂

的附着，可见到拉长或断裂的腘肌腱。用探针牵拉外侧半月板，检查外侧半月板边缘是否完全游离，有无半月板撕裂。

第八节 膝关节多韧带损伤的修复与重建原则

20世纪80年代之前对膝关节脱位所致的多韧带损伤主要采用石膏管型固定的非手术治疗，取得可以接受的治疗效果。Sisto和Warren采用手术缝合修复断裂的韧带，但其治疗效果与非手术治疗相当。Frassica等比较了早期（伤后5天）与晚期缝合修复断裂韧带的结果，

发现早期手术优于晚期手术，并主张手术治疗，以恢复膝关节韧带的稳定性。Shapiro等报告了一组开放手术，采用异体移植物同时重建ACL、PCL的结果，认为重建术可以最大程度地缓解疼痛、恢复膝关节功能。Mariani等回顾性比较了前后交叉韧带缝合、ACL重建和PCL重新附着、ACL、PCL联合重建三种术式的治疗结果。表明ACL、PCL联合重建的治疗效果最优。近10年来，随着对膝关节韧带解剖和生物力学认识的深入，关节镜设备与技术的进步，关节镜下ACL、PCL联合重建，同期或分期关节外韧带修复或重建为更多的学者所推崇。

一、手术时机

手术时机取决于血管情况、复位后稳定性、皮肤条件、全身其他部位损伤，以及是开放还是闭合损伤。对于急性闭合性膝关节多韧带损伤至少应观察48～72h，确认全身情况良好、伤肢血液循环状态稳定后再手术修复或重建韧带。

具体手术治疗方案与时机仍有争论，Fanelli等主张对ACL/PCL/MCL联合损伤者先行支具矫形器治疗4～6周，待MCL愈合后，再行关节镜下ACL/PCL联合重建；对ACL/PCL/PLC联合损伤者，在伤后2～3周，破损的关节囊封闭之后，再行关节镜下ACL、PCL重建，同期PLC修复或重建。

Ohkoshi等提倡分二期手术治疗，伤后2周采用在对侧腘绳肌腱移植物在关节镜辅助下行PCL重建；3个月后再用同侧腘绳肌腱或骨-髌腱-骨在关节镜辅助下行ACL重建，同期行MCL和（或）PLC重建。孙磊等认为若伤后早期在关节镜下重建关节内韧带，因关节内积血和炎症反应，手术困难，还有因关节囊撕裂，灌注液体外渗而发生筋膜间隔综合征的危险，相反，若先行关节外韧带修复，损伤部位界线清楚，易于辨认，容易达到解剖位置和生理张力下的修复。因此，伤后早期可行关节镜检查，以明确诊断，同期行关节外韧带修复，8～10周后再二期关节镜下ACL、PCL联合重建。分期手术有利于减轻单次手术创伤，减少并发症。随着关节镜等手术技术的成熟，也有更多学者主张在损伤稳定期采取同期手术修复或重建所有损伤结构，并取得良好的效果。

二、修复与重建应考虑的问题

首先，正常的膝关节力线与对合关系是其稳定负重与运动功能的基础。修复或重建韧带结构之前一定要评估下肢力线与膝关节的对合关系，只有能够维持正常力线与膝关节骨端对合关系的情况下，方可施行韧带的修复与重建。否则，应首先矫正下肢力线和恢复膝关节对合关系，再考虑韧带稳定性的重建。

膝关节多韧带损伤累及多个韧带结构，因外伤暴力大小、受伤时肢体位置和受伤机理的不同，韧带损伤的范围、程度亦有所不同。各韧带生物力学功能、自然愈合的潜能亦不同。应依据损伤韧带的范围、严重程度、韧带的生物生物力学功能和愈合潜能等因素确定治疗方案。

随着关节镜技术的发展，人们对关节内韧带，也就是ACL/PCL的功能有了足够的重视，医生们更注重如何在关节内解剖重建交叉韧带，容易忽略关节外韧带结构的重要性。而实际上关节外韧带结构相对于关节内韧带远离膝关节各方向活动轴线，有更大的力矩，容易受到损伤，其损伤对关节功能影响可能更为严重。特别是PLC和PMC在关节接近伸直位（0°～30°位）为主要的后侧稳定结构，也是膝关节旋转稳定的主要结构，如不恢复其功能，患者最基本的站立、行走都可能困难。如忽视PLC或PMC损伤，仅重建ACL/PCL，极易失败。因此，对膝关节多韧带损伤表现为膝反屈、伸膝位侧方应力试验阳性和明显外旋或内旋不稳定者，首先应明确PLC或PMC损伤，并视为修复与重建的重点。若患者无膝反屈、伸膝位外翻应力试验阴性和无明显内旋不稳定，仅表现为明显前后不稳和屈膝30°内侧不稳，诊断为ACL/PCL/MCL损伤。因MCL自身愈合潜能好，多数学者认为对MCL损伤采取非手术治疗，仅手术重建ACL/PCL。

对急性膝关节多韧带损伤，应依据韧带自然愈合的潜能和损伤部位分别采取直接修复或重建的手术方法。膝关节内侧关节囊韧带和PMC为膜样韧带结构，血液供应丰富，其实质部损伤后，断端接触面大，生理张力下直接缝合修复后可获得满意的功能恢复。相比之下，PLC的主要构成LCL、腘腓韧带、腘肌腱，为腱样韧带结构，血液供应相对差。实质部断裂后其断端接触面积小，故缝合修复后愈合能力不及膝PMC。故对PLC缝合修复后可再用筋膜或腱加强。Stannard等观察了57膝PLC损伤的2年以上的治疗结果，其中35膝为急性期修复，手术失败率为37%；22膝PLC重建，手术失败率仅为9%，他们主张对PLC损伤应采取重建术。

ACL和PCL均为关节内滑膜外韧带，血液供应不及关节外韧带。临床实践已证明对ACL实质部断裂采用缝合修复预后不佳，应给予重建。相比之下，PCL与膝中动脉韧带支以及后关节囊的血管滑膜组织的关系密切，其愈合潜力可能优于ACL。孙磊等报道12例MCL/PMC损伤，经初次关节镜检查证实，4膝伴ACL/PCL断裂；2膝伴ACL断裂；4膝伴PCL断裂，同期仅手术修复MCL/PMC。8周后再次评估时仅8膝前后不稳。原证实PCL断裂的4膝中，有2膝后侧稳定良好，未再次手术；原ACL/PCL损伤者均再次行关节镜下手术，其中1例PCL已瘢痕愈合，且后方稳定性好，仅行前交叉韧带重建。这提示在其他韧带修复后和适当固定下，后交叉韧带断裂有自愈的可能。许多MRI研究也表明PCL断裂后可愈合，表现为PCL信号的连续性恢复。但若临床检查显示屈膝90°后侧明显松弛，说明PCL功能不全，即便关节镜下见PCL残束连续性尚好，仍应重建PCL。相对于韧带实质部断裂，韧带附着部带骨块的撕脱较容易处理，可将撕脱骨块连同韧带复位固定，多可取得满意的效果。

急性膝关节多韧带损伤早期处理不当，势必造成慢性膝关节不稳定，除原发损伤造成的韧带功能缺失外，原发损伤中未累及的韧带结构也可能因功能代偿而损伤，正常的结构而承受更大的应力，被过度牵拉而松弛，加之关节周围肌肉萎缩、无力，表现膝关节不稳。此外，慢性膝关节不稳会加速关节软骨和半月板的退行性破坏，甚至出现骨性畸形。因此，对慢性复杂性膝关节不稳定者的处理更加困难。判断是否有手术重建的适应症时，应考虑到下肢力线，关节面的退变情况，控制关节的肌肉力量，哪些韧带的功能不全及其程度如何，患者对活动的期望值和要求，患者的年龄和一般健康情况，手术医生的技能等。

慢性关节不稳时，关节面存在严重损害，即使韧带重建完美，关节功能仍不满意。因此，除非关节软骨面相对正常，否则韧带重建没有实用价值。对于严重的退行性关节病变，截骨矫正力线或限制关节活动，可能比进行广泛的韧带重建术更为明智，并有望获得较理想的疗效。

控制膝关节的肌肉包括股四头肌、腘绳肌和腓肠肌等，以及髋关节屈肌和外展肌均必须强壮，否则，重建后关节仍将不稳。只有在数月内进行持久而认真的肌力锻炼，肌力有显著恢复后，才能尝试重建韧带。应使患者清楚重建手术的局限性，任何手术都不能完全恢复原来韧带的结构和功能。韧带重建可改善关节的稳定性，但膝关节不会达到正常状态。

希望通过韧带的重新附着、前移和折叠或通过筋膜或肌腱转移加强静力稳定性，也可通过肌肉转移提供静力修复，以恢复关节囊和韧带结构的强度和张力。对于慢性膝关节韧带松弛没有一个最好的手术方法，应根据医生的技能和经验，针对每一患者的具体表现，选择合适的手术方法。

总之，慢性复杂性膝关节不稳定的处理困难，预后难以估计。对年龄较小、关节退变不重、关节周围肌力正常、力线正常者应积极手术，全面重建功能缺失的韧带，特别是关节外韧带结构。若患者已有膝内翻或膝外翻畸形，但关节软骨退变不严重，应首先截骨矫正力线，再行韧带重建。对老年患者，关节已严重退变，可考虑行旋转交链式全膝关节置换术。

三、移植物选择

前后交叉韧带重建需要多条肌腱移植，如何选择移植物是很现实的问题。理想的移植物材料应是足够强壮、固定可靠、易于通过骨隧道、容易获得、对供区损伤轻微。

目前有三种选择，自体移植物、同种异体移植物和人工韧带。自体移植物组织相容性最佳，安全可靠，不增加患者额外的经济负担，但取自体移植物可造成供区损伤，延长手术时间。常采用自体四股腘绳肌腱、自体骨 - 髌腱 - 骨（bone - patella tendon - bone，B-PT-B）移植物和自体骨 - 股四头肌腱移植物重建 ACL/PCL；自体股二头肌腱、半腱肌腱重建 PLC；自体半腱肌腱、阔筋膜重建 PMC。其中，以切取腘绳肌腱对供区损伤较小。

同种异体移植物虽价格昂贵，有传播感染性疾病的危险，但使用方便，不造成额外供区损伤，节省手术时间，许多学者更倾向采用同种异移植物治疗膝关节多韧带损伤。同种异体跟腱截面积大，强度高，容易通过骨隧道和固定可靠，较多用于 ACL/PCL 重建。

目前国内临床用的人工韧带是 1985 年法国 Laboureau 设计的 LARS 韧带（Ligament advanced reinforcement system，LARS，高级韧带增强系统），它是高韧性的聚酯纤维（聚对苯二甲酸乙二醇酯），属支架型人工韧带，不被降解，不易变性，组织相容性好。Talbot 等 1996 ~ 1999 年应用 LARS 治疗 20 例 21 膝，均为膝关节多韧带损伤，13 例随访超过 2 年，Lysholm 评分平均 71.7 分，关节平均屈伸活动度 118°-2.19-0°，短期效果满意。多数学者认为 LARS 韧带是一种安全、理想的人工韧带。如果保留好韧带残端，不论急性还是慢性 ACL 损伤，可取得满意疗效。但 LARS 韧带价格昂贵，普通患者难以承受，远期效果尚不定论。

第九节　膝关节周围韧带损伤的修复与重建

关节外韧带的修复应于伤后 3 周内进行，虽无法在关节镜下完成手术，但在行手术切开之前，应行关节镜检查以进一步明确诊断。关节镜检查可确定 ACL/PCL 损伤的部位与程度，发现半月板和关节软骨等损伤，在镜下配合应力试验可对关节外韧带损伤部位、程度做出准确的判断，有利于开放手术修复关节外韧带。

一、内侧副韧带与后内侧角损伤的修复

患者仰卧于手术台上，自内收肌结节近侧2cm处开始做内侧正中切口，向远侧略呈弧形越过内收肌结节，平行走行于髌骨和髌腱的内侧约3cm处，然后沿着胫骨的内侧向远端延伸，止于关节线下5～6cm处。将皮肤、皮下组织和浅筋膜向前后游离，向后到达后内侧角。注意在分离和牵开时不要损伤大隐静脉和隐神经。沿着缝匠肌的前缘，从其胫骨止点向后到后内角，切开内侧纵行的伸肌支持带。维持膝关节于屈曲位，牵开缝匠肌和鹅足的其他部分以便观察内侧副韧带（MCL）和后内侧角（PMC）损伤情况（图8-17）。再次对关节进行应力试验以便更好地确认内侧韧带损伤的部位。如果内侧副韧带的浅层在鹅足深面自胫骨撕脱，可将其向

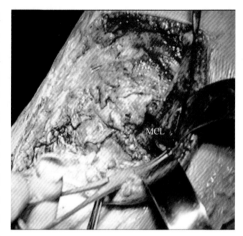

图8-17　内侧副韧带和后内侧角损伤

近侧反折，显露内侧关节囊韧带，确定腓肠肌内侧头和半膜肌之间的间隙，并切开半膜肌鞘，以显露后部关节囊。维持屈膝位，从腓肠肌内侧头深面分离后关节囊，很容易地显露至中线处。

若PMC自胫骨附着部撕裂，可采用锚钉或穿骨缝线技术将关节囊重新附着于胫骨止点。如果后内侧关节囊韧带(PMC)在其体部撕裂，可将腓肠肌内侧头拉开，并屈膝30°～90°，用多根缝线间断缝合将其拉拢，在关节外打结，然后用张力缝线以褥式缝合的方法将其加强（图8-18），这些缝线在方向上应呈方形或矩形走向。张力缝合的目的是恢复胶原纤维正常的长度和张力，并防止在吻合口处产生应力，张力线的牵拉方向必须与韧带纤维平行。

如果PMC从其股骨附着部撕裂，需将后关节囊用缝合锚钉重新固定到股骨止点上。如PMC在骨上的附着部已撕脱，留下裸露的骨面，也可在此处骨质上钻孔，在靠近内收肌结节处掀起一个小的骨瓣，并用带有齿垫圈的螺钉或U形钉固定(图8-19)。

如果内侧半月板后角可修复，则不要将PMC的胫骨附着部向远端牵拉得太远，否则半月板将移至胫骨平台的后方。在附着部推移时，若维持膝关节于屈曲位，可能会把附着点向远端固定得太远。在缝线打结前，伸膝以确定重新附着部处于正确的位置。在PMC部分重新附着之后，再修复前方的MCL。

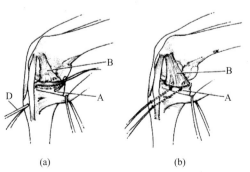

(a)　　　　　　　　　　(b)

图8-18　修复MCL胫骨附着部撕裂，将腓肠肌内侧头拉开，维持屈膝90°，用多根缝线间断褥式缝合

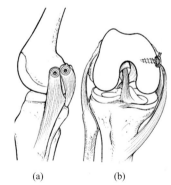

(a)　　　　(b)

图8-19　带垫的螺钉将后内侧结构重新附着在股骨止点

假如后内侧角在半月板胫骨部撕裂，则内侧半月板的冠状韧带附着部也可能被撕裂，应将其仔细修复。将撕裂缘向上拉开，可见到半月板的下面。要根据半月板胫骨韧带残端的长度，决定此型撕裂的修复方法。分别采用可吸收缝线进行多针间断缝合将其拉拢，穿骨缝合固定或缝合锚钉修复。如果股骨的附着部已撕裂，可用U形钉、带齿垫圈的螺钉、缝合锚钉或间断缝合的方法（图8-20）。假如韧

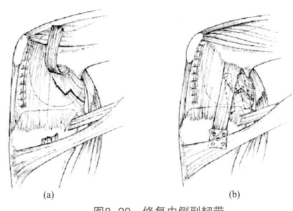

图8-20　修复内侧副韧带

带从其胫骨止点撕脱，可以用带齿垫圈的螺钉、U形钉或缝合锚钉将其重新附着于关节间隙的远端。然后将整个后斜韧带的前缘推向前方，以套叠方式把它缝到内侧副韧带的后缘。

将髌骨内侧支持带拉到正常位置，用多针间断缝合，将其重新附着于缝匠肌的前缘，并关闭前内侧关节囊切口，松开止血带进行止血。

二、肌腱移植物重建内侧副韧带与后内侧角

内侧副韧带与后内侧角（MCL和PMC）为膜状韧带结构，血运丰富，修复后易于愈合，因此，损伤早期多可采取缝合修复。但损伤是牵拉或旋转暴力造成的撕裂，断裂可以主要发生在靠近股骨、胫骨止点、实质部的某一点，也可能是多平面撕裂。若对多平面广泛撕裂采用缝合修复术，手术显露损伤大，耗时长，也难以达到可靠的修复强度。对此种情况采用重建术可减少手术扰动，缩短手术时间。此外，对于陈旧性损伤所致的后内侧松弛，采取肌腱移植物重建MCL/PMC也是更好选择。多韧带损伤稳定期，如伤后4周，可在关节镜下行ACL/PCL重建，同期进行MCL/PMC重建，甚至利用PCL重建的同一条移植物重建MCL/PMC，节省骨隧道的建立，减少医源性损伤、缩短手术时间。

重建MCL/PMC的移植物可采用自体阔筋膜、半腱肌腱或同种异体移植物（图8-21）。行膝内侧切口，将皮肤和皮下脂肪瓣向后游离至腘窝内侧，向前游离至髌骨、髌腱和胫骨结节内侧。切开深筋膜，牵开鹅足腱，暴露MCL和PMC、半膜肌腱。行外翻和旋转应力试验，以确定瘢痕松弛部位，于后斜韧带后内缘沿纤维方向切开关节囊，探查内侧半月板后角。

自胫骨上端内侧、鹅足腱胫骨附着部的后侧、原MCL胫骨止点处平行钻2骨洞，将骨洞贯通，两骨洞间保留1cm的骨桥，将筋膜移植条穿绕过骨洞，筋膜条前后两份缝合固定。或用带齿垫圈螺钉穿透双侧皮质骨，直接固定移植物。移植筋膜条的中部绕过半膜肌腱的胫骨止点后外侧，拉紧，与半膜肌腱在胫骨止点缝合固定，若半膜肌腱胫骨止点已撕脱和松弛，则采用缝线锚钉，将其重新附着固定。将移植筋膜条前后份的游

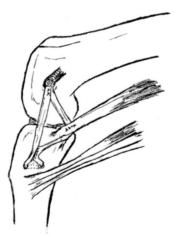

图8-21　肌腱移植重建MCL和PMC

离端分别编织缝合，保留引线，于股骨内上髁钻骨隧道，将腱游离端导入骨隧道，屈膝30°位持续拉紧移植筋膜条的前后份，用挤压螺丝钉固定，再将后关节囊向前拉紧，与重建的

筋膜束褶式缝合，松弛的后斜韧带后缘向后拉紧，套盖于后份筋膜束行褶式缝合。移植筋膜条的前份重建MCL，后份重建PMC。

三、MCL/PMC紧缩重建

陈旧性MCL/PMC损伤表现为后内侧松弛，如疤痕化的后内侧关节囊有足够的强度，可采用紧缩的方法进行重建。内侧重建的要点在于关节囊结构重建，尤其是后内侧关节囊，对于严重的外翻松弛一般还需要紧缩内侧副韧带。但松弛的瘢痕组织往往较脆弱，紧缩的效果不可靠，已较少使用。

四、PLC的修复

患者仰卧位，膝关节下方垫一个沙袋，使患者稍斜向对侧。也可在大腿下方放置一个垫枕，维持膝关节于约90°屈曲位。缚上气囊止血带并充气。在做皮肤切口、进路、显露和修复时均保持屈膝位。从髌骨近侧2cm处开始做外侧中线切口，在髂胫束纤维的表面与其同向，在髌骨和髌腱外侧3cm与这些结构平行。切口继续向远侧延伸越过髂胫束止点的结节(Gerdy结节)，止于关节线以远约4cm处。将皮肤、皮下组织和浅筋膜作为一层，从深筋膜上分离，从前方的髌骨中线到后外角显露整个膝关节外侧部。检查深部结构，寻找血肿以提示明显病变的部位。在股二头肌腱的后内侧和腓骨颈周围找到腓总神经，并加以小心保护。应进行膝关节的应力试验以确定韧带和关节囊不稳的位置。

确定髂胫束后缘与股二头肌前缘的间隙，将其锐性分开，向前牵开髂胫束，向后牵开股二头肌和腓总神经。这样可以显露外侧关节囊中部和后外侧关节裹结构及外侧副韧带。但有时不可能经股二头肌前缘和髂胫束后缘之间的间隙充分显露撕裂的部位，可将髂胫束的止点及其前方扩张部带着纽扣状骨块从Gerdy结节处反折，在用骨凿分离骨块时，注意不要切进胫骨的关节面。将此层向近侧反折至股骨外上髁和外侧肌间隔的水平，这样可对后外角的重要稳定结构进行仔细的鉴别。确定后外侧关节囊撕裂的范围。与后内角的撕裂一样，后外侧关节囊的撕裂可从后外角开始，一直向后延伸至中线处。后关节囊在外侧的界限不如在内侧那样明确，这是因为腘肌走行的缘故，此肌从其胫骨后部的附着处，经过冠状韧带的裂孔，恰在外侧副韧带前方止于股骨髁。因此，后外角内侧的这部分后关节囊的修复很困难，且可能是不必要的。更重要的是应仔细修复弓状韧带和腓肠豆腓骨韧带复合体、外侧中部关节囊、LCL、腘肌、腘腓韧带和髂胫束。

如果后外侧关节囊需要修复，应该采用修复后内侧关节囊的方法进行修复。最好将其拉到胫骨关节面以下，并用缝线穿过胫骨，由前向后钻孔，到达胫骨前面，将关节囊固定于胫骨，亦可用缝合锚钉完成此修复。在固定关节囊前，用骨凿将附着处修成新鲜粗糙面。

辨认LCL并确定其撕裂的部位，其可能从其股骨起点处撕脱，也可能在中部撕裂或从腓骨附着处撕脱。假如腓骨尖处已撕脱，那么股二头肌腱、LCL在腓骨的附着处和弓状韧带在腓骨茎突的附着处、腘腓韧带和腓肠豆腓骨韧带常一起撕脱，这是进行后外侧结构修复最理想的情况。

如果腘肌腱从股骨附着处撕脱，且LCL也从股骨上撕脱，可分别用Bunnell式缝合法，将这两个结构附着处，重新修出粗糙的骨面，将缝线拉过股骨上钻孔，在股骨内上髁的骨桥上打结。如果腘肌腱在其实质内撕裂，用不可吸收材料进行Bunnell式缝合，将末端对合。如果撕裂位于肌肉内或接近肌腹-肌腱交界部，则无法靠缝线来把持组织，此时可用缝线以Bunnell式法缝合肌腱，缝线穿过胫骨孔，拉出位于胫骨前外侧面靠近Gerdy结节处的出口，将肌腱固定于胫骨后面，也可用缝合锚钉进行固定。如果腘腓韧带发生撕裂，可采用缝合修复。假如韧带从腓骨茎突撕脱，可先缝合韧带，将缝线由后向前穿过腓骨上的钻孔，并在两孔间的骨桥上打结。修复LCL的方法依据撕裂的位置而定。用不可吸收缝线进行Bunnell式缝合固定从股骨或腓骨附着部。外侧副韧带撕脱时极少带下足够大小的骨块，因而不能用螺钉或U形钉将其重新固定。假如撕裂位于韧带的实质内，可用缝线进行对端缝合，并切取股二头肌腱条来加强比较薄弱的修复处，保留肌腱条在腓骨的远侧附着部。

五、PLC重建

　　Müller切取部分股二头肌长头腱或髂胫束重建LCL和腘肌腱（图8-21）。Veltri等主张对PLC损伤应解剖重建，切取末端为蒂的股二头肌腱用螺钉固定在股骨外侧髁上重建LCL，再分成两束，一束固定在胫骨后上角，另一束固定在腓骨小头后上方。Fanelli等在1996年报告了用远端带蒂的股二头肌长头腱重建外侧副韧带和腘腓韧带，2002年又报告了采用游离半腱肌重建外侧副韧带和腘腓韧带（图8-22、图8-23、图8-24）。赵金忠改进了Fanelli等的重建方法，采用股二头肌长头腱，按照外侧副韧带、腘肌腱和腘腓韧带的起止走行对PLC进行了解剖重建。孙磊等改良Fanelli等的重建方法，取股二头肌腱的后1/2重建PLC。此术式简单易行，保留了股二头肌的屈膝功能；所取的后1/2股二头肌腱直径达6~7mm，直径大于外侧副韧带，有足够的强度。后1/2股二头肌腱起于腓骨小头偏后侧，附着于股骨外上髁，较外侧副韧带的止点偏前，重建韧带的行走方向介于外侧副韧带与腘肌腱之间，且近似于等长，能够较好替代外侧副韧带、腘肌腱与腘腓韧带的功能；术中不干扰PLC结构，重建的韧带恢复后外侧张力和稳定性后，原PLC结构有可能塑形改建，并恢复一定功能。目前后外侧结构手术重建的术式较多，在此仅介绍治疗膝关节多韧带损伤经常采用的方法。

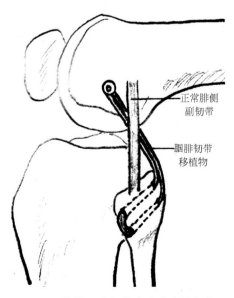

图8-22　将股二头肌长头腱或髂胫束重建LCL和腘肌腱

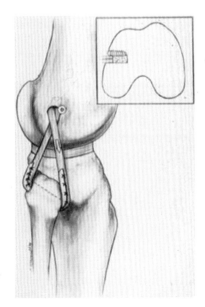

图8-23　肌腱游离移植重建后外侧结构

股二头肌腱重建外侧副韧带：此术式是将劈开的股二头肌腱转移至股骨外上髁，其条件是上胫腓关节完整，后外侧关节囊和股二头肌腱的附着完整，股二头肌在腓骨小头的附着完整。

行外侧曲棍球棒样切口，解剖、游离出腓总神经并加以保护。游离出股二头肌长头和共同腱，分离前 2/3 短头肌肉，于近侧切断肌腱，保留远侧在腓骨小头上的附着，肌腱束长 12~14cm，在髂胫束中部沿纤维方向切开，牵开髂胫束，显露 LCL 和腘肌腱，于原 LCL 后侧纵向切开关节囊。将股二头肌腱束

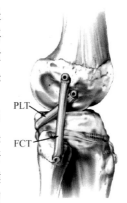
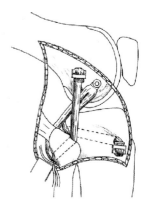

图8-24 肌腱游离移植重建后外侧结构两端采用挤压钉固定

穿于髂胫束的内侧，用垫圈螺丝钉或挤压螺丝钉固定于股骨外上髁 LCL 股骨止点前 1cm 处。多余的股二头肌腱条回折，走行于髂胫束内侧，固定于腓骨小头。后外侧关节囊向前拉紧，缝合于转移的股二头肌腱。

取膝关节外侧切口，起自大腿下段外侧正中，经股骨外上髁，止于 Gerdy's 结节与腓骨小头之间。纵形劈开髂胫束显露股骨外上髁，探查 LCL 和腘腓肌腱止点，于股二头肌长头腱后方仔细寻找腓总神经，并予游离、保护。在定位器引导下，自腓骨小头前缘向后方打入导针，用 7mm 空心钻扩孔。于腓肠肌外侧头前缘进入，游离显露胫骨上段后外侧部及腓骨小头后内侧部，确定胫骨后缘的腘肌腱切迹，将定位器的尖端置于腘肌腱切迹，相当于腘肌肌腹与腱的结合点，自 Gerdy's 结节内、远侧各 5mm 处打入导针，选择 9mm 空心钻头钻孔。向两侧分开髂胫束，显露股骨外髁外侧面，分别于腘肌腱与 LCL 的止点建立骨隧道。处理与准备 2 束移植肌腱。将移植腱分别导入骨隧道，先将 2 条移植物一起自胫骨前方骨孔穿入至后方，一束向上导入腘肌腱止点骨隧道，另一束向下穿入腓骨小头后缘骨孔，自前缘穿出，再向上绕行，导入 LCL 止点骨隧道。保持患肢屈膝 60°、外旋 20° 及适度外翻位，持续拉紧移植物，用挤压螺钉固定。检查移植物张力、关节活动度满意，内翻应力与外旋应力试验稳定性良好。如同期行关节内手术，可在镜下观察内翻应力下外侧室直通征和关节间隙紧张度恢复情况（图8-25、图8-26）。

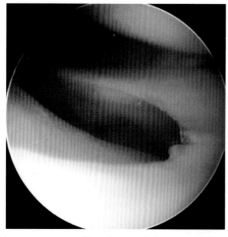
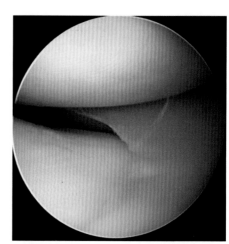

图8-25 PLC损伤，外侧间室张开，半月板抬高，直通征阳性

图8-26 PLC损伤重建后外侧室直通征消失，关节间隙恢复正常

第十节 ACL/PCL同期重建

当今膝关节多韧带损伤的诊治很大程度上得益于关节镜技术的发展。关节镜手术不仅可全面检查和验证临床诊断，还可弥补其他检查未能发现的病理改变。更加准确地完成关节内损伤结构的手术处理，重建ACL/PCL，明显减少手术创伤，更有利于患者康复。

基于解剖研究，双束双隧道重建交叉韧带更接近正常交叉韧带的形态和生理功能。但临床随访研究表明，双束重建与单束重建的疗效相当。膝关节多韧带损伤常需要重建2～3条主要韧带，手术比较复杂，耗时较长，PCL或ACL损伤联合重建，不宜选择双束重建的方法。否则，不但增加手术创伤，甚至造成骨折，导致严重并发症。故对膝关节多韧带损伤，关节镜下ACL/PCL联合重建宜选择简单有效的单束重建技术。

患者取仰卧位，麻醉后行应力试验，检查所有韧带、关节活动度。由前外侧入口（anterolateral portal，AL入口）置入关节镜，按照顺序检查髌上囊和髌股关节、内侧沟、内侧间室、髁间凹（图8-27）、后内侧室、外侧室、外侧沟和后外侧室。明确韧带、关节软骨和半月板损伤。若关节软骨小面积剥脱，可清除关节内软骨碎片；半月板边缘纵向撕裂可直接缝合修复，中央或不可修复性半月板撕裂行关节镜清创并尽可能地保留稳定的边缘。

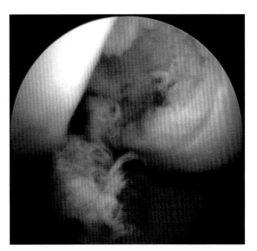

图8-27 后交叉韧带损伤，结构紊乱

一、髁间窝的准备

自前内侧入口进入刨削器，切除滑膜和切除部分脂肪垫，以便在操作中充分显露关节。认真辨认ACL/PCL损伤情况，若ACL/PCL均实质部断裂，用刨削器和射频刀切除断端撕裂呈马尾状的纤维束，显露出髁间窝后顶部及胫骨髁间后窝。如不影响视野，应尽量保留ACL/PCL附着点的部分残迹，以作为骨隧道内口定位的参照物，便于导入移植物后封闭隧道内口，减少滑液渗入骨隧道，还有利于重建韧带的血管、神经再生。

若髁间窝骨性狭窄，应行髁间窝扩大成形。屈膝关节30°～90°位，确定窝部的结构。用5.5mm圆挫打开髁间窝使之呈倒U字形，上方和侧方2～3mm的骨质常需去掉，用圆挫修整切线，使其光滑。增加膝关节屈曲度，从后到前操作加宽顶部和侧壁。屈膝到90°，以便清楚地看到髁间窝顶点的上部，然后完成髁间窝成形。

二、建立胫骨隧道

胫骨上端内侧切口，常与切取腘绳肌腱用同一个切口。用电刀在关节线以远约2.5cm处向远端胫骨结节的内侧延长2cm，用骨膜剥离器向内侧剥离骨膜瓣，显露近侧胫骨，下一步准备做胫骨隧道。首先建立PCL胫骨隧道。屈膝70°～90°位，AM入口插入导向器通过髁间窝，在关节线下10～12mm处，原PCL胫骨止点的远侧和外侧1/3放进导向器前端。调整导向器的方向，与胫骨关节面约成50°～60°角，导向器起点位于胫骨结节下内侧约2.5cm处。在钻孔前及钻孔时采用透视和关节镜监视有助于导向钻的正确定位。精确测量胫骨导向器尖端到前侧皮质骨的距离。钻入导针，其深应小于导向器测得的距离0.5～1cm，可防止钻入过度。撤除导向器，仅保留导向器的上臂于原位，或用弧形剥离器置于胫骨上端后侧保护，防止钻隧道时损伤神经血管结构。沿导针用与移植物直径相当的空心钻建立骨隧道，开始钻时用动力，最后徒手或减低钻速完成，以避免突然穿透后方的胫骨皮质，损伤腘血管。

建立ACL胫骨隧道导向器从AM入口置入，其前尖部定位于ACL胫骨残迹或足印的中央，调整导向器的方向，与胫骨关节面约成45°～50°角，导向器起点位于关节线以远至少3cm和胫骨嵴的内侧1.5cm，与PCL胫骨隧道外口至少保留2cm以上的骨桥。打入导针，在关节镜观察下将导针进入膝关节约2cm，伸膝位导针应该位于Blumensaat线后方，通过一定范围的膝关节活动确定导针没有触碰髁间窝内外侧壁或顶部，沿导针用与移植物直径相应的空心钻建立骨隧道。

三、建立股骨隧道

可根据医生习惯和具体情况，分别采用经胫骨法和经AM口法（由内向外法），或由外向内法建立ACL股骨隧道。

经胫骨法：屈膝近90°，经胫骨隧道通过7mm的偏置股骨导向器确定髁间窝后顶部ACL止点，右膝10点位，左膝在2点位，股骨隧道后壁1～2mm，经胫骨隧道打入导针，沿导针用与移植物直径相应的空心钻建立骨隧道。

由外向内法：由AM入口置入关节镜，由AL入口置入导向器，导向器前尖端定位于髁间窝后顶部ACL止点，右膝10点位，左膝在2点位。导向器位于股骨外上髁，由外向内打入导针，去除导向器，在导针穿皮处行2cm切口，分离软组织，用与移植物直径相应的空心钻沿导针建立骨隧道。关节镜下观察确认导针在股骨外上髁的入点和髁间窝的出点位置是否正确。此法对关节内干扰小，有利于保留交叉韧带残迹。

PCL股骨隧道建立亦有由内向外和由外向内两种方法，由外向内法操作简单，所产生的"绞杀角"较小。经AL入口用关节镜观察，AM入口放入导向器，其尖端定位于PCL前外侧束在股骨的解剖附着点，也就是位于股骨内髁关节软骨缘后方8～10mm，约在右膝1点位和左膝11点位。导向器起点位于股骨内上髁，由外向内打入导针，去除导向器，在导针穿皮处行2cm切口，分离软组织，沿导针用与移植物直径相应的空心钻建立骨隧道。

四、移植物选择与引入

根据伤员的具体情况选择移植物。自体移植物可从同侧或对侧肢体切取腘绳肌腱、B-PT-B或股四头肌腱等。然而，对于膝关节多韧带损伤，使用同种异体移植组织或人工韧带更为方便。把移植物放在已准备好的无菌手术台上。移植物大小合适的标准试模、咬骨钳、一个2mm钻头等工具。将B-PT-B移植物修成两端（9～11）mm×25mm的柱状骨块和9～11mm宽的肌腱。确保整个移植物可通过试模。在髌骨和胫骨侧骨块上分别钻2个孔，分别引入2根不吸收缝线。对四股绳肌移植的准备，先去除残留肌组织，将取下的半腱肌腱、股薄肌腱对折成四股，编织缝合两端约3cm保留两端牵引线。对同种异体跟腱移植物采用骨锯和咬骨钳把跟骨部分制成（9～11）mm×25mm大小骨块，肌腱直径9～11mm，骨块上钻2个孔，引入不可吸收缝线，移植物的腱性末端用编织缝合。测量移植物的全长。

移植物植入按先PCL、后ACL的顺序用骨锉修整胫骨、股骨隧道内、外口，使其平滑，用钝性分离器分离内口周围的原PCL残迹，确定移植物经过路径无嵌阻。由胫骨隧道外口插入钢丝袢，通过PCL胫骨隧道，在关节镜监视下，用髓核钳将钢丝袢由胫骨隧道内口引至髁间窝，再由股骨内上髁切口经股骨隧道插入髓核钳，夹持钢丝袢牵出。将移植物引线挂于钢丝袢上，回拉钢丝袢，将移植物引线导入骨隧道，并在胫骨隧道外口引出。均匀用力牵拉引线，将移植物逐步导入股骨和胫骨隧道。移植物在导入的过程中，要经过股骨隧道内口和胫骨隧道内口处两拐角，特别是胫骨隧道内口处呈锐角，移植物通过会受到嵌压，可在关节镜监视下用小滑轮推子推送移植物，减少阻力，使移植物顺利进入胫骨隧道。尽量使移植物充满股骨和胫骨隧道全长。

ACL移植物引入：对采用经胫骨法建立股骨隧道者，将移植物引线穿入Beath针尾端孔眼内，Beath针由胫骨隧道进入关节，再在关节镜监视下，进入股骨隧道，从大腿外侧穿出。牵拉移植物向上进入膝关节，用探针帮助引导移植物向上进入股骨隧道。移植物至少进入股骨隧道2cm以上。

采用两切口法建立股骨隧道者，由股骨外上髁切口插入钢丝袢，经股骨隧道进入关节，在关节镜监视下，由AM入口置入髓核钳，夹持钢丝袢至髁间窝前部，再由胫骨隧道插入髓核钳，夹持钢丝袢经胫骨隧道拉至关节外。将移植物引线挂于钢丝袢上，回拉钢丝袢，将移植物引线导入骨隧道、关节内，在股骨外上髁切口处引出。均匀用力牵拉引线，将移植物逐步导入胫骨隧道、关节内、股骨隧道。尽量使移植物充满股骨和胫骨隧道全长，进行移植物固定。

五、移植物固定

股骨侧固定：首先固定ACL/PCL移植物股骨侧。对由外向内建立的股骨隧道（双切口法建立的ACL股骨隧道和PCL股骨隧道），由股部切口向股骨隧道内插入空心挤压螺丝钉导针，关节镜下确认导针头端已到达股骨隧道内口。首先用扩张器沿导针扩张隧道骨壁与移植物的间隙，选择直径较隧道大1mm挤压螺丝钉，对骨质疏松者可选择直径较大的螺丝钉。牵拉移植物两端引线，再次确认移植物位置良好，保持其位置不变，沿导针拧入可吸收挤压螺丝钉，直至螺丝钉头端达到隧道内口平面。若骨质疏松，单枚挤压螺丝钉固定不够可靠，可扩大股部切口，于股骨外上髁或内上髁骨隧道外口旁约1.5cm处再用压垫螺丝钉固定移植物末端或其引线。如同期行PLC或PMC修复重建，亦可将移植物引线固定在PLC或PMC修复重建的股骨压垫螺丝钉上。

对采用经胫骨法建立的股骨隧道者，经AM入路或髌骨中央入路置入导针，屈膝约110°，关节镜监视下，将导针插入股骨隧道与移植物的前侧间隙，务必使导针与股骨隧道平行插入。沿导针拧入可吸收挤压螺丝钉。这一步操作期间需密切观察，螺钉不应偏离隧道，应平行进入隧道，至螺丝尾端与隧道内口平齐，拉动移植物远端引线确定移植物已被牢固固定在股骨隧道内。

胫骨侧固定：分别由ACL和PCL胫骨隧道外口，移植物与骨隧道前侧间隙插入导针，平行与骨隧道将导针推进至隧道内口平面，关节镜下确认导针位置正确。屈膝70°，恢复胫骨结节相对于股骨髁的正常台阶，透视下证实维持胫骨前后移动中立位，同时向下持续拉紧PCL、ACL移植物胫骨侧尾端引线，维持8～10磅拉力约3min。将挤压螺丝钉沿PCL胫骨隧道导针拧入骨隧道，至隧道关节内口平面。再向下持续拉紧ACL移植物胫骨侧尾端引线。挤压螺丝钉沿ACL胫骨隧道导针拧入骨隧道，至隧道关节内口平面。最后将PCL、ACL移植物胫骨侧尾端拉紧，对端编织缝合。最后行全关节活动度及前后与侧方应力试验，检查重建ACL、PCL的位置、张力和固定稳定性，以及内外侧室张力（图8-28）。

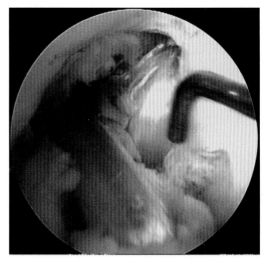

图8-28 ACL与PCL联合重建后，解剖结构恢复正常

膝关节多韧带损伤不同于单纯ACL或PCL损伤，在单纯ACL或PCL损伤时，只要恢复了未损伤韧带的生理张力就可重现胫骨关节的正常对合关系。但ACL/PCL均损伤只能靠目测相关解剖结构的关系来判断。如何保证胫骨相对于股骨处于中立位有不同的方法。最普通的方法是在屈膝70°时通过目测确定胫骨结节相对于股骨髁的位置，即保持胫骨结节在股骨髁前方1cm，Fanelli认为此技术是最可靠的重建胫股关节中位对合关系的方法，但是手术时膝关节的肿胀会增加目测法的不可靠性。Mariani等则在屈膝30°～40°同时拉紧ACL、PCL移植物，并以股骨髁和外侧半月板前角的关系作为参考，认为股骨髁应当遮挡外侧半月板前角的游离缘。但该方法受股骨髁和外侧半月板发育形态的影响较大。赵金忠等认为，在PMC结构或者PLC结构完整的情况下，完全伸膝位能够恢复胫骨相对于股骨的中立位，主张在完全伸膝位拉紧ACL、PCL移植物。Markolf等研究表明：双交叉韧带重建时，两条韧带的张力是交互影响的，不可能找到完全恢复正常状态的移植腱张力标准，近伸膝位拉紧重建的PCL，导致移植物承受过高。移植物施加张力与固定的方法应依据具体情况进行调整。术后用长腿石膏或支具固定于伸膝位。

总之，膝关节多韧带损伤造成的膝关节不稳(图8-29)，通过早期多韧带损伤的联合重建，有助于膝关节的稳定和功能的恢复(图8-30)。

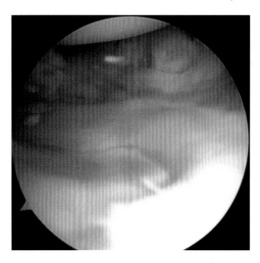

图8-29 术前内侧间室张开

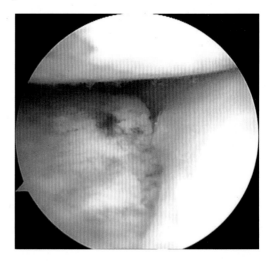

图8-30 修复重建术后，内侧室张力恢复正常

（敖英芳 薛 静 孙 磊）

参考文献

[1] Woo S L, Livesay G A, Engle C. Biomechanics of the human anterior cruciate ligament. ACL structure and role in knee motion. Orthop Rev, 1992, 21(7):835-842.

[2] 陈执平, 张安桢, 周金水. 前交叉韧带的生物力学研究. 中国骨伤, 1998, 11(6):7-9.

[3] Race A, Amis A A. The mechanical properties of the two bundles of the human posterior cruciate ligament. J Biomech, 1994, 27(1):13-24.

[4] Race A, Amis A A. Loading of the two bundles of the posterior cruciate ligament: an analysis of bundle function in A-P drawer. J Biomech, 1996, 29(7):873-879.

[5] Papannagari R, Defrate L E, Nha K W, et al. Function of posterior cruciate ligament bundles during in vivo knee flexion. Am J Sports Med, 2007,35(9):1507-1512.

[6] Jordan S S, DeFrate L E, Nha K W, The in vivo kinematics of the anteromedial and posterolateral bundles of the anterior cruciate ligament during weightbearing knee flexion. Am J Sports Med, 2007, 35(4):547-554.

[7] Maynard M J, Deng X, Wickiewicz T L, et al. The popliteofibular ligament. Rediscovery of a key element in posterolateral stability. Am J Sports Med, 1996, 24(3):311-316.

[8] Sugita T, Amis A A. Anatomy and biomechanics of the lateral collateral and popliteofibular ligaments. Am J Sports Med, 2001, 29(4):466-472.

[9] Grood E S, Stowers S F, Noyes F R. Limits of movement in the human knee. Effects of sectioning the posterior cruciate ligament and posterolateral structures. J Bone Joint Surg Am, 1988, 70(1):88-97.

[10] Veltri D M, Deng X H, Torzilli P A, et al. The role of the popliteofibular ligament in stability of the human knee. A biomechanical study. Am J Sports Med, 1996, 24(1):19-27.

[11] Warren L F, Marshall J L. The supporting structures and layers on the medial side of the knee. An anatomical analysis. J Bone Joint Surg Am, 1979, 61(1):56-62.

[12] Hughston J C, Eilers A F. The role of the posteror oblique ligament in repairs of acute medial (collateral) ligament tears of the knee. J Bone Joint Surg Am, 1973, 55(5):923-940.

[13] Robinson J R, Sanchez-Ballester J, Bull A M, et al.The posteromedial corner revisited. An anatomical description of the passive restraining structures of the medial aspect of the human knee.J Bone Joint Surg Br, 2004, 86(5):674-681.

[14] Robinson J R, Bull A M, Amis A A. Structural properties of the medial collateral ligament complex of the human knee.J Biomech, 2005, 38(5):1067-1074.

[15] Ritchie J R, Bergfeld J A, Kambic H, et al. Isolated sectioning of the medial and posteromedial capsular ligaments in the posterior cruciate ligament-deficient knee. Influence on posterior tibial translation. Am J Sports Med, 1998, 26(3):389-394.

[16] Robinson J R, Bull A M, Thomas R R, et al. The role of the medial collateral ligament and posteromedial capsule in controlling knee laxity. Am J Sports Med, 2006, 34 (11):1815 -1823.

[17] Pritsch T, Blumberg N, Haim A, et al. The importance of the valgus stress test in the diagnosis of posterolateral instability of the knee. Injury, 2006, 37(10):1011-1014.

[18] Mains D B, Andrews J G, Stonecipher T. Medial and anterior-posterior ligament stability of the human knee, measured with a stress apparatus. Am J Sports Med, 1977, 5(4):144 -153.

[19] Nielsen S, Kromann-Andersen C, Rasmussen O, et al. Instability of cadaver knees after transection of capsule and ligaments. Acta Orthop Scand.1984, 55(1):30-34.

[20] Frassica F J, Sim F H, Staeheli J W, et al. Dislocation of the knee. Clin Orthop Relat Res, 1991, 263: 200-205.

[21] Green A, Allen B L. Vascular injuries associated with dislocation of the knee. J Bone Joint Surg Am, 1977, 59: 236-239.

[22] Reckling F W, Peltier L F. Acute knee dislocation and their complications. J Trauma, 1969, 9:181-191.

[23] Schenck R C Jr, Burke R, Walker D. The dislocated knee: a new classifications system. South Med J, 1992, 85(suppl):38-61.

[24] Meyers M H, Moore T M, Harvey J P. Follow-up notes on articles previously published in the journal: traumatic

第八章 膝关节多韧带损伤

dislocation of the knee joint. J Bone Joint Surg Am, 1975, 57:430-433.

［25］ Cooper D E, Speer K P, Wickiewiicz TL,et al. Complete knee dislocation without posterior cruciate ligament disruption, A report of four cases and review of the literature. Clin Orthop Relat Res, 1992, 284:228-233.

［26］ Bratt H D, Newman A P. Complete dislocation of the knee without disruption of both cruciate ligaments. J Trauma, 1993, 34:383-388.

［27］ Kennedy J C. Complete dislocation of the knee joint. J Bone Joint Surg Am, 1963, 45: 889-904.

［28］ Girgis F G, Marshall J L, Monajem A. The cruciate ligaments of the knee joint. An anatomical, functional and experimental analysis. Clin Orthop, 1975, 106:216-231.

［29］ Sisto D J, Warren R F. Complete knee dislocation: A follow-up study of operative treatment. Clin Orthop Relat Res，1985，198:94-101.

［30］ Fanelli G C, Gianotti B F, Edson C J. Arthroscopically assisted combined posterior cruciate ligament/posterior lateral complex reconstruction. Arthroscopy, 1996, 12:521-530.

［31］ Welling R E, Kakkasseril J, Cranley J J. Complete dislocations of the knee with popliteal vascular injury. J Trauma, 1981,21:450-453.

［32］ Cone J C. Vascular injury associated with fracture-dislocations of the lower extremity. Clin Orthop Relat Res, 1989, 243:30-35.

［33］ Shields L, Mital M, Cave E F. Complete dislocation of the knee: Experience at the Massachusetts General Hospital. J Trauma, 1969, 9:192-215.

［34］ Meyers M H, Harvey J P Jr. Traumatic dislocation of the knee joint: a study of eighteen cases. J Bone Joint Surg Am, 1971, 53:16-29.

［35］ Sun L, Ning Z J, Zhang H, et al. Multiple-ligament injured knee, Chin J Trauma, 2006, 9(6):365-373..

［36］ Helgeson M D, Lehman R A Jr, Murphy K P. Initial evaluation of the acute and chronic multiple ligament injured knee. J Knee Surg, 2005, 18(3):213-219.

［37］ Wascher D C, Dvirnak P C, DeCoster T A. Knee dislocation: initial assessment and implications for treatment. J Orthop Trauma, 1997, 11:525-529.

［38］ Jones R E, Smith E C, Bone G E. Vascular and orthopaedic complications of knee dislocation. Surg Gynecol Obstet, 1979, 149: 554-558.

［39］ Treiman G S, Yellin A E, Weaver F A, et al. Examination of the patient with a knee dislocation: the case for selective arteriography. Arch Surg, 1992, 127: 1056-1062.

［40］ Kendall R W, Taylor D C, Salvain A J, et al. The role of arteriography in assessing vascular injuries associated with dislocations of the knee. J Trauma, 1993, 35: 875-878.

［41］ Stannard J P, Sheils T M, Lopez-Ben R R, et al. Vascular injuries in knee dislocations: the role of physical examination in determining the need for arteriography. J Bone Joint Surg Am, 2004, 85: 910-915.

［42］ Wright D G, Covey D C, Born C T, et al.Open dislocation of the knee. J Orthop Trauma, 1995, 9(2):135-140.

［43］ Fanelli G C, Feldmann D D. Mangement of combined anterior cruciate ligament /posterior cruciate ligament / posterolateral complex injuries of the knee. Operative Techniques in Sports Medicine, 1999, 7: 143-149.

［44］ Hughston J C, Norwood L A Jr.The posterolateral drawer test and external rotational recurvatum test for posterolateral rotatory instability of the knee.Clin Orthop Relat Res, 1980, 147:82-87.

［45］ Yu J S, Goodwin D, Salonen D, et al. Complete dislocation of the knee: spectrum of associated soft-tissue injuries depicted by MR imaging. Am J Roentgenol, 1995, 164:135-139.

［46］ Reddy P K, Posteraro R H, Schenck R C. The role of MRI in evaluation of the cruciate ligaments in knee dislocations Orthopedics, 1996,19:166-170.

［47］ Tzurbakis M, Diamantopoulos A, Xenakis T, et al. Surgical treatment of multiple knee ligament injuries in 44 patients: 2–8 years follow-up results. Knee Surg Sports Traumatol Arthrosc, 2006,14: 739-749.

［48］ Sisto D J, Warren R F. Complete knee dislocation: A follow-up study of operative treatment. Clin Orthop, 1985, 198:94-101.

［49］ Shapiro M S, Freedman E L. Allograft reconstruction of the anterior and posterior cruciate ligaments after traumatic knee dislocation. Am J Sports Med, 1995, 23:580-587.

［50］ Mariani P P, Santoriello P, Iannone S, et al. Comparison of surgical treatments for knee dislocation. Am J Knee Surg, 1999, 12:214-221.

［51］ Fanelli G C, Edson C J. Arthroscopically assisted combined anterior and posterior cruciate ligament reconstruction in the multiple ligament injured knee: 2- to 10-year follow-up. Arthroscopy, 2002,18:703-714.

［52］ Ohkoshi Y, Nagasaki S, Shibata N,et al. Two-stage reconstruction with autografts for knee dislocations. Clin Orthop, 2002 , 398:169-175.

［53］ 孙磊，宁志杰，宁廷民，等. 膝关节多韧带损伤. 中国骨与关节损伤杂志, 2006, 21(10):787-791.

［54］ Stannard J P, Brown S L, Farris R C, et al. The posterolateral corner of the knee: repair versus reconstruction. Am J Sports Med, 2005, 33:881-888.

［55］ 孙磊，宁志杰，田敏，等. 急性膝关节后内侧角损伤. 中国矫形外科杂志, 2005, 13: 1528-1531.

［56］ Mariani P P, Margheritini F, Christel P, et al. Evaluation of posterior cruciate ligament healing: a study using magnetic resonance imaging and stress radiography. Arthroscopy, 2005, 21 (11):1354-61.

［57］ Talbot M , Berry G, Fernandes J , et al . Knee dislocations. J Can Chir , 2004 , 47 : 20.

［58］ Slocum D B, Larson R L, James S L. Late reconstruction of ligamentous injuries of the medial compartment of the knee. Clin Orthop Relat Res, 1974, 100:23-55.

［59］ Hughston J C. The importance of the posterior oblique ligament in repairs of acute tears of the medial ligaments in knees with and without an associated rupture of the ACL. Results of long-term follow-up. J Bone Joint Surg Am, 1994, 76(9):1328-1344.

［60］ Hughston J C, Jacobson K E. Chronic posterolateral rotatory instability of the knee. J Bone Joint Surg(Am), 1985, 67: 351- 359.

［61］ Müller W, ed. The knee: form, function, and ligamentous reconstruction. New York: Springer- Verlag, 1983, 204- 209.

［62］ Veltri D M, Warren R F. Operative treatment of posterolateral instability of the knee. Clin Sports Med, 1994, 13: 615- 627.

［63］ Fanelli G C, Larson R V. Practical management of posterolateral instability of the knee. Arthroscopy, 2002, 18(2 Suppl 1): 1- 8.

［64］ 赵金忠. 股二头肌长头腱重建膝关节后外侧角韧带结构. 中华骨科杂志, 2004, 24: 141- 145.

［65］ 孙磊，宁志杰，田敏，等. 膝关节后交叉韧带合并后外侧角损伤. 中国矫形外科杂志, 2006, 14(6):409-412.

［66］ Fanelli G C, Orcutt D R, Edson C J. The Multiple-Ligament Injured Knee: Evaluation, Treatment,and Results. Arthroscopy, 2005, 21 (4): 471-486.

［67］ Twaddle B C, Bidwell T A, Chapman J R. Knee dislocations: where are the lesions? A prospective evaluation of surgical findings in 63 cases. J Orthop Trauma, 2003,17(3):198-202.

［68］ Mariani P P, Margheritini F, Camillieri G.One-stage arthroscopically assisted anterior and posterior cruciate ligament reconstruction.Arthroscopy, 2001, 17(7):700-707.

［69］ 赵金忠，蒋簪，沈灏. 关节镜下采用腘绳肌肌腱和微型钢板纽扣同时重建前、后十字韧带. 中华骨科杂志, 2004, 23(4):206-209.

［70］ Markolf K L, O'Neill G, Jackson S R, et al. Reconstruction of knees with combined cruciate deficiencies: a biomechanical study. J Bone Joint Surg Am, 2003, 85 :1768-1774.

［71］ Wang C J, Chen H S, Huang T W, Yuan L J. Outcome of surgical reconstruction for PCL and PLC instabilities of the knee. Injury, 2002, 33:815-821.

［72］ Mariani P P, Margheritini F, Camillieri G. One-stage arthroscopically assisted anterior and posterior cruciate ligament reconstruction. Arthroscopy, 2001, 17:700-707.

［73］ Richter M, Bosch U, Wipperman B, et al. Comparison of surgical repair or reconstruction of the cruciate ligaments versus nonsurgical treatment in patients with traumatic knee dislocations. Am J Sports Med, 2002, 30:718-727.

［74］ Harner C, Waltrip R, Bennett C, et al. Surgical management of knee dislocations. J Bone Joint Surg Am, 2004, 86:262-273.

第九章

髌股关节不稳

一、髌股关节的解剖与功能

髌骨是人体最大的籽骨，是构成伸膝装置的重要部分。大多数髌骨的关节面呈不对称结构，其外侧面大而平坦，内侧呈斜面。另外，在髌骨最内侧还有一个小的关节面，与内侧面相延续，但斜度更加陡直，极度屈膝时与股骨内侧滑车相接触。

有关髌骨的形态分型有多种，不同类型的髌骨发生髌骨软骨病损和髌骨不稳的风险有差异。Wiberg描述了3种基本类型（Wiberg髌骨分型），Wiberg Ⅱ型髌骨在人群中最常见。Baumgartl在Wiberg分型的基础上增加了第4和5型髌骨(图9-1)。

髌骨和股骨滑车相对关节面的上、下、侧方、旋转位置存在个体差异。侧方和旋转的相对位置受到下肢其他解剖结构的影响。髌骨与股骨滑车相对

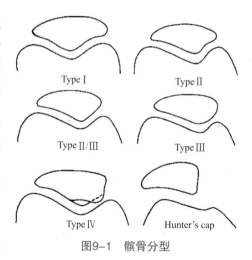

图9-1　髌骨分型

应的上下位置，通过X线侧位片髌骨的高度来评估，最常用的是髌骨长度和髌腱长度的比值。髌骨位置较高或所谓的高位髌骨，使得髌骨在膝关节伸屈活动中，不能和股骨滑车产生有效接触，从而缺少必要的稳定机制，易于发生髌骨不稳。而髌骨低位将限制膝关节活动度，同时产生过多的负荷作用于髌骨，引起疼痛和进行性的关节软骨退变。

髌骨软骨正常情况下，髌股关节面之间的对合关系具有良好的匹配（图9-2），关节软骨在保持关节对合的匹配性上具有重要作用。人体髌股关节有其特殊性。髌骨关节软骨是人体中最厚的软骨，厚度常达5mm，最大厚度可达7mm。髌股关节软骨厚度变化不一致，软骨最厚的部分位于髌骨嵴处占15%，位于髌骨的外侧关节面60%，分布于内侧者约20%。

关节面软骨厚度变化的特点有助于增加髌股关节面对合的适合性。

膝关节伸屈运动中，髌骨有其自身的运动轨迹，而维持正常运动轨迹则依赖于髌骨周围的稳定性结构，包括髌股关节骨性结构的几何形态、股四头肌内侧头的动力稳定、髌骨支持带的静力稳定。髌骨内侧支持带可能因为损伤或慢性过度牵拉而松弛，髌骨外侧支持带挛缩，是髌骨对位不良的重要发病机制。

髌骨周围的软组织结构：髌骨上端是股四头肌腱，下方通过髌韧带与胫骨结节相连。髌骨内上缘有股内侧肌的斜头附着。髌骨两侧是髌骨支持带，对维持髌骨侧方的稳定具有一定作用，其中内侧髌支持带是对抗髌骨外移的重要结构(图

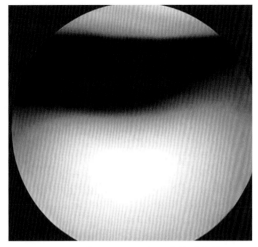

图9-2　关节镜下观察髌股关节对合情况

9-3)。因此，良好的髌骨周围结构及其力学平衡，对维持髌骨的正常排列具有重要作用。

膝关节不同的屈伸角度，髌骨有不同的对应位置(图9-4)，当膝关节从完全伸直位到屈曲约20°时，髌骨位于滑车沟槽的上方，由韧带和肌力的共同作用下，维持其稳定性。髌骨稳定在这个位置由股四头肌的收缩所决定的，内侧稳定性由股内斜肌收缩和内侧髌股韧带的紧张决定，外侧稳定性由外侧支持带决定。屈膝25°后髌骨开始进入滑车沟槽，此时髌骨与滑车的骨性吻合程度决定髌骨的稳定性。

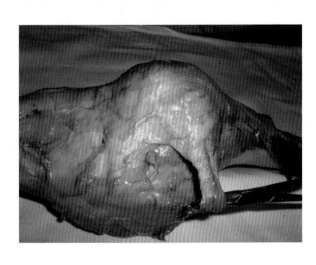

图9-3　内侧髌骨支持韧带

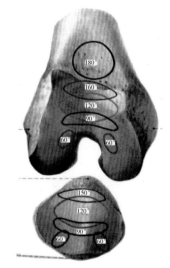

图9-4　髌骨位置随膝关节屈曲改变

二、髌骨内外侧支持带的稳定机制

髌骨内侧支持带的生物力学检测证实，内侧髌股韧带最为坚强，在维持髌骨稳定中起主要作用，内侧髌胫韧带和内侧髌骨半月板韧带有维持髌骨稳定的辅助作用。其中内侧髌股韧带的力学作用占限制髌骨外移静力因素的53%～60%。内侧髌骨半月板韧带仅提供极少的稳定性。

髌骨外侧支持带的作用是和内侧支持带共同维持正常的髌骨活动轨迹，保证髌股关节间良好的匹配关系。髌骨外侧支持带的损伤很少引起髌骨不稳，但常因外侧支持带紧张挛缩导致髌骨外侧倾斜，引起髌股关节外侧高压，是产生膝前痛的重要病理机制。

髌骨外侧支持带分浅、深两层，其中深层纤维呈横行，是主要的力学稳定机制。膝关节外侧结构可分三层：第一层包括前方的髂胫束及其扩张部和股二头肌浅部及其扩张部。第二层由股四头肌支持带形成，大部分在前外下行，邻近髌骨。第二层后部不完整，形成外侧髌股近侧韧带和外侧髌股远侧韧带。近侧韧带加入外侧肌间隔的终末纤维，远侧者向后止于小豆骨或后外关节囊加强部或腓肠肌外侧头在股骨髁的附着部。外侧髌骨半月板韧带也是第二层的一部分，从髌骨斜行延展至外侧半月板边缘，并向下在髂胫束深面附着于Gerdy结节。

髌骨外侧支持带有限制髌骨内移的作用。由于解剖上存在的Q角，髌骨自然有向外移动的趋势，因而髌骨向内过度移位或脱位很少见。比较常见的是髌骨外侧支持带挛缩紧张，导致髌骨外移和倾斜，髌骨外侧缘下沉。过度紧张的髌骨外侧支持带可以造成外侧髌股压力增高症，从而引起髌前痛。髌骨对位不良合并髌前痛的研究中发现，其外侧支持带中神经标记物，如P物质、神经生长因子等表达增高，提示在上述疾病患者中，髌骨外侧支持带内神经生长因子生成增多，是导致膝前疼痛的重要原因。常表现为局部血管周围的疼痛感受器轴突增生。因而在髌骨对位不良或复发性髌骨脱位的病例中，如果发现有髌骨外侧支持带紧张，髌骨外侧支持带松解术可能取得良好疗效，也是治疗的关键步骤。

三、髌股关节的生物力学

正常情况下，由于存在约10°向外侧的股胫角，髌骨有向外脱位的倾向，临床上常用Q角(quadriceps angle)的大小来判断髌骨向外脱位的趋势。Q角是指从髂前上棘到髌骨中点的连线作为股四头肌力线，与髌骨中点至胫骨结节连线作为髌腱力线，两条力线在髌骨中点相交形成的补角(成锐角)称为Q角，正常为13°～15°(图9-5)，反映骨盆、下肢和足的位置关系。测量Q角，可以通过X线和体表定位两种方法来进行；但多数学者认为体表定位法，即通过髂前上棘、髌骨中点和胫骨结节的连线进行测量，方法简便、可靠。

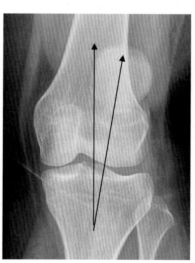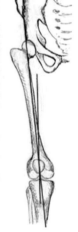

图9-5　Q角的测量

经研究证明，人类髌股关节具有典型的三维运动特点，因此Q角应该是随屈膝而不断变化的"空间角"。为了临床应用，陈世益等引入"平面Q角"的概念，以区分不同屈膝角度时的Q角变化，揭示了Q角先增大后减小的趋势，发现Q角在屈膝20°～30°时最大，因为，此时髌骨骑跨在股骨髁上方，尚未进入股骨滑车沟槽内，处于最不稳定的状态。如果髌骨受到侧方暴力或股骨外旋动作，容易导致髌骨向外侧脱位。临床所见的髌骨脱位大多发生在屈膝20°～30°。另外，增加股骨前旋可引起相对于胫骨的股骨内旋，从而导致Q角变大。髌股关节面的接触在膝关节的屈伸过程中，髌股关节面之间的接触区域存在着动态的变化过程。在膝关节完全伸直时，髌股关节面之间是分离的。髌股关节面接触自屈膝15°时开始，首先接触的是外侧关节面，内侧关节面要待屈曲到30°～40°时才接触。在膝关节屈曲过程中，小于90°时，髌骨关节面的接触区域自远端向近端移动；90°时接触面主要集中在髌骨关节面的上极；超过90°接触面又回到了髌骨关节面的中部。屈膝超过120°的髌股关节面的接触区域尚有争论。研究发现，在膝屈曲达135°时，髌骨关节面为相互分离的内外侧区域与相对应的股骨内外侧滑车相接触。Grelasmer等和Kwak等认为在屈膝超过120°时，仅剩内侧的小关节面(odd facet)与股骨内侧髁保持接触。另外，值得重视的是，当膝关节屈曲达到70-80°时，出现了股四头肌腱与股骨髁滑车的接触，即"腱股接触"，并且随着屈膝角度的增加，腱股接触区域也加大，腱股接触对于调整髌骨接触面积与压力有重要意义。

髌骨最主要的生物力学作用是在伸膝时延长力臂，传导伸膝肌力。膝关节伸展的力矩等于股四头肌肌力乘以力臂。髌骨使股四头肌腱前移，从而增加力臂长度，增加伸膝的力矩。根据屈膝角度不同，髌骨自由变化倾斜角度。膝关节伸直时，作用在髌腱上的力更大，当屈曲时，作用在股四头肌上的力更大。对上述概念的理解有助于髌腱和股四头肌腱损伤后，制定合理的康复计划。

髌股关节接触应力是髌骨与滑车挤压作用力的结果，是股四头肌和髌腱张力的合力。平地行走时，髌股关节面之间的应力约为人的体重一半；上、下楼时可达体重3.3倍。Crelsmer等研究膝关节闭链运动中的髌股关节接触应力时发现，在膝0°～90°的屈曲过程中，由于髌股关节作用力(patella-femoral joint reaction force, PFJRF)增加的比例大于接触面积增加的比例，使作用于关节面的压强增大。正常负重活动时，髌股最大应力出现在屈膝70°～80°时。当膝关节屈曲超出此角度时，股四头肌腱开始直接与股骨滑车接触，髌骨受力因腱股接触应力转移到股四头肌腱而降低。比如深蹲和爬山，由于"腱股接触"增大了有效接触面积，尽管髌股应力在膝关节屈曲时增加，但总的接触面也随膝的屈曲而增加，分担了髌股关节的接触压力，关节面的压强变化不大，对保护关节软骨的正常应力有重要意义。高位髌骨腱股接触延迟，可能并发髌骨软骨损害。

髌股接触应力随股四头肌力矩增加而增大。体重和身体中心到膝关节中心距离的改变可影响股四头肌的力矩。这有助于理解为什么髌骨关节炎的患者在上下楼梯时通过调整身体姿势或用手支撑可减轻髌骨压力。

四、髌股关节的稳定机制与髌骨不稳的相关因素

正常髌骨在膝关节屈伸活动时有一定的运动轨迹，并保持髌股关节良好匹配。如果髌骨活动轨迹改变将导致髌骨不稳，髌股关节匹配关系改变导致髌股关节面应力异常增加，引起软骨损伤。髌股关节的稳定由肌肉提供的动力性稳定和周围韧带提供的静力性稳定共同维持。当膝关节从完全伸直位到屈曲20°时，髌骨位于股骨滑车沟槽的上方，由韧带和肌力共同作用维持其稳定性。髌骨内侧稳定性由股内斜肌收缩和内侧髌股韧带的紧张决定，外侧稳定性由外侧支持带决定。屈膝25°后髌骨开始进入滑车沟槽，此时髌骨与滑车的骨性吻合度决定髌骨的稳定性。其中髌骨内侧支持带是对抗髌骨外移的重要结构。因此，良好的髌骨周围结构及其力学平衡，对维持髌骨的正常排列具有重要作用。

1.动力性稳定机制

股四头肌收缩时各肌肉之间的力学平衡是保持运动中髌股对合的动力结构。股四头肌的内侧头附着于髌骨内缘的上1/3～1/2，其收缩时产生的力线与下肢的机械轴构成了向内上方50°～60°的角，有对抗髌骨外移的动力性稳定作用。Fulkerson等研究发现，部分髌骨

不稳患者的内侧肌止点位于髌骨上极，造成肌肉收缩时产生垂直力线，增加了髌骨的外移趋势。McConnell等发现，股内侧肌与股外侧肌同步收缩是发挥其动力性稳定的关键。因而，股内侧肌的起点异常或肌肉收缩失去同步，可以导致髌骨运动轨迹的异常。

股内斜肌是股内侧肌的一部分，它由不同的神经支配，并且整个纤维止于髌骨的内上面与纵轴的夹角约成65°。在髌骨的止点可能存在解剖学的变异。纤维止点越偏内侧，内侧稳定作用越大。偏上部的纤维止点改变力的矢量，减少了内侧稳定力，并可导致外侧不稳。

2.静力性稳定机制

髌骨的内外侧支持带是维持髌骨排列的静力性平衡机制。Conlan等通过解剖学和生物力学研究发现，髌骨内侧支持带分为四个部分：内侧髌股韧带（medial patellofemoral ligament，MPFL）、内侧髌旁支持带、内侧髌骨半月板韧带、内侧髌胫韧带。其中MPFL起自内收肌结节止于髌骨内缘的上2/3，是内侧支持带中最重要的静力性稳定因素，它提供了内侧支持带总张力的53%。在急性损伤中发现内侧髌股韧带撕裂；而在慢性病例中会出现内侧髌股韧带松弛。相对于内侧结构的稳定作

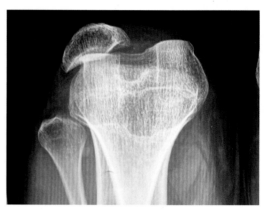

图9-6　髌骨向外半脱位，股骨外髁低平

用，髌骨外侧支持带的紧张则会造成髌骨向外倾斜，髌骨外侧缘的下沉（图9-6）。过度紧张的髌骨外侧支持带可以造成外侧髌股关节面的压力增高症（elevated lateral pressure syndrome, ELPS）。

无论静力性、动力性因素还是解剖结构异常，都可造成髌股关节不稳。下肢的骨性解剖结构异常、股四头肌力量不平衡、髌股支持带和关节囊的张力失衡是引起髌股关节不稳的常见原因。解剖学研究表明，任何使Q角增加的因素如膝外翻畸形、胫骨结节外移、胫骨外旋、股骨前倾角增大、髌骨发育不良及高位髌骨都可导致下肢力线异常和髌骨运动轨迹改变。

膝关节周围的软组织结构是维持髌股关节动力性和静态性稳定的重要因素。股外侧肌与股骨的额状面呈7°～10°角，构成向外侧牵拉的力量，伸膝时膝关节外翻角使髌骨受到向外牵拉的力量。股内侧肌长头肌纤维与斜头肌纤维分别以15°～18°角和50°～55°角向内侧牵拉髌股关节。股内侧肌斜头（VMO）的主要功能是对抗股外侧肌的牵拉力以稳定髌骨，是髌骨的动力性稳定因素。

静力性因素包括正常髌骨的形状、正常股骨髁形状、正常髌股间距以及由髌股韧带与髌胫韧带的内侧关节囊的张力。若股四头肌力和髌股支持带的力量不平衡，可以造成髌骨的运动轨迹改变，髌骨长期处于向外脱位倾向的状态，增加髌股关节软骨面的压应力，股骨髁和髌骨长期处于应力摩擦下，容易导致关节软骨退变，是骨性关节炎的常见诱因。

解剖学发现髌内侧支持带分为浅、深两层。浅层较薄，向上与股内斜肌腱膜相延续，向前内侧越过髌骨和髌韧带与髌外侧支持带浅层相延续，向后与覆盖股薄肌、缝匠肌的筋膜相连，向下附着于胫骨内侧缘。深层包括内侧髌股韧带（MPFL）、内侧髌胫韧带（MPTL）和内侧髌半月板韧带（MPMl）。内侧髌股韧带纤维横行走行且较为致密，是将髌骨固定于股骨的主要结构（图9-7）。有人力学试验证实MPFL是最重要的内侧稳定结构，

可以提供50%的髌内侧限制力。MPMl与MPTL分别提供24%和13%的限制力。同时发现，VMO的部分纤维止于MPFL髌骨侧止点附近。所以VMO不但是髌骨内侧的直接动力稳定结构，同时还通过牵拉MPFL使其紧张，并于屈膝20°～30°时使髌骨进入股骨滑车，起

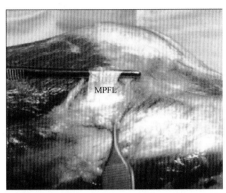

图9-7 髌股支持带股骨髁附着部分

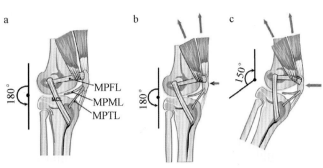

图9-8 股内侧肌斜头(VMO)对抗股外侧肌的牵拉力量稳定髌骨

到间接稳定作用（图9-8）。

第二节 髌股关节不稳诊断及修复重建

一、髌股关节不稳诊断

急性髌骨脱位常发生在年轻人，平均年龄大约在20岁，首次脱位年龄偏小的患者复发率更高。早期研究显示女性更易发生髌骨脱位。然而近期有资料表明，髌骨脱位的发病率似乎没有性别差异。

引起复发性髌骨脱位的原因较多，多由于一种或多种潜在的膝关节及其周围解剖结构的异常所致。髌骨和股骨髁的形状、髌支持带和关节囊的张力以及股内侧肌斜头的牵拉力，是维持髌股关节动力性和静态性稳定的因素。无论是静力还是动力性因素异常，都可造成髌骨向外脱位。膝外翻、股骨前倾角加大、胫骨向外旋转、胫骨结节外移等骨性结构异常，均可导致髌骨运动轨迹改变，引起髌骨半脱位。

1.临床表现

髌股关节不稳主要表现为急性或慢性髌骨脱位。髌骨移位可发生在上方、下方、内侧和外侧，但最常见的还是髌骨向外侧脱位。慢性髌骨不稳应区分是创伤性髌骨不稳，还是非创伤性髌骨不稳。创伤性髌骨不稳在首次脱位时有明确外伤史，伤后关节肿痛、活动受限、关节腔积血等临床表现。

髌股关节不稳临床表现为上、下楼梯、行走或跑步时膝关节突然打软腿和无力，有时难与髌骨软化症鉴别。患者最常见的主诉是旋转运动中膝关节不稳或错位感，奔跑突然转向的情况下，突然髌骨向外滑脱，膝关节疼痛、绞锁、不能主动屈伸活动，有时被误诊为半月板损伤或交叉韧带损伤，常常发生漏诊或误诊。如果髌骨固定于脱位的状态，诊断并

不困难。然而，很多情况下髌骨多自行复位，诊断比较困难。尤其是慢性髌骨不稳患者主诉更加模糊。

临床检查发现膝关节肿胀，首次脱位急性期或创伤导致的复发脱位，患者常表现为大量的关节内积血，浮髌试验阳性，骨软骨骨折的病例，膝关节穿刺可抽出新鲜的血性液体，穿刺液中有脂肪滴，可作为骨软骨骨折的证据。

股骨内髁内收肌结节至髌骨内缘的连线上压痛，向外推动髌骨并屈膝，可能引起恐惧感，害怕髌骨发生再脱位，称恐惧试验阳性。髌骨倾斜试验，外侧支持带紧张，髌股关节研磨试验阳性。

髌骨不稳的检查，将髌骨纵向分成四等分，尽可能将髌骨向内和向外推移，髌骨向外侧滑动3/4或更多时提示内侧结构松弛。向内侧滑动1/4说明外侧结构紧张，滑动3/4或更多时说明髌骨过度活动。

2.影像学检查

影像学检查有助于诊断和发现高位髌骨或滑车发育不良。传统的Q角测量是一个有价值的检查，正常值：男性$8°\sim10°$，女性$15°\pm5°$，计划实施髌骨手术时应测量Q角。部分患者髌骨外侧可扪及条索状紧张的外侧支持带，髌骨研磨时疼痛提示髌股关节软骨损伤，可能继发骨关节炎。

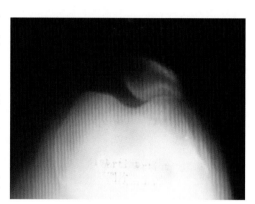

髌骨轴位X线片显示髌股关节间隙不对称，髌骨向外倾斜移位（图9-9）。急性髌骨脱位发生骨软骨骨折高达46%，髌骨脱位自行复位后照X线片可能正常，有的关节内有骨片影，应想到骨折碎片从髌骨内侧缘撕脱。CT扫描可显示髌骨向外侧偏移（图9-10），

图9-9　髌骨轴位X线光片显示髌骨
向外倾斜、移位

间隙不对称或骨折片。MRI可以显示关节腔积液和内侧支持带撕裂（图9-11），其诊断敏感性为81%～87%。关节镜检查可以明确诊断内侧支持带撕裂（图9-12），其敏感性为94%～100%。

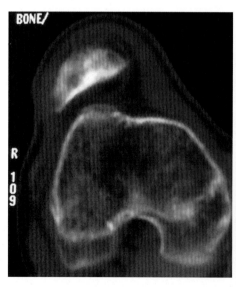

图9-10　CT显示髌骨向外侧偏移，间隙不对称

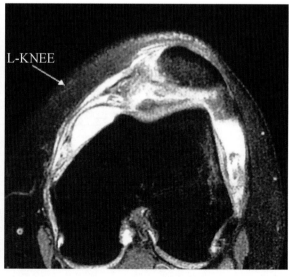

图9-11　MRI显示关节腔积液和内侧支持带撕裂

二、髌股关节不稳修复重建

髌骨不稳的治疗原则是减少向外脱位的牵拉力量，增加向内的牵制力量，恢复髌股关节的正常运动轨迹，避免髌股关节软骨继发性损伤。据报道治疗髌骨关节不稳有上百种手术方法，这些手术大体上分为五类：外侧支持带紧张松解术、伸膝装置的近端重排、伸膝装置远端重排、伸膝装置远近端联合重排、髌骨切除并伸膝装置的重排。髌骨不稳的治疗没有金标准，总体疗效并不满意。

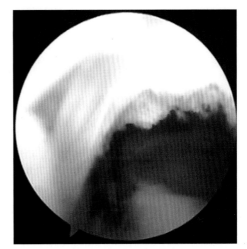

图9-12 髌支持损伤

（一）非手术治疗

保守治疗主要是制动与康复。目前没有证据表明髌骨脱位制动的疗效，制动和早期活动与疗效无明显的相关性。创伤性髌骨不稳通过对症治疗、理疗、外固定和股四头肌练习等方式，缓解症状、恢复肌力平衡和本体感觉。外固定可选择护具和胶带，主要目的是改变髌股关节面的接触面，避免运动对关节进一步磨损。另外，还可以对抗股外侧肌牵拉髌骨向外侧移位的应力。股四头肌内侧头的力量训练，是康复训练的重要环节。在功能锻炼中应根据软骨损伤部位，决定训练时膝关节的屈伸范围；尽量减少损伤部位的载荷，避免引起疼痛的因素。

（二）开放手术治疗

越来越多的学者对创伤性髌骨脱位主张手术治疗。手术治疗髌骨不稳的指征：保守治疗无效、骨软骨骨折游离体形成、复发性膝关节不稳。髌骨近端重排和远端重排术是较传统的手术方法，髌骨重排术的治疗机理是通过改变髌股关节面的习惯性接触区域，降低软骨损伤部位的摩擦挤压应力，从而缓解疼痛的症状。近端重排纠正髌骨侧方移位，如松解外侧支持带、紧缩内侧支持带、修复内侧髌股韧带，重建和加强股四头肌内侧头。对严重的排列紊乱、复发性不稳、Q角过大或先前行近端软组织重排失败的患者，需要进行远端骨性重排手术。远端重排行髌韧带内移、胫骨结节内移或髌韧带紧缩等。通过术式改变力线，减少髌骨的移位达到纠正髌骨三维空间的对位异常的目的。髌骨重排术主要是根据纠正Q角异常而设计的，但应注意Q角是正常存在的解剖特征，应避免Q角的矫枉过正，造成髌股关节运动轨迹的异常使手术失败。

胫骨结节移位术是对成年患者伴有严重Q角以及明显的胫骨外旋或股骨前倾设计的（图9-13）。通过胫骨结节内移达到远端重排。当髌骨不稳伴有软骨损伤时，胫骨结节内移重排同时减轻髌骨生物力学负荷。

滑车截骨术目前很少应用在先前重排手术失败以及有滑车发育不良的病例。滑车成形术指通过滑车沟的磨削加深，或通过截骨抬高外侧滑车嵴来加深滑车。从生物力学方面来考虑，这些操作增加了髌骨

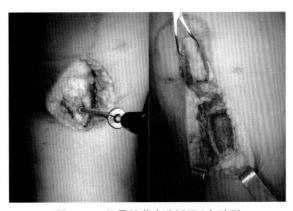

图9-13 胫骨结节内移矫正Q角畸形

259

外侧面的接触力。最近研究表明，尽管加深了滑车的深度，但滑车成形术的临床疗效并不满意。

（三）髌骨不稳微创治疗方案的选择

正常情况膝关节伸直位，髌骨向外轻度骑跨，在此位置观察尚不能确定髌骨是否是半脱位。膝关节从完全伸直到屈曲30°～40°此时髌骨进入滑车沟应居中，髌股关节匹配良好。在此位置髌骨持续外倾或外侧关节面越过股骨外髁缘，提示为髌股关节运动轨迹不正常。急性髌骨脱位保守治疗再脱位发生率达20%～40%，未经有效治疗可发展成习惯性髌骨脱位，又称为慢性髌骨不稳。反复髌骨脱位时髌骨软骨面与股骨外髁长期摩擦，滑车与髌骨关节面发生不同程度的软骨磨损，可以进展成骨关节炎（图9-14）。

Insall描述的广泛的切开重建治疗髌骨不稳已经被摒弃（图9-15）。在关节镜辅助下微创解剖修复和重建内侧支持带与髌股内侧韧带，现已成为最常用的修复方法。

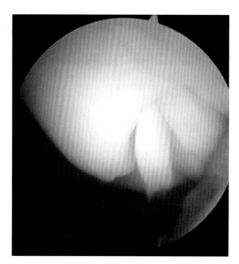

图9-14 髌骨脱位软骨损伤

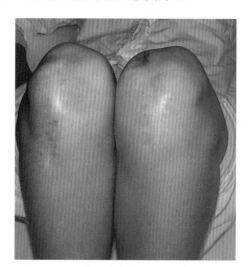

图9-15 复发性髌骨半脱位，开放手术外侧支持带松解后复发

通过膝前和髌上外侧入口，关节镜检查髌股关节匹配性，是否有股骨滑车发育不良、髌股关节软骨是否有损伤以及髌股内侧韧带损伤的部位。症状轻者，可采用内侧支持带紧缩术，紧缩手术失败者伴有内侧髌股韧带松弛和严重的复发性髌骨不稳，可考虑内侧髌股韧带重建、外侧支持带松解术。髌骨发育畸形，非创伤性髌骨不稳、Q角＜20°、内侧髌股韧带完整，可选用近端内侧支持带紧缩术，外侧支持带挛缩者行松解术。对于骨骼发育未成熟的患者，建议先采用软组织手术，而不是骨性手术，以避免损害骨骺生长板。

外侧支持带松解术的适应证：临床上有明显的髌骨运动轨迹或动力学异常者；髌股关节X线片显示髌骨向外骑跨或倾斜，提示外侧髌骨运动轨迹异常；髌骨向外侧半脱位或脱位。对髌骨不稳伴髌骨过度外移或Q角过大，接近或超过20°的患者，在做外侧支持带松解的同时行力线调整手术。

创伤性髌骨不稳关节内有黄褐色的含铁血黄色沉着，关节内有游离软骨碎片和出血，说明由髌骨脱位伴髌股关节撞击所致。治疗方案是修复创伤导致的髌股关节结构损伤，而非必须采用胫骨结节截骨、滑车截骨术。尽管在解剖上存在髌骨脱位的因素，不要过于激进的去矫正某些先天性发育缺陷，以免手术创伤大而影响手术效果。通过术前查体、MRI、关节镜检查，综合判断内侧髌股韧带损伤情况，根据损伤的具体情况决定重建方式。

（四）关节镜下外侧髌股支持带松解

经标准的前外侧入口插入30°关节镜，观察髌股关节、髌骨和股骨远端滑车沟的关节面。髌股关节运动轨迹向外位移，屈膝活动时髌骨向外侧移位、倾斜半脱位（图9-16）。

外侧支持带松解前，应进行全面系统的膝关节检查，发现是否存在其他病变，修整髌骨关节损伤的部位。用拇指和示指推移活动髌骨，观察整个髌骨关节面的活动情况。动态观察髌骨的运动轨迹及髌股关节。关节镜检查完成后，在皮下组织与关节囊外，采用关节镜监视下等离子刀潜行松解挛缩紧张的外侧髌股支持带。外侧髌股支持带松解有助于恢复髌股关节的运动轨迹，解除外侧髌股关节的压力，避免外侧髌股关节软骨磨

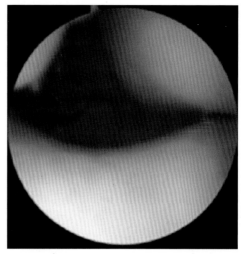

图9-16 关节镜下髌骨向外半脱位

损。关节镜下修整髌股关节软骨创面（图9-17），取出脱落的软骨碎片和游离体（图9-18），避免软骨碎片造成关节内绞锁症状。

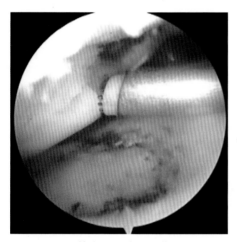

图9-17 等离子刀清理关节软骨创面

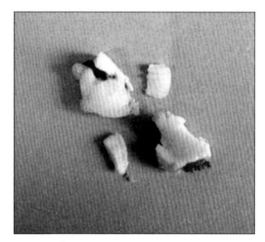

图9-18 关节镜下取出的髌股关节上脱落的软骨片游离体

Schonholtz等报告了35例经外侧小切口做外侧支持带松解术的疗效，其中22例平均随访了4年。术前诊断髌骨脱位8例，复发性髌骨半脱位7例，没有髌骨不稳定但有髌前痛7例。行外侧支持带松解后67%症状得到了改善。单纯髌骨痛无不稳的7例中仅1例获得满意结果。Sherman等报告了45例复发性髌骨半脱位或脱位史的患者，关节镜下行外侧支持带松解术。平均随访28个月，11.1%获得极好效果，64.4%的症状改善，24.5%的效果差，其中复发性脱位较半脱位效果差。Aglietti等报告了45例关节镜下外侧松解术，平均随访4年，因髌骨痛而接受手术的患者中60%获得了满意结果，髌骨不稳定的患者中68.5%获得了满意结果。疼痛组预后不理想的因素是由于松解不完全，髌股关节运动轨迹没有得到纠正。Kolowich等总结了117例外侧松解的结果，认为术前诊断为外侧髌骨压迫综合征者结果最好，髌骨不稳定的手术结果无法预测。髌股关节不稳的常见原因有外侧髌股支持带和关节囊紧张、髂胫束和股二头肌挛缩，在临床上我们发现多数髌骨不稳的患者，除了有外侧髌

股支持韧带紧张外，膝内侧髌股支持带松弛和股内侧肌斜头的力量低下是常见的原因。因此，调整髌股支持带的平衡具有重要价值。

经外上或前内入口插入关节镜，先将等离子刀插入前外入口，在关节镜引导下从髌骨外上角向下延伸到髌腱外缘扩展部，将滑膜和外侧支持带切开（图9-19），支持带松解直到股外侧肌纤维处，等离子刀可达到止血目的，减少术后出血并发症。有时等离子刀必须在内上或外上入口才能完成最后部分的松解。也可在髌骨外侧缘切开5mm置入关节镜穿刺锥，沿髌股支持带与皮下组织之间插入关节镜和等离子刀，潜行松解髌骨外侧缘的髌股支持带。向近侧和远侧完成松解后，膝关节完全伸直，用拇指和示指抓住髌骨行推移倾斜试验。手术松解完成后，关节镜监视下动态观察髌骨的运动轨迹情况，如果仍有不稳和向外脱位的倾向，则应进行内侧髌股韧带重建术。

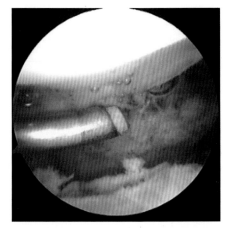

图9-19 等离子刀清理滑膜及松解髌股支持带

（五）肌腱游离移植重建内侧髌股韧带

临床上发现单纯的外侧髌股支持带松解术后，多数病例在屈膝活动时髌骨仍有向外倾斜和不稳的表现，其原因是髌内侧支持带松弛，缺乏牵制髌骨向外位移的力量。因此，内侧髌股支持带重建，可增加牵制向外位移的力量，对维持其稳定性具有重要的作用。取自体半腱肌腱游离移植作为内侧髌股支持带重建材料，具有良好的临床疗效。

内侧髌股韧带重建有三种固定方法：髌骨横行双隧道U形固定法、髌骨内缘肌腱缝合捆绑包埋固定法和金属锚钉缝合固定法。

1. 髌骨横行双隧道U形固定法

采用直径 3.0 mm 的钻头与垂直髌骨的纵轴平行钻2个骨道，两个骨道间距15mm（图9-20），取自体半腱肌腱两端编织缝合，从髌骨的内侧骨孔穿到髌骨外侧缘，再从另一个骨道的外缘牵入骨道，游离移植肌腱呈"U"形或半环形将髌骨牵向内侧（图9-21），肌腱编织缝合并通过皮下隧道进入深筋膜层，再牵入股骨内髁的骨道内拉紧后（图9-22），关节镜下观察髌骨运动轨迹正常（图9-23），最后用可吸收界面螺钉固定（图9-24、图9-25）。

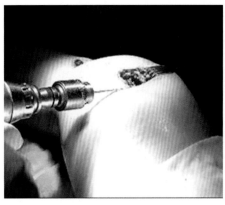

图9-20 平行髌骨的纵轴在髌骨中段钻2个骨道

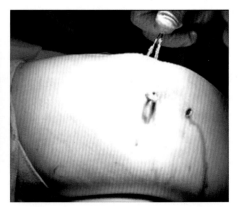

图9-21 肌腱U形穿入髌骨骨道内

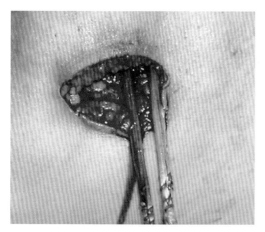

图9-22 肌腱穿入髌骨骨道内
从髌内侧牵出拉紧

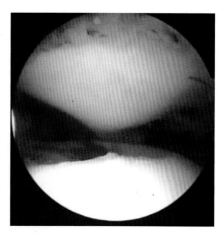

图9-23 髌股关节运动轨迹恢复
髌骨脱位纠正

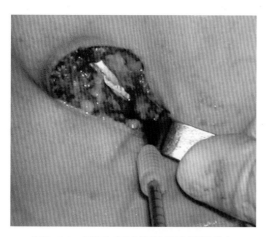

图9-24 界面钉固定肌腱于股骨隧道内

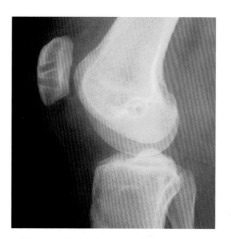

图9-25 肌腱移植重建内侧髌股支持带

2.髌骨内缘缝合捆绑包埋固定肌腱法

沿髌骨内缘切开皮肤、皮下组织2cm达髌骨内缘骨质。用直径1mm的克氏针,于髌骨中段和上段的内缘,距髌骨内缘5mm钻3～4个孔,孔间距5mm,每个骨孔分别穿1股爱惜邦2号不可吸收线,将肌腱分别缝合打结固定,然后将软组织连续缝合包埋肌腱(图9-26)。从股骨内收肌结节向对侧打入导针,用直径4.5mm空心钻沿导针贯通隧道。然后用直径6 mm空芯钻扩大内侧骨隧道30mm。将肌腱移植物编织缝合好,在皮下组织与髌骨内侧支持带之间穿到股骨隧道内口处,再通过带孔导针缝线牵引,将肌腱末端通过隧道内口拉入股骨隧道内,于外侧拉紧肌腱牵引线,关节镜监视下检查髌骨复位良好。于股骨隧道内口拧入1枚7mm×20mm界面螺钉固定肌腱。关节镜检查确定髌骨运动轨迹恢复正常。

3.金属锚钉固定法

常规显露髌骨内缘,于MPFL的正常髌骨止点处选取进钉点,间距2cm,进钉方向平行于髌骨横轴,置入缝合锚钉(图9-27)。将取好的自体半腱肌腱两端编织缝合后,中段附着于髌骨内缘,将锚钉尾线分别打结固定肌腱。其他手术步骤同上所述。

如何将游离移植肌腱固定在髌骨缘和股骨内髁是一个十分重要的环节。以上三种固定

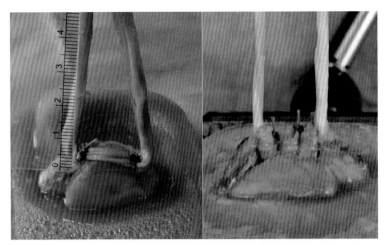

图9-26　髌骨内缘缝合捆绑包埋固定游离肌腱

方法各有千秋。肌腱髌骨双隧道"U"形半环固定法固定牢靠、费用低廉。但是，髌骨钻孔后，可降低髌骨的强度，有发生髌骨骨折的危险。双隧道U形固定法不适合于髌骨发育不良的患者。髌骨内缘钛合金锚钉固定肌腱法，手术操作简便，创伤小，对骨质干扰少，适合于髌骨发育不良的患者。但是，钛合金缝线锚钉价格昂贵，增加医疗费用，金属锚钉将永久存留体内，其生物力学固定强度较其他两种方法低是其缺点。髌骨内缘包埋固定法有手术创伤小、固定确切、无异物存留和节约成本费用等优点，临床效果良好。生物力学试验国人正常MPFL平均最大抗拉强度为150.5N，缝线捆绑包埋固定法抗拉强度平均285.8N。由此可见，缝线捆绑包埋固定法抗拉强度足以达到髌骨固定所需。

Schottle也报道了使用金属锚钉固定自体半腱肌肌腱进行MPFL重建的方法。不同点在于他的方法中，以咬骨钳咬除髌骨内缘移植肌腱接触

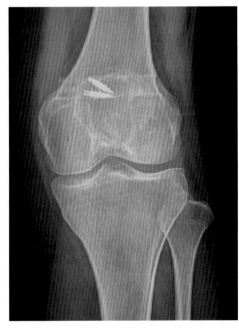

图9-27　平行于髌骨横轴，在髌骨中上段置入缝合锚钉

位置的骨皮质，形成粗糙骨面。他认为这样可能会增加腱骨愈合。研究中有12例（15膝）患者，以此方法进行MPFL重建，术后平均随访47个月，一例患者术后双侧发生再脱位，所有患者术后功能评分有显著提高，有效的恢复髌骨稳定性，无髌骨疼痛及髌骨高压并发症。我们在临床应用中未去除髌骨皮质骨，因为生物力学实验证实失去皮质骨会影响固定强度。

总之，关节镜下手术可准确评估关节软骨损伤的部位、范围和程度，并对软骨损伤进行微创治疗；关节镜下外侧髌股支持带潜行松解创伤小，有助于保持关节囊的完整性，防止关节内粘连；肌腱游离移植内侧髌股韧带重建，关节镜下可有效调控髌骨的运动轨迹，避免盲目性，防止矫枉过正或不足。任何一种术式均不能解决所有不同病因引起的髌股关节不稳。

一、股四头肌腱与髌腱的功能解剖

髌腱起于髌骨下极，部分髌腱可起于髌骨后面下部的无软骨区，止于胫骨结节（图9-28），长约43mm，受隐神经髌下支支配。髌腱两侧有3个血管蒂，称为上、中、下极。内侧血管来源于膝下内动脉和膝降动脉，外侧血管来源于胫前返动脉和膝外侧动脉。此外，髌后血管、胫骨结节上血管和上述血管网吻合，主要由下极进入。绝大部分髌腱纤维附着于髌骨前面远端2/3部分。髌腱在髌骨附着部为新月形，其内侧附着点低于外侧附着点约1.25cm，髌骨下极位于髌腱中线内侧，髌骨下极内侧的髌腱纤维约占39％，因此在取"骨-髌腱-骨"时不能将髌骨下极当作髌腱中线的标志物。

髌腱近端薄而宽，宽度约31.9mm，往远端变得厚而窄，宽约27.4mm。髌腱前部纤维比后部纤维更长，前方纤维与髌腱轴线2°成角，后方纤维为4°成角。研究发现髌腱前、后侧纤维在膝关节屈曲时受力不一致。Haraldsson等研究显示髌腱内侧纤维弹性模量为（1231±188）MPa，外侧为（583±122）MPa。外侧髌腱弹性模量小于内侧髌腱弹性模量，这意味着髌腱内、外侧受到同样的拉伸应力，可以在髌腱外侧导致更大的应变。髌腱在膝关节不同屈曲程度时受力也不一样，Powers等使用10具尸体标本对股四头肌加载

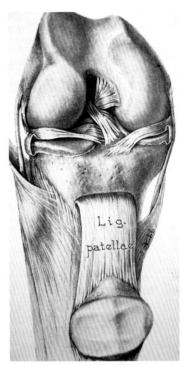

图9-28　髌腱解剖示意

276N，使用弯曲力转换器，在膝关节屈膝0°、20°、40°及60°时测量髌腱张力，屈膝0°时，髌腱张力为（176.6±34.9）N，随弯曲角度增大，所受张力减小，屈膝60°时达到（113.4±27.3）N。

髌腱是冠状面上髌骨的限制性结构，限制髌骨上移，同时具有将力量传导至下肢的作用。髌腱的异常形态可提示髌腱相关病理状态，髌腱异常增厚提示髌腱腱病，髌腱过长提示高位髌骨，过短提示低位髌骨。

股四头肌是伸膝装置中唯一的动力性结构，由股直肌、股内侧肌、股中间肌和股外侧肌四部分组成，各块肌肉在近端有各自不同的起点，在股骨下缘合成为一块强大的股四头肌腱止于髌骨上极，部分腱组织包绕髌骨，向下延伸为髌腱止于胫骨结节（图9-29）。股四头肌从外向内分为三层：第一层股直肌，第二层股内侧肌和股外侧肌，第三层股中间肌。

股直肌是长而厚纺锤形双羽状肌肉，是股四头肌各部分中唯一越过髋关节、膝关节的肌肉，其起点呈分叉状，直头起于髂前下棘，反折头起于髋臼上缘。股直肌止于髌骨上极前部，其表面纤维延伸覆盖髌骨前方，并向下形成髌腱。股直肌由股神经支配，其肌支2～4支，发自股神经外侧束。肌支沿股直肌的内后侧缘向下走行，偶有1肌支较早进入肌肉的上1/2。股直肌主要功能是向上牵拉髌骨，起伸膝启动作用。由于跨越髋关节，因此，

股直肌还有屈髋作用。

股内侧肌位于大腿前内侧，为扁平而宽厚的肌肉，起于转子间线下部至粗线的内侧唇和内侧肌间隔，远端以肌腱止于髌骨内侧缘的上2/3。股内侧肌由股神经分支支配，在整个伸膝过程中起作用。1968年Lieb等首先描述股内侧肌分为网状筋膜分隔的2个部分。近端的股内直肌(vastus medial longus, VMl)与股骨长轴成15°角，由L3～4的神经纤维支配，主要功能为向上牵拉髌骨。远端的股内斜肌(vastus medial obliques，VMO)起于长收肌、大收肌肌腱及内侧肌间隔，止于髌骨和内侧支持带，甚至延续至髌腱，表面与股直肌汇合，与股骨长轴成55°角，由L1～3的神经纤维支配，其神经支配不仅来自股神经

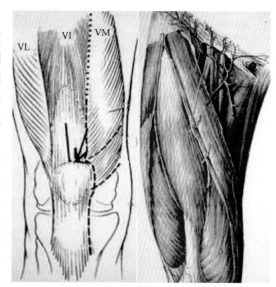

图9-29 股四头肌与髌腱示意

的独立分支，而且有隐神经的分支支配，是唯一具有将髌骨向内、向后侧牵拉作用的动力结构，在向内稳定髌骨的同时，还可以增加其他伸膝肌肉的有效性。在股四头肌萎缩时，股内斜肌萎缩最先出现且最难恢复。股内斜肌大部分纤维在髌骨近端10～25mm处变为腱膜，通过股四头肌腱附着于髌骨，只有很少一部分股内斜肌下部的纤维直接附着于髌骨上缘下方，股内斜肌在控制髌骨内侧稳定中并没有起重要的作用。

还有一些学者认为股内侧肌分为三部分：上束与股骨长轴呈45°；中束与股骨长轴呈56°；下束与股骨长轴呈56°。上束和中束止于股直肌，协助股直肌起伸膝作用，下束止于髌骨，起向内牵拉髌骨的作用。由股神经的2个分支支配，外侧支支配上束，内侧支支配中束和下束。

股外侧肌是股四头肌中最大的部分，呈扁平状。起点较长，附着于股骨粗隆间线上部的腱膜上，大转子前下边界至臀肌粗隆外侧缘以及股骨嵴外侧缘上部，并起自外侧肌间隔。股外侧肌远端附着于髌骨外侧缘的上1/3，在冠状面上与股骨长轴成35°±4°角，有向外牵拉髌骨的作用。股外侧肌由股神经支配，其肌支多发自股神经的外侧束，股神经在近端和远端各有2个分支从前上至后下支配股外侧肌，位置偏外侧，故肌支较长，进入肌肉的位置亦较低，手术入路从中外侧切开时，可以导致神经损伤。Hallisey等认为股外侧肌也存在解剖学上独立的一束股外斜肌，与股外侧肌肌腹以薄层脂肪隔开，止于髌骨之前与股外侧肌间隔交错，可以提供直接向外牵拉髌骨的力，在行外侧支持带松解时可以同时松解。

股内侧肌和股外侧肌融合成坚强的腱膜止于髌骨，但在股直肌止点平面下方，并向髌骨内外侧延续，以腱膜形式参与形成髌股内外侧支持带。在伸膝过程中，股内斜肌和股外侧肌相互协同作用，使髌骨在滑车沟内平滑地移动，顺利完成伸膝动作。从矢状面上来看，这两块肌肉均有牵拉髌骨向后的作用，可以将髌骨固定于滑车内，在接近伸直位时，可以维持髌骨稳定。从冠状面上来看，由于股内侧肌，特别是股内斜肌，是向内牵拉髌骨的唯一动力性解剖结构。当股内侧肌的解剖止点、肌力、肌肉启动时间等发生变化，将导致股内斜肌和股外侧肌之间的动力不平衡，影响髌股关节的运动轨迹，造成髌股关节相关疾病的发生。

临床发现髌骨脱位的患者中，股内侧肌的髌骨附着点往往更位于近端，这减少了向内

牵拉髌骨的力量，导致髌骨脱位的发生。如果从肌肉横截面来推断肌力大小，股内斜肌只占股四头肌面积的10%，而股外侧肌横截面积较前者更大。但由于其他因素，例如肌肉纤维类型等不同，股内斜肌产生足以抗衡股外侧肌的力量，以保持髌骨稳定。生物力学研究显示松解股内斜肌可以削弱髌骨在屈膝0°～90°之间的稳定程度。屈膝20°时，髌骨最不稳定，髌骨的稳定程度可以减少30%。Goh等发现松解股内斜肌可以使髌骨向外移位4mm，并增加髌骨外侧面的负荷。相反，股内斜肌负荷增加时，也可产生股内斜肌和股外侧肌的不平衡。有限元分析和生物力学研究发现，股内斜肌负荷增加时，可以导致髌腱近端外侧应力增加，可能促进髌腱腱病的发生。

动力学和运动学研究显示：在正常的髌股关节中，股内斜肌和股外侧肌的表面肌电积分比例(VMO∶VL)为1.0～1.3左右，股内斜肌早于或同时与股外侧肌发生激发。但髌股关节疼痛患者的VMO/VL较正常对照组更低，并且股内斜肌激发晚于股外侧肌。在髌腱腱病的患者中，VMO/VL较正常对照组更高，但两者激发顺序没有明显异常。

股中间肌为一扁平肌肉，起于股骨前面及外侧面上2/3，前面呈腱性凹陷以容纳股直肌，侧面纤维在股内侧肌和股外侧肌之间下行，并与两者融合。远端止于髌骨上缘和膝关节。其髌骨止点在其他三部分肌肉的后方、关节囊前方，并向内外侧延续增强髌股韧带。股中间肌主要功能为伸膝关节。股中间肌由股神经支配，其肌支数目较少，多为1～3支，可来自股神经总干、内侧束或外侧束。股四头肌血供多由旋股外侧动脉降支供应，该支起于股直肌深面，在股直肌和股中间肌之间向外下行走，沿途分支支配股四头肌各部分。

二、髌腱末端病

髌腱跳跃损伤（jumper's knee）又称"髌腱末端病"，多发生于奔跑、跳跃等田径运动者，也可发生于足球、篮球、排球和举重等项目运动爱好者，跳跃时肌肉强烈收缩，肌腱紧张，出现髌骨下极髌腱附着处疼痛。疼痛出现于运动中或运动后，并可逐步发展为疼痛综合征，休息时也会疼痛。髌腱末端病是退变，而不是炎症，髌腱所发生的变化更像是过度受力后的结果。

Blazina将其分为四期：一期运动后疼痛；二期运动时或运动后疼痛；三期同二期并伴有运动水平下降；四期肌腱完全断裂。

研究表明，髌腱的损伤可能与血供较差，愈合能力下降，肌腱内部胶原和各种蛋白结构的变化等因素有关。主要症状有髌骨下极疼痛，髌腱附着处有小的骨赘。疼痛应与Osgood-Schlatter's病（图9-30）相鉴别。后者的疼痛多位于髌腱在胫骨结节的远端止点。在成年患者中，断裂多见于髌腱的近、中1/3，表现为伸膝力量突然减弱，断裂时伴随疼痛而来的肌腱断裂声。断裂可能与腱中部的血供差，导致肌腱过度使用后的修复能力下降。其他与髌腱断裂有关的疾病有类风湿关节炎、系统性红斑狼疮、痛风、慢性肾衰竭、甲状旁腺功能亢进症、糖尿病和外周血管疾病等。

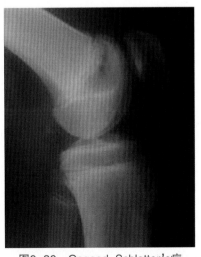

图9-30　Osgood-Schlatter's病

体格检查在患侧髌骨下极髌腱止点处压痛。检查者在患侧髌骨下极施以向上的力量，另一只手触压髌腱的深层止点，可引出普通触诊无法引出的压痛点。有时候，在膝关节不同的屈曲角度，用两个手指进行轻柔地触诊可扪及髌腱和腱旁组织的捻发感。嘱患者进行对抗或不对抗阻力的主动伸膝时也可引出疼痛。在一些急性期病例，可见到股四头肌的疼痛保护，使患膝不能达到主动完全伸直，应检查腘绳肌腱的紧张度和屈伸膝肌力是否平衡。

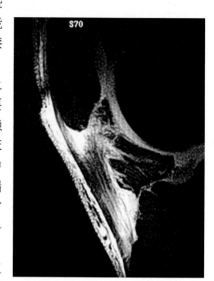

图9-31　MRI显示髌骨下极
髌腱止点高信号

X线平片可见髌腱中有钙化影，髌腱撕裂时髌骨上移呈高位。超声检查可用来辅助诊断，但不能做为主要诊断依据，因为其假阳性率较高，而且诊断准确性依赖于操作者，故其诊断可靠性不如MRI。MRI检查与临床及组织学检查发现有很好的相关性。肌腱病变在MRI中表现为髌骨下极止点附近信号增强（图9-31），伴有近端肌腱前后径增大。损伤位于髌腱的近、中1/3处也较常见。医师应牢记，MRI的作用是协助明确诊断，而体格检查的发现是确定治疗方案的依据。

髌腱末端病多数选择非手术治疗，疼痛缓解后着重渐进性恢复力量功能。保守治疗无效的病例行髌腱清理术，但需要6～12个月的恢复期。慢性病例保守治疗失败率约16%～33%。对于保守治疗失败的病例，可行病灶清理术或退变部分切除术治疗。手术方法主要有胫骨远端止点重排、切除退变组织、修复缺损与瘢痕、关节镜下病灶清理术等。近来有报道将关节镜下髌腱清理术与传统手术相比，尽管这两种技术在术后12个月时的成功率相同，但关节镜手术可允许早期恢复体育运动。肌腱末端病可以用射频气化电极进行消融治疗，髌腱术后有效率为46%～100%不等。

三、髌腱断裂

髌腱断裂相对少见。通常发生于40岁左右运动比较活跃的人群，大多数断裂发生在单侧肢体，个别也有发生双侧断裂的患者。

在主动伸膝时，股四头肌的力量通过髌腱传递至胫骨近端。上楼梯时髌腱承受的力为体重的3.2倍，举重运动员的髌腱断裂需要体重的17.5倍。有系统疾病的人发生髌腱断裂所需的力量要小得多。伸膝装置的张应力过高一般会导致髌骨横形骨折，因为髌骨是整个装置的薄弱点。由间接应力所致的髌腱断裂可能是慢性肌腱退化的末期表现。Kannus等对53例髌腱进行了研究，发现所有肌腱断裂均显示有原病理变化，而年龄相同的对照组完好的肌腱中只有1/3发现相似的变化。

年龄小于25岁的患者在发生髌腱断裂前其髌腱病的表现更严重，而年龄较大的患者较少诉严重的症状。有系统性疾病的患者更容易在非运动状态下发生髌腱断裂，这些疾病包括系统性红斑狼疮、类风湿关节炎、慢性肾衰竭和糖尿病等。髌腱断裂也见于长期全身应用皮质激素的患者，这类患者发生双侧断裂的危险性更大。在治疗髌腱病时接受过髌腱周围皮质激素局部注射的患者也会发生肌腱断裂。Kelly报道了13例髌腱病的患者中有8例在发生髌腱断裂前接受了2～3次髌腱内或腱周皮质激素局部注射。髌腱断裂还可以发生于取自体骨-髌腱-骨移植重建ACL术后，近端髌腱断裂或髌骨远端撕脱骨折通常发生于供区愈合前进行过度活动的患者。

跳跃时落地、快速上楼梯，突然出现疼痛伴随撕裂的响声，随即患肢不能负重。因为疼痛，屈膝活动度明显减少。患者通常有明显的关节积血和患肢负重功能丧失。必须排除关节内损伤。髌腱断裂最主要的体征是不能主动伸膝以及无法对抗重力维持伸膝状态。如果撕裂累及全层肌腱和支持带，则伸膝功能丧失。有时候只发生髌腱断裂，但大部分支持带纤维保持完好，可能残留部分伸膝功能。断裂刚刚发生后，可在断裂处触及

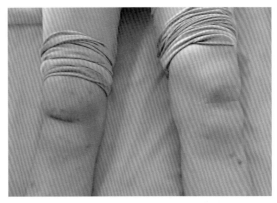

图9-32　双侧髌腱断裂髌骨上移

凹陷，髌骨的位置与对侧相比更偏向近侧上移（图9-32）。肌腱的缺损可能被血肿机化或早期瘢痕形成所延误诊断。查体会发现伸膝无力、股四头肌萎缩和髌骨高位。患肢负重行走的摆动期会有前冲式摆动，并在单腿支撑时有明显不稳。爬楼梯和从坐姿起立时非常困难。

　　X线平片检查侧位片可以发现髌骨高位（图9-33）。如果有髌骨下极撕脱，可以发现骨折碎片（图9-34）。高清晰度超声对急性和慢性髌腱损伤都很有价值，急性断裂肌腱全层发现低回声信号，而慢性撕裂肌腱断裂处可见肌腱增厚，正常回声信号中断。在MRI上，正常髌腱表现为均匀的低信号，前后方界限非常明确。髌腱断裂时可见腱纤维不连续，T2加权矢状位相信号增强。髌下脂肪垫可见出血或水肿。隐性撕裂诊断不明确或伴有关节内可疑损伤，MRI有助于明确诊断。

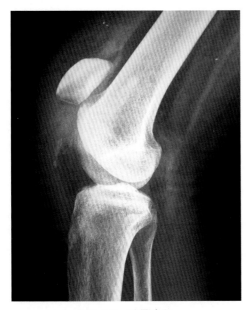

图9-33　髌骨高位

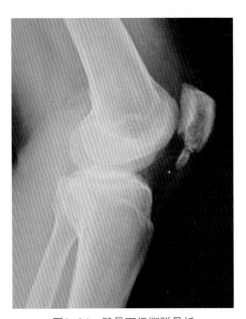

图9-34　髌骨下极撕脱骨折

　　髌腱断裂的治疗不应该考虑患者的年龄，而应在伤后尽快恢复伸膝机制。早期修复方法较多，有学者建议行端-端吻合辅以粗的可吸收线通过远近端骨道"8"字加强。手术在止血带控制下进行。前正中纵行切口，自髌骨中部至胫骨结节。将全层皮肤组织瓣向两侧分离，暴露髌腱及两侧支持带。清理肌腱断端，如果有髌骨下极或胫骨结节撕脱

骨折，则应去除无法行内固定的小骨块。分出两侧支持带的撕裂部予以修复。3～4根粗的可吸收线穿过胫骨结节后方约1cm的横形骨孔，引至近端，呈"8"字横形穿过股四头肌腱在髌骨近端的附着部。将缝线加压，但暂不打结。对于髌腱下极撕脱伤，可以在髌骨下极采用缝合锚钉缝合固定术，可达到肌腱牢固的固定在附着处的效果（图9-35）。术后屈膝90°检查缝合强度，如有需要则调整缝线张力。逐层关闭切口，加压包扎采用支具保护。

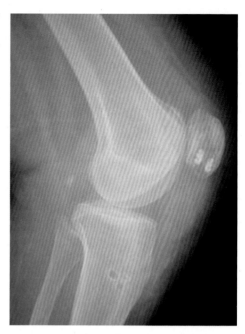

图9-35　缝合锚钉固定髌骨下极撕脱

损伤延迟至伤后6周很难进行端对端吻合。损伤与修复之间时间越长，股四头肌挛缩和髌骨高位的趋势越明显。髌骨和股骨之间可能形成纤维连接。断裂的肌腱末端进一步回缩并包裹在疤痕组织中。隐性撕裂的患者几个月后才治疗，已出现髌骨高位，膝关节被动活动度也减少。此类患者需要术前进行髌骨牵引。以骨圆针横行穿过髌骨中部，牵引数周时间，牵引重量2kg。每周复查膝关节侧位相，直至髌骨回到解剖位置。

对于髌腱挛缩明显、肌腱缺损者，可用自体阔筋膜或腘绳肌腱移植加强缝合修复，残留的肌腱在修复手术时可以修复。隐性断裂后的康复计划要比新鲜断裂修复后的计划更保守。支具保护6周，在此期间应进行轻柔的被动活动，继而行主动的全范围活动以恢复完全伸展度。偶尔需要有限的膝关节手法推拿来增加膝关节活动度。

四、股四头肌腱部分撕裂

股四头肌腱部分损伤较少见，表现为股四头肌腱区疼痛、伸膝无力，多为膝关节运动损伤，通常对股四头肌腱进行常规触诊无明显异常，重要的阳性体征是伸膝力量明显减弱，患肢能主动伸膝并不能排除部分股四头肌腱撕裂，应与对侧肢体进行伸膝力量的比较，但应注意检查时用力过大，有可能会导致肌腱完全撕裂，进行详细病史询问和认真的查体才能明确诊断。常规拍摄X线平片，一般无明显发现，但可以显示肌腱内退变和钙化。MRI是最好的诊断方法，可以鉴别损伤的位置和范围（图9-36）。

肌腱部分撕裂的范围超过50%时应建议手术修复。损伤小于肌腱的50%，且断端未回缩，可以戴支具制动6～8周保守治疗。随着病情恢复，逐步调整支具的屈伸活动度。对于陈旧性损伤伴有断端回缩的部分股四头肌腱损伤，可行缝合修复术。取股四头肌腱前方纵切口，劈开股直肌腱，显露股中

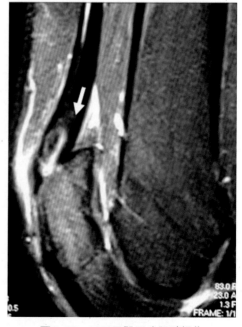

图9-36　MRI示股四头肌腱损伤

间肌腱，不可吸收缝线牵引股中间肌腱及其他分离出的肌腱断端，清理髌骨上极的肌腱附着位点，采用缝合锚钉或骨孔肌腱缝合固定术。

五、股四头肌腱完全撕裂

健康的肌腱不会发生完全撕裂，一般有退行性改变和系统性疾病。退行性改变源于早期发生的微小撕裂，机体修复后损伤局部为紊乱的基质、增生的纤维细胞和瘢痕组织，有时为脂肪。这种变化导致肌腱强度降低，可能会发生进一步的撕裂。系统性疾病如糖尿病、痛风、系统性红斑狼疮、类风湿关节炎、晚期肾病及长期应用糖皮质激素等均可以导致肌腱强度降低，容易发生撕裂。通常，股四头肌腱于髌骨上极腱骨交界处发生断裂。患者诉突然疼痛，伴有肌腱断裂声。断裂可发生于运动中、从高处跳下时、负重下蹲或发生于下楼梯的日常活动中。完全断裂后，患肢立即丧失伸膝功能，行走困难。

体检时可扪及髌骨上方凹陷，急性期可有关节内血肿和广泛的瘀血。如果撕裂未累及两侧支持带，患者也可以部分伸膝。伸膝力显著降低是标志性体征。Jolles介绍了一种检查方法，即在怀疑断裂的肌腱处垂直穿入一枚注射针头，然后被动屈膝，如果针头没有发生倾斜即为阳性，提示肌腱断裂（图9-37）。

X线平片显示低位髌骨（图9-38），这可能只有与对侧肢体比较时才以发现。不一定要做MRI检查，但在诊断不明时可以明确诊断。矢状位可清楚显示撕裂的肌腱丧失连续性，周围组织水肿。MRI有助于鉴别部分撕裂与完全撕裂。

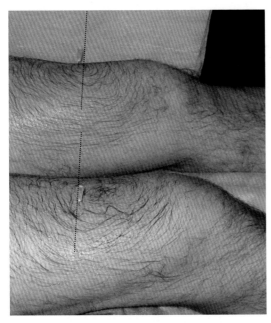

图9-37 被动屈伸膝关节，注射器针头未见倾斜提示肌腱断裂

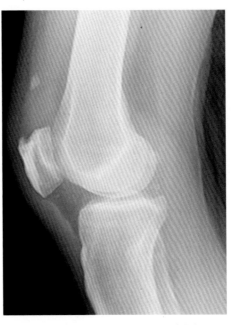

图9-38 髌骨上极撕脱骨折，髌骨低位

完全撕裂进行早期修复可获得良好的效果。前正中切口暴露股四头肌腱和髌骨，清理肌腱断端，不可吸收线编织缝合全层肌腱。清理髌骨前上方，搔刮骨质至出血，然后通过骨孔或缝合锚钉将肌腱重新附着于髌骨。支持带的损伤应同时予以修复。

陈旧性撕裂的病例，断端明显回缩或组织脆弱，可以采取加强修复的方法。如肌腱断端可附着于髌骨，但强度较弱，可以用近端的股四头肌腱反转修复或用半腱肌腱加强缝合。如果四头肌腱明显短缩，不能附着于髌骨上方，则需行肌腱延长，如V-Y成形术。

术后康复计划取决于术中修复的可靠性，健康个体进行急性期修复后应立即予长腿铰链支具固定，活动范围0°～20°，根据修复强度，支具活动度每周增加10°～20°。术后第一天开始进行直腿抬高和髌骨推移活动锻炼。对于陈旧撕裂病例，应采取相对保守的康复计划。

（刘玉杰　肇　刚　高　凯）

第十章

膝关节软骨损伤与骨关节炎

❖ 第一节　关节软骨的结构与功能 ❖

关节软骨属于透明软骨，表面光滑，厚度为1～5mm，位于长骨端形成关节面。软骨质地坚韧，受压时变形，去除压力后可复原。关节软骨包括软骨细胞和软骨基质（图10-1），没有神经、血管及淋巴组织。软骨细胞约占软骨总容积的1%，在软骨陷窝中寥落散在，参与软骨基质的合成与分解。软骨基质又包括胶原、蛋白聚糖（硫酸角质素或硫酸软骨素）、葡萄糖胺聚糖等，这些成分与透明质酸相融合保持水分，使软骨具有传递负荷、吸收振荡、润滑关节等功能。关节软骨中含70%～80%的水分、10%～15%的胶原蛋白、5%～10%蛋白聚糖、3%～6%糖蛋白等成分。

关节软骨分为四层（图10-2）：第一层为浅表层（切线层），其特点是胶原纤维排列与关节面相互平行；第二层是附着层，胶原纤维成斜行排列；第三层为辐射层，胶原纤维与关节面呈垂直排列；第四层为钙化层，与骨性关节面紧密结合在一起。潮线位于辐射层和钙化层之间，是关节软骨发育成熟的标志之一（图10-3）。软骨下方即为软骨下骨、皮质终板及骨小梁，主要功能为吸收应力、缓冲震荡及维持关节形态。浅层的表面为无细胞层和扁平椭圆软骨细胞层；中层为过渡层，细胞呈圆形，含蛋白多糖和粗大胶原；深层的软骨细胞呈圆柱状排列，胶原纤维最粗，蛋白多糖最多；钙化层软骨细胞小，软骨处于钙化基质中。软骨细胞合成与分泌Ⅱ、Ⅸ和Ⅺ型胶原，其中以Ⅱ型胶原为主，约占胶原总量的90%。Ⅱ型胶原分为A、B两型，研究证实ⅡB型胶原为关节软骨所特有。胶原纤维起源于软骨的钙化层，在软骨表层内互相交叉形成纤维网状结构（图10-4），有较强的耐磨能力。胶原纤维由钙化层向表层呈斜向行走，由于方向不同，交织成无数的"拱形结构"（图10-5），具有抵抗压力负荷的作用。蛋白多糖是软骨基质的另一种重要组成成分，多糖主要包括玻璃酸酶（透明质酸）、硫酸软骨素和硫酸角质素，蛋白多糖的结构是以玻璃酸酶为主干，结合蛋白质多肽链，硫酸软骨素和硫酸角质素通过侧基原子与蛋白质多肽链相连。由于玻璃酸酶具有高度亲水的特性，从而使基质中含水量丰富，可占关节软骨净重的80%左右。结合了大量水分的蛋白多糖依附并充填于胶原纤维所构成的拱形网状结构中，使软骨基质

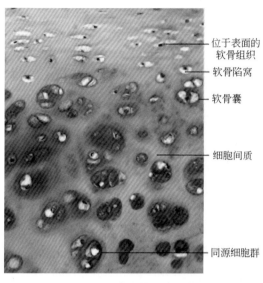

位于表面的
软骨组织

软骨陷窝

软骨囊

细胞间质

同源细胞群

图10-1　关节软骨细胞及基质

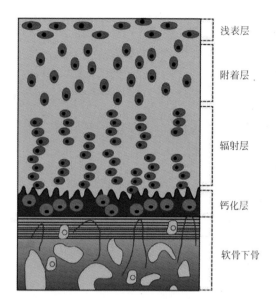

浅表层

附着层

辐射层

钙化层

软骨下骨

图10-2　关节软骨分层

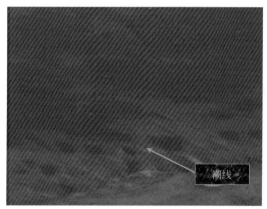

潮线

图10-3　软骨潮线

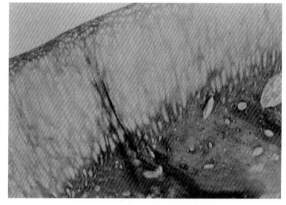

图10-5　软骨胶原网的结构

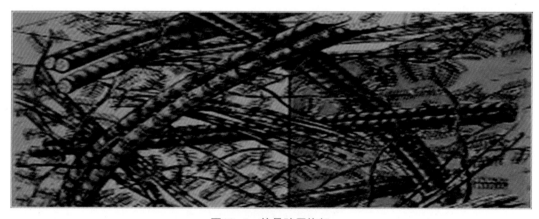

图10-4　软骨胶原构架

成为既具有一定强度和硬度，又具有一定韧性和弹性的闭合整体结构，形成关节软骨独特的生物学和力学性能。

第二节　膝骨关节炎继发交叉韧带退变损伤

在膝关节骨关节炎（osteoarthritis，OA）的治疗中，ACL或PCL损伤是一个容易被忽略的因素。最近美国学者对360例伴有严重疼痛症状的OA患者进行MRI检查，发现只有1%的患者有PCL损伤，而1/4的患者有ACL损伤，其中52%的ACL完全断裂患者没有明确的ACL损伤史。1995年国际OA专题研讨会提出，OA是力学和生物学因素共同作用下导致软骨细胞、细胞外基质、软骨下骨质退变与合成失衡的结果。关于OA的基础研究，国内外往往都集中在上述病因或病生理改变方面。对于膝关节交叉韧带（ACL和PCL）与OA的相互关系，研究较多的是交叉韧带损伤后膝关节不稳，导致OA或加速OA进程，在基础研究中采取切断前交叉韧带造成关节不稳的方法制备OA动物模型。长期随访发现，ACL损伤后20～35年内，大多数患者发生半月板损伤，50%的患者需行全膝关节置换。ACL损伤重建后，短期内患者软骨仍然退变明显，而长期观察发现ACL修复后能明显延缓OA的进程。虽然已证实ACL损伤会导致膝关节OA，但是对老年膝关节OA自然病程中交叉韧带退变的相关研究鲜有报道。

膝关节前、后交叉韧带被折叠的滑膜相互分开，而1998年R.L.Morgan和M.J.Cross对30例从尸体或截肢获得的膝关节十字韧带进行研究，发现前后交叉韧带之间有胶原纤维组成的互连带，其中有血管通过，86%有神经纤维。因此，不能把前交叉韧带和后交叉韧带相互独立起来，而应该综合考虑并称其为"十字复合体"。交叉韧带是膝关节的重要稳定结构和旋转运动轴心，具有限制胫骨在股骨上前后活动和协助胫骨在股骨上内外旋转的功能。在膝关节屈伸过程中，前、后交叉韧带之间的交叉点所形成的运动轨迹相当于膝关节的瞬时运动中心。前交叉韧带分为后外及前内两束，前内侧束在膝关节屈曲90°时较为紧张，膝关节在做外翻动作时容易发生断裂；后外束在膝关节屈曲30°时较为紧张，当膝关节在过度内翻时容易发生断裂。后交叉韧带有防止膝关节过伸的作用。ACL和PCL与内、外侧副韧带共同构成膝关节的稳定装置。

股骨髁间窝发育性狭窄或骨赘形成造成的狭窄，均可造成髁间窝对ACL的撞击。长期撞击和摩擦可以导致ACL纤维的松弛和变性，而ACL的松弛和变性又可以加速OA进程，形成恶性循环。对OA病例进行关节镜检查时，可见ACL的滑膜和血管缺失，ACL表面无光泽，有的ACL纤维松散呈马尾状，有的部分断裂。Wada等通过对32个严重OA患者和54个防腐保存尸体膝关节的股骨髁间窝进行了研究，发现56个膝的ACL形态正常，11个膝关节ACL松弛或部分断裂，19个膝ACL缺如，其中ACL松弛或缺如的髁间窝较ACL正常者狭窄。Shepstone等从2000例古墓出土人的股骨中抽取96例作为样本，通过标准的方法确定年龄和性别，以关节面骨象牙化来区分OA与非OA，对髁间窝的照片进行数字化处理，客观评价OA和非OA的髁间窝形态，结果发现髁间窝的某种特定形态是OA的易感因素，也是容易导致ACL损伤的因素。Hernigou等对30例膝关节OA患者拍摄站立位膝关节屈曲30°后前位X线片，测量股骨髁间窝，发现股骨髁间窝的宽度<12mm容易造成ACL缺如。

我们以行全膝关节置换术的膝骨关节炎高龄患者（50～78岁，平均年龄为65.1岁）为研究对象，收集手术移除的交叉韧带组织。术前所有患者均摄双侧膝关节站立正侧位平片，对膝关节OA的严重程度进行放射学诊断指标评分：0分属于正常；1分为单纯关节间隙狭窄或单纯的骨赘增生；2分为关节间隙狭窄伴骨赘增生但胫股角正常；3分除具有上述改变外，还伴有膝关节间隙不对称、胫股角度改变或膝关节半脱位。术中按Noyes对软骨损伤分级：Ⅰ级，软骨面完整但变软；Ⅱ级，软骨有龟裂和纤维化（龟裂和纤维化波及范围<50%软骨层为ⅡA级，>50%为ⅡB级）；Ⅲ级，软骨下骨外露。由于骨关节炎的严重程度不同，术中发现的前交叉韧带损伤的程度也不相同，表现为ACL松弛、张力低下，正常外形、血管和滑膜消失，韧带纤维松散呈束状，有的磨损变细、部分断裂或完全断裂。HE染色见前交叉韧带松散，有不同程度的纤维结缔组织变性，表现为不均匀的纤维细胞数目增多或减少，并可见黏液变性、软骨样化生、囊变及玻璃样变性，并有淋巴细胞浸润。苦味酸-天狼星红染色用于在偏振光镜下区分Ⅰ型、Ⅲ型胶原。Ⅰ型胶原呈黄红色，有较强的双折射光，纤维直径越粗，红色越明亮。Ⅲ型胶原呈绿色。苦味酸-天狼星红染色偏振光法可以同时在一张切片上显示出Ⅰ型、Ⅲ型胶原纤维及其相互间关系，因此能直接观察分析不同胶原纤维含量的变化。我们发现退变的前交叉韧带含有Ⅰ型、Ⅲ型胶原，其中Ⅰ型胶原的含量较Ⅲ型胶原明显增多。电镜显示，前交叉韧带中胶原纤维排列不均、松散稀疏，多为直径较细的胶原纤维。

Cushner F.D.等对膝骨关节炎患者和正常人的前交叉韧带进行组织学比较，结果发现与正常对照组相比，OA患者前交叉韧带的退变程度更明显，其退变程度与OA的严重程度呈正相关，而与性别无关。Hill等对OA症状和没有OA症状的患者通过MRI检查交叉韧带，发现非OA患者73例中仅2.7%有前交叉韧带断裂，但是OA组360例前交叉韧带中，发生断裂的占22.8%，而且前交叉韧带断裂者膝关节退变更严重，内侧关节间隙更窄。

临床上部分OA患者术中或MRI检查发现前交叉韧带断裂或部分损伤，但患者却无明确的膝关节损伤。Hill等对360例OA患者调查发现前交叉韧带断裂多见，超过一半的前交叉韧带断裂患者（52.1%）不能回忆起有明确的损伤史。笔者也发现有超过1/4的患者，虽然没有明确的膝关节损伤史，但术中发现前交叉韧带确实已经断裂。因此，ACL损伤是OA的表现，还是ACL的损伤或退变加重OA，目前尚无可靠证据证实，需要进一步的研究。

ACL损伤后神经纤维的本体觉缺失是引起OA的病因之一。临床上发现部分ACL损伤的患者，虽经手术或保守治疗恢复了膝关节的力学稳定性，但仍存在膝关节不稳的症状，使运动水平难以恢复正常。有研究认为这可能与损伤后膝关节的本体觉改变有关。本体觉在关节活动过程中提供关节的位置和运动信息，其反馈机制在维持关节功能和稳定性中起重要作用。David J.等研究发现前交叉韧带损伤后，其机械感受器可以在损伤后3个月内保持正常的形态，但随着时间的推移其数量逐渐减少，9个月后只有少量感受器残留，1年后完全消失。另有研究发现在ACL损伤处，在损伤后1～4个月含P物质的神经纤维增加，伤后5～12个月又逐渐减少，断裂部位神经源性炎症可能是影响韧带愈合过程的因素之一。伴随膝关节的软骨及半月板的退变，OA患者的前交叉韧带变得松散，胶原纤维变性，膝关节X线片上退变越严重，其前交叉韧带相对越松散变细，组织学上退变的程度越高。而上述改变必然使前交叉韧带松弛、抗拉强度下降、本体觉受损。临床上有许多老年人容易摔跤可能与其本体觉的缺失有关。对于老年OA患者，ACL损伤与本体觉缺失是一个互相影响、相互促进、不断恶化的过程。

Tohno Y.等采用诱导配对血浆原子发射光谱研究了ACL中化学元素的变化，结果发现，随着年龄的增长，ACL中硫的含量逐渐降低，而钙、磷、镁的含量逐渐增高，特别是磷的含量增高速度随年龄增长而加快。该研究还发现女性ACL的磷含量高于男性。但是，有的研究发现ACL中钙、磷、硫、镁、钠、锌和铁的含量变化与年龄关系不大，韧带组织与肌腱组织中的钙、磷含量比例有所不同。因此对于交叉韧带中化学元素的改变尚无一致性结论，对于膝关节OA进程中ACL微量元素的变化，还需要进一步研究。

Young等采用免疫荧光显微技术，借助共聚焦显微镜或生物化学测定显微镜，对荷兰猪膝关节OA模型的交叉韧带进行研究，发现在OA前期，交叉韧带特别是PCL有Ⅱ型胶原沉积，这项研究提示，无损伤史的老年膝关节OA患者可能也有类似的改变，需要进行相关的研究。交叉韧带损伤后基因水平的改变也已引起人们的关注。Kim S.G.等对体外培养的ACL细胞施加每分钟10个循环的拉伸，24h后胶原蛋白Ⅰ和Ⅲ的基因表达增强，细胞培养表层的转化生长因子β1含量增加，加入转化生长因子β1抗体后胶原蛋白Ⅰ和Ⅲ的mRNA表达明显被抑制。拉伸诱导的胶原蛋白Ⅰ、Ⅲ mRNA表达是通过韧带细胞自身分泌转化生长因子β1介导的。Lo等对因膝关节不稳行ACL重建术的患者ACL中mRNA水平进行测量，结果发现，与断裂后无瘢痕连接ACL相比，断裂后有瘢痕连接ACL的胶原蛋白Ⅰ的mRNA水平、胶原蛋白Ⅰ与Ⅲ mRNA水平的比值更高。ACL损伤后，内源细胞活性增高，可能有利于损伤后的修复。针对老年OA患者交叉韧带退变进行蛋白及基因水平的研究，寻找相关细胞因子或基因表达的变化，将有助于揭示其具体发病机制。

Allain等对52例全膝关节置换术中采集的ACL和PCL标本进行了组织学和形态学评价，发现当ACL异常或断裂时，PCL仅有1/4为正常。术中对ACL进行大体评估可以间接估计PCL的病理变化程度，如果PCL结构正常，保留PCL的全膝关节置换术（TKA）远期效果更好。但也有一些研究认为保留与不保留PCL的全膝关节置换术，术后膝关节评分无明显差别。因此，PCL退变在OA进程中的作用，以及其与ACL退变的关系，还需要进行全面的综合研究和更加深入细致的探讨，为OA患者的有效治疗提供可靠的理论基础。

第三节　软骨损伤的手术治疗

关节软骨损伤的治疗是骨科医师所面临的一个难题。关节软骨没有血管、神经和淋巴组织，其修复能力有限，因此关节软骨一旦损伤，将影响关节的正常活动，引起疼痛、不稳和关节功能障碍，加速关节的退变，导致骨关节炎的发生。关节软骨损伤可由创伤或退变引起。国外有学者报道关节软骨损伤的发生率为5%，而对于运动员等特定人群，发生率高达22%～50%。Curl等回顾了31516例患者膝关节镜检查的情况，发现63%存在软骨损伤。据报道在美国每年大约有4300万的软骨损伤患者，在治疗软骨损伤及并发症上每年大概耗资640亿美元。关节软骨损伤给人们带来了极大危害，加重了社会医疗负担。因此，软骨损伤的治疗受到骨科医师的高度关注，在基础研究和临床研究方面均投入了很大的精力。

关节软骨组织结构复杂，虽然能够承受多个循环的巨大外力，但是即便受到轻微损伤也不能自行愈合。关节软骨缺乏血管、软骨细胞不能迁移、成熟软骨细胞不能增殖等限制了修复反应。在促进关节软骨愈合方面相关研究较多，虽然存在某些潜在愈合反应，但几

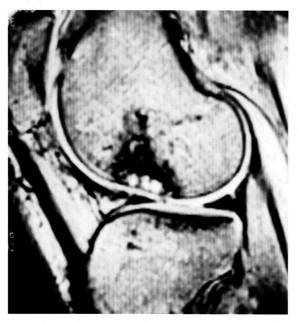

图10-6 膝关节股骨髁软骨损伤

乎没有取得突破性进步。成熟软骨细胞对表浅损伤的反应能力有限，虽可返回到初期的软骨母细胞状态，具备复制DNA的能力，形成新的细胞，然而，这种代谢反应和酶反应短暂，不能提供足够数量的新细胞或基质以修复甚至很小的缺损。

MRI在软骨损伤的诊断方面具有重要作用，可以显示软骨损伤的部位、深度和面积（图10-6）。软骨损伤治疗可分为保守治疗和外科治疗。在过去十几年里，外科治疗软骨损伤的方法得到了较快发展。目前外科治疗的方法主要有关节镜下清理、软骨成形、钻孔微骨折、自体或异体骨软骨移植术及软骨细胞移植技术。这些方法虽然各不相同，但对于缓解损伤所带来的疼痛症状、延缓关节退变和恢复关节的功能都具有重要作用。

一、保守治疗

关节软骨损伤继发骨性关节炎的保守治疗方法包括：减轻体重，改变活动方式，康复训练，指导患者进行有助于避免软骨损伤的运动（如骑自行车和游泳）；药物治疗包括口服止痛药和非甾体抗炎药来缓解疼痛症状，服用营养软骨类药物；其他治疗还包括关节腔内注射透明质酸钠、局部封闭、理疗和支具保护等。总的来说，保守治疗能够暂时缓解患者的疼痛症状，但是没有从根本上恢复软骨的正常结构和功能，因此不能阻止病程的发展。

Homminga认为轻微的软骨损伤不会影响关节的活动，合适的保护和关节康复，在特定的环境中有助于重塑和修复。如果损伤影响到关节活动或涉及软骨下骨，那么这些损伤自然愈合的可能性较小。软骨的修复受年龄、损伤区域的大小、关节的稳定性、肢体力线以及是否有半月板的损伤等因素的影响，在决定采取保守治疗时应该考虑到上述因素。

全层软骨损伤深达骨质后，虽然出现了愈合反应，但形成的组织与关节软骨不同。当软骨下骨的血供暴露时，可出现同正常伤口修复一样的血管反应，血肿形成并转化为纤维蛋白团块，未分化的间质细胞转变为原始纤维母细胞。软骨下骨的小血管侵入纤维蛋白团块，形成血管性成纤维细胞填充缺损，细胞成分更多而血管更少。这种透明样修复组织的Ⅰ型胶原要比正常关节软骨纤维成分更多，因而修复组织的黏弹性和韧性较低，耐磨性能差，最终导致退变。

二、手术治疗

目前外科治疗软骨损伤的方法大体上可分为关节镜下关节软骨的清理成形、钻孔微骨折，自体或异体骨软骨移植和软骨细胞移植。为了解除软骨损伤的临床症状，关节镜检查清理术是目前评估膝关节软骨退变部位、创面大小和分级的最佳方法。根据关节镜所见可对软骨损伤程度进行Outerbridge分级。Outerbridge Ⅱ度即软骨表面纤维化，缺损厚度小于

50%（图10-7）。Ⅲ度即软骨表面纤维化伴龟裂明显，软骨缺损厚度大于50%，尚未暴露软骨下骨（图10-8），早期清理有助于延缓发展。关节镜技术不仅为膝骨关节炎提供了准确的诊断，还可以进行关节冲洗、清理、软骨成形、半月板部分切除、骨赘切除、游离体摘除、关节软骨创面打磨成形和微骨折等手术，修整关节软骨病变的外形，去除退变、无活性或已经分离的关节软骨，清理软骨碎屑和颗粒以及炎性介质和酶等生物活性因子，消除引起疼痛的炎症致痛物质和机械绞锁症状，从而起到治疗作用。一般来说损伤区域的大小是考虑采用不同治疗方式的首要因素。关节腔清理、软骨成形、钻孔微骨折技术和自体骨软骨移植术，主要应用于治疗面积<2cm^{2}的软骨损伤，而>2cm^{2}的损伤可采用自体软骨细胞移植。

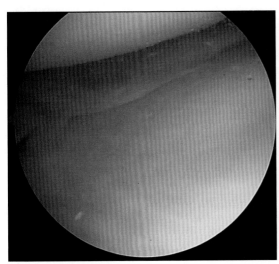 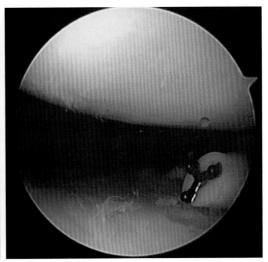

图10-7　OuterbridgeⅡ度　　　　　图10-8　OuterbridgeⅢ度

1.软骨损伤清理修整

研究表明，当软骨表浅层或中层损伤时，伤口边缘附近的软骨细胞已死亡。虽然邻近的软骨细胞在伤后24h表现出分裂活性，增加了基质合成，然而1～2周后，这些软骨细胞的活性又恢复到伤前水平。虽然在中层软骨缺损的边缘和底部可见流动的基质（flow matrx），但基质流（matrx flow）的形成速度赶不上软骨磨损的改变，通常伤后2年时基质层已经磨损。通过关节镜下软骨损伤清理修整术，去除退变不稳定的软骨碎屑。虽然关节镜下清理和软骨成形术是姑息性手术方法，但能够减缓软骨退变和关节炎症状。软骨成形术后症状缓解的时间长短因人而异，可能受关节软骨病变的严重程度、病程时间、年龄、体重等情况的影响。肢体对线不良和肥胖患者，疗效相对欠佳。内翻或外翻畸形越严重，关节镜下软骨成形术缓解症状的可能性越小，部分患者可采用钻孔微骨折或软骨成形及胫骨高位截骨纠正力线。关节软骨退变严重的患者，有的术后会比术前的症状还会加重。患者和医师对手术结果的期望都应现实一些选择手术方案时需要考虑患者的心理因素、期望值、损伤原因、患者的生理状况和经济条件等因素。应该与患者讲明，不管采用何种治疗方法，都不可能到达伤前的运动水平和生活质量，应该降低期望值，调整到一个合理的要求。

关于使用刨削刀与射频等离子刀进行关节软骨创面清理，究竟哪一个方法更好呢？Turner等在羊软骨损伤模型中比较了双极射频消融与传统机械刨削清理术的作用，将28个羊膝关节随机分为两组：一组使用刨削刀清理，另一组使用射频清理。术后即刻、6周、12

周、24周处死动物，大体观察软骨表面，显微镜下观察软骨细胞、基质的蛋白多糖，以及空泡或嗜伊红细胞的出现（提示软骨细胞坏死）等，通过改良的Mankin法进行评分，结果发现射频气化组优于刨削清理组。Kaplan等取6例全膝关节置换术截取的股骨髁软骨，采用射频对软骨分别使用不同档位进行模拟关节镜下治疗，对标本进行组织学观察，评估射频对软骨细胞活性的影响以及射频的辐射深度，结果发现治疗区退变的软骨表面光滑，软骨细胞活性和基质没有显著改变，治疗后损伤软骨表面均无纤维化趋势。Amiel等使用两种双极射频刀头对牛膝软骨面进行清理，术后在共聚焦显微镜（CLM）下用双荧光染色的方法评估软骨细胞的活性，同时以$^{35}SO_4$同位素法评估软骨基质代谢活性，发现射频对牛正常膝关节清理后软骨局部光滑，界限清晰，软骨细胞的损伤深度为100～200μm，对软骨基质无明显影响。Mitchell和Shepard通过兔模型研究发现，对正常髌股关节软骨面进行磨削，并没有激发软骨的明显修复反应。与等离子射频相比，刨削刀打磨会去除较多的健康软骨，会使软骨表面高凹不平。目前尚无证据证实关节磨削术能够恢复关节面的平滑性。

Greenleaf等报道的20例关节镜二次检查中，共有32处软骨损伤，使用双极射频处理后平均随访12个月。把初次关节镜手术时的影像资料与二次关节镜检查时的软骨损伤情况进行对比。镜下观察经关节镜处理后的软骨的外观、牢固程度、有无退变等情况。90%的软骨损伤在二次检查时有所改善，10%的损伤没有改变，没有发现其他并发症或有坏死的表现。但是也有学者对射频的安全性提出了质疑。Lu和Edward分别通过不同的试验说明射频治疗软骨损伤会造成软骨细胞的即刻死亡，特别是双极射频会损伤全层软骨细胞。Lu研究了射频能量对软骨表面光滑度及对软骨细胞活性的影响，结果表明软骨细胞损伤的数量及软骨细胞损伤的深度随射频修整时间的延长而增加。因此，他们认为使用射频进行软骨清理并不安全。但他们在试验中使用双极射频时选用的档位均为2档，这并不是临床上进行软骨清理时的常用档位。按照双极射频的工作原理，2档（低档位）产生的热量较高，是皱缩、止血档位，并非消融常用档位，2档容易造成软骨细胞损伤。因此，仅选用2档作为双极射频的试验档位是否具有广泛的代表性值得商榷。我们对比了高频电刀与等离子刀不同档位工作模式（电凝模式2档、电凝模式7档、消融模式2档、消融模式7档）对软骨损伤的程度。研究表明：与高频电刀相比，等离子刀对软骨的损伤较轻；等离子刀的不同档位有不同的作用，对软骨损伤的程度也不相同。电凝模式及消融模式的低档位（如2档）产生热量较多，适合用于止血、关节囊皱缩、韧带皱缩等操作；消融模式的高档位产生热量较少，对软骨损伤较小，适合软骨清理等操作（图10-9）。

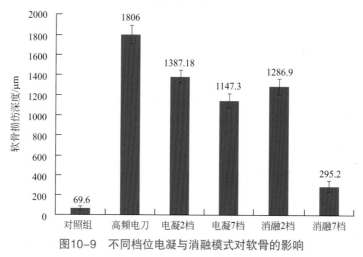

图10-9　不同档位电凝与消融模式对软骨的影响

射频清理手术要根据不同的目的选择不同的档位。以 Arthrocare Systerm2000 系统为例，行软骨清理时，可以选用较高能量档位（如7档），能够充分激发离子溶液中的离子形成等离子层，发挥切割、消融组织的作用，同时保持较低的温度。使用较高档位的好处还包括可以尽量缩短软骨修整的时间，减少多余热能在软骨表面作用的时间。在对充血滑膜或小出血点进行止血时，或对内侧髌股韧带进行皱缩时，可选用较低档位（2～3档），主要利用刀头产生的热能使蛋白质凝固，达到止血、皱缩组织的作用。尽管等离子刀头的温度较低，但如果在同一个位置长时间切割同样可以造成能量聚积，对软骨细胞造成损伤。为避免热量聚积，应使刀头匀速在损伤软骨表面往复活动，并避免长时间连续消融，同时以生理盐水持续对关节腔进行灌洗，可以带走多余的热量及碎屑，保持视野清晰。术后冰袋冷敷患膝24h可达到止血、止痛目的。

关节镜下射频等离子刀进行膝关节清理术，对软骨的破坏较少，软骨修整相对安全。但是应用何种能量设置更加安全、有效，如何根据不同情况选用不同的能量设置，更好地发挥其效果，最大程度减少对软骨的损伤，仍需进一步研究。

2.钻孔微骨折

通过打磨损伤的软骨面，采用微骨折尖锥在软骨损伤区钻孔至软骨下骨（图10-10），使软骨下骨血液渗出，形成一层膜（图10-11）。骨髓细胞、软骨源性和骨源性的细胞渗透到损伤区，刺激局部病灶产生修复反应，通过持续被动活动练习（CPM）等方法来促进软骨愈合。这种方法致力于从骨髓血补充多能干细胞，达到软骨覆盖损伤创面的目的。尽管可出现典型的愈合反应，但形成的组织被证实为纤维软骨，不是透明软骨，其黏弹性较差。但是，长期随访发现钻孔微骨折技术显示出较好的临床疗效。Steadman 等报道了采用微骨折治疗72例45岁以下孤立的全层软骨损伤的患者，平均随访11年，80%的患者功能明显改善。Steadman 等又报道了采用微骨折技术治疗职业足球运动员软骨损伤25例，平均随访4.5年，其中有19名运动员重返赛场。采用钻孔微骨折时应注意将软骨的钙化层去除直至软骨下骨，钻孔时最好采用微骨折尖锥，而不用克氏针钻孔。术后每日进行6～8h持续性被动练习活动。纤维软骨能否耐受长时间的高强度的压力，仍然需要进一步探讨。

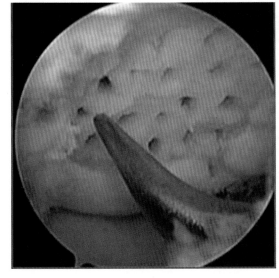

图10-10　关节镜下股骨髁软骨损伤微骨折术

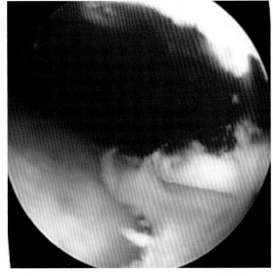

图10-11　微骨折后局部出血形成血膜

3. 自体骨软骨移植

自体骨软骨移植最早由Matsusueet和Bobic等报道，采用髁间窝的骨软骨移植治疗软骨损伤。这项技术需要从非负重区将骨软骨取出，然后移植到软骨损伤区。根据损伤区域的大小可开放手术，也可在关节镜下手术。自体骨软骨移植一般适合于急性或慢性创伤导致的股骨内外髁负重区的全层软骨损伤（Ⅲ～Ⅳ度），总面积为1.0～2.5cm²。大面积的软骨损伤不适合自体骨软骨移植治疗，主要是缺少足够的自体骨软骨来源。但也有个别采用这种技术治疗较大的软骨损伤获得成功的报道。一般年龄50岁以上者建议尽量不采用这种技术。

自体骨软骨移植技术有两种相似的手术方法。第一种是由Hangody所提出的马赛克移植，它包括从非负重区取多个4～6mm的圆柱样骨软骨栓（图10-12），在软骨损伤区进行清理和成形，然后将获得的骨软骨栓以马赛克样的结构植入到关节的骨软骨损伤受区（图10-13）。Hangody和Fules报道采用此技术治疗831例患者的结果，采用临床评分、影像学、关节镜检查、组织活检、软骨硬度测定进行评价，其中92%的股骨软骨损伤和87%的胫骨软骨损伤的患者获得了满意的疗效。Jakob等采用马赛克治疗了110例，其中52例为膝关节损伤的患者。随访37个月（24～56个月）。损伤的软骨区采用ICRS（international cartilage repair society）分级，Ⅲ级23例，Ⅳ级29例。术后2年，92%的患者膝关节功能改善。

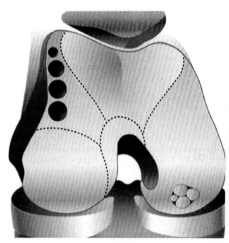

图10-12　软骨供区示意

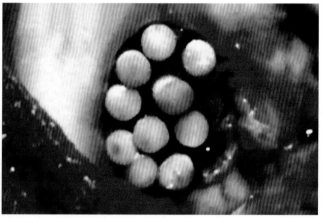

图10-13　自体马赛克软骨移植

另一种方法是由Bobic设计的OATS（osteochondral autologous transplantation）技术，与马赛克技术相类似，但采用更大的单一的骨软骨栓（5～10mm）来填充整个缺损区，比马赛克技术的骨栓要大。Kotani采用8mm大小的骨软骨栓治疗16例股骨髁骨坏死的患者，平均年龄64.9岁（58～74岁），平均随访67个月（28～111个月），JOA评分由术前的60～75分（平均68.1）提高到术后的80～100分（平均88.8），术后4个月X线片显示所有移植物均与受区骨质融合。

这两种方法均为损伤的软骨区提供了比钻孔微骨折技术所产生的纤维软骨更为耐磨的透明软骨，在临床上应用较多，且长期随访报道也证实了其有效性，但存在的缺陷是：骨软骨栓的供区面积有限，较大面积的软骨损伤受限制；移植的骨软骨嵌入不牢会脱落；相邻的边缘不规则，使其接触应力有的区域高，有的区域低。马赛克移植采用多个骨栓镶嵌入缺损区，骨栓间的界面面积较大，采用此方法有15%～25%的区域会形成纤维软骨，这些纤维软骨将影响到治疗效果。OATS采用较大的骨栓会导致供区的周边由于作用的接触应力增大而引起退变。

4.异体骨软骨移植

20世纪初最早由Lexer报道将该方法应用于肿瘤的治疗，34例中成功率50%。随后有大量报道应用冷冻的异体骨软骨治疗骨肿瘤。直到1970年有人将这项技术应用到创伤性软骨损伤的治疗，并获得满意的疗效，长期随访优良率为68%～86%。由于自体骨软骨移植的骨软骨栓多取自于非负重区，可利用的供区面积小，术后供区由纤维组织填充，导致供区的病变，移植的骨软骨栓通常很难与损伤区的局部解剖相匹配，导致作用于软骨栓上的应力不均匀而退变、失效。因此人们将眼光转到异体骨软骨移植上。采用异体骨软骨替代自体的材料进行骨软骨损伤的治疗，异体移植缩短了手术时间，在组织的大小和类型上有了更加广泛的选择优势。采用与损伤区完全匹配的骨软骨块（图10-14）进行异体骨软骨移植，可用于治疗缺损较大的软骨损伤。异体骨软骨移植适合于急性或慢性创伤面积>2cm^{2}骨软骨全层损伤（Ⅱ～Ⅳ度），可采用冷冻的异体骨软骨和新鲜的异体骨软骨移植。与自体骨软骨移植相似，异体骨软骨移植也可利用马赛克移植或OATS移植方法。

新鲜异体骨软骨移植一般选择年轻的骨软骨损伤或软骨病患者，最早在1983年由美国加州圣地亚哥大学首先进行了新鲜异体骨软骨移植，临床应用200多例，经4～20年的随访结果显示小的损伤成功率超过85%，大块的损伤成功率约70%，该技术疗效得到基础和临床研究结果支持。Aubin采用新鲜异体骨软骨移植治疗72例

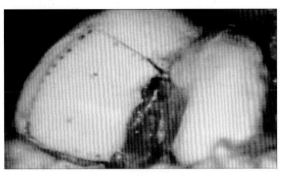

图10-14 大块异体软骨移植

股骨软骨损伤患者，其中60例10年随访满意率为85%，15年满意率75%。Bugbee评价了采用新鲜异体骨软骨移植治疗47例髌股关节软骨损伤的结果，临床评价包括疼痛、活动范围和功能，平均随访4.5年后满意率为75%。

虽然新鲜异体软骨移植取得了一定临床效果，但仍存在免疫排斥、软骨下骨塌陷、关节不稳、移植软骨被吸收等并发症。早中期疗效满意，而远期则有不同程度的退变。因此，有些学者把目光转向了冷冻异体软骨，且在这方面做了大量的基础和临床工作。Ohlendorf发现冷冻或冻存（应用保护剂）的移植物，仅浅表层有存活的软骨细胞，无迹象表明中部和深层有细胞存活。软骨细胞对冻融较为敏感，未应用保护剂移植物在大体观察、组织学、生物化学等方面可发生显著的改变，而应用保护剂可显著提高软骨基质特性，临床预后较好。近来人们利用MRI监测软骨移植后的疗效，术后1年冻存移植物类似于新鲜的移植物。冷冻的异体骨软骨移植物有充足的时间进行多项检测，防止供体带有病毒（HIV）、细菌感染或传播可能，通过冷冻降低其免疫源性，表现出具有较好的临床应用价值。

5.自体软骨细胞移植

自体软骨细胞移植（autologous chondrocyte implantation，ACI）技术于1987年瑞典Brittberg开始临床应用该技术治疗软骨损伤，近10年得到了快速发展。自体软骨细胞移植适合于急性或慢性创伤导致的股骨内外髁负重区损伤、软骨损伤总面积在10～15mm^2、损伤的软骨只涉及软骨面而软骨下骨正常者。该技术对于小面积软骨损伤，在缓解疼痛和改

善功能方面取得了较好的结果。该技术首先通过关节镜技术或开放手术从患者自身获得健康的软骨样本（图10-15），然后在实验室条件下将软骨细胞进行分离培养4～5周（图10-16），获得更多的软骨细胞，再通过开放手术用骨膜或者胶原膜缝合覆盖损伤的软骨区（图10-17），将培养的软骨细胞悬液注入缺损的封闭陷窝，生成持久耐用的透明软骨（图10-18）。但是，对于自体软骨细胞移植所产生的透明软骨和纤维软骨的情况还有待于长期研究。在过去10年内ACI技术治疗关节软骨损伤患者达6000人，大多数效果满意，国外报道优良率87%，但是同时暴露了许多并发症，如以骨膜做支架时切口大，软骨细胞再生能力弱，骨膜钙化，外层移植物增生，移植物分离等，甚至移植的骨膜发生异位骨化，说明ACI技术还不完善。

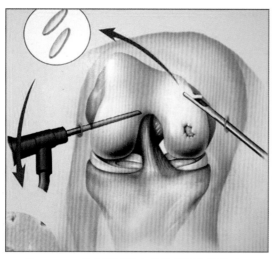

图10-15　关节镜下取自体软骨进行培养

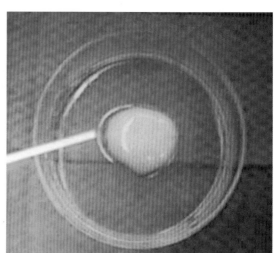

图10-16　软骨细胞培养

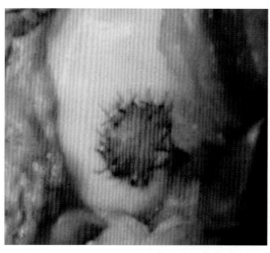

图10-17　股骨髁软骨缺损区修复术

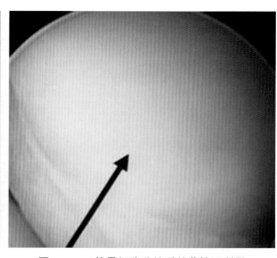

图10-18　软骨细胞移植后关节镜下所见

基质诱导的自体软骨细胞移植（matrix-induced autologous chondrocyte implantation，MACI）问世之后，ACI被称为"传统的ACI"，以便与MACI区别。MACI是利用组织工程手段进行软骨细胞移植的技术，是目前全世界治疗关节软骨缺损的最新技术。MACI技术相对于传统的软骨细胞移植技术的优点是软骨细胞预先种植在生物膜上再移植到缺损处，因此细胞固定满意，不会发生术后软骨细胞流失。这一点正是许多传统移植方法无法逾越的障碍。以胶原膜为软骨细胞载体，不需要切取骨膜，避免了骨膜移植到关节表面所带来的各种并发症。用生物相容性更好的纤维胶原替代缝线来封闭移植位点，不需要缝合。生成的软骨与原来的软骨一样，没有结构和功能的差异。通过小切口显露缺损部位，移植MACI膜片，病变可以得到100%的修复，手术切口小，手术时间短，创伤小，在30min内就能完成手术，在特定康复程序指导下，患者进行循序渐进的功能锻炼，术后康复快，1年左右就能恢复关节的功能。

Micheli等报道了50例多中心的研究结果，患者平均年龄36岁，损伤区平均42mm^2，随访36个月，存活率达94%。Bentley等比较了自体软骨细胞移植和马赛克技术的治疗结果，将100例患者随机分为自体软骨细胞移植组和马赛克组，其中58例采用自体软骨细胞移植，术后1年患者主观评价满意率88%，二次关节镜下检查满意率82%，马赛克治疗组42例患者满意率分别为69%和34%，自体软骨细胞移植优于马赛克技术组。Peterson等报道了2～9年的随访结果，显示单纯的股骨髁损伤的满意率为92%，多处的股骨髁损伤为67%，剥脱性骨软骨炎为89%，髌骨软骨损伤为65%。最近的一项研究指出术后3～9年随访结果与术后2年随访结果存在明显差异。Horas等证实自体软骨细胞移植在2年后组织结构相对较差。自体软骨细胞移植存在细胞培养费用高，需要再次手术等缺点，新组织的功能、持久性及其是否改善了关节功能，延迟或防止了关节退变，均需要进一步的研究。

6.其他治疗方法

基因治疗、生长因子、组织工程化软骨、使用支架的细胞因子和不使用支架的细胞因子、BMP刺激因子等均处于实验研究阶段。有人介绍移植含有软骨细胞或具有生成新生软骨能力的软骨源性细胞的组织，包括使用骨膜和软骨膜移植，使间充质干细胞分化成软骨细胞。这些方法需要更多的基础与临床的研究支持，为治疗软骨损伤提供未来发展的方向。

第四节　骨关节炎选择性有限化清理

骨关节炎的治疗分为保守治疗和手术治疗。保守治疗以全身用药和关节内注射用药为主。早期OA患者可口服消炎镇痛药物治疗，以达到改善症状、提高生活质量的目的。对于关节疼痛、肿胀明显、行走功能障碍、影像学检查显示有软骨破坏、关节内游离体、有半月板损伤的OA患者，则应求助于外科手术。外科治疗方法包括关节镜清理术、软骨全层损伤区钻孔减压微骨折术、胫骨高位截骨矫正力线术（图10-19）和人工关节置换术等。

关节镜清理术可采用硬膜外麻醉或局麻。局麻完全可以达到手术的需求。常规采用2%利多卡因20ml+生理盐水40ml＋0.1%肾上腺素液0.1ml，分别注射于手术入口和关节腔内，

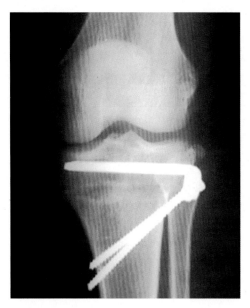

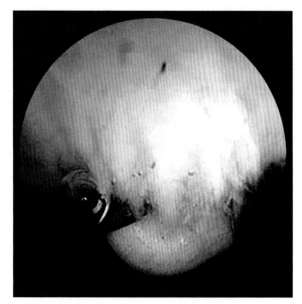

图10-19　膝关节OA，胫骨高位截骨术后　　　　图10-20　关节滑膜组织增生肥厚

进行局部浸润麻醉，10min后即可以进行手术。为维持术中视野清晰，采用每3000ml生理盐水中加入0.1%肾上腺素注射液1ml作为灌注液。按顺序进行关节镜检查，全面了解关节内病变情况后再进行关节镜下相应的手术处理。

关节镜下可见关节内有悬浮的颗粒和软骨碎片，关节滑膜组织增生肥厚（图10-20），有的滑膜血管纡曲充血，有的滑膜水肿呈纺锤状、葡萄状（图10-21）。滑膜组织增生可引起膝关节绞锁疼痛症状。股骨髁间窝狭窄（图10-22），软骨剥脱，软骨下骨裸露，凹凸不平（图10-23），软骨损伤相对应的部位半月板多有磨损（图10-24）。半月板损伤的程度与软骨损伤的程度成正比，软骨与半月板损伤二者互为因果，相互影响。半月板磨损后变得毛糙、纤维增生，残缺不齐。形态不同的游离体（图10-25、图10-26、图10-27）是诱发关节绞锁症状的常见原因。

股骨和胫骨关节软骨面损伤后，运动轨迹凹凸不平，往往继发或加重半月板的磨损。一般关节镜清理先采用射频汽化（图10-28）、刨削打磨（图10-29）来处理半月板和软骨损伤。半月板前后角及关节囊侧的血运较好，损伤后有愈合的可能，原则上尽可能保留，尽量避免切除，保留半月板对防止软骨损伤具有重要作用。有的半月板前角磨损后呈束状散开，但是半月板的体部和后角仍还正常者，可以采用射频皱缩，然后将撕裂的半月板前角采用从外向里的方法缝合，术后制动4～6周。修整或缝合破裂的半月板，磨削影响关节活动的骨性阻挡，解除关节绞锁因素和功能紊乱，对阻断OA炎症过程的恶性循环，改善临床症状具有重要的价值

关节软骨退变以髌骨、股骨髁和胫骨平台负重区为甚，表现为软骨龟裂、斑片状剥脱，软骨下骨裸露。软骨全层损伤范围<2cm，可行微骨折手术，以期形成纤维软骨。如果软骨退变范围广泛，目前尚无良策挽救，仅将不稳定的游离缘清理修平即可，不适合进行大范围的刮除或清理，否则临床症状反而加重，难以恢复正常。

严重的膝关节骨关节炎多影响膝关节伸膝功能，临床表现为膝关节屈曲畸形（图10-30），站立位膝关节不能完全伸直，甚至呈拱桥样。拍摄双膝关节站立应力位和髁间窝位

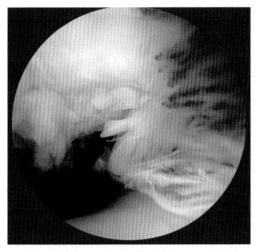

图10-21　滑膜水肿充血

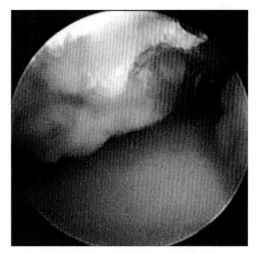

图10-22　股骨髁间窝增生狭窄

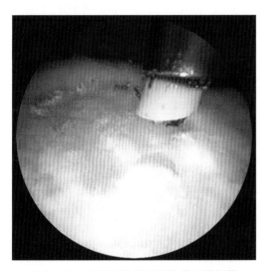

图10-23　股骨髁软骨剥脱软骨下骨裸露

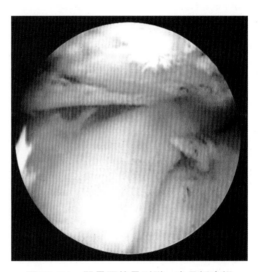

图10-24　股骨髁软骨剥脱，半月板磨损

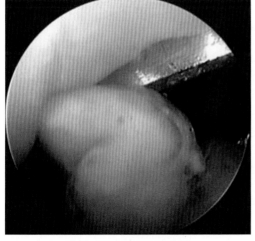

图10-25　髁间窝游离体

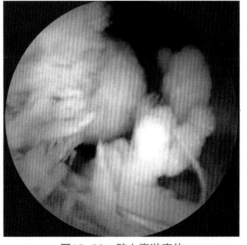

图10-26　髌上囊游离体

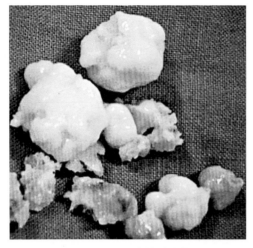

图10-27　取出的游离体

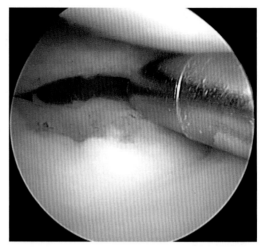

图10-28　射频清理半月板

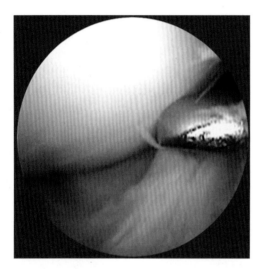

图10-29　半月板打磨术

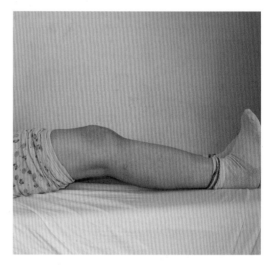

图10-30　膝关节屈曲畸形

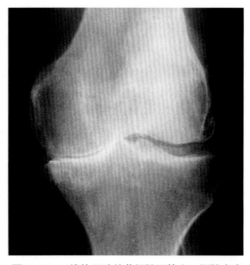

图10-31　X线片示膝关节间隙不等宽，间隙变窄

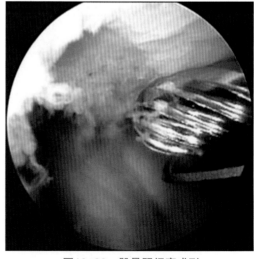

图10-32　股骨髁间窝成形

的X线片（图10-31），有助于了解股骨髁间窝增生变窄和撞击情况。由于膝关节屈曲畸形导致负重应力后移，加重半月板后角和股骨后髁软骨磨损。髁间窝骨赘与胫骨髁间骨赘撞击可以导致力线偏移，诱发或加重膝内、外翻和屈曲畸形，进行股骨髁间窝扩大成形（图10-32）和胫骨骨赘切除（图10-33）后，膝关节内翻、外翻和屈曲畸形都会得到相应的改善。ACL受髁间窝骨赘的嵌夹和磨损发生退变，无光泽，无滑膜，甚至有的断裂缺损。早期行髁间窝扩大成形术，使空间扩大、避免撞击，不仅改善伸膝功能，还避免ACL磨损，恢复ACL的功能。

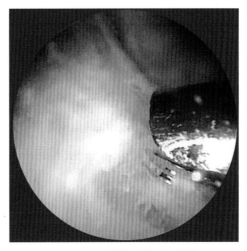

图10-33　磨削胫骨髁间骨赘

第五节　髌骨成形去神经化治疗髌股关节炎

　　髌股关节炎多见于先天性变异、损伤、退变等多因素导致的髌骨运动轨迹改变及髌股关节对合不良。髌股关节不匹配、髌骨半脱位等都可改变髌股关节的接触面，关节面压力增高，使髌骨承受异常应力，引起软骨胶原纤维结构破坏，继发软骨磨损、退变，从而产生膝前疼痛等症状。髌股关节炎患者常伴有髌骨外侧缘骨质增生，髌外侧支持带紧张，髌股关节面压力高，导致关节软骨退变，软骨下骨裸露。膝关节X线片显示髌股关节间隙变窄、骨赘形成，髌骨轴位片显示髌股关节退变，髌骨向外侧倾斜（图10-34）。3D-FS-SPGR软骨序列核磁检查，可显示髌骨及滑车关节面软骨不同程度的退变和缺损（图10-35）。

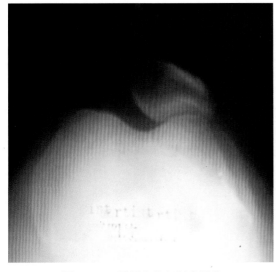

图10-34　髌骨向外倾斜半脱位

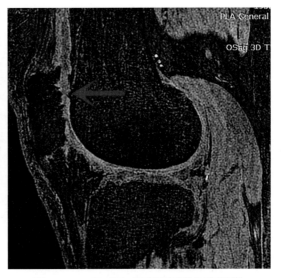

图10-35　3D-FS-SPGR序列MRI示髌股关节软骨退变缺损

289

外侧支持带紧张使髌骨外侧软骨面负荷增加，是导致膝前疼痛的最重要病因。外侧支持带紧张使髌骨在股骨滑车内移动过程中向外侧倾斜，使髌股关节外侧面应力增加，关节软骨退变，称为外侧髌股关节高压综合征（excessive lateral pressure syndrome）。其临床表现包括膝前疼痛、反复肿胀、上下楼梯、下蹲和屈膝位久坐时疼痛加重。物理检查可见髌骨研磨实验阳性，疼痛位于髌骨边缘，伴有不同程度的股四头肌萎缩，关节活动时有摩擦感。膝外翻和Q角增大，提示髌骨倾斜和外侧支持带紧张。正常情况下，髌骨横轴倾斜应超过水平面，当拇指和示指抓住髌骨抬高髌骨的外侧，能够将髌骨的外缘翻起，即被动髌骨倾斜试验阳性。在屈膝20°～30°时，向内侧推动髌骨不能超过髌骨宽度的1/4，即内外侧滑动试验阳性。上述检查结果是阳性均说明外侧髌支持带紧张。髌外侧支持带紧张，影响髌骨在运动轨迹上正常滑动。长期的髌股关节高压容易导致髌股关节软骨磨损，诱发髌股关节炎。1974年Merchant首先报道了髌外侧支持带松解术，1987年Breitenfelder进行了长期的随访，报道髌外侧支持带松解术的有效率达58%。1996年Fulkson等提出根据膝关节疼痛的临床症状、X线片显示髌骨倾斜、髌骨外侧骨赘形成等，选择髌外侧支持带松解术。Kolowich等对202例髌外侧支持带松解患者进行了长期随访，发现髌骨倾斜试验是影响最终治疗效果的重要体征，其次是髌骨内移试验，而X线片表现与治疗效果关系不大。

除了生物力学因素之外，髌骨周围丰富的神经支配也是髌股关节炎疼痛症状的重要原因。髌外侧支持带主要由两层结构组成，浅层支持带斜行连接髌骨外侧和髂胫束，深层由三个不同的结构组成，包括髌上股骨束（外侧髌股韧带）、深层横行支持带（髂髌束）和髌胫束。膝关节的神经支配分为前、后两组，前组包括股神经、腓总神经及隐神经的关节支，后组包括胫神经和闭孔神经的后关节支。

髌骨周围的神经主要有皮神经、隐神经上支的关节支（图10-36）。隐神经上支又称为髌支，在髌骨内上缘进入髌前皮下，分布于髌骨前方皮肤。伸膝肌支和关节支包括股内侧肌支、股中间股支、股外侧肌支、膝关节肌支、闭孔神经前支。股内侧肌支发自闭孔神经或隐神经，进入关节囊后分为两支，其下支支配内侧髌骨及髌股关节的滑膜结构。股中间肌支、股外侧肌支和膝关节肌支分布到髌上囊。闭孔神经前支紧贴着股骨内侧中线走行，支配髌上囊的内侧面及髌骨内上缘。髌骨周围神经末梢丰富，髌外侧支持带及髌骨附近疼痛区域内的神经元大量分泌神经生长因子，使痛觉感受神经大量增生，P物质释放，产生疼痛症状。

笔者对髌股关节炎患者进行髌支持带松解术前，探明疼痛部位后，先用局麻药预先行髌骨周缘封闭试验，封闭后疼痛基本消失者，说明髌周去神经化和髌外侧支持带松解术可能有效。在局部麻醉下进行手术，术区常规消毒铺巾。选用膝内外侧常规手术入路，关节镜下清理增生肥厚的滑膜。首先进行膝关节内探查，观察髌股关节软骨磨损退变情况（图10-37）、髌骨运动轨迹偏移情况（图10-38）和髌外侧支持带紧张的程度（图10-39），然后对软骨磨损情况进行分级。膝关节屈曲30°位，从前外侧进入射频刀，由浅入深进行髌外侧支持带松解（图10-40）和髌骨周围去神经化（图10-41），同时使用射频汽化修整退变的软骨创面。在支持带松解后，对髌骨边缘增生明显、影响髌骨运动轨迹偏移、影响髌股关节正常活动的病例磨削髌骨周围增生的骨赘和髌骨成形术（图10-42），使之恢复髌骨与股骨滑车的吻合度（图10-43）。

髌股外侧支持带松解术的最佳适应证是外侧髌股关节高压综合征和髌骨外侧半脱位，对病因不明确的病例慎用。外侧支持带松解的主要并发症是血肿形成，其发生率从1%～42%不等。一般认为外侧支持带松解应在距髌骨外缘大约1cm处予以切开，该区域

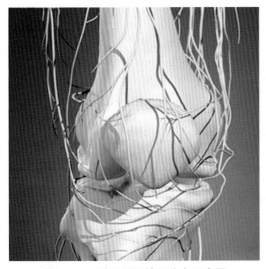

图10-36　髌周周围神经分布示意图

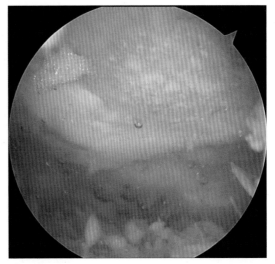

图10-37　髌股关节软骨磨损退变

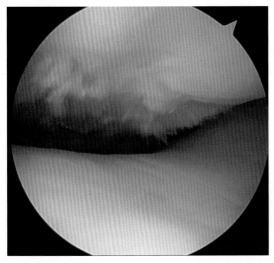

图10-38　镜下观察髌骨运动轨迹

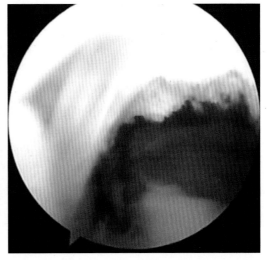

图10-39　髌外侧支持带紧张

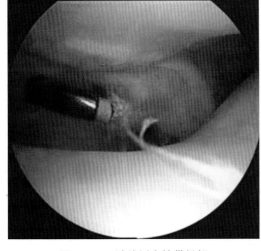

图10-40　髌外侧支持带松解

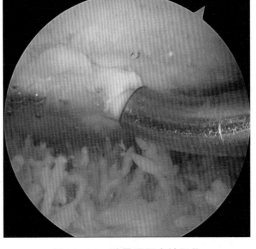

图10-41　髌骨周围去神经化

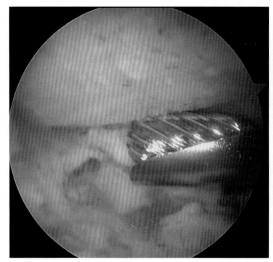
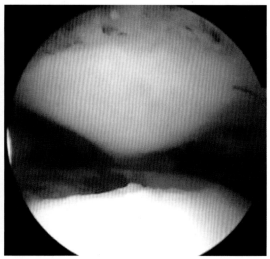

图10-42 磨削髌周骨赘、髌骨成形术　　　　图10-43 镜下观察髌骨与滑车的吻合度恢复

是外侧支持带血管最少的区域。由于膝外上动脉沿股外侧肌远端纤维进入支持带，即使只切断部分股外侧肌，也极易导致术后血肿形成，延长恢复时间。笔者认为，术中使用射频汽化切割，并尽量避免伤及股外侧肌，是预防血肿形成的关键。术后髌骨外侧放置压垫，弹力绷带包扎及局部冷敷是预防或减轻血肿形成的有效方法。术后支具保护，第2天开始股四头肌和关节活动度锻炼，并可扶拐下地。

第六节　关节镜与软骨成像核磁序列对单髁适应症筛选的价值

　　膝关节分为内侧、外侧和髌股关节三个间室。多数膝关节骨关节炎仅累及其中一个或两个间室，不会同时累及所有间室。内侧间室的发病率远远高于外侧间室。Aliprandi等发现约86%的患者膝关节软骨退变的影像学改变仅限于单一间室，其中内侧间室发病率是外侧间室的10倍。Keurentjes等发现如果患者ACL完好，内侧OA的软骨磨损主要局限于胫骨平台前内侧和股骨内髁前方，胫骨平台后方及外侧平台的软骨保留较好。有报道指出，在OA拟行TKA患者中，前内侧OA占34.6%，说明此类病例在人群中占很大比例。

　　1973年Marmor首次报道采用单髁置换术（UKA）治疗膝关节单间室严重的骨性关节炎。1978年，Goodfellow等根据全膝关节表面假体的成功经验设计了Oxford单髁假体。单髁置换术既对病损关节进行置换，又保留了正常组织结构，减少了截骨量，减少了出血，降低了术后并发症。早期报道UKA的成功率较低，随着新型单髁假体的研发和应用，手术器械的改进，临床成功率和优良率不断提高。1988年Marmor报道了60例UKA经10～13年随访成功率为87%，1990年Heck等报道294例UKA经10年随访优良率为91%，Cartier和Sanoviller报道207例UKA随访12年优良率达93%，Goodfellow等报道160例UKA随访10年优良率96%。Berger等报道了62个单髁置换，随访6～10年优良率达到98%。Stenstrom等报道了新型单髁假体翻修率明显低于过去的假体翻修率，已接近全膝关节的翻修率（7%～9%）。带有金属垫的假体系统，更好的防止聚乙烯衬垫的形变，对胫骨近端产生恒定的应力并且保护松质骨，避免松动和下沉，从而降低了失败率。在翻修时仅更换磨损的聚乙烯衬垫，而不干扰骨-假体界面。当然使用金属垫需要切除更多的骨质来保证胫骨聚乙烯衬垫的合适厚度。术中必须保证聚乙烯衬垫的厚度至少>8mm。单髁置换术保留了对侧间室正常的关节和交叉韧带及本体感觉，使患者感到单髁置换术后的膝关节，接近于正常的关节。由于其手术创伤小、骨量保留多、失血量少、手术和住院时间短、康复快、费用低和严重的并发症较少，单髁关节置换越来越突显出优越性。

　　单髁置换适用于膝关节单间室严重骨关节炎。然而，单髁置换术的适应症选择却是一道令人纠结的选择题。早期单髁置换术后失败率较高，未被置换侧发生进行性关节退变，其失败率高的主要原因除了假体设计缺陷、手术技术经验不足之外，手术适应证选择不当也是其主要原因。Jonsson报道102例UKA有21例失败，其中6例由于适应证选择不当所致。特别是对侧间室和髌股关节间室以及ACL的退变情况，与术后疗效密切相关。临床选择单髁置换术，多根据临床症状、查体表现和影像学改变，选择手术适应证。一般来讲，X线显示对侧间隙和髌-股关节间隙未受累及、膝内翻畸形<10°、膝外翻畸形<15°、交叉韧带完整、没有膝关节半脱位、体重在80kg以下和年龄60岁以上的患者可以考虑。虽然通过查体、X线、常规MRI不难得出膝骨关节炎的诊断，却难以判断关节软骨、韧带损伤的程度，不利于术前手术方案的制定。

　　对于关节内软骨、半月板和交叉韧带等重要结构的总体评估，常规影像学检查不如关节镜精确，难免带有一定的局限性。特别是关节软骨Ⅱ°～Ⅲ°损伤，关节软骨损伤尚未累及软骨下骨，X线平片和MRI等影像学检查难以发现异常改变。随着关节镜微创技术的发展，关节镜为单髁置换正确地选择手术适应证提供了良好平台。早在2001年，我们提出使用关节镜探查和清理术，根据损伤程度来选择单髁置换、全膝置换术或关节镜清理术。通过关节镜可以直观观察膝关节内软骨、韧带和半月板等重要组织结构的情况，避免了单纯依靠临床物理检查的片面性、局限性和盲目性，弥补了临床的不足，使手术适应证的选择更加合理，进一步提高了术后疗效。

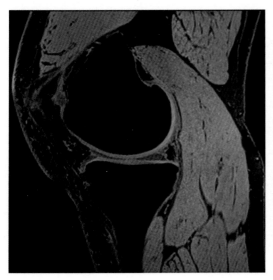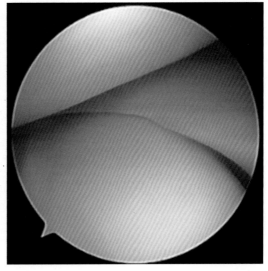

图10-44　正常软骨MRI SPGR序列与关节镜下对照

近几年来，有学者提出三维脂肪抑制快速扰相梯度回波技术（3D-FS-SPGR序列）是最佳软骨成像核磁序列之一。它可以增加关节软骨和软骨下骨的对比，提高了软骨图像的信噪比，使软骨显示的更清晰，在关节的大部分区域可观察到软骨的分层现象。因此关节镜与SPGR序列对膝骨关节炎软骨损伤具有较高的诊断价值（图10-44～图10-48）。关节镜检查和MRI SPGR序列对早期骨关节炎诊断具有相当高的敏感性，能够用于筛选单间室病变，排除其他间室的病变，用于评估OA程度，筛选单髁置换术适应证，辅助制定手术方案，避免盲目性，使单髁置换术更趋于合理，有助于进一步提高单髁置换的疗效，为临床诊疗提供新的思路。

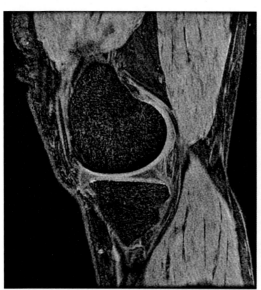
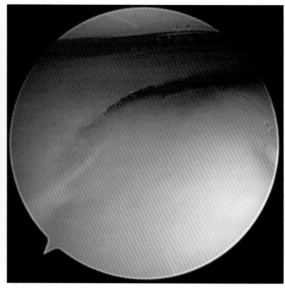

图10-45　软骨I级损伤MRI SPGR序列与关节镜下对照

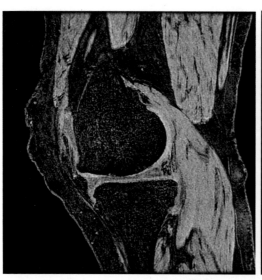
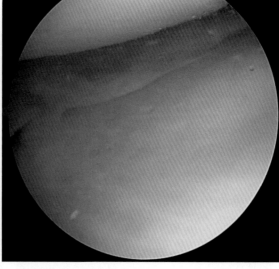

图10-46　软骨Ⅱ级损伤MRI SPGR序列与关节镜下对照

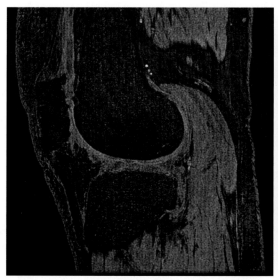
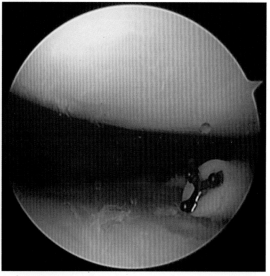

图10-47 软骨Ⅲ级损伤MRI SPGR序列与关节镜下对照

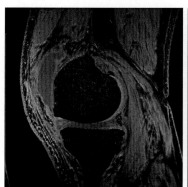
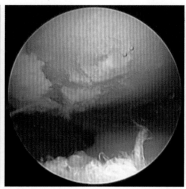
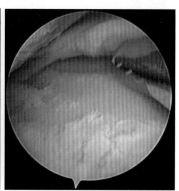

图10-48 软骨Ⅳ级损伤MRI SPGR序列与关节镜下对照

第七节　关节镜清理联合截骨术治疗膝骨关节炎

　　20世纪60年代起就有学者采用截骨术来治疗骨性关节炎，并取得了良好的疗效。近几年，虽然有些截骨术逐渐被人工关节技术取代，但是，对有些病例截骨术仍具有不可被替代的作用。通过截骨术，可以矫正下肢力线，使膝关节保持5°～7°的外翻位，使膝关节的负重力线得以纠正，改变负重的关节间室。截骨术适合于单间室的病变，对应的关节间隙基本正常，前后交叉韧带、侧副韧带完好，且关节活动度基本正常的患者。截骨术主要包括胫骨高位截骨、股骨髁上截骨和腓骨上段截骨术。

一、胫骨高位截骨

　　1965年，Conventry等首先对膝骨关节炎进行胫骨高位截骨治疗。通过截骨改变负重力线，术后膝关节负重点由损伤侧转移到对侧间隙，不仅纠正了膝关节的畸形，而且有效地缓解了膝关节疼痛，进一步改善了膝关节的活动度，取得了良好的疗效。通过关节镜检查，在关节镜下评估内外侧间室、髌股关节间室的软骨及半月板情况，并进行关节腔清理，再进行胫骨高位截骨术，可进一步提高临床疗效。

　　术前注意手术适应症的选择，截骨的位置应根据膝内翻或膝外翻的情况来决定采用截骨的方式和固定的方法。采取胫骨截骨的部位一般位于胫骨平台以下2～3cm处，此处为松质骨术后容易愈合。固定方法有支撑固定（图10-49）和拉力钢板固定法（图10-50）。

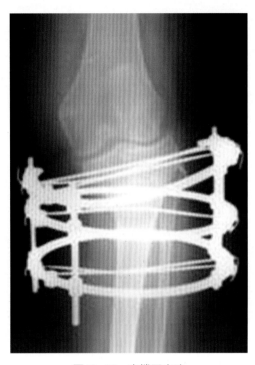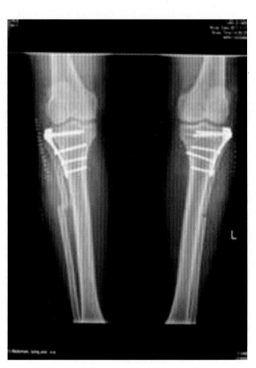

图10-49　支撑固定法　　　　　　　　　　　　　图10-50　拉力钢板固定法

二、腓骨中上段截骨术

　　近年来，张英泽基于不均匀沉降的理论，采用腓骨高位截骨术治疗膝骨关节炎，取得良好的效果，并引起广泛的关注。该方法主要用于膝内侧间室骨关节炎，而其外侧间室和髌股关节间室基本正常、交叉韧带、侧副韧带完好的患者。截骨部位选择在腓骨小头以远3～5cm处，截除腓骨2cm（图10-51）。腓骨截骨后，可能是因为降低了对外侧平台的支撑力，从而使负重力线得以调整，而缓解内侧间室的应力，使疼痛减轻或缓解，内侧间室逐渐增宽，内翻畸形改善（图10-52），其作用机制还有待于进一步研究。

　　笔者将截骨术与关节镜清理术相结合，在改变力线、调整负重关节面的同时，对关节内的病变进行相应的处理。对退变的软骨进行修整，对损伤的半月板进行缝合、成形或部分切除；清除关节内游离体及部分增生的滑膜组织，进一步提高了膝骨关节炎的治疗效果。

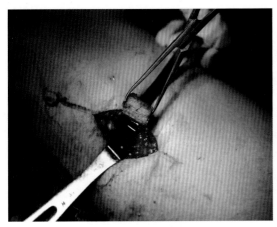

图10-51　腓骨中上段截除腓骨2cm

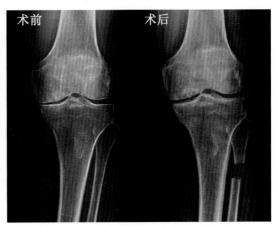

图10-52　腓骨截骨术前和术后X线影像

（刘玉杰　肇　刚　薛　静）

第十一章

膝关节滑膜病变

❖ 第一节　滑膜皱襞综合征 ❖

膝关节滑膜皱襞是胚胎发育过程中，关节腔内滑膜间隔吸收不完全，形成的突入关节腔的条索状组织。滑膜皱襞与其他滑膜组织的结构一样，若发育异常或受到创伤、炎症等因素的刺激，可出现滑膜皱襞充血水肿、增生肥厚等病理改变，并导致相应的临床症状。

根据解剖位置，膝关节滑膜皱襞可分为髌上、髌下、髌内侧和髌外侧滑膜皱襞。有人总结了595例关节镜手术中滑膜皱襞的出现率，其中髌上皱襞为94%，髌下皱襞为100%，髌内侧皱襞为39%，而髌外侧皱襞的出现率文献报道较少。由于解剖学上的原因与髌下脂肪垫炎或Hoffa's病难以鉴别，门诊诊断为髌下脂肪垫炎或Hoffa's病的病例有相当一部分是髌下皱襞综合征。

滑膜皱襞综合征的初步诊断主要依靠病史、临床症状和体征。该病多发生于青壮年男性，有明确的外伤史，如直接碰撞、跪地撞击或反复蹲起、扭转等病史。膝关节滑膜皱襞综合征的临床诊断比较困难，在症状及体征方面与半月板损伤、游离体等有较多相似之处，普通X线及CT不能提供明确的影像学诊断，MRI可以显示髌上囊滑膜皱襞（图11-1）。

髌上滑膜皱襞位于髌上囊（图11-2），位于髌股关节面的上方，一般不会引起临床症状。

髌下滑膜皱襞位于髌骨下方，横跨髌下间隙（图11-3），皱襞在股骨髁间窝的顶端延伸至髌前脂肪垫的上方。膝关节屈曲活动时在股骨髁的前面发生牵拉摩擦或嵌夹于关节间隙，产生机械性挤压摩擦（图11-4），发生膝关节疼痛或绞锁症状。

髌内侧滑膜皱襞（图11-5）起于膝关节内侧壁，是临床上最易引起临床症状的一种类型。当膝关节屈曲活动时，髌内侧滑膜皱襞在股骨髁上滑动（图11-6），长期磨损滑膜皱襞纤维增生、肥厚，发生局部软骨损伤（图11-7）。膝关节屈曲活动时滑膜皱襞受到牵拉或嵌夹于关节间隙引起疼痛症状。

髌内侧滑膜皱襞斜行向下止于髌下脂肪垫，有的突入膝关节腔内（图11-8）。在膝关节屈伸活动时发生绞锁症状。临床症状以膝前内侧痛为主，查体多无重要阳性体征，偶有膝关节肿胀或髌下方压痛。髌下内侧滑膜皱襞（图11-9），膝关节屈曲活动时受到牵拉张力而疼痛长期磨损容易导致局部软骨损伤。

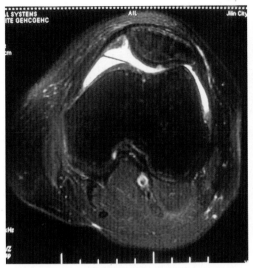

图11-1　MRI显示髌上滑膜皱襞

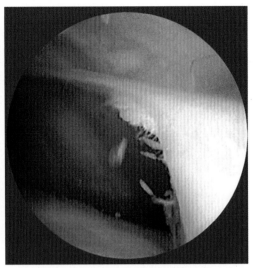

图11-2　镜下显示髌上滑膜皱襞

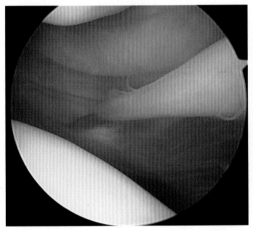

图11-3　髌下滑膜皱襞

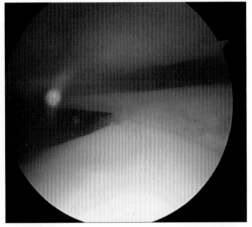

图11-4　髌下滑膜皱襞，屈膝位皱襞与
　　　　股骨髁软骨紧紧摩擦

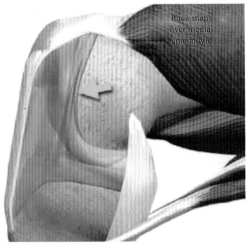

图11-5　滑膜皱襞长期磨损导致局部
　　　　软骨损伤示意

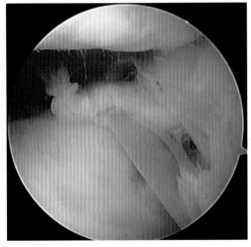

图11-6　髌内侧滑膜皱襞增厚，与股
　　　　骨髁摩擦

第十一章　膝关节滑膜病变

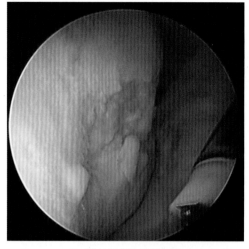

图11-7 滑膜皱襞摩擦股骨髁软骨，软骨
磨损处凹陷，软骨部分剥脱损伤

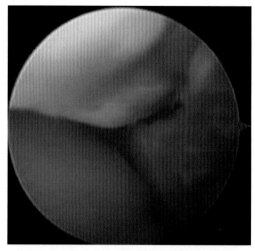

图11-8 膝关节屈曲活动时滑膜皱襞受到牵拉
或嵌夹于关节间隙引起疼痛症状

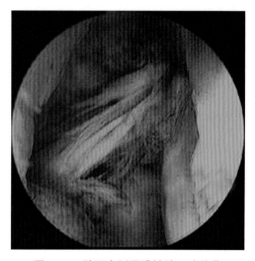

图11-9 髌下内侧滑膜皱襞，膝关节
屈曲活动时受到牵拉张力

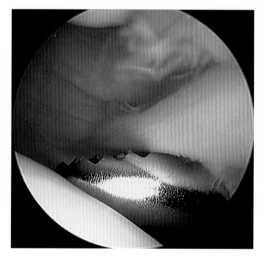

图11-10 关节镜下刨削滑膜皱襞

关节镜下可动态观察滑膜皱襞，并行滑膜皱襞切除清除。用篮钳将滑膜皱襞的游离缘咬一个豁口，然后用电动刨削刀，在关节镜监视下刨削切除皱襞组织（图11-10）。清理完滑膜皱襞后，采用射频汽化电刀进行软骨创面清理修整和创面止血。术后应冰袋冷敷，加强股四头肌和关节功能练习。

❖ 第二节 痛风性滑膜炎 ❖

痛风是由于嘌呤代谢异常引起的血尿酸异常，尿酸结晶沉积于软骨、滑膜表面而诱发的急性关节炎症状，主要表现为血尿酸增高，关节内尿酸结晶。多见于 30～50 岁的中青年男性。初期 85%～95% 的患者仅累及单关节，60%～70% 的患者首发第一跖趾关节（图 11-11），其次为踝关节（图 11-12）和膝关节（图 11-13）。

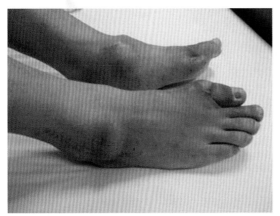

图11-11　第一趾跖关节和踝关节痛风性关节炎

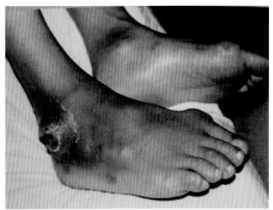

图11-12　踝关节痛风性关节炎皮肤破溃

分为原发性和继发性两种，原发性痛风 10%～60% 有家庭遗传特点，继发性痛风常见于血液病、肾脏病、恶性肿瘤等。约 20% 关节附近形成痛风结石，10%～30% 的患者有肾结石、肾绞痛、心血管病变、动脉硬化、心肌内结石。痛风患者特别注意肾功能的改变，严重者可以造成肾功能不全，必须早期治疗。

急性痛风性关节炎的典型表现是起病急、发作快，常与饮食无度，吃海鲜、动物内脏、羊肉、酗酒、劳累和饮水太少等因素有关。临床表现为关节突然刀割样剧痛，夜间突然发作更多，疼痛甚至不能忍受局部轻微的活动。关节周围明显的潮红，关节肿胀，肿胀范围常超过关节的解剖范围。体温

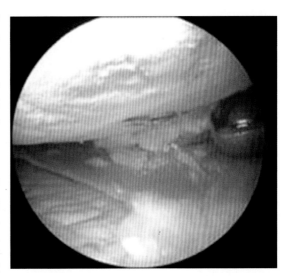

图11-13　膝关节半月板和软骨表面沉积大量尿酸盐结晶

升高，皮下静脉怒张，外观见皮肤暗红，与蜂窝织炎相似。血尿酸升高。关节穿刺液在偏光显微镜下发现尿酸盐结晶。待红肿消退后，局部指压性水肿。随着发作次数的增多，发作时间的延长，受累关节增多，尿酸盐在关节内沉着逐渐增多，肿胀疼痛很难缓解，常易造成关节畸形及僵硬等不良后果。

临床上痛风性关节炎与化脓性关节炎、急性风湿病、假性痛风性关节炎等疾病鉴别较为困难，最好的方法是早期关节镜检查，尿酸盐结晶是痛风性关节炎的诊断依据。

非典型部位发作，往往给诊断带来困难，容易导致误诊和误治。随着病程的延长，关节内滑膜增生肥厚，软骨侵蚀破坏，组织纤维化，关节僵硬畸形，关节内形成痛风石，破溃后形成窦道，造成关节功能障碍。

关节镜技术为诊断和治疗本病提供了重要方法。早期痛风性关节炎关节镜下显示滑膜上有发光的尿酸盐结晶（图11-14）。尿酸盐结晶侵蚀髁间窝滑膜和ACL（图11-15），滑膜组织水肿。严重者有大量的白垩状沉积物在关节软骨表面形成涂层（图11-16），关节软骨可被尿酸盐结晶侵蚀破坏，软骨下骨内有尿酸盐结晶浸入（图11-17），尿酸盐结晶在半月板和软骨表面像一层白漆样附着在半月板软骨的表面（图11-18）。

有的尿酸盐结晶沉积在膝关节腔的滑膜，形成多个尿酸盐结晶球与滑膜组织包绕在一起（图

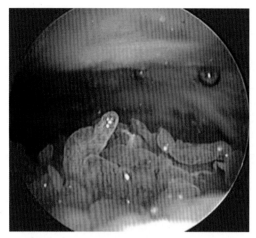

图11-14　膝关节急性痛风性滑膜炎伴尿酸盐结晶沉积

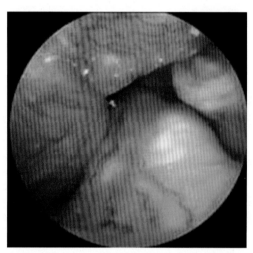

图11-15　痛风性滑膜炎，显示尿酸盐结晶侵蚀ACL，滑膜水肿

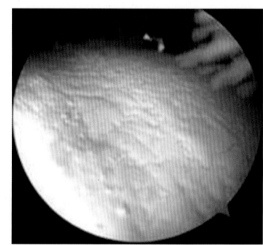

图11-16　关节软骨表面有大量的白垩状沉积物

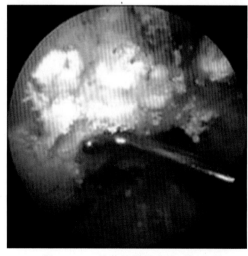

图11-17　关节软骨被腐蚀破坏、软骨下骨外露

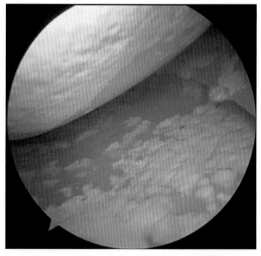

图11-18　半月板软骨表面沉积大量尿酸盐结晶

11-19），膝关节屈伸活动时容易发生撞击症状，而诱发疼痛和关节内积液肿胀。

关节镜下清理增生肥厚的滑膜组织（图11-20），清除部分尿酸盐结晶体，通过大量生理盐水冲洗，清除渗出的炎性致痛物质，可减轻急性期症状，有助于减轻关节软骨的损害。

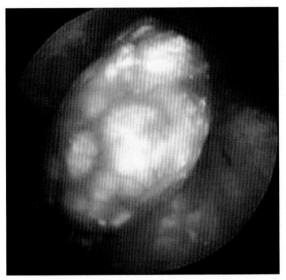

图11-19　尿酸盐结晶球位于髁间窝
ACL的前方

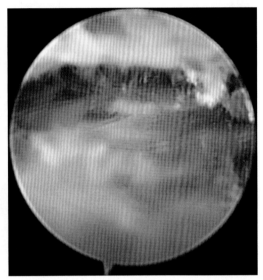

图11-20　清除关节内沉积的尿酸盐结晶

痛风性关节炎的治疗主要是控制急性发作、预防反复发作，防止尿酸盐沉积致关节软骨破坏。术后坚持饮食控制和内科的药物治疗十分重要，禁食高嘌呤高热量食物，避免酗酒。高血尿酸者可适当服用排尿酸药物，首选药物为秋水仙碱或别嘌醇，直至症状控制。一般症状可在24～72h得以控制。还可服用非甾体抗炎药物和中成药，多饮水以增加尿酸的排泄，注意保护肾脏功能。

❖ 第三节　结核性滑膜炎 ❖

结核病是由结核杆菌引起的慢性传染病，可侵及人体多脏器，滑膜是其侵袭对象之一。膝关节滑膜组织丰富，是结核好发的部位之一，发病率在关节结核中居首位。随着结核病的发病率上升，膝关节结核的发病率也不断升高。膝关节结核早期表现为滑膜结核，表现为关节肿胀、疼痛，关节功能受限，常规实验室检查和临床表现缺乏特异性，关节穿刺检查细菌培养一般阴性，关节渗出液的颜色可以是草黄色，有的为絮状物，早期影像学检查92%无异常表现，关节间隙正常，常与类风湿关节炎、色素沉着绒毛结节性滑膜炎等滑膜疾病混淆。MRI显示关节内积液、滑膜组织肥厚，晚期可出现软骨及软骨下骨侵蚀性损坏和软骨破坏（图11-21、图11-22）。由于结核性滑膜炎缺乏全身特异性，明确诊断较为困难，往往得不到及时的治疗，发展为全膝关节结核，导致关节功能障碍，引起肢体残障，儿童患者影响发育。

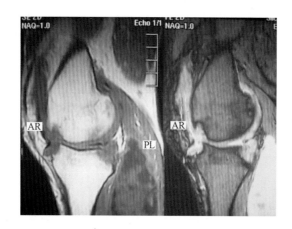

图11-21 膝关节结核

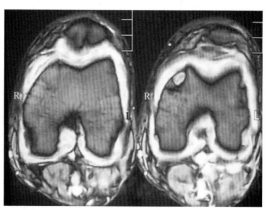

图11-22 膝关节结核MRI显示软骨破坏滑膜渗出

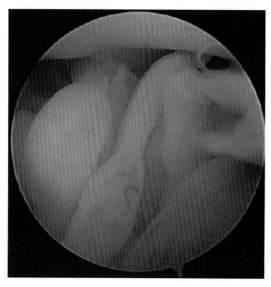

图11-23 结核性滑膜炎，滑膜组织肿胀

1877年，volkman首次描述了膝关节结核性滑膜切除术，然而开放手术病灶清除术创伤大、出血多、术后恢复慢，有的病灶清除不彻底，伤口形成窦道，出现切口感染等并发症。术前如能确诊结核，应先抗结核治疗1个月后，再行手术会更好。关节镜下滑膜切除手术必须配合药物治疗，术前和术后必须进行正规的抗结核治疗。手术后可每隔3天关节内注射异烟肼100mg，连续注射1个月，口服抗结核药物12个月。

关节镜微创病灶清除术，可直视病变获取组织，进行实验室检查，有助于准确诊断。早期通过彻底刨削关节腔滑膜，减轻或消除关节疼痛与肿胀、最大限度地恢复关节功能，同时切除关节内结核性肉芽组织，阻止对关

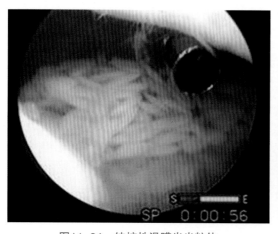

图11-24 结核性滑膜炎米粒体

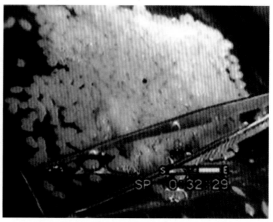

图11-25 结核性滑膜炎取出的米粒体

节软骨的破坏，改善软骨的营养，有利于软骨的修复，避免出现软骨及软骨下骨侵蚀性损害，防止发展为全关节结核，挽救关节功能。结核性滑膜炎早期一般表现为滑膜组织弥漫性肿胀增厚（图11-23），关节内大量积液，有的关节腔内有干酪样物质，或米粒样小体（图11-24，图11-25）。当结核性滑膜炎发展至晚期，侵犯关节软骨及软骨下骨，形成全关节结核时，单纯滑膜切除则失去意义。

❖ 第四节　滑膜软骨瘤病 ❖

滑膜软骨瘤病（synovial chondromatosis）由Barmel于1867年首次报道，是以关节内多发游离体伴滑膜异常化生为特征的疾病。发病率在滑膜肿瘤和瘤样病变中占6.7%，常见于膝、髋、肩、肘、腕等关节。男性高于女性。临床表现为间歇性关节疼痛、肿胀、绞锁和关节活动受限，有时临床诊断为半月板损伤。

滑膜软骨瘤病的病理变化分为三个阶段，局限性滑膜软骨瘤早期组织内无软骨瘤结节形成，以滑膜病变为主，表现为滑膜充血、水肿、肥厚。在滑膜病变的基础上出现多个带蒂的滑膜软骨结节形成，应与带蒂的游离体（包裹型游离体）区别。晚期滑膜病变以软骨瘤结节脱落到关节腔内形成游离体，伴有关节内渗出、疼痛及绞锁。

关节腔内骨化的游离体在X线片内可见单个或多个圆形或椭圆形游离体。有的游离体钙化不全，X线检查可能不显影，钙化或骨化的滑膜软骨瘤X线才能显影，早期MRI或CT检查也很难发现没有钙化的滑膜软骨瘤。关节镜检查时方能诊断，一旦明确诊断应行关节镜下手术清理治疗。因为米粒样软骨小体从滑膜表面脱落游离于关节腔内后可引起关节的反复绞锁，造成关节软骨等结构的继发性损伤。关节镜下摘除的同时，按照顺序逐步彻底清除病变的滑膜组织。由于游离体数量多，用大量盐水冲洗，对于较大的游离体则用髓核钳等器械取出。

有时X线片可能显影只有几枚，但关节镜下可能取出的数量与X线片不相符，有时不

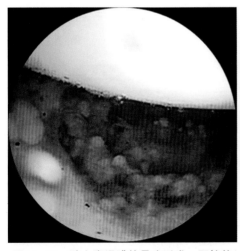

图11-26　髌上囊滑膜软骨瘤形成，颗粒状
软骨瘤脱落后形成游离体

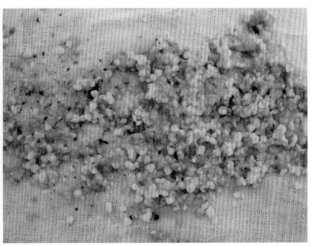

图11-27　游离体似沙砾样改变

一定完全取干净，术中可能有遗漏或复发，术前应与患者告知。

　　滑膜软骨瘤病特点是滑膜结缔组织内软骨结节形成，结节大小形态不一。因为病变组织为透明软骨成分，故X线检查不能显示病变。但是，关节镜检查可以清楚的显示病变处滑膜上有形态各异的米粒状滑膜软骨瘤（图11-26），清理出的游离体似沙砾样改变（图11-27）。滑膜软骨瘤逐渐增大脱落成为大小不同的游离体（图11-28），有的达数百枚（图11-29）。

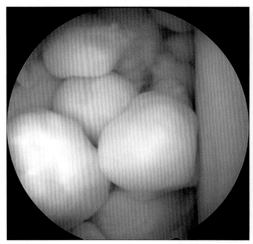 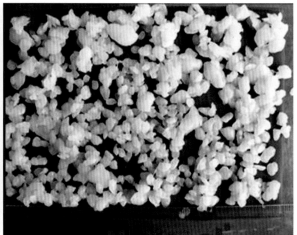

图11-28　膝关节腔内滑膜软骨瘤形成游离体　　　　　图11-29　取出的游离体数百枚

❖ 第五节　色素沉着绒毛结节性滑膜炎 ❖

　　色素沉着绒毛结节性滑膜炎（pigmented villonodularsynovitis，PVS）1861年由Broca首先描述。病变部位的滑膜组织或腱鞘发生增殖性病变，滑膜组织呈绒毛或结节样纤维结缔组织增生。病因不甚明确，可能与脂肪代谢紊乱、创伤出血、炎症和肿瘤等因素有关。因滑膜组织出血有大量含铁血黄素沉着，外观呈黄褐铁锈色。色素沉着绒毛结节性滑膜炎多发生于膝关节、踝关节或髋关节。发病进展缓慢，但有着明显的侵蚀性，可侵蚀关节软骨和骨组织，术后复发率高。

　　色素沉着绒毛结节性滑膜炎一般分为局限型和弥漫型。1865年Simon报道了局限型色素沉着绒毛结节性滑膜炎，病变多为单个或多个带蒂或不带蒂粗大的结节状增生。Dowd于1921年首次报道了弥漫型色素沉着绒毛结节性滑膜炎。发现病变主要在膝关节的髌上囊、髁间窝、半月板边缘的软骨与滑膜移行区以及交叉韧带和后关节囊为多见。在关节腔内，被大部分滑膜组织覆盖。本病隐匿，以单关节肿胀伴关节腔积液为主要表现，有的累及后关节腔腘窝处，由于后关节腔组织结构疏松，PVS往往侵及肌肉间隙。

　　早期X线检查不显影，有时难以发现和明确诊断。关节腔穿刺可抽出咖啡样血性的液体。局限型病变以结节性绒毛增生为主，MRI检查可以清楚地显示绒毛结节，本病应与半月板损伤鉴别，压痛比较局限、肿胀不明显，结节多数有蒂相连，关节活动受限，甚至出现绞锁、弹响或急性疼痛。

弥漫型者常表现为受累的关节呈慢性肿胀疼痛，局部皮温增高。触之如海绵样感觉，弥漫性压痛，有时在关节周围可触及大小不等、基底稍有移动的硬韧结节。有时病变透过关节囊后壁，进入腘窝或沿肌空隙向上下扩展，膝关节呈弥漫性肿胀。影像学和实验室检查无特异改变。MRI检查有助于明确关节内病变程度和范围（图11-30）。有助于发现关节外病变。关节内抽出液多呈黄褐色或暗红色即红茶水样。关节液的色泽与滑膜的病理类型及病变发展阶段有关，如滑膜病变为局限型结节状，其关节液颜色可正常或淡黄色，弥漫型关节积液可抽出黄褐色或血性关节液。

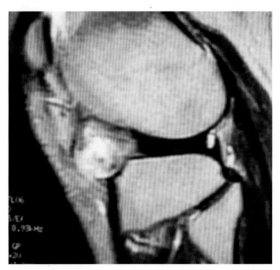

图11-30　局限型：MRI显示膝关节前间室绒毛结节性滑膜炎

关节镜下显示结节硬韧，以弧立型为主。病变多局限于髌上囊（图11-31），髁间窝（图11-32）、有的结节蒂部与关节内脂肪垫组织相连（图11-33）。

由于出血后含铁血黄素沉积致滑膜黄染（图11-34），关节液呈咖啡色。随着出血时间的延长，滑膜黄染颜色情况逐渐发生改变。结节也呈不同的颜色，有的为淡黄色（图11-35）、棕褐色（图11-36）和桃红色（图11-37）。

弥漫型以细绒毛状滑膜组织增生为主，有的呈弥漫性细长的紫红色绒毛或结节状（图11-38），多数为黄褐色长绒毛增生，在水中漂浮如水草状（图11-39），遍布髌上囊、髁间凹。弥漫混合型，既有结节又有绒毛，分布在关节内。

弥漫型滑膜炎应与出血性疾病如血友病性滑膜炎，滑膜血管瘤病相鉴别。局限型应与关节游离体、半月板撕裂和半月板囊肿鉴别。滑膜弥漫型增厚、充血，伴大量深褐色绒毛状增生，覆盖在半月板和交叉韧带表面（图11-40），软骨表面有血管翳长入。结节型呈棕红色球状结节，分布在滑膜表面。局限型病变切除（图11-41），可取得良好的效果。

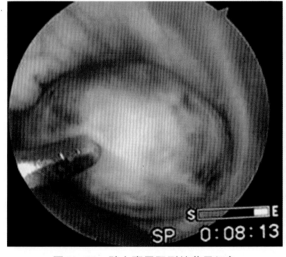

图11-31　髌上囊局限型结节呈红色

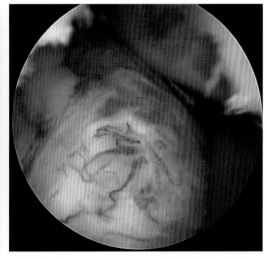

图11-32　结节病变位于髁间窝

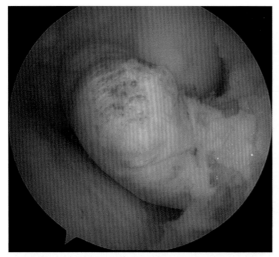

图11-33 局限型为黄褐色结节与关节内
组织相连

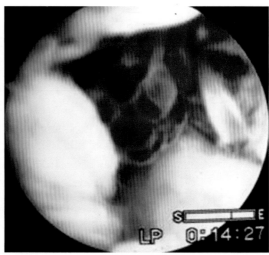

图11-34 髁间窝绒毛结节性滑膜炎滑膜淤血

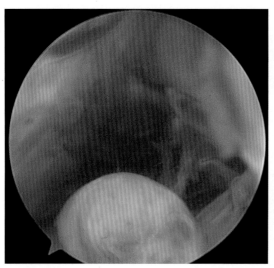

图11-35 结节呈淡黄色

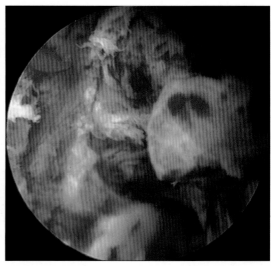

图11-36 结节呈棕褐色

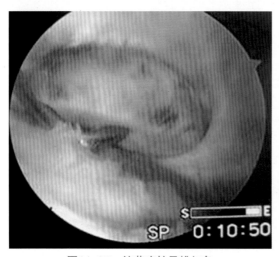

图11-37 结节病灶呈桃红色

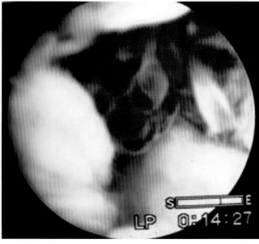

图11-38 髁间窝绒毛结节增生

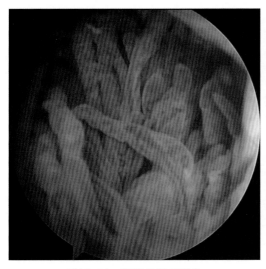

图11-39 黄褐色绒毛增生

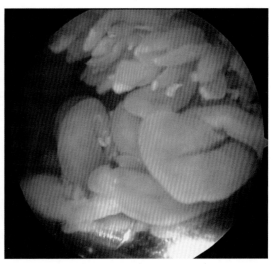

图11-40 滑膜及绒毛覆盖在半月板
和交叉韧带表面

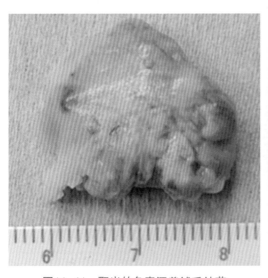

图11-41 取出的色素沉着绒毛结节
滑膜炎组织块

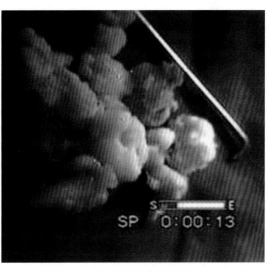

图11-42 手术取出的色素沉着绒毛
结节性弥漫性滑膜标本

　　色素沉着绒毛结节性弥漫性滑膜炎，应当尽早手术明确诊断，早期手术治疗可较彻底的切除。色素沉着绒毛结节性弥漫性滑膜炎，可采取开放手术（图11-42），但是随着关节镜技术的日臻完善，关节镜下滑膜切除手术将会成为常态治疗方法。

　　可采用神经阻滞麻醉、腰麻、硬膜外麻醉。因需要切除后关节腔的滑膜病变，准备70°关节镜，但有经验的医师30°关节镜也可完成。采用标准膝关节入路，遵循一定的顺序进行滑膜切除，防止遗漏病变。滑膜全切可采用外上、内上、前外、前内、后外和后内侧入路。后关节腔入路有两种方法：一种方法是采用后内侧入路，另一种方法是经前方入路将关节镜通过髁间窝插入后关节腔，在后内侧或后外侧皮肤沿着关节镜的光亮用穿刺锥刺入，关节镜下可见穿刺锥进入后关节间隙，定位准确。

　　从前外侧入路进关节镜，经前内侧入路和髌上外侧入路，行外侧沟、髌上囊、内侧隐窝的滑膜切除。髌上外侧入路观察，前外侧入路刨削可进行髌上囊和内、外侧沟清理与滑膜切除。交替从高位前外侧入路和标准前内侧入路插入器械行关节前室和内、外侧关节间隙清理，切除所有病变滑膜组织。随后清理髁间窝，切除前、后交叉韧带表面和后纵隔的滑膜组织，使用刨刀应慎重，防止损伤腘窝的血管、神经组织。

切除滑膜可利用射频汽化、电动刨削系统。电动刨削滑膜浅层后，用射频汽化止血处理创面。对十字韧带、半月板、关节软骨表面的滑膜血管翳可直接用射频汽化电凝。肥厚的滑膜和结节状增生也可用髓核钳咬除。

屈膝60°行膝关节后室清理，将70°关节镜从前外侧入路插入膝关节前室，经后交叉韧带内侧、股骨内髁外侧和内侧半月板后角间隙插入后内侧室。再屈曲膝关节至90°，以扩大膝关节后室，后内侧入路插入刨刀，进行后内侧室清理。相反，从前内侧入路进镜，经前交叉韧带外侧、股骨外髁内侧和内侧半月板后角间隙进入后外侧室，从后外入路进刨刀，切除后外关节腔的滑膜。再经后方入路进镜，交替入路进刨刀，切除残余的后关节腔滑膜。髌骨上缘、脂肪垫和股骨后髁的上部、半月板下方，特别是外侧半月板下方是比较容易遗漏的部位要注意清扫。在后纵隔上缘有一根小动脉来自关节外，术中应注意止血，以免术后产生膝关节血肿。后纵隔的后缘与血管贴近，注意控制刨削深度以免造成损伤。滑膜切除时，对明显渗血部位射频汽化止血。必要时术后在膝关节后室和髌上囊放置引流，负压吸引。

滑膜清理避免造成半月板与关节囊分离。对于后角分离，采用全关节内修补法，将半月板与关节囊复位缝合。对于体部和前角分离，采用由内至外的方法，将半月板复位缝合。对于弥漫性色素沉着绒毛结节性滑膜炎累及关节外者，必要时切开手术，才能切除关节外病变，有助于提高疗效，减少复发。

术后患肢用弹力绷带包扎，麻醉恢复后进行股四头肌等长收缩和直腿抬高训练。必要时CPM机辅助练习防止膝关节粘连。

弥漫型采取滑膜广泛切除术，但因病变累及关节内的某些功能结构，或受解剖部位的限制，不易切除干净，5年后复发率达50%左右。对于弥漫型色素沉着绒毛结节性滑膜炎患者，有人认为手术切除后加用小剂量放疗是防止复发的关键。总剂量为1200cGy，分10次进行。放疗会影响儿童骨垢发育，因此，儿童采用放疗应慎重。

第六节　血友病性关节炎

血友病是一组遗传性凝血因子缺乏导致的出血性疾病（图11-43），男性发病伴隐性遗传。缺乏第Ⅷ因子的为甲型（A）血友病，缺乏Ⅸ因子的为乙型（B）血友病，其中甲型最常见，且出血程度较乙型重。甲型血友病根据出血倾向的严重程度和凝血因子的活性分型：重型，凝血因子Ⅷ活性<2%；中间型，凝血因子Ⅷ活性2%～5%；轻型，凝血因子Ⅷ活性5%～25%；亚临床型，凝血因子Ⅷ活性25%～45%。

一、血友病性关节炎的病理生理学

患者自幼年关节内或肌肉等部位反复出血，其中血友病膝关节内出血最为常见（图11-

44）。反复的关节出血引起关节软骨破坏。出血后红细胞裂解，释放出含铁血黄素。含铁血黄素被滑膜表面的细胞吞噬，使滑膜由红色变为巧克力色。含铁血黄素在滑膜的蓄积引起滑膜血管增生，更容易出血。持续的滑膜增生引起关节软骨破坏，关节周围组织纤维化，关节畸形，最终导致关节功能丧失。目前认为2次以上的关节出血就会引起关节腔内结构的损伤。

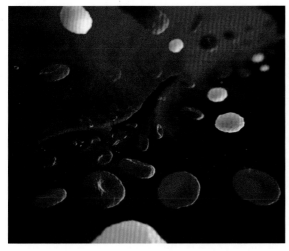 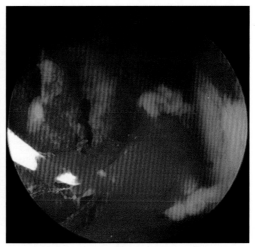

图11-43　血友病性关节炎关节内出血示意图　　　　　图11-44　血友病膝关节内出血

二、血友病性关节炎的分期

根据血友病性关节炎的临床表现、放射学和病理改变分为4期：急性炎症期、增生性滑膜炎期、关节破坏期和关节僵硬期。前两个阶段以反复出血为主，后两个阶段以关节损害为主要临床改变。

（1）急性炎症期　急性的大量出血引起关节疼痛、肿胀、发热和股四头肌萎缩，但没有关节畸形。放射学检查骨骼无异常，显示关节囊密度增高和轻度骨质疏松。关节镜下见滑膜呈红褐色，滑膜肥大有散在的绒毛，一般无软骨改变。显微镜下可见滑膜浅层细胞内含有较多含铁血黄素颗粒，深层细胞有巨噬细胞，滑膜增厚并有毛细血管增生。

（2）增生性滑膜炎期　又称为亚急性期，以明显的软组织改变为标志。关节肿胀、疼痛、股四头肌明显萎缩，骨骺端增生引起关节肥大。放射学检查可见骨质疏松和骨骺端增大，关节面尚无破坏。关节镜下可见滑膜增厚，呈红褐色至巧克力色，伴有大量的绒毛，血管翳形成超过关节软骨的边缘。

（3）关节破坏期　滑膜血管翳的破坏性和溶软骨酶使关节软骨降解，逐渐出现关节破坏。关节疼痛，活动度受限，并且出现屈曲畸形，肌萎缩进一步加重。放射学检查显示关节面不完整和关节间隙狭窄。软骨下骨囊性变、骨硬化和边缘的骨赘形成，髁间窝呈火山口样改变。关节镜下可见关节软骨变薄，软骨缺损区纤维组织增生，软骨下骨硬化。

（4）关节僵直期　关节软骨和半月板破坏，软骨下骨硬化，滑膜组织纤维化，关节纤维性挛缩，关节间隙变窄或完全消失，关节畸形，关节功能永久性丧失。由于滑膜纤维化和关节僵硬，出血的频率反而减少。

三、血友病性关节炎的关节镜治疗

阻止关节腔内反复出血是治疗的关键。滑膜切除术是目前最常用，最经典的方法。因为受累的滑膜增厚、血管增生，容易出血，滑膜切除可减少出血的机会，并可保留关节的功能。滑膜切除术后20%会导致关节功能障碍，因而手术时机难以把握。随着关节镜技术的发展，20世纪80年代以后经关节镜切除增生的滑膜已逐渐替代以往的开放手术。其控制出血的有效率与手术滑膜切除基本一致，有完全恢复关节活动度的可能。Wiedel等通过10～15年的随访证实关节镜术后虽仍缓慢进展，但一般不会致残。

以往滑膜切除往往在第3期进行，尽管有所帮助，但结果不尽满意。在第4期，关节软骨破坏，滑膜组织纤维化，关节镜很难获得好的结果。滑膜切除的目的是避免出血和防止关节软骨的破坏，因此应该在破坏开始前进行，也就是在第2期进行。一般来说，急性炎症期，如果连续3个月的内科治疗（补充凝血因子、局部止血、药物治疗），50%的患者症状可得到缓解。如果关节持续肿胀超过3个月，凝血因子替代疗法难以控制出血，需要进行滑膜切除术。手术前必须补充足够的凝血因子，使凝血因子的活性达到100%时方可手术（1U/kg Ⅷ因子和Ⅸ因子可分别提高凝血因子的活性1%～2%，Ⅷ因子在血浆中稳定，半衰期在6～10d）。对有凝血因子抵抗的患者和严重骨性关节炎的患者不宜采用关节镜手术，如果术中关节镜操作有困难，应改为开放性手术。

应当注意的是，血友病性关节病的关节镜下滑膜切除有相当大的危险性，应由具有一定关节镜经验的医师完成。关节镜术后可能并发出血、感染、关节功能受损和凝血因子抵抗等。术后应早期功能锻炼，有益于关节功能的恢复。手术后凝血因子活性维持浓度60%1周，逐渐降至20%～30%维持数周。如果患者术后不能坚持康复锻炼，将影响关节的功能恢复。

第七节　膝关节粘连关节镜下松解术

膝关节周围创伤或手术后容易造成关节粘连，导致膝关节屈伸活动受限，给患者生活及工作造成困难，是一种比较严重的并发症。过去多采用开放手术松解及股四头肌成形术，然而手术创伤大，往往因疼痛剧烈而无法保证术后有效的功能锻炼，多数术后再次发生粘连，松解后的疗效不够满意，有的因暴力锻炼导致肌肉出血，伸膝装置发生骨化性肌炎。

20世纪90年代随着关节镜技术的广泛应用，在关节镜下行膝关节粘连松解，克服了开放手术的缺点。避免了切开手术造成软组织尤其是伸膝装置的重复创伤，也避免了因局部大量瘢痕或功能锻炼造成皮肤切口裂开或不愈合。关节镜下直视操作，粘连带切除避免关节内结构的损伤，患者容易接受，术后疼痛轻，便于配合功能锻炼。

关节镜下利用射频汽化消融进行膝关节粘连松解，对于髌上囊粘连者效果最佳，而伴有伸膝装置挛缩或后关节囊粘连者松解比较困难。因此小切口切开松解术结合股四头肌腱成形术，仍是可供选择的方法。膝关节粘连伴屈曲挛缩者，不适于单纯的关节镜下松解手术，但对于轻度屈曲挛缩而经前方进镜松解有一定困难者，可辅加内、外侧及后方小切口，射频辅助松解。另外，如果膝关节损伤伴有交叉韧带损伤、膝关节粘连者，则可能出现膝关节松解后不稳定的情况，术前应与患者讲明，待膝关节屈伸活动功能恢复正常后，辅以韧带重建手术。

采用连续硬膜外或全麻麻醉，使肌肉完全放松，在止血带控制下手术。常规采用髌韧带两侧"膝眼"入路，或髌上入路。经髌股关节间隙达髌上囊位置，观察粘连情况，往往关节腔内的术野内均是大量的白色瘢痕组织粘连带（图11-45），股四头肌深层为红色粘连束带（图11-46），由操作通道内插入剥离子进行粘连带松解和分离（图11-47）。然后置入射频气化刀头（图11-48），应用切割档由髌上囊开始向近端及两侧逐层松解粘连挛缩带，作髌上囊及内外侧沟的松解。髌上囊及侧沟粘连带清理后，将关节镜顺股骨滑车移至髁间窝。置入刨削刀清理关节内粘连瘢痕组织。置入钝性穿刺锥，作髁间窝钝性分离和刨削，使关节内腔隙显现出来（图11-49），然后置入射频作髁间窝内瘢痕组织清理，保护前后十字韧带和半月板，以免损伤。

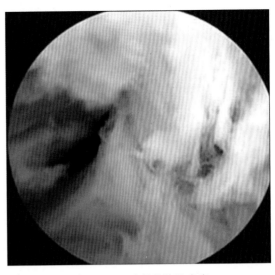

图11-45　膝关节粘连瘢痕

加压推拿并屈曲膝关节，使关节间隙前方张开，分别逐渐切断内外侧关节间隙粘连带。在粘连带切断松解过程中，反复做适度的膝关节屈伸动作，观察关节内是否有阻碍关节活动的粘连带，反复做膝关节屈伸推拿松解时，要退出关节镜及射频以免损伤。如有出血可用射频汽化电极彻底止血。注意保护关节内结构，松解完毕后再次作关节腔内全面检查、清理。

为保证手术后功能练习，术后常规应用止痛泵，在无痛状态下进行练习，可使患者消除痛苦，早期主动与被动练习相结合，减少术后再粘连。按照制订的康复计划循序渐进地进行康复训练。尽量减少术后出血与水肿，术后棉垫与弹力绷带加压包扎，抬高患肢

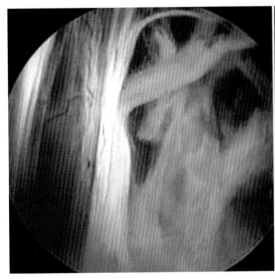

图11-46　膝关节粘连瘢痕束带

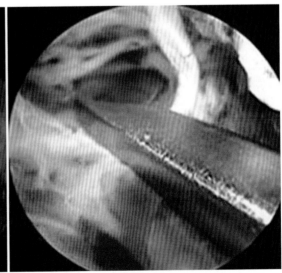

图11-47　插入剥离器松解膝关节粘连瘢痕组织

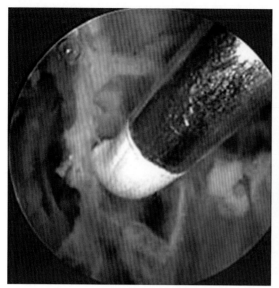
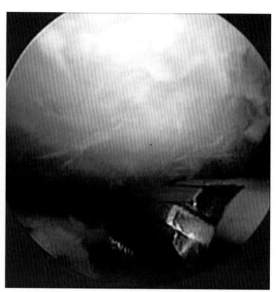

图11-48　膝关节粘连射频松解瘢痕　　　　　图11-49　膝关节粘连射频松解术后
　　　　　　　　　　　　　　　　　　　　　　　　　　　　　显露股骨软骨

2～3d。术后常规口服非甾类抗炎药，第二天即开始膝关节功能锻炼，CPM结合自行屈膝或他人帮助进行被动屈膝锻炼，屈曲度以患者可以承受为极限，避免暴力。加强股四头肌练习非常重要，锻炼间隙辅以股四头肌及小腿肌肉主动练习。术后早期下地行走，有助于预防卧床并发症。采用闭式引流，可以减少关节内积血或骨化性肌炎的可能。放置关节腔引流有增加关节内感染的可能，在功能练习的时候可以夹闭引流管，防止引流液倒流。

（刘玉杰　李海鹏　唐翔宇）

3

髋关节

第十二章

髋关节镜

髋关节是由股骨头和髋臼组成的杵臼关节。髋臼除中央部分以外均由透明软骨覆盖。其外缘有盂唇附着并环绕。盂唇为纤维软骨组织，其横切面为三角形，也可变异为其他形状，其内存在多种神经终末组织。盂唇能够起到加深关节臼杯的作用，使髋臼形成一个大于半球形的臼杯以包绕股骨头增加关节稳定性。其另一重要作用为"密封"机制，即维持髋关节内负压以增加关节的稳定性。如盂唇缺失或破损，"密封"机制将遭到破坏，使关节液流失，一方面将减少关节液的润滑功能和对软骨的保护作用，同时也使关节压力增加，导致关节退变，最终发展为骨性关节炎。

1931年Burman第一次采用关节镜对髋关节进行了观察。由于没有采用牵引，所以观察到的结构是股骨头关节面的大部分和股骨颈的关节囊内一部分，同现在未经牵引下关节镜观察到的结构是一致的，这些理论在60年后仍被认为是正确的。Burman提出了经大转子前方穿刺，沿着股骨颈进入髋关节腔，通过此入路几乎都可以观察到髋关节内的部分解剖结构。经大转子前方入路从解剖学的角度是安全的，也是现在最常用的入路。此外，Burman还提出了术前标记股动脉和股骨头的位置以免损伤，必须通过髋关节周围的肌群进行穿刺。肥胖者髋关节镜套管需要加长等，这些为后人开展髋关节镜提供了重要的参考。

Takagi 1939年首次报道了4例髋关节镜手术，其中2例夏科关节，1例结核性关节炎和1例化脓性关节炎，此后再也没有相关的临床报道，直到1970年Aignan's对51例髋关节疾病进行了诊断性关节镜检查和组织活检，并于1975年在哥本哈根国际关节镜会议上进行了报告。1977年，Richard Gross报告了27例小儿髋关节疾病，1981年Svante Holgersson等报道采用关节镜治疗13例15髋小儿慢性髋关节炎。20世纪80年代，髋关节镜手术取得了进展。1981年Lanny Johnson在《关节镜手术与诊断》第二版中讲述了关节镜在髋关节疾病中的应用，1985年Watanabe在《小儿关节镜》中讲述了髋关节镜的手术技巧。1986年Ejnar Eriksson等在瑞典报道了髋关节镜手术牵引的技术。使用牵引装置大大方便了髋关节间隙的暴露和手术操作，外侧入路进行关节镜检查更加方便和具有可重复性，得到了广泛的推广应用。

James Glick被认为是对北美髋关节镜影响力最大的一位学者。Glick发现肥胖患者髋关节镜手术受到制约，1985年他改良了侧卧位髋关节镜手术，并于1987年进行了报道。他随

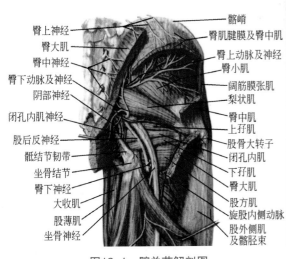

图12-1 髋关节解剖图

髂嵴
臀上神经
臀肌腱膜及臀中肌
臀大肌
臀上动脉及神经
臀中神经
臀小肌
臀下动脉及神经
阔筋膜张肌
阴部神经
梨状肌
闭孔内肌神经
臀中肌
上孖肌
股后反神经
股骨大转子
骶结节韧带
闭孔内肌
坐骨结节
下孖肌
臀下神经
臀大肌
大收肌
股方肌
股薄肌
旋股内侧动脉
坐骨神经
股外侧肌及髂胫束

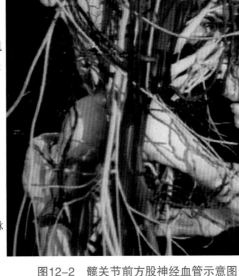

图12-2 髋关节前方股神经血管示意图

后的一系列工作被认为是髋关节镜技术的里程碑。20世纪80年代中期，英国剑桥Richard Villar、James Click和Richard Hawkins详细报道了髋关节镜的解剖、手术技巧和适应证。Gary Poehling和Dave Ruch采用关节镜辅助下治疗股骨头缺血性坏死。20世纪80年代波士顿的Joe McCarthy报道了在髋关节镜领域的许多临床研究和经验。后来风湿科医师采用髋关节镜治疗了大量风湿疾病，积累了丰富的经验。Doxfmann和Boyer强调滑膜疾病是髋关节疾病的重要部分。他们创造了关节镜下滑膜切除术处理滑膜疾病的理论。在日本，髋关节发育不良伴髋臼盂唇损伤非常常见，Nashville改进和丰富了仰卧位髋关节镜手术的技术方法。

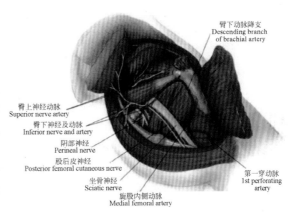

图12-3 髋关节解剖结构

臀下动脉降支
Descending branch of brachial artery
臀上神经动脉
Superior nerve artery
臀下神经及动脉
Inferior nerve and artery
阴部神经
Perineal nerve
股后皮神经
Posterior femoral cutaneous nerve
坐骨神经
Sciatic nerve
旋股内侧动脉
Medial femoral artery
第一穿动脉
1st perforating artery

　　髋关节周围有血管神经包绕（图12-1），后方坐骨神经、前方股动脉和股神经及前外侧股外侧皮神经都是重要的组织结构，股动脉、股神经在前方入路的内侧，股外侧皮神经与前入路的位置邻近，坐骨神经位于股骨大粗隆后方与坐骨结节连线的中间，注意手术时避免损伤（图12-2）。可见髋关节局部解剖结构（图12-3）相对复杂，手术操作具有一定的难度，因此早期大多数医师对髋关节镜手术持怀疑态度，髋关节镜技术的进展也相对落后于其他部位的关节镜手术。但是，在众多髋关节镜先驱们研究的基础上建立起来的基本理论和手术经验，扩展了对髋关节疾病的认识，人们对髋关节镜的手术适应证、禁忌证和手术方法，了解的更加清楚，近十年髋关节镜技术的步伐进展加快。

一、体位与牵引

全麻或硬膜外麻醉，能够保证阻滞运动神经得到充分的阻滞，使肌肉完全松弛便于牵开髋关节腔。

体位不合适难以进行手术，选择合适的体位和设备（图12-4）有助于髋关节镜手术的开展，同时它也取决于病变的需求和医师的习惯。仰卧位是常规选择的体位，使用标准的骨科牵引床，双下肢固定在牵引床架上会阴区应采用垂直会阴柱（图12-5）可增加牵引力。仰卧位的优点是摆放体位方便，同时做前方手术入路比较容易。仰卧屈髋位可以使前关节囊松弛，但可能使坐骨神经受到的牵拉力量加大，或者使坐骨神经过于靠近关节囊。

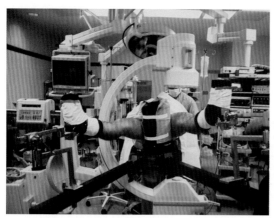

图12-4　仰卧位髋关节手术体位及设备

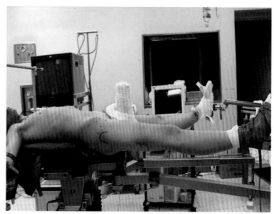

图12-5　仰卧位双下肢固定在牵引架上，采用垂直会阴柱阻挡牵引有助于保护阴部神经免受挤压

侧卧位（图12-6）很少采用。曾有报告体液在腹腔和后腹膜大量聚积，造成下肢血管短暂的压迫，有的甚至发生心力衰竭，这可能是因为注水泵的压力过大和侧位重力的影响，液体渗漏增加了手术的风险性，而仰卧位一般不会出现此症状。

髋关节牵引下透视当股骨头与髋臼的间隙达到7～10mm，呈月牙状，表示已经牵开（图12-7）。关节镜检查显示当髋臼与股骨头之间有10mm的间隙（图12-8）时，关节镜可以看到髋臼底部结构（图12-9）。非牵引下屈髋30°～45°可观察到盂唇、关节囊、滑膜和股骨颈（图12-10），用于髋关节滑膜的清理，缺点是中央间室观察困难，坐骨神经的张力较大。

为了避免牵引造成阴部神经分支挤压伤和坐骨神经的牵拉伤，有人术中采用诱发电位监测坐骨神经。掌握好牵引重量及手术时间是减少神经麻痹的关键。对侧下肢应轻度的牵引以便产生反牵引力，维持骨盆在手术床上的位置，使其不致因患侧的牵引而移位。对侧肢体应尽量外展，在两腿之间放置X线影像增强器，便于术中透视。一般牵开髋关节需要11.34～22.68kg（25～50磅）的牵引力。对于肌肉力量强壮者，可以加大牵引力量，但增

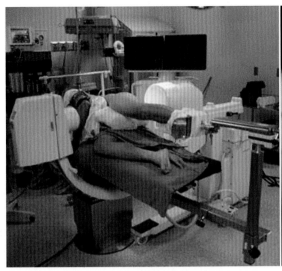

图12-6 侧卧位髋关节牵引

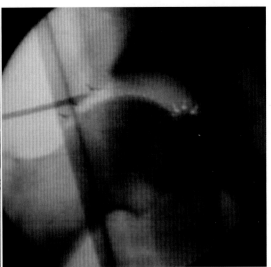

图12-7 牵引下X线透视髋臼与股骨头呈半月征

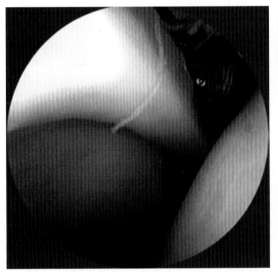

图12-8 关节镜检查髋臼与股骨头之间约10mm间隙

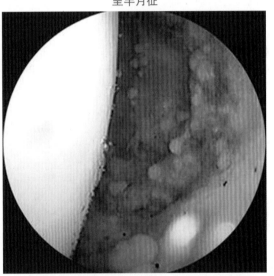

图12-9 髋关节牵开后可以发现臼底病变

加牵引力必须谨慎。如果不能顺利地牵开关节腔，注意麻醉采用肌肉松弛剂。牵引持续几分钟后，让关节囊和肌肉松弛，不需要更大的牵引力，也能够使关节牵开。

另外，会阴柱的合理摆放（图12-11）可以最大程度地减小会阴部神经压迫性麻痹的发生，棉垫或海绵垫包裹好会阴柱（直径至少9～12cm），可有效地分散对会阴部的压力。会阴柱应摆放在术侧，使手术侧的髋关节偏向外侧，通过牵引产生轻度向外的分力（图12-12），从而拉开了接触点与阴部神经之间的距离，分散了坐骨上的牵引力量，会阴和神经免受损伤。

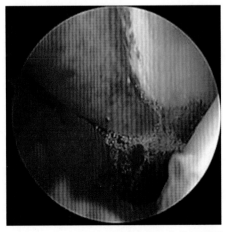

图12-10 非牵引下屈髋观察关节外周滑膜增生，充血水肿

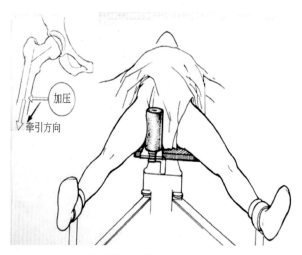

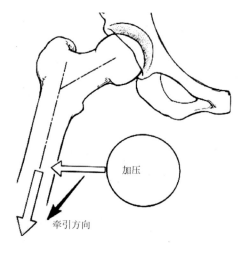

图12-11　髋关节牵引体位及会阴柱位于牵引侧　　图12-12　会阴柱将髋关节牵引力向外转移

一般牵引力不超过34.01kg（75磅），牵引时间不超过2h。在没有牵引重量指示的情况下，膝关节可完全伸直，术者通过托举腘窝区，体会松紧程度来判断髋关节牵引力量的大小。如果牵引状态下，膝关节略有弹性活动度即可。

二、手术入路

　　髋关节镜手术入路应遵循两个原则：容易进入到髋关节内、避免损伤周围的重要组织特别是血管神经。大转子尖端是最常用的外侧入路解剖标志。术前可将髋关节大粗隆、髂前上棘、血管神经走行、关节镜与手术器械的入路标示清楚（图12-13）。常用的手术入路有前外侧、后外侧和外侧入路（图12-14）。

　　（1）前外侧入路　外侧入路为常用入路，位于髂前上棘和大转子顶端连线的中点。前外侧入路唯一需要注意的重要解剖结构就是臀上皮神经，该神经出坐骨窝后，由后向前横向走行，经过臀中肌的深面。

　　（2）后外侧入路　后外侧入路除了在大转子的后缘以外，其他定位和前外侧入路

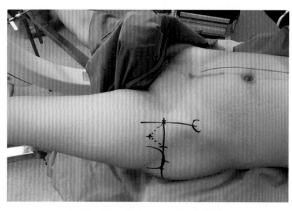

图12-13　髋关节镜牵引与体位

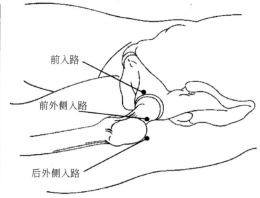

图12-14　髋关节镜常用手术入路

相似。在透视下很容易定位。后外侧入路在进入外侧关节囊以前需要穿过臀中肌和臀小肌，经过梨状肌的前上方，在关节囊水平与坐骨神经接近，入路与坐骨神经外缘的距离为2.9cm。因此建立入路时应注意避免损伤坐骨神经。

（3）前方入路　此入路不常用。髂前上棘向远端做一直线，由大转子上缘做一横线，两线的交点即前方入路。

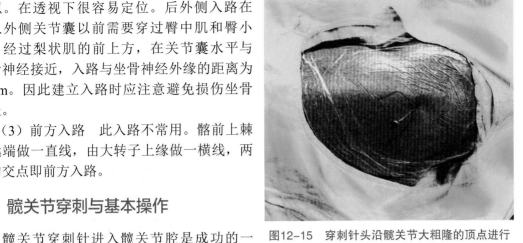

图12-15　穿刺针头沿髋关节大粗隆的顶点进行穿刺，穿刺针头与头侧成45°，与中线成30°

三、髋关节穿刺与基本操作

髋关节穿刺针进入髋关节腔是成功的一半，术前必须先进行牵引，将髋关节周围的解剖结构和手术入路标示清楚。选择髋关节前外侧入路，在X线透视引导下，将长穿刺针头与头侧成45°，与中线成30°（图12-15），刺入外侧髋关节囊。在透视下穿刺应注意髂前上棘向下6.3cm处股外侧皮神经，有3～4个分支与前方入路邻近，距离入路仅数毫米，皮肤切口太深容易伤及皮神经的分支。旋股外动脉的升支与前方入路大约3.7cm，在关节囊周边的几毫米处也有该动脉的终末支，容易受损伤。

穿刺针尾连接输液延长管和20ml的注射器，针管内抽满生理盐水。当髋关节穿刺成功后，注射器内的生理盐水会自动吸入髋关节腔内，注入生理盐水后，液体会自动从针头内返流，以上都说明穿刺针已进入髋关节腔内。用注射器向关节内注入10～15ml的水后，打破关节内的负压密封状态，有利于髋关节牵开。导丝插入穿刺针头内，拔出穿刺针，保留导丝，用直径5mm的空芯导棒沿导丝插入关节腔（图12-16），关节镜穿刺套管沿导棒导入关节腔（图12-17）。穿刺时常常刺伤髋臼盂唇，进针时穿盂唇比穿透关节囊的阻力大。处理方法是在关节扩充后将针退出，然后在盂唇水平之下方重新进入关节囊。

确认髋关节已经牵开后，应减少牵引重量。在关节镜监视下建立后外或前方工作通道（图12-18），拔出穿刺锥髋关节工作套管建立完毕（图12-19）。

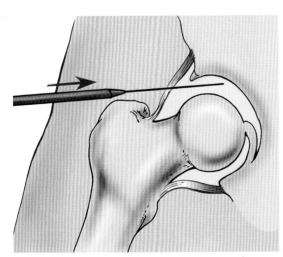

图12-16　导棒沿导针导入髋关节腔

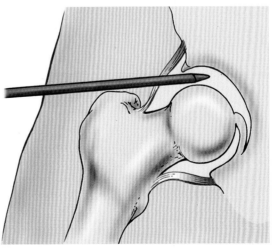

图12-17　穿刺锥沿导向杆穿入髋关节腔

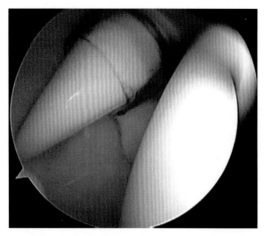

图12-18　在关节镜监视下建立后外或前方工作通道

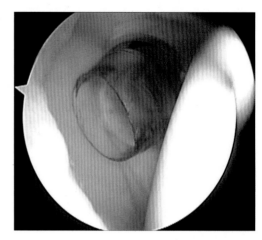

图12-19　髋关节镜工作套管

如果在30°关节镜下不能很好地观察髋臼边缘和盂唇，可以使用70°关节镜。关节囊切开后，如果有开槽的工作套管，弯曲器械进入关节会更加方便。弧形手术器械就可以沿着开槽套管插入。当弯曲器械由套管进入关节后，再取出套管，以便器械在关节内自由活动。取出弧形手术器械之前，应将开槽套管再次插入，保持通道的通畅。将关节镜向回抽，减少牵引力，使股骨头大部分回纳到髋臼内，便可以观察髋关节周缘及关节囊部分的滑膜（图12-20），手术完成后，要立即完全松开牵引。

通道建立完成后，可以在其间互换手术器械和关节镜，以便于髋关节的系统检查和关节镜手术操作。用30°和70°关节镜，内旋和外

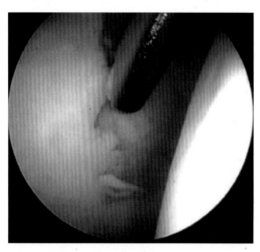

图12-20　髋臼底软骨剥脱

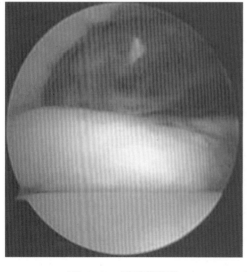

图12-21　髋臼圆韧带

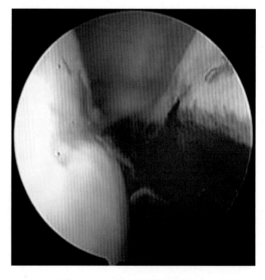

图12-22　髋臼盂唇及股骨头

旋髋关节能够充分地观察髋臼负重区图（图12-20）、圆韧带（图12-21）及髋臼盂唇的前、后外侧面（图12-22）。前外侧入路观察髋臼前壁和前盂唇，后外侧入路适合观察髋臼后壁和后盂唇，前方入路最适宜观察外侧盂唇及关节囊反折部。髋关节镜外侧入路可以观察整个关节腔，器械操作方便。

第二节　髋关节疾病的临床诊断

一、髋关节疾病的临床诊断

引起髋关节疼痛的原因较多，可分为关节内和关节外原因。关节内因素包括骨性关节炎、髋臼撞击症、髋臼盂唇撕裂、游离体、圆韧带断裂、软骨损伤、关节囊损伤、关节感染、骨坏死、滑膜炎、股骨颈应力骨折、创伤后关节炎、髋关节发育不良、股骨头骨骺滑脱和Legg-Calve-Perthes病等。关节外原因包括关节周围肌肉牵拉伤（内收肌、髂腰肌、臀中肌、腘绳肌和股薄肌等软组织）；滑囊炎（大粗隆滑囊炎、髂腰肌滑囊炎、坐骨结节滑囊炎）、股直肌腱炎、外旋肌腱炎、小粗隆应力性骨折、骶髂关节扭伤、骨化性肌炎和髋关节周围感染等。因此，术前详细地询问病史和体格检查对明确诊断和判断是否决定采用关节镜手术至关重要。

1.病史

一般需明确患者的初发症状是否来自外伤、有无疼痛不适等症状。通常引起髋关节疼痛的原因较多，因此需要详细询问疼痛开始、进展及加重时的不同表现。髋关节病变的特征性临床症状包括：活动后症状加重、髋关节旋转及体位改变时疼痛、髋关节屈曲坐姿时特别不适、由坐位起立时疼痛明显、上下楼梯和上下车时疼痛伴活动困难、性行为动作时会疼痛、穿鞋袜困难等。

髋关节疾病常引起前方腹股沟区疼痛并放射至大腿内侧，即使有关节后内方结构的病变，也很少导致臀部及髋后疼痛，常表现为髋关节前方或前外侧疼痛。"C"字征阳性，其操作方法是患者将拇指与其他手指围成杯口状放置于大粗隆上，拇指放在大粗隆后面，其余各指放在前方腹股沟区并握紧。患者起初会诉外侧疼痛，似乎疼痛是来自髂胫束、大粗隆滑囊，但实际上是来自于关节内。为进一步证实诊断，可向关节内注入局麻药，如果症状暂时缓解，说明疼痛是由关节内病变所致。

2.查体

髋关节位置深在，周围组织结构复杂，因此需要进行细致全面的查体。髋关节查体可分为一般查体和特殊查体，按照体位又可分为站立位、坐位、侧卧位、俯卧位和仰卧位，需结合病史具体选择。著名的MAHORN（多中心髋关节镜效果研究联络组，Multicenter Arthroscopy of the Hip Outcomes

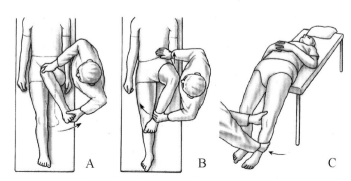

图12-23　髋关节撞击症特殊检查法

Research Network）汇集了常用的查体项目，并提出了髋关节21步体格检查法（表12-1）。

髋关节滚动试验是诊断关节内病变具有特异性的检查方法，检查时股骨头相对于髋臼和关节囊内发生转动。屈曲外展外旋试验（FABER），即"4"字征用于鉴别髋关节和骶髂关节疾病，髋关节后方疼痛提示髋关节存在后方撞击症、韧带损伤。对于髋关节撞击症比较敏感和常用的检查方法包括动态内旋撞击试验（DIRI）、动态外旋撞击试验（DEXRIT）和后方盂唇撞击试验（图12-23），查体时应注意与健侧比较。另外，在进行查体时，有时会诱发绞锁或锐痛，甚至会出现弹响，可以在很大程度上证明病变存在髋关节内。

表12-1　髋关节体格检查21步法

体位	检查方法	重点内容及意义
站立位	1. 步态	骨盆倾斜/旋转、步态长度、步态频率、足行进角度（FPA，foot progression angle）
	2. Trendelenburg试验	本体感觉神经环路、外展肌力量
	3. 望诊	双腿长度、脊柱前屈背伸、体型
坐 位	4. 神经血管及神经反射	髋部皮肤、腹股沟淋巴结、深感觉、温度、下肢血管搏动
	5. 关节活动度（ROM）	髋部内旋和外旋
仰卧位	6. 触诊	腹部、内收肌结节、耻骨联合
	7. ROM	内收、外展、屈曲
	8. 髋部屈肌腱实验	腰大肌/髋部屈肌挛缩
	9. 动态内旋撞击试验（DIRI）	髋关节撞击症（FAI）
	10. 动态外旋撞击试验（DEXRIT）	FAI、前下不稳、恐惧
	11. 屈曲内收内旋试验（FADDIR）	FAI
	12. 屈曲外展外旋试验（"4"字征，FABER）	髋关节 vs. 骶髂关节
	13. 拨盘试验	松弛/不稳
侧 位	14. 触诊	大粗隆及滑囊、臀肌止点
	15. 力量	外展、臀中肌、臀大肌
	16. 被动内收试验	阔筋膜张肌、臀中肌、臀大肌
	17. 外侧盂唇撞击试验	FAI、松弛、恐惧
	18. 后方盂唇撞击试验	FAI、恐惧、对侧损伤
	19. 恐惧试验	松弛、对侧损伤
俯卧位	20. 股直肌挛缩试验	股直肌挛缩
	21. 髋关节前倾试验	髋关节前倾

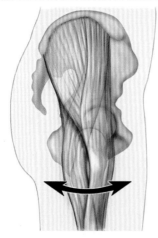

图12-24　Ober征阳性时，髂胫束挛缩或臀肌挛缩的挛缩带滑过大粗隆滑囊

关节内、外疾患均可引起"弹响髋"。髂腰肌腱由于位于髋关节前方腹股沟的深部，所以最容易与关节内疾患相混淆。当髋关节从屈曲、外展、外旋位转向伸直、内旋位时，髂腰肌腱会发出重复的咔哒声。这是由髂腰肌腱在前关节囊或耻骨棘上前后滑动所致，此现象在髂腰肌滑囊造影透视下可以发现。通常臀肌挛缩或髂胫束挛缩的患者，在股骨大粗隆的外侧可用手触及弹动感，有时肉眼可观察到挛缩束带滑动或Ober征阳性（图12-24）。

二、影像学检查

1.放射学诊断

X线检查是评估髋关节病变的重要手段。标准的X线片包括含双侧髋关节的骨盆正位片（图12-25）和髋关节侧位片。术者不能只凭单侧髋关节的X线片制订治疗方案，很多情况下需与健侧进行对比。同时，骨盆X线片还可以观察骨盆的髂骨、坐骨、耻骨、骶骨和骶髂关节的情况。髋关节侧位片在评估髋关节撞击症、关节前间隙狭窄和轻度髋关节半脱位时有重要意义，目前作为常规检查。

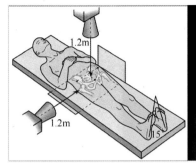

(a) 拍摄体位   (b) 标准的骨盆正位X线片

图12-25　骨盆正位X线片

（1）标准骨盆正位片　拍摄方法为患者取仰卧位，双下肢内旋15°以抵消股骨的前倾。线管球与检查床垂直，至胶片的距离应为120cm。十字瞄准器应对准耻骨联合上缘至双侧髂前上棘连线间的中点。尾骨尖正对耻骨联合，同时两者相距1～3cm，同时骶尾关节至耻骨联合上缘的垂直距离在正常范围之内，在放大率为115%的条件下，此距离女性一般为2.5～4cm，男性一般为4～5.5cm。

（2）髋关节侧位片　主要用于FAI"凸轮形"的患者，观察股骨头颈交界处不同位置的骨性凸起情况。在诊断中常用的髋关节侧位片有以下几种。

① 髋关节穿桌侧位线片：拍摄方法为患者仰卧位，健侧髋关节和膝关节均屈曲80°以上；患侧下肢伸直并分别放置于内旋15°位、中立位和外旋15°位。线管球与桌面平行并与患侧下肢成45°角，十字瞄准器对准髋关节中心（图12-26）。

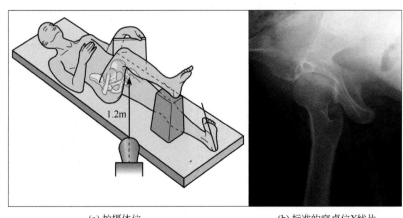

(a) 拍摄体位   (b) 标准的穿桌位X线片

图12-26　髋关节穿桌位X线片

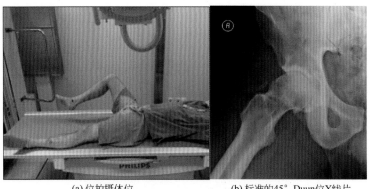

(a) 位拍摄体位 (b) 标准的45° Duun位X线片

图12-27 髋关节45° Dunn位X线片

② 屈髋45°、60°及90°侧位片（45°、60°或90° Dunn位）：拍摄方法为患者仰卧位，髋关节分别屈曲45°、60°和90°，并外展20°。十字瞄准器对准髂前上棘连线与耻骨联合之间的中点，X线管球与桌面垂直，且与片盒的垂直距离为100cm。屈髋。此检查利于清晰显露不同角度条件股骨头颈交界处的情况（图12-27）。

③ 髋关节蛙式侧位片：拍摄方法为患者仰卧位，健侧下肢伸直，患髋外展45°并外旋，膝关节屈曲90°，使患侧足跟紧贴对侧膝关节。十字瞄准器对准髂前上棘连线与耻骨联合之间的中点，X线管球与桌面垂直，且与片盒的垂直距离为100cm（图12-28）。

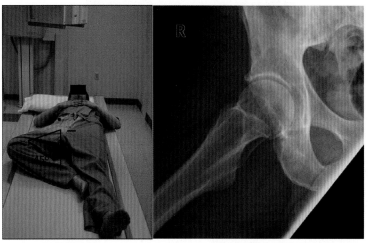

(a) 拍摄体位 (b) 标准的蛙式侧位X线片

图12-28 髋关节蛙式侧位X线片

此外，目前在髋关节撞击症诊断中使用较多的还有髋关节假斜位片。拍摄方法为患者站立位，患侧紧贴片盒，骨盆与射线的方向呈65°角，十字瞄准器对准患侧髋关节中心，X线管球片盒的垂直距离为100cm（图12-29）。该片主要用于评估股骨头的前方覆盖情况和髋臼的前方前倾角（anterior center-edge angle，ACEA）的大小。

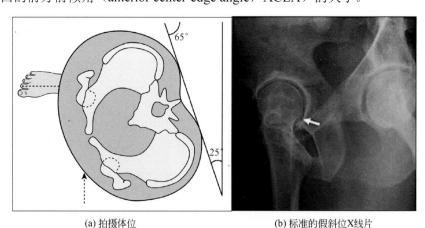

(a) 拍摄体位 (b) 标准的假斜位X线片

图12-29 髋关节假斜位X线片

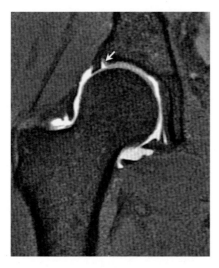

图12-30　MRI显示上盂唇损伤

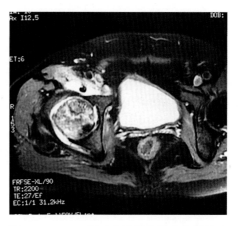

图12-31　MRI提示右髋关节腔内大量积液

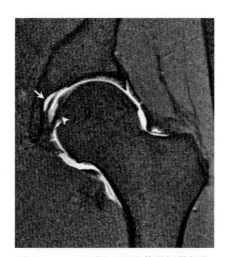

图12-32　MRI提示髋关节圆韧带损伤

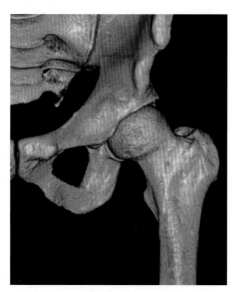

图12-33　CT平扫清楚地显示髋关节撞击症的ACM增生情况

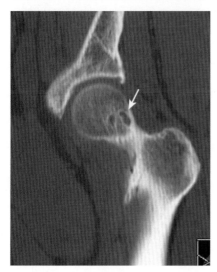

图12-34　CT扫描提示股骨头骨囊肿

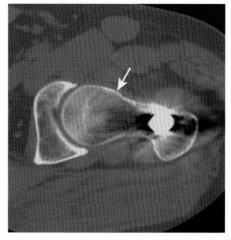

图12-35　CT三维重建可清晰地显示髋关节后方

2.磁共振成像

高分辨率磁共振成像（MRI）对各类髋关节疾病的诊断提供了一种无创的检查方法，大大提高了髋关节中央间室、外周间室和关节周围疾病的诊断率，对常见的盂唇撕裂（图12-30）、游离体、滑膜炎（图12-31）、圆韧带损伤（图12-32）、脱位、骨坏死、股骨头骨骺滑脱、髋臼发育不良和退行性关节炎等均能较好地显示病变部位。为了获得较好的图像质量，需要至少采用1.5T以上磁通量和专用的髋关节线圈进行检查，目前常用的是2.0T或3.0T磁通量。

关节腔内注射钆磁共振成像检查（MRA），在诊断关节疾病方面具有较好的特异性和灵敏性。对比剂可进入髋臼盂唇撕裂处及关节面缺损处，显示相应病损，有助于发现普通MRI检查或X线容易漏诊的疾病。关节内钆增强造影的同时注射局麻药，不仅能获得影像学资料，还能确定患者的症状是否由关节内病变引起。

3.CT扫描

准确地评估和判断髋关节及其周围的骨性改变对于诊治髋关节撞击症、髋臼发育不良、创伤性关节不稳等疾病具有重要意义。计算机断层扫描（CT）在评价骨结构方面显著优于X线片和MRI，目前已经成为评估髋关节及骨盆骨性缺损、增生、骨性游离体（图12-33）、髋周骨赘和剥脱的骨片等骨性改变的金标准。借助CT扫描可进行详细的骨性测量（图12-34），三维重建能够更直观地了解骨性改变（图12-35），有力促进了术前计划的准确制定，利于手术的顺利开展。

4.核素骨扫描

核素骨扫描（ECT）能够反映骨代谢情况，一般用于股骨头缺血性坏死、关节炎症及感染、应力骨折、肿瘤和营养不良性骨病等的诊断。骨扫描还可以反映周围骨组织情况，对于肿瘤患者还可发现是否有全身性骨转移。与MRI相比骨扫描检查具有价格低廉，检查方法简单，可信度较高等特点。

第三节　髋关节镜手术适应证、禁忌证与并发症

一、髋关节镜手术适应证

目前，随着髋关节镜技术的快速发展，其手术适应证正逐步扩大。关节内疾病如髋关节撞击症、游离体、盂唇撕裂、滑膜疾病、髋臼或股骨头软骨病变、股骨头缺血性坏死、圆韧带断裂或撞击、髋臼发育不良、胶原病（如类风湿关节炎或系统性红斑狼疮伴撞击性滑膜炎）、结晶性髋关节病（如痛风、假性痛风）、关节囊挛缩症（如Ehers-Danlos综合征）、滑膜软骨瘤病、感染、全髋关节成形术后异物、创伤（脱位、Pipkin骨折）、骨性关节炎和顽固性髋关节痛等均可进行关节镜手术探查和手术治疗。近年，部分学者积极将髋关节镜技术拓展至髋关节周围疾病的手术治疗，如臀臂肌挛缩症、髂胫束挛缩松解、髂腰肌肌腱松解、内收肌松解与修复、腘绳肌止点修复、坐骨神经松解、臀中肌止点重建等，取得了较好的效果。

髋关节镜手术成功的关键是手术适应证的正确选择。手术适应证一旦选择错误，手术再顺利也无法有效解除症状，达到患者的期望值，仍被认为是失败的手术。因此严格把握

手术适应症，理性进行手术选择，加强与患者的术前沟通，降低患者期望值十分重要。

髋部疼痛的患者中，仅20%来源于髋关节内，因此需要行关节镜手术的只是少部分。如患者的症状是由明确的外伤引起的，且在关节活动时有绞锁、锐痛或刺痛等症状，通常进行关节镜手术治疗效果较好。若没有明确的致伤因素，症状常常是由一些潜在的致病因素或退行性改变引起，即使患者乐于接受手术，关节镜术后很难奏效，不应对术后疗效报有过高的期望值。长期反复发作、症状持续不能缓解的髋关节疼痛，查体有阳性体征但不能明确诊断的患者也可采用髋关节镜诊治。年轻人髋关节痛，常常是功能性的，可能源于髋内和髋周软组织病变，多数患者保守治疗可以改善症状和减轻髋痛。如果髋关节持续性疼痛，通过休息、支具保护、非甾体抗炎药或理疗等系统的保守治疗无效，髋关节镜手术具有一定的价值。对于老年患者，多伴有关节退行性改变，手术效果尚不明确，需谨慎选择手术。

二、髋关节镜手术禁忌证

创伤或手术造成髋关节骨与软组织的解剖异常；髋关节异位骨化、髋臼内陷、纤维粘连挛缩、关节僵硬，髋关节牵开困难或充盈受限；严重骨关节炎、晚期股骨头坏死、股骨颈应力性骨折、坐骨耻骨支骨折及骨质疏松者；髋关节进行性破坏、全身活动性感染、皮肤溃疡、骨髓炎、脓肿形成等疾病；重度肥胖，器械难以达到关节内者。

三、髋关节镜手术并发症

髋关节因位置深在，周围解剖结构复杂，无论是建立手术检查入路还是技术操作，都比其他部位的关节镜困难得多，因此对关节镜手术技术要求较高。但文献回顾研究显示，并发症的发生率仅为1.5%左右。

2015年Malviya等对英国6395例髋关节镜手术患者进行了回顾，髋关节镜手术术后8年的有效率高达86%，研究显示短期并发症如DVT和肺栓塞的发生率仅为0.08%，术后90天的死亡率为0.02%。高龄和女性是后期行全髋关节置换术的主要原因。在另一项研究中，全世界7个著名的关节镜治疗中心对1491例髋关节镜手术进行了综合分析，发现并发症20种，占总病例的1.34%。Griffin和Villar报道了640例手术，并发症的发生率为1.6%。这些并发症大多出现在开展髋关节镜手术的初期病例中。

全身并发症有感染、出血、伤口血肿、深静脉血栓；髋关节镜手术相关的并发症有医源性关节软骨损伤、手术器械断裂、异位骨化、牵引体位压迫阴囊皮肤坏死；灌注液并发症有腹腔间室渗液、腹腔内或腹膜后渗液；神经并发症有阴部神经和股外侧皮神经损伤导致的感觉减退或迟钝、坐骨神经损伤、阴茎勃起功能障碍。FAI过度处理或处理不足并发症有股骨头缺血性坏死、股骨颈骨折、髋关节不稳或脱位、髋臼或股骨头成形不完全。

1. 全身并发症

深静脉血栓、出血、感染等下肢手术常见的并发症在髋关节镜手术中非常低。Bushnell等报道在5500例手术患者中，上述并发症的发生率为零。伤口深部感染仅见于1例个案报道。在Clark和Villar的报道中，1054例患者中仅出现2例血肿，2例手术入路出血。髋关节自身的解剖特点，加之手术入路需穿过肌肉，可能是出血和感染发生的原因，手术结束包扎伤口时建议仔细观察伤口，如有出血倾向，需对伤口进行加压包扎。对于静脉血栓，部分学者主张对高危人群术后给予抗凝血药。

2. 牵引导致的并发症

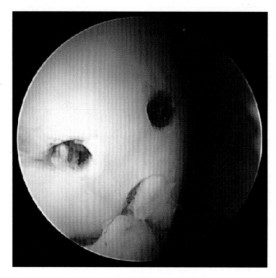

图12-36　股骨头软骨损伤

包括阴部神经、坐骨神经等神经血管牵拉伤和会阴部软组织挤压伤。研究显示，这些并发症多数是因为术中牵拉时间过长引起的。在神经损伤中阴部神经最易受累，其次是坐骨神经。Byrd等人通过文献回顾发现，在20例髋关节镜手术并发症中，神经损伤达13例，但术后12例均得以恢复，1例股外侧皮神经因神经断裂未能恢复。作者在开展髋关节镜的初期，也曾遇到2例因使用骨科牵引手术床发生会阴柱挤压，造成一过性阴部神经麻痹的病例。在阴部损伤方面，Byrd等在1491例髋关节镜手术中发现1例阴部皮肤坏死，Clark和Villar曾报道1例阴道裂伤，另有报道因牵拉时间过长导致的暂时性性功能障碍。为避免上述并发症，一方面应在满足手术牵引需求的前提下尽可能选择小的牵引重量，最大的牵引重量应控制在300～900N。当髋关节被牵开后，可适当减轻牵引重量。另一方面应将术中牵引时间控制在2h以内。如手术尚未结束，应放松牵引30min后再次施加牵引。此外，患者体位建议保持10°～20°轻度屈曲和内收，从而减轻关节囊紧张度，利于牵引成功。

3. 股骨头和盂唇损伤

髋关节周围软组织丰厚，关节间隙狭窄，手术器械操作空间较小，在各项并发症中，股骨头和髋臼的软骨面（图12-36）和盂唇划伤最为常见（图12-37）。为避免损伤，需注意以下几点：①充分牵引，使关节间隙打开获得足够的操作空间；②在进入关节镜前向关节腔内注入空气或液体，以使关节腔充盈；③在交换棒进入关节腔时，导针应间断回撤，并尽量远离股骨头；④器械交换时应尽可能使用套筒。

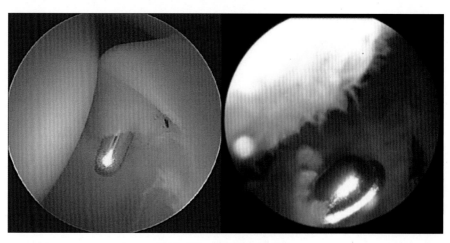

图12-37　医源性盂唇损伤

4. 其他损伤

在髋关节镜翻修手术中，FAI患者髋臼或股骨头成形不恰当是最常见的，股骨颈部增生骨质磨削过多可引起股骨颈骨折，髋臼边缘磨削过多将导致关节不稳。Sampson曾报道一例FAI术后股骨颈骨折。Matsuda曾报道一例FAI术后因髋臼缘磨削过多导致的髋关节前脱位。因此术前应详细测量，制订充分的手术计划，术中建议小心地进行关节囊切开，以充分显露术野。股骨颈骨折发生的另外一个可能原因是早期负重。建议在保证FAI手术效果的基础上尽可能少的磨削股骨颈股骨质，同时术后应该要求患者严格按照康复计划进行训练，避免早期过度负重。有关髋关节镜术后异位骨化尚无明确报道，但Randelli等人的髋关节镜手术患者常规口服非甾体抗炎药物，在16例未按要求服药的患者中，通过术后X线片发现有1.6%患者可以发生了异位骨化。如何预防HO发生尚需进一步研究。此外，由于髋关节解剖结构的限制，器械断裂、射频电极片遗留在关节内的报告也逐渐增多（图12-38）。

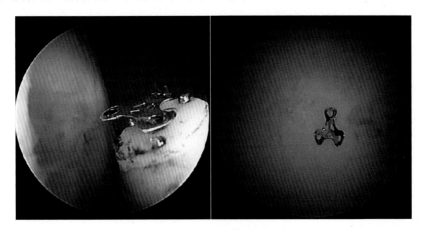

图12-38　射频头脱落

❖ 第四节　髋关节撞击症 ❖

髋关节撞击征（femoroacetabular impingement，FAI）是引起髋关节疼痛的主要原因，也是引起早期骨关节炎的重要因素。Murray和Stulberg在20世纪六七十年代最早提出了髋关节形态学异常的理论。瑞士伯尔尼大学Ganz教授于1999年率先对这一问题进行了报道，并于2003年正式提出FAI的概念，即由于股骨近端和（或）髋臼解剖学异常，在髋关节运动时发生股骨近端和髋臼边缘的异常碰撞，导致髋臼盂唇和（或）相邻髋臼软骨的退行性改变，引起髋关节慢性疼痛，尤其在髋关节屈曲内旋时明显疼痛和关节屈曲内旋受限等一系列症状。近年来，股骨髋臼撞击症已成为国内外骨科髋关节领域研究的热点。

一、发病机理

有研究表明FAI患者的盂唇没有机械性组织损伤，主要表现为类似慢性退行性变的过程，说明FAI是撞击部位逐渐发生退行性变的慢性过程。

FAI病因目前尚未完全明了，通常认为胚胎时期的发育异常和遗传因素与FAI的发生具有相关性。Pollard等报道FAI患者的同胞也有罹患不同类型该病的风险。从广义上说FAI是由股骨近端和（或）髋臼解剖学异常而引起股骨近端与髋臼边缘的异常碰撞，进一步发展为髋关节骨关节炎的慢性病理过程。髋臼发育不良、股骨头缺血坏死、股骨头骨骺滑脱、

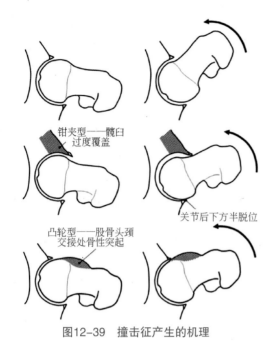

扁平髋的患者均可因髋臼或股骨头的异常或变形而引发撞击。

从狭义上来讲FAI是特指以髋关节解剖学异常为特征，导致股骨近端与髋臼边缘间发生异常碰撞，引起髋关节慢性疼痛，髋关节屈曲和内旋活动受限，最终导致骨关节炎的一组疾病。股骨近端解剖学异常包括股骨头颈连接处前部或前上部骨性突起（如手枪柄样畸形）、股骨头形态不规则（如非球形）、股骨头颈偏心距缩短、股骨颈前倾角减小等，将导致股骨颈和髋臼边缘的异常碰撞，引起髋部疼痛、髋臼盂唇撕裂以及髋臼关节软骨损伤。髋臼解剖学异常包括发育畸形、髋臼过深、髋臼内陷、髋臼后倾、盂唇骨化、髋内翻或外翻等。通常髋臼前外方过度覆盖，导致髋臼前缘和股骨头颈之间的异常碰撞，使得关节后外侧产生半脱位倾向（图12-39）。此外，FAI也可发生于髋部解剖结构接近正常，但髋关节频繁过度的超过生理活动范围的足球运动员、芭蕾舞演员等人群。

钳夹型——髋臼过度覆盖

关节后下方半脱位

凸轮型——股骨头颈交接处骨性突起

图12-39 撞击征产生的机理

二、临床分型

按受累解剖部位形态学改变，FAI可分为：①凸轮型撞击（cam impingement）；②嵌夹型撞击（pincer impingement）；③凸轮嵌夹混合型撞击（mixed type）。

1.凸轮型撞击征

凸轮型撞击征产生的主要原因是股骨近端解剖学异常。最常见的是股骨头形态不规则或股骨头颈连接处前部或前上部出现骨性突起（图12-40）。此型多见于活动量大的年轻男性。通常在髋关节屈曲内旋时，股骨头的不规则部分或者股骨头颈连接处的骨性突起与髋臼盂唇发生挤压或碰撞，造成髋臼盂唇的损伤、撕裂或分离，引发疼痛。严重者将逐渐损伤髋臼软骨，导致骨性关节炎的早期发生。通常髋臼软骨主要发生在髋臼的前上部。

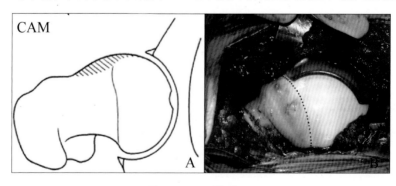

图12-40 凸轮型FAI

2.嵌夹型撞击征

嵌夹型撞击征产生的主要原因是髋臼解剖学异常，多见于喜好剧烈活动的中年女性。

髋臼发育畸形、髋臼前倾过小甚至后倾、髋臼过深、盂唇骨化等是其易患因素，将造成髋臼对股骨头的过度覆盖，影响股骨头的活动范围。当股骨头活动时，易造成股骨头颈连接处和髋臼缘的异常撞击，导致髋臼盂唇损伤变性，从而引起髋臼软骨下囊性变及盂唇周围的骨化，进而使得髋臼进一步加深（图12-41）。髋臼盂唇周围的损伤一般呈环形窄条带样分布，多表现为盂唇骨化。

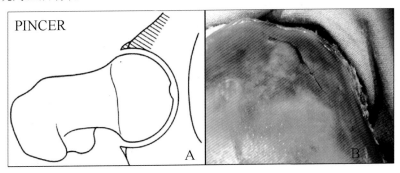

图12-41　钳夹型FAI

3.混合型撞击征

相关研究结果表明凸轮型撞击和嵌夹型撞击很少单独发生，临床上60%～70%的患者同时出现，即为混合型（图12-42）。

三、临床表现

1.病史及临床表现

好发于喜欢运动的青壮年，患者常有不明原因的髋关节慢性疼痛，以腹股沟区最为多见，也可出现股骨后侧和外侧疼痛，同时伴有髋关节活动受限，以屈曲内旋受限最为显著。症状可在下蹲、抬腿等动作或剧烈运动后加重，也发生在一些微小的外伤以后。疼痛多为隐痛、酸胀感及关节闪痛等。随着疾病的进展，疼痛可能放射到膝关节，还可出现腰背部、骶髂关节、臀部或大转子处疼痛，但很少会波及膝关节以下和小腿、足踝部。

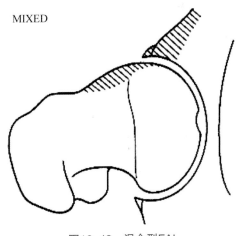

图12-42　混合型FAI

2.体征

主要表现为髋关节活动受限，以屈曲、内收、内旋受限最为明显，早期或病情较轻的患者，步态多为正常，无跛行等；但是病情一旦加重，通常会出现躯干向患侧侧弯的臀中肌无力步态。

3.特殊检查

（1）前方撞击试验　即屈曲内收内旋试验（FADDIR），当撞击发生在髋臼前外侧时多为阳性。患者仰卧位，被动屈曲髋关节至90°时，内旋、内收髋关节，造成股骨头颈和髋臼的异常接触，产生患侧腹股沟疼痛，并且当有髋臼盂唇损害或软骨损害，或两者损害同时存在时，可以产生剧烈的疼痛。

（2）后方撞击试验　阳性，提示撞击发生在髋臼的后下方。检查时让患者仰卧在床边，患肢自由悬空于床尾外，从而使髋关节可以最大程度伸展，伸展位时外旋髋关节，可产生腹

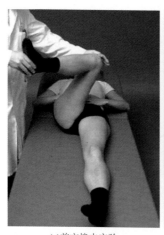
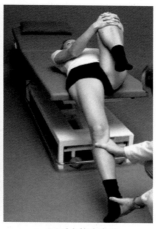

(a)前方撞击实验

(b)后方撞击实验

图12-43　前方和后方撞击实验

股沟深处疼痛。前方和后方撞击实验的阳性率高达95%以上（图12-43）。

（3）Drehmann实验　使患者仰卧，髋关节屈曲时不自觉发生髋部的外旋即为阳性。

四、影像学检查

1. X线片检查

对考虑FAI的患者应该拍摄标准的骨盆正位X线片和髋关节穿桌侧位、蛙式侧位X线片、Dunn位片或假斜位片进行筛查。X线片中FAI异常结构通常表现为：股骨头颈连接处前侧或前外侧的骨性突起，即"手枪样畸形"、股骨头不规则、前侧股骨头覆盖、髋臼过深、髋臼前倾、后倾、髋臼盂唇骨化、头颈结合处的低密度纤维囊性改变等，还有头颈偏心距缩短、髋内外翻及髋关节发育不良等。随着近年来对FAI认识的不断深入，认为髋关节45°、60°及90°的X线Dunn位片检查对诊断凸轮型撞击征更为准确。

常用的骨盆X线片测量指标如下。

（1）髋臼倾斜　倾斜程度主要是以髋臼前后壁的解剖关系来衡量的，在髋关节正位片上，髋臼后壁垂直、靠近外侧，髋臼前壁水平、靠近内侧，正常髋臼前壁覆盖股骨头的1/3，后壁覆盖股骨头的1/2。前后壁边缘在X线片中投影为不相交的"人"字形。若出现髋臼后倾，其髋臼前后壁边缘投影为相交的"X"形，即为交叉征阳性（图12-44）。

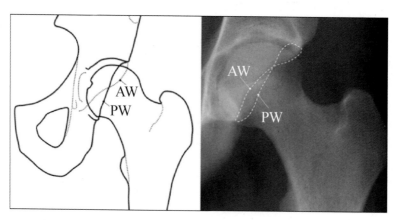

图12-44　髋臼交叉征阳性表现

（2）CE角　又称为中心边缘角 是骨盆正位片上通过股骨头中心的垂直线和股骨头中心与髋臼外上缘连线构成的角，其正常值>27°，当超过40°时考虑髋臼存在过度覆盖（图12-45）。

（3）α角（Alpha angle）　经股骨头中心向股骨头开始失去圆弧的点做直线，该直线与股骨颈轴线构成的夹角即为α角。一般认为＜50°正常，α角>50°是诊断FAI的临界值，提示存在凸轮型撞击（图12-46）。

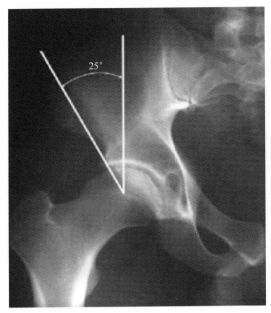

图12-45 正常CE角

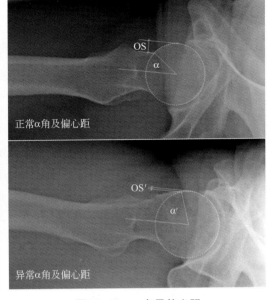

图12-46 α角及偏心距

（4）头颈偏心距及偏心距比 偏心距是髋关节侧位片上平行的股骨颈切线与股骨头前缘切线之间的距离，又称为股骨头比率，正常值为11.6mm，通常小于9mm为异常，FAI患者偏心距缩短，一般<7.2mm（图12-47）。偏心距比为头颈偏心距与股骨头半径的比率，通常认为小于0.17为异常。

（5）股骨头臼指数 即股骨头被髋臼覆盖的百分比，可反映股骨头的形态状况。

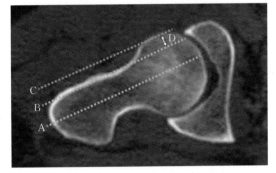

图12-47 头颈偏心距测量

2.计算机断层扫描（CT）

单纯的横断面CT对FAI的诊断价值有限，应常规行冠状面重建和斜矢状面（平行于股骨颈长轴）重建。早期平扫主要表现为股骨头颈连接处的前外侧偏移量减小；中晚期主要可见髋臼盂唇变性、出现骨化、关节周围骨质增生，骨赘形成。三维CT扫描凸轮型撞击可见在股骨头颈连接处前外侧平直或隆起（图12-48），股骨近端呈"枪柄样"改变，股骨头或股骨颈向后倾斜，冠状位示颈干角变小，与髋臼边缘发生碰撞的股骨颈区软骨损伤，甚至出现囊性变；碰撞的髋臼边缘骨质硬化，盂唇变性、退变，也可出现囊性变。嵌夹型撞击主要为髋臼解剖异常，包括髋臼过深、髋臼后倾，股骨头前方被髋臼过度覆盖等。α角是反映股骨头颈交界处凹陷程度的重要指标。Konan等认为CT能更精准地测量α角，此角越大，越容易发生撞击（图12-49）。

3.磁共振（MRI）检查

对FAI患者行MRI扫描断层，可显示股骨头轮廓不规则，股骨颈偏心距减小，出现凹痕或边缘骨化。为了更清楚地观察髋臼盂唇和髋臼软骨的情况，经常需要进行MRI关节造影。方法是向患者髋关节腔内注射5～20ml Gadolinium-DT-PA（钆剂），然后令患侧髋关节免负重活动10～15min，随后进行轴位、冠状斜位和矢状斜位、放射状扫描。Kassarjian

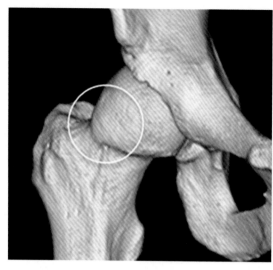

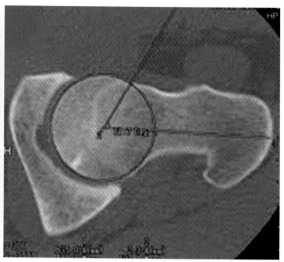

图12-48　髋关节三维CT显示股骨颈前外方　　　　图12-49　通过髋关节CT扫描测量α角
　　　　　　骨性突起

等研究发现 88% 的凸轮型撞击征 MRI 关节造影为 α 角异常、前上方软骨异常和盂唇撕裂三联征。最新研究证明，延迟钆增强 MRI 软骨成像（dGEMRIC）技术能检测出无疼痛症状的髋关节撞击和其他影像学表现异常的凸轮型撞击征患者。MRI 关节造影对盂唇和软骨损害较为敏感和有特异性。

五、诊断与鉴别诊断

最常见的是股骨头坏死、先天性髋关节发育异常、髋关节骨性关节炎。FAI 的诊断必须密切结合病史，当出现与年龄不相符的慢性髋关节疼痛、髋关节退行性改变，X 线片显示头颈交界处的外侧或前方骨性凸起、头颈交界处 off-set 消失、髋臼深、髋臼的"8"字征（髋臼后倾）等征象，基本可以确诊为 FAI。头颈交界处前上缘囊性变、髋臼区密度增高、髋臼缘骨赘或碎裂游离钙化、股骨头内局限性密度减低或增高、髋关节间隙变窄等征象是FAI诊断的间接征象。应结合症状、体征和影像学检查综合考虑诊断，当不能排除 FAI 时可通过关节镜进一步检查。

六、FAI 的治疗

初期可采用保守治疗，包括休息、限制髋关节运动、服用非甾体抗炎药以及封闭治疗等。保守治疗只能暂时缓解疼痛症状，无法从根本上改变髋关节的解剖结构异常。虽然有研究报道保守治疗对改善FAI患者早期症状有一定疗效，但其远期症状效果尚不确定。手术治疗的目的是处理髋关节的异常解剖结构，恢复关节的活动度，消除股骨近端与髋臼的撞击，修复受损的盂唇，延缓髋关节骨关节炎的发生。

根据手术方法可分为开放手术和关节镜下手术。开放性手术需股骨头脱位，彻底显露股骨头颈结合部以及髋臼边缘，进而去除异常撞击因素，恢复髋关节正常生理活动范围，缓解症状。凸轮型撞击征，通过股骨头颈成形术去除股骨头不规则部分或者修整股骨头颈连接处的异常骨性突起。嵌夹型撞击征，通过髋臼缘修整术切除髋臼边缘的骨赘。如果由于髋臼后倾解剖学异常引起者，可行髋臼周围截骨矫形术，尽量恢复髋臼的正常形态。对于存在股骨颈前倾减小或内翻的患者，可通过采用近端股骨转子间屈曲外翻截骨矫形手术，减少髋关节异常碰撞的发生。

关节镜手术是一种微创的诊断治疗技术。对于凸轮型撞击，关节镜下表现为局部明显高于周围的骨性隆起，通常色泽略红。通过屈曲内旋和外展外旋可以重现撞击过程，使用球磨钻清理凸轮畸形（图12-50），恢复股骨头颈区的自然弧度（图12-51）。

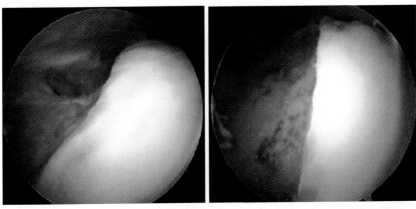

图12-50　凸轮型撞击征头颈交界处骨性突出术前和术后关节镜下表现

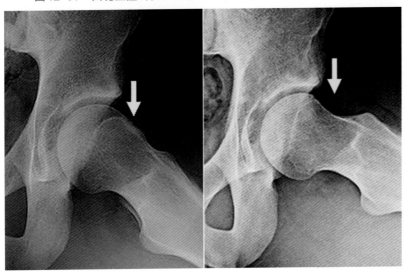

图12-51　凸轮型撞击征头颈交界处骨性突出术前和术后X线片表现

嵌夹型撞击手术，包括清除髋臼边缘的骨赘和适当磨削髋臼周围影响髋关节活动的骨赘，减少髋臼前方的过度覆盖，把髋臼盂唇剩余部分缝合固定在骨面或髋臼缘上（图12-52）。Sampson报道应用关节镜技术治疗FAI以来，已有许多文献报道了治疗的显著效果。Ilizaliturri等应用关节镜治疗19例单纯轮凸畸形的患者，其中16例Womac评分明显改善，2例关节炎症状改善，1例行全髋置换术，无1例严重并发症发生。Nielsen等对117名FAI患者进行了2.5年的临床随访，结果显示患者术后功能评分有了显著改善，但手术失败率和风险有待于进一步研究。Polesello等对19例FAI患者26个髋关节进行了关节镜手术治疗，经术后5年临床随访髋关节功能得到改善、疼痛明显缓解疗效优良。

但关节镜手术也存在其局限性，器械在髋关节内操作空间较小，患肢牵引可能发生神经损伤症状、纠正髋关节结构异常如髋关节后倾等方面可能不如开放手术彻底等。此外，

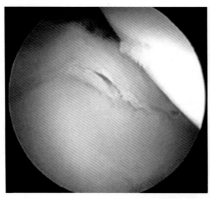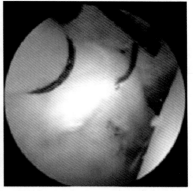

图12-52　钳夹型撞击征盂唇损伤及镜下缝合

术中进行髋臼边缘及股骨头颈交界区切削时不要过度，一旦治疗过度将产生髋臼变形及股骨颈骨折等并发症。Saadat等的最新文献回顾显示，当患者为老年、已有骨关节炎表现、症状持续时间较长、术前疼痛显著和术前功能评分较低等因素，则预示FAI关节镜手术效果可能不理想。

关节镜下髋关节撞击症手术难度大，需要有长时间髋关节镜手术经验的积累、熟悉关节镜下解剖知识，对髋关节撞击的病理诊断有深刻的认识。相信随着科学技术的进步和经验的积累，关节镜手术治疗FAI的疗效将会获得更好的效果。

第五节　髋关节盂唇损伤

髋臼盂唇损伤是导致髋关节疼痛的最常见原因之一，虽然文献中很早就有盂唇撕裂的报道，但直到近十几年人们才对该病的临床意义加以重视。Altenburg首先提出髋臼盂唇撕裂可能更容易继发髋关节退变。近10年来，随着临床诊断技术和关节镜外科手术技术的不断发展，髋关节盂唇损伤逐渐引起关注，其诊断和治疗水平也得到了长足的进步。

一、解剖基础及发病机理

髋臼盂唇是髋臼周缘的纤维软骨组织，凭借髋臼边缘的潮线和钙化层与骨性髋臼紧密结合（图12-53），盂唇位于髋臼前上后3/4，在髋臼切迹处与髋臼横韧带相延续（图12-54）。髋臼盂唇的横断面大部分呈三角形，分为关节软骨面、关节囊面和游离缘（图12-55）；部分盂唇断面呈圆形、扁平型和不规则形。Wolf等研究发现髋臼盂唇主要由Ⅰ型胶原纤维构成，少量Ⅲ型胶原纤维穿插其中，仅在盂唇关节面附近、软骨细胞周围有Ⅱ型胶原纤维存在。与半月板相似，其Ⅰ型胶原纤维成束状与髋臼缘平行排列，环绕于下方与髋臼横韧带相延续。盂唇在形态上有很大差异，盂唇和髋臼关节面之间有一裂缝，其边缘光滑，无纤维连接，是变异或创伤后反应，注意不要将这种变异误认为是创伤所致。

髋臼盂唇的血液供应来自相邻的关节囊血管支，盂唇关节囊面的外周1/3有明确血液供给，关节软骨面及游离缘2/3无血液供应（图12-55）。盂唇的神经支配较丰富，主要为神经末梢，包括本体感受器和痛觉感受器，因此盂唇撕裂患者常述疼痛剧烈。

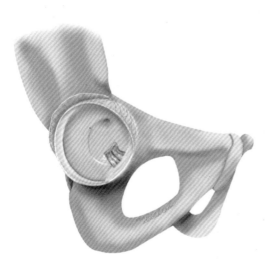

图12-53　正常髋臼盂唇的解剖示意图

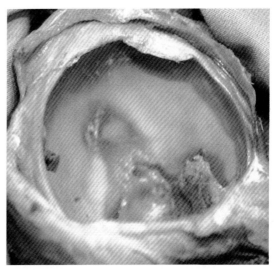

图12-54　正常髋臼盂唇的尸体解剖

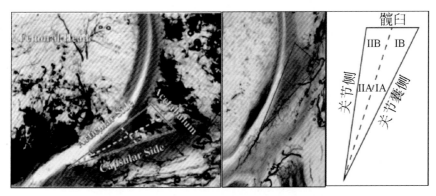

图12-55　髋臼盂唇横断面解剖及血供分布图

　　盂唇的生物力学，主要是通过加深髋臼和密封机制，提供关节内负压，保障关节液的润滑机制，使应力能均匀地分布在整个关节软骨表面，从而加强髋关节的稳定。

　　导致髋臼盂唇损伤的因素很多，包括运动损伤、创伤、年龄、髋关节结构及发育异常，髋臼发育不良、运动损伤和训练伤最为常见。盂唇损伤最常见于前上方，后方损伤相对少见。撕裂累及的部位，盂唇和软骨结合部位最易发生损伤。Riehard等对55具新鲜冷冻成人髋臼标本进行研究，发现其中96%有盂唇撕裂，其中74%位于前上部。髋臼发育不良合并髋关节退行性关节炎，也常常造成盂唇磨损，撕裂的盂唇可嵌入髋臼内，发生绞锁症状。

二、临床诊断

　　依据病史、体征、有效的辅助检查或关节镜检查，诊断髋臼盂唇损伤并不困难。通常从事剧烈运动的年轻患者运动后出现腹股沟区疼痛时，可考虑盂唇损伤。髋关节发育不良患者出现髋关节疼痛时，多数已有盂唇损伤。目前普遍认为，髋关节撞击症与髋臼盂唇损伤有着密不可分的关系，髋关节撞击症患者多因盂唇损伤产生症状而来就诊。

　　髋臼盂唇损伤的典型症状是活动后腹股沟区或大转子附近疼痛、髋关节后方区疼痛，疼痛位置相对固定，由于盂唇磨损游离（图12-56），可出现关节弹响或绞锁。盂唇损伤后，

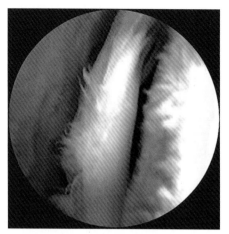

图12-56　盂唇损伤嵌入髋关节腔

髋关节活动度均可出现不同程度受限，以屈曲和内旋受限为主。主要的阳性体征包括被动屈髋内收内旋位和前内侧撞击试验（FADDIR试验）阳性、被动伸髋外展外旋时后外侧撞击试验阳性、4字试验（FABER试验）阳性等，髋关节活动度可正常。

由于髋关节位置深在，周围组织丰厚，盂唇损伤的临床诊断比较困难，影像学检查有助于避免漏诊。主要检查有X线平片、CT、磁共振成像、磁共振关节造影（MRA）及髋关节镜检查。盂唇本身在X线片和CT上并不显影，所以X线和CT检查的主要意义在于观察股骨头颈交界区的骨性形态异常和髋臼的覆盖及朝向情况，以及排除其他髋关节疾病。MRI检查具有软组织对比度好，可直接显示盂唇形态，广泛应用于髋臼盂唇损伤的检查诊断。盂唇损伤的MRI征象有盂唇形状不规则、盂唇三角形异常改变、盂唇增厚，T1加权像信号增强、盂唇与髋臼缘分离等（图12-57）。研究显示MRI和关节镜检查结果进行对比，发现常规MRI盂唇损伤的准确性并不十分可靠。高分辨率MRI和钆增强MRA的临床应用，提高了对盂唇病变的认识。髋关节镜直视下充分观察盂唇的解剖形态，认为是髋臼盂唇损伤诊断的金标准。

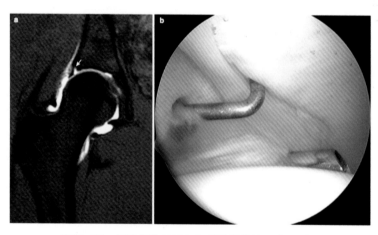

图12-57　盂唇损伤的MRI表现及关节镜下表现对比

三、手术治疗

研究表明髋臼盂唇自愈能力差，损伤后可能导致早期髋关节骨关节炎的发生，故盂唇损伤一经诊断应早期行手术治疗。非手术治疗可以缓解症状，但不能去除病因，经3～6个月保守治疗无效建议行手术治疗。切开手术的优点是视野好，可在直视下进行修复，多数患者能获得满意的临床结果，但手术创伤大，术后康复时间长。髋关节镜手术创伤小，可直达髋关节中央和外周间室，不仅能处理损伤的盂唇，还可以对髋臼和股骨头颈区骨性异常进行观察和处理。文献报道盂唇损伤关节镜手术的总体疗效并不低于切开手术。

目前关节镜手术修复盂唇损伤的主要方法包括盂唇清理（debridement）、盂唇修补（repair）和盂唇重建（reconstruction）。

1.盂唇清理术

对于损伤的盂唇，如果适应证选择正确，手术方法恰当，能够取得满意的临床结果。其优点是操作简便，创伤小，手术时间和下肢牵引时间短。Byrd等的十年随访结果显示，83%的患者效果满意，且无明显骨关节炎表现。单纯盂唇修整需要综合考虑多种因素，包括组织的质量、伴随损伤、潜在的病因、患者期望值等。手术采用刨刀和射频进行有限化处理，注意避免过多清除正常盂唇组织，其基本原则包括：清理损伤组织；尽可能多的保留正常组织；建立平缓的组织过渡区，以避免盂唇进一步撕裂或症状持续存在。髋臼发育不良伴有盂唇损伤者应进行选择性清理，尽可能地保留健康的组织，盂唇清理范围过大会加重关节不稳（图12-58）。

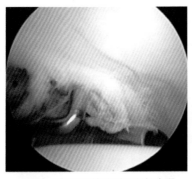

(a) 镜下确定盂唇损伤伴退行性表现

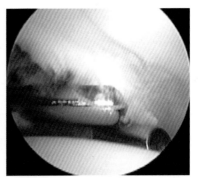

(b) 首先用刨刀修整盂唇损伤部位

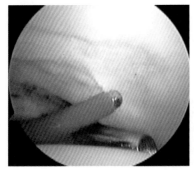

(c) 其次用射频修整损伤面

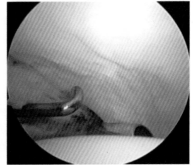

(d) 盂唇损伤组织去除，保留正常组织

图12-58　髋臼盂唇修整

2.盂唇修复

即以带线缝合锚钉将盂唇组织缝合修复至正常的解剖位置。单纯的盂唇修复相对较小，多对于嵌夹型FAI的髋臼进行成形后，将盂唇重新缝合至对应的髋臼位置。有动物实验和关节镜二次探查证实，盂唇修复后能够愈合，需要明确的是盂唇修复的目标不是单纯促进其愈合，更主要的是恢复其功能。因此修复应注重解剖重建，而非单纯将盂唇固定在髋臼。修复后的盂唇虽然能够实现愈合，但很难达像半月板修复那样接近正常组织形态。

初次盂唇修复手术的目标是使盂唇尽可能地在靠近髋臼关节软骨面的解剖位置得以修复，并恢复盂唇的"封闭"功能。手术成功的关键取决于锚钉的位置和盂唇缝合的方法。打入锚钉时应紧贴关节软骨面，距关节面太远是最容易出现的错误，将导致盂唇功能修复

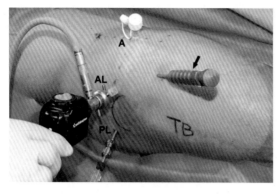
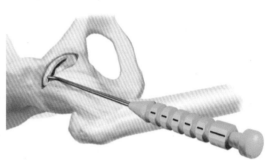

图12-59　在前方入路（A）和前外侧入路（AL）中心以远的位置建立辅助入路，用于锚钉置入（右膝）　图12-60　关节镜下切开前方入路和前外侧入路之间的关节囊，扩大视野，利于锚钉置入

后失败。通过增加改良的前方入路（图12-59）可避免锚钉置入关节腔内，通过关节镜下辅助切开前方入路和前外侧入路之间的关节囊能够更好地获得手术视野，有利于关节镜下手术置入缝合锚钉（图12-60）。通常根据盂唇损伤部位，在髋臼12点～3点方向置入2～4枚锚钉，两枚锚钉之间的距离通常是8～10mm。盂唇缝合时首选的方法是单线缝合穿梭技术，即以缝合器将一根缝线从盂唇底部穿入送至关节腔内，随后将缝合器靠近边缘，从盂唇组织内穿入进入关节腔，抓取缝线后单线打结固定。此方法可避免缝线存在于盂唇和股骨头软骨之间，造成后期软骨损伤。简单的套扎技术适用于残留盂唇组织较少时使用。

3. 盂唇重建

目前已有部分学者报道采用不同的自体或异体肌腱进行盂唇重建，其中最常用的是髂胫束（图12-61）。此手术主要适用于盂唇缺损且有疼痛症状的患者，在手术技术和适应症选择方面还有待于进一步改进。

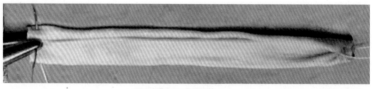

(a) 同种异体髂胫束

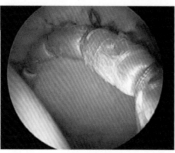

(b) 盂唇重建后关节镜下表现

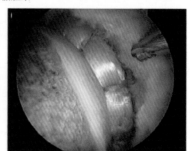

(c) 重建盂唇能够恢复对髋关节的"密封"功能

图12-61　采用同种异体髂胫束重建髋臼盂唇

在体育运动项目中，特别是跑跳时，髋关节承受的力量高达体重的5倍。运动时的直接损伤或反复的积累性损伤都可导致髋关节疼痛。而运动损伤导致的髋关节疼痛多被误诊为肌肉牵拉伤或软组织挫伤。因此正确鉴别诊断关节内或是关节外损伤尤为重要，通常如果伤后4周症状未能缓解，应考虑髋关节关节内损伤。

运动导致的软骨损伤是髋关节镜损伤的绝对适应症，多见于发生髋关节脱位或半脱位的患者。此种损伤多发生于跌倒时，直接暴力作用于大粗隆，使外力直接传导至髋关节，青壮年由于骨质致密，容易造成软骨损伤，老年人发生股骨颈骨折，儿童则易伤及骨骺。单纯体检难以诊断软

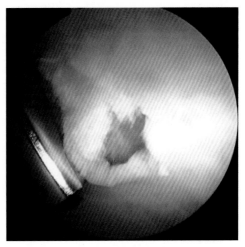

图12-62　关节镜探查发现股骨头软骨大块剥脱

骨损伤，MRI显示关节腔积液、软骨下骨水肿（图12-62），间接提示软骨损伤的可能。传统开放手术早期感染、粘连、软组织挛缩、深静脉血栓形成、肺栓塞、异位骨化和神经肌肉功能障碍等的危险性较高，且康复时间较长。关节镜下微创手术可通过刨削刀和射频对损伤软骨进行修整，及时清理和取出游离或不稳定的软骨，能够明显缓解症状，大大降低了手术的危险性及并发症，手术效果满意。

虽然圆韧带是股骨头血供的主要来源之一，但普遍认为其生物学和生物力学功能对于髋关节的重要性不大。当髋关节创伤伴有不同程度的关节脱位或Pipkin骨折时可导致圆韧带损伤，但其发生率不高，但一旦损伤可导致髋关节剧烈疼痛［图12-63(a)］。关节镜下通过射频对损伤圆韧带进行气化清理，可显著改善症状［图12-63(b)］，注意避免过度清理和完全切除圆韧带组织。Philippon等人的生物力学研究显示，圆韧带的最大失败载荷是240N，提示其在维持髋关节稳定中的作用可能被忽视。McConkey等人对圆韧带完全断裂且有关节疼痛和不稳的患者取自体腘绳肌腱进行重建。其股骨端延股骨颈至股骨头圆韧带止点钻取骨隧道并以螺钉进行固定，髋臼端在臼底通过2枚锚钉进行固定，早期结果满意，

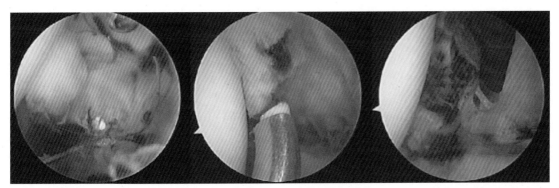

（a）关节镜下显示圆韧带纤维撕裂伤　（b）使用射频对损伤组织进行气化清理　（c）损伤组织射频清理后

图12-63　圆韧带损伤

但长期效果还有待于进一步研究（图12-64）。

随着髋关节镜技术的不断发展与进步，目前髋关节盂唇撕裂、软骨损伤、圆韧带撕裂、游离体和髂股韧带薄弱所致的关节囊松弛等都可以通过关节镜进行手术治疗。

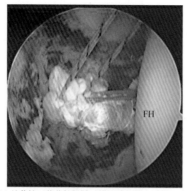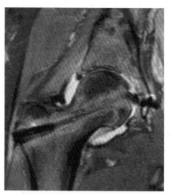

(a) 关节镜下将移植肌腱以锚钉缝合固定于髋臼窝　　(b) 术后MRI检查可见移植肌腱位置良好

图12-64　关节镜以自体腘绳肌腱重建圆韧带

第七节　髋关节骨关节炎

髋关节骨性关节炎多见于老年退行性改变、先天性髋臼发育不良或髋关节创伤后患者。髋关节软骨退变普通X线平片多有关节间隙变窄、软骨下骨硬化或囊性变，及骨赘形成等。根据Tonnis骨性关节炎分级可通过X线检查将骨关节炎分为四级：0级无骨关节炎征象；1级即轻度，骨质硬化增加、关节间隙轻度变窄、股骨头形态没有或有轻度改变；2级即中度，出现小囊肿、关节间隙狭窄、股骨头形态中度形变；3级即重度，出现大的囊肿、关节间隙严重狭窄或消失、股骨头形态严重形变。Santori和Villar指出当髋关节骨关节炎进展至X线平片有所表现时，关节镜下通常已经能够观察到明显的软骨退变。当放射学出现典型的骨性关节炎改变，骨盆正位X线片提示关节间隙小于2mm即Tonnis分级2级以上，则提示存在骨关节炎，提示关节镜手术效果不佳。Philippon等对50岁以上髋关节撞击症患者采用髋关节镜手术进行治疗，结果显示髋臼外侧、中央或臼窝局部关节间隙缩窄（2mm以下）的患者与手术失败具有显著相关性（图12-65），多需进行全髋关节置换术。对于非对称性的局灶性软骨退变，尤其是股骨头或髋臼的前上部，骨盆正位X线片上关节间隙未见明显异常，但软骨退变可能已经较为严重。

关节镜清理对于关节间隙基本正常、关节活动度正常的年轻骨关节炎患者，以及有髋关节绞锁症状的患者来说是首选的治疗方法，对减轻骨关节炎症状、推迟全髋关节置换术具有重要价值。Dienst对髋关节骨性关节炎保守治疗无效的17例患者行髋关节镜检查发现髋关节滑膜水肿、盂唇和关节软骨退变（图12-66），关节内游离体和骨赘形成。Dorfmann报道了在12年中行413例髋关节镜手术的经验，其中68%为不明原因髋关节疼痛，经行诊断性髋关节镜检查、游离体取出和髋关节清理术后取得满意的疗效。根据软骨损伤的类型和病理形态可选择不同的手术方法进行处理。

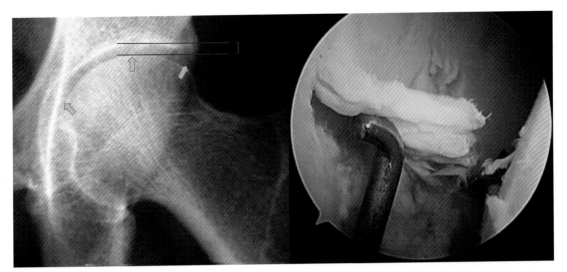

图12-65　通过骨盆正位X线片评估关节间隙及骨关节炎表现

图12-66　髋关节镜下可见髋臼和股骨头侧软骨面剥脱退变

对于裸露的软骨全层缺损，目前微骨折术仍然是一线处理方法，适应于缺损直径小于2～4cm的软骨损伤。通常使用环形刮匙去除软骨缺损表面的钙化层及周围浮动的软骨。随后使用微骨折器穿入软骨下骨，直至出现脂肪粒或骨髓血。为了确保能够处理到股骨头和髋臼处主要的软骨缺损处，髋关节微骨折术需要较大角度的微骨折器。微骨折应当从四周向中央进行，且每两处之间的距离保持在3～4mm。完成后，关闭灌注液，可见软骨下骨血液留出，提示微骨折的深度适度（图12-67）。注意对于非全层的软骨损伤、同时存在骨性缺损、康复依从性不高的患者应该慎用。

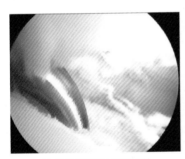
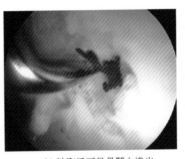
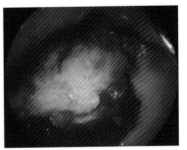

(a) 微骨折器深入软骨下骨　　　(b) 钻取后可见骨髓血渗出　　　(c) 微骨折术后表现

图12-67　股骨头软骨缺损处行微骨折治疗

先天性髋臼发育不良，由于头臼包容不良，髋臼与股骨头负重区应力集中，单位面积内承受的压力增加，股骨头与髋臼受力区软骨磨损，长时间的磨损将发生关节软骨退变和损伤，产生大量碎屑、微结晶、降解微粒和大分子炎性致痛因子等滞留在关节腔内，刺激滑膜组织充血、水肿、增生和炎性渗出，造成髋关节疼痛和活动受限。该病一般在25～35岁出现临床症状，且随着年龄增长，负重区软骨磨损，疼痛症状明显，行走距离越来越短。临床表现为髋关节负重行走时疼痛伴跛行，休息后症状减轻。由于髋臼发育不良，头臼包容失衡，可致盂唇退变和磨损，髋臼骨赘增生。如有髋关节内游离体可

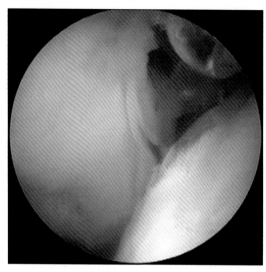

图12-68 髋臼发育不良导致股骨头与髋臼软骨面发生早期退行性改变

出现突然疼痛和绞锁症状。查体内收肌紧张且有明显压痛，髋关节内、外旋转活动受限，"4"字试验阳性等。

对于有髋臼发育不良且症状明显的青少年患者，应早期进行手术治疗。关节镜下清理有助于明确诊断，对髋关节内软骨磨损情况作出评估（图12-68），及时清除关节内微结晶和磨损颗粒等致痛物质，阻断炎症过程的恶性循环，减轻疼痛、改善功能、延缓病情的发展，同时对下一步治疗方案的制定具有参考价值。对于诊断明确且关节镜术后效果不佳的年轻患者可选择行髋臼周围截骨术（periacetabular osteotomy，PAO），通过改变髋臼的覆盖面积和头臼包容，有利于改变髋臼负重区的应力，从而延缓病情进展。

髋臼周围创伤后骨折畸形愈合，骨赘增生可造成髋关节撞击症，出现髋关节疼痛及关节活动受限等症状。切除骨赘可显著改善撞击症状，但需要有良好的局部解剖知识与手术技巧。由于关节退行性疾病疼痛的原因与关节软骨磨损有关，因此仅清除骨赘无法完全消除临床症状，还需对关节腔内软骨磨损部分进行处理。对于年龄较大（35～40岁以上）、髋关节活动度差、重度骨性关节炎（Tonnis OA分型2～3级）、平片显示髋关节形合度不佳、软骨下已形成囊肿、MRI提示髋臼软骨严重破坏的患者，建议行全髋关节置换术。

❖ 第八节　髋关节滑膜疾病 ❖

引起髋关节持续性、顽固性疼痛的疾病很多，包括滑膜病变、关节内结晶、肿瘤、血液病、胶原性疾病，其中滑膜炎性疾病变最为多见。其病因尚不明确，可能与遗传、创伤、细菌或病毒感染、变态反应等有关。目前有关髋关节镜治疗滑膜炎的报道并不多，髋关节滑膜疾病分为局限型和弥漫型。局限型的炎性病变使滑膜充血水肿限于髋臼窝，有时会引起剧烈疼痛，虽然疼痛的原因不详，但关节镜清理后疼痛会明显缓解。治疗方案应根据病变是局限性或弥漫性性反应、自限性或持续性来选择。

青少年型类风湿关节炎（图12-69）、风湿性关节炎（图12-70）、红斑狼疮和Ehlers-Danlos综合征等胶原疾病都可出现髋关节反应性滑膜炎改变（图12-71）。髋关节疼痛严重，关节腔滑膜增生、积液、滑膜囊肿和关节软骨损伤，保守治疗无效是关节镜手术的指征。手术包括关节腔冲洗、滑膜活检和（或）滑膜切除

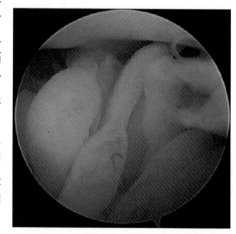

图12-69 类风湿滑膜炎，滑膜组织水肿

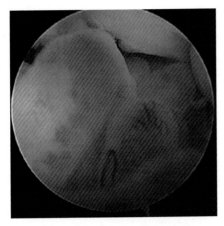
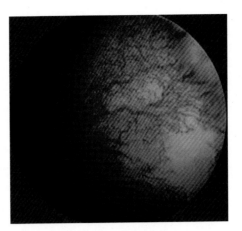

图12-70　慢性风湿性滑膜炎　　　　　　图12-71　反应性滑膜炎

术及对关节软骨损伤的治疗。肥厚的滑膜会影响股骨头和髋臼的观察，应予以清除。

类风湿关节炎是最常见的关节滑膜炎。经过内科药物治疗、理疗、关节腔注射、改变活动方式等保守治疗无效仍存在疼痛症状时可选择滑膜切除手术。滑膜切除可以缓解症状，但滑膜切除后的效果取决于软骨面损伤的程度。传统开放性滑膜切除术要求把股骨头从髋臼脱出，手术创伤大，术后不能早期功能锻炼，且存在股骨头缺血性坏死的危险性。在目前关节镜技术条件下，很难将滑膜完全切除，但是通过关节镜检查能找到症状出现的原因，同时有效缓解症状。

色素沉着绒毛结节性滑膜炎包括结节性和弥漫性两种。髋关节是这种疾病第二大好发部位，两种类型病变均可见到。如果患者髋关节的软骨情况较好，滑膜切除被认为是一种有效的治疗手段之一。结节性病变通常表现为局限性损伤，可以关节镜下切除（图12-72）。弥漫性病变需要广泛的滑膜切除。采用关节镜进行滑膜切除比开放手术创伤小，清理更加方便。

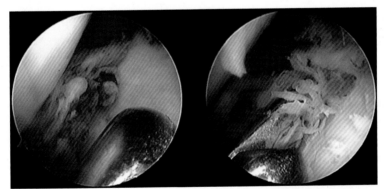

(a) 关节镜下表现　　　　　　　　　(b) 关节镜下滑膜清理

图12-72　结节性色素沉着绒毛结节性滑膜炎

结晶性疾病如痛风或假性痛风可引起髋部剧烈疼痛。MRI扫描T2加权可以清楚地显示关节积液（图12-73），同时伴有血清尿酸升高或正常。关节液偏振光显微镜检验发现结晶体能证实诊断。关节镜检查可发现滑膜和节软骨的表面有结晶体沉积并附着在软骨面上（图12-74）。关节镜下可通过大量生理盐水冲洗清除结晶体。

创伤性关节炎见于运动员急慢性损伤、交通事故及其他意外损伤。髋关节镜手术多适用于继发性髋关节炎，手术清除关节腔内增生滑膜和炎性介质，切除瘢痕组织，修整损伤

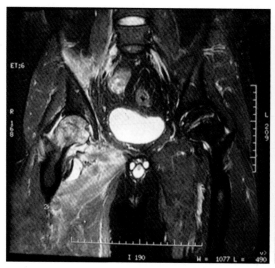 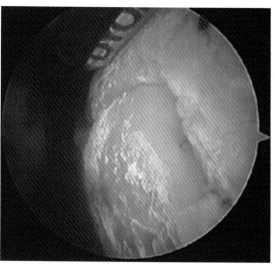

图12-73　痛风性髋关节炎MRI表现，T2加权　　　　图12-74　关节镜检查可见软骨表面大量
　　　　　像提示大量关节积液　　　　　　　　　　　　　　　结晶体沉着

　　的软骨，处理退变或撕裂的盂唇，观察关节内损伤情况为指导下一步治疗提供资料。

　　先天性髋臼发育不良患者多为幼年发病，出现症状的时间一般为30～40岁，此时已经错过了髋臼截骨的最佳时间，髋关节镜清理是一个可行的治疗选择。可以解除因盂唇损伤引起的绞锁症状，也可以清理继发性滑膜炎、软骨退变以及关节腔内的炎性介质。

　　镰状细胞贫血、血友病等血液疾病所致的髋关节滑膜炎可引起明显的关节症状，关节镜处理包括清除血肿、滑膜切除粘连松解，微创手术较开放手术出血少，术后治疗效果会更好。关节镜下滑膜切除治疗强直性脊柱炎髋关节病变和滑膜软骨瘤病分见第九、十节。通常通过多个微创手术入路，对中央间室和外周间室的增生滑膜进行清理切除，临床效果较为满意。随着髋关节镜技术的提高，关节镜技术在诊断和治疗髋关节滑膜病变方面将发挥越来越重要的作用。

第九节　　强直性脊柱炎早期髋关节病变清理术

　　强直性脊柱炎（ankylosing spondylitis，AS）是一组慢性、进行性和致残性较高的疾病。本病以脊柱、骶髂关节和髋关节受累为主、致残率较高，具有遗传倾向。流行病学资料显示我国AS患病率为0.26%，男女比例为2∶1或3∶1；发病年龄通常在13～30岁，30岁后发病较少见。关节囊、肌腱、韧带附着部位发生炎性改变、纤维化和骨化，是强直性脊柱炎的主要病理特点。约有25%患者同时累及髋、膝或肩等关节。

　　髋关节受累是致残的常见原因，临床上表现为髋关节疼痛，下蹲、坐位和髋关节屈伸旋转活动受限。由于髋关节疼痛，多数患者采取屈髋侧卧位，髋关节粘连僵硬多发生在屈髋内收位，屈髋畸形，托马斯征阳性。

　　髋关节病变早期可表现为单侧或双侧髋关节间断性疼痛，症状常不典型，骨盆X线片早期无明显的异常表现，进一步发展关节间隙轻度的狭窄或模糊（图12-75），MRI显示关节腔积液（图12-76）往往被人所忽视。髋关节损害是愈后不良和致残的重要因素。当关节软骨受到侵蚀破坏，则逐渐出现髋关节活动受限。站立、下蹲和坐位不端，步履艰难，则表明关节软骨破坏已经比较严重。由于髋关节疼痛，长期卧床不起，使关节周围的肌肉、韧带、肌腱、关节囊发生挛缩和纤维化，髋关节在屈曲内收位发生粘连、畸形或僵硬，重者完全丧失日常生活自理能力。不少AS患者由于长期不合理使用激素，导致股骨头坏死，使诊断和治疗更加复杂。疾病发展到后期，脊柱小关节和骨盆的骶髂关节X线片显示模糊不清，不同程度的骨质疏松，髋关节间隙变窄。因此，应高度重视AS髋关节早期病变的诊断和治疗，避免导致髋关节发展成晚期功能障碍。积极采取有效的治疗，可降低AS的致残率。

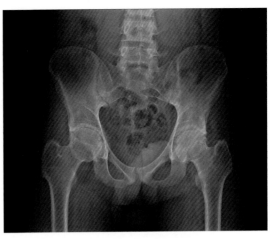

图12-75　AS髋关节病变的正位X线
显示髋关节间隙轻度狭窄

　　早期正确诊断和积极有效治疗，可以阻断AS的病理恶性循环，对于改变其病理进程十分重要。临床实践证明，早期采用髋关节推拿松解，关节镜滑膜清理术治疗青少年强直性脊柱炎早期髋关节病变，同时配合内科治疗和康复训练，可有效地控制其病程发展，减轻AS的致残率，挽救髋关节功能。作者对青少年AS早期髋关节病变患者，采用全身麻醉下对患者双侧髋关节进行前屈、背伸、内收、外展、内旋和外旋等方向的推拿活动，解除髋关节粘连（图12-77）。髋关节镜下清理发现关节内增生肥厚、充血水肿的滑膜组织［图12-78（a）］，有的滑膜爬行到软骨面。等离子刀电凝清理髋关节内的滑膜［图12-78（b）］，清理软骨病灶［图12-78（c）、（d）］，将裸露的软骨下骨镜下清理达正常界限为止。清理完后放松下肢牵引，使股骨头部分纳入髋关节腔，此时关节囊松弛，再行外周间室滑膜组织的清理。先采用刨削刀清理，然后再用等离子刀进行清理。

　　手术需注意以下要点：①AS患者多消瘦，骨质较为疏松，推拿活动应缓慢轻柔，避免暴力。②髋关节推拿活动后关节内创面渗血，影响关节镜下观察，可采用0.1%肾上腺素

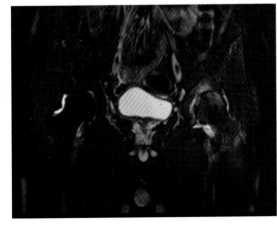

图12-76　AS髋关节病变MRI显示关节周围大量积液

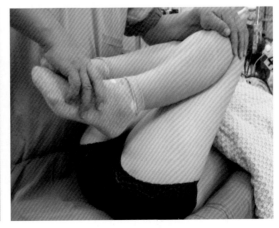

图12-77　在全麻下对患者双侧髋关节进行推拿活动

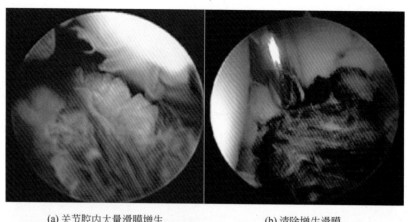

(a) 关节腔内大量滑膜增生　　　　　　(b) 清除增生滑膜

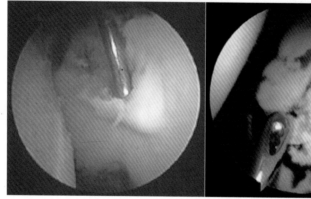

(c) 处理剥脱软骨　　　　　　(d) 清理侵蚀软骨的滑膜

图12-78　AS髋关节病变的关节镜下处理

1ml加入生理盐水3000ml进行持续灌注和关节腔冲洗，保证术野清晰。③此类患者多有关节囊挛缩或关节周围骨赘增生，活动后关节间隙仍难以牵开，此时应注意保持患肢外展中立内旋位，并轻度屈曲髋关节，以放松关节囊。术中可边牵引边透视，待髋关节出现"真空症"或关节间隙达8～10mm即可，切忌过度牵引造成神经血管损伤。④为彻底处理关节内病变组织，术中可根据需要将关节镜和手术器械在各入路间转换，必要时可增加手术入路，并切开前外侧关节囊。⑤对于有明显脊柱受累的患者，应充分评估心肺功能，术中注意体位摆放，缓慢柔和牵引，避免过度牵拉引起术后腰痛。

关节镜清理术治疗AS髋关节疾病主要是清除关节内滑膜病灶，减少滑膜组织分泌炎性物质，清除股骨头和髋臼上移行的血管翳，清除粘连束带。解除髋关节内粘连和髋关节周围软组织纤维化，有利于功能练习，恢复或改善髋关节的运动功能。髋关节镜清理术后，坚持不懈地进行系统的内科综合治疗和康复训练，制定正规的、长期的康复训练计划非常必要。术后可用止通泵或口服消炎止痛药物，在无痛状态下，使肌肉放松，有利于术后髋关节功能练习。多数患者髋关节屈曲畸形伴僵硬，可采用髋关节持续被动功能练习（CPM），患者采取俯卧位，将大腿中段和胸腹部垫好，臀部加10～20kg重量，使耻骨联合和大腿能够完全贴近床面，使前面的股四头肌和髂腰肌完全放松，逐渐将髋关节达到伸直，逐步纠正髋关节屈曲畸形。内收肌紧张者可行内收肌松解术，术后加强髋关节外展功能训练，有利于臀肌的肌力维护。

　　原发性滑膜软骨瘤病是一种少见的关节、肌腱、滑囊等处的滑膜组织化生性疾病，多见于膝、肩、肘关节，髋关节发生率并不低。典型症状包括关节隐痛、酸痛、绞锁及活动受限。由于髋关节的解剖特点以及医生对其认知不足，早期诊断率和治愈率均较低。传统开放手术创伤大，如果不脱位髋关节，滑膜切除不够彻底，而脱位行髋关节病灶清除有发生股骨头坏死风险，术后恢复时间长，影响髋关节功能。

　　Milgram根据病程发展将滑膜软骨瘤病分成三个阶段。在疾病的Ⅰ阶段，滑膜疾病处于活跃状态，但是关节腔内没有游离体。Ⅱ阶段处于过渡期，这一阶段既有活跃的滑膜增生，也出现关节内游离体。在Ⅲ阶段，滑膜炎症状消退，但是游离体仍然存在。鉴于疾病潜在的自然病程，当出现明显临床症状并需要进行手术干预治疗时，滑膜疾病通常已经存在很长一段时间，此时的主要症状由游离体引起。因此，在疾病的过渡期通常需要组织学检查辅助诊断，除非存在有明确的滑膜组织形成的关节内游离体。

　　文献报道术前影像学检查的正确诊断率为50%。因关节周围游离体常未钙化，游离体外形可能很小，故可透过X线，使得X线、CT或MRI都难以明确诊断，而在关节镜下却可以发现大量的米粒体（图12-79）。McCarthy等研究显示至少有一半的患者在关节镜手术前没有明确诊断。

　　即使有骨性游离体，1/3病例的X线片仍显示阴性，CT、MRI或关节内注入对比剂有助于明确诊断。对于体体积微小的游离体，MRI也仅表现为髋关节积液。如果临床上高度怀疑髋关节疾病，不能因为MRI显示阴性而除外手术。

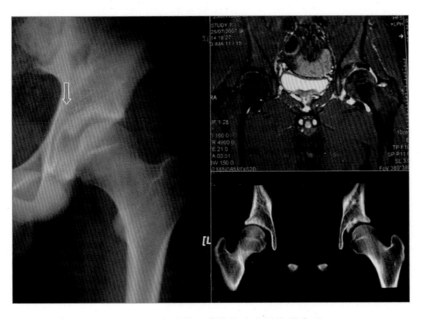

图12-79　髋关节滑膜软骨瘤病影像学表现

　　传统开放手术创伤大，脱位行髋关节病灶清除有发生股骨头坏死风险，术后恢复时间长，影响髋关节功能；如果不脱位髋关节，滑膜切除不够彻底；采用关节镜下手术创伤小，不仅能取出游离体，还能较彻底地切除滑膜，减少了术后复发。

对于滑膜软骨瘤病病例，游离体的数量差异很大。数量少的为几粒或十几粒，多则数十粒甚至百粒。关节镜手术时数量多的游离体（我们称之为"米粒体"）一般体积很小，可通过中空套管流出或吸出，也可用游离体钳或抓钳取出；数量少的游离体一般体积较大，难于通过中空套管吸出，必须用游离体钳或抓钳取出，有时需要扩大切口甚至将游离体粉碎后分块取出。扩大切口后容易导致灌注液流出，不便于关节腔内压力的维持，所以我们习惯在手术的最后阶段才处理需要扩大切口才能取出的大个游离体。清理髋臼窝的滑膜组织和游离体时需要借助刮匙、弧形刨削刀和可折弯射频。检查和处理外周间室时需放松牵引，由助手屈曲髋关节至20°～45°，使头臼复位后关节囊松弛状态下清理滑膜并取出游离体。滑膜软骨瘤病具有自限性，但有复发倾向，甚至恶变为滑膜软骨肉瘤或软骨肉瘤。因此手术时应尽量彻底地切除滑膜，而非仅仅取出游离体。

滑膜软骨瘤病的关节镜下表现各不相同，我们将其分为四个类型：①游离体型；②滑膜游离体型；③髋臼窝嵌压型；④混合型。

（1）游离体型（图12-80）　游离体形状有圆形、椭圆形、米粒形和鹿角形，体积大小不一。手术过程中放松牵引后屈伸并旋转髋关节可以有效避免游离体遗漏。

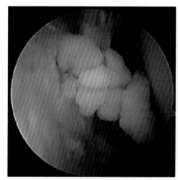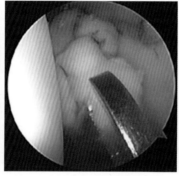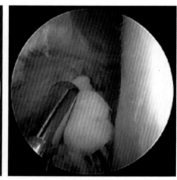

图12-80　游离体型

（2）滑膜游离体型（图12-81）　"游离体"位于滑膜的游离端，由于"游离体"与滑膜相连，一般不会遗漏，但应彻底切除滑膜，防止术后复发。

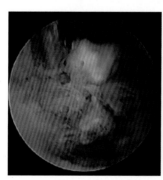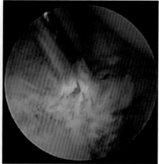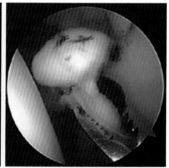

图12-81　滑膜游离体型

（3）髋臼窝嵌压型（图12-82）　髋关节中央间室的游离体被股骨头挤压、堆积在马蹄窝内，状似"石榴籽"，观察起来比较困难。镜下观察髋关节的外侧部分比较容易，但难于看到内侧，为了避免视觉"死角"可采取下面方法：①关节镜与手术器械互换入路；②交替应用30°与70°关节镜；③扩大关节镜入路的内入口，增加关节镜的移动范围。由于"游离体"嵌压在髋臼窝内，普通手术器械难于抵达，需要用弧形电动刨削刀和可折弯射频等特殊器械将"游离体"全部取出。

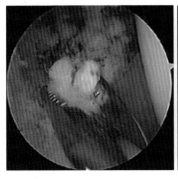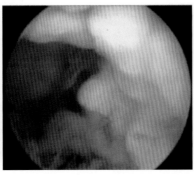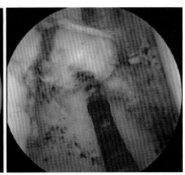

图12-82　髋臼窝嵌压型
关节镜下可见游离体堆积挤压于马蹄窝内，呈"石榴籽"

（4）混合型（图12-83）　上述三种类型中的两个或三个同时存在，由于病变范围广泛，容易遗漏。处理原则是：先取出游离的游离体，再取出固定的"游离体"；兼顾中央与外周间室。

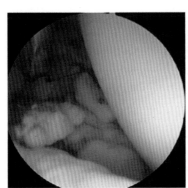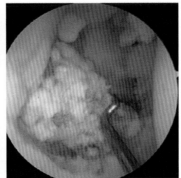

图12-83　混合型

与切开关节手术相比，关节镜手术几乎不存在伴发骨坏死、异位骨化、深静脉血栓等危险因素，发生神经血管损伤或感染的风险也大大降低。髋关节镜手术并发症主要包括股骨头镜下损伤和坐骨神经失用，多在术后2周内恢复，不影响治疗结果。为了避免并发症，我们采用髋关节镜安全入路，尽量缩短手术时间，对于个别手术时间长的病例，手术中间放松牵引。

❖　第十一节　股骨头坏死的关节镜手术

股骨头缺血性坏死（avascular necrosis，AVN）是骨科领域目前尚未解决的难题之一。其病因和病理学较为复杂，目前多数学者认为与应用激素、饮酒和创伤等因素造成股骨头缺血和静脉回流障碍以及股骨头内压增高有关。

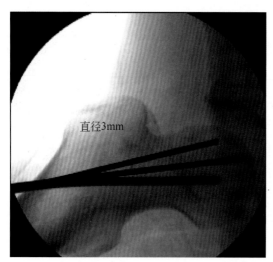

图12-84 细直径、多孔道、多方向
扇形钻孔减压X线下示意图

直径3mm

股骨头缺血性坏死的治疗多为保守治疗和姑息性手术治疗。股骨头一旦坏死塌陷，则预后欠佳，晚期继发骨性关节炎患者多行人工全髋关节置换术。人工关节使用寿命受病变程度、年龄等因素的影响，存在感染等手术风险。如能早期发现予以积极的治疗，有可能预防股骨头塌陷。早期姑息性手术治疗对缓解临床症状、延缓股骨头坏死的发展和推迟人工关节置换时间起到了积极的作用。

股骨头钻孔减压植骨术为姑息性手术治疗的方法已沿用多年，为延缓病程发展、减轻临床症状起到了一定的作用。作者发现采用传统的股骨头髓芯减压，术后发生股骨头塌陷较多，疼痛症状解除并不明显，不少病例不得不进行人工关节置换。发生股骨头塌陷的原因可能是股骨头髓内减压的钻头直径较粗，虽然通过骨隧道，清除了部分死骨，也有不少正常骨质，股骨头负重区被掏空后，失去了正常的力学支撑作用。传统股骨头钻孔减压采用高速电钻，钻头高速旋转摩擦产生高热，致股骨头内的骨细胞灼伤坏死。此外，我们对减压植骨后塌陷的病例进行全髋置换，剖开股骨头发现植入的骨质被吸收并未愈合。另外，股骨头坏死负重区呈不规则扇形，粗直径钻头钻孔减压，并未达到坏死的不同方向和部位。无疑对股骨头负重区埋下了塌陷的陷阱。

笔者根据股骨头坏死的范围、面积不同，设计了采用3mm的克氏针进行细直径、多孔道、多方向扇形钻孔减压的方法（图12-84），由于钻头直径较细，对股骨头创伤小，钻头在不同方向钻孔，股骨头髓内减压后的结构呈"蜂窝状"，隧道与隧道之间保留了墙壁样支撑结构，起到了缓冲压力的作用，可有效地防止股骨头坏死减压后的塌陷。细直径、多孔道钻孔减压，血运通过孔道进入股骨头坏死区，其截面积和减压范围超过单孔道粗直径减压面积。采用低转速钻孔减压，不产生高热，避免骨细胞坏死，有利于股骨头坏死的修复。

股骨头缺血坏死疼痛的原因，除了股骨头缺血和骨内压增高之外，还与股骨头坏死软骨下骨塌陷后髋关节的球型曲面结构发生改变，继发髋关节骨关节炎和滑膜炎有关。关节镜检查发现髋关节内有不同程度的滑膜组织增生肥厚、充血水肿，碎屑和组织碎片，股骨头软骨凹凸不平（图12-85）。如果只单纯的股骨头髓内减压，忽略了股骨头坏死后造成的

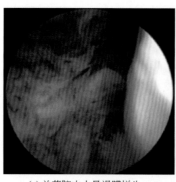

(a) 关节腔内大量滑膜增生

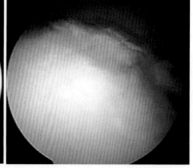

(b) 软骨退变，表面凹凸不平

图12-85 股骨头坏死关节镜下表现

髋关节腔内继发性的病理改变和髋关节内环境紊乱，将影响其疗效。关节镜下发现，Ficat 0期关节内以滑膜炎改变为主，关节软骨及负重区改变不明显。Ⅰ期股骨头负重区软骨面有轻度的微细凹陷，Ficat Ⅱa、Ⅱb期股骨头表面凹陷，负重区软骨龟裂，软骨下骨有微小骨折发生。Ficat Ⅲ期关节软骨呈橘皮样不平，破损后似火山口样，有的软骨下骨分离、剥脱，软骨下骨裸露，关节内有游离体形成。关节清理术的目的是清除增生肥厚、充血水肿的滑膜组织、关节内碎屑游离体、微结晶、软骨降解微粒、大分子成分和炎性致痛物质，改善髋关节内环境，解除影响关节活动的因素和关节内功能紊乱，阻断炎症过程的恶性循环。

年龄较轻、病变保守治疗无效的患者，早期采用钻孔减压和髋关节镜清理术，有助于减轻关节疼痛、改善功能，延缓病情发展。笔者对Ficat Ⅰ期至早期的Ⅱ期股骨头坏死行细直径、多孔道、多方向扇形钻孔减压和关节镜清理术的病例，进行了术后长期随访，有的术后18年（图12-86），股骨头仍然完好，没有塌陷和关节置换。

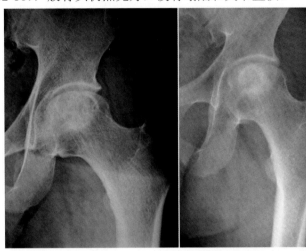

(a) 术前患侧X片　　　(b) 术后18年患侧X片显示股骨头形态
　　　　　　　　　　　　良好，无塌陷及严重骨关节炎表现

图12-86　关节镜手术清理和钻孔减压联合治疗早中期股骨头坏死

关节镜对股骨头坏死的治疗仍存在争议，其焦点在于关节扩张所增大的压力是否会加重股骨头缺血状态，但目前未发现关节镜术会加重病情变化的报道。

第十二节　髋关节感染性疾病

随着关节镜技术的发展，关节镜技术已经应用于髋关节感染的治疗，可极大地保存患者的关节功能，具有切口瘢痕极小，住院时间较短等优势，临床效果满意。

一、髋关节化脓性关节炎的关节镜下治疗

髋关节化脓性关节炎是最常见的髋关节感染性疾病，是关节感染引起的关节炎症，在化脓性关节炎中其发病率仅次于膝关节，常导致关节破坏而造成严重的关节畸形，其中儿童髋关节化脓性感染较为常见，致残率高，成人化脓性髋关节炎比小儿少见，但最近老年人有增加趋势。

患者临床表现主要为明显高热、寒战等全身中毒症状，多有上呼吸道感染、关节穿刺等病史。查体见髋关节局部压痛及关节活动受限。通过白细胞总数、中性粒细胞数、反应蛋白、红细胞沉降率等实验室检查；髋关节X线、MRI等辅助检查；以及髋关节腔穿刺液及血培养结果等多可确诊。

化脓性髋关节炎的病原菌多为金黄色葡萄球菌，感染途径以血源性感染为主。其治疗原则为早期诊断，早期治疗，尽量保留关节功能。如经正规的抗炎治疗无效，多采用手术治疗。传统手术采取切开引流术，手术创伤大，术后易导致关节功能障碍，而关节镜灌洗技术治疗具有手术创伤小、术后关节功能恢复好等优点，可最大限度地保留术后关节功能，减少感染扩散的概率。

手术常规进行关节腔内滑膜清理（图12-87），并取髋关节部分滑膜组织送病检，随后用大量（4～6L）无菌生理盐水灌洗关节腔，并于关节腔置冲洗引流管以备术后持续性灌洗。术后根据培养及药敏结果给予全身静脉滴注敏感抗生素等处理，患侧下肢皮肤牵引制动，关节腔每日给予生理盐水灌洗，平均持续灌洗时间1周，拔管后鼓励行髋关节非负重下功能锻炼。术后后仍需按照抗生素应用原则使用抗生素，总时间达到5～6周，每周复查血常规及CRP、ESR、降钙素原（procalcitonin，PCT）等，了解治疗后血感染指标变化情况。

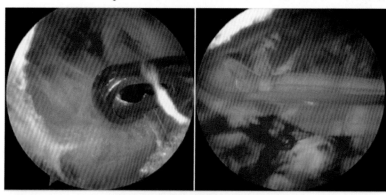

(a) 关节镜下行髋关节滑膜切除，置灌洗引流

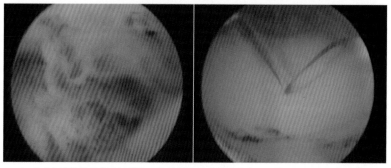

(b) 小儿化脓性髋关节炎关节镜下见关节腔内大量滑膜炎，滑膜切除后置管灌注引流

图12-87　成人髋关节化脓性感染的关节镜处理

二、髋关节结核的关节镜下治疗

髋关节结核是关节内的严重病变，在全身骨关节结核中约占7.20%，仅次于脊椎结核而居第二位。多见于儿童和青壮年，男性多于女性，多为单侧发病。该病由于病变部位较深，极易误诊和漏诊，若早期未予适当治疗，将导致软骨溶解，继发骨结核，最终使关节

损毁，造成严重的功能障碍。因此，早期诊断和治疗至关重要。

典型的髋关节结核感染通常表现为发热、局部疼痛和活动受限，MRI示髋关节积液，伴有体温和ESR、CRP升高，诊断并不困难。但是髋关节结核早期，特别是单纯的滑膜结核，临床表现及X线片、MRI等辅助检查无特异性，与普通髋关节感染、类风湿性关节炎等较为相似，此外部分患者起病隐匿，临床表现并不典型。鉴别主要根据结核菌素试验和病理检查，关节液涂片示抗酸杆菌阳性，组织中发现有干酪样组织。髋关节镜可以在诊断的同时进行治疗，尤其适用于此种情况，有助于诊断率的提高。

传统的外科治疗方法很多，常用的关节切开清理手术创伤较大，并且会导致较长的切口瘢痕和住院时间，可能遗留部分功能障碍，使患者劳动能力大大丧失。近来，越来越多的医生采取关节镜诊断和治疗髋关节感染。与传统的开放性手术相比，髋关节镜可以在诊断的同时清除增生滑膜、修整受累关节软骨，通过关节引流不仅及时冲洗出纤维蛋白和白细胞释出的溶酶体等有害物质，也可降低关节内压力而缓解疼痛（图12-88），得到与开放性手术相同疗效，而且有关节周围组织结构损伤较少、住院时间短、术后康复快等优点，更加有利于关节功能的保存（图12-89）。

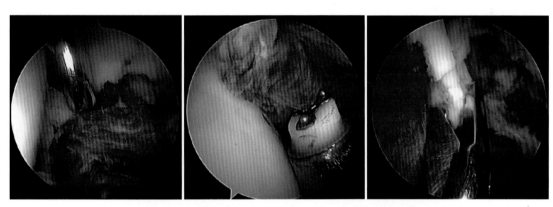

图12-88　髋关节镜下滑膜切除、髓核钳清除剥脱软骨

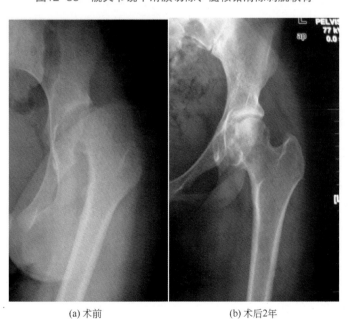

(a) 术前　　　　　　　　　(b) 术后2年

图12-89　髋关节结核髋关节镜治疗术前［（a）与术后2年X线检查（b）］

髋关节结核的镜下清理可以彻底清创，减轻创伤，降低伤口不愈合率，结合全身营养支持、抗结核治疗、早期康复训练治疗髋关节结核，可以有效控制症状，明显改善术后关节活动，取得良好结果。髋关节结核的疗效与治疗时机密切相关，治疗越早，疗效越好。对于晚期病变，由于软骨溶解，髋关节功能恢复的机率极低，部分可能需要关节置换。

❖ 第十三节　原因不明的髋关节疼痛 ❖

髋关节疼痛可放射到腹股沟、股前部、大粗隆和膝关节内侧。关节绞锁、弹响、打软腿和活动受限等症状都提示髋关节内有病变。患者在出现症状之前往往有创伤、跌伤或扭伤史，一般在活动时症状加重，经休息、服用非甾体抗炎药、理疗等保守治疗无效，可在透视下行关节腔内可的松和布比卡因注射，有助于鉴别疼痛是否来自关节内。

髋关节顽固性疼痛的放射学检查包括X线平片、髋关节造影、骨扫描、CT和MRI。平片可显示游离体或退行性关节炎，但对关节内病变的早期诊断价值不大。关节造影可有助于诊断，Fitzgerald 对50例可疑髋臼盂唇撕裂的病例中，有48例（87%）诉腹股沟区疼痛，其中有44例髋关节造影呈阳性。骨扫描对游离体，盂唇撕裂和软骨缺损等关节内病变的特异性很低。对于软骨性游离体和盂唇撕裂，MRI的诊断并不可靠。尽管影像学检查正常，但患者临床症状持续存在。Mc Carthy 等报道各种影像学对顽固性髋关节疼痛诊断的假阴性率为80%（X线平片、骨扫描、CT、MRI和关节造影）。

钆增强磁共振髋关节造影能够提高髋关节内病变检测的敏感性和特异性，虽然该技术比传统的MRI先进，但与关节镜直接观察相比仍有局限性。关节镜检查技术虽然并不能替代临床观察，对于许多髋关节疼痛原因不明的患者，关节镜检查有助于明确诊断并可以同时进行治疗，是其他非侵入性检查无可比拟的。当髋关节症状超过6个月，放射学检查不能诊断时，可以考虑进行关节镜检查。持续的髋关节绞锁症状和查体阳性的患者更适合于关节镜手术。随着各种无创检查方法的不断改进，关节镜的诊断作用将会逐渐被取代，但目前关节镜仍被认为是最佳的诊断和治疗方法之一。

❖ 第十四节　全髋关节置换术后并发症的处理 ❖

全髋关节置换术后疼痛症状，如果经临床和影像学辅助检查不能明确诊断，经保守治疗症状仍然持续存在或无法解释时，可通过关节镜检查，进行滑膜活检和关节液培养，同时进行关节镜下清理，对诊断有一定的帮助。Hyman等报道曾用关节镜技术成功处理了8例全髋关节置换术后的晚期感染。关节镜手术的另一个指征是取出关节内外的异物，例如粗隆部钢丝折断、移入并游离在关节内的金属碎片，以及可移动的多孔珍珠球等。关节镜虽然可以处理置换术后聚乙烯磨损所致的磨屑病，但关节镜手术对髋关节假体松动引起的症状很少有效。此外，在关节镜下松解髂腰肌或髋关节周围紧张的腱性组织，也可以消除相应症状。对髋关节急性感染但关节穿刺阴性或不能确诊的病例，都可通过关节镜抽取关节液进行实验室分析和滑膜活检来明确诊断，同时行关节镜下清理、减压、冲洗和留置引流管灌洗，采用敏感的抗生素进行抗感染治疗。

（王健全　王明新　李春宝　王志刚　刘玉杰）

参考文献

［1］ 刘玉杰，李众利，王志刚，等.关节镜在诊断和治疗髋关节疾患中的应用.中华外科杂志，2002；4（12）：912-915.

［2］ 刘玉杰，周勇刚，李众利.局麻关节镜下选择性清理术治疗膝骨性关节炎的疗效.解放军医学杂志，2001；26（7）：529-530.

［3］ 王岩.成人股骨头缺血性坏死的治疗与疗效评价.解放军医学杂志，1997；22：2812-284.

［4］ 胥少汀，李自立，李增洲，等.成人股骨头坏死的早期MRI与X线片图像分析诊断.中华骨科杂志，1999；19：207-210.

［5］ J W Thomas Byrd. Operative Hip Arthroscopy Third Edition. Springer，2013，ISBN 978-1-4419-7924-7.

［6］ Dienst M，Seil R，Gde S，Georg T，Kohn D.Arthroscopy for diagnosis and therapy of early osteoarthritis of the hip. Othopade，1999；28：9812-9818.

［7］ Dorfmann H，Boyer T.Arthroscopy of the hip：12 Years of experience.Arthroscopy，1999；15：157-172.

［8］ Sekiya J K，Wojtys E M，Loder R T，et al. Hip arthroscopy using a limited anterior exposure：an alternative approach for arthroscopic access. Arthroscopy，2000；16：116-120.

［9］ Griffin D R，Villar R N. Complications of arthroscopy of the hip. J Bone Joint Surg Br，1999；81：4604-4606.

［10］ Garino J P，Steinberg M E.Total hip arthroplasty in patients with avascular necrosis of the femoral head：a 2-to 10 year follow-up.Clin orthop，1997；334：108-115

［11］ Yamasaki T，et al. Inclusion and Exclusion Criteria in the Diagnosis of Femoroacetabular Impingement. Arthroscopy 2015；31（7）：1403-1410.

［12］ Yeung M，et al. Global discrepancies in the diagnosis，surgical management，and investigation of femoroacetabular impingement. Arthroscopy 2015；30（12）：1625-1633.

［13］ Kemp J L，et al. Hip arthroscopy in the setting of hip osteoarthritis：systematic review of outcomes and progression to hip arthroplasty. Clin Orthop Relat Res 2015；473（3）：1055-1073.

［14］ Lee S，et al. Arthroscopic technique for the treatment of pigmented villonodular synovitis of the hip. Arthrosc Tech 2015；4（1）：e41-46.

［15］ Aim F，et al. Efficacy of arthroscopic treatment for resolving infection in septic arthritis of native joints.2015；Orthop Traumatol Surg Res 101（1）：61-64.

［16］ Redmond J M，et al. Clinical results of hip arthroscopy for labral tears：a comparison between intraoperative platelet-rich plasma and bupivacaine injection. Arthroscopy 2015；31（3）：445-453.

［17］ Lee S，et al. Arthroscopic technique for the treatment of pigmented villonodular synovitis of the hip. Arthrosc Tech 2015；4（1）：e41-46.

［18］ Rath E，et al. Hip Arthroscopy for Synovial Chondromatosis：Tips and Tricks. Arthrosc Tech 2014；3（6）：e709-712.

［19］ Byrd J W. et al. Primary repair of the acetabular labrum：outcomes with 2 years' follow-up. Arthroscopy 2014；30（5）：588-592.

［20］ Lee S，et al. Fifty Most Cited Articles for Femoroacetabular Impingement and Hip Arthroscopy. Front Surg 2015；2：41.

［21］ Philippon M J，et al. An anatomical study of the acetabulum with clinical applications to hip arthroscopy. J Bone Joint Surg Am 2014；96（20）：1673-1682.

［22］ Harris J D，et al. Complications and reoperations during and after hip arthroscopy：a systematic review of 92 studies and more than 6，000 patients. Arthroscopy 2013；29（3）：589-595.

［23］ Thomas Byrd　J W. Modified anterior portal for hip arthroscopy. Arthrosc Tech 2013；2（4）：e337-339.

［24］ Heaven S，et al. Hip arthroscopy in the setting of hip arthroplasty."Knee Surg Sports Traumatol Arthrosc.

［25］ Glick J M，et al. Hip arthroscopy：from the beginning to the future—an innovator's perspective. Knee Surgery，Sports Traumatology，Arthroscopy 2014；22（4）：714-721.

［26］ J.C.Thompson 著，邱贵兴译.奈特简明骨科学彩色图谱.北京：人民卫生出版社.2007:184.

4

第四篇

第四篇

足踝关节

第十三章

足踝关节镜

❖ 第一节　足踝关节镜手术入路与检查方法 ❖

一、手术入路

踝关节镜手术入路分为前方、后方和经内、外踝入路。根据不同的病变位置选择不同的手术入路，其中前方入路（图13-1）、后方入路（图13-2）为最为常用入路。

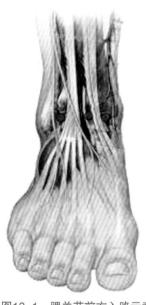

图13-1　踝关节前方入路示意图

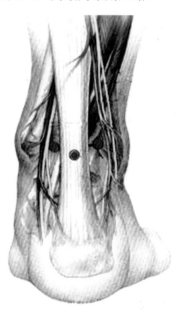

图13-2　踝关节后方入路示意图

① 前外侧入路：位于胫距关节水平，第三腓骨肌的外侧。从腓浅神经背侧支旁进入踝关节外侧间隙，应避免损伤此神经。

② 前内侧入路：位于胫距关节水平，胫前肌腱内侧。大隐静脉及伴行的神经走行于附

近，紧贴肌腱可避免损伤。经前外侧入路置入关节镜，在关节镜透光区可见到神经血管影，据此建立前内侧入路比较安全。

③ 前中央入路：位于胫距关节水平，踇长伸肌腱和趾长伸肌腱之间。该入路可以观察胫距关节后方，但容易损伤足背动脉及腓深神经，临床很少应用。

④ 后外侧入路：紧贴跟腱的外侧（图13-3）。注意切口不要偏外，以免损伤小隐静脉及腓肠神经。

⑤ 后内侧入路：位于后关节间隙水平，紧贴跟腱内侧（图13-4）。胫后动脉及神经正好位于该入路的内侧，血管及神经的分支从中间通过，临床应尽量避免使用该入路。

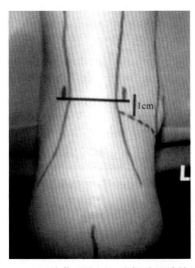 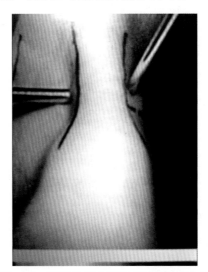

图13-3　踝关节后外侧入路紧贴跟腱的外侧　　　图13-4　踝关节后内侧入路紧贴跟腱内侧

⑥ 后中间入路：位于后关节间隙，跟腱正中，纵向劈开跟腱进入踝关节。

⑦ 经内外踝入路：位于踝尖上方2～3cm（图13-5），一般只在距骨后方的软骨损伤时才选择该入路，用前交叉韧带定位器确定进针点后，经内外踝钻入克氏针（图13-6），然后通过距骨的跖屈、背伸运动在距骨软骨损伤处钻孔。

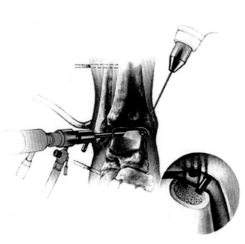 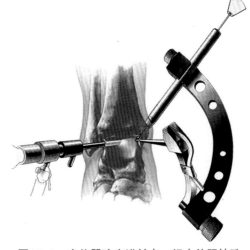

图13-5　经内踝入路距骨软骨损伤关　　　图13-6　定位器确定进针点，经内外踝钻孔
　　　　　节镜下钻孔示意图　　　　　　　　　　　　　　进行软骨钻孔减压

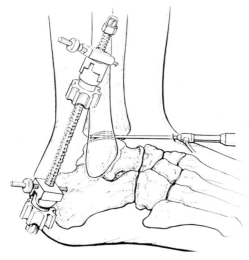

图13-7 踝关节骨牵引法

二、检查方法

　　下肢平放在手术台上即可以满足手术操作。如需牵引增加踝关节间隙，采用仰卧膝关节屈曲90°位，手术床升高，踝关节自然下垂便于操作。麻醉可选用全麻、硬膜外、神经阻滞麻醉或局麻。术前常规用记号笔标出踝关节周围的神经、血管和肌腱的走行以及各手术入路位置。必要时可备气囊止血带缚于大腿中上部。关节镜一般选用30°、直径2.7mm或4.0mm。2.7mm的关节镜一般能进入到胫距关节后部，可探查整个踝关节。

　　一般采用牵引来扩大踝关节间隙，有的采用踝关节有创性骨牵引钉法（图13-7）、布带牵引或足牵引装置（图13-8、图13-9、图13-10、图13-11）。

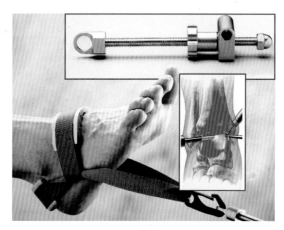

图13-8 踝关节牵引带牵引

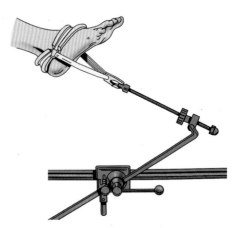

图13-9 踝关节镜牵引

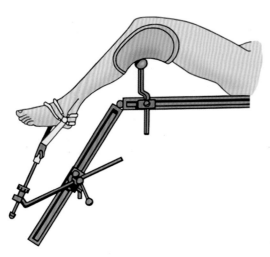

图13-10 踝关节镜体位与牵引

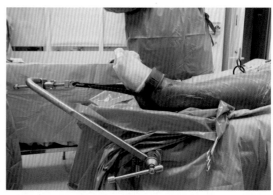

图13-11 目前较多采用的踝关节镜体位与牵引

由于骨牵引有较多并发症，并且视野增加并不很多，所以不推荐侵入性骨牵引法。使用非侵入性牵引更加安全，笔者一般采用助手徒手牵引法，一手握住足跟，另一手握住足背向远端牵拉，该方法简单有效，助手牵引还能同时调整踝关节的跖屈角度，保证病灶位于视野中。如果患者踝关节比较松弛，在充分牵引后4.0mm的关节镜能进入踝关节后部，必要时则加用后外入路探查踝关节后部。

手术入路及踝关节腔内注入含有肾上腺素的生理盐水30～40ml使踝关节充盈。切开皮肤3mm，然后用钝头穿刺锥及套管进行踝关节穿刺，穿刺锥进入踝关节前外侧间室，用同样的方法做前内入口。交替使用前内和前外入路，全面检查踝关节各部位。前内侧间室主要观察内侧踝关节及胫距关节、胫距韧带（图13-12）。前中央间室观察胫距关节软骨（图13-13）及胫骨远端的前唇和距骨颈的骨赘（图13-14）。距骨的跖屈背伸活动可使观察更加充分。前外侧间室主要观察外侧踝关节、胫距关节和距腓前韧带（图13-15）。后侧间室可全面观察胫距关节的后部、下胫腓后韧带。

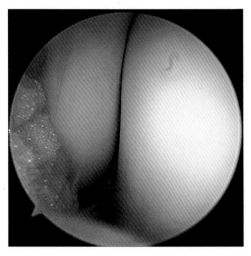

图13-12 前方入路观察距骨和内踝关节间隙

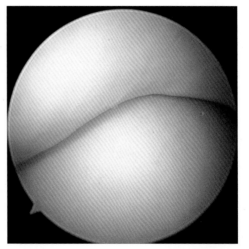

图13-13 前中央间室观察胫距关节软骨

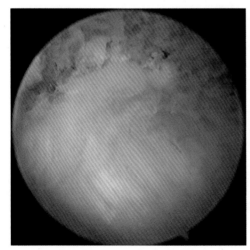

图13-14 观察距骨颈骨赘

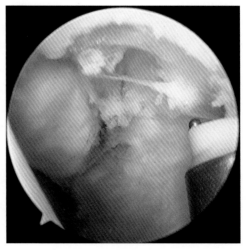

图13-15 外踝及距腓前韧带

一、手术适应证

① 滑膜疾病：创伤性滑膜炎、结核性滑膜炎、化脓性关节炎、色素沉着绒毛结节性滑膜炎病灶清理。

② 踝关节撞击症：踝关节软组织撞击症、前后方骨赘引起的骨性撞击症。

③ 踝关节不稳：踝关节内翻扭伤时外侧韧带复合体损伤、踝关节内外侧韧带损伤重建、关节内粘连松解。

④ 关节内游离体、创伤性骨软骨游离体、滑膜软骨瘤病等。

⑤ 关节内骨赘：退行性骨关节炎或创伤性骨关节炎的骨赘，足球踝骨赘常位于胫骨前、后唇或内、外侧沟。

⑥ 踝关节内骨折：距骨、胫腓骨远端关节内骨折，可在关节镜辅助下复位固定。

⑦ 骨软骨损伤：不同病因所致的骨软骨损伤的程度与类型的评估和治疗。

⑧ 第一跖趾关节轻度踇外翻踇囊炎的骨赘磨削和滑囊清理。

⑨ 诊断不明确或原因不明的踝关节损伤及疾患，行诊断性关节镜检查。

二、手术禁忌证

① 局部软组织感染。
② 严重的糖尿病血糖控制不理想。
③ 严重的踝关节骨关节炎伴畸形。
④ 局部血液循环不佳或皮肤条件差。
⑤ 重度水肿，急性韧带或关节囊撕裂。

三、主要并发症

① 神经损伤：前外侧入路或辅助性前外入路时，易造成腓浅神经分支损伤；前侧入路靠近关节中央时，腓深神经容易损伤；后外入路易损伤后外侧的腓肠神经。

② 血管损伤：前外侧入路容易损伤足背动、静脉，甚至发生足背动脉动脉瘤。

③ 关节软骨损伤：关节间隙过窄、关节镜及手术器械直径过大，在建立入路时穿刺锥容易误伤关节软骨。

④ 韧带与肌腱损伤：较为罕见。入路位置不正确可引起韧带或肌腱损伤，如距腓前韧带和跟腱损伤。

⑤ 器械损坏：踝关节镜手术所使用的器械精密，手术操作暴力容易造成器械折断。

第三节　踝关节撞击症

1957年O'Donoghue首先报道了踝关节胫骨前唇与距骨颈的骨赘相互撞击，故此病最初被命名为踝关节前部撞击综合征。踝关节撞击综合征又称为足球踝，多见于运动员或体育爱好者，多有踝关节扭伤史，反复出现踝关节前外侧肿痛，活动后加重，休息后缓解，症状迁延不愈。踝关节撞击综合征分为踝关节骨性撞击（图13-16）和软组织撞击（图13-17，图13-18），二者均可造成前踝关节疼痛和踝关节背伸活动受限（图13-19，图13-20）。

踝关节撞击综合征以踝关节肿胀、背伸和跖屈疼痛为主。由于足部反复背伸，距骨颈与胫骨前唇反复撞击，局部骨赘形成。骨赘常影响踝关节下蹲活动，前踝压痛明显，可触及增生的骨嵴。根据骨赘大小和踝关节受累

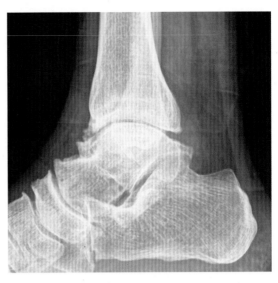

图13-16　踝关节骨性撞击X线片表现

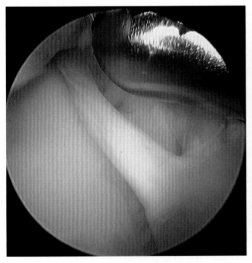

图13-17　软组织撞击

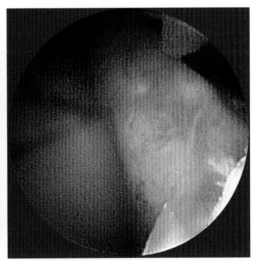

图13-18　软组织撞击充血水肿

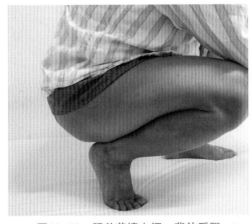

图13-19　踝关节撞击征，背伸受限

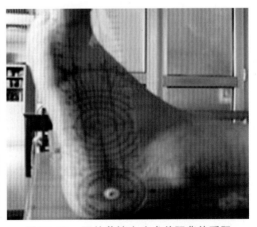

图13-20　踝关节撞击症术前踝背伸受限

的程度，Scranton将其分为四型。Ⅰ型：滑膜撞击，X线片显示骨刺大小为3mm。Ⅱ型：骨软骨反应性骨赘＞3mm。Ⅲ型：严重者在距骨背侧可见继发性骨赘。Ⅳ型：距骨和胫骨关节发生骨性关节炎改变。对于骨性撞击，X线检查可发现胫骨远端或距骨颈处骨赘形成。拍摄踝关节背伸和跖屈侧位X线片，可进一步了解距骨与胫骨骨赘撞击情况。正常胫距角≥60°，如果角度＜60°说明存在骨性撞击。

1950年Wolin进行踝关节造影时发现软组织撞击征，从距腓关节前下方有一束组织进入关节，运动时引发疼痛症状。1990年Fekel等进行关节镜检查发现，束带状软组织突入关节内嵌压于腓骨和距骨之间，病理检查证实为肥厚的滑膜组织伴炎性反应，从而提出"踝关节前外侧软组织撞击综合征"的概念。其发生机制是由于踝关节慢性损伤，反复刺激引起滑膜增厚和瘢痕化，束带状或半月板状组织嵌入关节内，引起疼痛肿胀。随着关节镜的应用，人们对踝关节软组织撞击综合征的认识越来越深入：踝关节扭伤时关节囊及韧带撕裂，损伤组织嵌入前外侧踝穴间隙，发生嵌夹症状；踝关节反复扭伤引起下胫腓前韧带的远侧束损伤，滑膜组织增生肥厚，踝关节活动时与距骨软骨摩擦引起症状；踝关节内侧三角韧带深层撕裂，嵌入前内侧间室，亦可引起踝关节前内侧软组织撞击综合征。

对于踝关节扭伤骨折后合并骨性关节炎的患者，Van对34例患者进行关节镜检查发现41%的患者有骨赘。体检踝关节前外侧或前内侧压痛，踝关节被动背伸疼痛并受限，下蹲疼痛症状加重。普通X线片多无明显异常，MRI检查有助于疾病的诊断。

踝关节撞击综合征早期宜采用保守治疗，包括理疗、消炎止痛药物、休息及减少运动。若保守治疗无效，对穿鞋摩擦引起疼痛、下蹲活动受限者，可采用手术治疗。开放手术创伤大，足背容易形成瘢痕，因此关节镜下检查清理术是最佳的治疗手段，即在关节镜下切除踝关节增生的滑膜组织，打磨增生的骨赘、清理损伤的软骨碎屑。采用射频技术清理滑膜组织可以减少关节内出血。关节镜清理可清除关节内致痛因子，尤其是关节软骨磨损后的碎屑、炎性因子和疼痛物质。磨削影响关节活动的骨性阻挡或软骨创面，解除关节内绞锁和功能紊乱，阻断病变的恶性循环。Van对62例踝关节撞击征患者行踝关节镜手术，经两年随访优良率达73%。大多数患者术后可有效缓解症状、改善功能，提高生活质量，延缓病程进展。

踝关节镜清理术：患者仰卧位，术前将踝关节骨性标志、血管神经和肌腱走行及手术入路明确标出。采用局麻手术疗效确切，费用低，不良反应少，对患者呼吸循环影响小，尤其适合于年老体弱、全身情况欠佳、不能耐受全麻或硬膜外麻醉的患者。局麻手术免用止血带，可以消除止血带压迫引起的血管和肌肉反应性水肿，防止静脉血栓形成。局麻药采用2%利多卡因20ml稀释成60ml，加入0.1ml肾上腺素，分别注射于内、外侧踝穴关节镜入口处皮肤和关节腔内进行局部浸润麻醉。灌注液为生理盐水3000ml＋0.1%肾上腺素1ml，术中持续灌注，保持视野清晰。用12号尖刀切开皮肤3mm，将钝性穿刺锥及套筒插入关节腔，置入关节镜，按顺序行关节镜检查。

关节镜下可见浑浊和悬浮的微小颗粒，絮状和绒毛状增生的滑膜组织。踝关节撞击滑膜组织导致出血，由于含铁血黄素沉着，滑膜组织呈黄褐色绒毛样增生（图13-21）。前踝束带样软组织嵌入踝关节间隙，可以用刨削刀切除（图13-22）或用篮钳将其咬除（图13-23）。有的胫、距关节软骨呈斑片状剥脱，软骨下骨裸露，凹凸不平。关节镜下可以动态观察距骨和胫骨在背伸和跖屈活动时骨赘相互撞击情况（图13-24、图13-25）。关节镜下磨削增生的骨赘（图13-26），沿着胫骨前唇的弧面将其基底部磨平。关节镜下刨削增生肥厚的滑膜组织、瘢痕时，将磨钻的鞘背对皮下组织，防止损伤足背血管神经。磨削增生的骨赘使前踝空间增大（图13-27），活动自如（图13-28），直至无撞击为止。

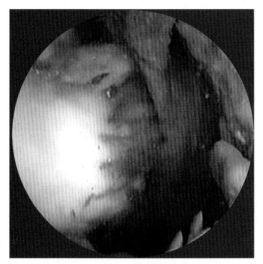

图13-21　滑膜呈褐色为踝关节内出血后含铁血黄素沉着

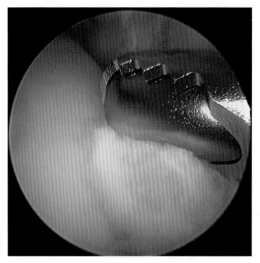

图13-22　刨削刀切除撞击软组织

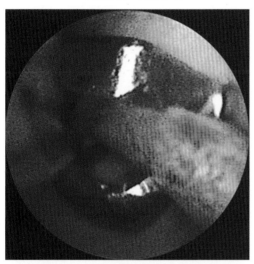

图13-23　篮钳咬除软组织撞击

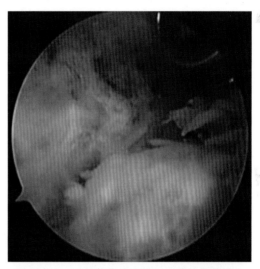

图13-24　踝关节背伸胫骨和距骨的骨赘撞击

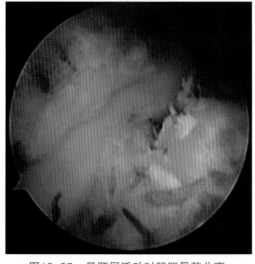

图13-25　足跖屈活动时胫距骨赘分离

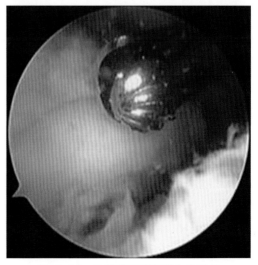

图13-26　关节镜下磨削增生的骨赘

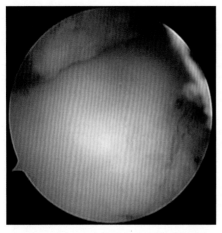

图13-27　踝关节撞击症骨赘磨削清
理后显示踝关节的间隙增宽

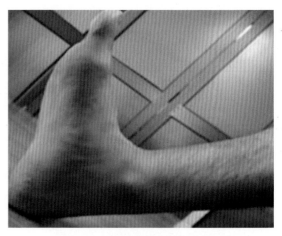

图13-28　磨削增生的骨赘后踝关节
背伸正常

❖ 第四节　距骨软骨损伤 ❖

距骨骨软骨损伤是指累及距骨穹隆关节软骨面和（或）软骨下骨质的损伤。骨软骨损伤过去被称为剥脱性骨软骨炎。1922年，Kappis首先报道了发生于踝关节的剥脱性骨软骨炎。1959年，Berndt等首先报道了发生于距骨的剥脱性骨软骨炎。近来研究发现炎症并不是导致该病的主要因素，创伤在病程演变中起着主要作用，因而许多研究者将其称为距骨骨软骨损伤（osteochondral lesions of the talus）。

距骨软骨损伤多为创伤所致，成年男性多于女性，4%～7%可同时发生在双侧。踝关节骨折病例中骨软骨损伤发生率是28%～40%，其中腓骨远端骨折后发病率最高。多数患者有踝关节不稳或反复扭伤史。距骨软骨骨折是由于创伤引起的骨软骨切线骨折，多因踝内翻位损伤引起，特别是当踝关节背伸、内翻和外旋时，距骨关节面外缘与腓骨的关节面发生撞击，导致距骨外侧软骨损伤。当踝关节跖屈内翻时，距骨后部进入踝穴，距骨上关节面内缘与胫骨关节面撞击，导致距骨内侧的骨软骨损伤。

距骨软骨损伤后出现疼痛、肿胀、僵硬、打软无力、绞锁症状，查体时可见踝关节背伸、跖屈活动疼痛和受限。由于距骨软骨损伤位置深在，患者踝关节跖屈位触压损伤处，可有明显的

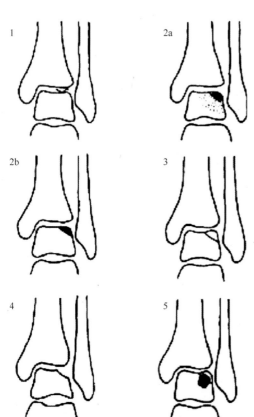

图13-29　距骨软骨损伤Hepple分期

压痛。

1959 年，Berndt 等基于 X 线检查的分期系统。Ⅰ期，小片状软骨下骨压缩；Ⅱ期，骨软骨碎片部分撕脱；Ⅲ期，骨软骨碎片完全撕脱，但无移位；Ⅳ期，骨软骨碎片完全撕脱，且移位。Berndt 分型能够准确地反映骨软骨碎片的分离和移位情况。而创伤能量越高，导致骨软骨碎片分离和移位的可能性越大。这提示 Berndt 分型度越高，软骨损伤的程度越严重。

1999 年，Hepple 等提出 MRI 的修正分期系统。1 期，仅有关节软骨损伤；2a 期，关节软骨损伤，伴有软骨下骨折和周围骨髓水肿；2b 期，关节软骨损伤，伴有软骨下骨折，无周围骨髓水肿；3 期，骨碎片分离，但无移位；4 期，骨碎片分离，有移位；5 期，关节软骨下囊肿形成。Hepple 分期系统是目前最常使用的分期方法（图 13-29）。

2003 年 Mintz 等结合 MRI 和关节镜提出的分期系统。0 期，正常；1 期，关节软骨面保持完整但在 T2WI 上呈高信号；2 期，关节面原纤维形成或有裂隙，但未累及软骨下骨质；3 期，软骨片悬垂或软骨下骨质暴露；4 期，有松弛、无移位的骨碎片；5 期，有移位的骨碎片。同时适用于 MRI 和关节镜的分期系统对临床具有很好的指导意义。

距骨软骨损伤内侧多于外侧，外侧病损多位于关节面中 1/3 处，创面呈碟状，而内侧病损多位于关节面的后 1/3 处，损伤较深呈杯状，临床症状较外侧病损少。X 线片可显示距骨内上或外上角密度降低或囊性变（图 13-30），但有时难以明确诊断。MRI 显示距骨软骨损伤的范围和深度（图 13-31，图 13-32），为诊断和治疗提供了重要依据。

对于距骨骨软骨损伤保守治疗无效者，关节镜下清理（图 13-33）加微骨折术（图 13-34）具有良好的疗效。一般由前内侧入路置入关节镜进行观察，通过前外侧入路置入器械。对距骨后内侧病灶，一般采用前外侧入路置入 2.7mm 的关节镜观察，从前内或后内入路置入器械。微骨折术采用直径 1.6mm 的打孔器，间隔 3.0mm，钻孔深度 3.0mm，微骨折术后局部出血形成血膜（图 13-35），最后形成纤维软骨覆盖软骨创面。也有经内、外踝入路进行钻孔治疗的文献报道，因为该入路损伤内外踝关节的软骨面，笔者不建议采用。文献报道关节镜下清理加自体骨软骨移植和软骨细胞移植近期效果良好，但缺乏长期、大宗病例的报道。

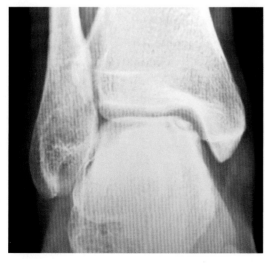

图13-30　X线片显示距骨内上软骨下骨损伤

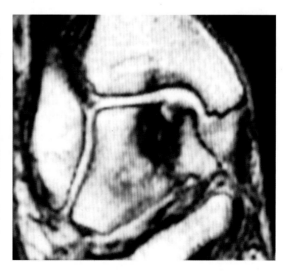

图13-31　MRI冠状面显示距骨软骨损伤范围和深度

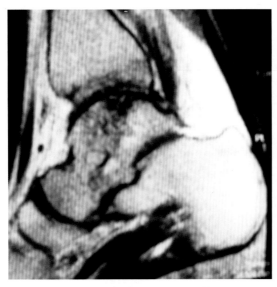

图13-32　MRI矢状面显示距骨软骨损
伤范围和深度

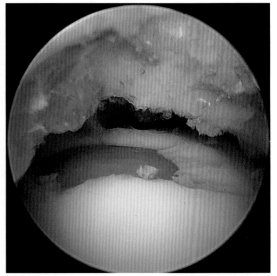

图13-33　距骨软骨损伤关节镜下清理后

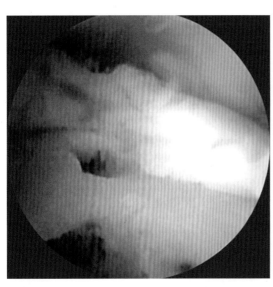

图13-34　关节镜下距骨微骨折术

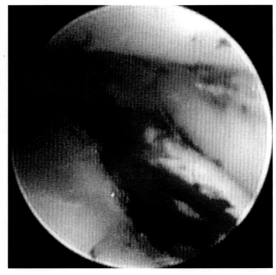

图13-35　距骨微骨折术后局部
出血，形成血膜

❖ 第五节　踝关节滑膜疾病 ❖

　　踝关节滑膜炎包括痛风性关节炎（图13-36、图13-37）、色素沉着绒毛结节性滑膜炎
（图13-38）、骨性关节炎（图13-39）、类风湿性滑膜炎（图13-40）和滑膜软骨瘤病（图13-41）等。化脓性踝关节炎术前应做关节液的细菌培养和药敏试验，一旦确诊应及早进行病灶
清理。彻底清除坏死组织，用大量的盐水冲洗关节，术后放置引流，全身应用大剂量有效
抗生素。

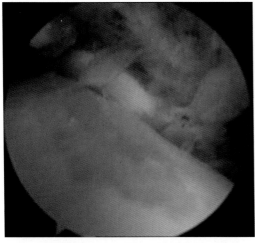

图13-36 踝关节痛风性关节炎，软骨和滑膜有尿酸盐结晶

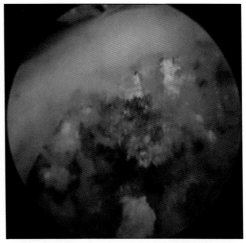

图13-37 踝关节痛风结晶侵蚀距骨软骨和软骨下骨

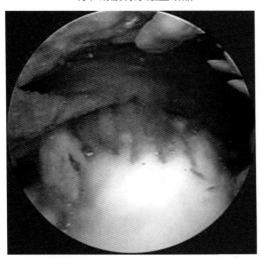

图13-38 色素沉着绒毛结节性滑膜炎滑膜有褐黄色素沉着

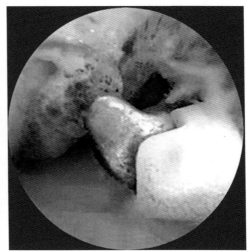

图13-39 骨性关节炎滑膜增生

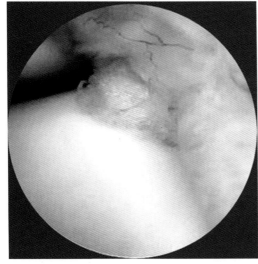

图13-40 类风湿性滑膜炎增生水肿

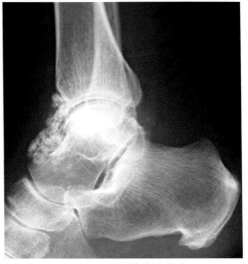

图13-41 滑膜软骨瘤病

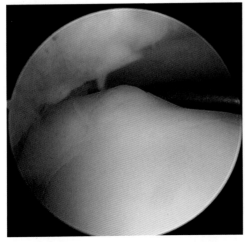

图13-42　踝关节骨关节炎软骨损伤

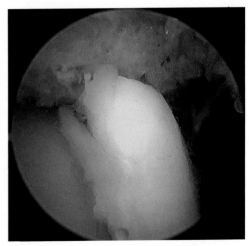

图13-43　踝关节骨关节炎游离体

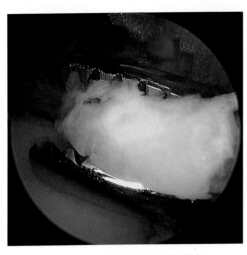

图13-44　关节镜下取出游离体

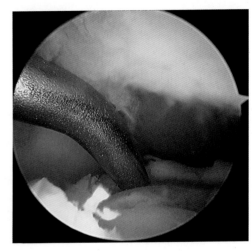

图13-45　软骨微骨折术

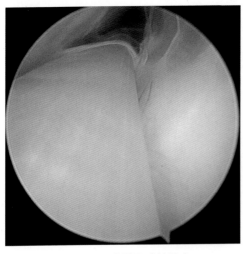

图13-46　腓骨肌腱镜检查

在滑膜炎诊断不明确或保守治疗无效的情况下，可以行关节镜下滑膜切除活检。一般采用前外、前内或后外入路，分别用于注水、置镜和器械操作通道。一般采用2.7mm或4.0mm的广角关节镜，3.5mm的刨刀进行滑膜清理，在刨削后内侧滑膜时，刨削刀口应避开勿伤及胫后血管神经束。

踝关节骨关节炎是一种常见的创伤性或退行性关节疾病，表现为软骨损伤（图13-42）、骨赘增生、游离体形成（图13-43）和滑膜增生。关节内游离体游走不定，如果嵌入关节间隙，引起踝关节绞锁症状，绞锁将会造成关节软骨损伤，关节镜下手术是绝对适应证。骨关节炎保守治疗无效的患者可采用关节镜清理，包括滑膜切除、游离体取出（图13-44）、软骨修整和微骨折术（图13-45）。

胫后肌腱腱鞘炎和腓骨肌腱腱鞘炎亦可在镜下手术清理（图13-46），Van-DijkCN等曾对16例胫后肌腱腱鞘炎和9例腓骨肌腱腱鞘炎进行了关节镜下手术，包括腱鞘内增生滑膜切除、松粘连解，术后随访19个月，效果较良好，无并发症发生。

第六节　关节镜下足踝关节融合术

踝关节大骨节病、严重的创伤性骨关节炎、退行性关节炎和扁平足伴距舟关节炎，由于软骨损坏较重，常引起足踝关节疼痛和功能障碍，对保守治疗无效者，关节镜辅助下踝关节融合术仍是一种有效的方法。Glick和Parisien报道39例关节镜下踝关节融合术，融合率为97%，优良率占88%。Myerson和Quill报道并比较了切开踝关节融合与关节镜下融合的结果，经关节镜踝关节融合组的愈合率平均8.7周达94%，而踝关节切开组平均14～15周愈合达100%。Corso和Zimmer为16例骨性关节炎和类风湿关节炎患者进行关节镜下踝关节融合术，平均9.5周融合。关节镜辅助下踝关节和距舟关节融合术与传统的开放手术相比，切口小、手术视野清晰，不遗漏软骨和病变死角，手术对踝关节周围组织的干扰少，不破坏局部组织血运，有利于骨融合。

关节镜下踝关节融合术适用于重度踝关节骨关节炎、严重的距骨骨折（图13-47）、踝关节粉碎性骨折（图13-48）、地方性大骨节病（图13-49）、类风湿关节炎、距舟关节炎（图13-50、图13-51）、创伤性骨关节炎伴踝关节周围皮肤严重瘢痕（图13-52），皮肤条件不利于开放手术者。踝关节融合不适合踝内翻或外翻畸型>15°，前后成角畸形超过15°距骨缺血坏死并塌陷继发性骨缺损和关节内结构不匹配者。

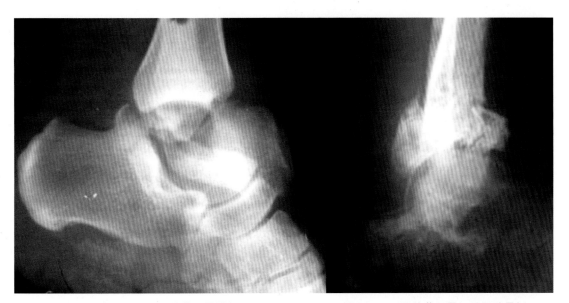

图13-47　踝关节距骨骨折　　　　　　图13-48　踝关节胫骨远端粉碎骨折

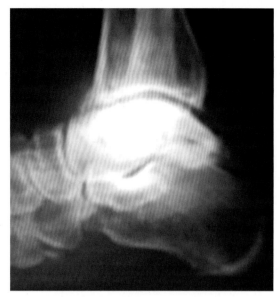

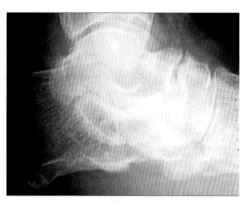

图13-50　距舟关节炎X线表现关节间
隙增生扁平足

图13-49　大骨节病关节软骨磨损严
重间隙狭窄

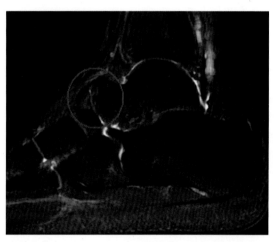

图13-51　距舟关节炎MRI表现距舟关节信号异常区

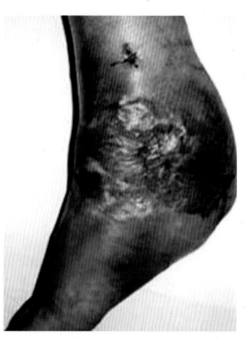

图13-52　踝关节距骨骨折皮肤损伤瘢痕化

　　手术采用硬膜外麻醉。术前将踝关节骨性标志、血管神经走行及踝穴和前内、前外关节镜入口标记，备气囊止血带。患者仰卧于手术台上，采用前外、前内入路。尖刀切开皮肤3mm，将钝性穿刺锥及套筒插入关节腔，置入直径2.7mm或4.0mm的关节镜，按顺序进行踝关节检查。

　　为了扩大关节内操作空间，首先用磨钻切除距骨穹隆的软骨和软骨下骨，再将胫骨端和内、外踝穴的软骨全部清理干净。通过前内入路用刨刀切除游离组织，显露内踝、距骨内侧。用挂勺、刨刀和打磨钻头去除距骨和胫骨的关节软骨和软骨下骨（图13-53），然后从前内侧入路置入刨刀，清理踝关节后部，也可两个入路互换。用刨削刀或等离子刀清理增生肥厚的滑膜组织及纤维瘢痕组织，刨削踝关节滑膜病变时，刨削器的刀口不要朝向皮下组织，以免损伤足背动脉及神经。用克氏针贯穿跟骨、距骨和胫骨，将空芯拉力螺钉沿导针拧入，融合时踝关节位于中立位，保证跟骨5°外翻角位。将缺损的腔隙填充自体或冷冻干燥的异体骨碎骨块（图13-54）后再进行加压固定。使胫骨和距骨之间嵌压紧密，确保骨性融合。也可以采用克氏针作为导针的位置，满意后，分别交叉固定沿导针拧入2枚直径6.6mm空芯螺钉交叉固定踝关节（图13-55）。拧入螺钉时要保持踝关节的正确位置。用管形石膏固定，并允许部分负重，逐渐增加负重，1个月后可完全负重行走，直至骨性融合。

　　距舟关节融合术：关节镜下置入刨削刀或射频等离子刀，清理距舟关节的滑膜和软骨（图13-56），刨削、咬钳或刮除距舟关节的软骨面（图13-57），磨钻将距舟关节打磨干净（图13-58），将距舟关节间隙楔形植入自体松质骨块，"V"形植骨填充关节间隙，用嵌入器夯实，恢复足弓（图13-59），术后石膏塑形足弓，固定在功能位。

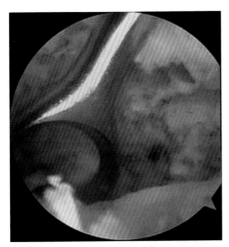

图13-53　踝关节镜下刮除胫距关节面的软骨

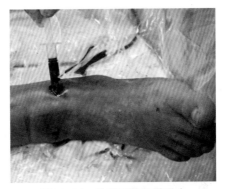

图13-54　关节间隙植骨融合

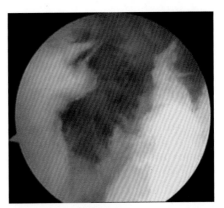

图13-56　显示距舟关节

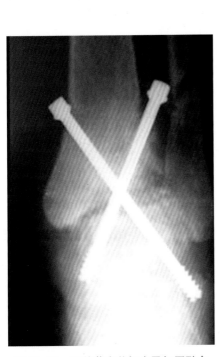

图13-55　踝关节空芯钉交叉加压融合

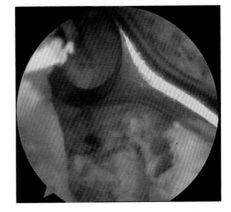

图13-57　刮除距舟关节的软骨

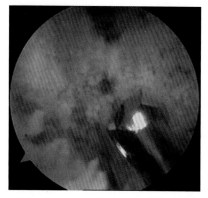

图13-58 磨钻打磨距舟关节软骨

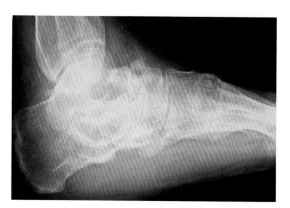

图13-59 距舟关节植骨融合术后足弓恢复

第七节 距下关节病变关节镜清理术

距下关节镜技术为距骨骨折合并距下关节炎、骨软骨损伤、痛风性关节炎、慢性距下关节炎和距下关节不稳等疾病提供了良好的治疗方法。

距下关节镜的手术入路：临床上应用的入路一般在外侧，即前外侧、后外侧和外侧中间入路（图13-60）。前外入路定位于外踝尖前方2cm、下方1cm。在此入路附近有腓浅神经的足背中间皮神经、腓肠神经背外侧皮神经支、第三腓骨肌腱及小隐静脉分支，易受损伤的是小隐静脉分支和皮神经。后外侧入路位于腓骨肌腱与跟腱之间，外踝尖上约1cm，也有人取紧贴跟腱外侧外踝尖水平或其上方0.5cm处作为入路，在其附近的结构有腓肠神经、小隐静脉、腓骨长短肌腱、跟腱，其中腓肠神经及小隐静脉经常受到损伤。外侧中间入路位于外踝尖前1cm，周围无易受损伤的重要组织。在外侧三个入路中，后外侧入路的危险性最大。在临床应用中三个入路的作用各不相同。在术中可根据需要将镜头和器械分置于各入路。一般以后外侧入路和中间入路为主，前外侧入路为辅。

一般采用侧卧位或仰卧位，踝关节侧放在手术台上，外踝朝上。一般使用2.7mm的关节镜。术前标记手术入路，用穿刺针刺入距下关节间隙来确定入路及方向，并向关节内注入生理盐水以扩张间隙，然后用钝穿刺锥刺入关节间隙，穿刺过程注意避免损伤关节软骨，置入关节镜及手术器械，一般采用前、后入路置入关节镜，中间入路置入器械，从前向后进行距下关节全面检查。痛风性关节炎距下关节可显示有尿酸盐结晶体，需将痛风先用刨刀清理局部增生肥厚的滑膜及瘢痕组织。对于距下关节软骨损伤（图13-61），采用刨削、射频气化清理修整软骨创面（图13-62）。

距下关节融合以往采用切开手术，随着关节镜技术的发展，距下关节融合也可以在镜下完成。患者采用侧卧位，用小刮勺、磨

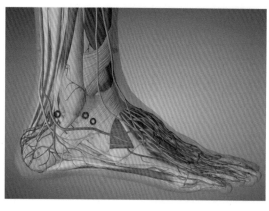

图13-60 距下关节镜入路

头清理关节软骨和软骨下骨，重点是距下关节的后关节面。清理完成后，在X线透视下，从距骨前内向跟骨后外打入导针，位置满意后，将直径6.5mm的空芯螺钉沿导针固定距下关节，保持踝关节处于最大背伸位拧紧螺钉。

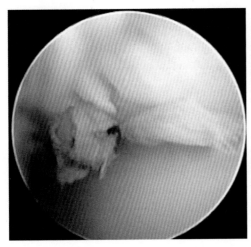
图13-61　距下关节软骨损伤

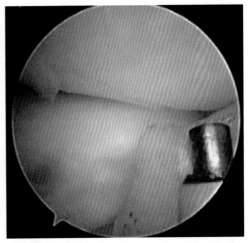
图13-62　刨削刀射频气化清理修整软骨创面

第八节　关节镜下踇外翻踇囊炎手术

　　踇外翻是一种常见的多发病，发病率约12%，女性踇外翻达20%。我国北部和中部地区多见，沿海和南方赤足的人群发病率略低。踇外翻的原因可分为先天因素与后天因素。先天因素与遗传有关，研究表明踇外翻有家族性，特别是青少年发病者。此外，女性足部韧带较男性弱，在同等条件下更易发生踇外翻。解剖结构异常在踇外翻发病中起重要作用，旋前扁平足、胫后肌止点异常、第一跖骨与内侧楔骨关节倾斜度增加、第一跖骨过长、第一跖趾关节面不匹配以及第一跖骨头关节面和近节趾骨关节面过度外翻倾斜均可造成畸形。后天因素与穿鞋有关，特别是穿尖窄的高跟鞋，造成足趾的挤压和摩擦，行走时全身重量前移，因身体重心前移和前足受到压迫逐渐变形而导致踇外翻。

一、临床表现

　　踇外翻表现为踇趾外翻，第一跖骨向内成角畸形，角度逐渐增大，第一跖骨内翻伴第一、第二跖骨角增大（正常<8°～9°）。第一跖趾内侧关节囊松弛，外侧关节囊挛缩。第一趾骨头抬高，第二、第三跖骨头下沉，前足横弓减低或塌陷，前足增宽。第一跖趾关节的负重减少，而第二～五跖骨头负重增加，因此足底出现痛性胼胝。穿鞋时经常摩擦后局部红肿疼痛导致踇囊炎（图13-63），跖骨头骨赘形成（图13-64），踇外翻严重的发生第二趾骑跨在踇指背侧（图13-65），严重者因疼痛影响行走。严重的踇外翻常伴第一、第二跖骨间角增加、籽骨向外侧脱位、第一跖趾关节半脱位及趾旋前，第一、二跖骨夹角大于10°（图13-66）。

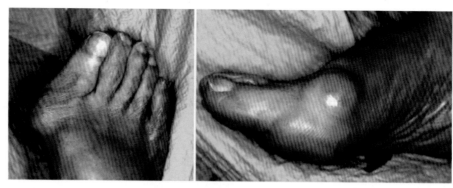

图13-63 姆外翻伴姆囊炎，局部红肿畸形

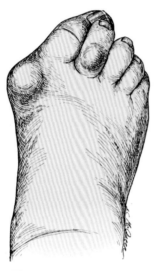

图13-64 姆外翻，跖骨头骨赘形成

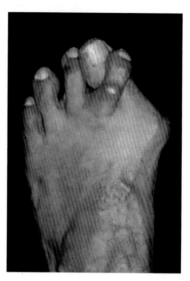

图13-65 严重的姆外翻，第二趾骑跨在姆指背侧

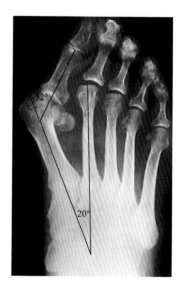

图13-66 姆外翻伴第一、第二跖骨间角增加，籽骨外侧脱位

二、分期

（1）初期 姆趾外翻＜10°，影响美观，疼痛较轻，足掌有轻度的胖胀，穿高跟鞋时疼痛影响行走。

（2）姆外翻挛缩期 姆趾外翻10°～20°伴姆囊炎，姆趾挤压第二趾，使第二趾出现仰趾，足掌变宽，足掌出现明显的胖胀，行走时趾关节及足掌疼痛严重。

（3）姆外翻中期 姆趾外翻20°～40°，出现扁平足、鸡眼、足横弓塌陷，足底和足跟疼痛，足受力不平衡，严重影响行走功能。

（4）姆外翻晚期 姆趾外翻＞40°，第二趾重叠骑跨在姆趾背侧，足弓塌陷，行走疼痛困难，足底有老茧，各关节动作不协调，负重力线发生异常改变。

三、治疗

初期患者穿宽头的鞋子或拖鞋，温水浴足，穿设计有弧形足弓垫或足心有支撑的鞋垫，可缓解站立与行走时足部的应力不均。坚持长期应用姆外翻矫型支具可缓解疼痛，改善功能。如果症状很明显，疼痛难忍，影响日常生活与工作，则需要考虑采用姆外翻外科手术治疗。姆外翻外科手术治疗最早可追溯到1536年。姆外翻传统的开放手术矫形术有130多种，主要手术是软组织松解、截骨、关节成形或关节融合术（图13-67）。

软组织手术通常适用于临床症状较轻的30～50岁妇女，姆外翻角在15°～25°，跖骨间角小于13°、趾间关节姆外翻角小于15°，跖趾关节无退行性变，经非手术治疗无效者。

McBride手术是姆外翻软组织手术中的代表性手术，目前广泛应用，将姆收肌腱转移至第一跖骨头外侧（图13-68），同时切除外侧籽骨和内侧跖骨头的骨赘，矫正第一跖骨内收畸形。McBride手术的优点是通过足部软组织平衡改善足部症状，不影响第一跖骨头负重功能，跖趾关节功能良好，可矫正第一、第二跖骨角，使前足变窄，外观美观满意。

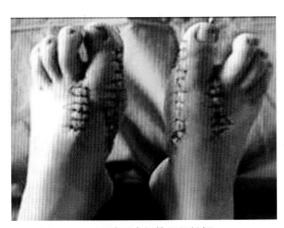

图13-67　开放手术行软组织松解，
截骨和关节成形术

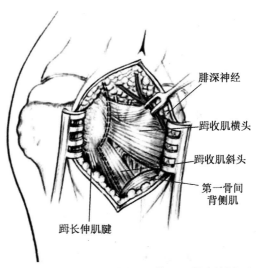

腓深神经

姆收肌横头

姆收肌斜头

第一骨间
背侧肌

姆长伸肌腱

图13-68　姆收肌腱转移至第一跖骨头外侧
（Mc Bride手术）

跖骨远端截骨术是目前临床上矫正姆外翻时应用的一类手术，主要有Weil手术、Austin手术、Welson手术、Mitcheu手术及Reverdin手术等。手术主要通过截骨和骨赘清理术，有效地减少跖骨头及关节囊内的体积，使跨越第一跖趾关节挛缩的软组织松弛，缓解跖趾关节跖外侧软组织挛缩。截骨术存在着一个共同的问题，即第一跖骨短缩，第一跖骨短缩减少第一跖骨的负重，使前足底负荷外移、外侧跖骨头负重过大导致外侧跖骨头转移性跖痛发生。转移性跖痛的发生与第一跖骨术后短缩的程度呈正相关。近年来，随着足部解剖及生物力学研究的深入，姆外翻畸形足弓塌陷等问题逐渐被越来越多的医生认识，在姆外翻的治疗中更加注重重建足弓，恢复足底的正常生物力学，改善足底的应力分布。然而，常用的第一跖骨远端截骨术若应用不当可能使第一跖骨短缩抬高。术后部分患者出现第二跖骨头应力增加，出现新的转移性跖痛或原有症状加重，需要再次手术。因此在行第一跖骨截骨时应注意尽量保留第一跖骨的长度，避免第一跖骨抬高。

第一跖骨近端截骨术对于严重的姆外翻畸形（姆外翻角大于35°、跖骨角大于15°）的患者是一种较佳的选择。通过截骨可以矫正第一跖骨内收畸形，从而矫正姆外翻。

第一跖骨近端截骨术有以下优点：截骨面为松质骨，接触面积大，可有利于骨与骨的愈合；跖骨基本不缩短，可矫正较大的跖骨间角；第一跖骨远端轻度跖屈，恢复跖骨头平

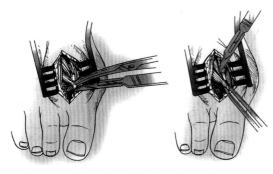

图13-69　第一跖趾关节成形术切断踇内收肌

源自 S. Terry Canale et al. Campbell's Operative Ortho-paedics，11E 2008）

面足横弓，减轻第二跖骨头的负重；前足变窄外形美观，有利于选择穿鞋。但是，内固定有一定的难度，如固定不牢，截骨远端向背侧或内侧移位，跖骨头平面横弓丢失，致使第二趾过度负重，而第一跖骨短缩及抬高后容易导致内翻。

目前临床上常采用改良Keller术式，即第一跖趾关节成形术，将内收肌切断（图13-69）及内侧关节囊紧缩，趾外侧关节囊松解，将联合腱缝合于第一跖骨头外侧，调整内侧肌力平衡，解除对第一跖骨头向内推挤。

四、关节镜微创手术治疗踇外翻

随着微创外科的发展，关节镜微创治疗踇外翻踇囊炎手术，取得了良好的疗效。Watanabe在1985年第一次描述了应用关节镜行第一跖趾关节手术，但最早的病例报道是1988年Bartlett描述的关节镜治疗青少年第一跖骨头骨软骨损伤（OCD），中国香港学者Lui在2005年报道了内镜技术下手术治疗踇外翻、踇跖趾关节滑膜炎、踇囊炎、籽骨炎和Lapidus关节固定，效果良好。2009年Siclari对轻度踇外翻患者，行关节镜下外侧软组织松解、经皮跖骨远端截骨术也收到良好的临床疗效。2012年Ahn行关节镜下外侧软组织松解、开放跖骨截骨术治疗轻中度踇外翻。笔者2005年采用关节镜技术进行第一跖趾关节骨赘磨削、踇囊炎清理和内收肌松解，术后随访取得了良好效果，为开展关节镜下治疗踇外翻积累了宝贵的经验。

1.手术适应证

早期外翻畸形的患者，外翻角＜25°（图13-70），不需要截骨矫形者；跖趾关节软骨正常，无骨关节炎者；跖趾关节活动度好，屈伸肌肌力正常，以踇囊炎为主要症状的患者。

2.禁忌证

严重的踇外翻畸形，外翻角＞25°（图13-71）或同时存在一个或多个足趾的锤状趾；跖趾关节脱位伴软骨破坏和骨关节炎者；跖趾关节僵直，活动受限者；第一跖趾关节有手术史，局部皮肤瘢痕及软组织粘连，关节镜难以进入者；有局部皮肤破溃感染或足部真菌感染者；糖尿病足、下肢血管性疾病致足局部血运不良，影响伤口愈合者。

3.手术方法

患者仰卧位，患肢术野常规碘酒、乙醇消毒，铺无菌单。采用局麻，采用1%利多卡因10～15ml，以第一跖趾关节为中心进行皮肤至骨膜逐层浸润麻醉（图13-72），手术区麻醉范围呈菱形（图13-73），然后将麻药注入关节腔内，以便止痛和扩张关节腔的空间。

麻醉生效后于第一跖骨头附近3～4cm处分别做两个手术入路切口（图13-74），将穿刺锥穿入关节囊（图13-75），应用直径2.7mm的30°广角关节镜，在关节镜监视下建立工作通道（图13-76）。

由于第一跖趾关节的间隙狭小，排水比较困难，可插入一枚粗注射针头增加液体的流通（图13-77）。注意跖趾关节背侧的血管神经以免损伤（图13-78、图13-79）。关节镜下检

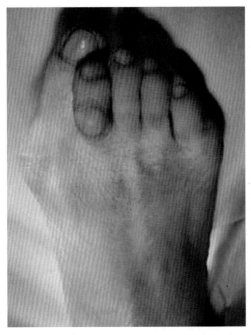

图13-70 早期踇外翻，外翻角小于25°

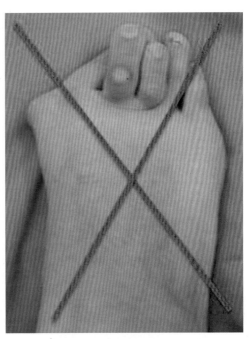

图13-71 踇外翻严重畸形，外翻角大于25°，不适合关节镜下手术

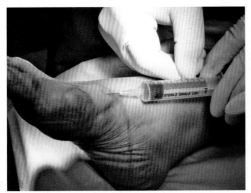

图13-72 以第一跖趾关节为中心进行皮肤至骨膜逐层浸润麻醉

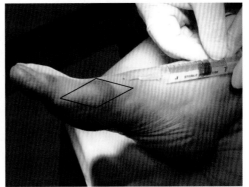

图13-73 手术区麻醉范围呈菱形

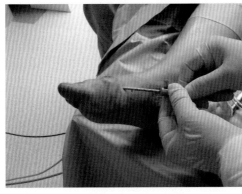

图13-74 于第一跖骨头附近3~4cm处分别做两个手术入路

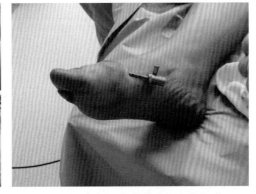

图13-75 插入穿刺锥建立工作通道

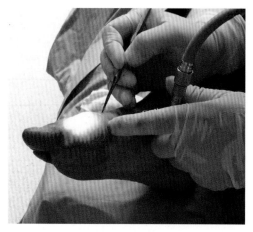

图13-76　在关节镜监视下建立另一个工作通道

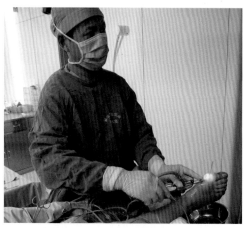

图13-77　于工作腔隙插入一枚注射
针头，增加液体灌注和交换

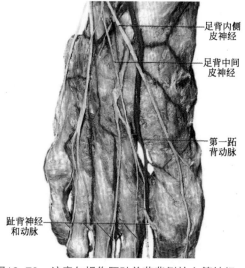

足背内侧
皮神经

足背中间
皮神经

第一跖
背动脉

趾背神经
和动脉

图13-78　注意勿损伤跖趾关节背侧的血管神经

源自李瑞祥.实用人体解剖图谱.北京：人民卫生
出版社，2001

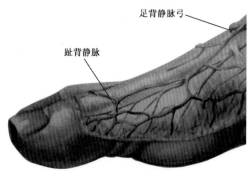

足背静脉弓

趾背静脉

图13-79　注意跖趾关节背侧的血管神经

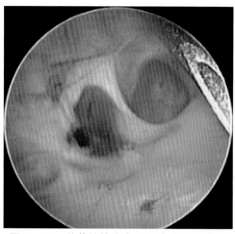

图13-80　关节镜检查发现踇囊炎呈蜂窝状

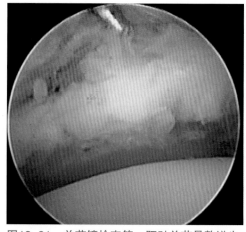

图13-81　关节镜检查第一跖趾关节骨赘增生

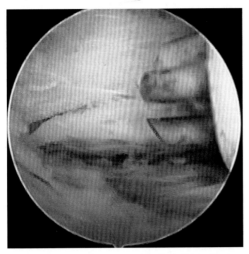

图13-82　等离子刀清理增生的滑膜组织

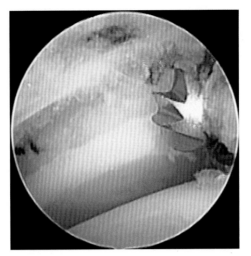

图13-83　磨钻磨削第一跖趾关节增生的骨赘

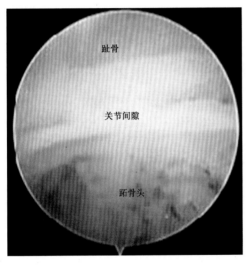

趾骨

关节间隙

跖骨头

图13-84　探查磨削的骨面是否平整

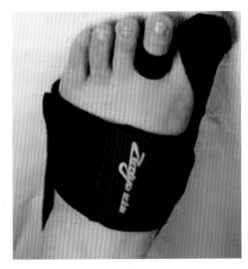

图13-85　术后"8"字绷带固定或戴矫形带固定跗内翻

查跗囊炎呈蜂窝状（图13-80），第一跖趾关节骨赘增生（图13-81）。采用等离子刀清理增生的滑膜组织（图13-82），磨钻磨削第一跖趾关节增生的骨赘（图13-83），探查磨削的骨面是否平整（图13-84）。

在第一、第二趾缝间背侧切一小口，将内收肌松解后切断，包扎伤口无须缝合。第一、第二趾缝间夹纱布卷固定在跗趾内翻位。术后"8"字绷带固定在跗内翻位，或戴矫形支具固定（图13-85），穿宽型的鞋或运动鞋。

术后患者跗外翻畸形消失，功能恢复正常，很少出现神经损伤或下肢血液循环障碍。关节镜技术在跗外翻手术中的应用创伤少、术后恢复快、矫形美观，很受患者青睐，为今后微创治疗跗外翻提供了一种新的治疗方法。

一、概述

踝关节扭伤是临床最常见的一种运动损伤性疾病。流行病学调查显示，全世界踝关节扭伤的发生率为1/10000（人/天），美国每年有2百万例踝关节扭伤。外踝韧带损伤较多见，在踝关节扭伤中占85%。踝关节外侧韧带损伤是可以通过非手术治疗方法获得痊愈。由于治疗不及时或方法不当，10%～30%的踝关节外侧韧带损伤会遗留症状，发展成慢性踝关节外侧不稳定。慢性踝关节外侧不稳定发生后，距骨在踝穴中产生异常活动。而距骨在踝穴中外移1mm，关节的接触面积减少约40%，增加了关节的接触应力，容易导致创伤性关节炎的发生。慢性踝关节不稳定包含两个概念：机械性不稳定和功能性不稳定，机械性不稳是指患者由于踝关节稳定结构薄弱导致的"打软腿"；功能性不稳是指患者主观不敢用力造成的"打软腿"，通常有感觉运动和神经肌肉缺陷，同时伴随有韧带损伤，可无机械性不稳的存在。

踝关节外侧韧带是维持踝关节稳定的重要结构，是外踝的主要平衡装置，包括距腓前韧带、跟腓韧带和距腓后韧带（图13-86）。跟腓韧带主要限制距骨内翻，它和跟距韧带共同维持跟距关节的稳定性。距腓前韧带最弱，距腓前韧带与踝关节外侧关节囊密切相连，是限制距骨的内旋和前移，限制距骨的跖屈并在其跖屈位限制足部内收。距腓前韧带和跟腓韧带是外踝的主要平衡装置，距腓前韧带和跟腓韧带损伤是踝关节外侧不稳定的基础。

二、损伤机制

外侧韧带损伤是由踝关节跖屈下发生内翻应力或内旋应力或二者联合所致，首先是前外侧关节囊和距腓前韧带损伤，之后可合并跟腓韧带不同程度撕裂，而距腓后韧带很少损伤，除非发生完全脱位。单纯距腓前韧带损伤仅造成踝关节轻微松弛，距腓前韧带和跟腓韧带同时损伤会使踝关节松弛明显增加。距腓前韧带和跟腓韧带在实体部的损伤最为常见，而止点部的损伤相对少见。踝关节外侧韧带损伤可以伴发其他损伤，包括腓骨肌腱损伤（图13-87）、距骨骨软骨损伤（图13-88）、踝关节内侧韧带损伤、下胫腓联合损伤、分歧韧带损伤、第五跖骨基底骨折、跟骰关节损伤、距骨外侧突骨折等。

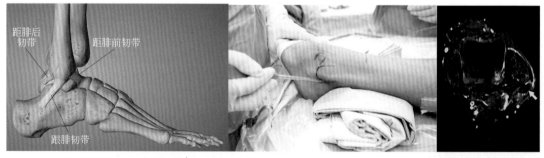

距腓后韧带　距腓前韧带

跟腓韧带

图13-86　外踝韧带　　　　　图13-87　外踝韧带损伤伴发腓骨肌腱脱位

三、踝关节扭伤分型

按照解剖学分级：Ⅰ级，距腓前韧带断裂；Ⅱ级，距腓前韧带和跟腓韧带断裂；Ⅲ级，跟腓、距腓前和距腓后3条韧带均断裂。

按照韧带损伤程度分度：Ⅰ度，韧带拉长；Ⅱ度，韧带部分断裂；Ⅲ度，韧带完全断裂。

按照临床症状严重程度分型：轻度扭伤，轻度功能障碍，无跛行和肿胀，局限性压痛，应力试验可诱发疼痛；中度扭伤，中度功能障碍，有跛行和局部肿胀，局限性压痛，不能以足趾站立，不能跳跃；重度扭伤，弥漫性肿胀和压痛，需扶拐助行。

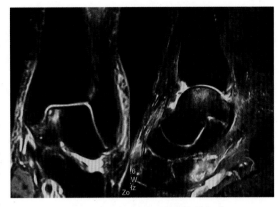

图13-88　MRI显示距骨软骨损伤

四、外踝不稳的评估

目前诊断踝关节韧带损伤的方法很多，包括根据临床症状、X线片、关节腔内造影、踝关节CT检查和MRI检查等方法。

（一）临床评估

1.临床表现

急性损伤后，踝关节突感疼痛，关节活动时疼痛加重，局部皮下瘀血、发绀。踝关节前外侧和足背部进一步肿胀。跛行，足跗部不敢着地，患足不敢负重。韧带的起止点压痛明显。Ⅰ度、Ⅱ度损伤最明显的疼痛以及肿胀区域主要局限于外踝的前下方，并于踝关节内翻或内收时，踝外侧疼痛感加重。Ⅱ度损伤遭受的应力大，踝关节外侧弥漫性疼痛、肿胀比较严重，当踝关节内翻时，不仅疼痛感加重，同时还可以感觉到关节不稳，甚至可发现距骨异常活动。

踝关节外侧副韧带的陈旧性损伤患者，自觉一般工作强度下踝关节酸胀不适，尤以天气变化时更觉明显，走路时自觉踝关节不稳定，并常常骤然内翻扭伤，甚至踝关节反复的脱位。患者对踝关节失去信任感，不敢在不平坦的道路上行走，特别是刚起步和突然停止时自觉踝关节不适。

反复踝关节扭伤或不稳（尤其走不平路）提示慢性踝关节外侧不稳。问诊时应仔细询问患者受伤时的环境、姿势、有无外力因素、受伤后的功能状态。患者通常有多发扭伤，外踝模糊疼痛（伴或不伴内踝疼痛），无法控制自主活动的感觉（尤其在不平的路面）及周期性肿胀的病史。在参与日常活动中，他们有无症状的间歇周期。请患者指出疼痛区域，检查有无瘀血、肿胀。

2.查体

对比检查双侧踝关节的活动度、屈伸力量，是否伴随前足和后足畸形，检查过程中要特别注意双侧的不一致性，要特别注意腓骨的长度、踝关节脱位及半脱位及韧带的起止点是否有触痛。膝关节伸直和屈曲30°位分别评估踝关节的背屈角度。足、踝、小腿均应检查，以免漏诊，神经感觉及腓骨肌功能应评价，腓骨肌无力通常提示慢性踝关节不稳。

前抽屉试验：患者取仰卧位，膝关节屈曲30°以平衡腓肠肌造成的牵拉。患侧踝关节跖屈10°～15°。检查者一只手自前向后握住胫骨下端向后推，另一只手握住足跟向前拉。当在急性期患者疼痛明显时，亦可采用改良方法，即于患者仰卧位极度屈曲膝关节，患足贴于床面，检查者一只手稳定伤足，另一只手于胫骨下段做向后施力，使胫骨下段相对距骨向后移位。此两法都是对踝关节的前向不稳定进行的检查，一般都要与健侧进行对比。若患者感觉疼痛、医生感觉患者踝关节向前移位，试验呈阳性。前抽屉试验用于检查距腓前韧带的完整性。当距腓前韧带断裂后，距骨失去前向移动的限制。此时在抽屉试验中表现为阳性结果，即距骨相对于踝穴前移的距离较对侧增大。

距骨倾斜实验，患者坐立位，跖屈10°～20°，检查者用一只手固定胫骨下端内侧，一手握住足跟及足外侧，使足处于跖屈位，在第5跖骨外侧提供应力，使足内翻，两侧对比感觉距骨的内翻活动度。若患者感觉疼痛、医生感觉患者距骨向外翻，试验呈阳性。该法在评价距腓前韧带是否合并跟腓韧带损伤时有意义，因为单独距腓前韧带损伤时，距骨的倾斜度较小。

（二）影像学评估

1.普通X线片

所有损伤均应拍摄标准的踝关节正位、踝穴位及侧位，以除外骨折、创伤后改变及骨软骨损伤（图13-89）。在正位片上，外翻应力损伤中有时可见腓骨撕脱、距骨外侧劈裂、内踝与距骨之间间隙增宽，表明可能有胫腓下联合韧带损伤，一般认为>6mm阳性率较高。

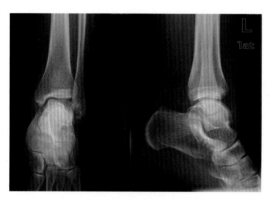

图13-89　踝关节正位和侧位可见腓骨远端撕脱骨折

2.应力位X线片

在有怀疑的前抽屉试验、距骨倾斜试验时，拍摄应力位X线片可使诊断明确。

在前抽屉试验中侧位X线片上测量距骨滑车最高点与胫骨关节面中点的距离，此距离正常<5mm，如距离>10mm或与健侧比>3mm为阳性，提示距腓前韧带断裂。在距骨倾斜试验中正位X线上测量胫骨下关节面与距骨上关节面的成角，此夹角称为距骨斜角，正常为0°～5°，一般认为>10°即有临床意义，成角越大韧带损伤越重。距骨斜角>15°或与健侧比>10°为阳性提示距腓前韧带断裂，可能合并跟腓韧带断裂。如果于踝关节中立位或轻度背伸位进行测量，距骨斜角≥15°提示跟腓韧带断裂的可能性较大。正常人群中两侧距骨倾斜可以相差19°，正常的踝穴开口范围可以达到29°，这意味着外侧踝关节不稳定的X线诊断并非绝对可靠，但是可以协助诊断。

3.MRI检查

由于MRI具有非侵袭性以及评价准确等优点，对X线片无法诊断的腓骨肌腱损伤、关节软骨损伤以及距下关节损害等有帮助。临床检查在Ⅲ度韧带损伤中准确率达到100%，而Ⅱ度损伤明确诊断率低，当韧带不全损伤或者对韧带损伤持有疑问者才有应用意义，以明确诊断。踝关节外侧韧带在MRI上表现为条状的低信号影，它与周围的脂肪或结缔组织形成良好的对比；不完全撕裂表现为韧带低信号影中出现散在的高信号，韧带轮廓成波浪状或曲线状或边缘不清；完全撕裂者则表现为韧带连续性消失，有时可以见到断端分离和退缩；两者周围都可见到水肿和（或）出血（图13-90）。如果普通平扫不能明确诊断，可以采用增强扫描使病变强化。

4.踝关节腔造影

由于关节囊与韧带的紧密接触关系，可以运用关节造影来诊断踝关节韧带损伤。该法最早由Brostrom（1965）所推广，其方法是在关节腔内注入对比剂，拍摄X线片观察有无对比剂从内或外侧及上方溢出。不少学者证实在诊断内侧、胫腓下联合、距腓前韧带损伤时阳性率较高，而跟腓韧带损伤则需要观察对比剂是否进入腓骨肌腱鞘。但是，常常因有距腓前韧带损伤，使大量对比剂流入前外侧方，而不易进入腓骨肌腱鞘内，故有学者提出了腓骨肌腱鞘直接造影术，使跟腓韧带损伤的诊断率明显提高。亦有不少学者反对关节造影方法，其理由为：①正常情

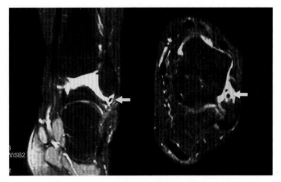

图13-90　MRI可见腓骨远端撕脱骨折，距腓前韧带和跟腓韧带未显影

况下，腓骨肌腱鞘和潜在的滑液囊与踝关节可能相通，易出现假阳性结果；②韧带完全损伤，由于血肿和血凝块形成，可能阻碍了穿刺或者仅有少量的对比剂外渗入完全断裂的韧带中，而获得一个假阴性的结果；③关节造影不能识别前外侧和后外侧韧带复合体破裂；④伤后1周造影可能不准。

MR关节造影用于发现距腓前韧带撕裂时较X线平片和MRI更为精确和敏感，是外侧韧带复合体撕裂发现和分期的敏感检查方法。

5.高频超声

高频超声对踝关节外侧韧带损伤的诊断及分型具有重要价值。正常踝关节外侧韧带声像图表现为中低回声条索状，结构清晰，动态扫查显示张力大。损伤韧带的形态及张力均发生明显改变。Ⅰ度损伤仅表现为韧带单纯肿胀增厚，回声减低，但韧带结构完整，张力无明显改变。Ⅱ度损伤表现为韧带肿胀，部分纤维连续性中断或局部变薄，出现局灶性无回声或低回声，动态扫查显示韧带张力下降（侧方应力试验时韧带变长、变薄、张力降低）。Ⅲ度损伤表现为韧带连续完全中断，断端增粗回缩，动态扫查显示韧带张力消失（侧方应力试验时韧带向一端移动，无弹性）。

五、手术适应证及手术目的

对于急性Ⅲ度踝关节外侧韧带损伤，如果患者迫切希望恢复踝关节功能而尽早重返运动，则应尽早手术治疗，此时可行踝关节外侧韧带缝合。对于慢性踝关节外侧韧带损伤的手术修复指征是在经3～6个月保守治疗无效的确定的机械性不稳定，临床表现为反复发生的踝关节扭伤，慢性疼痛、踝关节控制无力、在不平路面行走困难等。如果患者体重尚可和运动需求不高，术中发现韧带无明显萎缩、退变，可以行韧带解剖修复手术。如果患者体重较大或运动需要较高，或术中发现韧带萎缩、退变，可以行韧带解剖重建手术。而对于韧带非解剖重建手术，由于手术改变了踝关节的运动，因此应用相对较少。

手术治疗的目的在于修补或重建断裂的距腓前韧带和跟腓韧带，是利用组织学重建的方法来恢复踝关节的稳定性，避免因反复扭伤关节导致的本体感受器损伤。经过保守治疗后仍存在长期的、有症状的踝关节机械性不稳定的患者均建议手术治疗。手术治疗包括解剖修复、非解剖重建和解剖重建。本节主要介绍全关节镜下解剖修复的手术方法。

无论是外踝韧带修复或重建，首先采用踝关节镜检查，在镜下可处理滑膜增生、踝关节撞击、软骨损伤等伴发损伤，同时可探查内、外踝韧带、下胫腓前联合、腓骨肌腱、踇

长屈肌腱等韧带及肌腱的完整性和功能，为确定手术方式提供依据。

六、手术方法

以关节镜下外侧韧带解剖修复为例。

术前应仔细检查，发现合并损伤，如需要可以同期或分期修复，如距骨软骨损伤、外踝撕脱骨折、内踝三角韧带损伤、腓骨肌建损伤、第5跖骨基底骨折等。

全麻或椎管内麻醉。仰卧位，双下肢自然伸直。

常规踝关节镜探查关节腔。前内侧入路注入含有肾上腺素的生理盐水20～30ml使踝关节充盈，可以确定关节腔的方位并为穿刺锥的进入提供更大的空间。只有注入生理盐水时阻力很小、足部背伸时关节囊变紧、关节被牵引时生理盐水回流，才能证明关节被充分扩张。切开皮肤4mm，然后用直钳钝性分离，然后用钝头穿刺锥及套管进行踝关节穿刺，穿刺锥进入踝关节前侧间室。经前内侧入路插入直径2.7mm倾角30°的关节镜，经前外侧入路插入刨削刀。交替使用前内和前外两个入路，全面检查踝关节各个部位。用前外侧入路的器械做适当清理，以看清关节的外侧面，然后交换入路处理关节的内侧面。

内侧间室主要观察内侧沟和胫距关节前内侧间室、胫距韧带。通过距骨的跖屈背伸运动，使观察更加充分。外侧间室主要是观察外侧沟、胫距关节前外间室和距腓前韧带（图13-91）。如果关节镜能够伸到踝关节后方，则要全面观察胫距关节的后部，确定下胫腓后韧带是否松弛和有无损伤。如果需要进入关节深部则可以使用非侵袭性牵引。处理相关损伤。

将关节镜置于前内侧入路，经前外侧入路插入球形磨钻等器械，准备腓骨前下缘部分骨皮质（图13-92），直至有新鲜渗血。

将关节镜置于前外侧入路，再于外踝前方作前外下入路。经前外下入路向腓骨前下缘拧入1枚或2枚3.5mm带线锚钉（图13-93），近端的锚钉紧贴下胫腓前联合下缘，远端锚钉与近端锚钉间隔为8～10mm。缝线经前外下入路带出（图13-94）。

使用缝合钩于外踝前方5～10mm紧贴腓骨肌腱鞘上方经皮穿入及韧带近端或残端（图13-95），使用抓线钳将牵引线从前外下入路带出。取远端锚钉缝线的1支套入牵引线，经皮拉出（图13-96）。同法由远及近缝合另外3针（图13-97），针间间隔约5mm。于第2针和第3针之间切开皮肤，经皮下将所有缝线经此切口带出。

将踝关节置于外翻位并轻度外翻位，足置于外旋外展位，注意使足跟部悬空避免距骨

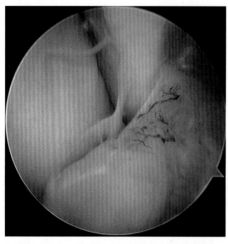

图13-91　关节镜探查踝关节外侧间隙

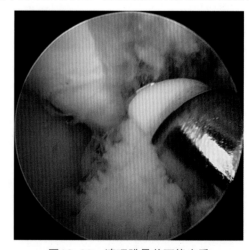

图13-92　清理腓骨前下缘皮质

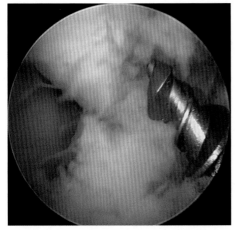

图13-93 由腓骨前下缘拧入带线锚钉

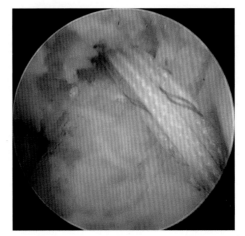

图13-94 缝线经前外下入路带出

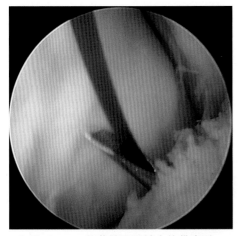

图13-95 关节镜下见缝合钩带牵引
线穿入关节腔

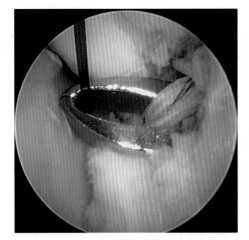

图13-96 抓线钳带出牵引线及缝线

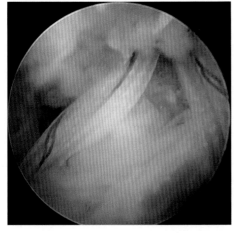

图13-97 镜下见牵引完成的缝合线

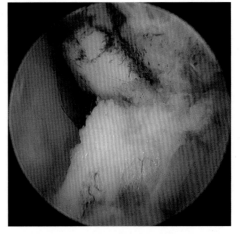

图13-98 镜下见缝合完成后

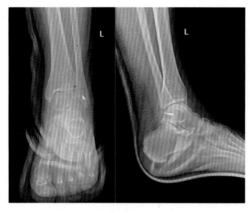

图13-99 术后X线片显示锚钉在位

前移。并让助手维持此姿势直到手术结束。由远及近依次打结（图13-98）。通过前抽屉试验和距骨倾斜试验来轻柔地检查踝关节的稳定性。使踝关节进行全程的屈伸活动，以确保韧带缝合不会给踝关节活动带来损害。小腿石膏托固定踝关节于屈伸中立位和轻度外翻位（图13-99）。

术后3天伤口更换敷料，10天拆线。拆线后即可开始背伸和外翻活动。3周后开始轻柔的跖屈和内翻，幅度逐渐增加。6周内避免负重。6周后在支具保护下开始缓慢行走，护踝保护至少4个月。3个月后在护具保护下可开始跑跳练习。6个月后可恢复正常的体育训练。

七、临床经验

镜下缝合仅适用于距腓前韧带松弛而且关节囊完整的病例。缝合位置不要距离腓骨前下缘过远，以免缝合张力过大造成关节过紧或组织切割。镜下缝合不能修复跟腓韧带，但通过将锚钉略偏上置入，并将缝合位置尽量靠下，使得被缝合组织上提，可以起到紧缩跟腓韧带的作用。

（魏　民　李淑媛　李宏亮）

参考文献

［1］ 王立德，张羽飞，王福生，等.关节镜下治疗踝关节软组织撞击综合征.中华骨科杂志，2000；20：230-233.

［2］ 刘玉杰，王志刚，李众利，等.局麻关节镜对前踝撞击征和踝骨关节病的诊疗价值.解放军医学杂志，2003，28（4）：361-362.

［3］ 刘玉杰，周勇刚，李众利.局麻关节镜下选择性清理术治疗膝骨性关节炎的疗效.解放军医学杂志，2001，26：529-530.

［4］ Cheng J C，Ferkel R D.The role of arthroscopy in ankle and subtalar degenerative joint disease. Clin Orthop，1998 Apr，349：65-72.

［5］ Corso S J，Zimmer T J.Technique and Clinical evaluation of arthroscopic ankle arthodesis，Arthroscopy，1995，11：585.

［6］ Glick J M，Parrisien J S. Arthroscopic arthrodesis.In parisien JS，editor：Techniques arthroscopy，New York，1993,Raven.

［7］ Glick J M，Sampson T G，Myerson M S，Morgan C D Arthroscopic ankle arthrodesis，Arthroscopy，1990，6：155.

［8］ Myerson M S，Quill G.Ankle arthrodesis：a comparison of an arthroscopic and an open method of treatment. Clin orthop，1991，268：84.

［9］ Myerson M S，Allon S M.Arthroscopic ankle arthrodesis，Contemp orthop，1989，19：21.

［10］ Van Dijk C N，Tol J L，Verheyen C C.A prospective study of prognostic factors concerning the outcome of arthroscopic surgery for anterior ankle impingement.Am J Sports Med，1997 Nov，25：6，737-745.

［11］ Van Dijk C N，Verhagen R A，Tol J L.Arthroscopy for problems after ankle fracture.J Bone Joint Surg Br，1997 Mar，79：2280-2284.

［12］ 王岩.坎贝尔骨科手术学.第11版.北京：人民军医出版社，2009.

［13］ 王正义，张建中，俞光荣.足踝外科学.北京：人民卫生出版社，2006.

［14］ Coughlin M J. Hallux valgus. J Bone Joint Surg Am，1996，78：932-966.

［15］ 盛锟锟，王宸.跚外翻的手术治疗.中国矫形外科杂志，2009，17（21）：1636-1638.

［16］ 桂鉴超，顾湘杰，王黎明，等.正常足与外翻足第一序列的测量及其临床意义.中华骨科杂志，2001，21：137.

［17］ Watanabe M，Ito K，Fuji S. Equipments and procedures of small joint arthroscopy. In：Watanabe M，ed. Arthroscopy of small joints. Tokyo，etc：Igaku-Shoin，1985，5：3-37.

［18］ Bartlett D H. Arthroscopic management of osteochondritis dissecans of the first metatarsalhead. Arthroscopy，1988，4（1）：51-54.

［19］ Cemil K，Hasan O，Haluk A，et a1. The effectiveness of distal soft tissue procedures in hallux Valgus.J Orthopaed Traumatol，2008，9：117-121.

［20］ Lui T H，Ng S，Chan K B. Endoscopic distal soft tissue procedure in hallux valgus surgery. Arthroscopy，2005，21（11）：14-103.

［21］ Lui T H，Chan K B，Ng S. Arthroscopic Lapidus Arthrodesis. Arthroscopy，2006，21（12）：1516.

［22］ Lui T H. Arthroscopy and Endoscopy of the Foot and Ankle Indications for New Techniques. Arthroscopy：The Journal of Arthroscopic and Related Surgery.2007，23（8）：889-902.

［23］ Lui，T H，et al.，Arthroscopy-assisted correction of hallux valgus deformity. Arthroscopy，2008. 24（8）：p. 875-880.

［24］ Lui T H，First metatarsophalangeal joint arthroscopy in patients with hallux valgus. Arthroscopy，2008. 24（10）：1122-1129.

［25］ Lui T H，Chan K B，et al. Endoscopic Distal Soft-Tissue Release in the Treatment of Hallux Valgus：A Cadaveric Study. Arthroscopy，2010，26（8）：1111-1116.

［26］ Siclari A，Decantis V，Arthroscopic lateral release and percutaneous distal osteotomy for hallux valgus：a preliminary report. Foot Ankle Int，2009，30（7）：p. 675-679.

5

肩关节

第十四章

肩关节镜概述

肩关节由肱盂关节（gleno-humeral shoulder joint）、肩锁关节（acromio-clavicular joint）、胸锁关节（sterno-clavicular joint）和肩胛骨胸廓关节（scapulo-thoracic joint）组成。肩关节由肩胛盂与肱骨头构成，是人体活动范围最大的关节。这不仅是由肩关节解剖结构特点所决定，也是由于盂肱关节的活动能够与胸锁、肩锁关节以及肩胛胸壁之间的联合活动相结合，从而增加了肩关节的活动范围。

第一节　肩关节周围的解剖结构

一、概述

肩关节骨性结构由肱骨头和肩胛盂组成。肱骨头外形呈半圆形，约占圆周的2/5，肱骨头颈冠状面的中轴线与肱骨干纵轴线相交成130°～135°。肱骨头关节面向上、内、后呈20°～30°的后倾角。大结节位于肱骨近端，是冈上肌、冈下肌和小圆肌的附着处，是十分重要的解剖结构。

肩关节的主要稳定装置有肩关节囊、喙肱韧带和盂肱韧带及肩袖肌群。盂肱韧带分为盂肱上、中、下韧带，起到增强关节囊前方的作用。盂唇位于肩盂的边缘，肩盂和关节囊及韧带组织相互连接，加深了肩盂的深度，增加盂肱关节的稳定性。研究表明如果切除盂唇的软骨，盂肱关节的稳定性减少50%。

由于盂肱关节的两个关节面接触显著不相称，其结构缺少稳定性，所以肩部的肌肉必须在协同或是拮抗作用下才能在活动时发挥协调功能。肩关节外展活动时三角肌与冈上肌是一组协同肌，冈上肌的收缩使肱骨头与肩胛盂紧密接触并形成支点，三角肌充分发挥外展作用。当冈上肌腱和其他肩袖组织断裂时，肩关节外展活动受限，一般不超过60°。

由于肩关节的活动范围大，肌肉随肱骨头的位置改变而发挥不同的功能。胸大肌是肩关节的内收肌，但其内收作用取决于肌肉收缩的力线、方向和与肱骨头中心之间的位置。

当肌肉收缩的力线经过肱骨头中心的下方时，产生内收活动，当肩关节处于外展90°以上位置时，胸大肌在锁骨部位附着，使肱骨头的中心上移，变为外展肌，而胸大肌的胸骨附着侧则总是内收肌。肩袖肌群在肱骨大结节处附着，形成袖状结构，冈上肌、冈下肌和小圆肌在肩关节处于任何位置时都是外旋肌。大圆肌、背阔肌、肩胛下肌为肩关节内旋肌。但肩胛下肌的上部纤维有一些轻微的前屈作用，下部纤维有轻微的背伸作用。当肩关节逐渐增加外展时，肩胛下肌的内旋作用则逐渐减弱而发挥出前屈作用。

二、肩关节周围的滑囊

肩关节有肩峰下囊（图14-1）、肩胛下肌腱下囊、喙突下囊以及结节间滑囊，皆为关节及肌腱周围的滑动结构。肩峰下囊是肩峰和三角肌下方的一个重要滑动结构。其囊顶附着于肩峰和喙肩韧带的下面，并延伸到三角肌中部下方，此部又称三角肌下囊（图14-2）。囊底与肩袖融合并延至肱骨大结节外面和肱二头肌腱沟。

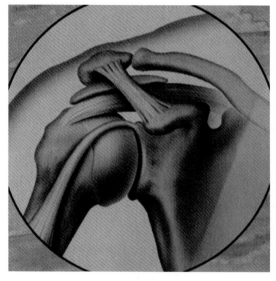

图14-1 肩峰下滑囊示意

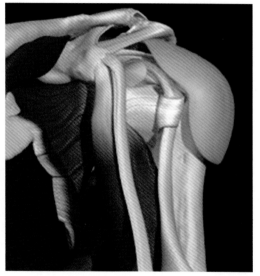

图14-2 三角肌下滑囊

当上臂外展时，由于有此囊的填充，使囊下的肱骨大结节及肩袖免于同肩峰和三角肌的摩擦，从而完成肩外展动作。肩胛下肌腱下囊，是肩关节囊滑膜突于肩胛下肌深面的一个隐窝，是肩胛下肌腱与肩胛颈之间的滑动结构。肱二头肌长头腱起自盂上粗隆，结节间滑液鞘是滑膜由关节囊突入结节间沟中而形成，在肩关节腔中下行经肱骨头前方入结节间沟（图14-3），在沟内包绕肱二头肌长头腱成为滑液鞘。这样当肩关节运动时，肱骨头及其结节间沟沿腱做上下滑动。因此，生理状态下的滑液囊，能增加肩关节的活动，是肩周的重要滑动装置。

当肩关节外伤、肩关节脱位或其他原因引起的

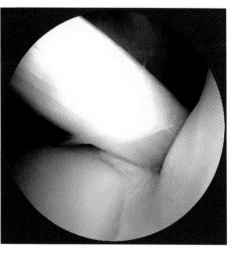

图14-3 肱二头肌间沟

肩袖损伤，由于肩袖纤维与关节囊紧密交织不可分离，肩峰下滑囊的底部与肩袖融合，所以当肩袖损伤尤其是完全断裂时，可导致肩峰下囊破损与肩关节腔相通，滑液流入盂肱关节腔，使肩峰下囊失去滑动作用。肱骨大结节与肩峰摩擦而引起肩峰下滑囊的炎症、粘连或钙化。但在外展最初0°～40°和最后135°～180°时，因肱骨大结节未触及肩峰使疼痛不明显。

三、盂肱关节

盂肱关节由肩胛盂和肱骨头组成（图14-4）。其解剖特点是肩胛盂呈梨形，垂直径大于横径，约为41mm×25mm，肩胛盂的关节面相当于肱骨头关节面的1/4～1/3。关节盂的垂

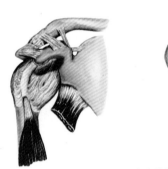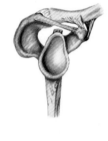

直径相当于肱骨头直径的75%，横径相当于肱骨头直径的60%。由于盂肱关节结构匹配上的特点，使盂肱关节活动性大，稳定性较差，两个关节面相对而不相称，而且关节韧带装置相对薄弱，关节囊松弛，稳定性依赖于盂唇完整、盂肱关节匹配程度以及肩袖及周围肌肉。

图14-4　盂肱关节解剖

肩胛盂的上、下各有一突起，称盂上粗隆和盂下粗隆。前者为肱二头肌长头附着处，后者为肱三头肌长头附着处（图14-5）。正常人肩胛盂后倾占75%，平均为后倾3°（即与肩胛骨水平长轴的垂线成3°角）。盂唇是镶于肩胛盂周边缘的一层纤维软骨，其断面为三角形，借以加深盂的深度。盂唇的基底面附于盂缘，外侧（周围）面为关节囊韧带附着处，与肩胛颈相续（图14-6）。内侧面覆以纤维软骨，与关节盂的关节面相续，并与肱骨头相对应。盂唇的基底分别与透明软骨和关节囊的纤维相延续。盂唇的最上部位于肱二头肌长头止点盂上粗隆的远侧，盂唇的纤维与肱二头肌长头腱交织在一起。

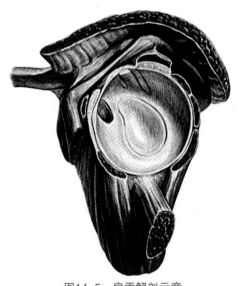

图14-5　肩盂解剖示意

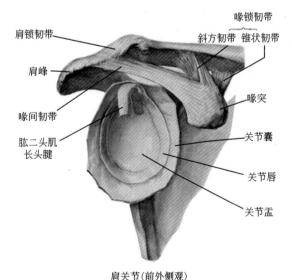

肩关节(前外侧观)

图14-6　肩关节盂唇增加关节的覆盖面积

由于肱二头肌长头腱在盂上粗隆的附着处距盂上缘约5mm，因此在肱二头肌长头及盂唇上部之间有一个小隐窝，有滑膜反折。当肱二头肌长头猛烈收缩时可致盂唇上部损伤（superior labrum anterior and posterior，SLAP）。

Suder（1992）在尸体上造成盂唇前下部病损，上臂外展0°～80°时，可加大盂肱关节前移及远侧移位，并使外旋增加。外展60°时，最大远侧移位为2.1mm；外展为0°时，最大前移4.3mm，盂唇病损多为盂肱关节多方向不稳所致。另外，肩胛盂上缘的盂唇内侧面是游离的，如同膝关节半月板一样，内缘在关节腔内游离。当盂唇附着处脱落或关节囊从盂唇边缘撕破时，不仅引起肩关节习惯性脱位，还可出现肩关节绞锁。

盂唇的血供来自肩胛上动脉、肩胛下动脉和旋肩胛动脉及旋肱后动脉。这些血管供应关节囊、滑膜、肩胛颈骨膜及关节盂。关节囊及骨膜血管还供应盂缘周围附着部分，但盂唇上部及前上部较后部及下部为少，血管网穿入盂唇呈放射状，没有从盂下骨质进入关节盂的血管。关节镜下修复关节囊应当注意，充足的血供对愈合极为重要。

肩关节的关节囊薄而松弛，其面积约为肱骨头面积的2倍。当前方无滑膜隐窝时，其关节囊附着于关节盂唇的周缘及邻近骨质，如前方有滑膜隐窝，视隐窝大小则关节囊的附着处不与盂唇相连，而向内伸展至喙突基底或距肩胛盂更远处。关节囊附着处距肩胛盂越远，则越松弛。在尸体上，松弛的关节囊，可允许肱骨头在任何方向活动，如将肩关节周围肌肉去除，可将肱骨头自关节盂拉开2～3cm。所以当三角肌和冈上肌麻痹时，肩关节因上臂重力作用而出现半脱位。肩关节囊前部位于肩胛下肌腱深面，此腱宽约2cm，长1.5～2cm，其纤维与关节囊紧密贴在一起。关节囊前部滑膜甚为松弛，多沿肩胛颈前部延伸，直至喙突根部，形成滑膜隐窝。滑膜还在结节间沟部向下延伸，并反转至肱二头肌长头腱形成滑液鞘。肩关节囊下部薄弱，关节囊及滑膜反折松弛，从关节盂外侧至肱骨解剖颈如同手风琴样。

肱骨头几乎呈半圆形，约占圆周的2/5，肱骨头的中心约位于肱骨干纵轴延长线内侧1cm处，肱骨头的曲率半径为35～55mm。在冠状面肱骨头的中轴线与肱骨干纵轴线相交成130°～135°角。肱骨头关节面向上、内、后，较肩胛骨的关节盂为大，仅有一部分与其接触。肱骨头的后外侧如有缺损，亦可引起复发性肩关节脱位。

肩关节稳定性差的原因主要是肩胛骨的关节盂小而肱骨头大；关节囊大而松弛，支持作用微弱。其稳定有赖于两大类结构：主动的稳定结构（动力性稳定结构）和被动的稳定结构（静力性稳定结构）。

肩关节的动力性稳定主要靠肌肉将肱骨头限制在肩胛盂和盂唇的关节面内，以达到稳定肩关节。盂唇和盂肱韧带是最重要的静力性稳定结构。盂肱韧带是特定区域的肩关节囊增厚所形成的，主要由盂肱上韧带（SGHL）、盂肱中韧带（MGHL）和盂肱下韧带（IGHL）三部分组成（图14-7）。盂肱下韧带前束、盂肱下韧带后束以及腋袋，又称为盂肱下韧带复合体。当肩关节外展大于45°时，IGHL的前束和腋袋部为保持肩关节前方稳定的重要结构。盂肱下韧带前束主要起于盂唇前方，一部分纤维以锐角方式沿着关节盂附着且平行于关节面与骨膜贴附在一起，另一部分直接附于关节盂唇，此处即为Bankart损伤好发部位（详见第十六章第一节）。除此之外喙肱韧带对于静力稳定也是不可或缺的，喙肱韧带起自喙突水平的外缘，向前下经冈上肌与肩胛下肌之间，其纤维紧贴肩关节囊上面，止于肱骨大小结节及其之间的肱横韧带。该韧带是肩关节的一个悬吊结构，可阻止臂外旋、外展。当肩关节周围炎时，常发生挛缩，从而使前臂和肱骨头处于内旋位，从而限制了盂肱关节的外展外旋。

四、肩袖

肩袖是由起于肩胛骨的冈上肌、冈下肌、肩胛下肌和小圆肌组成（图14-8）。冈上肌从肩胛骨的上面，冈下肌、小圆肌从其后面，肩胛下肌从前面围拥肩胛骨，附着在肱骨解剖颈的上半（图14-9）。冈上肌止于肱骨头大结节的上压迹、冈下肌止于中压迹、小圆肌止于下压迹，肩胛下肌止于肱骨头小结节，在肱骨头解剖颈处形成袖套状结构（图14-10），对于盂肱关节有支持和稳定作用。当肩关节外展上举时，肩袖肌肉的收缩使肱骨头固定于肩盂上，避免三角肌强有力的收缩造成肱骨头与肩峰或喙肩弓的直接撞击。

冈上肌对肱骨头起着上方稳定的作用，冈下肌和小圆肌起着向后稳定和使肱骨外旋的作用，而肩胛下肌则有使肱骨内旋的作用。肩袖肌的作用以冈上肌最为重要，也最容易损伤。肩袖的作用是支持和稳定肩肱关节、维持肩关节腔的密闭，从而保持滑液对关节软骨的营养，如果肩袖破损将继发骨性关节炎。

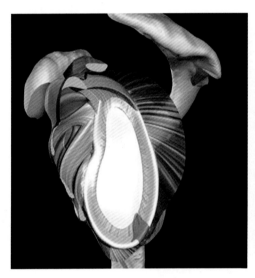

图14-7　盂肱韧带示意

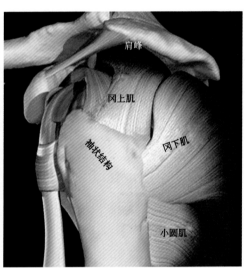

图14-8　肩袖肌群解剖示意

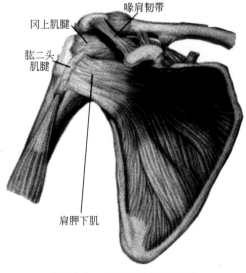

图14-9　肩胛下肌解剖示意

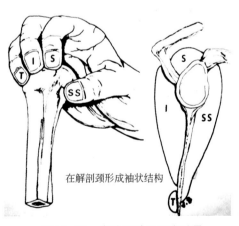

图14-10　肩袖肌腱组织在肱骨解剖颈处形成袖状解剖结构

五、肩关节的功能

肩关节的功能主要是外展、内收、前屈、后伸、内旋和外旋，即沿三个轴6个方向活动。在临床上将肩关节的活动分为上举、下降以及水平位前屈、后伸和旋转。肩关节的上举可以看成是在任何平面上肢离开体侧的活动，如前屈、后伸可以认为是在矢状面上向前和向后的上举活动；外展是冠状面的上举，内收则为下降，旋转是指沿肱骨纵轴的内旋、外旋活动。

肩关节是一个球窝关节，其关节的运动形式有：①转动，肱骨头沿肱骨干纵轴旋转，即肩胛盂关节面某一点固定，而肱骨头关节面上不同的点与之接触。②滚动，肩胛盂与肱骨头关节面的接触点以同等数值改变。③滑动，肱骨头关节面的接触点保持不变，肩胛盂关节面的接触点改变。肩关节的上述运动，既需要肌肉的动力作用，也需要相应关节和结构，如肩锁关节、胸锁关节和肩胛胸壁间的联合运动来完成。

肩锁关节面呈椭圆形，由后内向前外倾斜，锁骨的关节面略凸出，肩峰的关节面略凹入（图14-11）。其稳定性依靠韧带维持，肩锁韧带是关节囊的增厚部分，喙锁韧带是维持该关节的主要结构。如喙锁韧带完整，切断肩锁韧带时只引起肩锁关节半脱位；如同时切断肩锁韧带和喙锁韧带，则可使肩锁关节完全脱位。肩锁关节的运动中心位于关节面中部与喙锁韧带之间，运动形式有沿冠状轴做前后方向的摆动；沿矢状轴行内收、外展运动；沿垂直轴做前后环形运动。其活动范围为20°左右，主要在上肢外展的开始30°以内和最后的45°内。肩锁关节的重要功能是当胸锁关节活动到最大限度时，肩锁关节的活动可以增加肩胛带联合运动的范围，特别是增加矢状面的前屈和后伸活动。如果用螺丝钉将喙突与锁骨固定，则肩关节上举仅能达160°，肩锁关节完全脱位而不处理，则使肩上举削弱，举重能力下降。喙肩弓（图14-12）是维持肩关节稳定的一个重要解剖结构，也是引起肩袖损伤和肩关节撞击的结构之一。

胸锁关节是由胸骨柄的锁骨切迹与锁骨的胸骨端以及第一肋软骨所形成的微动关节。由于胸锁骨的关节面大小很不相称，接触面也不匹配，故其间有周围较厚、中心较薄的软骨垫相衬，将关节腔分为上、下

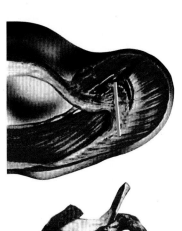

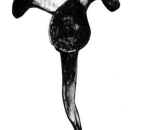

图14-11　肩锁关节和喙突

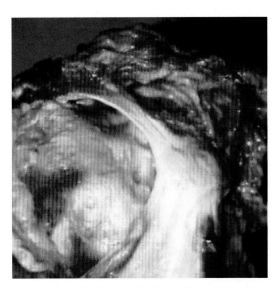

图14-12　喙肩弓的解剖

两部分。软骨盘的上部附着于锁骨胸骨关节面的上缘和后缘，下部附着于第一肋软骨贴近胸骨处，其大小与锁骨的胸骨端相适应，周缘与关节囊、韧带相融合。软骨盘的作用在一定程度上可使锁骨在各个方向倾斜并沿长轴旋转，沿锁骨长轴的旋转运动大约是40°。肩关节无论向何方向运动，均需胸锁关节的协同。胸锁关节的运动包括锁骨前移、后移和上升、下降。前者发生于软骨盘与胸骨之间，后者发生在软骨盘与锁骨之间。胸锁关节上升与下降的运动范围大约是60°，前移与后移的运动范围是25°～30°，即胸锁关节的上升、下降的运动范围比前移、后移的运动范围大，故当胸锁关节因病变而固定时，盂肱关节运动即受限制。肩锁关节与胸锁关节是协同关节，两关节的协同运动增大了盂肱关节的活动范围。

肩胛胸壁间的连接，肩胛骨与胸壁之间没有关节软骨、关节囊和滑膜等关节结构，故在解剖结构上不能称"肩胛胸壁关节"。只是在分析肩关节运动时，将其看作是关节的运动。肩胛骨的运动有冠状面的上升与下降，水平面（横断面）的前移与后移以及肩胛下角向前或向后的旋转。当上肢上举180°，大约2/3的活动发生在盂肱关节，1/3发生在肩胛胸壁间隙。肩胛骨升高60°活动中，20°发生在肩锁关节，40°发生在胸锁关节。二者活动范围相加为60°，与肩胛胸壁间连接的活动范围相等。

根据上述各关节及运动结构的功能解剖，说明肩关节的运动实际上是由盂肱关节、胸锁关节、肩锁关节及肩胛胸壁间连接四者互相配合协调，共同作用的结果。如上臂的前屈，系由盂肱关节及肩胛胸壁间连接作用，在最初外展30°，前屈60°时，是盂肱关节的作用，此后盂肱关节与肩胛胸壁之间连接的运动关节约为2∶1，即上臂每抬高15°，其中10°系盂肱关节完成，5°系肩胛胸壁间连接的作用，因此肩关节作用范围为120°，肩胛胸壁间连接运动范围为60°，肩胛骨固定不动，上臂只能主动抬高90°，被动抬起120°，其外展减少1/3。所以上臂的外展，肩胛骨在胸壁上的活动，有赖于胸锁关节、肩锁关节和锁骨的联合动作。如上臂外展时，胸锁关节可允许锁骨抬高40°，即上臂每抬高10°，锁骨可抬高4°，锁骨的抬高在上臂抬高90°时而完成。肩锁关节可有20°的活动。当肩关节功能位融合后，依据斜方肌、前锯肌、肩胛提肌和大、小菱肌以及肩胛胸壁间连接的代偿，可使肩关节的活动范围达到90°如果上述肌肉瘫痪，肩关节融合术的效果就差。

在臂外展时，盂肱关节为支点，其着力点为三角肌止点处，位于支点和重量（重点）之间，臂外展的动力肌是三角肌中部纤维和冈上肌，二肌的同步收缩使臂外展。三角肌前、后部纤维和冈下肌、肩胛下肌收缩时，可使肱骨头稳定在关节盂内起支点作用。若没有冈下肌、肩胛下肌的牵曳肱骨头使其紧贴关节盂，臂外展是不能完成的。若斜方肌或前锯肌麻痹，肩胛骨不能牢固附于胸壁，上臂外展时将引起驼背型肩带运动，大大降低了三角肌作用。

第二节　肩关节镜手术体位与入路

肩关节镜手术器械与设备多采用直径4.0mm 30°广角关节镜、冷光源、摄像成像系统、监视器，手动器械、射频汽化仪和计算机视频成像捕捉采集系统。配制3000ml＋1∶1000肾上腺素1ml生理盐水进行灌注冲洗，可选用重力灌注系统，将配制好的生理盐水灌注液悬吊于距离手术床高150cm处；也可以选择液体泵灌注，灌注压力多选择在60mmHg。大多数学者选择全身麻醉或臂丛麻醉。

一、肩关节镜的体位

体位一般采用侧卧位（图14-13）或沙滩椅坐位（图14-14）。侧卧位患肢需要外展牵引45°～60°，前屈15°～35°（图14-15），重量3～5kg。该体位手术野暴露充分，并可通过牵引获得较理想的盂肱关节间隙，是目前最常用的体位。沙滩椅位需要将患者稍靠手术台边缘固定，把患者头部和颈部放在中立位，并向健侧轻度倾斜。Kim 和 Stollsteimer 认为沙滩椅位有利于从前、后、外侧观察和活动肩关节，也有利于改为小切口开放手术；其次该体位将患者患肩关节置于解剖的水平位，与肉眼平视的解剖结构完全一致，方便术者

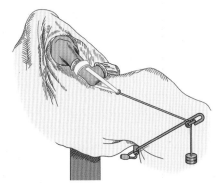

(a)侧卧位体体（简易装置）

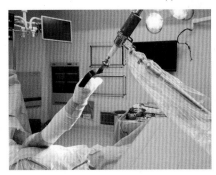

(b)侧卧位体位

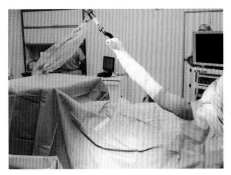

(c)侧卧位体位

图14-13　侧卧位体位

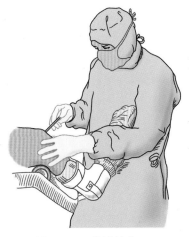

图14-14　沙滩椅位

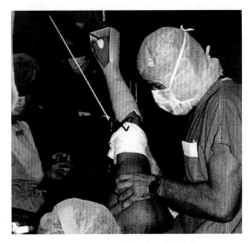

图14-15　侧卧位牵引患肢

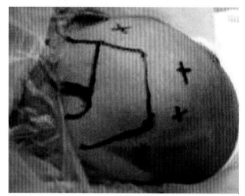

图14-16　标记肩关节骨性标志和手术入路

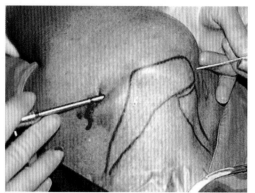

图14-17　后方软点为关节镜入路，前方
为手术器械入路

观察和思维；且不易因过度牵拉造成神经损伤；但是沙滩椅位对于盂肱关节间隙的暴露略显不足。术前体位摆好后，需将喙突、肩峰、锁骨、肩锁关节等肩关节骨性标志及手术入路用记号笔标出（图14-16）。后方软点为关节镜入路，前方入路在喙突前外侧（图14-17）。

二、肩关节镜入路

建立关节镜通道：肩关节镜手术准确的入路至关重要（图14-18），术前应标明肩峰及外侧锁骨。通常采用三个经典入路，即前、后、外侧入路。后侧入路位于肩峰后外侧缘向下约1.5cm、向内1～1.5cm处，大约为后方"软点"的位置，常作为观察入路；前侧入路位于前外侧肩峰边缘前方2～3cm处，常作为操作入路；外侧入路位于肩峰前侧缘向后1.5cm离肩峰2～4cm处，超过5cm就有损伤腋神经的危险，探查肩峰下间隙时常做操作入路。其他辅助入路包括：前上外侧入路，位于肩袖间隙上部邻近肩峰处，用于盂唇重建和SLAP损伤修复；5点钟入路（前下入路），位于联合腱的外侧和肩胛下肌下1/3，从侧面观约在5点钟位置，用于盂唇重建；Wilmington入路，位于肩峰后外侧角外下方1cm处，用于肩胛盂后盂唇修补；后外侧入路，位于标准后方入路的外下方2cm，用于肩关节后方稳定手术；辅助入路的使用要根据需要而定（图14-19）。

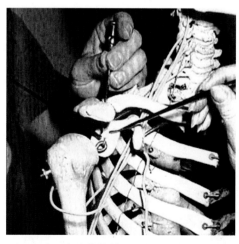

图14-18　肩关节镜锁骨上窝入路标本示意

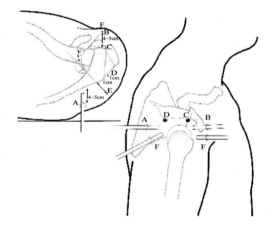

图14-19　肩关节镜各辅助入路（需手绘）

A—后侧入路；B—前侧入路；C—前上外侧入路；D—Port of Wilmington入路；E—后外侧入路；F—5点钟入路

肩关节镜手术时，在肩峰的后外缘向下1.5cm再向内1.5cm即肩关节后方"软点"处为常规关节镜后入路的定位点刺入18号脊髓穿刺针（图14-19），关节腔内注入含有肾上腺素的生理盐水40～60ml（图14-20），将肩关节充盈膨胀后插入导丝，用12号尖刀切开皮肤，止血钳分离皮下组织，随后沿导丝套入Wissinger棒，再将操作套管沿Wissinger棒引入关节腔内，拔出Wissinger棒，然后置入关节镜进行系统检查（图14-21）。

可将肱二头肌腱作为解剖标志（图14-22），按肱二头肌长头肌腱→肱二头肌腱沟（图14-23）→肱骨头关节面（图14-24）→前盂唇→前关节囊上的盂肱韧带（图14-25）→肩胛下肌后面及后下隐窝（图14-26）→肩袖的底面（图14-27、图14-28）→关节盂表面和上隐窝→下隐窝→后盂唇→小圆肌的下面和后关节囊（图14-29）的顺序进行观察。

对于操作入路以最常用的前方入路为例，可选用由外向内或由内向外的技术建立。由外向内技术即：在关节镜监视下，于前外侧肩峰边缘前方2～3cm、喙突外侧处置入1枚脊髓穿刺针，穿刺针通过肩袖间隙进入关节腔（图14-30），在确认位置和角度合适后，穿入导丝，拔出穿刺针并做皮肤切口，随后沿导丝套入Wissinger棒，再将操作套管沿Wissinger棒，引入关节腔内。由内向外的技术即：在关节镜监视下将关节镜套管抵于前关节囊，退出关节镜，套管中插入Wissinger棒，在穿透前关节囊处切开皮肤，将套管沿Wissinger棒，引入关节腔内，退出Wissinger棒，插入关节镜。肩关节后方探查盂肱关节完毕需要进入肩

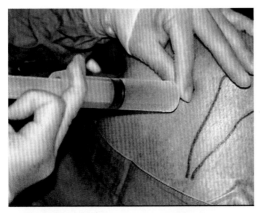

图14-20　脊髓穿刺针由后方软点刺入关节腔，关节腔内注入含有肾上腺素的生理盐水

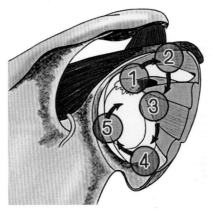

图14-21　肩关节镜检查顺序

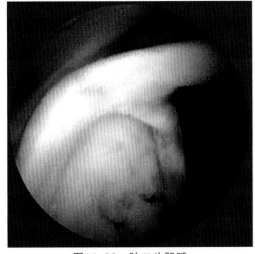

图14-22　肱二头肌腱

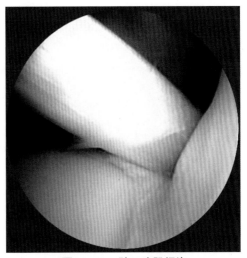

图14-23　肱二头肌间沟

峰下间隙时，亦可由此入路达肩峰下间隙（图14-31）：退出关节镜，重新置入穿刺锥，将其拔出关节囊后即沿肩峰后缘向下刺入肩峰下间隙，插入关节镜在动态下观察肩袖和与肩峰的撞击情况。如需要，穿刺锥可通过外侧入路刺入肩峰下间隙，建立工作通道，行肩峰下间隙清理或肩峰成形等手术。

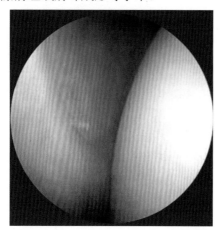

图14-24 肩盂和肱骨头

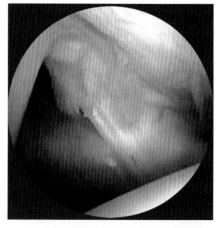

图14-25 前关节囊和盂肱中韧带

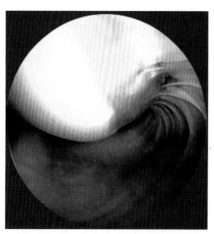

图14-26 后下隐窝

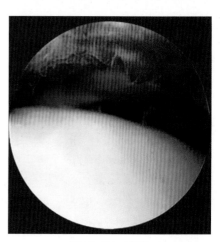

图14-27 肩袖

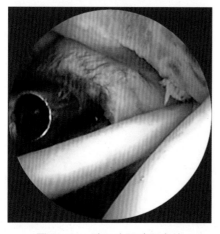

图14-28 肱二头肌腱和肩袖

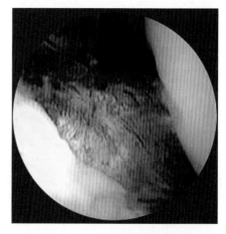

图14-29 后关节囊和后盂唇

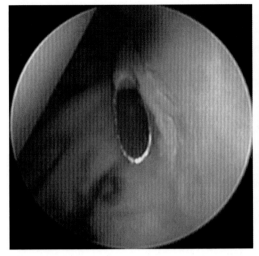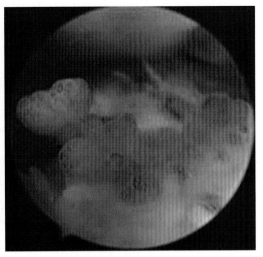

图14-30　自外向内穿刺针通过肩袖　　　　图14-31　肩关节肩峰下间隙检
间隙进入关节腔　　　　　　　　　查显示滑膜增生

三、手术并发症

　　肩关节镜手术并发症，Anset报道了116例肩袖损伤手术，并总结了自1982～1995年发表的40篇文章，综合分析了2 948例肩关节手术，其中310例有手术并发症（10.5%），87例需再手术（3%），最重要的并发症是肩袖缝合术后不愈合（17例）。健康患者的肩袖组织质量好，修复术后容易愈合。患者的生理状况影响组织修复，如果患者伴有系统性疾病如糖尿病、类风湿关节炎，术前注射类固醇激素将影响肩袖组织愈合。

　　腋神经损伤多发于小切口开放手术肩峰成形术或肩袖修复。腋神经在肩峰的前外侧角向下5～6cm处，个别人腋神经距肩峰的前外侧角3～4cm，尤其是肩关节外展位缝合更容易损伤神经，术中应保护好三角肌，以免损伤腋神经。

　　锚钉拔出是骨质疏松者常见的并发症。缝合锚钉拔出可致使肩袖缝合失败，因此骨质疏松者应使用5.5mm直径以上的锚钉，也可将锚钉拧入解剖颈皮质致密的部位。有的将锚钉拧入深层皮质或咬合住对侧皮质，但该操作应在X线透视下进行。也有的学者采用骨孔内灌入稀薄的骨水泥再拧入缝合锚钉，以增加抗拔出力。

（张　磊　曲　峰　袁邦拓）

第十五章

肩袖损伤

一、发病机制

肩袖损伤是由于上肢反复的过顶运动、肩峰撞击引起的以肩关节疼痛和功能受限为主的疾病，肩袖损伤的患者会出现持续疼痛和上肢活动受限，严重影响患者的生活质量。肩袖损伤在中老年和肩关节创伤中比较常见，其发病率占肩关节疾病的17% ～ 41%，1834年Smith首先称为"肩袖撕裂"。1931年Codman和Akerson指出本病是引起肩痛的一个重要原因。大多数慢性肩关节疼痛是由于肩袖在肩峰处反复撞击所致，早期表现为肩袖局部水肿、出血，继之发展为肌腱炎伴局部纤维化。如撞击因素长期存在，最终导致肩袖撕裂。肩袖损伤可引起肩关节疼痛和严重的肩关节功能障碍，严重影响中老年人的生活质量。其发病率约占肩关节病变的17%，日本学者Nobuhara统计为41%。发病因素包括创伤、盂肱关节不稳、肩胸关节功能障碍、先天发育畸形及退行性变等。肩袖损伤以退变、外伤和撞击学说最多，有学者对撞击综合征和肩袖撕裂作了相关性分析，发现肩袖撕裂随着年龄的增长而增多，而肩峰的增生改变与年龄无关。有人认为，撞击综合征并不是引起肩袖撕裂的主要原因。Harvie等最近通过对孪生兄妹与普通人群的对照研究提出了遗传因素与肩袖全层撕裂有关。有人认为肩袖撕裂是内在与外在因素共同作用的结果，内在因素包括肩袖肌腱乏血供区和冈上肌的功能和位置特殊，外在因素则包括肩关节反复撞击和肩关节外伤。

1. 退变学说

肩袖组织退变是全身各组织退变的一部分。尸体解剖发现随着年龄的增长肩袖撕裂的发病率逐渐增多，老年冈上肌腱在肱骨头附着处的肌腱纤维发生严重退变，细胞排列紊乱，肌腱纤维断裂。特别是从事体力劳动者和优势手一侧易发病，说明过度劳损是造成肩袖损伤的一个重要因素。冈上肌起始于肩胛骨的冈上窝，通过肩峰下间隙，在肩盂的上方附着于肱骨大结节。冈上肌是肩袖的重要组成部分，在上臂外展、抬举运动及稳定盂肱关节方面均起重要的作用。以肱骨头中心点作为上臂外展运动的旋转轴心，在上臂外展上举运动中，冈上肌参与三角肌功能的协同作用，并使肱骨头稳定在肩盂内，保持盂肱关节的稳定性。冈上肌的力臂较短，在完成外展上举运动中，发挥巨大的作用。上臂外展上举运动时，冈上肌收缩，冈上肌腱在容易受到喙肩弓的挤压与摩擦，大结节和喙肩弓之间撞击挤压。因此，冈上肌腱在肩袖肌群中发生退变和肌纤维断裂的发生率最高。Lindblom和Palmer通过对肩袖显微血管造影研究发现离冈上肌止点约1cm处有一明显的乏血管区。Codman和Moseley称此区为"危险区"（critical zone），此区是肩胛上、下动脉分支和来自大结节的旋肱前动脉的分支交界的部位。此乏血管区肌腱局部的缺血，是导致肩袖退变和撕裂的内在因素。肩袖也是受应力最大的组织，冈上肌腱断裂通常发生于该"危险区域"。研究发现随着年龄增长冈上肌腱血供减少、退变加重、肌纤维组织变性，即便是轻微的外伤也可发生断裂，以优势手侧容易发生肩袖撕裂，说明磨损是造成肩袖损伤的一个重要因素。糖尿病患者，发生双侧肩袖损伤的机会较多，也可能是糖尿病患者血管内膜增厚、血供减少有关。

2. 撞击学说

撞击学说由Neer于1972年提出，自Neer命名以来，本症得到了公认。由于肩峰下和肩锁关节退变或骨赘形成，肩峰和肩峰前下方畸形等原因，使得位于喙肩弓和肱骨大结节之间的肩袖在肩关节外展上举时，受到喙肩弓的碰撞而发生充血、水肿、变性甚至断裂。有人认为95%的肩袖撕裂是由于肩峰下撞击所致。Neer把这种现象称为撞击综合征（impingement syndrome）。Kim对于376名肩袖损伤的患者进行检查发现74%存在肩峰撞击现象，进一步证实了Neer的撞击学说。Bigliani对71具尸体140个肩关节进行解剖学研究，将肩峰分为三型（图15-1）：Ⅰ型扁平形（17%）、Ⅱ型曲线形（43%）、Ⅲ型钩形（40%），并发现肩袖断裂的患者中1/3的完全型肩袖损伤的标本中73%的是钩形，24%为曲线形，3%为扁平形，200例肩关节X线检查也支持这一结果。他认为肩峰的形态与肩关节撞击征密切相关。Brooks等通过微血管造影技术证实不仅冈上肌存在乏血管区，冈下肌同样在离止点1.5cm

以内有明显缺血表现，由此认为乏血管区并不是造成肩袖撕裂的主要原因。Ozaki等通过尸体解剖发现很多肩峰病变发生骨小梁结构紊乱、骨硬化、骨软骨萎缩和囊性变多发生于肩袖滑囊面部分断裂或全层断裂的标本。肩袖下方即关节面侧的肩袖部分撕裂则无此现象。故推测肩峰下骨性改变是肩袖损伤后的继发改变，而不是由于肩峰退变引起了肩袖的损伤。

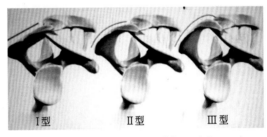

图15-1　肩峰分为三型：Ⅰ型扁平形（17%）、Ⅱ型曲线形（43%）、Ⅲ型钩形（40%）

二、肩袖损伤分型

Neer认为多数肩袖损伤患者是继发于肩峰撞击综合征，但部分或全层肩袖损伤也可发生于盂肱关节不稳或部分严重创伤患者。对40岁以下的全层肩袖损伤的年轻患者应高度怀疑盂肱关节不稳，但也要注意因肩袖损伤导致的盂肱关节不稳。Ⅰ型：由撞击征引起的肩袖损伤，约占95%，一般年龄在40岁以上。Ⅱ型：创伤性损伤，年龄多在40岁以下。Ⅲ型：由于多向脱位引起的肩袖内损伤。Ⅳ型：急性盂肱关节脱位引起的肩袖损伤。

三、肩袖损伤分期

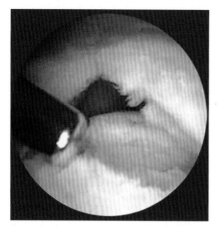

图15-2　肩袖破裂

一期肩袖充血水肿，病变能逆转；二期肌腱炎及纤维化，病变不能逆转；三期明显的肌腱退变并有肩袖断裂（图15-2）。肩锁关节增生肥大，骨赘形成（图15-3）、肩峰骨赘生成、低位肩峰、肱骨大结节硬化和肩峰前下方钩状畸形（图15-4）、肩袖肌腱的肥大以及异常的喙肩弓是发生撞击征的主要病理因素。当肩关节外展上举时，肩袖受到肩峰和喙肩弓反复的、微小的撞击和拉伸，肩峰前下方骨赘形成，使肩袖撞击发生充血水肿、变性乃至冈上肌腱断裂。Ozaki等通过尸体解剖研究则认为肩袖是在退变的基础上因外伤而发生撕裂，撕裂后导致肩关节骨性改变，而不是由于肩关节退变引起肩袖的破裂。亦有研究发现肩袖撕裂随年龄的增长而增多，而肩关节骨性改变则与年龄无关，从而认为撞击综合征并不是引起肩袖损伤的主要原因，而是肩袖退变和外伤共同作用的结果。

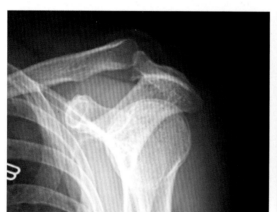

图15-3　肩锁关节增生退变骨赘形成

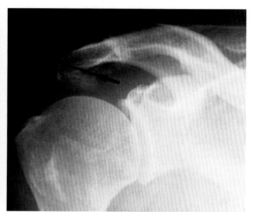

图15-4　肩峰骨赘增生

四、肩袖损伤分度

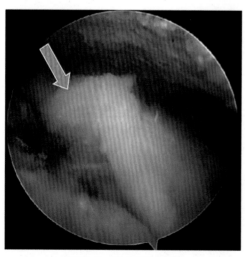

图15-5　肩袖完全撕裂

肌腱损伤的深度<50%的为部分撕裂，以疼痛为主，力弱表现并不明显。Ellman将其分为：Ⅰ度损伤，肌腱纤维破损深度小于肌腱厚度的1/4（<3mm）；Ⅱ度损伤，介于全层肌腱厚度的1/4～1/2（深度3～6mm）。根据肌腱所在部位又分为滑囊侧、肌腱内和关节侧；Ⅲ度损伤，即肌腱纤维破损深度大于肌腱厚度1/2（深度>6mm）。全层撕裂指肩袖肌腱纤维完全中断。Ellman分级中的Ⅲ度损伤，即肌腱纤维破损深度大于肌腱厚度1/2（深度>6mm）的患者往往发展为全层撕裂（图15-5）。肌腱回缩甚至脂肪变性，修复比较困难，所以要尽早手术治疗。按损伤范围，小型损伤指肩袖损伤最宽点距离<1cm（图15-6）；中型损伤指肩袖损伤最宽点距离<3cm（图15-7）；大型损伤指肩袖损伤最宽点距离3～5cm（图15-8）；巨大损伤指肩袖损伤最宽点距离>5cm。也有学者认为累及2块肩袖肌的损伤都为巨大损伤（图15-9）。

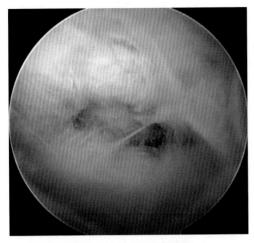

图15-6　肩袖小的破裂

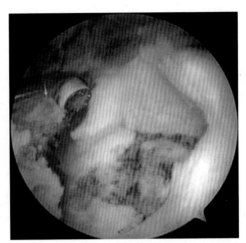

图15-7　肩袖大撕裂

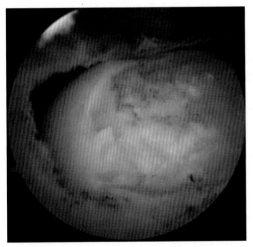

图15-8　肩袖巨大损伤，撕裂5cm以上

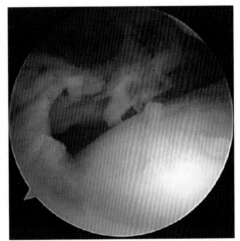

图15-9　巨大肩袖撕裂，累及冈上肌和冈下肌，撕裂大于5cm

五、肩袖损伤的临床表现

肩关节疼痛是肩袖损伤的早期症状，最典型的症状是肩关节夜间疼痛和"过顶位"活动受限（图15-10）。如有慢性肩峰下滑囊炎存在，疼痛呈持续性和顽固性。疼痛为评价治疗效果的重要参数，有时向颈部和上肢放射性疼痛，不能患侧卧位，疼痛加重夜不能眠，外展活动多受限，有时需与颈椎病相鉴别。

急慢性和重复性外伤或累积性劳损，是本病常见诱因。肩关节疼痛多发生在劳作后，搬运重物或肩部剧烈活动撞击伤，特别是运动员、体力劳动者和中老年患者，优势手侧发病率较高。慢性期一般为钝痛，在肩部活动后或增加负荷后疼痛加重，若屈肘90°使患臂被动外旋及内收时疼痛明显加重。

压痛点多位于肩峰前下方与肱骨大结节之间处（图15-11），由于肩关节疼痛活动受限病史较长，肩周肌肉以冈上肌、冈下肌和三角肌出现不同程度的废用性萎缩，表现为外展、上举或后伸无力，肩关节不能主动上举外展活动，肩关节被动活动范围通常无明显受限。患者的盂肱关节，被动或主动运动常出现摩擦感，上举或旋转上臂时可有弹响或触及砾轧音。明显的砾轧音多见于肩关节撞击征Ⅲ期，由肩袖断端瘢痕引起。

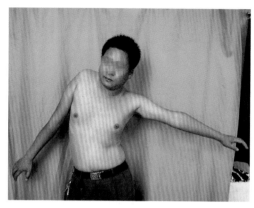

图15-10 肩关节外展受限

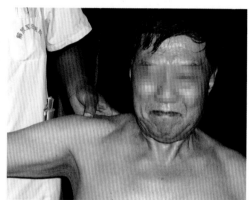

图15-11 肩袖损伤压痛点

肩袖间隙撕裂的概念由Nobuhara首先提出，主要临床症状为肩关节上举用力时肩部疼痛，有肩关节不稳的感觉。解剖学上肩袖间隙为冈上肌腱与肩胛下肌腱之间的间隙，在冠状面上呈三角形的结构。三角形的内侧边为喙突的根部，其上下两边分别由冈上肌肌腱和肩胛下肌肌腱形成，向外侧止于肱骨大小结节，并覆盖结节间沟中的肱二头肌长头肌腱。肩袖间隙是桥接冈上肌腱与肩胛下肌腱之间的结构，实际上也是整个肩袖结构的一部分，并且是其结构中最薄弱的部位，具有限制肱骨头下移和肩关节外旋的作用。一旦发生损伤，会导致冈上肌与肩胛下肌在上臂外展过程中的合力减弱，稳定盂肱关节的力量下降。

六、肩袖损伤的特殊检查

1. Jobe 冈上肌试验（Jobe supraspinatus test）

Jobe 冈上肌试验，即肩关节水平位内收30°，肩内旋、前臂旋前使拇指指尖向下，双侧同时抗阻力上抬。检查者于腕部施加向下的压力。患者感觉疼痛、无力者为阳性（图15-12）。Jobe于1983年提出"冈上肌试验"，主要用于检查冈上肌的病损。因为动作像伸出上肢倒水的动作，亦称为"空杯试验"（empty can test）。空杯试验敏感度为84%～89%，特异度为50%～58%。

2. 落臂试验（drop arm test）

检查者将患者肩关节外展至90°以上，嘱患

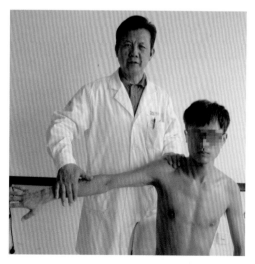

图15-12 Jobe试验

者自行保持肩外展90°～100°的位置，患肩疼痛、无力坠落者为阳性（图15-13）。落臂试验是排除肩峰下撞击征最好的试验。对于冈上肌损伤敏感度不高，但特异度很高，落臂试验对诊断冈上肌全层撕裂特异度达97.2%。用于肩峰下撞击征诊断时的敏感度为32.5%，特异度为80.5%。

3. Apley摸背试验（Apley's scratch test）

嘱患者用手分别从同侧肩上方向后用示指摸对侧肩胛骨内上缘（图15-14）。Apley试验还可以让患者将患肩内旋，自背后触碰对侧肩胛骨的内下角（图15-15），用于检查肩关节内旋功能 Apley摸背试验可以估计肩内旋和外展活动度的正常与否，因为主要涉及冈上肌，可以用作检查冈上肌损伤。Apley试验阳性，肩袖处诱发疼痛或肩关节活动受限，不能用示指碰触到对侧肩胛骨的内上角。这种外展上举内旋活动受限，提示肩袖损伤，尤其是冈上肌损伤。 鉴别诊断时应注意与肩峰下间隙的炎症、盂肱关节及肩周炎等鉴别。Apley试验内旋、外旋联合检查，可以总体评价肩关节的活动状况，是检查肩关节整体功能的检查方法，但是对于肩袖特定解剖部位的损伤缺乏特异性。文献报道Apley实验诊断肩周炎的敏感性和特异度分别达89%和92%。

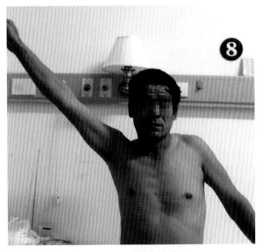

图15-13　落臂试验

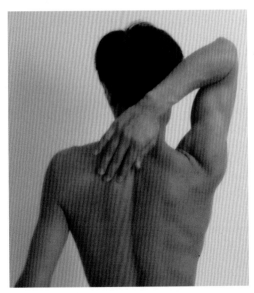

图15-14　Apley摸背试验

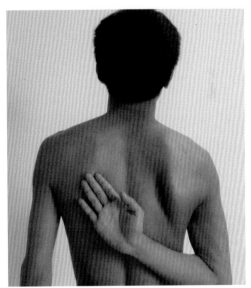

图15-15　Apley摸背试验

4. 吹号手征（hornblower sign）

嘱患者用患侧的手触摸自己的嘴，患者肘部高于手部视为阳性。正常做吹号姿势时需要一定程度的肩关节外旋，如果主动外旋肌力丧失则需要外展肩关节来代偿，为阳性表现。患侧手臂为了能接触到嘴部，首先要将肘部抬高到90°以上的水平，这样患侧上肢通过一定限度的内旋，手部才能碰触到嘴部（图15-16）。这个姿势像吹号角的样子，因此而得名。冈下肌和小圆肌的功能障碍导致肩关节外旋受限，吹号手征用于检查冈下肌和小圆肌损伤。Walch等报告吹号手征的敏感度95%，特异度92%；Scheibel等报道吹号手征的敏感度为100%，特异度为93%。

5. 抬离试验（lift-off test）

抬离试验，患者将手背置于下背部，手心向后。然后嘱患者将手抬离背部（图15-17），必要时可以适当给予阻力，肩胛下肌损伤者不能完成该动作。抬离试验是检查肩胛下肌损伤的特异性体征，1991年Gerber和Krushell首先描述了抬离实验检查肩胛下肌的检查法。Hertel报道抬离试验敏感度为62%，特异度为100%。

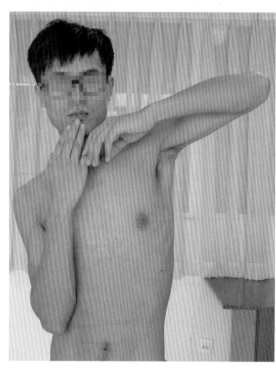 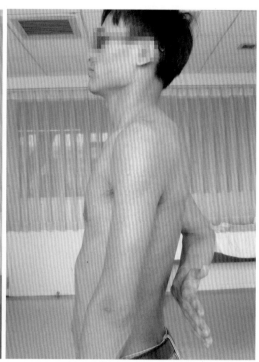

图15-16 吹号手征　　　　　　　　　　图15-17 抬离试验

6. 压腹试验（belly press test）

患者站位，肘关节屈曲，前臂贴于及腹部，手、腕保持伸直，臂部对腹部施加压力。压腹实验时腕部屈曲，肘部偏向后外侧为阳性患者（图15-18）；阴性时患者的姿势没有变化。Gerber在1996年首先提出了压腹实验，用于检查肩胛下肌的损伤。肩胛下肌损伤或断裂，内旋功能消失，肘部在背阔肌和大圆肌作用下偏向后外侧。肌电图研究显示，压腹试验和抬离试验一样，在此位置时肩胛下肌的收缩较其他肌肉明显。说明压腹试验也是评价肩胛下肌的有效检查法。压腹试验更多的引起肩胛下肌上部分肌肉的收缩，而抬离试验主要引起肩胛下肌下部分肌肉的收缩。Barth等研究显示压腹实验的敏感度为40%，特异度为98%。

7. 拿破仑实验（Napoleon sign）

拿破仑实验（Napoleon test），患者手腕伸直手心压腹，肘部离开胸部，保持此姿势用力压腹，通常情况下，压腹时因为肩胛下肌的作用，肘部会向前移，如果压腹时不能保持肘部向前，或者压腹时屈腕、前臂向后外者为阳性（图15-19）。因姿势类似拿破仑的典型姿态而得名。拿破仑试验最早由Schwamborn和Imhoff提出，后来经 Burkhart 和 Tehrany 改良，可以初步判定肩胛下肌的损伤程度。Lafosse 建议患者肘部主动向前对抗检查者施加的向后的外力，可以评价肩胛下肌的力量。Barth 等报导拿破仑实验的敏感度为25%，特异性为98%。

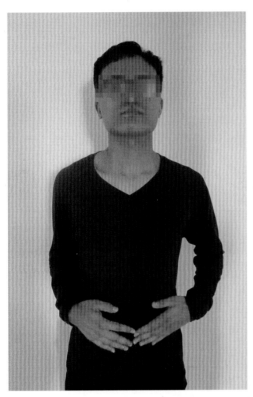

图15-18　压腹试验

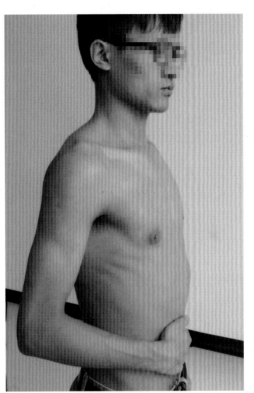

图15-19　拿破仑试验

8. 熊抱试验

熊抱试验：患侧手掌搭在对侧肩上，手指伸直，手掌朝下。检查者抓住患者腕部抬高施加外旋力量，患者用内旋力量对抗。如果力量减弱，手不能维持在肩上，为抱熊试验阳性（图15-20）。提示肩胛下肌损伤。熊抱试验可以检测到肩胛下肌上部分的损伤，具有很高的敏感性。以上查体主要检查肩袖肌的力量与功能。由于肩袖损伤多伴有肩峰撞击，故以下肩峰撞击的检查亦可间接提示肩袖损伤。除以下查体，可在肩峰下滑囊注射局麻药后再行撞击试验，疼痛症状可暂时性消失或明显减轻即说明有肩峰撞击。

9. 疼痛弧征（painful arch）

肩关节主动外展活动时，在外展开始的 $0°\sim60°$ 之内无疼痛，当外展 $60°\sim120°$ 时

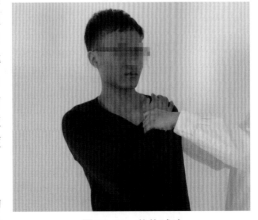

图15-20　熊抱试验

有明显的疼痛发生，或被卡住的感觉，甚至不能继续上举。而当外展超过120°后疼痛反而不明显，此征称"疼痛弧征"（图15-21）。如果外展达到150°～180°过程中持续疼痛，说明肩锁关节有病变。

疼痛弧征（painful arch）是检查肩峰撞击导致的肩袖损伤的方法之一。疼痛弧征阳性由于肱骨大结节与喙肩弓或肱骨大结节骨赘增生与肩峰撞击（图15-22）刺激损伤的冈上肌腱创面，特别是在肩关节外展60°～120°时，肩峰撞击冈上肌腱，诱发肩关节疼痛并影响肩关节外展活动。还有人认为过多的肩关节外展活动或长期的积累性损伤，肩峰下间隙内肩袖组织发生反复磨损加剧肩袖组织炎性反应，也是导致肩关节撞击综合征的原因。

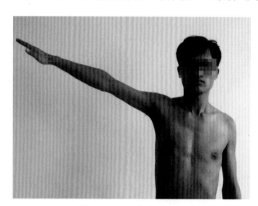

图15-21　疼痛弧征

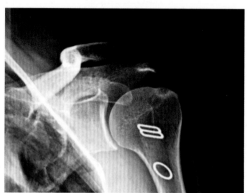

图15-22　肩峰骨质增生呈鸟喙状改变，肱骨头大结节硬化和囊性变

10. 肩峰撞击试验（neer impingement test）

肩峰撞击试验是检查肩袖损伤的重要体征之一，Neer于1972年描述了上肢上举引起肩关节疼痛，并于1980年提出了Neer试验来检查肩峰下撞击。肩峰下撞击症由冈上肌的肱骨大结节附着端与肩峰前外侧机械性撞击引起肩关节疼痛，多伴有肩部的活动受限和肌力的减弱。Calis报告Neer试验阳性对肩峰下撞击的敏感性为89%，特异性31%。MacDonald研究认为Neer试验阳性对肩峰下滑囊炎的敏感性为75%，对肩袖损伤的敏感性为83%。另外，25%的Bankart损伤和69%的SLAP损伤的患者，也会出现Neer试验阳性。

Neer试验（图15-23）检查者立于患者背后，一手固定肩胛骨，另一手保持肩关节内旋位，使患者掌心向下，然后使患侧肩关节前屈外展做过顶动作，如诱发肩关节剧烈疼痛和外展抬举活动受限为阳性。当肩关节前屈内旋位外展抬举，正好肩峰前下方骨赘与肱骨大结节相对应的冈上肌腱的破损处撞击，而诱发疼痛。当掌心朝上进行上述动作时，肱骨大结节旋转到后方，肩峰与肩袖损伤创面躲开了碰撞点，所以疼痛症状不明显。

11. Hawkins撞击试验（Hawkins and Kennedy impingement test）

检查者立于患者体侧，使患者肩关节内收前屈90°位，肘关节屈曲90°，前臂保持水平。检查者用力使患侧前臂向下使肩关节内旋，出现疼痛者为试验阳性（图15-24）。Hawkins征由Hawkns和Kennedy于1980年提出，是诊断肩峰下撞击征的主要体征之一，该试验的机理是人为地使肱骨大结节和冈上肌腱从后外侧方向前内撞击肩峰、喙突、喙肩韧带形成的"喙肩弓"。Hawkins试验和Neer试验因为可以诱发肩峰下撞击引起的疼痛，所以被称为撞击诱发试验。多数学者认为诊断肩峰下撞击征Hawkins征比Neer征更敏感。MacDonald等研究显示Hawkins征诊断肩袖损伤的敏感度为88%，特异度为43%。Calis报道Hawkins征诊断肩峰下撞击征的敏感度为92.1%，特异度为25%。病程超过3个月以上，肩关节继发性挛缩，活动范围有不同程度的受限，以外展、外旋、上举受限较明显。严重肩袖撕裂的患者，上举及外展功能严重受限，外展及前伸活动范围<45°。对有肩部外伤史、肩前方疼痛伴肱骨大结节近侧或肩峰下区压痛的患者；若伴有落臂试验、撞击试验阳性；盂肱关节内摩擦音；上臂抬举困难或疼痛弧征阳性者，四项中任何一项阳性体征者，都应考虑肩袖撕裂。如同时伴有肩部肌肉萎缩或关节挛缩，则表示病变已进入后期阶段。

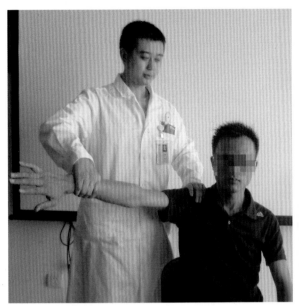
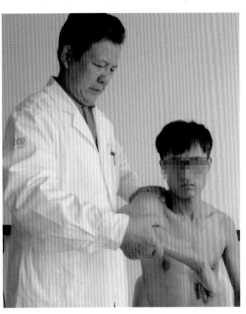

图15-23　Neer肩峰撞击试验　　　　　图15-24　Hawkins 撞击试验

七、影像学诊断

引起肩关节疼痛的原因很多，除肩峰撞击、肩袖撕裂外，尚有肩关节周围炎、钙化性冈上肌腱炎、肩关节不稳及骨关节炎，影像学检查有助于临床诊断和鉴别诊断，影像学检查对肩袖损伤的评估至关重要。

（一）X线检查

常规拍摄肩关节中立位、内旋位、外旋位的前后位及轴位X线片是非常必要的，主要显示肩峰、肱骨头、肩盂及肩锁关节。X线片虽然对急性肩袖撕裂无直接的诊断价值，但是前后位、轴位和肩关节冈上肌出口位（Y位）显示肩锁关节骨赘形成（图15-25），肩峰骨质增生硬化（图15-26），肩峰形状都能做出判断。冈上肌出口位X线片，对了解肩袖出口结构性狭窄十分重要。在上举位摄取前后位X线片，可直接观察大结节与肩峰的相对关系。X线检查对肩袖损伤无直接诊断价值，尤其是急性撕裂或早期病变，但是具有下列X线征象时，对肩峰下撞击征诊断具有参考价值。

肱骨头、大结节、肩峰以及肩锁关节发生退行性变，部分病例大结节皮质骨硬化，表面不规则、骨质萎缩、肩峰增生（图15-27）、肱骨大结节侵蚀、吸收或骨质致密，肩峰下、肱骨大结节致密或骨赘形成；肱骨大结节圆钝，肱骨头变形；肩峰呈钩状或弧型，肩峰下关节面不规则硬化，肱骨大结节增生或硬化。

由于肩袖断裂或肱二头肌长头腱断裂，失去向下制约肱骨头的功能，或因其他动力性

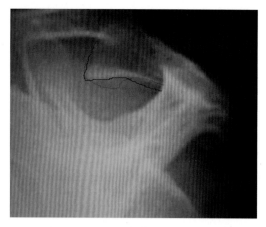

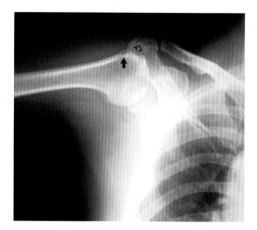

图15-25　冈上肌出口位（Y位）　　　　图15-26　肱骨大结节肩峰骨赘增生
　　　　　显示肩锁关节增生

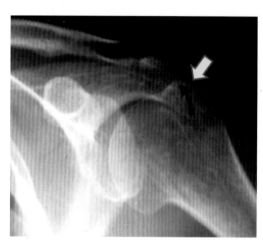

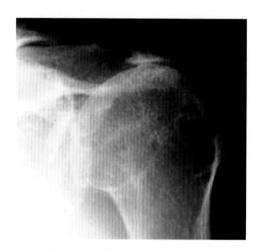

图15-27　肩关节X线片显示肩峰与肱骨　　图15-28　肩峰与肱骨头（A-H）
　　　　　　大结节撞击　　　　　　　　　　　　关节间距缩小

失衡原因，造成肩峰-肱骨头（A-H）间距离缩小（图15-28）。正常肩峰与肱骨头（A-H）间距的范围为1～1.5cm，＜1.0cm为狭窄，＜0.5cm提示有广泛性肩袖撕裂。X线平片虽为非特异性检查方法，不能直接反映肩袖的病理改变，但对肩袖断裂出现的间接变化仍然是不可忽视的检查方法之一。

（二）肩关节造影

　　肩关节腔造影是诊断肩关节损伤常用的影像学诊断方法之一，特别是对全层肩袖损伤有较高的准确性、敏感性和特异性。肩关节造影采用60%泛影葡胺20ml和1%利多卡因20ml配成含30%泛影葡胺和0.5%利多卡因混合溶液。成年人一般注入15～20ml对比剂。穿刺部位常位于喙突尖的外侧及下方各1cm处，局部浸润麻醉后做盂肱关节腔穿刺。当针头进入盂肱关节腔内可注射1ml对比剂，X线透视下见对比剂均匀弥散于肱骨头及盂肱间隙，表示穿刺成功，然后把对比剂注入，直至盂肱关节囊的腋下皱襞、肱二头肌长头腱鞘及肩胛下肌的滑液囊显影为止。碘对比剂和空气混合双重对比造影，注入对比剂5～6ml，过滤空气20～25ml。双重对比造影能清晰地显示肩袖的关节面侧，对肩袖关节面侧部分肌腱断裂的诊断有一定帮助。文献报道双重对比造影对诊断全层肩袖损伤准确率达90%～94%，肩关节造影对于肩袖部分撕裂的准确性较差。

正常情况下肩峰、三角肌下滑囊与肩关节腔不通，如有肩袖撕裂，对比剂可自关节内漏入关节周围的滑囊，此时肩峰下可显影（图15-29）。造影摄片一般摄臂下垂的盂肱关节内旋及外旋位，臂外展上举内旋、外旋位以及在轴位摄盂肱关节内旋及外旋位置。也可在上臂被动运动过程中发现对比剂自盂肱关节溢入肩峰下滑囊或三角肌下滑囊，即可诊断为肩袖撕裂。长期的大块肩袖破损可引起肱骨头上移和喙锁关节的侵蚀，造影时可发现Geyser征。

尽管肩关节造影检查具有简便快捷、价廉有效和临床实用性强等优点，也是一种有创性检查，需在X线透视引导下穿刺进入关节腔，因穿刺技术因素，有时误入肩峰下间隙，可能发生误诊。不能显示肩袖不全层断裂、滑膜面和肌腱实质内的撕裂，也不能直接显示肩袖的病理改变。对比剂在关节腔内的分布不均匀或外旋位时肱二头肌腱鞘投射至大结节外侧时，容易发生误诊。随着MRI的临床应用，有逐渐被其取代的可能。

（三）磁共振成像（MRI）

20世纪80年代中期随着MRI诊断技术的逐渐成熟，对全层肩袖损伤的准确诊断率大大提高，MRI是目前临床诊断肩袖损伤常用的方法。MRI对人体无创伤，具有非侵入性，可进行多维扫描，良好的对比度和软组织分辨率，诊断准确率较高，且能多平面成像，可观察肩袖肌腱及其损伤情况，尤其是对肩袖部分撕裂的诊断MRI优于肩关节造影。常规MRI诊断肩袖撕裂的准确性，各家报道不尽一致。Evancho等报道MRI对肩袖全层撕裂诊断的敏感性为80%，而Singson等则报道为100%，Zlatkin报道对较大的肩袖撕裂敏感率为90%，特异性为88%。由于通过肩袖形态及信号的改变确定是否存在滑囊侧和肌腱内的部分撕裂，因此，对选择治疗方案具有重要的意义。

肩袖损伤表现为肌腱的连续性中断、肌腱肌腹连接处回缩、肌腱的外形发生改变（图15-30）。长期肌肉失用性萎缩脂肪增多，其信号强度增加。肩峰下和三角肌下滑囊脂肪层高强度线状信号中断或消失。如果滑囊内有积液，T2加权像可见肩峰下高强度信号影，而脂肪信号强度减低。

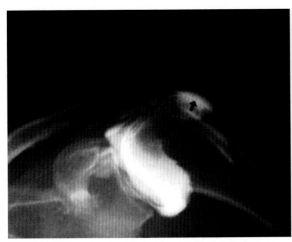

图15-29　肩关节对比剂漏出肩峰下间隙

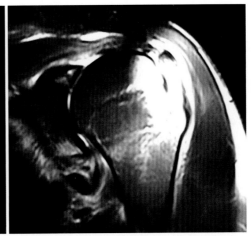

图15-30　MRI显示肩袖损伤

如果T1加权像肩峰下、三角肌下脂肪层变薄，小的全层撕裂在肩峰下及三角肌下滑囊内能看到液体，MRI能直接显示肩锁关节骨刺增生的压迹。Iannotti等根据肩袖损伤的MRI

病理表现分为：①肌腱炎，其肌腱信号强度均匀性增加，但无形态学改变，肩峰下和三角肌下滑囊脂肪层完整。②不全断裂，肌腱信号强度局限性增加形态发生改变，表现为肩峰下和三角肌下滑囊脂肪层连续性中断。③完全断裂，肌腱信号强度明显增加，形态明显异常，如肌腱连续性中断，肌腱肌腹连接处回缩或明显的肌肉萎缩，肌肉的信号强度增高，肩峰下及三角肌下滑囊脂肪层连续性中断或消失。

Joseph（1990）指出MRI诊断肩袖损伤常犯的错误为在冈上肌前冠状斜面扫描偏前一点可见到肱二头肌跨越冈上肌，可出现假阳性撕裂，在肱二头肌与冈上肌之间，正常的信号有时误认为小撕裂。肱骨头的透明软骨贴附在冈上肌上，很像肩袖肌腱炎。肩袖附着于大结节，有时冈上肌附着偏前，冈下肌偏后，在这种情况下冈上肌、冈下肌向侧方延伸。取冠状斜位扫描，肩袖肌腱的信号增强很像肌腱炎，少数情况误诊为小的撕裂，但在T2加权像这种假性撕裂的信号与肌肉相似，但较真正撕裂信号为弱。

关节内注射镓进行MRI检查，有助于显示肩袖、盂唇和韧带的情况。最常用的扫描位置是肩关节冠状及矢状位，冈上肌冠状位和矢状斜位T1加权相为中等强度信号，而在肱骨外侧大节结附着处肌腱部分为低信号，肌腹与肌腱连接处在肱骨头的上方。与冈上肌平行并在其上方的是肩峰下滑囊和三角肌滑囊，为一潜在的间隙，周围常有一薄脂肪层，T1加权相为高信号。冈下肌在冈上肌的内下方，轴位T1加权相为中等强信号影。在附着于小结节以前的腱性部分与关节囊重叠为低信号。T2加权相脂肪的信号强度减低，而水的信号强度增强。正常肩关节MRI的T1加权相SSP冈上肌肌腹呈中等强度信号；SSPT冈上肌肌腱移行于肱骨头上方呈低强度信号。

磁共振肩关节造影（MRA）是近年来诊断肩袖损伤新的影像学方法。对诊断肩袖部分撕裂还是全层撕裂，MRA都具有较高的敏感性、特异性和准确性，MRA诊断肩袖撕裂的准确性可达100%，可以作为诊断肩袖病变的首选方法。MRA对比剂从关节内漏入肩峰下间隙，直观肩袖肌腱的信号形态，能准确地提供肩袖撕裂的位置、厚度和准确地评价肩袖损伤范围（图15-31）。

（四）超声诊断

自20世纪80年代初开始超声用于肩袖撕裂伤的诊断（图15-32）。优点是无创伤性、可动态观察、可重复性、操作方便、省时、费用低，尤其对肩袖撕裂流行病学调查和术后随访具有独特的价值，准确率达90%，能发现冈上肌以外的其他肩袖肌腱的撕裂；能同时对肱二头肌长头腱疾病作出诊断。其缺点是诊断标准不易掌握，诊断准确率与个人的操作技术和经验有很大的相关性。应用超声诊断肩袖损伤，操作者必须熟悉肩袖的病理解剖基础才能对图像做出合理的描述。因此，目前超声诊断主要用于较明显的撕裂伤，而对部分撕裂和小的全层撕裂易出现假阳性或假阴性。Brandt提出了肩袖撕裂的超声诊断标准：肩袖内回声中断，中央强回声带，无肩袖回声，肩袖内强回声点，局部回声区域变薄，扁平层状回声，薄的低回声影。

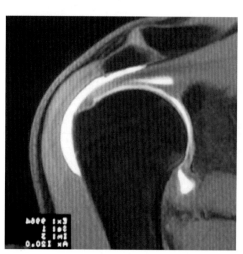

图15-31　肩关节MRA显示对比剂漏出肩峰下间隙

八、肩关节手术入路

后侧入路作为观察入路；前侧入路作为操作入路；外侧入路用于在肩峰下间隙及肩袖手术操作。有时还会使用前上外侧入路作为辅助入路。关节镜后侧入路（即"软点"）处定位，刺入18号脊髓穿刺针，将导丝、Wissinger棒、操作套管和关节镜依次置入关节腔进行系统检查。见图15-33。

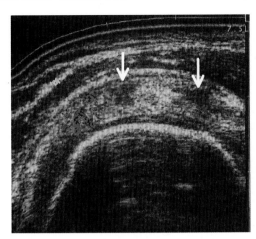 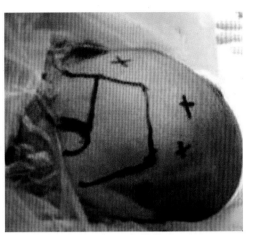

图15-32　超声显示肩袖损伤，箭头所指为断裂处 　　　图15-33　手术入路及解剖标记：喙突、肩峰、锁骨、肩锁关节、肩胛冈等肩关节主要骨性标志

九、手术适应证与禁忌证

全关节镜下肩袖修复手术和小切口开放手术适应证原则上是一致的：对非手术治疗无效，持续疼痛、功能障碍并影响工作与生活的患者。

手术绝对禁忌证包括：全身感染，尤其是近期的活动性感染；局部皮肤条件不好，有未愈合的伤口或疖、痈等以及关节强直。相对禁忌证主要包括神经损伤；明显的肌肉退变；伴有较严重关节内骨折，关节内广泛粘连，患有较严重的盂肱关节炎，以及伴有其他全身性疾病如糖尿病、高血压、心功能不全。

第二节　肩袖损伤由保守治疗到小切口手术

一、肩袖损伤保守治疗

肩袖损伤的治疗包括保守治疗和手术治疗。多数学者认为肩袖损伤病程较短（3个月内）、撕裂较小、Neer分期Ⅰ期的患者、老年人对肩部功能要求不高者，可通过改变运动方式，采用非手术治疗可以获得部分症状改善。非手术治疗方法包括：休息、给予非甾体抗炎药物、物理疗法、局部封闭和各种有利于肌肉力量及功能恢复的综合康复练习方法。诊断明确后可先选择非手术治疗和康复治疗。避免肩部再受过度应力和继发性损伤。肩部肌肉锻炼，预防进行性废用性萎缩，恢复肩袖和三角肌的肌力，防止肩关节骨质疏松。康复训练以增强和维持关节活动范围，加强练习肩部和肩胛肌力量。文献报道非手术治疗的优良率为33%～82%。Goldberg报道了46例全层肩袖损伤患者进行保守治疗59%的患者症状得到改善。Bokor等对53例肩袖全层撕裂进行非手术治疗，疼痛缓解率达到77%，随着时间的推移其疼痛缓解率提高，6年达67%的患者疼痛缓解，9年随访疼痛缓解率达81%。Bartolozzi等对于136例肩袖损伤患者进行保守治疗的随访资料，进行多因素分析后也得出了类似的结论：非手术治疗的效果与随访时间长短密切相关，时间越长效果越好。他发现肩袖撕裂>1cm、治疗前症状持续>1年且有显著的肩关节功能减退者疗效不佳。由于病例选择、评价标准差异较大，因此其疗效也不一致。如果保守治疗无效则考虑手术治疗。

二、关节镜辅助下小切口手术

Muller（1898年）首次报道采用开放手术修复肩袖撕裂以来，肩袖损伤的治疗方法已经历了开放手术肩峰下减压、肩袖修补、肩峰成形等方法，联合手术治疗肩袖损伤。1931年Burman首次在尸体上进行肩关节镜检查，1965年Andrtn和Lundbtrg首次报道了开放手术修复肩袖的临床疗效。后来开放手术治疗肩袖损伤，临床应用多年，为关节镜辅助下小切口肩袖修复和过渡到全关节镜下手术的发展过程，奠定了良好的基础，起到了重要的作用。

当时由于关节镜下手术技巧不够熟练，镜下手术器械不够完备，特别是对巨大肩袖损伤的治疗，镜下肌腱松解游离、锚放置入、缝合、打结等技术操作不够熟练，小切口修复肩袖损伤起到了非常关键的作用。

三、关节镜辅助下小切口手术的疗效

关节镜辅助下小切口开放手术与传统的开放手术相比，最大的优点在于保留了三角肌在肩峰的附着点，软组织分离少、住院时间短和术后康复快等优点。关节镜下对盂肱关节进行全面检查，有利于滑膜炎、肱二头肌腱炎、盂唇疾病以及盂肱关节炎的诊断和治疗，显示出关节镜下诊断检查比传统的直接开放手术，大大地提供了阳性诊断率和治疗效果。关节镜辅助下小切口开放手术修复肩袖损伤，标志着肩袖损伤修复由开放手术向关节镜下的发展与转变，为全关节镜下肩袖修复手术奠定了基础。

Hata对比了关节镜辅助下小切口与常规的开放手术治疗肩袖损伤的疗效，小切口方法不会导致术后三角肌萎缩，术后3个月随访，肩关节评分明显优于开放手术组。Massoud对于114例肩袖损伤行关节镜下肩峰成形和清创术，74.6%的患者疗效满意，其中60岁以下的患者和60岁以上的患者的满意率分别为59.3%～87.5%。

Shenners随访了41例关节镜辅助下小切口开放手术修复全层肩袖损伤病例，平均随访36个月，38例优良，3例可。所有患者对手术效果满意，疼痛均得到了缓解，关节功能明显提高。Liu随访了44例关节镜辅助下小切口手术修复全层肩袖损伤，平均随访时间超过4年，84%优良，88%满意，而肩袖组织缺损的大小与效果无关。Paulos和Kody报道了18例关节镜辅助下小切口手术修复全层肩袖损伤，平均随访时间46个月，94%的患者对手术效果满意；疼痛缓解，功能明显好转。Blevins报道了64例关节镜辅助下小切口手术病例，89%的患者对手术效果满意，所有患者疼痛缓解和功能得到明显提高。Warner报道了17例经过严格筛选的病例，关节镜辅助下的小切口手术修复肩袖损伤，术后患者功能均达到了对侧的肩关节的功能。其中8例运动员有5例恢复到了以前的运动水平。Baker和Liu将37

例开放手术与关节镜辅助下的小切口手术作了回顾比较研究，开放手术组优良率占80%，其中88%的患者对手术效果满意；而小切口手术组优良85%，其中92%的患者对手术效果满意。1990年Levy报道了25例小切口修复小的或中度的肩袖损伤，经1年以上的随诊，84%优良效果，96%满意。随着光导纤维、计算机技术和专用关节镜器械设备的开发应用，为关节镜下手术的发展，提供了良好平台。

由于肩袖损伤的患者肩关节粘连，麻醉成功后应被动推拿活动肩关节，解除肩关节粘连后再进行肩关节镜检查。进一步了解肩袖损伤在冈上肌腱滑囊面还是关节腔面的浅层磨损和全层损伤（图15-34），对肩袖断裂的大小、范围、形态和肩袖的张力进行充分的评估（图15-35）。检查肱骨大结节是否有骨质增生（图15-36），肩峰骨质增生情况以及是否撞击肩袖组织（图15-37）。

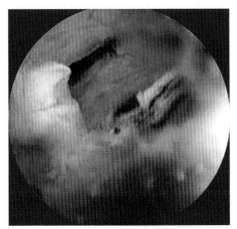

图15-34　关节镜下检查发现肩袖损伤

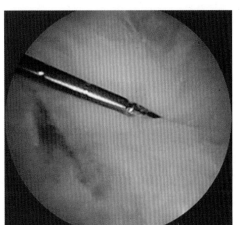

图15-35　肩袖清理后探查肩袖破裂口是否可以拉拢

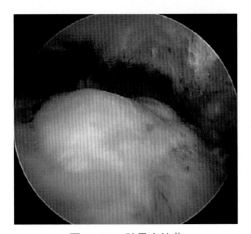

图15-36　肱骨大结节

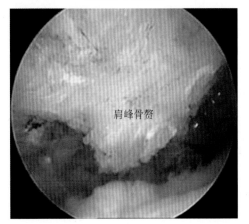

图15-37　肩峰骨赘增生

四、关节镜辅助下小切口手术方法

在肩峰前外侧小切口，开放手术分离开三角肌、暴露肩袖损伤裂口（图15-38），对Ⅲ型肩峰骨赘增生，用骨刀、骨锉与磨钻将其磨平。将撕裂的肩袖组织直视下进行缝合固定（图15-39）。缝合锚钉的开发应用，为肩袖损伤的修复提供了有利条件。可在直视下将锚钉拧入肱骨大结节（图15-40），将冈上肌腱缝合于肱骨大结节附着处。

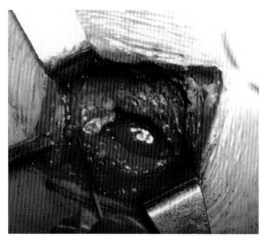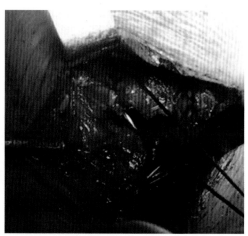

图15-38 在肩峰前外侧小切口开放手术，分离开三角肌、暴露肩袖损伤裂口

图15-39 开放手术缝合固定肩袖

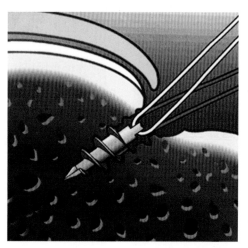

图15-40 锚钉埋入骨内，缝线固定肩袖组织

第三节 单排锚钉肩袖修复术

　　关节镜器械和技术的发展，全关节镜下肩袖损伤修复术已得到广泛应用。Severud对比了关节镜下治疗肩袖损伤与小切口治疗肩袖损伤的疗效进行了比较，发现关节镜手术组，术后在6～12周肩关节均能获得很好的活动范围。Wolf等应用关节镜单排锚钉固定治疗肩袖损伤，进行了4～10年的随访，满意率为94%。Cartsman报道了肩袖损伤关节镜下单排锚钉修复肩袖损伤73例，随访至少2年，84%达到优良，90%的患者对手术效果满意，其手术效果超过了传统的开放手术。有学者报道100例全层肩袖损伤在关节镜下修复的患者，随访2～14年，88例结果优良，6例可，6例效果较差，感染率低于1%，液体外渗致皮下水肿，可自行吸收，并无严重后果。关节镜下手术可直接观察肩袖破裂的部位及范围，对肩袖撕裂情况做出明确诊断。可清楚地显示肩关节内相关结构，发现关节内的病理改变，

同时进行镜下手术修复病变。关节镜下手术视野大、创伤小、对三角肌等软组织分离少，术后功能恢复快，可减少开放手术带来的并发症，手术效果良好，但关节镜下手术学习曲线较长，操作技术要求高。

一、麻醉体位

为了达到肌肉松弛效果，关节镜下肩袖损伤修复术通常采用全麻。选择侧卧位还是沙滩椅位，主要根据手术医师的习惯决定。采用侧卧位牵引下手术野暴露充分，可获得较理想的盂肱关节手术空间。沙滩椅位关节镜视野与肉眼平视的解剖结构一致，有利于改变开放手术的体位。

手术前将体表标志和入路标示清楚，将喙突、肩峰、锁骨、肩锁关节、肩胛冈等肩关节骨性标志用记号笔标出。

二、肩关节镜手术探查

麻醉后消毒之前行肩关节手法轻轻活动并松解肩关节粘连，使肩关节完成前屈、后伸、外展/上举和内外旋等动作。松解时注意一手持握患侧肘关节或上臂，在各个方向上活动肩关节，另一手需置于肩胛盂处，防止关节脱位。对于骨质疏松的患者要格外小心，避免骨折。手法松解后可解决关节粘连，为手术创造更大的关节内操作空间。

关节镜检查可发现肩关节腔滑膜组织充血水肿、增生肥厚，肱二头肌长头腱毛糙和关节内纤维束带增生粘连（图15-41），刨刀及射频清理增生肥厚的滑膜和纤维束带，并修整肱二头肌长头腱及覆盖其上的炎性滑膜。

三、关节镜下肩峰减压成形术

穿刺锥通过外侧入路进入肩峰下间隙，建立工作通道，关节镜沿肩峰后缘向前进入肩峰下间隙，钝性分离肩峰下间隙内的粘连带，探查肩峰下间隙见有滑膜增生充血和纤维束带粘连增生。肩峰下滑囊的滑膜和粘连带，影响肩关节镜下观察和操作困难，须用刨削刀、射频等离子刀清除肩峰下间隙增生充血的滑膜和粘连带（图15-42）。进一步探查肩峰下及

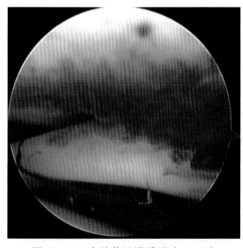

图15-41 肩关节腔滑膜增生，二头肌长头腱充血和纤维束带粘连

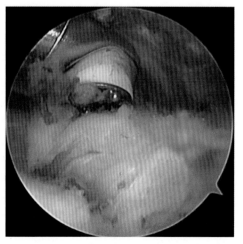

图15-42 清除肩峰下间隙增生充血的滑膜和粘连带

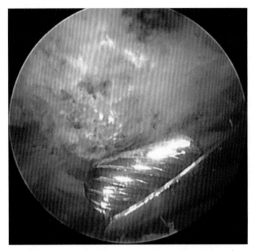

图15-43 磨钻逐渐磨削肩峰前外侧缘

肱骨大结节的骨赘增生和喙肩弓韧带增生以及肩袖撕裂情况。对于 Neer 分类 II 型、III 型肩峰和喙肩韧带止点有骨赘增生的患者行肩峰成形术。首先用射频修整增厚的喙肩韧带，然后从外侧或前外侧入路置入磨钻，自外向内、自前向后逐渐磨削肩峰前外侧缘（图15-43），将肩峰下表面成形，肩峰外侧缘尽量磨削圆钝。磨削肩峰的宽度8～10mm，厚度<5mm。过度的肩峰下减压可造成肩峰失用或骨折的危险。

四、肩袖缝合

　　首先根据肩袖损伤大小，抓钳牵拉肩袖组织，观察肩袖回缩情况及能否牵拉到位，如有明显回缩不能牵拉到位者，则需对断裂的肩袖组织进行充分松解。如果还不能解剖复位，可适当将锚钉在骨床位置内移。

　　带线缝合锚钉固定法，得到更广泛地应用，常用缝合锚钉（Anchor）将冈上肌直接缝合。取外侧或前外侧入路置入打孔器，于肱骨头关节软骨边缘外侧肩袖足印区打孔（图15-44），然后沿孔道拧入1枚肩关节带线锚钉（图15-45），牵拉尾线检查锚钉是否牢靠（图15-46），如果骨质疏松，则可以将锚钉的位置内移到肱骨外科颈处（图15-47），此处软骨下骨比较坚强。

　　然后用缝合器穿过肩袖撕裂部分（图15-48），将缝线一端穿过肩袖组织，拉紧缝线两端打结固定肩袖损伤组织（图15-49）。如果撕裂较大，可酌情选择双线缝合锚钉或多枚锚钉固定缝合。

　　术前评估肩袖的质量和损伤程度，制订好手术方案；肩峰下减压，磨削增生的肩峰不宜过度，以免骨折或肩峰失用。清理喙肩韧带要适度，避免切断。锚钉置入的位置选择要合适，避免锚钉置入骨质疏松区，以免锚钉拔出导致手术失败。采用双线或多锚钉缝合时要遵循从前向后的缝合顺序，并注意缝线管理，防止互相缠绕。术毕后探查固定部位是否牢靠，肩关节外展观察肩袖与肩峰有无撞击。

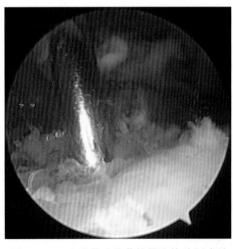

图15-44 于肱骨头关节软骨边缘外侧肩袖足印区中部附近打孔

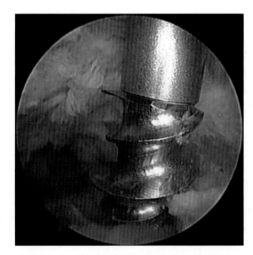

图15-45 沿孔道拧入1枚肩关节带线锚钉

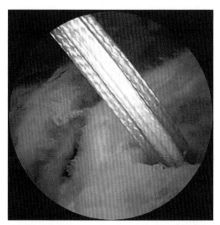

图15-46　牵拉锚钉尾端的缝线，检查是否牢固

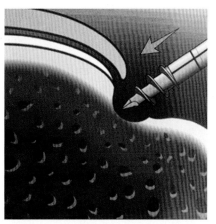

图15-47　锚钉固定于肱骨大结节间沟骨质坚固

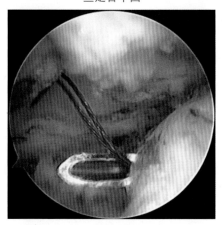

图15-48　缝合器穿过肩袖撕裂部分置入牵引导线

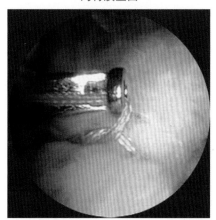

图15-49　打结缝合肩袖组织

◆ 第四节　双排锚钉固定修复肩袖术 ◆

　　早期的关节镜肩袖修复术多采用单排锚钉缝合固定，但肌腱再撕裂等导致的修复失败并不少见。因为肩袖在肱骨处的附着是一个复杂的三维结构，由于单排锚钉的固定为点接触，因此单排固定不能解剖重建正常的肩袖。双排锚钉固定肩袖修复术是将肩袖残端作内外两层双排固定，内层固定在肱骨头关节面外缘附近，外层固定在大结节足印区的外侧，使整个肩袖得以双重固定。由于增加了第二排锚钉，更多的固定点增加了重建组织的初始强度，减少了每个锚钉所承受的负荷，改善了修复肩袖的机械强度和功能；另一方面双排锚钉固定术变单排的点固定为面固定，增加了接触面积，减少了肌腱和骨界面之间的活动，使残端能够更好地在解剖点上愈合。

　　有研究认为双排固定与单排固定术后功能评分并无显著差异，但Kim、Meier等对单双排锚钉固定进行的生物力学实验显示，双排相对于单排固定，双排固定能增加腱骨接触面积，能够增加最大失败载荷，提供更强的初始固定强度且优于单排，缝线发生断裂率也小于单排固定。所以对较大的全层肩袖撕裂或骨质疏松的患者，为获得更好疗效，建议使用双排固定。

外排锚钉多置于肱骨大结节处，此处骨皮质较薄，由于废用或年龄因素骨质疏松，可造成锚钉拔出。

一、双排锚钉固定修复肩袖手术方法

术前准备及肩关节腔探查清理方法同单排固定。肩峰成形后，抓钳抓住肩袖组织的边缘，充分进行肩袖组织松解，使肩袖组织不宜太紧，以确保完全覆盖肌腱止点。磨削大结节硬化的骨赘，利于腱骨愈合（图15-50）。但需注意不可去除过多骨皮质，这样会减弱锚钉的固定力量。

按照从前向后的方式置入内排锚钉。第1枚锚钉置于撕裂前1/3处，第2枚置于撕裂后1/3处，置钉点在肱骨外科颈肱骨头与关节软骨交界的边缘向外5mm（肩袖足印区内侧缘）。缝线水平褥式缝合（图15-51），打结后的线尾留置备用。

整理缝线尾端抓出体外，取两枚内排锚钉的缝线，取各一根尾穿过外排锚钉的固定孔，同理将剩余两根尾线穿过另一枚外排锚钉内。于肱骨大结节肩袖止点外侧缘附近各打一孔置入锚钉，拉紧缝线，交叉形成网状，将肌腱端压在足印区（图15-52）。

术后探查肩袖缝合是否固定（图15-53）外展旋活动肩关节，肩峰与肩袖无撞击。术后患者需佩戴肩关节吊带或外展支架。

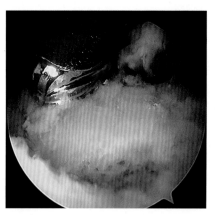

图15-50　磨除肱骨大结节硬化骨赘利于腱骨愈合

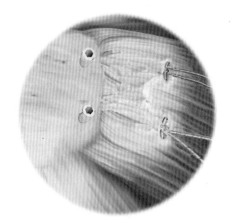

图15-51　肱骨结节间沟置入缝合锚钉2枚，垂直褥式打结固定，大结节附近置入外排锚钉

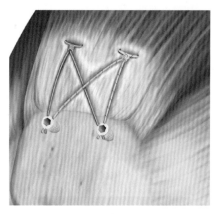

图15-52　缝线形成交织呈网状，将肌腱固定在足印区

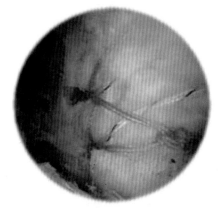

图15-53　双排固定术后，探查缝线交叉网状固定在足印区

二、同种异体骨生物锚钉固定修复肩袖

目前用于肩袖修复的锚钉多采用钛合金、聚乳酸或PEEK（聚醚醚酮）材料。虽然固定强度可靠，但金属锚钉植入体内将永久留置在体内，曾有金属锚钉脱落后迁移到肺、锁骨下动脉、椎管内等并发症的文献报道。可吸收锚钉为聚乳酸（PLA）材料制成，在体内降解过程中可能会导致强度下降、炎症反应及骨溶解缺损、锚钉移位等并发症。各种锚钉均为高值耗材，费用高。笔者设计的骨生物性锚钉（图15-54）与FastinRC带螺纹金属锚钉进行了生物力学对照研究，结果表明两者的最大拔出载荷强度和失败状态，经统计学分析两者无显著性差异。组织形态学研究表明，骨生物锚钉术后4个月完成爬行替代，组织相容性好。试验证明生物骨锚钉完全可以作为肩袖修复固定的材料。应用同种异体皮质骨锚钉修复肩袖损伤（图15-55），术后4个月X线片显示与受区完全愈合，逐渐被爬行替代，与宿主骨融为一体（图15-56，图15-57）。

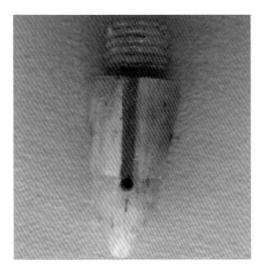

图15-54 骨生物锚钉

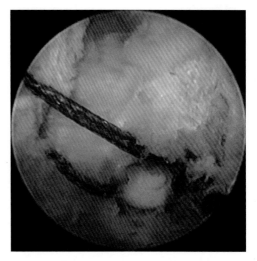

图15-55 肩袖损伤采用生物骨锚钉固定

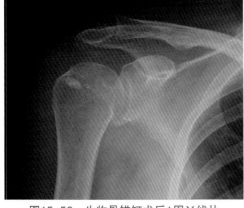

图15-56 生物骨锚钉术后1周X线片

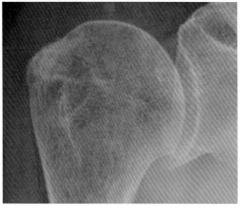

（a）术后4个月，生物骨锚钉与宿主骨愈合
图15-57

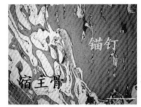

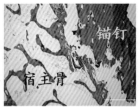
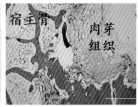
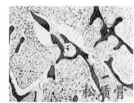

术后6周   术后12周   术后24周   术后48周

（b）同种异体皮质骨锚钉可被宿主爬行替代（光镜下观）

图15-57　术后表现

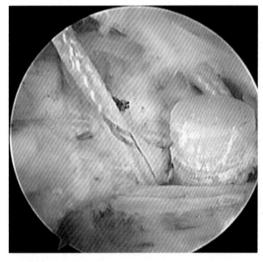

图15-58　骨锚钉双排固定修复肩袖损伤

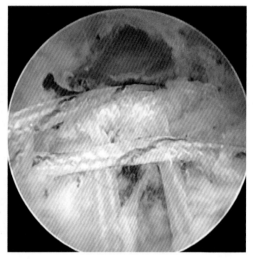

图15-59　骨锚钉双排固定肩袖缝线呈网状

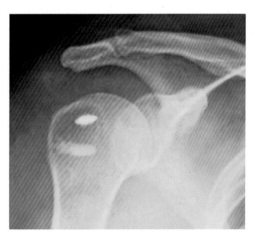

图15-60　术后X线片显示内排为
金属锚钉，外排为生物骨锚钉

笔者采用生物骨锚钉和金属锚钉，双排固定修复肩袖损伤（图15-58），将内排贴近肱骨头的解剖颈，外排在肱骨大结节处，缝合线呈网状覆盖肩袖（图15-59），使肩袖损伤的创面与骨床充分接触，术后拍片检查，锚钉位置良好（图15-60）。25例术后随访5年以上，无复发、无腱骨不愈合及拔钉情况。

皮质骨锚钉属于生物嵌压固定，固定强度大，改善了肩袖的机械强度，由于双排固定增加了腱骨的接触面积，分散了每一个锚钉所承受的负荷，有利于腱骨愈合。组织相容性好，免用高值耗材，降低成本，节约医疗费用开支。随着对生物组织工程研究的进展，同种异体皮质骨锚钉将得到极大地关注。

　　巨大肩袖撕裂按形状可分为新月形撕裂、椭圆形撕裂（图15-61）、不规则形（图15-62）和"U"形撕裂（图15-63）等不同类型。巨大肩袖损伤常合并肱二头肌长头腱病损，肌腱回缩，严重影响生活质量。巨大肩袖损伤持续疼痛伴功能障碍，肌肉会逐渐退变脂肪化，非手术治疗延误治疗，应尽早手术治疗。术前MRI检查有助于了解冈上肌撕裂的肌腱有无脂肪化（图15-64），对术后功能的评估具有重要价值。

　　对于Neer分类Ⅱ型、Ⅲ型肩峰有骨赘增生的患者（图15-65），应先行肩峰成形术（图15-66）。探查肩袖损伤的程度及范围，抓钳牵拉肩袖组织，观察肩袖回缩情况及能否牵拉到位，如挛缩明显，张力太大不能牵拉到位者，则行肩袖组织松解。

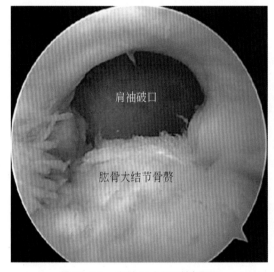

图15-61　肩袖巨大撕裂椭圆形

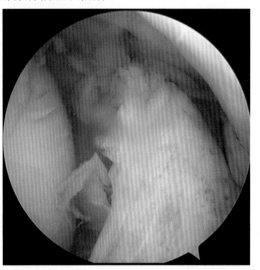

图15-62　肩袖损伤不规则形

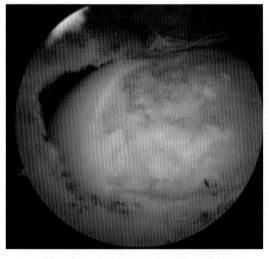

图15-63　U形肩袖巨大损伤修复前

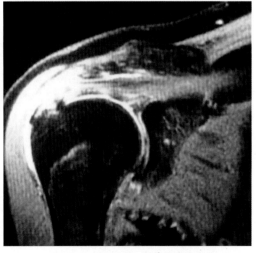

图15-64　MRI显示肩袖撕裂回缩，冈上肌脂肪化

第十五章　肩袖损伤

431

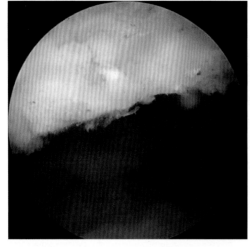

图15-65　肩峰骨质增生

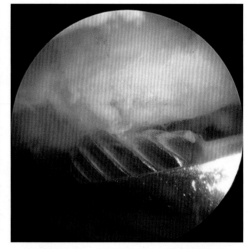

图15-66　肩峰骨质增生肩峰成形

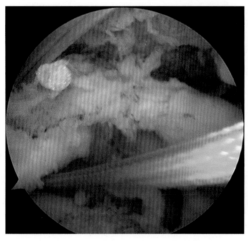

图15-67　与缝线牵拉肩袖撕裂缘组
织牵引下松解

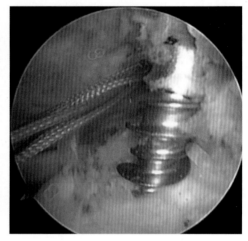

图15-68　牵引下置入缝线锚钉

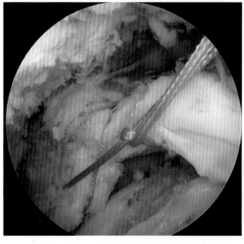

图15-69　巨大肩袖边对边缝合

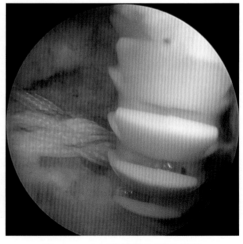

图15-70　打外排锚钉固定缝线

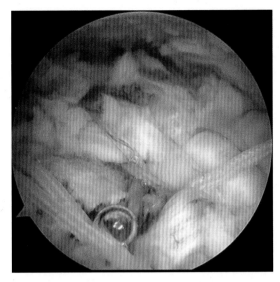

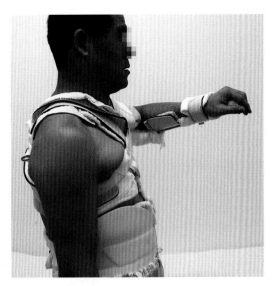

图15-71　U形巨大肩袖损伤边对边缝
合后外排固定完成修复

图15-72　术后佩戴外展支具保护

　　撕裂张力较大者，在撕裂中段以垂直或水平褥式穿一根5号"爱昔邦"缝线作为牵拉线（图15-67），进行松解后，植入内排锚钉并缝合肌腱（图15-68），然后置入外排缝合锚钉，缝合肩袖组织。如果"U"形或"L"形巨大撕裂，明显的纵向及横向肌腱回缩张力较大者，可以先行肩袖组织撕裂缘边对边缝合（图15-69），将U形变成V形，最终变为T形撕裂，然后在肱骨外科颈拧入缝合锚钉，缝合固定肩袖组织。为了降低牵拉应力，在肱骨大结节非骨质疏松区打入外排锚钉，将缝合线穿入外排锚钉孔内（图15-70），拉紧缝线，击入PUSH LOCK，检查肩袖组织撕裂创面已经完全封闭（图15-71）。术后患者需佩戴外展支架固定（图15-72）。

❖ 第六节　肩袖手术注意的问题 ❖

　　缝合完毕应进一步探查肩袖撕裂创面是否完全封闭撕裂口，缝合是否牢靠，观察修复后的肩袖与肩峰有无撞击。巨大肩袖撕裂挛缩严重者，因张力太大难以修补的，可先采用前侧肩袖间隙松解滑移，然后沿肩胛冈基底部松解冈上、冈下肌肌腱之间的间隙，肌腱移动得到明显改善后，冈上肌腱可在张力低的情况下，进行肩袖缝合固定于外侧骨床。此方法为肩关节镜下修补巨大肩袖撕裂提供了较好的辅助技术手段。

　　对于骨质疏松的患者，要特别注意锚钉拔出的风险，使用双排锚钉固定可以分散应力。内排锚钉选在肱骨头解剖颈皮质相对较厚的部位，可依骨质疏松情况酌情增加锚钉的数量以增加锚钉的稳固行。

　　由于关节镜手术创伤小、视野广、不切开关节，保留了三角肌在肩峰上附着点，可早期行功能练习，有利于早期恢复功能。肩关节镜手术后佩戴肩关节吊带或外展支具，可适当口服非甾体消炎镇痛药，必须配合积极地功能锻炼。第一阶段（4周内）以被动功能锻炼为主，在此期间主要的锻炼动作为上臂钟摆运动（图15-73）、前臂支撑爬墙运动（图15-74）等，被动活动的范围依损伤程度和术中重建的稳定性决定。一般被动前屈90°、外展60°～80°，外旋40°。第二阶段（4～8周）悬吊可结束，前屈活动范围逐步增加到140°～150°，外展逐步增加到90°～120°，外旋可达40°以上，改善内外旋活动。6周后做有轻度的主动训练，包括三角肌的力量锻炼。第三阶段（8～12周）进行全关节主动活动。进一步加强肩袖的力量。功能锻炼要根据骨质疏松情况进行安排。

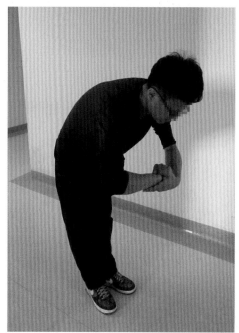

图15-73　上臂钟摆运动

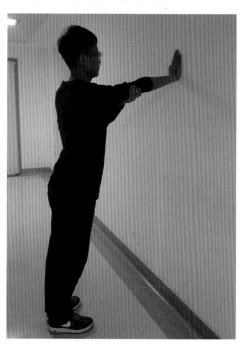

图15-74　前臂支撑爬墙运动

（刘玉杰　曲　峰　郭　旗　申学振）

第十六章

肩关节不稳

❖ 第一节　肩关节Bankart损伤 ❖

一、Bankart损伤概述

肩关节是全身最不稳定的关节之一，肩关节脱位的发生率占全身关节脱位的50%，其中95%为前方脱位（图16-1）。肩关节囊-韧带-盂唇复合体是肩关节稳定的重要结构，当受损后会影响肩关节前方的稳定性，故临床上复发性肩关节前脱位最常见。研究发现肩关节初次前脱位，年龄20岁左右有90%～95%的复发率。

肩关节Bankart损伤，涵盖盂唇前下方的盂肱韧带复合体附着处的撕损伤。骨性Bankart损伤和Hill-Sachs损伤骨质缺损咬合性损伤，是肩关节复发性前脱位最常见的原因和最重要的病理基础。当肩关节受到外力牵拉，在肱骨头的顶压下肱骨头脱位，可造成肩关节前方盂唇、关节囊和韧带的损伤，甚至造成肩盂结构、肱骨大结节骨块的撕脱或肩袖的损伤。

1923 年Perthes和 Bankart描述了肩关节前脱位伴前下盂唇损伤，统称为 Bankart 损伤（图16-2）。肩关节前下方盂肱韧带和盂唇复合体撕裂、肩关节囊松弛和肱骨头Hill-Sachs损伤，是肩关节脱位的重要病理基础。盂唇撕裂可发生于关节囊组织本身、关节囊与肩盂附着处、关节囊与肱骨颈附着处等部位。其中肩盂损伤占74%，关节囊病损占17%，肱骨头病损占9%。肩关节反复脱位，造成肩胛盂前下方关节软骨及盂唇损伤，肩盂缘的骨质损伤，严重影响肩关节前方稳定。

复发性肩关节前脱位的患者中，骨性Bankart损伤的发生率为5.4%～44%。当肩盂前方或下方的骨质被牵拉撕脱，Bankart损伤伴肩胛盂骨折，

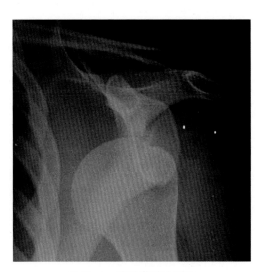

图16-1　肩关节前方脱位

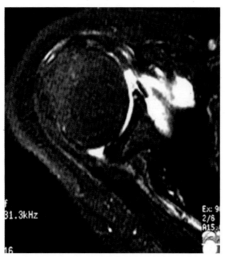

图16-2　MRI示肩关节Bankart损伤

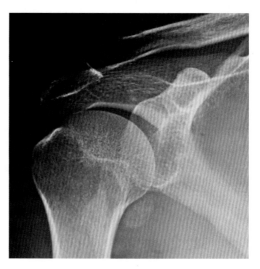

图16-3　骨性Bankart损伤X线正位片示
肩关节盂前方骨质缺损及游离骨块

称为骨性Bankart损伤（图6-3）。该损伤可导致肩胛盂由"梨形"变为"倒梨形"结构，是造成复发性肩关节脱位和习惯性前方不稳定的重要原因。骨性Bankart损伤是复发性肩关节前脱位常见的最重要的病理基础。

1890年Broca首先报道了肩关节前脱位后，关节盂前缘撞击肱骨头后上方，发生压缩性骨折，形成骨缺损。1940年Hill和Sachs对此损伤做了进一步的论述，将其命名为"Hill-Sachs损伤"。复发性肩关节前脱位发生Hill-Sachs损伤的发生率高达90%～100%，是造成肩关节不稳的危险因素之一。如果Hill-Sachs损伤患者，单纯地修复关节盂唇前缘，术后肩关节仍然还会发生复发性脱位。1948年Palmer报道，当肩关节外旋外展时，Hill-Sachs伤与关节盂前缘发生咬合产生杠杆作用，导致肩关节复发性脱位或难复性脱位。Burkhart将此命名为"咬合性Hill-Sachs损伤（engaging Hill-Sachs lesion）"，见图16-4。关节盂前缘骨缺损合并咬合性Hill-Sachs损伤的患者，术后复发率高达100%。肩关节反复脱位可发生Hill-Sachs损伤，即肩关节前下脱位时，肱骨头的后外侧与前下肩盂撞击引起的肱骨头后上的骨软骨缺损。CT扫描三维重建可以清楚显示肱骨头骨缺损凹陷区（图16-5）。

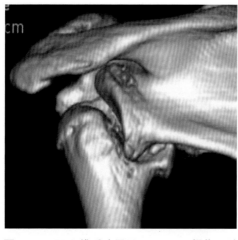

图16-4　CT三维重建显示Hill-Sachs损伤，肱
骨头凹陷骨缺损区发生咬合性Hill-Sachs损伤

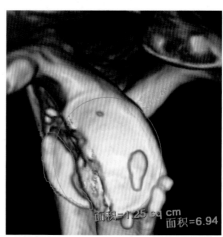

图16-5　CT三维重建显示骨性Bankart损伤

Bankart损伤主要是关节盂缘前下部纤维软骨性盂唇撕裂，伴肩胛颈前方骨膜撕裂，肩胛盂与盂唇间有明显的空隙。骨性Bankart损伤，盂肱韧带盂唇复合体损伤，关节盂前下方伴撕脱性骨折，影像学显示肩关节盂前方骨质缺损。Perthes损伤是Bankart损伤的特殊类型，主要表现为盂唇撕裂，肩胛盂的骨膜完整。前盂唇韧带骨膜袖套状撕脱损伤（ALPSA）、肩前下盂唇关节内损伤（GLAD）和不伴骨膜损伤的盂肱下韧带肱骨部撕脱伤（HAGL），均可造成肩关节前方的不稳。

Bankart损伤反复脱位，严重影响日常工作和生活，关节镜下Bankart损伤修复术非常必要。对于20岁以下的患者，即使是初次脱位，只要发现有盂唇损伤，也建议行关节镜下Bankart损伤修复术。对于伴有多发韧带松弛症、关节内骨折的患者，关节镜下修复手术要慎重。

二、Bankart损伤临床检查

（1）前方恐惧试验　患者仰卧或站立位，将上肢外展90°，医师一手握住患者的前臂，另一手的拇指顶住肱骨头向前，其余4指在前方保护肱骨头（图16-6），防止出现意外脱位。使肩关节外旋，达到一定的外旋角度后，患者即感觉肩关节将要脱位的危险，因而出现反射性和保护性的肌肉收缩，以抵抗肩关节进一步外旋，同时出现惧怕脱位的恐惧表情为阳性。

（2）前后负荷移位试验　患者取坐位，检查者立于患侧身后，一手紧握患者肩关节，稳定锁骨和肩胛骨，另一只手分别向前和向后推移肱骨头，仔细感觉肱骨头在肩盂内的位移情况（图16-7）；随着应力的增加，可感受到肱骨头骑跨在肩盂的边缘上；注意两侧对比检查。根据位移程度分为轻、中、重度。该试验用于评估肩关节的前后向不稳定，Cleland报道该检查的敏感性为90%，特异性为85%。

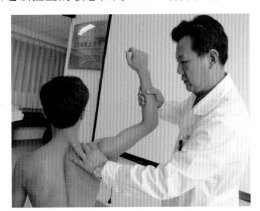

图16-6　前方恐惧试验

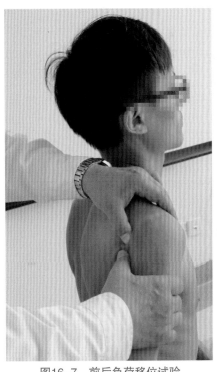

图16-7　前后负荷移位试验

程度	移位程度
轻度	0～1cm
中度	1～2cm或移位至肩盂边缘
重度	>2cm或移位超过肩盂边缘

（3）沟槽征　又名凹陷征，患者取站立位或坐位，检查者站于患者的后方，鼓励患者尽量放松。检查者一手稳定患者的肩关节，另一只手握紧患侧肘关节，同时施加向下方牵引的力量（图16-8），注意观察患侧肩峰外侧缘。其目的是诱发肱骨头向下方的半脱位。如果患者存在肩关节下方不稳，在肩峰外侧缘和肱骨头之间会出现沟槽或凹陷表现。该试验用于用于检查肩关节前下方不稳定。

（4）杜加征　杜加征又称搭肩试验，患者坐位或站立位，肘关节屈曲，将手搭在对侧的肩部，且肘部能贴近胸壁为正常。如果能搭在对侧肩部，肘关节不能贴近胸壁，或肘部能贴近胸壁，手不能搭于对侧肩部均为阳性表现，提示肩关节盂肱关节脱位（图16-9）。

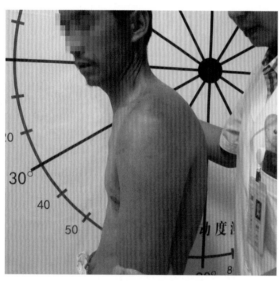

图16-8　沟槽征（又名凹陷征）

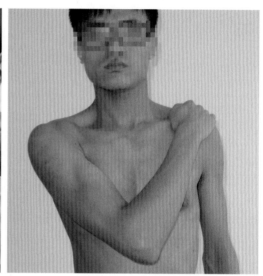

图16-9　杜加征

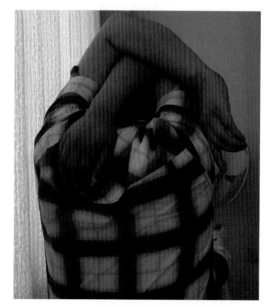

图16-10　多韧带松弛症，双肩关节肘关节均松弛

三、鉴别诊断

（1）多发韧带松弛症　肩关节复发性脱位与多发韧带松弛症（图16-10）进行鉴别诊断，多发韧带松弛症为多关节松弛和不稳症状。全身关节松弛使用Beighton评分量化有助于诊断，双手掌同时撑地面计1分，双膝、双肘关节如过度背伸各计1分，双侧小指掌指关节如能背伸90°各计1分，双手拇指如能屈腕时触及前臂各计1分。最高分为9分，≥5分为关节松弛症。

（2）全身性结缔组织病　如Ehlers-Danlos综合征可能导致关节松弛。这类疾病往往存在遗传性结缔组织异常、全身关节受累、广泛皮肤松弛、皮下出血等。

四、影像学检查

影像学检查对肩关节Bankart损伤的诊断具有重要临床价值。X线平片可发现骨性Bankart损伤，内旋正位片可发现Hill-sachs损伤；Y位片用以判断脱位方向。

CT扫描对骨性Bankart损伤的诊断有较高的准确性和特异性；CTA是一种诊断关节囊-盂唇复合体损伤较简便的检查方法。关节盂唇损伤在CT扫描造影（CTA）时，表现为低密度的软组织影，在关节盂附着处断裂或消失，并伴有小的撕脱骨折块。CT三维重建可以全方位观察骨性Bankart损伤的情况（图16-11）。

有人报道MRA、CTA、MRI诊断关节囊-盂唇复合体损伤的阳性准确率分别为90%、89%和82%。MRI检查：正常MRI扫描脂肪和松质骨为高信号，肌肉为中等信号，肌腱、关节盂唇、皮质骨为低信号，关节盂唇在T1加权像为中等强度信号，T2加权像为低强度信号。关节盂唇损伤表现为关节盂唇与关节盂缘之间信号增强，三角形关节盂唇变、移位、消失或钙化。核磁共振造影（MRA）可显示对比剂漏至盂唇撕裂处和肩胛下肌裂隙（图16-12）。

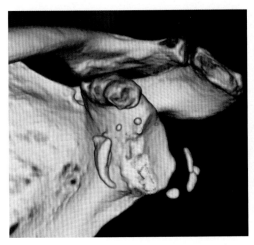

图16-11　骨性Bankart损伤，肩盂骨缺损

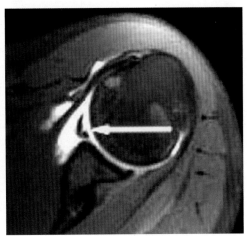

图16-12　MRA对比剂通过损伤处渗至肩胛下肌裂隙

第二节　Bankart损伤手术方法

一、Bankart损伤创面清理

全麻成功后消毒铺单，选择肩关节后入路，先刺入18号脊髓穿刺针，分别将导丝、Wissinger棒、关节镜套管和关节镜依次置入关节腔。关节镜探查以肱二头肌腱长头作为解剖标志（图16-13），进行全肩关节腔内探查。

关节镜检查发现肩关节腔滑膜组织黄染（图16-14），为肩关节脱位后出血，含铁血黄素沉着所致。发现肩关节Bankart损伤患者的关节囊盂唇复合体和肩盂分离移位，形成明显的沟豁状裂隙（图16-15）。Bankart损伤部位右肩多位于2～5点钟的位置，左侧多位于

7 ～ 10点钟的位置，前关节囊扩大松弛。

　　病变部位确认后，经前方入路或前下入路进行射频或刨削清理瘢痕组织创面，用骨锉插入肩盂和关节囊 - 韧带 - 盂唇复合体之间进行剥离（图16-16）、从上向下充分松解至撕裂的下限位置，并将前方关节盂边缘打磨新鲜化，肩盂骨质新鲜化出血为止，以便于盂唇愈合。在导向器的引导下钻孔，置入3.5mm带线锚钉（图16-17），用过线器将缝线从5点半位置穿过关节囊（图16-18），收紧缝线将盂唇残端及关节囊向上提拉，打结固定盂唇撕裂组织（图16-19）。然后根据损伤的大小，用同样方法在肩胛盂的不同位置置入第2、3枚带线锚钉，用缝线将关节囊及盂唇残端一起折叠缝合，固定到关节盂缘。探查缝合固定后肩关节的稳定性。骨性Bankart损伤可用双线缝合锚钉置于骨折面基底部，缝线捆扎固定骨块（图16-20），另一缝线缝合盂唇组织。

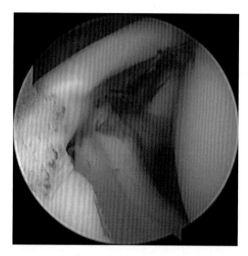

图16-13　以肱二头肌腱长头作为解剖标志，进行肩关节探查

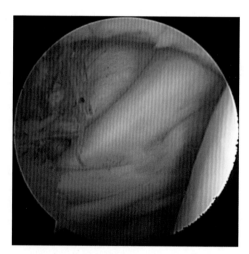

图16-14　滑膜组织黄染为肩关节脱位后陈旧性出血所致

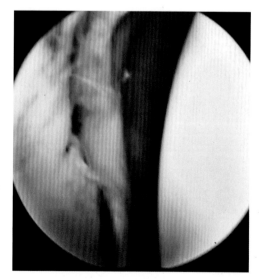

图16-15　Bankart损伤肩胛盂与盂唇间有纵向裂隙

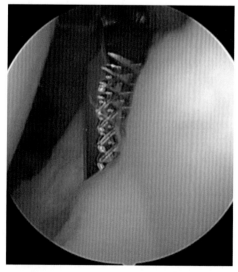

图16-16　骨锉插入肩盂和盂唇之间剥离并打磨粗糙关节盂边缘

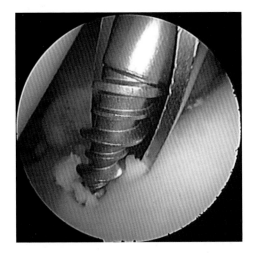

图16-17　在导向器的引导下钻孔，
置入3.5mm带线锚钉

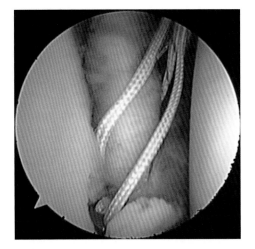

图16-18　将缝线穿过关节囊和盂唇组织

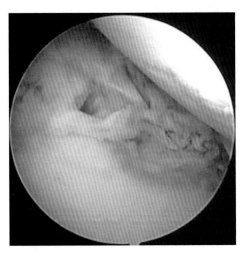

图16-19　缝线打结将盂唇残端及关
节囊向上提拉固定盂唇组织

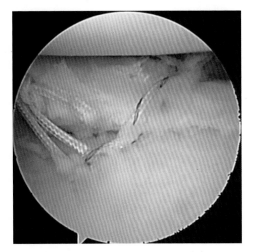

图16-20　骨性Bankart损伤可用一枚
双线锚钉捆扎固定骨块

二、可吸收Bankart钉修复Bankart损伤

可吸收Bankart钉修复Bankart损伤的方法虽然已经较少应用，但是也有的情况下采用，现介绍如下。关节镜下探查发现骨性Bankart损伤（图16-21、图16-22），清理肩盂关节囊-韧带-盂唇复合体之间瘢痕组织，射频或刨削清理并新鲜化创面，将肩关节囊-韧带-盂唇复合体撬拨复位，牵向盂唇创缘，用直径2mm克氏针穿过骨块和盂唇关节囊组织临时固定（图16-23）。

用直径2.5mm的专用钻头钻入肩盂骨质内（图16-24），将可吸收锚钉沿导针击入肩盂（图16-25），根据损伤的大小置入锚钉一般2～3枚（图16-26）。术后检查固定后的稳定性（图16-27）。

急性骨性Bankart损伤（图16-28）可采用关节镜下剥离创面组织（图16-29）采用缝合锚钉捆扎固定术（图16-30）。

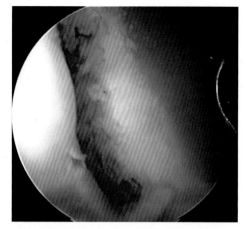

图16-21　骨性Bankart损伤

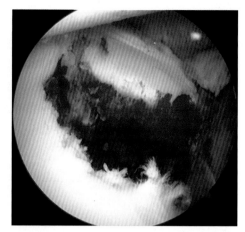

图16-22　关节镜下探查肩盂骨性结构、盂唇
和骨折块移位情况

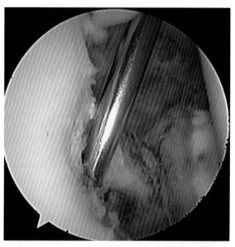

图16-23　用直径2mm克氏针穿过骨
块和盂唇关节囊组织临时固定

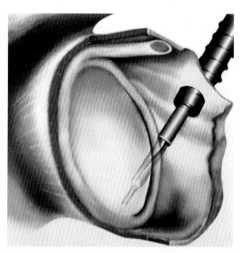

图16-24　用专用钻头沿导针钻入盂唇内

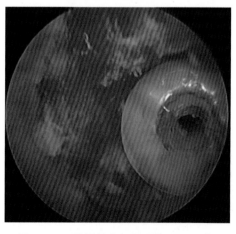

图16-25　沿导针击入可吸收Bankart钉

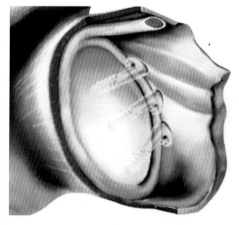

图16-26　根据情况可选择多枚可吸
收钉固定

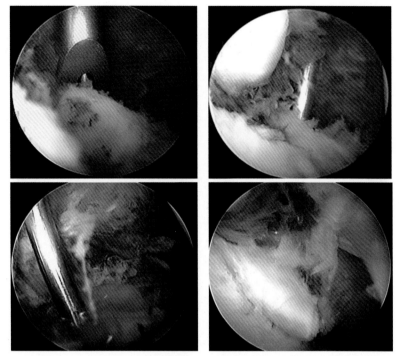

图16-27　探查骨性Bankart损伤固定后情况

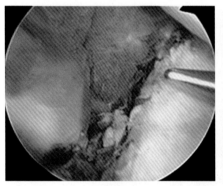

图16-28　急性骨性Bankart损伤

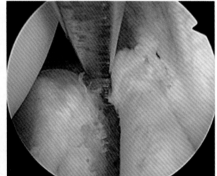

图16-29　关节镜下剥离Bankart损伤创面

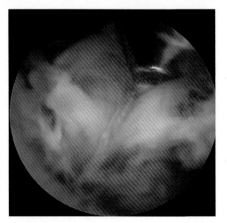

图16-30　急性Bankart损伤，关节镜
下缝合锚钉缝合固定

采用可吸收Bankart固定操作时注意钻入肩盂骨质内的导针要有足够的深度和正确的角度，空心钻入骨质内不要太深以免将导针带出。钉道的深度适当，太浅击入可吸收钉受阻，容易将其钉击碎。

三、肩关节脱位Bankart损伤伴肩袖损伤

肩关节脱位合并肩袖损伤多为交通事故伤，暴力突然牵拉导致肩关节脱位（图16-31），肩袖组织在肱骨大结节附着处撕脱。多数对肩关节脱位合并Bankart和肩袖损伤认识不足，容易忽略，就诊时往往只关注肩关节复位，进行简单的复位，很少关注Bankart损伤和肩袖损伤的诊断和治疗。实际X线片也可以观察到肩关节骨性Bankart损伤情况（图16-32）。CT三维重建可以清楚地显示肩关节脱位后导致的骨性Bankart损伤和骨块移位情况（图16-33）X线片及CT难以发现肩袖损伤情况，但是MRI检查有助于观察肩袖撕裂损伤情况（图16-34）和肩袖移位情况（图16-35）。

骨块移位肩袖组织挛缩，影响术后疗效。临床医生应提高肩关节脱位合并肩袖与Bankart损伤的认识。肩关节外伤性脱位复位后，如果肩关节仍不能主动外展/抬举或复位后发生复发性肩关节脱位，恐惧试验阳性，肩峰下压痛，应高度怀疑本病。肩关节镜探查有助于肩袖损伤（图16-36）和肩关节Bankart损伤的诊断（图16-37）。

关节镜进入肩峰下间隙，探查肩袖损伤及挛缩情况，肩袖挛缩者酌情对撕裂的肩袖组织进行松解。关节镜下探查Bankart损伤后进行肩关节血肿清理，松解关节囊-盂唇-韧带复合体；用骨锉将前方关节盂边缘打磨粗糙至骨面出血以便组织愈合。用打孔器靠近撕裂下部位置在肩盂边缘打孔，拧入带线锚钉，用过线器将锚钉尾端缝线穿过关节囊，收紧缝合线打结，将盂唇残端以及关节囊提拉并牢固固定在盂唇上（图16-38），探查缝合固定后肩关节的稳定性。

抓钳将肩袖组织抓住牵拉，探查肩袖回缩情况及能否牵拉到位（图16-39），于肩袖足印区中部置入带线缝合锚钉（图16-40），根据肩袖撕裂和骨质情况，选用多枚不同直径的缝合锚钉，将肩袖撕裂伤进行缝合固定（图16-41）。必要时可选择在足印区外缘处置入外排锚钉行双排固定。探查损伤部位固定是否牢靠，术后患者需佩戴肩关节吊带或外展支架（图16-42）。

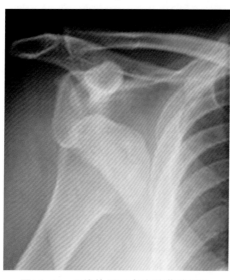
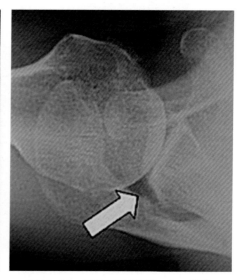

图16-31　X线片显示右肩关节前脱位　　图16-32　X线显示骨性Bankart损伤

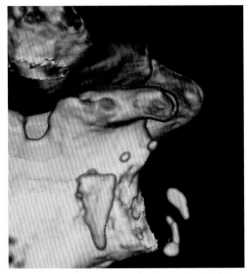

图16-33 CT三维重建显示骨性Bankart
损伤，骨块移位

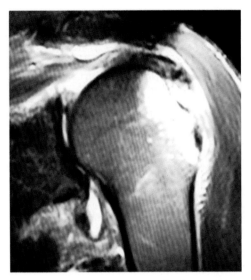

图16-34 肩袖于肱骨大结节附着处撕脱

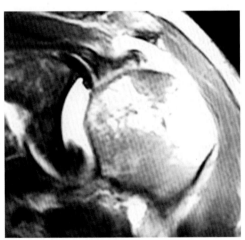

图16-35 肩关节前脱位肩袖撕脱移
位合并Bankart损伤

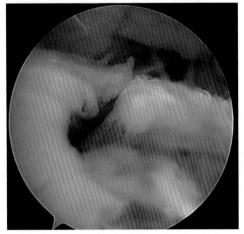

图16-36 肩袖组织在肱骨大结节附
着处撕脱

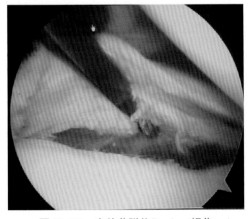

图16-37 肩关节脱位Bankart损伤

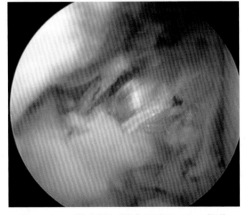

图16-38 缝合锚钉缝合固定Bankart损伤

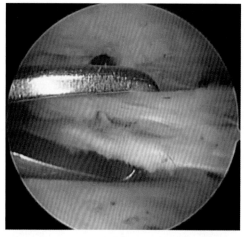

图16-39　抓钳探查肩袖回缩情况及能否牵拉到位

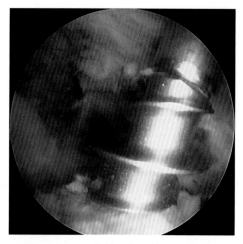

图16-40　于肩袖足印区拧入带线锚钉

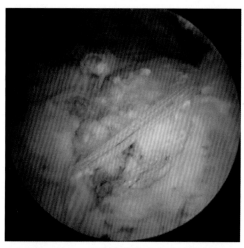

图16-41　肩袖缝合固定后完全覆盖足印区创面

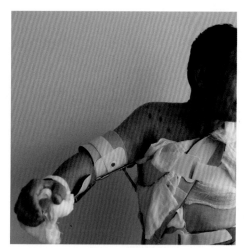

图16-42　术后患者需佩戴肩关节吊带或外展支架

❖ 第三节　骨性Bankart损伤 ❖

　　骨性Bankart损伤多发于15～40岁的患者，以运动损伤多见，有明确的肩关节前脱位史。致伤外力大小、方向、肩关节受力的位置以及外伤机制有助于明确诊断。急性前脱位表现为肩部疼痛、活动受限、方肩畸形、肩关节有空虚感和Dugas征阳性。肩关节脱位合并大结节骨折的发生率15%～35%。文献报道在肩关节脱位合并肱骨大结节骨折的患者中，有1/3的患者合并有神经损伤，因此应注意检查肢体的感觉、运动情况，排除有无神经、血管损伤。如果肱骨大结节处肿胀、压痛明显，应注意是否合并肱骨大结节撕脱骨折。

　　肩关节反复脱位肩部肌肉多有明显萎缩，肌力下降，关节活动度较健侧小。恐惧试验阳性，当肩关节外展90°、外旋90°时，有唯恐再脱位的感觉，提示肩关节前方不稳；

Sulcus试验和前后抽屉试验为阳性。

骨性Bankart损伤应常规摄肩关节X线片，包括肩关节内旋、外旋的前后位片，肩胛骨侧位片（"Y"位片）、Stryker切迹位片、WestPoint腋窝位片。其中Stryker切迹位片有利于观察Hill-Sachs损伤；West Point腋窝位片显示关节盂的前下缘，可发现骨性Bankart损伤。CT三维重建对骨性Bankart损伤（图16-43）、关节盂骨折、肱骨头骨折缺损包括肱骨大结节骨折的诊断准确率和特异性较高。肩关节核磁造影有助于盂唇损伤（图16-44）、骨软骨缺损（图16-45）、关节囊撕脱、肩袖损伤、SLAP损伤的诊断。

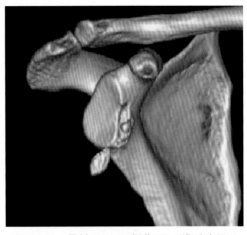

图16-43　骨性Bankart损伤CT三维重建显示骨折部位与移位情况

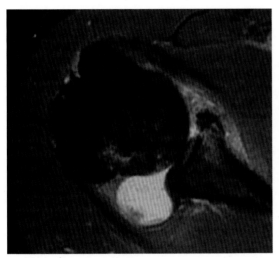

图16-44　MRI显示肩关节骨性Bankart损伤

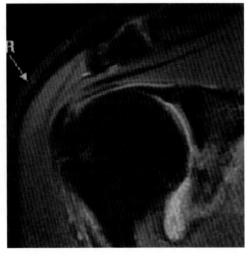

图16-45　MRI肩关节骨性Bankart损伤核磁造影

一、手术适应证

骨性Bankart损伤手术的目的是将撕裂的肩关节前下关节囊-盂唇复合体及撕脱骨块复位并固定到肩胛盂，恢复肩关节前下稳定性。骨性Bankart损伤如果肩胛盂骨缺损较大、关节囊盂唇组织质量较差、合并巨大的Hill-Sachs损伤及HAGL损伤，应采用骨性Bankart重建术，可获得较满意的临床疗效。

早期文献报道骨性Bankart损伤切开手术修复再脱位复发率低，是治疗肩关节复发性前脱位的"金标准"。但切开手术创伤大，关节功能恢复慢。随着对肩关节解剖、病理等方面研究的不断深入以及关节镜器械和手术技术的不断完善，自1982年Johnson首次实施肩关节镜下Bankart修复术以来，关节镜下手术治疗肩关节损伤已被越来越多的医师和患者所接受。关节镜下Bankart修复术后肩关节不稳复发率亦逐渐降低，近10年文献报道复发率为4%～17%。2012年Park J.Y.等通过CT肩关节造影检查，对31例关节镜下骨性Bankart损伤修复术后的愈合情况进行了回顾分析，结果显示术后1年骨块与关节盂解剖复位后未见吸收，其中26例骨性愈合，5例纤维愈合，临床疗效与开放手术相当。

但并非所有骨性Bankant损伤采用关节镜手术均能获得满意的手术效果。当肩胛盂前缘的骨缺损大，超过肩胛盂关节面的30%，前关节囊严重撕裂，关节镜下手术难以处理，可考虑选择开放手术。

二、关节镜下骨性Bankart修复术

肩关节镜手术创伤小，避免切开肩胛下肌，视野清楚，肩关节解剖结构更加清晰，术后肩关节活动度尤其是外旋影响较小，术后并发症少，功能恢复快，目前已经成为手术修复骨性Bankart损伤的首选。其中关节镜下缝合锚钉固定治疗骨性Bankart损伤的方法最为广泛应用。

全身麻醉或高位臂丛联合颈丛麻醉。根据术者习惯选用沙滩椅位或侧卧位。笔者认为侧卧位牵引手术操作更为方便。患肢外展35°～45°，前屈5°～10°，上肢3～5kg牵引。术前标记喙突、肩峰、锁骨、肩锁关节等肩关节骨性标志及手术入路。通常手术需要2个前方工作通道和1个后方观察通道。后方通道即标准肩关节镜后侧入路。前上方入路在喙突前外侧，在关节内位于肱二头肌长头腱和肩胛下肌腱上缘之间。前下方入路在前上方口外下2～3cm处，关节内尽可能接近肩胛下肌的上缘。前方入路放置工作套管，作为器械操作通道。

手术的关键在于骨块复位，盂肱韧带止点重建和前下关节囊提升缝合固定。因此，关节镜进入肩关节后首先对关节内的损伤情况进行全面检查，以便进一步明确诊断。检查时注意观察是否存在前关节囊松弛或撕裂；肩盂骨性结构（图16-46）、盂唇和骨折块移位缺损情况（图16-47）；肩袖止点、肱二头肌长头腱止点、盂肱韧带的止点情况，是否伴随肩袖损伤、SLAP损伤或HAGL损伤和Hill-Sachs损伤（图16-48）。

由于骨性Bankart损伤发生肩胛盂前缘骨折，关节镜下松解、复位及固定技术难度较大。撕脱的肩胛盂骨折块，往往因软组织挛缩向内下方移位至肩胛盂的颈部，术中应进行充分松解，有利于骨块复位和固定。尤其陈旧性骨性Bankart损伤，撕脱的前缘骨折块往往向内侧退缩并在肩胛盂颈部发生粘连。重建之前应当对撕脱的盂唇和韧带进行充分松解至肩胛盂边缘6点的位置，随后清除肩胛盂边缘陈旧性瘢痕组织，用锉或磨钻对肩盂颈前方的骨质进行新鲜化处理（图16-49）。

首先将盂唇边缘的软骨部分去除，使锚钉螺纹尽可能埋入到软骨下骨质中，最大限度增加盂唇和骨质的接触面积，利于盂唇和骨质的愈合。常规由下而上的置入缝合锚钉，在骨折块上方和下方各置入1枚缝合锚钉，缝线穿过盂唇组织打结固定，起到紧缩前方关节囊和限制骨块移位的作用。当完成一枚锚钉的引线、打结后再继续置入下一枚锚钉，以免缝线管理混乱。使用缝合钩在低于锚钉约1cm处，穿过肩胛盂前缘骨折块的关节囊-盂唇复合体（图16-50），采用过线技术将缝合锚钉尾线带过前关节囊后打结固定。此处需注意中间的1～2枚缝合锚钉主要用于固定骨折块。尾线过线方式主要有两种，Sugaya等认为可用缝合钩刺穿游离骨折块，将锚钉尾线穿过骨

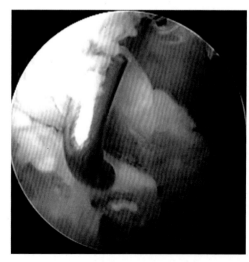

图16-46　关节镜下观察肩盂骨折，
骨性Bankart损伤

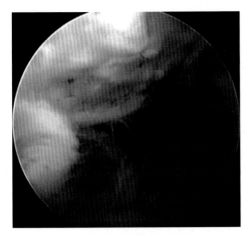

图16-47　前方入路观察骨性Bankart
损伤创面缺损情况

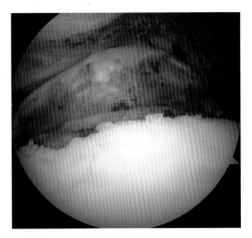

图16-48　Bankart损伤合并Hill-Sachs损
伤，肱骨头压缩骨折

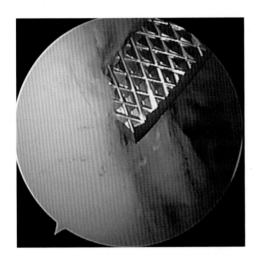

图16-49　肩盂骨面进行新鲜化处理

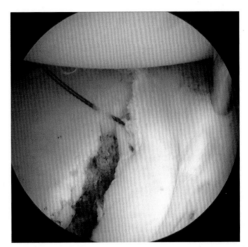

图16-50　采用过线器缝合技术将缝
线带过前关节囊打结固定

折块后打结固定。而Porcellini等将缝合钩刺穿与骨折块相连的前方关节囊，并从骨块内侧穿出，用锚钉尾线环抱固定骨折块。在实际操作中，我们发现术中利用缝合钩刺穿骨折块难度大且有可能造成骨折块破碎，而缝线环抱骨折块能够保证骨折块完整且打结时缝线能将骨块拉向外侧到达肩胛盂关节面水平，更加有利于解剖复位和固定。

肩关节脱位越频繁，前关节囊损伤越严重，越应注意前关节囊损伤的情况。最下方锚钉的尾线一般需要穿过骨折块下方的关节囊组织，用缝合钩将缝线牵拉到骨折块的下方，然后两线端进行打结固定。后面的锚钉按照上述的方法逐一进行，打结后将骨折块和盂唇组织提升至肩胛盂关节面水平，环抱捆扎固定骨块。如关节囊松弛，可将关节囊缝合打褶紧缩。

骨性Bankart损伤术后通常使用颈腕吊带制动4～6周。证实骨折初期愈合后，可在理疗师指导下开始患肢被动及辅助的主动活动练习。术后10～12周应基本恢复到正常活动度，术后6个月允许进行非对抗性体育锻炼，术后10～12个月能进行接触性体育项目。

三、关节镜下喙突移位修复骨性Bankart损伤

　　1954年Latarjet采用喙突移位阻滞肱骨头脱位治疗肩关节复发性前脱位，取得了较满意的疗效。Latarjet手术的基本原理是部分喙突骨块移植于肩盂骨性平台，从而增大关节的接触面积，达到稳定肩关节的目的。其作用是：骨块增加了肩盂的面积、上臂外展外旋时，联合腱（肱二头肌短头腱和喙肱肌在喙突的起点共同构成）发挥动力系带的作用，阻挡肱骨头向前移动；喙突和联合腱转位，跨过肩胛下肌中下1/3能起到固定肌腱的效应，从而加固前下方关节囊的缺损。Latarjet手术对伴有重度骨缺损的肩关节复发性前脱位疗效确切，能明显增加肩关节的前方稳定性，患者的前屈上举等以及多种功能评分均明显增加。但是传统的开放Latarjet手术要切断肩胛下肌近端止点纤维，导致肩胛下肌肌力下降和限制肱骨头向前的作用降低，并且因重叠缝合肩胛下肌和内旋固定引起肩关节外旋功能明显丢失。Lafosse等进一步研究并大力推广了关节镜下Latarjet手术治疗骨性Bankart损伤。

　　关节镜下Latarjet手术采用全身麻醉，考虑到术中有时需要前屈肩关节以获得更大的肩关节前方空间，屈曲肘关节以松弛联合腱，配合联合腱与肩胛下肌的操作，因此取无头架的沙滩椅位比较合适。此外，有利于改为开放手术。

　　手术入路：标准的后方及前方入路用于关节镜检查和手术器械操作，喙突前方入路用于喙突钻孔及截骨，"5点钟"入路用于喙突把持及固定骨块入路（图16-51），术中可选择辅助通道。

　　（1）探查关节内损伤情况　　由肩关节后方软点入路作为观察通道，首先建立前方入路，观察有无肩盂骨缺损、肱骨头骨缺损、关节囊盂唇损伤的情况（图16-52），同时探查是否合并二头肌长头腱及肩袖损伤，然后动态评价肩关节的稳定性。

　　（2）肩盂准备　　游离肩胛下肌，打开肩袖间隙，显露喙突后方结构。游离关节盂前下方2～5点位置的关节囊、盂唇及盂肱韧带组织，清除肩胛下肌和肩胛骨之间的关节囊组织（图16-53），游离肩胛下肌腱。新鲜化肩盂前缘骨质，并在肩盂上标记移植骨块将来的大体位置。

　　（3）喙突准备、腋神经探查　　进入肩峰下间隙清理探查。向前下方清理联合腱前方及外侧的滑囊组织。由喙肩韧带喙突止点切断喙肩韧带，由胸小肌喙突止点切断胸小肌。将联合腱至喙锁韧带根部之间的喙突周围软组织彻底清除，充分显露骨质。沿联合腱与肩胛下肌的间隙内侧探查臂丛神经，明确神经位置及走行（图16-54）。

　　（4）制备喙突移植骨块　　垂直于喙突置入喙突导向器，打入两枚直径1.2mm克氏针。退出喙突导向器后用钻头沿克氏针打两个骨隧道，沿隧道过线，线的尾端引出体外，引入置于5点钟入路的喙突双枪套管备用。用磨钻将喙锁韧带、近端骨隧道之间的喙突基底下外侧打一骨槽，沿喙锁韧带基底以弯骨刀行喙突截骨。沿双枪套管内导线于骨隧道内拧入两枚喙突固定杆以使喙突与双枪套管形成紧密固定（图16-55），将喙突骨块下表面打磨平整备用。

　　（5）建立肩胛下肌通路　　由后方入路将交换棒插入盂肱关节，继续穿过肩胛下肌中部以确定肩胛下肌前方需要纵劈的位置。再次探查神经，确保穿过肩胛下肌的交换棒位于臂丛神经外侧。将交换棒用力向外、向上挑起肩胛下肌腱，沿交换棒外侧以等离子刀头纵劈肩胛下肌腱至其小结节止点。此时在肩胛下肌前方应可看到肱骨头和肩盂前缘。

　　（6）喙突移位固定　　将制备好的喙突移植骨块穿过纵劈的肩胛下肌置于肩盂前缘之前的肩盂标记点，喙突骨块外缘应与肩盂关节面基本平齐。于两个骨隧道中先后穿入长导针，经肩关节后方穿出皮肤。钻头沿导针打孔，置入空心螺钉固定骨块（图16-56）。仔细检查喙突骨块位置，酌情用磨头打磨修整。

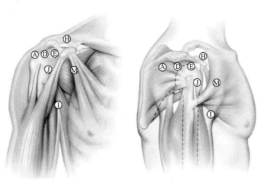

图16-51 关节镜下Latarjet手术入路

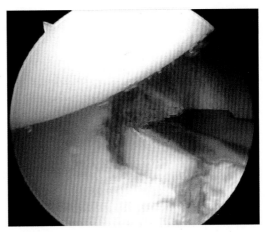

图16-52 关节镜下观察肩盂骨缺损情况

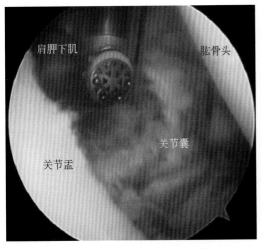

图16-53 游离肩胛下肌和肩胛骨之间的关节囊组织

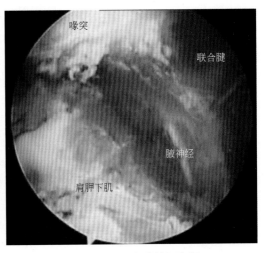

图16-54 探查腋神经走行

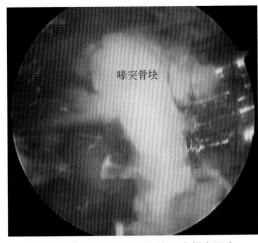

图16-55 喙突与双枪套管形成紧密固定

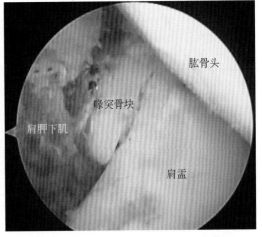

图16-56 喙突移植骨块置于肩盂关节面基本平齐位置，空心螺钉固定

关节镜下Latarjet手术相与开放手术相比其优势在于：减少了开放手术创伤，可以更加准确地进行喙突骨移植和固定，避免了因骨块与关节面不平发生撞击。制备喙突移植骨块时可尽量避免周围软组织过度的剥离，同时对合并上盂唇（SLAP）或肩袖损伤的患者，在镜下处理更加简便易行。但是，关节镜下Latarjet手术的难度大、学习曲线长，术者除了需要具备扎实的关节镜操作技巧外，还需要对肩关节前方的镜下解剖知识有足够的了解，否则极易造成意外损伤。尽可能控制手术时间，否则水压高易造成组织过度肿胀，将增加手术操作的难度。

第四节　锁定型Bankart损伤

一、Hill-Sachs损伤骨质缺损的判断

Hill-Sachs损伤骨质缺损，主要依靠影像学与关节镜下检查来判断。根据缺损深度及宽度，Rowe将小于2cm宽度，深0.3cm的缺损，定义为轻度损伤；宽大于4cm，缺损深1cm为重度损伤，介于两者之间的为中度损伤。还可根据P/R指数判断：缺损深度（P）与肱骨头半径（R）比值来判断缺损程度。此分类方法对于P/R值的大小与肩关节不稳定的关系尚有争论。根据骨缺损弧度的百分比值是目前较常用的方法，一般认为损伤弧度小于20%的Hill-Sachs损伤关节相对稳定，无需手术治疗。缺损大于40%的Hill-Sachs损伤，关节明显不稳者需要手术治疗，而对于缺损20%～40%的是否需手术治疗，目前仍存在争议。需要综合评定关节前缘缺损程度，以及Hill-Sachs损伤的深度、位置、方向等因素来评定。

肱骨头后上方骨缺损较大的病例，有学者报告经骨隧道达肱骨头采用球囊扩张器法，将塌陷的肱骨头顶起来，再用骨水泥填充骨缺损，治疗Hill-Sachs损伤肱骨头塌陷。但此方法仅适合于急性损伤的患者，临床病例数较少，且随访的时间较短，是否会产生"鸡蛋壳"效应，远期效果并非清楚。以前采用肱骨头旋转截骨术治疗肱骨头与关节盂处啮合的Hill-Sachs损伤，由于手术创伤大、并发症多，很少采用。

肩关节前方关节囊紧缩术、Laterjet手术以及Remplissage骨缺损填充术，都是目前比较常用的手术方法。肩关节前方关节囊紧缩的目的是限制盂肱关节外旋，此方法的效果有限。以Laterjet手术为代表的肩盂骨缺损修复术，主要是增加盂肱关节的接触面积，达到增加肩关节盂稳定性的目的。

二、Remplissage手术治疗锁定型Bankart损伤

采用Remplissage手术治疗Bankart损伤伴Hill-Sachs损伤的治疗是具有挑战性的一项手术。Remplissage术为法语意为填充手术，1972年Connolly等首次将冈下肌、后侧关节囊移位并填充于Hill-Sachs损伤缺损处，通过限制松弛的肩关节前移，有效地控制了Hill-Sachs损伤引起的肱骨头与关节盂的啮合。Wolf等设计了Remplissage术（图16-57），报道了24例仅2例术后复发病例（复发率7%）。

由于Remplissage技术为非解剖方式修复Hill-Sachs损伤，术后对肩关节旋转功能及活动度有一定的影响，学者对其治疗方法褒贬不一。近几年来，关节镜下修复关节盂前缘Bankart损伤的同时进行该手术治疗锁定型Bankart损伤，手术创伤小，并发症少，取得了

良好的临床疗效，近年来取得了多数学者的推崇，是目前较常用的治疗方法之一。

1.Remplissage手术适应证

① 中重度Hill-Sachs损伤（深度>3mm）且盂唇前缘骨质缺损小于25%。

② 轻中度Hill-Sachs损伤，盂唇前缘缺损25%也适合行Remplissage修复术。

③ 啮合性Hill-Sachs损伤（engaging Hill-Sachs lesion），且关节盂前缘骨质缺损<25%，行Remplissage术式与Bankart修复术。

④ 肩关节前脱位术后复发，且存在Hill-Sachs损伤的患者，Remplissage手术可作为一种补救措施。

Sykiya等认为如盂唇前缘无骨质缺损，小于25%的Hill-Sachs损伤无需手术治疗。现多数学者赞同Hill-Sachs损伤大于25%，且盂唇前缘骨质缺损小于20%～25%，则需行Remplissage填充术治疗Hill-

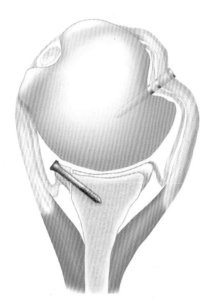

图16-57　Remplissage手术示意

Sachs损伤，如盂唇前缘骨质缺损大于25%需切开行Latarjet等骨块移植术，以增加盂肱关节的接触面积。Boileau认为肩关节前脱位各种术式均有术后复发的可能，Hill-Sachs损伤是复发的原因之一，他认为Remplissage手术可作为一种有效的补救措施。

术前常规行肩部X线片、三维CT（图16-58、图16-59）MRI检查（图16-60），明确关节盂和肱骨头是否存在骨缺损、盂唇损伤和肩袖损伤情况。采用全身麻醉，侧卧位牵引（图16-61）。

2.手术入路

采用标准的后方入路作为关节镜检查通道（图16-62）。前侧入路及前上外侧入路可作为探查前方盂唇损伤的通道（图16-63），还可以对关节盂的损伤进行全面评估，通过外旋肩关节，清晰的观察到Hill-Sachs损伤（图16-64）和Bankart损伤（图16-65）。

后外上通道建立后，通过后方入路，在关节镜监视下用硬膜外穿刺针来确定置入锚钉

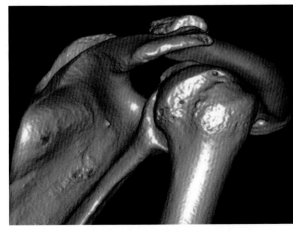

图16-58　三维CT提示后方肱骨头骨缺损

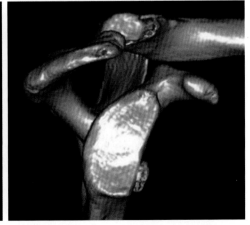

图16-59　三维CT提示前方关节盂骨缺损和陈旧性骨性Bankart损伤

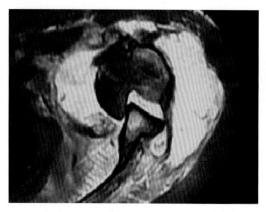

图16-60　MRI检查提示前方盂唇损伤
和后方肱骨头损伤

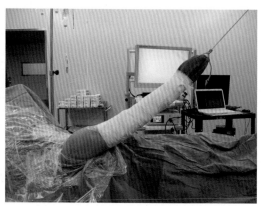

图16-61　手术采用侧卧牵引体位

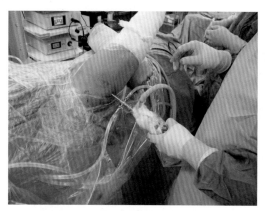

图16-62　采用标准的后侧入路作为
观察通道

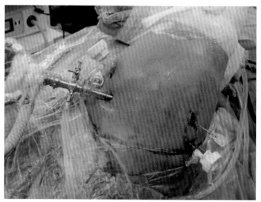

图16-63　前上外侧入路观察关节盂的全貌

的最佳位置（图16-66），并作为锚钉置入的手术通道。确保缝线穿过冈下肌和后侧关节囊，将锚钉在此解剖结构的附近置入。

多数学者将锚钉植入位置选择在Hill-Sachs损伤的最低点；Elkinson等将植入点的位置放在Hill-Sachs损伤的关节缘，这样可以最大限度的覆盖损伤面积，但可能限制关节的活动度，尤其是外旋活动度。在恢复关节的前向稳定性及最大限度保留患者关节活动度这两方面去寻找平衡。为了辨别是否存在锁定型Bankart损伤，肩关节外展90°，外旋70°～110°时，在关节镜下观察Hill-Sachs损伤与关节盂前缘发生啮合即锁定型Bankart损伤。

三、手术方法

将Hill-Sachs损伤骨床进行磨削新鲜化处理后，在Hill-Sachs缺损区预制并扩大工作骨道（图16-67），扩孔器定位预制锚钉骨道（图16-68）。通过后方钉道拧入缝合锚钉（图16-69），将尖嘴抓线钳穿过冈下肌腱，将缝线引出，两线之间软组织的距离在1cm以上（图16-70），牵出缝线后将冈下肌腱填入骨缺损处打结固定（图16-71）。有的学者采用双锚钉缝合缝线交叉打结固定技术（图16-72）。

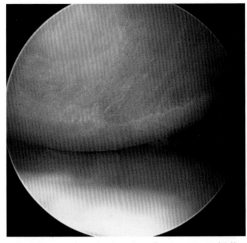

图16-64 前上外侧入路观察Hill-Sachs损伤

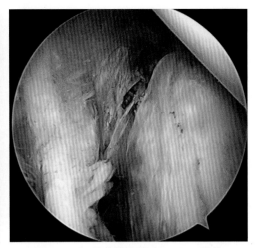

图16-65 关节镜下探查Bankart损伤

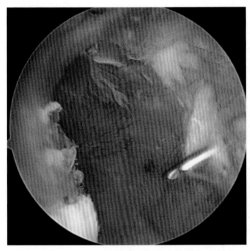

图16-66 通过后外上通道观察针头
刺入寻找锚钉置入最佳位置

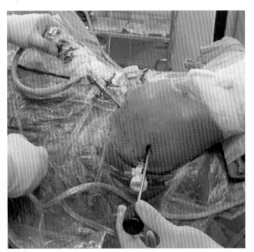

图16-67 预制并扩大工作骨道

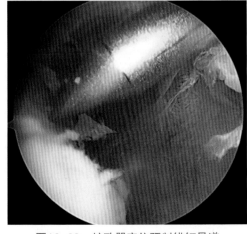

图16-68 扩孔器定位预制锚钉骨道

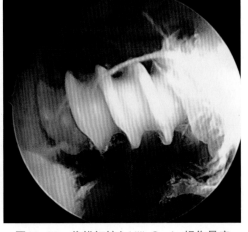

图16-69 将锚钉拧入Hill-Sachs损伤骨床

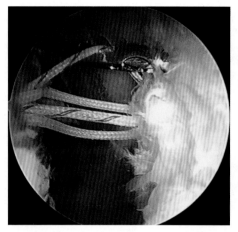

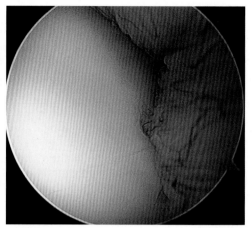

图16-70　尖嘴抓线钳，穿透冈下肌　　　　图16-71　冈下肌填塞缺损后打结固定
　　　　将缝线引出关节腔外，打结固定

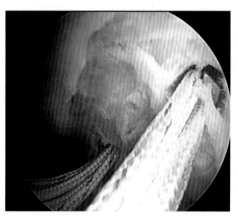

图16-72　双锚钉固定冈下肌腱缝合固定术

锚钉植入多少合适，有人对11名行Remplissage术式的患者进行了研究，发现锚钉植入的多少对术后的功能及愈合无明显影响。Burkhart认为单锚钉固定，应力过于集中，可能会因对冈下肌的过度捆扎而造成损伤，故他建议采用褥式缝合技术，即植入双锚钉，以锚钉作为滑轮，交叉褥式打结，这样可以降低对冈下肌等软组织的切割，增大接触面积，有利于术后肌腱与骨的愈合。在施行双锚钉固定技术时，Nourissat指出，为防止固定时软组织的皱褶、牵拉，置入锚钉的骨孔应与缝线穿出孔的位置保持一致，拉紧缝合线打结固定。完成冈下肌腱填塞后再进行Bankart损伤修复术。

四、术后疗效评估

　　Remplissage术式与Bankart修复术，比单纯的Bankart修复术能显著降低肩关节前脱位术后的复发率，且术后关节活动度方面两者无明显区别。术后可能会轻度影响肩关节旋转活动度。Giles等通过新鲜标本的生物力学分析证实，Remplissage术与人工肱骨头表面假体置换术和异体骨移植修复肱骨头部分缺损相比，术后肩关节的活动度明显降低，但能有效的预防术后肱骨头后外侧与关节盂前缘的啮合。

　　临床观察Remplissage术后外旋活动度平均丢失9°～13°，前举活动度丢失8°～14°，但患者并无明显不适症状。生物力学实验表明，Remplissage术对关节活动度的影响可能是冈下肌、后关节囊止点的移位，限制了关节的部分活动度，但这种效应可能是短期的，通过术后的功能锻炼，可以恢复关节的活动度。Boileay等通过47例病例，随访发现2年后关节活动度减少对工作、运动无明显影响。Nourissat等通过临床对照研究发现，在排除了Bankart手术本身对术后肩关节活动度的影响外，Remplissage手术对术后肩关节活动度的影响不显著。文献报道Remplissage术后复发率平均6.1%（12/198）。其中Hill-Sachs损伤>25%，关节盂前缘无骨质缺损病例，复发率0-2%，平均1.7%（1/58）；Hill-Sachs损伤>25%，关节盂前缘骨质缺损<20-25%的病例，复发率平均7.9%（11/140）。

如何评定术后冈下肌腱、后关节囊重建后，新的附着是否已经愈合？CT、MRI等影像学评价是目前主要采用的方法。虽然影像学对评估术后愈合存在争论，但各家多数采用MRI来评定Remplissage术后的愈合率，影像学评价术后愈合率的满意度达100%。Nourissat等认为锚钉植入物的干扰，会影响MRI影像学结果。Boileay等结合CT影像及医学数字化成像与通讯技术（digital imaging and communication in medicine DICOM）评价Remplissage术后肌腱与骨的愈合率，74%的患者（31/42）术后Hill-Sachs损伤填充率高于75%，仅4.8%的患者（2/42）填充率低于50%，而唯一的复发患者术后CT显示填充率仍大于75%。Zhu等统计再脱位的病例，MRI复查显示肌腱与骨已愈合。因此，术后影像学与术后临床表现是否存在相关性，需进一步讨论。

Park等用高分辨率MRI从脂肪浸润、肉芽组织填充等方面分析Remplissage术后肌腱愈合的情况，他发现有44%的影像显示存在冈下肌的部分撕裂或肌腱炎和脂肪浸润现象，但均小于25%，而这些肌腱改变除影像学表现外，并未出现明显的临床症状。

五、手术并发症

Remplissage术后关节后侧疼痛，特别是在天气变化、肩关节过劳后疼痛。Nourissat等认为这可能是因为肩关节外旋外展时肌腱的撞击造成的。Giles等生物力学实验也证实了这种撞击发生的可能性。综上所述，关节镜下Remplissage术结合Bankhart修复术治疗锁定型Bankhart损伤，只要手术适应证选择合适，能明显降低术后复发率，取得良好的临床效果。

第五节　SLAP损伤

1990年Snyde首次将上盂唇自前向后（superior labrum anterior posterior，SLAP）的撕裂定义为SLAP损伤。SLAP是肱二头肌腱长头在上盂唇中央稍后部与盂唇相交织在一起，再向前延伸止于肩胛盂中切迹或其上方而构成的联合体。SLAP损伤是引起肩关节不稳的重要因素之一。SLAP损伤手术例有逐年递增的趋势，美国2004～2009年间进行SLAP损伤修复手术25574例，发病率为11.1%，男性是女性的3倍。单纯SLAP损伤多见于25岁左右的年轻人，绝大多数为肩关节脱位所致。SLAP损伤约占所有肩关节镜手术的5%，10%合并肩袖损伤；多见于青年男性。

造成肩关节SLAP损伤的原因较多，间接或直接暴力，尤其是肘关节从屈曲位突然伸直受到牵拉的情况下容易损伤。上臂极度外展、外旋（如脱衣动作）、上肢外展位跌倒撑地、反复过顶位运动、盂肱关节脱位、大结节与肩峰撞击，都是发生二头肌腱上盂唇联合体损伤的常见原因。

一、损伤分型

1990年，Snyder等将SLAP损伤分成四种类型。随后，1995年Maffet等又增加了三种类型。以后有人进一步将SLAP损伤分为九型或十型。目前最广泛应用的仍是Snyder 1990年的分类法。

I型：上盂唇磨损变性但未撕脱，盂唇缘和肱二头肌腱锚完整（图16-73）。II型：上盂唇及肱二头肌长头腱自肩胛盂撕脱（图16-74），此型约占SLAP病变的50%，Morgan等把II型SLAP损伤分为三个亚型：IIa前上型、IIb后上型、IIc前后位联合型，IIb及IIc型投掷运动员常见。III型：上盂唇桶柄样撕脱（图16-75），部分上盂唇及肱二头肌长头腱仍紧密附着于肩胛盂上。IV型：上盂唇桶柄样撕脱（图16-76），病变延伸至肱二头肌长头腱，部分上盂唇仍附着于肩胛盂上。撕脱部分可移行至盂肱关节，有时肱二头肌长头腱可完全撕脱。

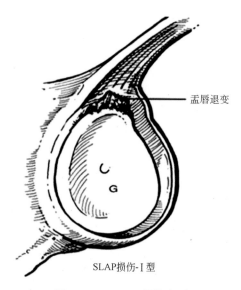

盂唇退变

SLAP损伤-I型

图16-73　SLAP 损伤 I 型

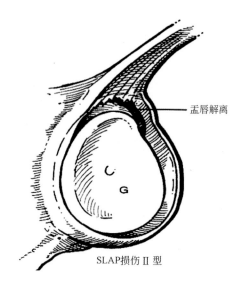

盂唇解离

SLAP损伤 II 型

图16-74　SLAP 损伤 II 型

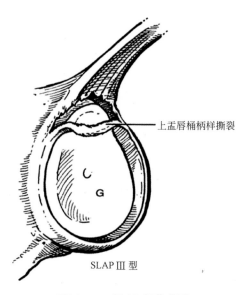

上盂唇桶柄样撕裂

SLAP III 型

图16-75　SLAP 损伤 III 型

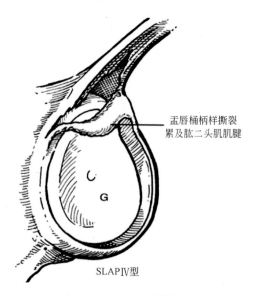

盂唇桶柄样撕裂累及肱二头肌肌腱

SLAP IV 型

图16-76　SLAP损伤IV型

除上述四型外，还有几个其他分型。Ⅴ型：前下 Bankart 损伤继续向上延伸，累及上盂唇及二头肌腱附着处。Ⅵ型：上盂唇前或后向不稳定瓣状撕裂和二头肌腱分离。Ⅶ型：上盂唇及二头肌腱向前分离累及至盂肱中韧带。Ⅷ型：相当于 SLAP Ⅱ型合并后盂唇的全部断裂，前下盂唇正常。Ⅸ型：为周围型盂唇撕裂。Ⅹ型：为上盂唇撕裂延伸到盂肱上韧带。

二、SLAP损伤查体

SLAP 损伤患者多有外伤史，主要症状是投掷运动或过头动作时疼痛，有时出现绞锁、弹响等症状，关节不稳表现较少。

（1）Speed试验　患者肘关节伸展，前臂完全旋后，肩关节外展90°，检查者站在患侧，一手将患者的腕关节向下施加力量，令患者对抗向下的力量而前屈肩关节（图16-77）。如果肩关节前方或二头肌腱沟处出现疼痛即为阳性。用于评估二头肌长头腱的损伤。

（2）O'Brien试验　患者取坐位，肘关节伸展，肩关节前屈90°，内收10°，最大内旋位（大拇指向下）。检查者用一只手握紧患者腕部，嘱患者抵抗检查者施加的阻力做肩关节屈曲和外展（图16-78）。然后在最大外旋位重复该试验。在最大内旋位检查时出现疼痛，而在最大外旋位检查时疼痛消失为阳性。用于评估SLAP损伤，尤其是肱二头肌长头腱的撕脱。

（3）弹响试验　患者取坐位，肘关节屈曲90°，肩关节外展80°～90°，检查者站立于患者身后，用一只手的示指和中指触诊肱二头肌长头腱腱沟，另一只手握紧患者腕关节，被动内旋、外旋转肩关节（图16-79）。如果患者有肱二头肌长头腱半脱位，在旋前或旋后时，在腱沟内触及弹响。

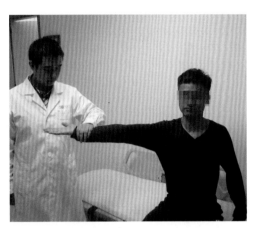

图16-77　Speed试验

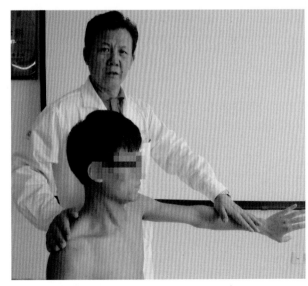

图16-78　O'Brien试验

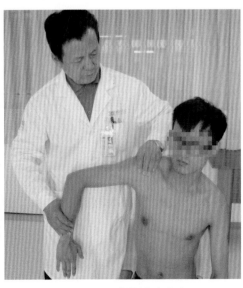

图16-79　内旋弹响试验

（4）Yergason试验　患者肘关节屈曲90°，前臂旋前，上臂置于体侧。检查者一手置于患者肩部触摸肱二头肌腱沟，另一只手紧握患者前臂，令患者作前臂旋后并抵抗检查者的阻力（图16-80）。如患侧的肱二头肌腱沟出现疼痛为阳性，表明肱二头肌长头腱病变。

（5）肱二头肌载荷试验一　患者取仰卧位，肩关节外展90°，最大外旋，前臂旋后。检查者持续被动外旋肩关节，直至患者出现疼痛和恐惧，然后停止外旋，嘱患者在此位置下屈肘抗阻力（图16-81）；如果患者诉疼痛和恐惧则为阳性，这是由于肱二头肌长头腱在上盂唇处产生牵拉诱发阳性体征。

（6）肱二头肌载荷试验二　患者取仰卧位，检查者站立于患者体侧，并握持患者肘关节和腕关节，患者前臂旋后，肘关节屈曲，肩关节外展120°，做外旋动作，嘱患者屈曲肘关节抵抗检查者阻力（图16-82）。如果患者在抗阻屈肘时出现疼痛为阳性，表明上盂唇有损伤。

（7）压缩-旋转试验　患者健侧卧位，患肩外展90°，在压力下内旋或外旋上臂可引起肩关节疼痛为阳性，表明有上盂唇损伤（图16-83）。

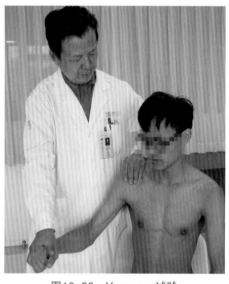

图16-80　Yergason试验

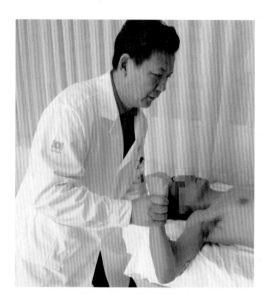

图16-81　肱二头肌载荷试验一

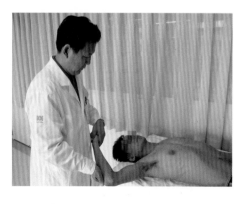

图16-82　肱二头肌载荷试验二

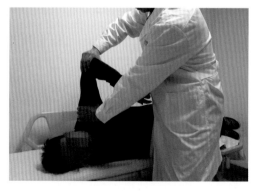

图16-83　压缩-旋转试验

三、影像学检查

常规肩关节X线检查对SLAP损伤的诊断帮助不大，但是对于除外合并损伤的诊断具有较大帮助。肩关节造影、超声波及MRI对该病有一定的诊断意义。近年来应用MRA检查，使其诊断符合率明显提高，准确率达70%以上。若有SLAP损伤可在上盂唇、肱二头肌长头腱附着处发现高信号（图16-84）。随着肩关节影像学检查的发展，肩关节镜检查仍是确诊SLAP损伤的最重要的方法。

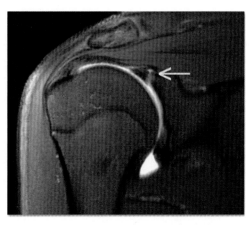

图16-84　斜冠状位MRA显示SLAP损伤

四、手术适应证

SLAP损伤关节镜下手术适应证主要是诊断明确、症状明显、影响日常工作和生活或对肩关节功能要求高的特殊人群如运动员。

对于SLAP Ⅰ型损伤，可采用单纯清理术，去除盂唇退变的组织，保存正常的上盂唇及肱二头肌长头腱附着处。SLAP Ⅱ型损伤则进行关节镜下修复固定术。SLAP Ⅲ型损伤可将桶柄样撕脱部分切除；SLAP Ⅳ型损伤，依据肱二头肌长头肌腱损伤情况而定，肱二头肌腱大部分未撕裂且仍牢固地止于肩胛盂的病例，关节镜下清理损伤的盂唇及肌腱即可；对于肱二头肌长头肌腱损伤超过30%的患者和老龄患者，肌腱退变明显者可进行肱二头肌长头肌腱切断固定术。对于年轻患者可将撕裂部分固定于附着部。

五、关节镜下SLAP损伤修复术

麻醉成功后，术者被动活动患侧肩关节，手法推拿松解肩关节粘连。消毒铺单，在肩峰的后外缘向下1.5cm、向内1.5cm的肩关节后方"软点"处做关节镜后入路的定位点标示，刺入18号脊髓穿刺针，将导丝、Wissinger棒、操作套管和关节镜依次置入关节腔，进行肩关节腔系统检查。首先找到肱二头肌腱长头作为解剖标志，探查SLAP损伤情况，进行相应的手术处理。

探查SLAP损伤（图16-85）首先对盂唇撕裂部位的肩盂颈部上方创面的瘢痕用刨刀或骨锉进行新鲜化处理至骨面渗血，然后通过附加的肩前外侧入路于1：00（右肩）处与盂关节面成30°～45°角打孔并置入缝合锚钉（图16-86），角度过小拧入时容易伤及关节面。使用缝合器从前上外侧入路，将缝线一端穿过盂唇上缘及部分关节囊后打结固定（图16-87）。如需要可在11：00（右肩）处置入第二枚锚钉并打结固定。对偏后的盂唇损伤则需附加肩后外侧入路。当用过线器穿过盂唇关节囊复合体时，尽可能地多带一些软组织

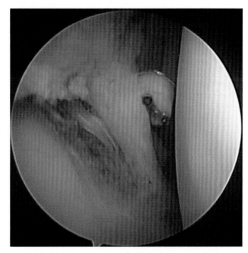

图16-85　肱二头肌腱联合腱盂唇连接处SLAP Ⅱ型损伤

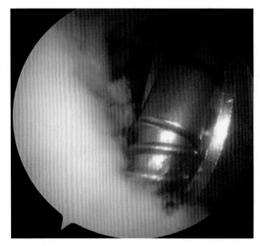
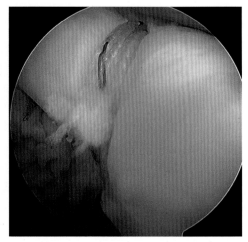

图16-86 于1：00处置入缝合锚钉　　图16-87 缝线穿过盂唇上缘将二头
　　　　　　　　　　　　　　　　　　　　　　肌腱捆扎

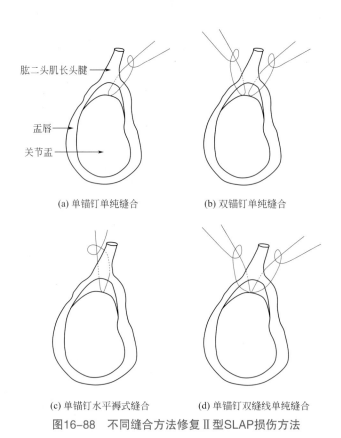

肱二头肌长头腱

盂唇

关节盂

(a) 单锚钉单纯缝合　　　　(b) 双锚钉单纯缝合

(c) 单锚钉水平褥式缝合　　　(d) 单锚钉双缝线单纯缝合

图16-88 不同缝合方法修复Ⅱ型SLAP损伤方法

以增加牢固性，注意肩盂缝合张力适中，以免组织撕裂。对于损伤严重的肱二头肌长头腱，应该根据患者的年龄、活动功能、外观及要求等因素决定处理方案。一般年龄超过60岁，切断二头肌腱对功能多无明显影响，可以行肌腱切断固定术。

六、不同缝线锚钉固定法修复Ⅱ型SLAP损伤

Domb BG等利用人尸体肩关节标本进行了Ⅱ型SLAP损伤三种缝合固定方法的研究。第一种方法采用1枚单线锚钉进行单纯缝合固定，缝线穿过盂唇后在肱二头肌腱前方打结固定；第二种方法采用两个单线孔锚钉分别进行单纯缝合固定，缝线穿过盂唇后在肱二头肌腱前方或后方打结固定；第三种方法采用1枚单线孔锚钉进行水平褥式缝合固定，缝线均穿过盂唇后在联合腱上方打结固定。生物力学结果显示，水平褥式缝合固定的失效载荷最大，生物力学特征最优，而双锚钉单纯缝合固定的生物力学特征次之。Baldini T.等在人尸体肩关节Ⅱ型SLAP损伤模型上进一步比较了采用两个单线孔锚钉与1个双线孔锚钉进行单纯缝合固定的生物力学特征，两者间未发现明显统计学差异。见图16-88。

（黄长明　曲　峰　陈疾忤　刘玉杰）

参考文献

[1] Kim D S，Yoon Y S，Yi C H. Prevalence comparison of accompanying lesions between primary and recurrent anterior dislocation in the shoulder. Am J Sports Med，2010，38（10）：2071-2076.

[2] Flinkkila T，Hyvonen P，Ohtonen P，et al. Arthroscopic Bankart repair：results and risk factors of recurrence of instability. Knee Surg Sports Traumatol Arthrosc，2010，18（12）：1752-1758.

[3] Burkhart S S，De Beer J F. Traumatic glenohumeral bone defects and their relationship to failure of arthroscopic Bankart repairs：Significance of the Inverted -Pear Glenoid and the Humeral Engaging Hill -Sachs Lesion. Arthroscopy，2000，16（7）：677-694.

[4] Rowe C R，Zarins B，Ciullo J V，Recurrent anterior dislocation of the shoulder after surgical repair.Apparent causes of failure and treatment. J Bone Joint Surg Am，1984，66（2）：159-168.

[5] Sekiya J K，Wickwire A C，Stehle J H，et al. Hill -sachs defects and repair using osteoarticular allograft transplantation：biomechanical analysis using a joint compression model. Am J Sports Med，2009，37（12）：2459-2466.

[6] Kaar S G，Fening S D，ones M H，et al. Effect of humeral head defect size on glenohumeral stability：A cadaveric study of simulated Hill -Sachs defects. Am J Sports Med，2010，38（3）：594-599.

[7] Sekiya J K，Jolly J，Debski R E. The effect of a Hill-Sachs defect on glenohumeral translations，in situ capsular forces，and bony contact forces. Am J Sports Med，2012，40（2）：388-394.

[8] Bollier MJ，Arciero R. Management of glenoid and humeral bone loss. Sports Med Arthrosc Rev，2010，18（3）：140-148.

[9] Sekiya J K，Jolly J，Debski R E. The effect of a Hill-Sachs defect on glenohumeral translations，in situ capsular forces，and bony contact forces. Am J Sports Med，2012，40（2）：388-394.

[10] Sandmann G H，Ahrens P，Schaeffeler C，et al. Balloon osteoplasty-a new technique for minimally invasive reduction and stabilisation of Hill-Sachs lesions of the humeral head：a cadaver study. Int Orthop，2012，35（11）：2287-2291.

[11] Stachowicz R Z，Romanowski J R，Wissman R，et al. Percutaneous balloon humeroplasty for Hill-Sachs lesions：a novel technique. J Shoulder Elbow Surg，2013，22（9）：e7-e13.

[12] Brooks-hill A L，Forster B B，Van Wynquaarden C，et al. Weber osteotomy for large Hill-Sachs Defects：clinical and CT assessments. Clin Orthop Relat Res，2013，471（8）：2548-2555.

[13] Purchase R J，Wolf E M，Hobgood E R，et al. Hill -Sachs "Remplissage"：An arthroscopic solution for the engaging Hill-Sachs lesion. Arthroscopy，2008，24（6）：723-726.

[14] Nourissat G，Kilinc A S，Werther J R，et al. A prospective，comparative，radiological，and clinical study of the influence of the remplissage procedure on shoulder range of motion after stabilization by arthroscopic Bankart repair. Am J Sports Med，2011，39（10）：2147-2152.

［15］ Boileay P，O'Shea K，Vargas P，et al. Anatomical and functional result after arthroscopic Hill-Sachs remplissage. J Bone Joint Surg Am，2012，94（7）：618-626.

［16］ Giles J W，Elkinson I，Ferreira L M，et al. Moerate to large engaging Hill-Sachs defects：an vitro biomechanical comparison of the remplissage procedure，allogrft humeral head reconstruction，and partical resurfacing arthroplasty. J Shoulder Elbow Surg，2012，21（9）：1142-1151.

［17］ Provencher M，Bhatia S，Ghodadra N，et at. Recurrent shoulder instability：current concepts for evaluation and management of glenoid bone loss. J Bone Joint Surg Am，2010，92（Suppl 2）：133-151.

［18］ Yamamoto N，Ito E，Abe H，et al. Contact between the glenoid and the humeral head in abduction，external rotation，and horizontal extension：a new concept of glenoid track. J Shoulder Elb Surg，2007，16（5）：649-656.

［19］ Elkinson I，Giles J W，Boons H W，et al. The shoulder remplissage procedure for Hill-Sachs defects：does technique matter? J Shoulder Elbow Surg，2013，22（6）：835-841.

［20］ Park M J，Garcia G，Malhortra A，et al. The evaluation of arthroscopic remplissage by high-resolution magnetic resonance imaging. Am J Sports Med，2012，40（10）：2331-2336.

［21］ Koo S S，Burkhart S S，Ochoa E. Arthroscopic double-Pulley Remplissage technique for engaging Hill-Sachs lesions in anterior shoulder instability repairs. Arthroscopy，2009，25（11）：1343-1348.

［22］ Franceschi F，Papalia R，Rizzello G，et al. Remplissage repair—new frontiers in the prevention of recurrent shoulder instability：a 2-year follow-up comparative study. Am J Sports Med，2012，40（11）：2462-2469.

［23］ Zhu Y M，Lu Y，Zhang J，et al. Arthroscopic Bankart repair combined with remplissage technique for the treatment of anterior shoulder instability with engaging Hill-Sachs lesion：a report of 49 cases with a minimum 2-year follow-up. Am J Sports Med，2011，39（8）：1640-1647.

［24］ Haviv B，Mayo L，Biggs D. Outcomes of arthroscopic "remplissage"：capsulotenodesis of the engaging large Hill-Sachslesion. J Orthop Surg Res，2011，15：6-29.

［25］ Park M J，Tjoumakaris F P，Garcia G，et al. Arthroscopic remplissage with Bankart repair for the treatment of glenohumeral instability with Hill-Sachs defects. Arthroscopy，2011，27（9）：1187-1174.

［26］ 范华强，黄长明. 关节镜下Remplissage技术治疗Hill-Sachs损伤的研究进展.中华肩肘外科电子杂志,2014,2（1）：49-52.

第十七章

肩关节其他疾病

◆ 第一节　冻结肩 ◆

　　冻结肩被认为是狭义的"肩周炎"，广义肩周炎表现为肩关节疼痛及运动功能障碍症候群，它并非是单一病因的疾病。冻结肩是指肩关节囊及肩关节结构粘连、挛缩或相关结构顺应性降低导致肩关节疼痛、僵硬和功能障碍。主要表现为肩关节疼痛，盂肱关节各方向主动与被动运动受限。好发于50岁左右的患者，因此又被称为"五十肩"。主要病理变化为冈上肌腱炎、肱二头肌长头腱炎及腱鞘炎、肩峰下滑囊炎、喙肱韧带及盂肱上韧带炎，并累及盂肱关节腔粘连。

　　肩关节周围炎的研究大体分为早期的探索阶段和较深入的研究阶段。1872年Duplay通过对外伤性肩关节脱位和肩关节周围组织的病理观察，发现肩峰下滑囊的炎症、变性、粘连等变化，认为盂肱关节外组织的病理变化是肩关节疼痛和关节活动受限的病因，首次提出"肩关节周围炎"的诊断。1910年Bera提出肩周炎与肱二头肌长头腱的病变有关，1914年Sievers发现肩前痛与肩锁关节病变有关，Klapp和Riedel发现"肩关节周围炎"患者同时存在盂肱关节腔的粘连和容积缩小等变化。1920年Bera、Meyer对肱二头肌长头腱及其周围组织的解剖学研究及病理观察，发现肱二头肌长头腱及其腱鞘的磨损和炎症是肩周炎的主要病因。相继有许多学者均支持上述论点。将肩关节这种疼痛伴僵硬命名为"冻结肩"（forzen shoulder）。1934年美国著名肩关节外科专家Codman发表的经典著作"The Shoulder"，详细论述了本病。Lippmann（1943）强调冻结肩是肱二头肌长头腱粘连性腱鞘炎所致。19世纪后半期Duplay以肩峰下滑囊炎为"肩关节周围炎"的学说占主导地位。Mclaughlin（1951）的研究指出肩峰下滑囊炎和冈上肌腱病变是"肩周炎"的主要病因。Neviaser等对肩周炎盂肱关节病理变化进行了观察，并对引起粘连的原因进行探讨。1960年Deseze首先报道用肩关节造影对肩周炎进行观察。Mclaughlin发现肩周炎患者早期关节腔内有纤维素样渗出，冻结肩晚期出现关节腔粘连、容量缩小，上臂外旋受限是肩胛下肌痉挛和挛缩导致了喙肱韧带挛缩所致。20世纪初，X线检查发现有的肩周软组织钙化及钙盐沉积现象，有人认为肩痛症与钙盐沉积有关，并报道了手术摘除钙化斑块的临床效果。术中观察到钙盐主要沉积于冈上肌腱内，滑液囊内较少见，并认为钙盐沉积是冈上肌腱变性的结果，同期

Stieda提出肩关节周围炎与钙盐沉积有关。

随着解剖学、病理学、免疫学生物化学及生物力学的进展，对本病的病因、病理、临床表现及转归等认识不断深化，特别是MRI、CT和肩关节造影等影像学检查的临床应用，对本病的诊断与鉴别诊断起到了不可估量的作用，从而对肩关节疾病的命名、分类及临床诊断和治疗更趋于正确合理。

一、冻结肩分期

Ⅰ期：表现为轻度的疼痛及活动受限，病理改变以滑膜炎为主，关节囊正常，在麻醉状态下活动范围无障碍。Ⅱ期：表现为肩关节轻度疼痛和活动受限，在麻醉状态下被动活动范围不能达到正常，病理显示滑膜增生、关节囊纤维化。Ⅲ期：表现为中度疼痛和肩关节活动显著丧失，滑膜炎症明显，关节囊纤维化或瘢痕形成。Ⅳ期：指功能恢复期，关节炎症逐渐吸收，滑膜炎逐渐好转，关节容积也逐渐恢复正常。Ⅰ期、Ⅱ期又称为疼痛期，Ⅲ期成为冻结期。

二、冻结肩的治疗方法

冻结肩属于自限性疾病，文献报道约10%的患者活动范围不能完全恢复正常，且自愈过程漫长，严重影响患者的日常生活与工作，因此对症状严重的冻结肩患者，主张进行治疗。冻结肩的病史与分期与选择治疗方法有关。Ⅰ、Ⅱ期以非手术治疗为主，主要行肩关节的功能锻炼，口服药物或关节腔注射治疗，配合康复锻炼。当患者经正规的非手术治疗无效时再考虑是否手术治疗。可以在麻醉下先进行推拿松解后，再行关节镜探查清理术。肩关节镜清理术通过标准的后入路，关节镜进入肩关节腔、肩峰下间隙进行探查，之后在肩峰下间隙用刨刀清理增生肥厚的滑膜组织，采用射频等离子刀松解挛缩的盂肱韧带和关节囊。根据肩关节活动受限的情况，判断影响关节活动的粘连部位，进行针对性松解，直至肩关节活动度接近或达到基本正常范围。术后按照正规的肩关节术后康复锻炼程序进行功能训练，以防止肩关节再粘连发生。

❖ 第二节　肩袖钙化性肌腱炎 ❖

肩袖钙化性肌腱炎是由于肌腱内钙质沉积所引起的炎症反应，是导致肩关节疼痛和活动受限的常见原因。该病好发于30～50岁的成年女性，最常见于冈上肌肌腱，也可见于冈下肌肌腱。在肩关节的常规检查中，有2.7%～22%的患者有肩袖钙盐沉积，其中34%～45%的患者有临床症状。其病因不明确，可能是患者先前有肩关节撞击征，由于长期的撞击导致了肌腱纤维的退变，钙盐结晶进入肩袖组织的肌腱及滑囊，发生钙化性改变。钙盐沉积也可能与局部的血运和代谢因素有关。

一、肩袖钙化性肌腱炎的诊断

临床症状主表现为肩部突发的难以忍受的剧烈疼痛，严重的患者影响夜间睡眠，手托患肩，痛苦表情，肩关节活动受限，肌力下降。

X线检查显示钙化灶通常位于冈上肌邻近大结节止点附近的区域，距肱骨大结节止点1.5～2cm处（图17-1），钙化亦可发生于肩胛下肌、冈下肌（图17-2）或小圆肌的肌腱内，CT和CT三维重建可以清楚地显示钙化斑的部位（图17-3）。

钙化前期、钙化期（包括形成期、休眠期和吸收期）、钙化后期，有的患者可自愈，据报道钙化灶3年后9.3%的发生自行吸收消失。10年为27%。有的患者通过功能锻炼、理疗、非甾体抗炎药物、局部激素封闭等保守治疗可以康复。也可以选择体外冲击波疗法（extra-corporealshockwavetherapy，ESWT），见图17-4，这种方法具有促进组织代谢、组织修复及止痛的作用，对治疗肩袖钙化性肌腱炎有良好的疗效。可应用超声引导下穿刺注射皮质激素，文献报道应用此种方法治疗肩袖钙化性肌腱炎的治愈率达70%。对于症状进展、持续疼痛、影响日常生活、保守治疗无好转的患者，应选择外科治疗。

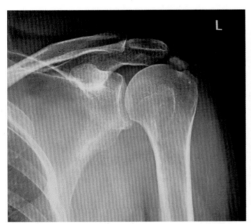

图17-1　X线片显示冈上肌腱钙化

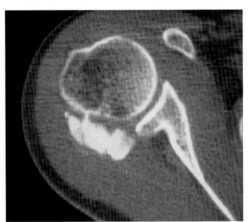

图17-2　CT平扫显示钙化斑位于冈下肌

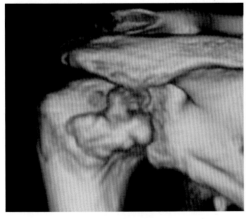

图17-3　CT三维重建可以清楚地显示
钙化斑的部位

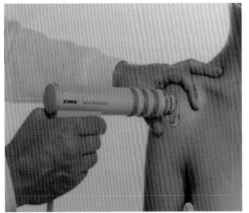

图17-4　冲击波治疗肩关节疾病

二、关节镜下钙化性肌腱炎清理术

臂丛麻醉或全麻后，患者取侧卧位或沙滩椅位，术前标记肩部疼痛点（图17-5），压痛

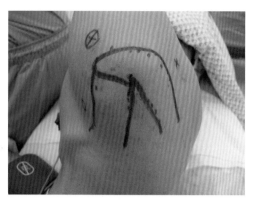

图17-5 术前标记肩部疼痛点

明显的部位多数就是病灶的部位，应作为关节镜检查的重点部位。从后路置入关节镜，常规检查盂肱关节。病灶处关节面侧肩袖组织，可见充血红肿的"草莓斑"（图17-6），即冈上肌肌腱内钙化病灶沉积部位刺激的炎性反应区。在关节镜监视下此处用硬膜外针头插入"草莓斑"病灶处，通过针芯穿入一根PDF尼龙线，穿过钙化灶部位，将关节镜从后侧入路插入到肩峰下间隙，找到PDF线即可在肩峰下间隙快速找到钙化灶。另外，也可采用硬膜外针头向肌腱内多点刺入，直到有牙膏状的钙化物涌出（图17-7），用刨削刀、射频等离子刀清理肩峰下增生的滑膜组织，用探钩、刮匙清除病灶。最后，探查肩袖侵蚀和缺损情况，多数情况下不须修补。若肩袖全层撕裂且宽度超过1cm，则进行侧对侧缝合。关节镜手术创伤小、恢复快，术后可明显减轻疼痛症状。

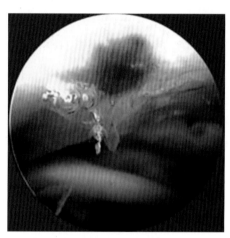

图17-6 冈上肌腱关节囊侧病灶充血红肿的"草莓斑"

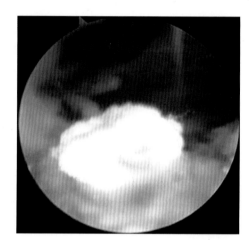

图17-7 针刺病灶涌出白色石灰渣样钙化物质

第三节　肩关节滑膜软骨瘤病

滑膜软骨瘤病大多发生于膝关节、髋关节，肩关节非常少见，是一种少见的、良性的滑膜组织病变。通常单关节发病，可发生在任何年龄段，以30～50岁居多。一般认为该病男性的发生率高于女性。滑膜软骨瘤病通常被认为是一种滑膜组织反应性化生，由于肩关节滑膜的微小损伤以及反复的机械性刺激，滑膜发生炎症和纤维化，滑膜细胞异常化生，成熟的软骨小体可以脱落，形成游离体。

滑膜软骨瘤病分为原发性和继发性两类，其中原发性滑膜软骨瘤病是指软骨组织直接从滑膜组织、腱鞘、滑囊化生而来。继发性滑膜软骨瘤病是由于关节退行性改变、创伤或其他关节病变而导致透明软骨产生的游离体，植入到关节腔所引起。

Milgram将该病演变过程分为三期：第1期为病变早期，活动性病变仅在滑膜内，没有游离体；第2期为过渡期，滑膜内的活动性增生与游离体并存；第3期为病变晚期，存在许多游离体而没有明确的滑膜内病变。

文献报道滑膜软骨瘤病术后复发率高达3%～60%，以关节外滑膜软骨瘤病多见，恶变为滑膜软骨肉瘤的概率很低，仅少见于个别的关节内滑膜软骨瘤病。

滑膜软骨瘤病起病隐匿，病程较长。最常见的症状为疼痛、肿胀、关节活动受限，亦可出现捻发音、肌肉萎缩、关节绞锁的表现。早期由于软骨结节未发生钙化或骨化，X线平片有时仅能发现关节软组织肿胀。即使疾病进入过渡期，软骨结节已经发生了少量的钙化或骨化，形成游离体的数量很少或较小，X线检查也不显影，可能会发生漏诊，给诊断造成一定的困难。应用超声检查，可发现关节内有边界清晰的低回声团块，而且这些团块可以随着活动而移位。应用CT和MRI检查可能显示钙化小结节。

随着疾病的发展，游离体的钙化，X线检查可见关节腔、滑囊内或腱鞘处出现散在或聚集的大小不等的钙化或骨化的结节阴影。有时与肩关节钙化性肌腱炎不好鉴别。通过临床及影像学表现分析，可以做出临床诊断。

虽然有报道滑膜软骨瘤病有一定的自限性，但由于游离体长期磨损关节软骨，引起关节不同程度的功能障碍或骨关节软骨的磨损，应尽早手术取出游离体，切除增生的滑膜病变（图17-8）之后显出肩峰下间隙的游离体（图17-9、图17-10）。应注意关节内游离体实际数量通常多于影像学检查，故术中需仔细探查，避免遗漏。

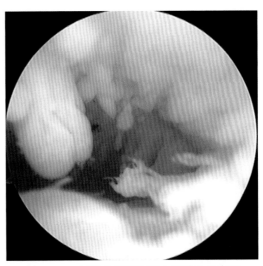

图17-8　切除肩峰下间隙大量增生的滑膜

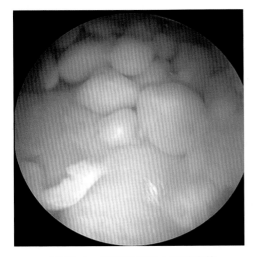

图17-9　肩峰下间隙大量游离体

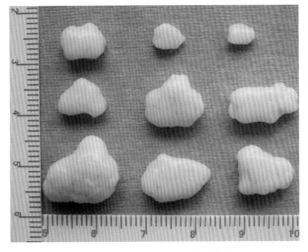

图17-10　关节镜下取出游离体

1905年Schaudinn和Hoffman从早期传染性病变组织中观察到一种螺旋形病原体，即梅毒病原螺旋体。作为梅毒病原的苍白密螺旋体是纤细螺旋形菌，宽约0.15μm，长6～50μm，通常有6～14个螺旋，两端渐细。在外膜和肽聚糖细胞壁之间有6条轴丝，丝端互连，跨越菌体中心。它们在结构和生化上都与鞭毛相似，密螺旋体据此而能活动。由于菌体过于纤细，非通常革兰氏染色所能见，可由湿片暗视野镜检和银染或荧光素标记抗体法观察。

苍白密螺旋体的外膜主要是由磷脂构成，显露于表面的蛋白质很少，与多数细菌外膜富含蛋白的情况不同。所以，针对内部抗原的抗体反应并不能有效抑制梅毒螺旋体的发展。

梅毒性关节炎分为先天性和获得性两类。先天性梅毒性关节炎发病于6～10岁为主，20岁以后发病罕见。获得性梅毒性关节炎一般发病于20～40岁。有时潜伏期可达10年以上才出现关节症状。外伤、分娩、感染等诱因也可引起梅毒关节炎发病。

一、临床表现

（1）梅毒性关节痛　梅毒性关节痛一般出现在梅毒二期，皮疹出现之前或同时出现。疼痛一般不剧烈，多为关节疲劳感、钝痛、运动后疼痛或夜间疼痛。疼痛数天或数周后自动消退，持续数月者少见。受累关节依次为肘、膝、肩等大关节，但髋关节少见。

（2）关节肿胀　梅毒性关节炎可有较明显的关节内渗出，但关节渗出液略呈混浊的浆液性或浆液纤维蛋白性，而不是脓性。

（3）发热　急性与亚急性的梅毒性肩关节炎可出现持续发热或弛张型发热。

（4）功能障碍　梅毒性肩关节炎与其他部位的梅毒关节炎一样，可发生关节软骨破坏、骨赘生成，加之关节浆液纤维蛋白性渗出液以及关节周围软组织瘢痕化导致关节挛缩，肩关节活动度减少甚至关节强硬。但与关节结核相比，关节梅毒的关节功能障碍总体较轻。

二、实验室检查

关节液及滑膜组织可见大量淋巴细胞。最确切的诊断方法是从早期获得性或先天性梅毒损害中，发现典型的螺旋体。一期梅毒及二期和先天性梅毒，暗视野检查常能取得阳性结果。荧光素标记抗体染色或银染，如发现苍白密螺旋体，也可诊断为梅毒性肩关节炎。二期梅毒淋巴穿刺有时亦为阳性。关节液康华反应阳性率较高。如果关节内无积液，可向关节腔内注入生理盐水，24h后抽出注入关节内的生理盐水做关节液的康华反应，并与血液康华反应相对照，关节抽出液中康华反应滴度高于血液滴度者，即可确立关节梅毒的诊断。但是，血液康华反应阳性，关节液为阴性时，也不能排除关节梅毒。

三、X线检查

先天性梅毒性关节炎为双侧对称性浆液性滑膜炎，关节周围肿胀，关节间隙增宽，由于主要是关节滑囊和滑膜受累，故X线早期无特征性表现。获得性梅毒性关节炎在二期梅毒早期，即可累及肩关节在内的多数大关节，表现为关节肿胀，关节间隙增宽，同时伴有其他梅毒症状，如淋巴结肿大，皮肤斑疹等。三期梅毒性骨关节炎，关节软骨和骨端均可受侵犯，可见软骨下骨侵蚀，但病变往往仅限于一个关节面。骨干可见多发性不规则骨质增生。有时可发生关节半脱位或夏科氏关节。尽管临床症状很重，早期X线检查很难发现明显的异常改变（图17-11），随着病情的演变，肩关节活动受限，X线显示骨质疏松和骨质破坏（图17-12）。CT扫描显示既有骨质疏松，又有骨质破坏和增生改变（图17-13），CT三维重建显示骨质破坏、增生，关节间隙狭窄（图17-14），MRI显示骨质跨越关节间隙破坏，关节内为高信号（图17-15）。肩关节穿刺抽出淡黄积液（图17-16）。

四、临床分型

1. 急性和亚急性梅毒性关节炎

多发生于中年晚期梅毒患者。单关节或多关节同时发病。发病时可出现持续发热或呈弛张热型，关节表现为红、肿、痛。关节红肿痛在夜间加重。除关节症状外，多数患者无全身梅毒症状。

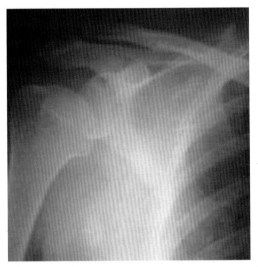

图17-11　早期肩关节梅毒性关节炎，骨质疏松外，未发现明显异常改变

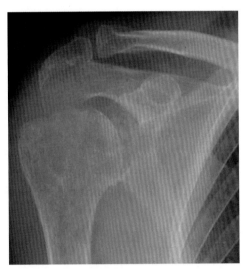

图17-12　肩关节梅毒性关节炎，骨质疏松外骨质有破坏改变

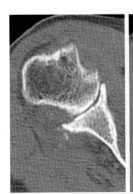

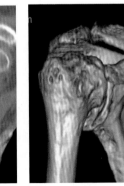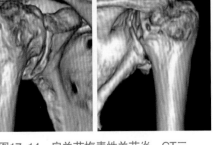

图17-13　肩关节梅毒性关节炎，CT显示骨质疏松、破坏和增生改变

图17-14　肩关节梅毒性关节炎，CT三维重建显示骨质破坏增生，间隙狭窄

第十七章　肩关节其他疾病

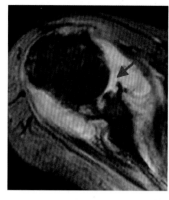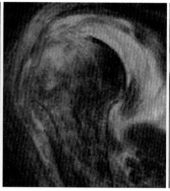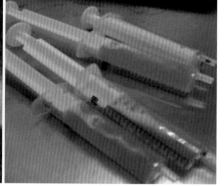

图17-15　肩关节梅毒性关节炎，MRI
显示骨质破坏，关节内水肿

图17-16　肩关节梅毒性关节炎，穿刺
抽出淡黄积液

2.慢性梅毒性关节炎

慢性梅毒性关节炎可由急性或亚急性梅毒关节炎迁延而来，分为梅毒性骨性关节炎、白肿型关节梅毒和水肿型关节梅毒。

（1）梅毒性骨关节炎　可出现关节软骨和软骨下骨退行性变，引起关节变形。鉴别梅毒性骨性关节炎和普通骨性关节炎较困难。多发生在大关节或多关节。临床上主要表现为关节肿胀、疼痛、运动受限，关节内有摩擦音和摩擦感，肌肉萎缩和关节挛缩比结核性关节炎轻。

（2）白肿型关节梅毒　主要发生在先天性梅毒患者中，多见于膝关节，肩关节相对少见。与结核性关节炎一样，关节呈梭形肿胀，但肌萎缩不如关节结核严重；关节皮肤红肿热痛，但红肿热痛可很快减轻，是本病的一个特征。X线片中，骨萎缩比较轻微，后期反而出现骨硬化或者骨坏死。

（3）水肿型关节梅毒　水肿型关节梅毒常常被误诊为结核性滑膜炎关节积液。慢性风湿性关节炎关节积液或非特异性关节滑膜炎关节积液。在先天性梅毒患者，多是双膝对称性发病，被称为克勒顿关节（Clutton's joints）。关节疼痛常不明显，关节内可有少量渗出，关节活动无明显受限。X线常无阳性发现，少数患者可见骨象皮肿样改变。

五、鉴别诊断

① 本病与关节结核相鉴别，梅毒性关节炎关节部诸骨无脱钙现象，而关节结核关节部普遍骨质脱钙。梅毒性关节炎除树胶肿的腐蚀外，关节部无骨质缺损，而关节结核关节部有局限性骨质破坏、缺损。梅毒性关节炎所致的弥漫性不规则骨密度增加，而关节结核为局限性破坏区、晚期可有硬化环围绕。梅毒性关节炎一般可见广泛性骨膜增生，而关节结核一般无骨膜增生，少数病变近骨表面有少量骨膜反应。梅毒性关节炎骨质常增厚，而关节结核则无骨质增厚。

② 色素绒毛结节性滑膜炎：其滑膜增生可呈结节样改变，但通常不伴有软骨的破坏。

③ 痛风性关节炎：血尿酸及24h尿尿酸偏高的患者关节镜探查可见滑膜增生，同时有软骨的破坏，见到尿酸盐结晶沉积为该病的特征性表现。

④ 化脓性关节炎：关节腔可见脓苔样和纤维样坏死组织，关节腔大量积液，早期一般没有骨关节软骨的破坏。

⑤ 梅毒性关节痛需与神经痛和癔症鉴别。

六、治疗

1.保守治疗

治疗梅毒目前仍首选青霉素，青霉素是治疗神经梅毒和妊娠梅毒疗效肯定的唯一药物，国内近年的一些临床研究结果也显示苄星青霉素和普鲁卡因青霉素的抗梅毒效果相当好。苍白密螺旋体对青霉素高度敏感，青霉素<0.01mg即有抑制作用。但因密螺旋体分裂很慢，而青霉素只对分裂中的细胞有效，因此青霉素血清水平须维持多日。对青霉素过敏者的替代治疗药物，一般推荐选用盐酸四环素、多西环素或红霉素，国内研究数据提示头孢曲松治疗早期梅毒有效，不过多数报告仍缺乏远期疗效观察，但不失为治疗梅毒的较理想替代药物，而近年国内用四环素族抗生素治疗梅毒的观察报告很少，难以进行评价。8岁以下儿童不可以使用四环素治疗。动物和人类研究证明：感染时间延长，治疗时间亦需相应增加。正确治疗母亲可防止新生儿的活动性先天性梅毒。

2.关节镜诊断及治疗

关节镜可直观肩关节内的情况，滑膜送检为确诊梅毒性肩关节炎提供依据。同时，关节镜下还可处理滑膜增生、软骨破坏、纤维粘连以及关节炎形成的游离体等，改善患者症状。

手术多采用全麻，侧卧位或沙滩椅位。麻醉之后消毒之前，行患肩手法轻轻松解，解除粘连。松解时注意避免粗暴以防止骨折。关节镜进行系统检查。可见滑膜大量增生（图17-17），部分呈结节状和胶冻样改变，关节软骨有散在的虫蚀样破坏（图17-18）。刨削清理增生肥厚的滑膜和纤维束带，组织送病理检查。射频修整损伤的软骨边缘使之成慢坡状，大量盐水冲洗关节腔，术后肩带固定。

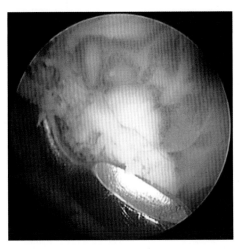

图17-17　滑膜增生呈结节状和胶冻样改变

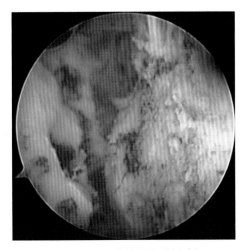

图17-18　关节软骨虫蚀样破坏

❖ 第五节　夏科关节病 ❖

一、概述

夏科关节病（Charcot arthropathy）是一种少见的、由神经系统病变导致的关节病，又称神经性关节病或神经营养性关节病。其关节病变特点是关节破坏严重但活动无明显受限且无明显疼痛。早在1868年，法国的夏科（Charcot）医生在研究共济失调性关节病变时发现，脊髓痨患者存在严重的关节畸形，触摸其皮肤时存在捻发音，关节稳定性下降以及愈合程度迥异，并且认为上述病变与患者的基础疾病和脊髓缺乏营养有关。此后将多种原因所致的神经性关节病称为夏科关节病。

夏科关节病是因中枢或周围神经性病变，失神经支配，使关节失去保护性感觉，关节反复遭受冲击、震荡损伤。由于神经营养障碍，破损的骨与软骨、韧带等结构不能有效修复，导致新骨形成杂乱无章，有时骨端碎裂吸收，关节破坏，出现关节囊和韧带松弛等。感觉神经损伤，交感神经丧失功能，其支配区域的血管扩张、充血和破骨细胞活性增强，进而导致骨质破坏吸收，溶解和碎裂。多因素联合作用，发生肩关节半脱位或完全脱位，甚至整个关节完全破坏，不再具有原有功能。

夏科关节病虽是在脊髓痨患者中首先发现，但导致夏科关节病的首要原发病因是糖尿病，其他原发疾病包括脊髓空洞症、脊柱脊髓损伤、脊髓脊膜膨出、先天性痛觉缺如、止痛药（保泰松、吲哚美辛）、麻风病、嗜酒、损伤、脊柱裂、莱姆病、系统性红斑狼疮和器官移植术后应用激素等。手术创伤也会导致该病的发生。

颈髓的脊髓空洞症是累及上肢关节常见的神经病性疾患。肩、肘、颈椎和腕为受累的多发部位。脊髓空洞症伴发上肢关节破坏者约占25%，除关节病变外尚有单侧或双侧温度觉丧失，因此上肢皮肤可见烫伤样瘢痕。

脊髓梅毒也叫脊髓痨，常累及膝、髋、踝和腰椎。骨、关节改变之外，可见运动性共济失调、下肢深感觉障碍、血清康、华氏反应阳性。脊髓膨出，踝和足小关节受累多见。足底发生无痛性溃疡，腰骶部见软组织肿块、皮肤凹陷或多毛、下肢肌萎缩感觉消失以及扩约肌功能障碍。糖尿病性神经病，可发生足小关节（跗跖、跖趾、趾间等）无痛性肿胀等。

二、临床分型

夏科关节病可分为肥大型、萎缩型和混合型。肥大型新骨形成较多，X线片示骨质硬化，大量骨膜新骨和骨赘、碎骨片形成，游离体多钝圆。萎缩型新骨形成少于骨吸收，表现为骨量减少，X线片示以骨吸收为主，骨端轻度硬化，增生性改变少，碎片多少不一，游离骨片边缘锐利。在混合型中可同时发现肥大型和萎缩型的表现。肩、踝和膝关节病变主要表现为萎缩型关节炎改变，在肘部则萎缩和增生性改变均能见到。

三、临床表现

本病可见关节逐渐肿大、不稳、积液，关节可穿出血样液体。关节肿胀多无疼痛或仅轻微胀痛，关节功能受限不明显。关节疼痛和功能受限与关节肿胀破坏不一致为本病之特点。可有感觉减退，以温痛觉明显。晚期关节破坏进一步发展，可导致病理性骨折或病理性关节脱位。

典型的夏科关节X线表现概括为关节破坏、异位新骨形成与紊乱肩关节半脱位"三大征象"（图17-19）。根据X线表现夏科关节病可分为四期，即炎症期、发生期、骨融合期和骨重建期。炎症期（零期），其临床特点是关节红肿、发热及红斑，但无关节损害的表现。若关节稳定性降低，炎症持续存在，则夏科关节病将从零期进展至Ⅰ期。发生期（Ⅰ期）特点为骨吸收、骨折、骨碎片形成、软骨碎裂、关节脱位，关节肿胀、红斑及发热持续存在；X线提示关节边缘存在碎骨、骨碎片及关节紊乱。骨融合期（Ⅱ期）的特点包括骨破坏后出现骨整合、骨硬化及骨融合，也可见小碎骨片吸收、关节融合及骨硬化，软组织肿胀、骨痂形成及骨质合并。重建期（Ⅲ期）的特点包括骨性强直、成骨、骨硬化减少、进行性关节融合，可见融合及新骨形成；骨硬化减少以及骨重建提示永久性骨关节畸形的形成。若对零期病变采取及时合理的诊疗，则可预防骨和关节被严重破坏。

夏科关节病肌电图检查颈椎MRI检查有脊髓空洞（图17-20）、血清康华反应及关节液检查有助于诊断。

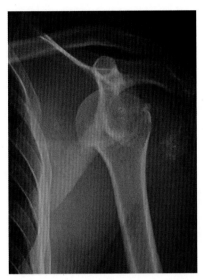

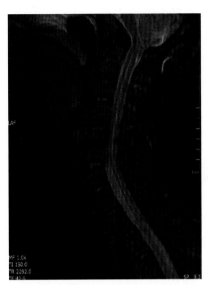

图17-19　X线示"三大征象"（关节破坏、紊乱；半脱位；异位成骨）　　图17-20　颈椎MRI检查显示脊髓空洞症

四、鉴别诊断

夏科关节病应该与以下疾病鉴别。

（1）退行性关节病　好发于负重关节，肩关节少见且多继发，软组织肿胀、关节间隙变窄发病早期就已多见，骨质增生硬化、骨赘形成与增生型夏科关节相似，但关节面无碎裂吸收，关节内无大量游离骨片，脱位少见。

（2）化脓性关节炎　好发于膝关节髋关节，肩关节少见，早期关节积液，软组织肿胀，关节周围骨质疏松，晚期关节软骨和软骨下骨破坏，关节间隙变窄。

（3）结核性关节炎　好发于儿童，多为单关节发病，病程长，进展较慢，有其他系统结核病史，伴低热、盗汗、消瘦，X线骨质破坏多从关节边缘开始，以后才累及负重部分，可见"关节周围骨质疏松，周围部位骨侵蚀和关节间隙逐渐变小"三联征；晚期可出现纤维性强直。

（4）关节滑膜软骨瘤病　关节活动时可有捻发音和绞锁，关节面骨质完整，无崩解现象，瘤体在关节内散在、多发、比较规则、边缘清楚。病理检查滑膜结缔组织软骨化生，软骨结节脱落形成游离体。

（5）色素绒毛结节性滑膜炎　关节疼痛、活动受限，关节周围软组织肿胀，关节内孤立或多发圆形结节状阴影，关节边缘骨质增生或囊状骨缺损，关节间隙正常。病理检查肥厚滑膜绒毛有色素沉着。

（6）滑膜肉瘤　好发于四肢，特别是膝关节周围和足踝，关节附近甚至远离关节处可见软组织肿块，疼痛进行性加重。发展缓慢，早期软组织肿块，后期肿块无形态、钙化，偶见骨侵犯。病理检查发现瘤细胞。

（7）梅毒性骨关节炎　可并发病理骨折。骨干有广泛的骨质增生和骨膜增生，伴有树胶肿性骨质破坏。截瘫性神经营养性关节病：传入神经和传出神经均受损伤所致，临床上有截瘫。

（8）单纯性神经营养性关节病　系传出神经损伤而引起的退行性关节病变，感觉神经功能正常，关节损伤可以引起疼痛。

（9）痛风性关节病　间歇发作及突然缓解发作史，关节周围有痛风结节，多见于四肢小关节尤其是足跖趾关节，早期仅有周围软组织肿胀，以后可有骨质穿凿样破坏，发作高峰期可发现血中高尿酸。

（10）类风湿关节病　最常累及四肢远端小关节，骨质疏松为其重要特点，骨质破坏也是从关节边缘开始，有游走性关节肿胀疼痛史，类风湿因子阳性和血沉加快有助于确诊本病。

五、保守治疗

夏科关节病早期治疗（如糖尿病性夏科关节），往往可阻滞疾病发展。如果发展到晚期，则严重影响生存和生活质量，因此早期诊断和预防治疗是关键。

在治疗上，首先应仔细寻找原发病，积极对原发病变进行治疗，如对脊髓痨和脊髓空洞症治疗。受累关节的保守治疗包括减少关节面承重，如上肢避免用力，下肢减轻负重；早期利用支架保护病变关节，防止畸形发生；药物和其他治疗；有人认为二膦酸盐能阻滞急性期夏科关节病发展，电磁刺激能减少夏科关节畸形的发生。

六、手术治疗

夏科关节病长期保守治疗无效可行关节镜清理改善症状：首先使用关节镜观察关节镜内情况，在肩关节中常可见由于过度冲击等造成的关节盂磨损，甚至对应的咬合性脱位伴肱骨头沟槽状缺损（图17-21）。刨削或射频清理增生肥厚的滑膜（图17-22），射频修整损伤的软骨边缘，取出游离骨块。

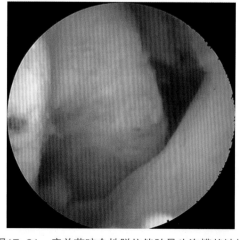

图17-21　肩关节咬合性脱位伴肱骨头沟槽状缺损

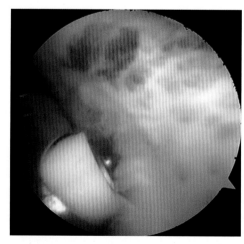

图17-22　射频清理增生肥厚的滑膜

Ⅱ期、Ⅲ期患者可考虑行关节融合术和截肢术。但因感觉功能障碍，骨融合术成功率很低，并发症多。一旦决定实施，最好行加压融合。过去认为关节置换对夏科患者是禁忌证。近年来国内外有膝关节夏科关节炎行关节置换的报道，但关节置换并发症较多，一定要慎重考虑。注意调整好韧带的平衡，选择合适的限制型假体，防止感染，并做好翻修手术的准备

（刘玉杰　曲　峰　申学振　郭　旗）

参考文献

[1] Lippmann R K. Observations concerning the calcific cuff deposit. ClinOrthop，1961，20：49-60.

[2] Porcellini G，Paladini P，Campi F，et al. Arthroscopic treatment of calcifying tendinitis of the shoulder：Clinical and ultrasonographic follow-up findings at two to five years. J Shoulder Elbow Surg，2004，13（5）：503-508.

[3] Bosworth B. Calcium deposits in the shoulder and subacromial bursitis：a survey of 12，122 shoulders. JAMA，1941，116：2477-2482.

[4] Molé D，Kempf J F，Gleyze P，et al. Results of endoscopic treatment of non-broken tendinopathies of the rotator cuff. 2. Calcifications of the rotator cuff. Rev ChirOrthopReparatriceAppar Mot，1993，79（7）：532-541.

[5] Uhthoff H K，Loehr J W. Calcific tendinopathy of the rotator cuff：pathogenesis，diagnosis，and management. J Am AcadOrthopSurg，1997，5（4）：183-191 .

[6] Kachewar SG，Kulkarni D S. Calcific tendinitis of the rotator cuff：a review. J ClinDiagn Res，2013，7（7）：1482-1485.

[7] Uhthoff H K，Sarkar K，Maynard J A. Calcifying tendinitis：a new concept of its pathogenesis. ClinOrthopRelat Res，1976，（118）：164-168.

[8] Gschwend N，Rubeli M，Pidermann M. Rotator cuff tears：relationship between clinical picture，operative findings，and results. Surgery of the shoulder，St. Louis，1990.

[9] Louwerens J K，Sierevelt I N，van Noort A，et al. Evidence for minimally invasive therapies in the management of chronic calcific tendinopathy of the rotator cuff：a systematic review and meta-analysis. J Shoulder Elbow Surg，2014，23（8）：1240-1249.

[10] Bannuru R R，Flavin N E，Vaysbrot E，et al. High-energy extracorporeal shock-wave therapy for treating chronic calcific tendinitis of the shoulder：a systematic review. Ann Intern Med，2014，160（8）：542-549.

[11] Cosentino R，De Stefano R，Selvi E，et al. Extracorporeal shock wave therapy for chronic calcific tendinitis of the shoulder：single blind study.Ann Rheum Dis，2003，62：248-250.

[12] Gimblett P A，Saville J，Ebrall P. A conservative management protocol for calcific tendinitis of the shoulder. J Manipulative PhysiolTher，1999，22：622 - 627.

[13] Nutton R W，Stothard J. Acute calcific supraspinatus tendinitis in a three-year-old child. J Bone Joint SurgBr，1987，69：148.

[14] Plenk H P. Calcifying Tendinitis of the Shoulder：A critical study of the value of x-ray therapy radiology，1952，59：384-389.

[15] Rowe C R. Calcific tendinitis. Instr Course Lect，1985，34：196 - 198.

[16] Yvette Y. Ho，J. Choueka. Synovial chondromatosis of the upper extremity. J Hand Surg Am，2013，38（4）：804-810.

[17] Giustra P E，Furman R S，Roberts L，et al. Synovial osteochondromatosis involving the elbow. AJR Am J Roentgenol，1976，127（2）：347-348.

[18] Azouz E M，Kozlowski K，Masel J. Soft-tissue tumors of the hand and wrist of children. Can AssocRadiol J，1989，40（5）：251-255.

[19] Apte S S，Athanasou N A. An immunohistological study of cartilage and synovium in primary synovial chondromatosis.

J Pathol，1992，166（3）：277-281.

［20］ Villacin A B，Brigham L N，Bullough P G. Primary and secondary synovial chondrometaplasia：histopathologic and clinicoradiologic differences. Hum Pathol，1979，10（4）：439-451.

［21］ Murphey M D，Vidal J A，Fanburg-Smith J C，et al. Imaging of synovial chondromatosis with radiologic-pathologic correlation. Radiographics，2007，27（5）：1465-1488.

［22］ Fetsch J F，Vinh T N，Remotti F，et al. Tenosynovial（extraarticular）chondromatosis：an analysis of 37 cases of an underrecognizedclinicopathologic entity with a strong predilection for the hands and feet and a high local recurrence rate. Am J SurgPathol，2003，27（9）：1260-1268.

［23］ Davis R I，Foster H，Arthur K，et al. Cell proliferation studies in primary synovial chondromatosis. J Pathol，1998，184（1）：18-23.

［24］ Hamilton A，Davis R I，Nixon J R. Synovial chondrosarcoma complicating synovial chondromatosis. Report of a case and review of the literature. J Bone Joint Surg Am. 1987，69（7）：1084-1088.

［25］ Wuisman P I，Noorda R J，Jutte P C. Chondrosarcoma secondary to synovial chondromatosis. Report of two cases and a review of the literature. Arch Orthop Trauma Surg，1997，116（5）：307-311.

［26］ Wenger D E，Sundaram M，Unni K K，et al. Acral synovial chondrosarcoma. Skeletal Radiol，2002，31（2）：125-129.

［27］ Mertens F，Jonsson K，Willen H，et al. Chromosome rearrangements in synovial chondromatous lesions. Br J Cancer，1996，74（2）：251-254.

［28］ Tallini G，Dorfman H，Brys P，et al. Correlation between clinicopathological features and karyotype in 100 cartilaginous and chordoidtumours. A report from the Chromosomes and Morphology（CHAMP）Collaborative Study Group. J Pathol，2002，196（2）：194 -203.

［29］ Taku Kawasaki，TouruImanaka，Yoshitaka Matsusue. Symovialosteochondromatosis in bilateral subacromialbursae. Modern Rheumatology，2003，13（4）：367-370.

［30］ Ozcelik I B，Kuvat S V S，Mersa B，et al. Synovial chondromatosis of the metacarpophalangeal joint of the ring finger. ActaOrthopTraumatolTurc，2010，44（4）：337-339.

［31］ Milgram J. Synovial osteochondromatosis：a histopathological study of thirty cases.J Bone Joint Surg Am，1977，59（6）：792- 801.

［32］ Kim T K，Lee D H，Park J H，et al.Synovialosteochondromatosis in the subacromial bursa mimicking calcific tendinitis：Sonographic diagnosis. J Clin Ultrasound，2013.

［33］ Butt S H，Muthukumar T，Cassar-Pullicino V N，et al. Primary synovial osteochondromatosis presenting as constrictive capsulitis. Skeletal Radiol，2005；34（11）：707-713.

［34］ Kiritsi O，Tsitas K，Grollios G. A case of idiopathic bursal synovial chondromatosis resembling rheumatoid arthritis. Hippokratia，2009，13（1）：61-63

［35］ Swan E F，Owens W F. Synovial chondrometaplasia：a case report with spontaneous regression and a review of the literature. South Med J，1972，65：1496.

［36］ Maynou C，Cassagnaud X，Mestdagh H. Function of the subscapularis after surgical treatment for recurrent instability of the shoulder using a bone block procedure. J Bone Joint Surg Br，2005，87：1096-1101.

［37］ Shpitzer T，Ganel A，Engelberg S. Surgery for synovial chondromatosis.26 cases followed up for 6 years. ActaOrthopScand，1990，61：567-569.

［38］ Chillemi C，Marinelli M，de Cupis V. Primary synovial chondromatosis of the shoulder：clinical，arthroscopic and histopathological aspects. Knee Surg Sports TraumatolArthrosc.，2005，13（6）：483-488.

6

肘腕关节

第十八章

肘关节镜

肘关节疾病的诊断一直是个较为棘手的问题，关节镜技术为肘关节疾病的诊断和治疗提供了一个新的、有效的手段，通过关节镜直视下对滑膜、软骨、关节内病变进行观察，既可得出确切的诊断，又可在关节镜下进行骨关节软骨病灶清理、韧带修复。总之，关节镜技术为诊断和治疗肘关节病变提供了良好的途径。

❖ 第一节　肘关节镜基本技术 ❖

一、体位与麻醉

肘关节镜手术可采用仰卧位、俯卧位或侧卧位。俯卧位或侧卧位有利于医师进行肘关节后入路手术操作，但不利于肘关节前室的观察和术中患肢的活动，故更多医师习惯采用仰卧位手术。仰卧位肩关节外展90°屈肘90°（图18-1），使肘关节前方的神经血管结构放松。可以前臂悬吊牵引下手术，重量2.27～2.72kg（5～6磅），经滑轮悬吊牵引，也可采用徒手牵引。术者可根据需要自由调整肘关节屈曲角度以及前臂的旋前旋后活动。俯卧位（图18-2）适合于肘关节后方的病变手术。术前将肘关节周围重要的解剖结构和手术入路用记号笔标示（图18-3），以免手术时关节肿胀不易分辨，影像定位和观察。

麻醉可采用斜角肌间沟神经阻滞麻醉，能有效地达到神经阻滞麻醉松弛肌肉的目的，并可配合使用上臂止血带控制出血，为最常用的麻醉方法，其缺点为术中不能立刻进行神经系统的检查。

关节腔内局部麻醉可以达到常规手术麻醉的目的，也可避免以上缺点。局部麻醉：采用1%利多卡因20ml+1%罗哌卡因10ml+生理盐水30ml+6滴

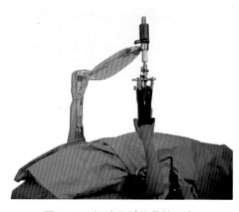

图18-1　仰卧位肘关节镜手术

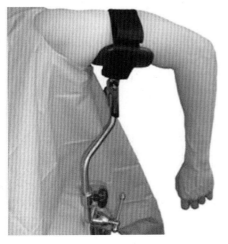

图18-2 俯卧位肘关节镜手术

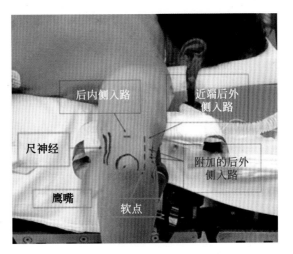

图18-3 肘关节手术标示

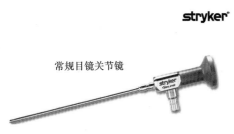

图18-4 关节镜镜头

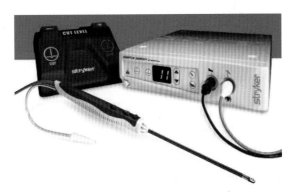

图18-5 等离子刀

肾上腺素溶液，于肘关节镜入路注射入关节腔和皮肤皮下组织，10min后即可手术。其优点是安全，当器械靠近神经时患者会及时给医师以提示，其缺点是不能使用止血带，止痛可能不太完全，肌肉强大或太紧张的患者不太适合。

肘关节手术可选用2.7～4mm的30°关节镜镜头（图18-4）。等离子刀及手动刨削器（图18-5），电视监视器放在患肢的对侧。

必要时采用进水泵，压力不要过大，维持在40～60mmHg为佳。笔者更喜欢可采用3000ml生理盐水高挂于手术床以上1.5m进行灌注，用带有橡胶隔膜的套管，可以减少器械反复进出时损伤邻近神经血管，又可减少液体渗入组织间隙。

二、肘关节镜手术入路

常用的肘关节镜手术入路有外侧入路、前外侧入路、前内侧入路、后外侧入路和后正中入路。一般入路越偏向近端越容易建立，且损伤神经的概率越小，但选用近端入路时关节镜在软组织中走行距离长，影响器械操作的灵活性。

（1）外侧入路 位于肱骨外上髁、桡骨小头及尺骨鹰嘴尖构成的等腰三角形的中心，

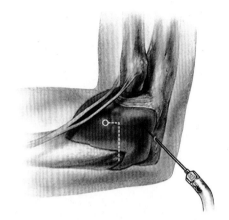

图18-6 肘关节外侧入路和常规穿刺点

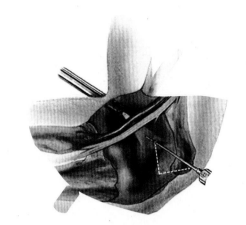

图18-7 建立前内侧入路

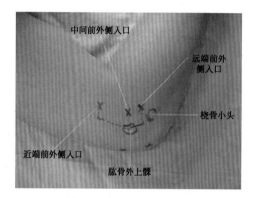

中间前外侧入口

远端前外侧入口

桡骨小头

近端前外侧入口

肱骨外上髁

图18-8 肘关节前外侧入路

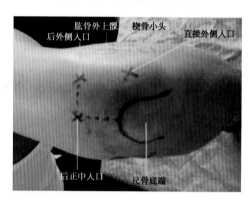

肱骨外上髁
后外侧入口

桡骨小头

直接外侧入口

后正中入口

尺骨底端

图18-9 后外侧入路

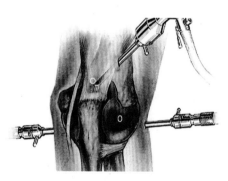

图18-10 后正中入路

又称为肘关节外侧软点。该入口可以通过触摸肘关节后方的骨性结构进行准确定位，是肘关节穿刺最常选用的进针点（图18-6）。

（2）前外侧入路 是肘关节镜检查的主要入路。前外侧入路分为远端前外侧入路、中间前外侧入路和近端前外侧入路（图18-7）。远端前外侧入路位于肱骨外上髁以远2～3cm，向前约1cm处；中间前外侧入路位于肱桡关节近侧前方约1cm处；近端前外侧入路位于外上髁近端2～3cm，前方约1cm处。前外侧入路在桡神经下方通过，肘关节囊膨胀及屈肘可使桡神经移向前方，增加手术操作的安全性。

（3）前内侧入路 前内侧入路位于内上髁远侧2cm，前方2cm处，相当于肘内侧屈褶纹延伸处。此入路在进入关节囊前要通过旋前圆肌的腱性部分及指浅屈肌的桡侧部分，从正中神经及肱动脉的下方经过。关节镜监视下从前外侧入口用Wissinger棒法建立前内侧入路更为方便、安全（图18-8）。

（4）后外侧入路 位于尺骨鹰嘴近端3cm处，沿肱骨外上髁嵴，紧贴肱三头肌腱边缘的外侧穿入（图18-9）。仰卧位时，应将患者的肘关节屈曲20°～30°，肱三头肌放松，同时将后方关节囊膨胀。俯卧位时，应将患者的肘关节屈曲90°，穿刺点位于肱骨外上髁嵴紧贴肱三头肌腱边缘，尺骨鹰嘴近端2cm处。

（5）后正中入路 位于尺骨鹰嘴尖近端3cm，后外侧入口内侧2cm处（图18-10）。仰卧位时肘关节体位同后外侧入口；俯卧位时肘关节屈曲90°，入口点位于尺骨鹰嘴尖近端2cm处。对于肘关节僵硬的患者，后正中入口更容易建立，可作为第一个建立的入路。

三、肘关节镜检查

肘关节解剖复杂，血管神经丰富，在关节镜检查前，应首先将各骨性标志在体表用记号笔标记清楚，供术中定位参考。用注射器于外侧入口穿刺进入肘关节，注入含肾上腺素的生理盐水或局麻药25～30ml使肘关节囊膨胀。注意穿刺不宜过深，否则冲洗液注入前方软组织易引起关节外肿胀。可自前外侧入口插入18号硬膜外针，观察有无液体流出以确定其是否位于关节腔内。拔除穿刺针，于该部位用尖刀切开皮肤3mm，止血钳钝性分开至关节囊，将关节镜穿刺套管插入关节内，连接进水管。此入路可用以检查尺骨冠状突（图18-11）、冠突窝、滑车嵴（图18-12）以及内侧关节囊，活动肘关节检查冠状突有无撞击，关节镜观察桡骨头及肱桡关节软骨情况（图18-13），前臂旋前、旋后位观察上尺桡关节的情况。

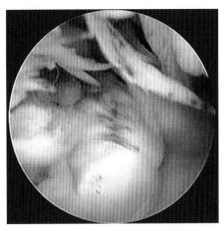

图18-11 关节镜下显示尺骨冠状突

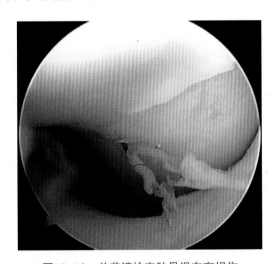

图18-12 关节镜检查肱骨滑车有损伤

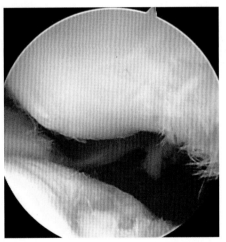

图18-13 关节镜下显示桡骨头及肱桡关节软骨损伤

采用前外侧入路自外而内建立入路，也可以从前外侧入口用Wissinger棒建立通道。Wissinger棒法时，将关节镜向前推至内侧关节囊，到达预定的内侧入口位置后，拔出关节镜，插入Wissinger棒，推进直至顶起内侧的皮肤，将皮肤切开一小口，使交换棒穿出皮肤，再将关节镜鞘管顺交换棒插入关节腔，移除交换棒后插入关节镜。前内侧入口可以观察尺桡关节、肱桡关节、桡骨头及环状韧带。施加外翻应力可以清楚观察到肱骨小头。与前外侧入口协同操作，可完成肘关节前方的游离体取出（图18-14）、软骨剥脱的清理（图18-15）、冠突窝骨赘的磨除等手术。

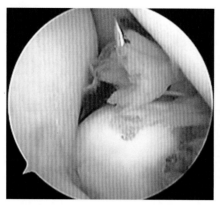
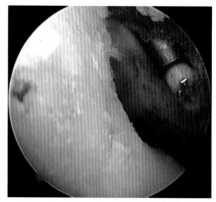

图18-14　肘关节前间室游离体　　　　　　　图18-15　肱骨滑车软骨剥脱

　　保留进水通道，维持关节囊膨胀，采用由外向内的方法建立外侧入口，插入套管时注意操作轻柔，避免损伤关节软骨。该入口可观察肱骨小头凸面及桡骨头凹面，有助于对剥脱性骨软骨炎软骨损害进行的全面评估。此外，尚可观察鹰嘴与滑车关节的外侧面，小的游离体常隐藏在此处。

　　可直接经外侧入口在关节镜引导下建立后外侧入口或后正中入口，在关节镜下观察鹰嘴窝、尺骨鹰嘴及滑车后方，游离体常因重力作用存留在此间隙。通过此入口可进行骨赘清理术，操作时注意保护后内侧的尺神经。

第二节　关节镜清理术治疗肘骨关节炎

　　肘关节鹰嘴窝撞击征多发生于排球、棒球、高尔夫球、网球、击剑和投掷等过顶位运动项目的患者，以优势手多见。由于肘关节屈伸活动，尺骨鹰嘴与鹰嘴窝反复撞击，造成软骨退变、骨赘增生，鹰嘴窝狭窄变形，尺骨鹰嘴与鹰嘴窝的解剖关系不匹配，进一步加重了肘关节后方结构的不稳。

　　影像学检查对肘关节撞击征的诊断和治疗具有重要的意义。X线是检查尺骨鹰嘴、鹰嘴窝和肘关节周围骨赘增生必不可少的常规检查手段。肘关节伸直位尺骨鹰嘴尖位于鹰嘴窝内观察鹰嘴尖骨赘增生比较困难。我们推荐采用肘关节屈曲侧位片观察鹰嘴与鹰嘴尖的骨赘增生。最大屈曲与伸直位X线片检查，是测量肘关节活动度的可靠检查方法。肘关节伸直位能够显示尺骨鹰嘴与鹰嘴窝骨赘撞击和伸直的最大角度（图18-16），屈曲侧位可以观察尺骨鹰嘴与鹰嘴窝骨赘增生情况（图18-17）。有人将MRI作为诊断肘关节软骨、韧带和肌腱损伤的金标准，笔者认为对怀疑有软骨损伤和滑膜炎病变的病例，术前肘关节MRI检查是必要的，三维CT可观察肘关节周围骨质改变的情况（图18-18）。术前CT扫描断层可以显示肘关节鹰嘴窝及周围骨赘增生撞击点的情况（图18-19）；MRI则可显示肘关节滑膜炎和软骨损伤。

　　肘关节骨关节炎是诱发疼痛和功能障碍的主要因素之一，肘关节撞击征不仅有骨赘增生，还有软骨、滑膜病变和游离体，手术治疗应统筹考虑。过去对肘关节撞击征主要采用开放手术肘关节清理，不能够显露充分病变，有很多病灶并不能观察清楚。由于开放手术

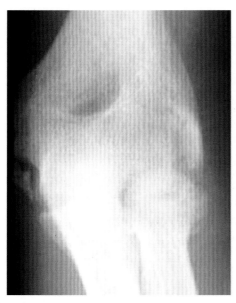

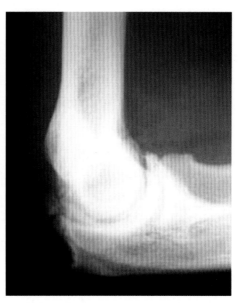

图18-16 肘关节伸直位X线片显示尺
骨鹰嘴与鹰嘴窝骨赘撞击

图18-17 侧位X线片观察尺骨鹰嘴与
鹰嘴窝骨赘

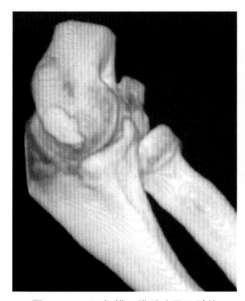

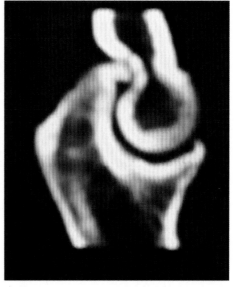

图18-18 CT扫描三维重建显示肘关
节及周围骨赘增生

图18-19 肘关节CT显示鹰嘴骨赘撞击

创伤大，术后疼痛影响肘关节早期功能练习，往往是术后肘关节发生粘连、僵硬，影响活动的因素之一。

关节镜下游离体取出、滑膜炎清理和骨赘磨削，是一种安全有效的方法，比开放手术微创、准确、不容易漏诊，对恢复肘关节的功能优于开放手术。

关节镜检查与肘关节清理术：肘关节解剖复杂，血管神经丰富，关节镜检查前首先将骨性标志和血管神经在体表用记号笔标记，供术中定位参考。

由于长期肘关节屈曲畸形，前方关节囊或肱二头肌腱挛缩，肘关节活动度受限，应在

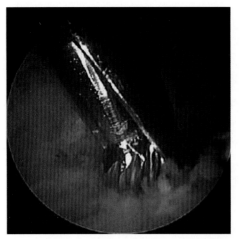

图18-20 磨钻磨削增生的冠突

麻醉下轻轻推拿松解后再进行关节镜检查。术前注入含有肾上腺素的生理盐水25～30ml，使肘关节囊膨胀并起到止血视野清楚的目的。一般采用外侧、前外侧和后内侧入路。侧卧位将患者的肘关节屈曲20°～30°，放松肱三头肌。

建立关节镜入路：以11号刀片做皮肤切口，用止血钳分离软组织至肘关节囊，以钝头穿刺锥及套管刺入关节腔，在关节镜直视下建立工作通道，按顺序检查肘关节尺骨冠状突、冠突窝、滑车嵴以及内侧关节囊，肘关节屈伸活动检查冠状突有无撞击，前臂旋前、旋后位观察桡骨头及肱桡关节。

前内侧入口与前外侧入口协同操作，进行刨削清理肘关节纤维粘连和滑膜组织，取出游离体、修整软骨创面和冠突窝骨赘的磨除，用磨钻磨削增生的冠突，以解除冠状突的前方撞击（图18-20）。

对于鹰嘴尖和鹰嘴窝骨赘增生造成的肘后间室狭窄，采用后内侧或后外侧入路，行尺骨鹰嘴骨赘磨削和鹰嘴窝扩大成形术是行之有效的方法。由于尺骨鹰嘴骨赘增生，鹰嘴窝狭窄变形，关节镜进入肘关节后方间室相对困难，可屈曲肘关节，先刨削增生的滑膜（图18-21）、磨削尺骨鹰嘴尖和鹰嘴窝的骨赘，行鹰嘴窝扩大成形术，恢复鹰嘴与鹰嘴窝的解剖关系和稳定性非常重要。后外侧入路和后内侧联合入路，对尺骨鹰嘴和鹰嘴窝骨赘进行磨削清理，鹰嘴窝成形，扩大鹰嘴窝空间（图18-22），消除撞击症状。磨削鹰嘴窝骨赘时磨钻不要采用往复旋转，否则磨钻把持不稳，容易损伤周围组织，鹰嘴窝骨壁较薄，磨削时应小心操作以免磨穿。肱骨内侧髁骨赘的处理要特别小心，勿损伤尺神经。鹰嘴窝扩大成形和肘关节松解时，应随时检查肘关节的屈伸活动功能的改善情况。肘关节长期屈曲位继发前方肘关节囊或肱二头肌腱挛缩，注意进行肘前软组织的松解。肘前血管神经丰富，过度推拿松解后软组织出血，容易发生骨化性肌炎。

游离体多位于肘关节前室或鹰咀窝内（图18-23）发现后应及时在直视下将游离体取出（图18-24）。术后早期进行肘关节功能练习，对有软骨损伤者术后透明质酸钠关节内注射，氨糖类药物进行口服，术后配合积极的康复训练十分有效。

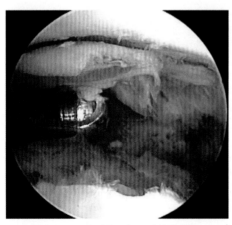

图18-21 刨削刀清理肘关节增生的滑膜组织

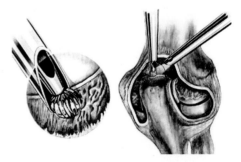

图18-22 对尺骨鹰嘴和鹰嘴窝骨赘进行磨削清理，鹰嘴窝成形

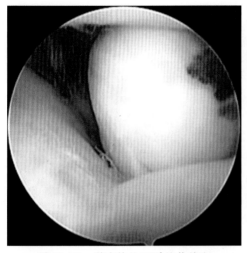

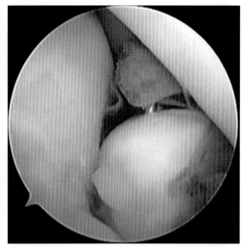

图18-23　游离体位于肘关节前室　　　　图18-24　在镜视下将游离体用针头刺
　　　　　　　　　　　　　　　　　　　　　　　　　　入控制其活动

第三节　肘关节类风湿性关节炎清理及桡骨头切除术

　　类风湿关节炎多侵犯多个小关节，早期以滑膜增生为主（图18-25）。随着病变的进展，肘关节软骨破坏加重，X线片显示骨质疏松，关节间隙狭窄（图18-26），严重影响肘关节屈伸活动。影响旋转活动，需要进行肘关节手术治疗。滑膜清理术（图18-27）有助于病变的控制。

　　滑膜组织侵犯软骨（图18-28），特别是桡骨头变形（图18-29），肱桡关节和上尺桡关节活动受限，需要进行桡骨头清理和切除（图18-30）方能解决屈伸和旋转功能障碍。

　　从肘关节前外侧入路，检查和清理肘关节前后间室（图18-31）。采用从内向外的方法建立内侧入路，然后由内侧入路经套管进行滑膜刨削，清理前间室（图18-32）。

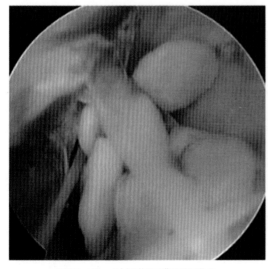

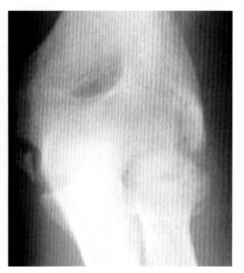

图18-25　肘关节滑膜组织增生　　　　　图18-26　关节间隙变窄

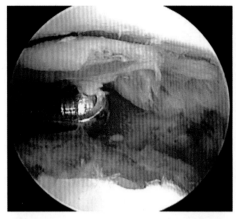

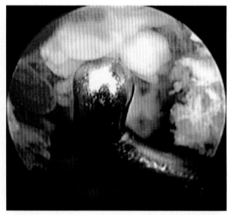

图18-27 类风湿滑膜清理　　　　　　　图18-28 类风湿侵犯关节软骨

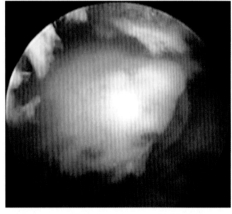

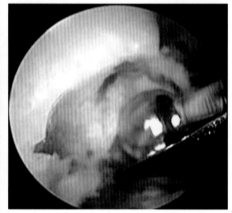

图18-29 桡骨头增生变形，软骨缺损　　图18-30 关节镜下清理磨削桡骨
　　　　　　　　　　　　　　　　　　　　　　头，肱桡关节成形

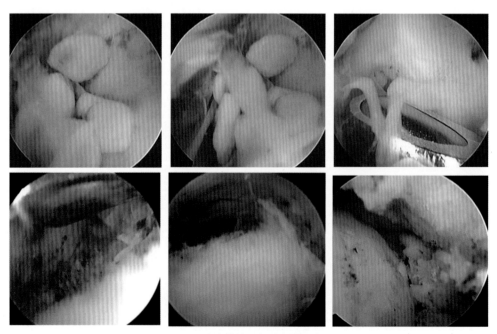

图18-31 肘关节镜下探查滑膜组织增生

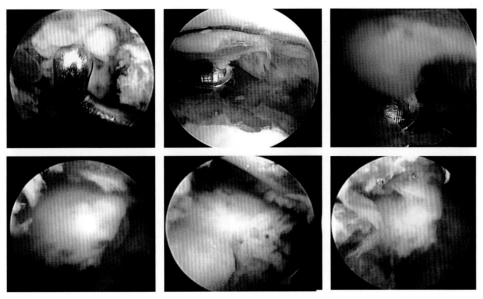

图18-32　关节镜下清理增生的滑膜组织

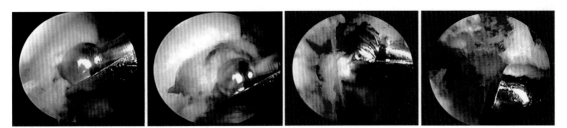

图18-33　镜下清理磨削破坏的桡骨头

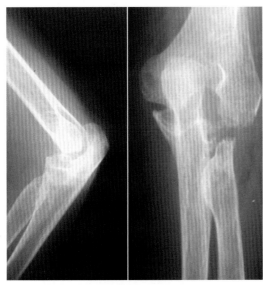

图18-34　类风湿肘关节清理桡骨头
　　　　切除术后

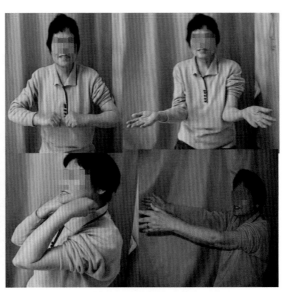

图18-35　类风湿肘关节桡骨头切除
　　　　术后12年后功能

前外侧入路插入关节镜，镜下清理磨削破坏的桡骨小头（图18-33），根据影响旋转活动的主要原因，确定桡骨小头切除的范围，用磨钻磨削桡骨头直到屈伸和旋转活动无受限为止。

术后拍肘关节X线片（图18-34），检查肘关节活动情况（图18-35），检查神经的感觉与运动情况，特别是桡神经深支正好位于桡骨小头的前方。

第四节　肘关节镜手术并发症

术后注意观察肘关节软组织肿胀情况，防止因组织肿胀引起血管神经损伤；以及因组织肿胀张力过大导致前臂缺血性肌挛缩。只要病情允许，即应鼓励患者早期开始肘关节的主动与被动活动。肘关节镜手术报道较多的并发症主要为桡神经损伤、尺神经损伤、正中神经损伤和皮神经损伤等。1986年，北美关节镜学会报道了1569例肘关节镜手术，其中1例尺神经损伤2例感染。Thomas、Andrews等也相继报道了术中桡神经损伤及正中神经麻痹的病例。因皮神经损伤导致的感觉异常也有报道。

总之，肘关节成形术容易发生尺神经和桡神经感觉支损伤，关节松解术可发生骨间背侧神经伤或短暂的正中神经麻痹，止血带、液体外渗、钝性伤或牵引也可以发生神经损伤。关节镜下桡骨头切除术特别注意保护好骨间后神经。手术应由熟练掌握关节镜技术的医师进行。只要术中操作注意，相关并发症是可以减少或避免的。

（周　密　李众利　王俊良　阮建伟）

参考文献

[1]　James D O'Holleran，MD，David W Altchek，MD.The Thrower's Elbow：Arthroscopic Treatment of Valgus Extension Overload Syndrome HSS J. 2006 February，2（1）：83-93.

[2]　Cain E，Dugas J，Wolf R，Andrews J. Elbow injuries in throwing athletes：a current concepts review. Am J Sports Med，2003，31：621-635.

[3]　Umile Giuseppe Longo，Franceschi，MattiaLoppini，et al. Rating systems for evaluation of the elbow. British Medical Bulletin，2008，87：131-161.

[4]　D Eygendaal，M R Safran.Postero‐medial elbow problems in the adult athlete Br J Sports Med. 2006，40（5）：430-434.

[5]　Cheung E V，AdamsR，Morrey B F. Primary osteoarthritis of the elbow：current treatment options. J Am AcadOrthop Surg，2008，77-87.

[6]　Potter H G. Imaging of posttraumatic and soft tissue dysfunction of the elbow. ClinOrthop. 2000，370：9-18.

[7]　Kamineni S，Hirahara H，Pomianowski S，Neale P G，O'Driscoll S W，ElAttrache N，An K N，Morrey B F. Partial posteromedial olecranon resection：a kinematic study. J Bone JtSurg Am. 2003 Jun，85-A（6）：1005-1011.

[8]　Kamineni S，ElAttrache N S，O'Driscoll S W，et al.Medial collateral ligament strain with partial posteromedial olecranon resection. A biomechanical study. J Bone Joint Surg Am 2004，86:2424-2430.

[9]　Thomas M A，Fast A，Shapiro D. Radial Nerve damage asa complication of elbow arthroscopy. ClinOrthop，1987，215：130-131.

[10]　Ball C M，Meunier M，Galatz L M，Calfee R，Yamaguchi K. Arthroscopic treatment of post-traumatic elbow contracture. J Should Elb Surg，2002 Nov-Dec，11（6）：624-629.

[11]　Safran M R，McGarry M H，Shin S，et al. Effects of elbow flexion and forearm rotation on valgus laxity of the elbow. J Bone Joint Surg Am，2005，87：2065-2074.

第十九章

腕关节镜

❖ 第一节　腕关节镜基本技术 ❖

一、腕关节镜手术适应证

腕关节镜术前应详细了解病史及临床检查，拍摄标准的腕部正侧位片（图19-1），对怀疑韧带损伤者可行腕关节造影或MRI。术者进行腕关节镜手术，必须熟悉腕部解剖知识（图19-2）、有娴熟的关节镜操作技巧和特殊的器械。手术时要对腕部的骨性标志和各伸肌腱的位置清楚，避免损伤肌腱神经和血管。

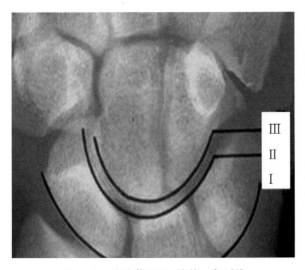

图19-1　腕关节正位X线片三条弧线及解剖关系

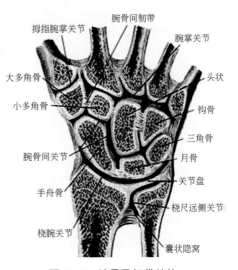

图19-2　腕骨及韧带结构

腕关节镜经历了单纯检查、镜下清理、镜下修复和重建的发展过程。随着关节镜技术的提高，腕关节镜手术的开展已经越来越广泛，特别是长期腕关节原因不明的疼痛、腕骨骨囊肿、慢性滑膜炎、类风湿关节炎、退行性骨关节炎和月骨缺血坏死、三角纤维软骨复合体损伤、腕骨间韧带部分撕裂、关节内游离体、化脓性关节炎、腕掌侧腱鞘囊肿、腕关节尺侧撞击综合征、三角软骨边缘破裂、舟月骨间韧带断裂、下尺桡关节脱位、关节内骨折、陈旧性舟骨骨折不愈合和腕关节镜下软骨移植术等腕关节内疾患均可以在关节镜下进行诊断和治疗，充分展现了关节镜微创手术的优越性。

二、腕关节镜手术入路

　　选用局部麻醉或臂丛神经阻滞麻醉，必要时使用充气止血带。患者仰卧、肩关节外展90°，屈肘90°，上肢置于牵引台上，指套牵引（图19-3），牵引重量3.5kg左右。腕关节镜检查手术入路均位于腕背侧各组伸肌腱之间，入路名称根据其相邻的伸肌腱编号命名，桡腕关节5个入路，腕中关节3个入路（图19-4）。建立入路时，刀片尖端轻轻划开皮肤，钝性分离皮下组织，注意防止损伤神经皮支。

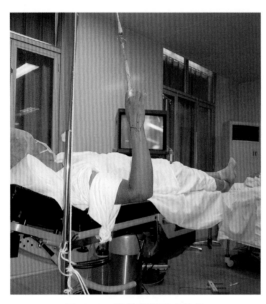

图19-3　腕关节镜手术体位

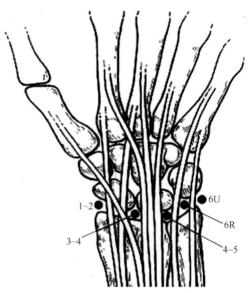

图19-4　腕关节背侧肌腱与手术入路

1. 桡腕关节入路

　　（1）1～2入路　位于1组与2组伸肌腱之间，紧邻桡侧伸腕长肌腱的桡侧。该入路应用较少，在1b型三角软骨缝合、桡骨茎突切除、腱鞘囊肿镜下切除等手术时可以采用。

　　（2）3～4入路　位于伸拇长（EPL）与伸指肌腱（EDC）之间，桡骨Lister结节尺侧上方，呈15°掌侧倾斜穿刺。3～4入路是腕关节镜最常用的入路，多作为关节镜入路。

　　（3）4～5入路　位于伸指肌腱与小指固有伸肌腱（EDQ）之间，是最常用的器械工作通道。该入路有一条走行较为固定的腕背静脉通过，避免损伤。

　　（4）6R入路　位于尺侧伸腕肌腱（ECU）桡侧缘，常用作关节镜进水或出水通道。该入路可通过关节镜透照法建立，是观察月三角骨韧带、腕背侧腱鞘囊肿切除的较好入路。此入路容易造成ECU腱鞘的损伤以及医源性的三角纤维软骨复合体背侧撕裂。建立入路时应注意避免损伤尺神经背侧皮支。

（5）6U入路　位于尺侧伸腕肌腱尺侧，可作为关节镜入水或出水通道。应注意避免尺神经损伤。

2. 腕中关节入路

（1）桡侧腕中入路（RMC）　位于舟状骨与头状骨之间，第三掌骨桡侧缘的延长线上。是腕中关节的入镜通道。该通道可通过以下三种方式定位：桡腕关节3～4入路远侧1cm处；桡腕关节3～4入路远侧软组织凹陷处；第二掌骨基底与Lister结节连线中点。

（2）尺侧腕中入路（UMC）　月骨、三角骨、头状骨与钩骨四块腕骨交界点处，是腕中关节的工作通道。可以通过以下方法定位：桡腕关节4～5入路远侧1cm处伸腕肌腱尺侧缘与腕中关节线交界处。

（3）舟骨、大小多角骨入路（STT）　位于EPL桡侧与桡侧伸腕长肌腱（ECRL）之间的软组织凹陷处。

三、腕关节镜检查

在牵引状态下用记号笔标记腕部骨性标志（图19-5）。自3～4入路插入注射器针头，注入5～10ml生理盐水充盈关节（图19-6），通过6R或6U入路切开皮肤，置入直径2.7mm的30°广角关节镜（图19-5）。建立工作操作入路，以便进行手术。在插入套管针及手术器械时，操作要轻柔，以免损伤关节软骨。

桡腕关节镜检查一般遵循自桡侧向尺侧、自远端向近端、自掌侧向背侧、自韧带至软骨的顺序进行。自3～4入路插入关节镜后（图19-7），最先看到的是舟月骨接合部的特征性影像，类似婴儿的臀部，故称之为"Baby's Bottom Sign"。将关节镜由桡侧逐渐向尺侧移动，可依次观察桡腕关节的各种结构。

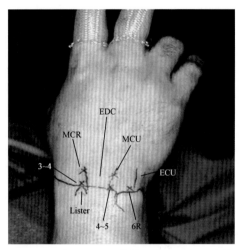

图19-5　术前将各关节镜手术入路标示清楚

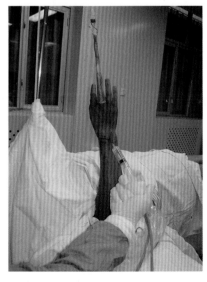

图19-6　牵引下将腕关节腔注射生理盐水

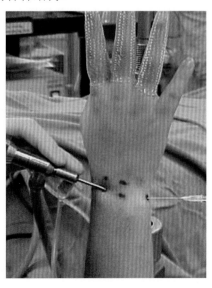

图19-7　自3～4入路腕关节镜检查

四、腕中关节检查

选择RMC入路，注入5～8ml生理盐水，将腕中关节充盈。切开皮肤一小口，插入关节镜套管穿刺锥及关节镜，自桡侧依次可以观察到舟骨与大小多角骨间关节面、舟月骨间关节、月三角骨间关节、头状骨、钩骨关节面及头钩骨间关节。牵拉活动关节有助于发现隐匿的关节内病变。通过UMC或STT入路插入探钩或其他器械，可完成相应的镜下手术。采用腕中关节镜入路，可关节镜下行舟骨骨折断端清创植骨、月骨坏死或近排腕骨囊肿病灶清除植骨等手术。

❖ 第二节　腕关节TFCC关节镜手术 ❖

三角纤维软骨复合体（triangular fibrocartilage complex，TFCC）是指腕关节尺侧的一组重要结构，包括关节软骨盘，掌侧和背侧尺桡韧带，尺侧伸腕肌腱鞘深层，尺侧关节囊，尺月韧带和尺三角韧带（图19-8）。掌侧和背侧远尺桡韧带的浅层和深层纤维，在桡骨附着处汇合。TFCC复杂的解剖和多重的功能导致其易于受伤和退变。TFCC的主要功能有：桡骨远端关节面的尺侧延伸，覆盖尺骨头；传导尺腕关节间的轴向应力，吸收部分负荷；形成桡骨、尺骨远端牢固的弹性连接，提供旋转稳定性；对腕关节尺侧部提供支撑。腕关节镜是诊断TFCC损伤的金标准，关节镜下可以准确的诊断撕裂的类型、程度，可以关节镜下缝合和清理损伤的组织结构。Andrew palmer 对TFCC损伤的分型：Ⅰ型损伤为创伤性，Ⅱ型损伤为退变性。

Ⅰ型损伤又分为4个亚型，Ⅱ型损伤分为5个亚型，针对每一型损伤的处理方法也各不相同。

Ⅰ型：创伤性撕裂。

Ⅰ A型：中央穿孔。为TFCC撕裂或穿孔。一般为背、掌侧1～2mm宽的撕裂，裂缝位于TFCC桡内侧2～3mm附着处，偶尔在裂缝的掌侧只有一软骨瓣附着。腕关节造影可发现TFCC靠近桡骨附着处的穿孔。Ⅰ B型：尺侧撕脱，伴或不伴尺骨远端骨折。为TFCC在尺骨远端抵止点的创伤性撕脱，伴或不伴尺骨茎突骨折。一般伴有远侧桡尺关节不稳定。

当桡腕关节注射对比对比剂时，可无异常发现；而从远侧桡尺关节注射时，可发现对比对比剂从尺侧渗漏至皮下。Ⅰ C型：远端撕脱。为TFCC周围撕裂，如尺月韧带或尺三角韧带处撕脱。由于三角软骨无穿孔，从桡腕或腕中关节注射对比剂时可看到关节囊有裂缝。Ⅰ D型：桡侧撕脱，伴或不伴乙状切迹骨折。为TFCC于桡骨乙状切迹远端附着处的撕脱。从桡腕或远侧桡尺关节注射对比剂时均可看到桡腕与远侧桡尺关节间有交通。

Ⅱ型：退变性撕裂。

Ⅱ A型：TFCC磨损。三角软骨的远端、近端或二者均有磨损但无穿孔。尺骨变化一般为中立

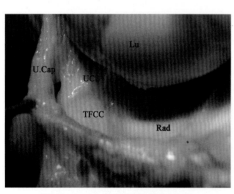

图19-8　三角纤维软骨复合体（TFCC），U.Cap为尺头韧带，UCL为尺月韧带，Lu为月骨

（尺骨关节面与桡骨关节面在同一平面）或阳性（尺骨关节面超过桡骨关节面）。关节造影可看到三角软骨的近端和（或）远端凹凸不平。ⅡB型：TFCC磨损伴月骨和（或）尺骨软骨退变。除三角软骨有磨损外，月骨尺侧或尺骨头桡侧或二者均有磨损或软骨变化。尺骨变化为中立或阳性，偶可见月骨或尺骨头的软骨下侵蚀。ⅡC型：TFCC穿孔伴月骨和（或）尺骨软骨软化。三角软骨穿孔，一般呈卵圆形，位于TFCC无血管部分，比创伤性撕裂的位置偏尺侧。ⅡD型：TFCC穿孔伴月骨和（或）尺骨软骨软化及月三角韧带穿孔。除与ⅡC型的改变相同外，还表现为月三角韧带退化性松弛，变薄、变细，甚至撕裂。ⅡE型：TFCC穿孔伴月骨和（或）尺骨软骨软化、月三角韧带穿孔及尺腕关节炎。为退化改变的最后期。尺腕关节偶尔有桡腕关节的退行性关节炎。一般三角软骨完全消失，月三角韧带亦完全撕裂。

急性TFCC损伤多数可先试行保守治疗，用石膏或支具固定腕关节4周，以保证TFCC愈合。对于有症状的慢性TFCC损伤或合并下尺桡关节或桡腕关节不稳定的患者则需要手术治疗，针对TFCC的手术方式包括切除清理和缝合手术。

三角软骨清理术：将关节镜通过3～4入路进入关节，观察确定撕裂部位及撕裂类型（图19-9），然后进行切除手术。经4～5入路或6R入路插入刨削刀可以清理TFCC的撕裂。术后应用支具保护腕关节4周，在此期间应坚持进行康复锻炼。缝合手术：TFCC周边型撕裂可以进行缝合，穿针引线的方法类似于膝关节半月板缝合技术。关节镜下确定损伤类型后用刨削刀清理撕裂的边缘以新鲜化促进愈合，在尺侧腕伸肌腱桡侧切1～1.5cm长的切口，用两枚硬膜外穿刺针经关节囊穿过撕裂部分，分别引入一根2-0不可吸收缝线，在关节囊外拉紧打结固定，术后支具保护腕关节4周。

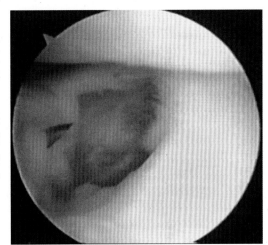

图19-9　关节镜观察TFCC撕裂部位
及撕裂类型

（刘玉杰　王俊良）

第七篇

关节镜技术
创新与应用

第二十章

关节镜技术在关节外的临床应用

❖ 第一节 关节镜下臀肌挛缩症松解术 ❖

一、发病特点

臀肌挛缩症（gluteal muscle contracture，GMC）是一种多因素引起的臀部肌肉及其筋膜组织变性、坏死及纤维化，继发髋关节外展、外旋畸形及内收、内旋功能障碍，进而表现为步态、姿势和形体异常的临床病症。自国内学者马承宣1978年首次报道手术治疗儿童注射性臀肌挛缩症以来，国内相关报道陆续增多。20世纪90年代初，在四川省区域内流行病学调查发现儿童患病率为1%～2.49%，2011年笔者对内地1100例适龄应征青年进行入伍前健康查体，发现臀肌挛缩症发病率达到0.7%。

臀大肌略呈四边形，起自髂骨、骶、尾骨及骶结节韧带的背面，肌束斜向前下方，约2/3止于髂胫束，其余部分止于臀肌粗隆。

髂胫束（iliotibial tract）：由致密而坚韧的结缔组织构成，是包绕大腿的深筋膜——阔筋膜的外侧增厚移行部分。起自髂嵴前份的外侧缘，其上分为两层，包裹阔筋膜张肌，并与之紧密结合不宜分离。下部的纵行纤维明显增厚呈扁带状，后缘与臀大肌肌腱相延续。髂胫束下端附着于胫骨外侧髁、腓骨头和膝关节囊。临床发现有部分患者因臀肌挛缩发生髌骨向外位移，有的伴有膝关节不适症状。

臀肌挛缩带严重影响臀大肌的拉伸，限制髋关节的活动。髂胫束作为臀大肌前方止点，切断髂胫束可极大增加臀大肌的拉伸幅度，不会过多影响后伸和外旋髋关节等臀大肌的主要功能，所以笔者将髂胫束松解作为关节镜下臀肌挛缩松解术的常规术式，尽量避免切割肌肉组织，以免出血及术后肌力下降。需要注意的是，臀大肌向髂胫束延续处，常常出现前面所述的"三明治型"挛缩带，松解时需仔细分离。若松解髂胫束后仍有髋关节活动受限，可再探查臀大肌挛缩带，给予臀大肌挛缩带松解。松解完毕进行髋关节被动屈曲、内收、内旋、外展推拿活动，直到髋关节活动不受限、无弹响，无活动性出血为止。

臀肌挛缩症病因复杂，普遍认为该病与反复的肌肉注射有关。笔者对我院治疗的千余例1980年前后出生的臀肌挛缩症患者进行了调查，发现多数与青霉素苯甲醇溶剂反复肌内

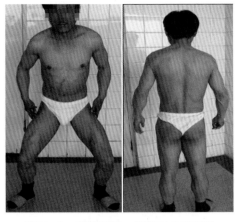

图20-1　臀肌挛缩　伴股四头肌和双
侧三角肌挛缩

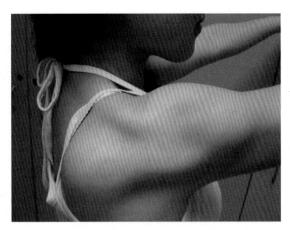

图20-2　注射性三角肌挛缩

注射有关，部分患者与反复肌内注射其他药物有关。不仅发生注射性臀肌挛缩而且同时发生三角肌和股四头肌挛缩（图20-1），三角肌挛缩也多为双侧（图20-2）。

　　为了探讨注射性臀肌挛缩的发病机理，笔者进行了注射性臀肌挛缩的动物实验研究。发现无论给幼年或成年新西兰大白兔注射青霉素生理盐水制剂（图20-3）还是注射青霉素苯甲醇溶剂（图20-4），8周均出现注射性臀肌挛缩的实验模型，前者病变程度和范围较后者轻。而采用生理盐水肌内注射作为对照组，虽然注射区肌肉弹性降低、硬度增加及

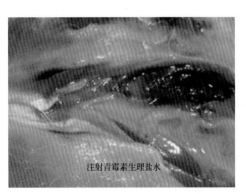

图20-3　注射青霉素苯甲醇制剂肌肉
出血坏死

部分变性，但无实验组臀肌挛缩坏死的表现，说明注射药物的化学因素具有重要意义。实验发现臀肌挛缩的肌肉组织中有大量Ⅰ型胶原组织增生（图20-5）。笔者发现臀肌挛缩患者除了臀大肌挛缩带外，还有髂胫束挛缩，髂胫束挛缩带是一大片增厚的束带，为大量增生的Ⅲ型胶原（图20-6），具体形成机制有待进一步研究。臀肌注射生理盐水发生局灶性出血坏死（图20-7）说明注射机械性物理刺激也是造成肌肉坏死的原因之一。

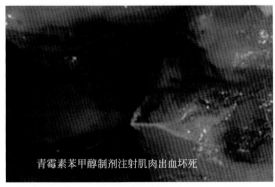

图20-4　注射青霉素苯甲醇肌肉大面
积出血坏死

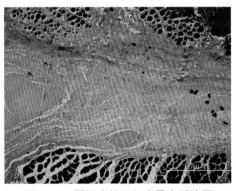

图20-5　臀肌挛缩组织大量Ⅰ型胶原
组织增生

第二十章　关节镜技术在关节外的临床应用

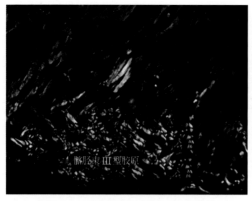

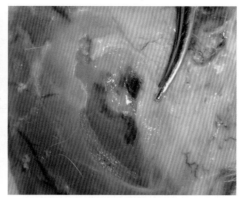

图20-6　髂胫束挛缩带为Ⅲ型胶原　　　　图20-7　臀肌注射生理盐水为局灶性
出血坏死

二、临床症状

臀肌挛缩症临床主要表现为臀部注射部位的皮肤与皮下筋膜粘连呈"酒窝样"（图20-8），查体发现臀肌挛缩带为条索状纤维束带（图20-9），这些纤维瘢痕束带限制臀肌的发育，臀肌挛缩后臀部外形似"猴臀"样（图20-10）。臀肌纤维挛缩束带影响下蹲功能（图20-11）。

由于臀肌挛缩限制了髋关节的活动，坐位时髋关节不能达到90°，臀部与脊柱不能与坐椅背靠近（图20-12）。下蹲时髋关节屈曲、外展、外旋呈蛙式体位，髋关节分开（图20-13），活动时大粗隆弹响和触及弹跳感。

侧卧位时两膝关节不能靠近（图20-14）。坐位跷"二郎腿"两膝关节不能搭在一起（图20-15）。行走时下肢外展外旋呈外"八"字步态，查体时患侧Ober征阳性（图20-16）。

综上可归纳为站姿不正（图20-17）、坐姿不端（图20-18）、蹲姿不雅（图20-19）、卧姿不适（图20-20）、形体不美和功能不全。

三、关节镜下臀肌挛缩松解术

过去臀肌挛缩症的治疗以开放手术为主要手段。但是，开放手术创伤大，切口长，术后组织反应重、渗出多，并发感染和切口裂开时有发生。术后以手术部位为中心形成新的

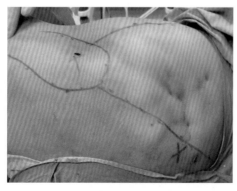

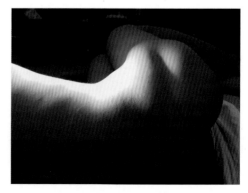

图20-8　臀肌挛缩皮下组织粘，呈酒　　　图20-9　臀肌挛缩带为条索状纤维束带
窝样表现

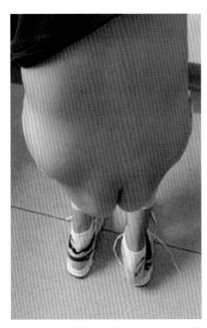

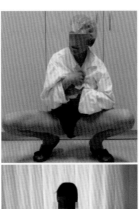

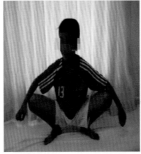

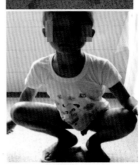

图20-10　臀肌挛缩呈尖臀外形似猴臀　　　　图20-11　臀肌挛缩下蹲双足不能落地双髋关节张开

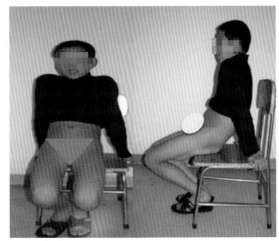

图20-12　臀肌挛缩影响髋关节活动，坐位髋关节
不能达90°，臀部与脊柱不能与椅子背靠近

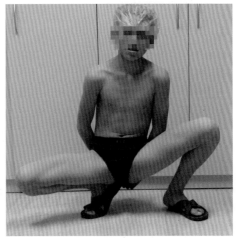

图20-13　臀肌挛缩下蹲姿势

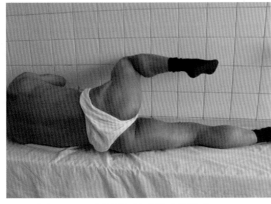

图20-14　侧卧位双下肢不能靠拢

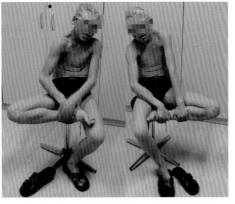

图20-15　双下肢不能交腿和跷二郎腿

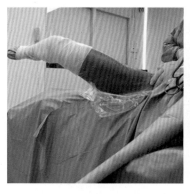

图20-16　Ober征阳性

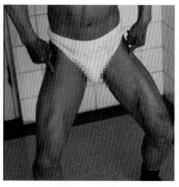

图20-17　站姿不正

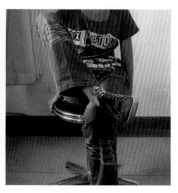

图20-18　坐姿不端

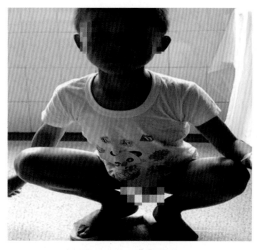

图20-19　蹲姿不雅

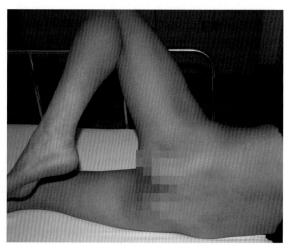

图20-20　卧姿不适

瘢痕束带，功能改善不明显，下蹲活动仍然受限（图20-21）。

自从2000年以来，笔者设计并开展了关节镜下臀肌挛缩松解术治疗患者1500余例，均取得了良好疗效。

硬膜外或全身麻醉，采用侧卧位，术前标记坐骨神经位置、股骨大粗隆的轮廓和臀肌挛缩带的前后缘（图20-22），为了警示避免坐骨神经和臀部血管，必须标示清楚（图20-23）。为防止局部出血，保持视野清晰，灌注液内每3000ml生理盐水加入肾上腺素1mg，术中进行持续冲洗。

人工制作工作腔隙：在臀肌挛缩带的筋膜下注射含有肾上腺素的生理盐水（图20-24）以便达到术中止血的目的。在股骨大转子顶点处切开5mm，插入骨膜剥离子，沿皮下筋膜和臀肌挛缩带的表面之间进行钝性分离（图20-25），在臀肌挛缩带的一侧离挛缩带3～4cm处，切开5mm小口作为操作通道，刨削器插入腔隙内，清理臀肌挛缩带表面的纤维脂肪组织（图20-26），制作人工工作腔隙5cm×5cm（图20-27）。脂肪组织清除干净后，用等离子刀止血，保持手术视野清楚，便于手术操作。关节镜与等离子刀的工作角度约60°，用等

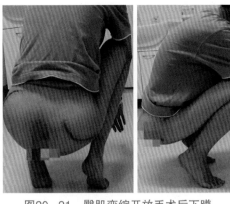

图20-21 臀肌挛缩开放手术后下蹲双足仍不能落地

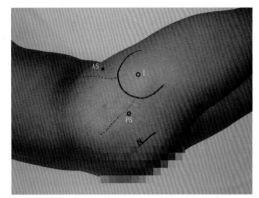

图20-22 术前标示股骨大粗隆、坐骨神经和手术入路

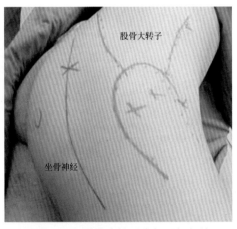

图20-23 臀肌挛缩手术标示解剖结构与手术入路

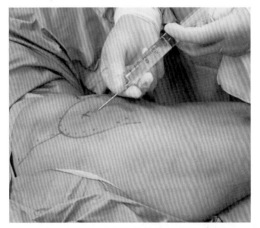

图20-24 在臀肌挛缩带的筋膜下注射含有肾上腺素的生理盐水

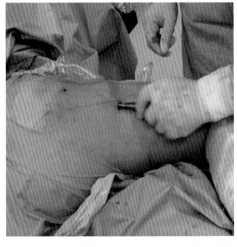

图20-25 在关节镜入路切开5mm，插入剥离器，沿皮下筋膜和臀肌挛缩带表面钝性分离

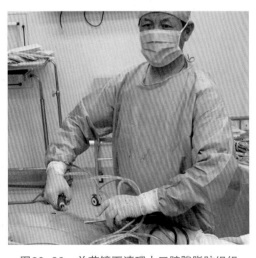

图20-26 关节镜下清理人工腔隙脂肪组织

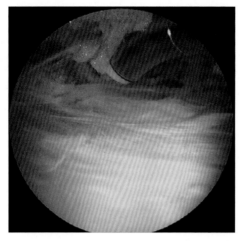

图20-27　人工制作工作腔隙

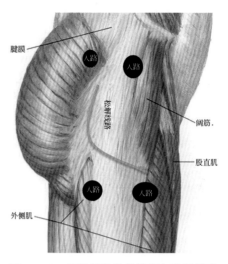

图20-28　设计臀肌挛缩松解入路及线路

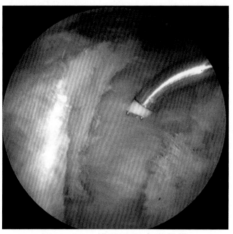

图20-29　横断髂胫束挛缩带

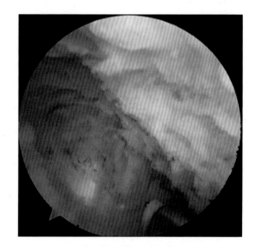

图20-30　髂胫束和臀肌挛缩纤维切断后，露出大粗隆滑囊

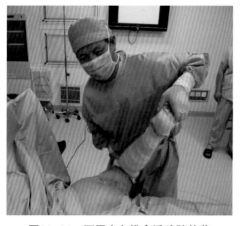

图20-31　不同方向推拿活动髋关节

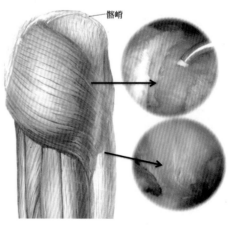

图20-32　臀肌挛缩与髂胫束挛缩松解的不同部位

离子刀由浅入深逐步横向或斜行切断和松解限制髋关节活动的增厚的纤维束带。

根据臀肌挛缩带的情况，选择松解的部位。对于臀肌挛缩伴有髂胫束紧张的病例，首先设计松解的入路及线路（图20-28）十分重要。查体Ober征阳性患者，首选在股骨大粗隆与股骨干交界处，做髂胫束横断或斜行切断（图20-29），在大粗隆后方做纵向切断臀大肌在髂胫束的附着部分，松解线路呈"L"形，当髂胫束和臀肌挛缩后方纤维切断后，大粗隆滑囊将露出（图20-30）。松解完成后，在不同方向进行推拿活动髋关节（图20-31），闻及细挛缩带断裂的声音，也可动态观察是否有影响髋关节活动的挛缩带，用等离子刀切割束带纤维。臀肌挛缩与髂胫束挛缩松解（图20-32），不同部位深度的挛缩采用不同的松解方式，股骨大粗隆处为髂胫束松解的有效位置，臀肌挛缩松解的范围、深度要特别注意不要过度，否则影响肌力和功能。

四、临床分型

我们将358例臀肌挛缩症行关节镜手术治疗的患者根据临床及关节镜下所见，将其分为条索条形（118例）、扇形（107例）、混合型（87例）、阔筋膜张肌挛缩型（46例）。

（1）扇形　注射范围广泛，臀肌挛缩瘢痕化组织主要在外上和内上象限，肌肉和皮下组织广泛粘连，臀部皮肤呈"酒窝"样凹陷。严重者臀肌瘢痕纤维化硬如板状，坐位腰不能贴近椅子靠背。手术探查发现挛缩带不仅累及臀肌还影响阔筋膜张肌，在臀肌的外上和内上象限呈扇形分布（图20-33）。

（2）条索形　挛缩束带在髂嵴与股骨大粗隆之间形成一条沟状凹陷，髋关节屈曲活动时挛缩带在股骨大粗隆上来回滑动伴弹响。手术发现挛缩带累及臀大肌的外上象限注射区的肌肉全层，有的深达髂骨，条索挛缩带沿髂嵴一直延伸至大粗隆（图20-34）。

（3）混合型　又称三明治形，挛缩带分布于臀大肌、臀中肌和阔筋膜张肌的不同深度的层面，挛缩带与肌肉组织分层夹杂在其中，似三明治样（图20-35）。

（4）髂胫束挛缩型　挛缩束带主要分布在阔筋膜张肌和髂胫束，查体可触及髂胫束挛缩紧张，髋关节活动时挛缩带在股骨大粗隆上滑动，Ober征阳性，髋关节内收活动受限。手术时发现髂胫束挛缩带紧张、增厚（图20-36），随着挛缩带的切断，髋关节活动时的紧张和弹响逐渐消失。

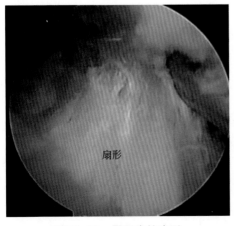

图20-33　臀肌挛缩扇形

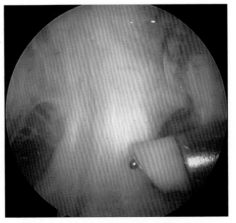

图20-34　条索状挛缩带沿髂嵴延伸至大粗隆

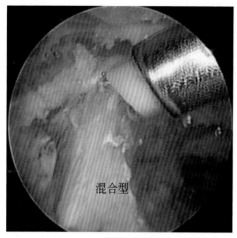

图20-35 臀肌挛缩混合型

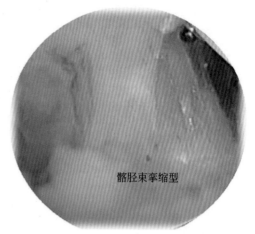

图20-36 髂胫束挛缩型

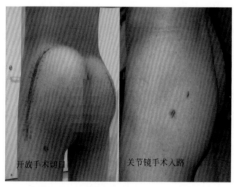

图20-37 臀肌挛缩开放与关节镜手术切口

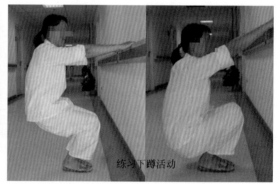

图20-38 术后练习下蹲活动

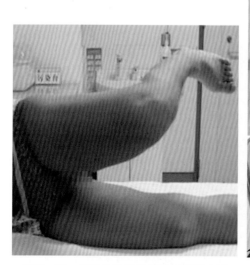

图20-39 侧卧位患侧外展练习臀肌力量

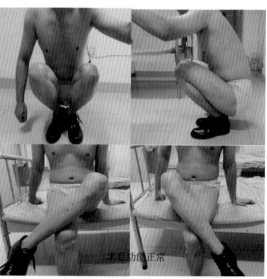

图20-40 臀肌挛缩术后练习交腿活动

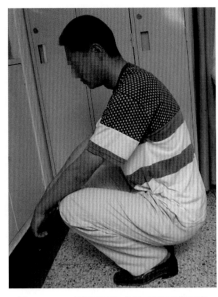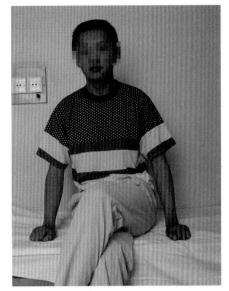

图20-41　臀肌挛缩术后5年下蹲正常　　图20-42　臀肌挛缩术后5年跷腿功能正常

五、术后康复锻炼

由于关节镜入路切口只有4～5mm长（图20-37），一般不需要缝合，也不放置引流，术后6h便可下地进行功能练习，以防止组织粘连。功能锻炼以下地走直线模特步、跷"二郎腿"、练习下蹲活动为主。但是，挛缩带位置深、范围广、创伤大者术后侧卧位压迫止血，个别情况也可以置负压吸引1～2d。术后24～48h内可能有残留液体渗出，应经常更换外敷料保持干燥。术后6h可下地练习下蹲活动（图20-38）和交腿练习（图20-40），侧卧位外展下肢练习臀中肌和阔筋膜张肌的力量（图20-39）。我们还制定了臀肌挛缩症功能综合评分表，用来量化评估患者疾病的严重程度，术后定期门诊复查指导功能练习（图20-41、图20-42）。

该表关注患者症状、美观、运动几个因素，我们根据每项不同的相关程度，给予不同的权重配比，得分越低者疾病程度越严重。

第二节　关节镜下腘窝囊肿摘除术

一、腘窝囊肿发病机理

腘窝囊肿分为先天性和后天性，前者多发生于儿童，后者发生于中老年骨关节炎、半月板损伤或滑膜炎的患者。当膝关节骨关节炎、滑膜炎或半月板损伤时，关节内滑膜渗出增多，关节腔积液超出了吸收能力，由于膝关节前方为髌腱内、外侧为致密而坚韧的肌腱和韧带结构，膝关节后方为疏松的结缔组织，相对比较薄弱。当患者仰卧位，腘窝处在较低的位置，由于重力的关系，液体向后方沉积。关节腔内的积液通过交通的孔道（图20-

43）流入腘窝区。当膝关节内液体增多，压力增高，通过孔道引流到腘窝，成为腘窝囊肿。临床上表现为膝关节后方肿物，站立活动后囊肿逐渐增大，膝关节积液时囊肿会变大，关节内积液减少后，囊肿也随之消失。当患者俯卧位或按压囊肿局部会缩小。笔者临床发现有的患者服用抗凝药物，造成腘窝囊肿，实际上是局部的出血所致，停用抗凝药物会自行消退。

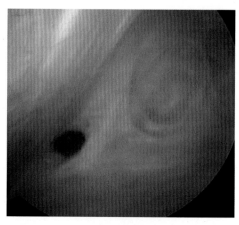

图20-43　腘窝囊肿与关节腔的交通孔道

二、腘窝囊肿发病率与分型

腘窝囊肿（baker cyst）最早在1829年由Dupuytren提出。1840年，Adams论述了腘窝囊肿与半膜肌腱滑囊及膝关节腔相通。Rupp对腘窝囊肿与关节内疾病的相关性进行了研究，发现70%腘窝囊肿与内侧半月板损伤有关，85%的囊肿与关节软骨退变或损伤有关。Handy进行了流行病学调查，发现35～70岁的膝关节疾病患者合并腘窝囊肿占5%～32%。Stone等人研究了1760例膝关节MRI，发现238例腘窝囊肿，其中47%有半月板损伤，37%为半月板退变，大多发生在半月板内侧后角。Johnson报道37%的腘窝囊肿与后关节腔交通。

腘窝囊肿分为4级：0级，无任何症状及体征；Ⅰ级，剧烈运动后有不同程度的肿胀及不适；Ⅱ级，一般运动后肿胀，腘窝部疼痛，但无功能障碍；Ⅲ级，腘窝有持续性肿胀及疼痛，膝关节活动受限。囊肿张力高时可影响静脉回流，引起静脉曲张或小腿水肿，腘窝处酸胀不适。文献有关于腘窝囊肿压迫胫后神经，引起足底麻木、胀痛或神经麻痹的报道。由于腘窝囊肿机械性因素，可影响膝关节伸、屈功能，当膝关节伸直时，囊肿张力增高而变硬，屈膝位张力降低而变软缩小。

三、影像学诊断

腘窝囊肿造影及MRI显示囊肿的部位与大小（图20-44），囊肿与关节腔的交通关系（图20-45、图20-46）。MRI还可显示关节软骨损伤（图20-47）和半月板损伤情况。

超声诊断、CT扫描等影像学检查，可以从不同角度观察腘窝囊肿与周围组织结构的解剖关系，对手术治疗方案确定和术后疗效评估具有重要意义。在诊断中应注意与内侧半月板囊肿（图20-48、图20-49）和鹅足腱鞘囊肿（图20-50）鉴别。

传统的腘窝囊肿治疗多采用开放手术。由于腘窝区血管神经比较丰富，位置深在，手术显露广、创伤大、术后瘢痕影响膝关节功能和美观，术后复发率高（图20-51）。

四、关节镜下腘窝囊肿摘除术

笔者2000年自行设计并开展了局部麻醉膝关节镜下清理和关节镜下腘窝囊肿摘除术治疗腘窝囊肿，收到了良好的疗效。患者采用俯卧位，胸部、骨盆和膝关节处用垫子垫好，常规消毒铺单后，标记腘窝囊肿的体表范围、胫后血管神经的走行和手术入路（图20-52）。采用2%利多卡因20ml+生理盐水40ml+0.1%肾上腺素0.2ml混合后，进行腘窝囊肿局部皮肤浸润麻醉和囊壁局部麻醉（图20-53）。在腘窝囊肿的远端选择两个关节镜入路，分别作为关节镜和手术器械入路（图20-54）。

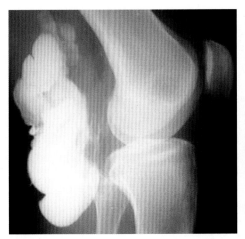

图20-44 腘窝囊肿造影检查

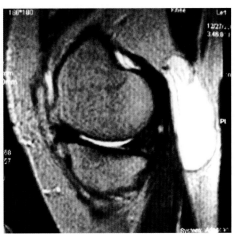

图20-45 MRI显示腘窝囊肿与关节腔相交通（矢状位）

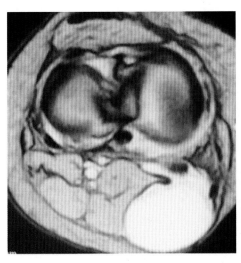

图20-46 MRI显示腘窝囊肿与关节腔相交通

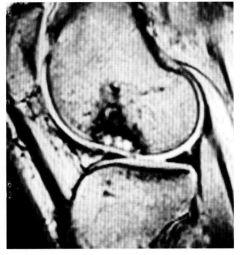

图20-47 MRI显示腘窝囊肿患者有软骨损伤

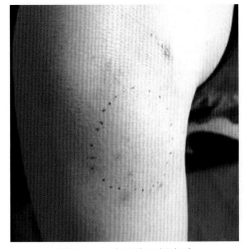

图20-48 内侧半月板囊肿

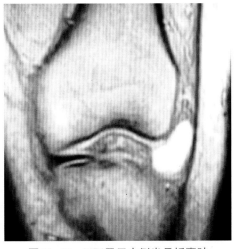

图20-49 MRI显示内侧半月板囊肿

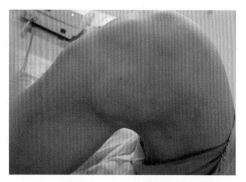
图20-50 鹅足腱鞘囊肿

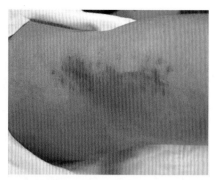
图20-51 腘窝囊肿术后复发

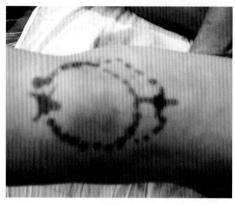
图20-52 术前标记血管神经走行和手术入路

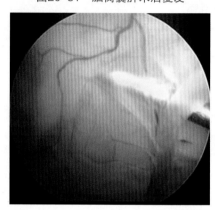
图20-53 腘窝囊腔内壁注射局麻药物

1.关节镜下囊外剥离术

囊外剥离术是在关节镜的监视下，将钝头穿刺锥插入腘窝囊肿与皮下组织之间（图20-55），进行钝性剥离囊壁组织（图20-56）。将囊肿刺破后吸出黄色黏稠的胶冻状囊液（图20-57），放空囊液后只剩下囊壁组织（图20-58），腘窝囊肿与周围组织分离开来，采用刨削器，在关节镜监视下，采用刨削器吸引囊壁组织（图20-59）。清理完毕对创面进行检查并采用等离子刀进行创面止血和切割囊壁组织（图20-60）。

2.囊内剥离摘除术

关节镜插入腘窝囊肿内，吸出淡黄色黏稠的胶冻状液体（图20-61）。生理盐水充盈腘窝囊腔后，在关节镜下进一步观察囊肿内的病理改变，镜下检查发现囊壁呈蜂窝（图20-62）和旋涡状皱襞（图20-63），游离体进入囊肿腔内（图20-64），还可以观察到囊肿与关节腔相通

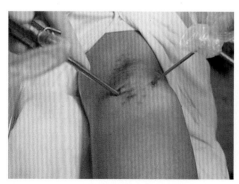
图20-54 腘窝囊肿手术入路

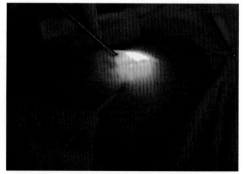
图20-55 穿刺锥插入腘窝囊肿处的皮下组织

的通道（图20-65）。

在关节镜观察下将含有肾上腺素的利多卡因混合液注入囊壁与周围组织之间（图20-66），使囊壁水肿与周围组织分离（图20-67）。将剥离器插入囊壁与周围组织之间，在镜下进行囊肿剥离（图20-68），使囊壁与周围组织完全分离开来（图20-69）。

采用刨削刀吸引清理囊壁组织（图20-70），也可采用关节镜下髓核钳取出囊壁组织（图20-71）。创面采用射频汽化进行止血，关节腔与囊肿的通道不需要闭合，切口无需缝合，一般不放引流。

关节镜监视下腘窝囊肿摘除术不需要像开放手术那样去显露血管神经，但应注意血管神经的解剖位置，以免损伤。关节镜下手术不破坏周围的正常组织结构，具有创伤小，切口小，与开放手术形成了明显对比（图20-72）。

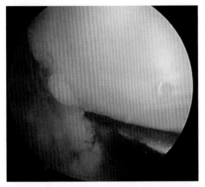 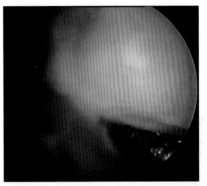

图20-56 对皮下组织与囊壁之间进行钝性剥离　　图20-57 黄色黏稠的胶冻状囊液流出

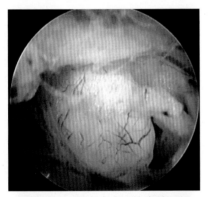 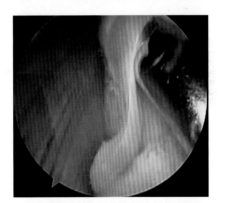

图20-58 囊液清除后的囊壁组织　　　　　图20-59 刨削囊壁组织

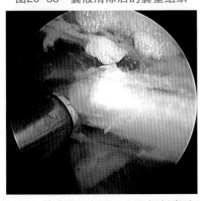 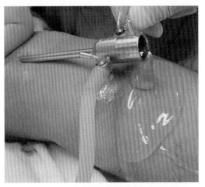

图20-60 等离子刀创面止血和切割囊壁组织　　图20-61 腘窝囊肿内吸出的淡黄色
　　　　　　　　　　　　　　　　　　　　　　　　黏稠的胶冻状液体

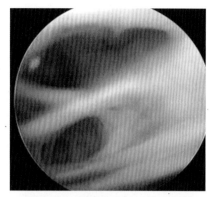

图20-62　腘窝囊肿的囊壁呈蜂窝

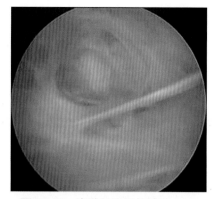

图20-63　囊壁呈旋涡状皱襞

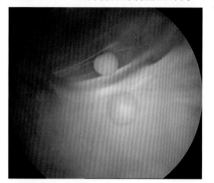

图20-64　进入囊肿腔内的游离体

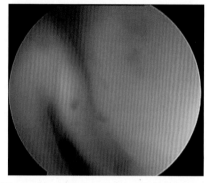

图20-65　关节镜下观察到的囊肿与
关节腔的通道

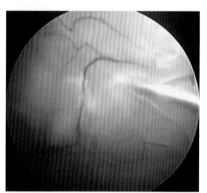

图20-66　在囊壁与周围组织之间注
入含有肾上腺素的利多卡因混合液

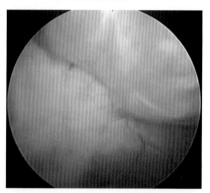

图20-67　注入利多卡因混合液使囊
壁组织与周围组织剥离

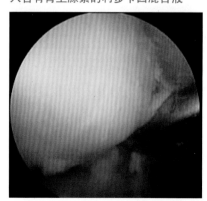

图20-68　镜视下进行囊肿剥离

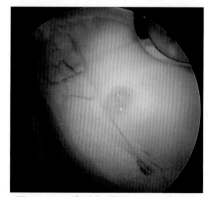

图20-69　囊壁与周围组织完全分离

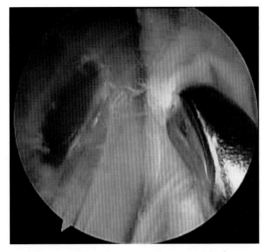

图20-70 刨削清理吸出囊壁组织

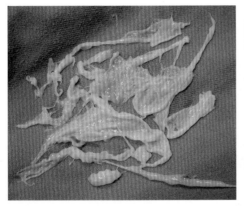

图20-71 关节镜下髓核钳取出囊壁组织

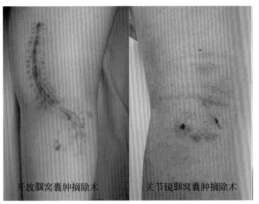

开放腘窝囊肿摘除术　　关节镜腘窝囊肿摘除术

图20-72 关节镜下手术与开放手术的切口

五、膝关节镜下清理术

腘窝囊肿通常伴随膝关节OA（图20-73）、半月板（图20-74）、软骨损伤和滑膜炎，滑膜渗出增多（图20-75）。如果单纯的腘窝囊肿摘除，不进行膝关节内病变的除理，也就是说引起囊肿的病因没有解除，半月板、软骨和滑膜病变没有清理，单纯摘除腘窝囊肿只是治标不治本。因此应进行膝关节内病变的清理，才能解决腘窝囊肿复发的根源。

手术中首先局麻下摘除腘窝囊肿，否则先清理膝关节病变之后进行腘窝囊肿摘除，由于引流的原因，腘窝囊肿会消失，难以找到。所以不要先对膝关节内病变进行关节镜检查和清理。

局麻关节镜监视下腘窝囊肿摘除术使手术更具有针对性，更加符合有限化、微创化的理念，不但节约经费，而且安全可靠，特别是老年患者，避免了全身麻醉或硬膜外麻醉的并发症。局麻下关节

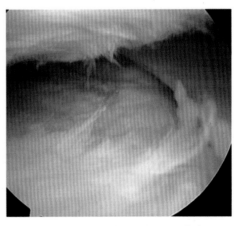

图20-73 腘窝囊肿合并骨关节炎

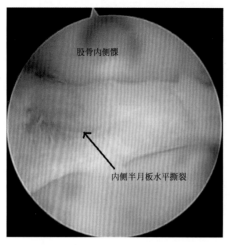

图20-74 内侧盘状半月板损伤

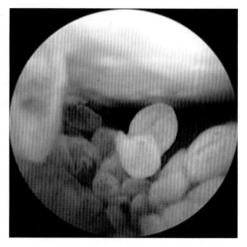

图20-75 腘窝囊肿伴滑膜组织增生

镜清理术的目的是清除关节内磨损的碎屑、软骨磨损后降解微粒、大分子成分、炎性致痛因子和疼痛物质，修整破裂的半月板，磨削影响关节活动的骨性阻挡，解除关节绞锁因素，阻断炎症过程的恶性循环，改善关节功能。文献报道骨关节炎关节镜清理术的疗效与患者年龄有关，40岁以下者86%可获得改善，40岁以上者则仅53%有改善，关节镜清理术效果的优良率为50%～76%。

第三节　局麻关节镜下先天性肌性斜颈松解术

先天性肌性斜颈多见于青少年患者（图20-76），有人认为可能是围产期胸锁乳突肌筋膜间室综合征的后遗症，可能与宫内胎位异常，分娩时产钳夹挤颈部使胸锁乳突肌损伤后局部出血、粘连、肌纤维变性发生挛缩；有人认为与其关系不大，因为有的先天性肌性斜颈患者并不是难产儿，也没有用产钳的经历，不支持上述理论。肌性斜颈的病因至今并非十分清楚，还有待进一步研究。

先天性肌性斜颈由于胸锁乳突肌单侧挛缩，头颈长期偏向一侧，临床表现为两侧口角与眼裂之间的距离不对称，健侧距离变长（图20-77），颜面与头颈发生继发性变形，健侧的颧骨增高（图20-78）。患侧的锁骨抬高，与健侧的锁骨不在同一平面上（图20-79），有的胸锁乳突肌在锁骨头附着处增粗或变尖（图20-80）。随着患者年龄增长，颜面部不对称性越加明显（图20-81），部分患者可出现心理障碍。

有人认为12岁之前手术治疗不影响术后疗效，患者年龄越小疗效越好。Wirth等建议对3～5岁非手术治疗无效的患儿尽早手术松解，在学龄前行胸锁乳突肌切断或在胸锁乳突肌腱处行"Z"字延长术。年龄越大畸形越重，两侧口眼距离越大，术后有发生复视的可能性。

对于成年人先天性肌性斜颈的治疗效果仍有争议，Stassen等采用胸锁乳突肌在乳突附着处行骨膜下止点剥离下移术，或对胸锁乳突肌在锁骨和胸骨肌腱附着点处行切断。也有人对挛缩的胸锁乳突肌行切除术。术后采用头颈胸石膏固定，防止术后复发。传统的治疗方法多采用开放手术创伤大，如果患者为瘢痕体质，颈部皮肤遗留增生的瘢痕（图20-82），

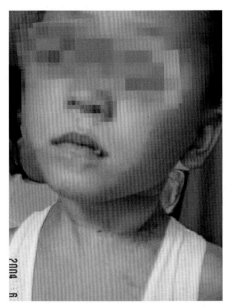

图20-76　先天性肌性斜颈

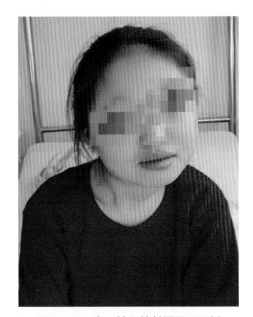

图20-77　先天性肌性斜颈显示两侧
口角与眼裂之间的距离不对称

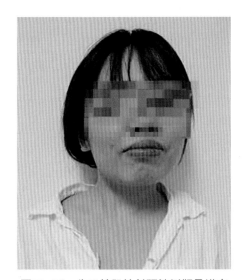

图20-78　先天性肌性斜颈健侧颧骨增高

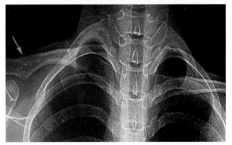

图20-79　先天性肌性斜颈患侧锁骨抬高

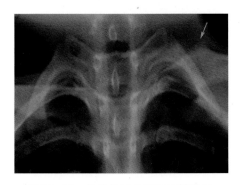

图20-80　先天性肌性斜颈胸锁乳突
肌在锁骨头附着处增粗变尖

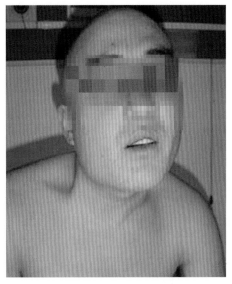

图20-81　先天性肌性斜颈颜面部
明显不对称

不但会影响美观，而且新的瘢痕纤维挛缩束带也会影响术后疗效。

关节镜下胸锁乳突肌松解术适用于先天性肌性斜颈，术前需要排除中枢神经系统引起的痉挛性斜颈、颈椎畸形造成的结构性斜颈；对严重的肌性斜颈合并颈椎骨性结构发育异常者，手术后可能改善畸形不明显，术前应向患者及其家属介绍明确。

手术采用仰卧头高足低位，患侧的肩颈部垫高，头及颜面部转向健侧并保持头后仰（图20-83）。用记号笔标记患侧胸锁乳突肌、锁骨和颈部血管神经的走行（图20-84），以免手术时液体灌注后肿胀解剖结构标志不清，影响手术操作。

常规消毒铺单，采用2%利多卡因20ml+生理盐水40ml+0.1%肾上腺素0.2ml混合后，沿着锁骨表面即胸锁乳突肌的止点，进行局部浸润麻醉（图20-85），关节镜和射频电极的工作通道入口应选择在远离颈项裸露的部位，即在胸锁关节下方10cm，在腋窝的腋前线向内2～3cm，此处相对比较安全隐蔽美观（图20-86）。从入路插入钝性穿刺锥，瞄准胸锁乳突肌在胸锁关节和锁骨附着处进行潜行剥离（图20-87）。

在关节镜的监视下，刨削清理皮下脂肪和纤维组织，沿锁骨中1/3至胸锁关节的皮下钝性分离出3cm×3cm的工作腔隙（图20-88），将胸锁乳突肌的腱性组织显露清楚（图20-89），在关节镜下于胸锁关节和锁骨的附着处，用双极射频刀紧贴锁骨和胸骨，将胸锁乳突肌逐层切断（图20-90）。切断挛缩的纤维束带露出肌肉组织，令患者抬头使胸锁乳突肌绷紧，此时胸锁乳突肌和挛缩带向远心端回缩（图20-91），将胸锁乳突肌腱的锁骨头和胸骨头切断后，探查有无残留的纤维挛缩束带和活动性出血，用射频电凝止血（图20-92），深层组织下面有重要的组织结构，不可损伤。

胸锁乳突肌上端附着在乳突的枕外隆隆，如果胸锁乳突肌上止点仍然紧张，可在乳突处皮肤切一小口（图20-93），用止血钳挑起并切断挛缩带，再进行头颈后伸和左右侧旋转活动，检查是否还有限制头颈活动的纤维束带和瘢痕。

术后局部冷敷以便止血，床头抬高，局部积水肿胀一般2～3h可以吸收消退。术后不需要戴支具或石膏固定，术后疗效恢复良好（图20-94）。

术者必须熟悉颈部的局部解剖结构，在胸锁乳突肌的表面有颈外静脉斜形越过，在其深面鞘内有颈总动脉及其分支、颈内静脉及其属支和迷走神经。胸锁乳突肌的上半部深层有颈丛分支、副神经交感干，下半部有膈神经，左侧有胸导管。在胸锁乳突肌深面为颈部

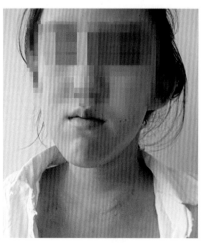

图20-82 开放手术颈部的切口瘢痕

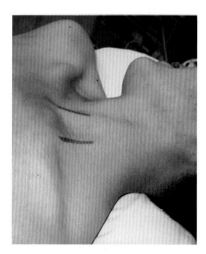

图20-83 仰卧头高足低位，肩颈部垫高，头及颜面转向健侧保持头后仰

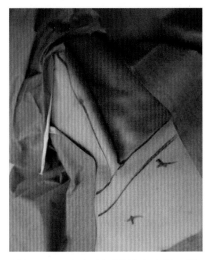

图20-84　标记患侧胸锁乳突肌、锁骨和颈部血

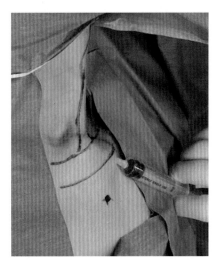

图20-85　沿着锁骨表面进行局部浸润麻醉

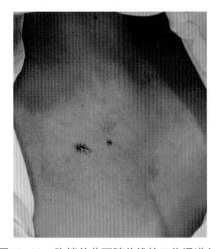

图20-86　胸锁关节下腋前线的工作通道入口

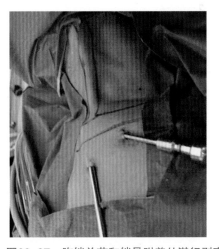

图20-87　胸锁关节和锁骨附着处潜行剥离

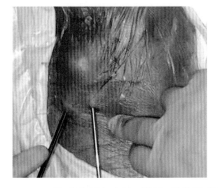

图20-88　工作腔隙制备完毕后插入关节镜进行观察

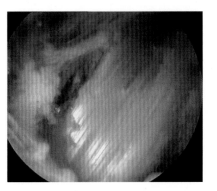

图20-89　镜下显示胸锁乳突肌的腱性组织附着点

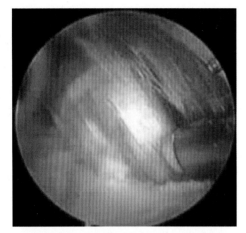
图20-90 双极射频刀切断并松解挛缩的纤维束带

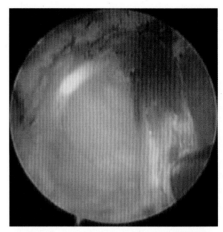
图20-91 挛缩带切断后肌肉向头侧回缩

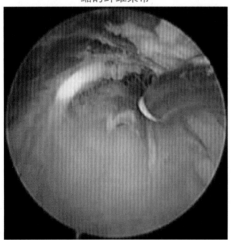
图20-92 电凝止血

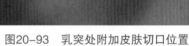
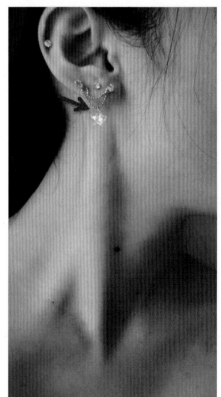
图20-94 术前与斜颈术后7年疗效

图20-93 乳突处附加皮肤切口位置

危险区域。后缘下1/3有锁骨上神经，颈外静脉与之伴行，深面邻近肩胛背神经、颈横动脉、前斜角肌。斜角肌间隙的深处有臂丛神经穿行，深层为颈动脉鞘，二者以疏松结缔组织相连。采用等离子刀胸锁乳突肌松解时，应紧贴锁骨和胸骨的表面，将胸锁乳突肌锁骨头和胸骨头切割，不要超越和进入锁骨上窝深处，以免损伤颈部的血管神经。在胸锁乳突肌的深面有副神经和耳大神经，63%耳大神经走行在胸锁乳突肌前缘的上1/4与下3/4交点和后缘上中1/3交点连线，即乳突尖在该肌前缘4cm和后缘5cm的连线。其深面有副神经，其走行与此连线基本一致的占80%，术中应注意解剖结构，避免损伤。

网球肘又称肱骨外上髁炎，因网球运动员好发本病而得名。其他职业或运动项目，如高尔夫球选手、水管工、油漆工、园丁、家庭主妇、砖瓦工、土木工等肘部长期反复用力劳动者也易患网球肘。

网球肘的发病机制目前尚无确切的定论。多年来一直认为是肌腱无菌性炎症，故称为肌腱炎，其实并非是炎性病变，而是肌腱慢性劳损。由于前臂伸肌群长期反复的收缩、牵拉和劳损，特别是腕关节用力背伸或抓举动作，使桡侧腕短伸肌受力过大，使肱骨外上髁伸肌腱附着处肌腱组织发生不同程度的急性或慢性积累性损伤，肌纤维撕裂、出血、机化和粘连，肌腱的生物力学性能降低，超出了生理修复能力，如果没有得到休息和及时有效的治疗，变成慢性损伤。Alfredson 和 Lorebtzon 研究发现，肌腱劳损后的局部病理并非炎性细胞，而是胶原纤维的超微结构排列紊乱、纤维连续性中断、血管和纤维母细胞增生。胶原是肌腱组织的重要结构，具有传导负荷、保持稳定的作用。正常肌腱的纤维母细胞胶原纤维排列有序，当损伤后结构排列紊乱，肌腱的胶原亚型发生比例紊乱。有人认为胶原的降解和细胞的过度增生可能是导致肌腱机械特性降低的原因。理论上讲，肌腱退变、胶原崩解可以成为网球肘疼痛的原因。Ahmed 认为局部的血供不良是发生本病的另一个因素，缺血会使肌腱细胞营养不良，修复和重建肌腱的细胞外基质困难。最近研究发现，慢性肌腱劳损疼痛的病例中，神经递质浓度和乳酸浓度明显高于正常肌腱，说明肌腱劳损缺血后，疼痛物质和硫酸软骨素可能引起网球肘疼痛。

网球肘发病缓慢，延续多年不愈。初期只是肘关节外上髁酸困和轻微疼痛，活动时疼痛明显，有时向上或向下放射，可牵涉至前臂，感觉酸胀不适，严重者影响工作和生活。不仅仅是打网球甚至操作电脑、洗衣、做饭、提水、拧毛巾、系裤带和拿筷子等日常的生活中握拳、屈腕等抗阻力动作都可诱发或加重疼痛症状，有时持物时突然失落。患肢在屈肘、前臂旋后时，伸肌群处于休息状态，可缓解疼痛，有的患者在阴雨天疼痛加重。

体格检查局部无红肿，肘关节伸屈活动不受影响，但前臂旋转活动时疼痛。严重者伸指、伸腕可诱发疼痛。前臂肌肉萎缩，肘关节肱骨外上髁处压痛（图20-95），可放射至前臂。肱骨外上髁炎除局部压痛外，尚有 Mill's 征阳性。患者前臂旋前位作对抗外力的旋后运动，肱骨外上髁处疼痛者为 Mill's 征（+）。伸肘位握拳、屈腕，然后主动将前臂旋前，引起肱骨外髁疼痛。术前后用握力器测试手的握力，患侧的握力明显降低，握力测试可作为量化疗效的评价指标。

网球肘的治疗目的是减轻或消除症状、避免复发。休息也是治疗手段，避免过度活动和劳累，尤其是早期或初发的患者，通过非手术治疗可以消除症状，避免复发。早期还可以使用护具保护，限制前臂肌肉收缩诱发疼痛。严重者可口服非甾体类抗炎药，也可以采用体外冲击波等物理疗法。封闭是最常用的治疗方法，将利多卡因+曲安奈德或得宝松混合后注射在疼痛部位，但是反复注射可能造成局部肌腱变性或肌腱纤维断裂，也可能诱发感染。多数网球肘患者可以通过非手术治疗取得满意疗效。

顽固性网球肘，经非手术正规治疗无效，严重影响生活和工作可以采取手术治疗。肱骨外上髁伸肌总腱附着点开放手术松解剥离（图20-96）是过去常用的方法之一，其疗效尚不肯定。

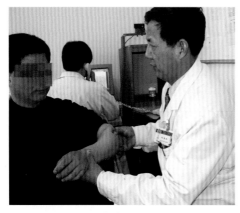

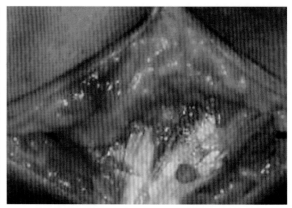

图20-95 网球肘肱骨外上髁处压痛　　　　图20-96 伸肌总腱附着处松解剥离
　　　　　　　　　　　　　　　　　　　　　　　　　术治疗网球肘

　　笔者在开放手术等离子刀消融的基础上，设计并开展了局麻关节镜监视下微创手术治疗网球肘的方法。术前标记好肱骨外上髁压痛点和手术入路，用0.5%利多卡因20ml进行局部麻醉（图20-97）。

　　于肱骨外上髁压痛点向近端约3cm处切开3mm，沿皮下组织与伸肌群之间进行分离，制作人工工作腔隙，将关节镜和等离子刀置入肘部皮下的工作腔隙（图20-98）。在关节镜监视下，将等离子刀垂直刺入肱骨外上髁痛点即桡侧伸腕肌深层及骨膜（图20-99），每3mm为一个治疗点（图20-100）。皮肤切口仅3mm，无需缝合（图20-101）。

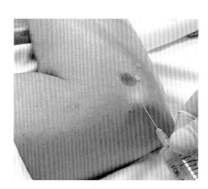

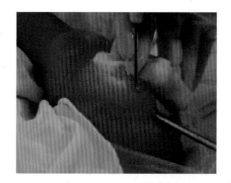

图20-97 局部浸润麻醉　　　　　　图20-98 局麻关节镜监视下微创治疗网球肘

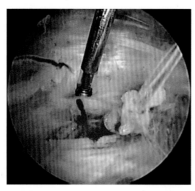

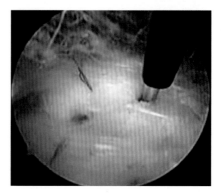

图20-99 制作完人工工作腔隙后将　　　　图20-100 镜下显示等离子刀刺入痛
　关节镜和等离子刀置入工作腔隙　　　　　　点桡侧伸腕肌深层及骨膜

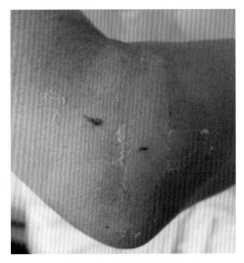

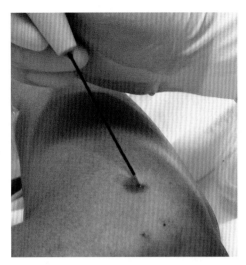

图20-101　手术切口　　　　　　图20-102　无关节镜监视下等离子刀
消融术

　　采用无关节镜监视下等离子刀消融术（图20-102）治疗网球肘也取得了良好效果。术前首先将痛点用记号笔标出，局麻时针头直接刺入痛点深层，皮下剥离后将等离子刀刺入疼痛区域，进行消融治疗。

　　制动虽有利于术后康复，但是为了防止长期制动带来的肌肉萎缩，术后可以练习握拳动作和肘关节的运动功能，定期复查双手的握力，可以判断肌力恢复情况。

第五节　局麻关节镜下射频治疗跟腱末端病

　　跟腱炎又称跟腱末端病，常伴发Haglund畸形，表现为跟骨结节增生性改变（图20-103），跟腱止点周围肿胀、疼痛、跛行和足背伸活动受限。慢性跟腱炎常发生于田径、篮球、足球运动员和舞蹈演员，青少年网球运动员发生率为7.14%～30%。跟腱末端病的确切病因目前尚不清楚，文献报道可能与运动过度、训练方法不当，反复的足背伸、跖屈等运动，导致跟骨结节与跟腱反复撞击有关。多见于膝关节半蹲位、跳跃等动作，运动负荷过大，跟腱发生进行性、重复性、积累性慢性损伤，跟腱纤维发生微小撕裂，超出了肌腱的修复能力。跟腱是人体中最强大的肌腱，由腓肠肌和比目鱼肌的肌腱延续部分构成，附着在跟骨结节上方（图20-104）。跟腱的血供主要来自于胫后动脉和腓动脉，其走行方向与跟腱纤维一致。解剖研究显示跟腱在跟骨结节上2～6cm范围内血供较少（图20-105），是跟腱损伤的好发部位。正常的跟腱纤维母细胞和血管结构之间的胶原纤维呈网状排列，致密而有序。研究发现肌腱劳损后胶原纤维超微结构改变，显微镜下观察发现肌腱的胶原纤维连续性中断，排列紊乱，血管和纤维母细胞增生。

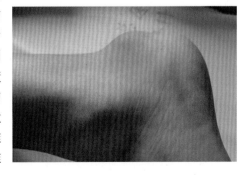

图20-103　跟腱末端病跟骨结节增生凸起

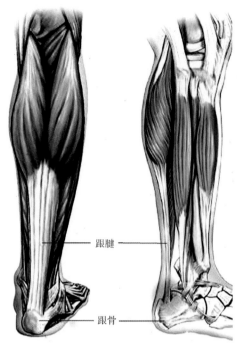
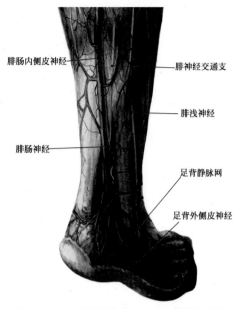

图20-104　跟腱由腓肠肌和比目鱼肌
的肌腱延续构成，附着跟骨结节上方

图20-105　跟骨结节上2～6cm范围内的跟
腱血供少，是跟腱损伤的好发部位

有人对慢性跟腱疲劳损伤的患者检出神经递质浓度和乳酸浓度明显高于正常肌腱。跟腱炎的疼痛可能与肌腱劳损退变、缺血、疼痛物质堆积和硫酸软骨素聚集有关。

仔细询问病史十分重要，包括患者的运动方式、运动量、运动类型、疼痛性质、有无系统性疾病，有无采用激素类药物局部封闭治疗的历史。通过详细询问病史、查体和必要的影像学检查不难作出明确诊断。疼痛通常发生在清晨开始活动时或剧烈运动后休息期间，有的突然发病，不能行走活动，患者拒绝触压跟腱病变部位。影像学检查具有重要价值，X线平片显示跟骨结节骨质增生或跟腱钙化阴影（图20-106），CT显示跟骨结节骨质虫蚀样改变（图20-107），MRI检查可以观察到跟腱内部退行性变及范围（图20-108），B超可以观察跟腱滑囊积液、跟腱组织的连续性和腱周组织的情况。

跟腱炎多采用非甾体类抗炎镇痛药、戴支具、理疗、体外冲击波或皮质激素封闭治疗，文献报道24.0%～45.5%的跟腱炎对非手术治疗无效。多数不主张反复采用可的松局部封闭，因激素封闭容易造成跟腱纤维变性断裂或感染。Mika等提出对非手术治疗半年以上无好转或失败者，患者长期不能进行运动和跟腱周围持续肿胀久治无效者，可采用手术治疗。手术治疗包括病变清理术、骨突切除清理术和跟骨截骨术。多次采用激素封闭治疗的患者，易发生跟腱自发性断裂，影响术后切口愈合，选择手术要慎重。

等离子刀治疗跟腱末端病在国外于2003年已经有人报道，采用开放手术（图20-109），笔者对跟腱末端病的治疗采用关节镜监视下射频消融术，避免了开放手术对腱周组织的损伤，有利于早期功能恢复和跟腱组织的愈合，收到了良好疗效。手术期间可以清楚地观察到跟腱病变处的病理改变（图20-110），避免了开放手术对腱周组织和血运的破坏，避免了瘢痕组织粘连和激素局部注射治疗引起的各种并发症。

术前标记跟腱痛点及手术入口（图20-111），用0.5%的利多卡因在痛点周围做局部浸润麻醉（图20-112），在跟腱痛点上方20mm旁开10mm建立工作通道，在关节镜监视下采

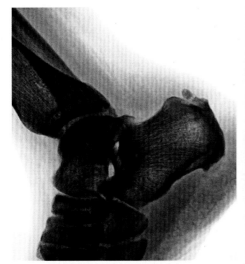

图20-106　X线平片显示跟骨结节骨
质增生、跟腱钙化

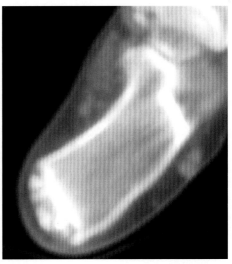

图20-107　CT显示跟骨骨质呈虫蚀样改变

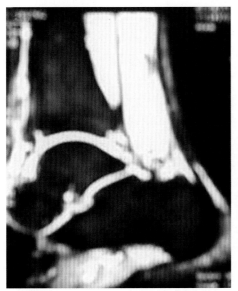

图20-108　MRI检查可显示跟腱内部
退行性变及范围

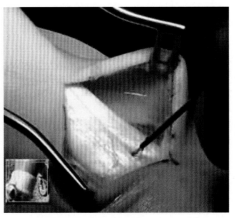

图20-109　开放手术等离子刀治疗跟
腱末端病

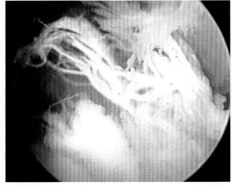

图20-110　关节镜下显示跟腱的病理改变

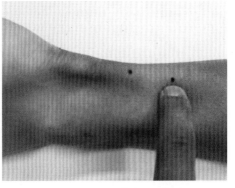

图20-111　标记跟腱痛点及手术入口

用等离子刀进行治疗（图20-113）。

关节镜检查发现跟腱表面高低不平，跟腱正常的光泽消失，组织结构松散紊乱（图20-114），部分跟腱组织增生肥厚、部分跟腱纤维断裂缺损（图20-115）。其病因可能为跟腱承受着反复的、超负荷的积累性应力，跟腱的胶原和胶原亚型降解，胶原崩解后跟腱发生退变或局部血液循环不良，瘢痕组织过度增生，跟腱的生物力学性能和强度下降，跟腱纤维断裂后大量瘢痕组织增生。

采用关节镜下清除增生肥厚的瘢痕组织，营造一个有血运的环境，有助于跟腱的修复。术中采用关节镜下刨削和射频清除跟腱表面损伤的纤维瘢痕组织，至局部出血，然后在跟腱附着处采用TOPAZ电极垂直刺入跟腱损伤处，在跟骨附着处（图20-116）进行射频治疗，深度3～5mm，达跟骨的皮质（图20-117），每隔3mm作为一个治疗点，每点治疗时间为0.5s，压力5～8g，治疗后的病灶区外观呈网眼状（图20-118）。

切口小（图20-119、图20-120），无需缝合，外敷料包扎后，戴踝关节支具3周，不影响行走，避免剧烈运动。术后3～6周局部肿胀逐渐消退（图20-121、图20-122），逐渐恢复运动功能。

尽管慢性跟腱炎患者临床表现基本相同，但影像学和关节镜下的表现却大不相同。我们根据临床特点、影像学检查和关节镜下所见，将其分为钙化结节型、纤维撕裂型和增生肥大型。

1.钙化结节型

患者表现为跟腱突然剧烈疼痛，有时在夜间发作，活动受限，局部不能触碰。X线片显示跟腱组织与跟骨结节附着处有密度增高的钙化阴影，MRI显示跟腱组织内为长条状高信号钙化区（图20-123）。关节镜探查发现腱膜的表面为玫瑰红色充血水肿区深层为白色钙化结节（图20-124）。

打开腱膜可见钙化物质位于跟腱实质内（图20-125），探查发现钙化结节内为白色石灰渣样物质（图20-126），如同肩关节钙化性冈上肌腱炎内的钙化物质。采用关节镜下刨削清理创面组织（图20-127），钙化物质可溶于水，大量生理盐水冲洗，将钙化物质排出体外。

然后采用等离子刀清理跟腱钙化病灶边缘的组织（图20-128），进行射频消融术，病灶累及的肌腱纤维断裂，局部有浅的凹陷形缺损（图20-129）。手术后用支具制动3周（图20-130），以便跟腱纤维愈合，有助于功能康复。钙化结节清理完成后疼痛症状可明显减轻，甚至疼痛症状消失。

2.纤维撕裂型

患者多为运动损伤的患者，病变多发生在小腿三头肌与跟腱的延续部分，踝关节背伸活动、跑步或弹跳时疼痛十分剧烈。跟腱的中上1/3处即病变部位压痛明显，X线片和CT扫描多无明显的阳性发现，但是，MRI检查可发现跟腱损伤区的结构紊乱、周围组织水肿（图20-132）。关节镜检查发现跟腱致密的组织结构和光泽消失，损伤的跟腱纤维卷曲，结构杂乱无序（图20-131），部分跟腱纤维组织断裂缺损（图20-133），深层的结构连续性相对好。此种病理改变可能是慢性反复的牵拉性损伤，局部腱性组织退变发生疲劳性断裂。关节镜监视下刨削清理断裂卷曲的跟腱纤维组织和增生肥厚的瘢痕组织，然后采用射频消融治疗（图20-134），术后采用石膏或支具制动3～4周。

3.增生肥大型

病变主要发生于跟骨结节跟腱附着处。临床表现为足跟皮肤粗糙，足跟周围软组织肿胀，跟骨结节周围增生肥大（图20-135、图20-136）。X线片、CT扫描显示跟骨结节处骨质增生、虫蚀样改变。MRI显示跟骨结节信号异常，跟骨内有低信号区为虫蚀样缺损（图20-137）。

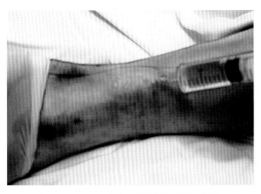

图20-112　痛点周围局部浸润麻醉

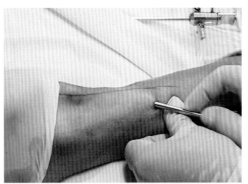

图20-113　跟腱痛点旁开建立的工作通道

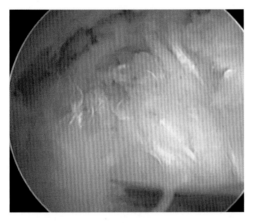

图20-114　镜下显示跟腱正常光泽消
失，组织结构松散紊乱

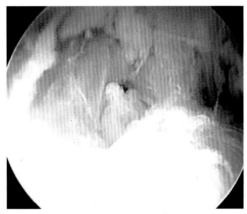

图20-115　镜下显示部分跟腱纤维断裂缺损

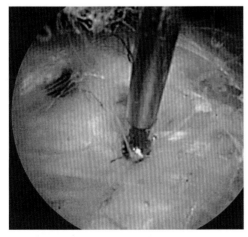

图20-116　镜下采用TOPAZ电极进
行射频治疗

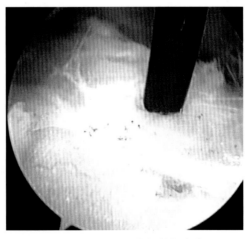

图20-117　TOPAZ电极射频治疗深
度达跟骨皮质

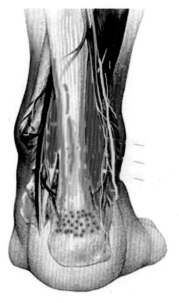

图20-118 TOPAZ电极射频治疗的示意,显示治疗区呈网眼状

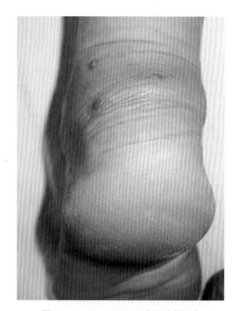

图20-119 TOPAZ电极射频治疗的手术切口

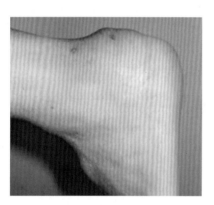

图20-120 TOPAZ电极射频治疗的手术切口

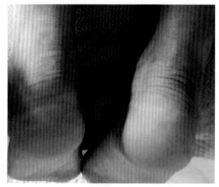

图20-121 TOPAZ治疗术后局部肿胀情况

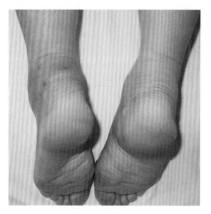

图20-122 TOPAZ治疗术后3~6周局部肿胀消退

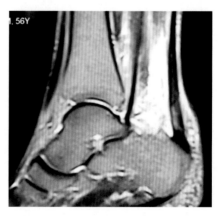

图20-123 MRI显示跟腱组织内钙化区呈长条状高信号

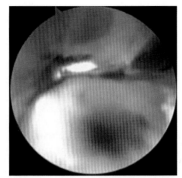

图20-124 镜下显示腱膜表面呈玫瑰红色充血水肿

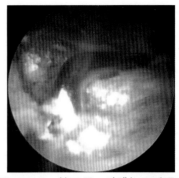

图20-125 镜下显示腱膜切开后跟腱实质内含钙化物质

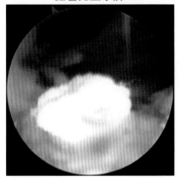

图20-126 镜下显示钙化结节内为白色石灰渣样物质

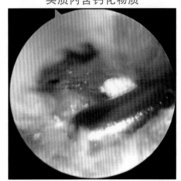

图20-127 关节镜下刨削清理创面组织

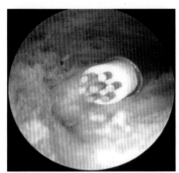

图20-128 关节镜下采用等离子刀清理跟腱钙化病灶边缘组织

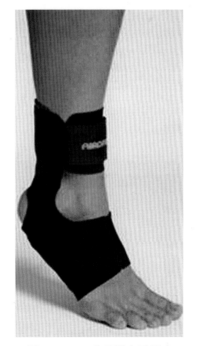

图20-130 术后用支具制动

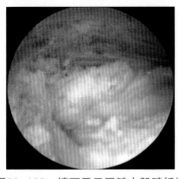

图20-129 镜下显示跟腱内肌腱纤维断裂，局部有浅凹陷形缺损

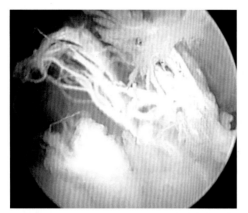

图20-131　关节镜下显示跟腱损伤区
的跟腱纤维卷曲，结构杂乱无序

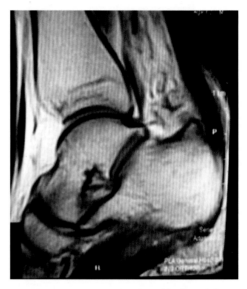

图20-132　MRI显示跟腱损伤区内结
构紊乱、周围组织水肿

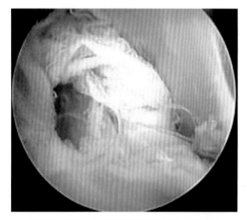

图20-133　关节镜下显示跟腱纤维组
织断裂缺损

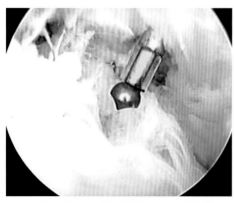

图20-134　关节镜下的射频消融治疗

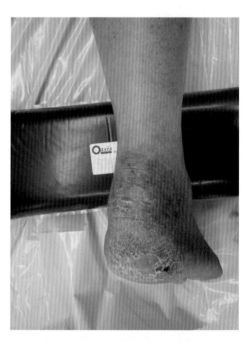

图20-135　外观显示跟骨结节周围增生肥大

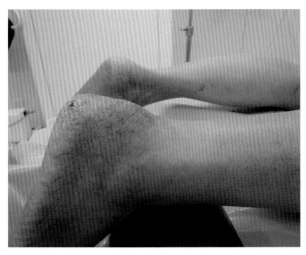

图20-136 外观显示跟骨结节周围增生肥大

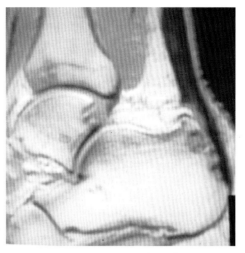

图20-137 MRI显示跟骨结节信号异常，跟骨内虫蚀样缺损

第六节　局麻关节镜下腕横韧带松解减压术

　　腕管综合征（carpal tunnel syndrome）是指腕管内容物增多或腕管容积减少，造成腕管内压力增加，使正中神经在腕管内受压，导致手指麻木、疼痛、拇指外展、对掌无力（图20-138）。腕管由腕横韧带与腕骨共同构成的纤维性隧道，正中神经、屈指深、浅肌腱和拇长屈肌腱在腕管内通行（图20-139）。腕部外伤、骨折、脱位、出血、劳损和内分泌功能失调等原因均可造成腕横韧带增厚，腕管内的肌腱充血水肿，组织变性或腕骨退变增生，使腕管内的空间变小，诱发腕管综合征。初期肌肉肌腱水肿、韧带处于疲劳状态，腕管内正

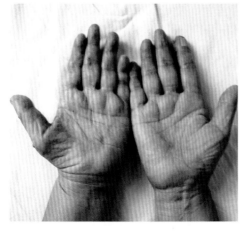

图20-138 腕管综合征患者外观显示大鱼际萎缩

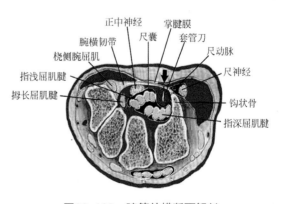

图20-139 腕管的横断面解剖

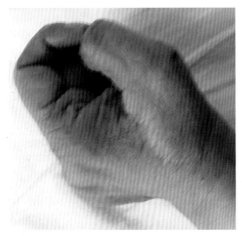
图20-140　腕管综合征患者拇指对掌
功能障碍

中神经受压，正中神经充血水肿、缺血缺氧。神经组织对缺血缺氧十分敏感，神经轴突发生脱髓鞘改变，由于肌肉长期失去神经支配，出现肌肉萎缩，严重者神经传导功能障碍，可发展成为不可逆的病理改变。

腕管综合征多见于中老年女性和Colles骨折患者，临床上发现糖尿病和更年期女性患者腕管综合征者较多，文献报道甲状腺功能减退者也可以发病。另外，临床发现本病好发于从事搬运工作、托举工作、使用风镐电钻作业的施工人员。近几年使用电脑的人患"鼠标手"的越来越多，这种病症迅速成为一种普遍的现代文明病。美国劳工部宣称，"鼠标手"是美国20世纪90年代主要的职业病，造成了大量的雇员残疾。操作电脑时由于肘部经常低于手腕，而手腕高高地抬起，键盘和鼠标有一定的高度，手腕必须背屈到一定的角度，经常地反复不停地点击鼠标并在键盘上打字，腕部正中神经长时间处于紧张和压迫状态，血液供应受阻，诱发正中神经受压症状。

腕管综合征临床主要表现为手掌桡侧及大拇指、示指和中指麻木、灼痛、刺痛，有的患者手掌、手指、腕关节和前臂僵硬、酸痛不适。手内肌萎缩者手的精细和协同动作能力降低，拇指对掌功能障碍（图20-140）。腕关节肿胀、感觉障碍，手的精细动作不灵活、无力、不能握拳和捏小的物体，随着以上症状的加重，可能会发展到不能拿筷子用餐和料理家务。有时疼痛放射到肘关节、肩部和颈部。晚上或清晨症状会加剧，夜间睡眠状态下，常因手指麻木而惊醒，影响睡眠。为缓解症状，患者常采取手下垂位或甩动腕关节，症状可自行消失，临床经验不足者常误诊为颈椎病。体格检查可见正中神经支配区痛觉减退，拇指对掌力弱，Tinel's征和Phalen's征阳性，有助于临床诊断。

传统的治疗方法是非手术治疗，无效者常采用开放手术（图20-141），腕横韧带切开、正中神经松解减压术治疗，切口长约10cm（图20-142）。开放手术常并发掌皮支神经损伤、掌浅弓血管损伤、血肿形成。

Chow报道了采用镜下腕管切开减压治疗84个病例、共116个关节，术后5年的随访结果，手术成功率为93.3%，复发率为0.96%。Shinya报道了88例、共107个腕关节镜手术疗效情况，经随访3～18个月（平均7个月），优73例，良25例，可3例，差6例。Boeckstyns总结了84篇有关文献，对关节镜下腕管切开术与开放手术的并发症进行了比较，关节镜下手术共9516例，开放手术1203例，神经损伤发生率分别为0.2%～0.3%。总之，采用关节镜腕横韧带切开减压治疗腕管综合征，创伤轻，切口小（图20-143），术后疗效患者满意（图20-144）。

手术方法：患者取仰卧位，患肢外展，局部麻醉，免用止血带，常规消毒铺单。拇指外展90°，沿拇指的尺侧画一条平行线，于环指的桡侧掌面向腕横纹处划一条垂直线，在两线相交点的夹角处平分90°，向尺侧延长1cm即为腕管的出口。近端入口：于豆骨向近端15mm，再向桡侧15mm即近侧腕横纹掌长肌腱的尺侧缘为腕管的入口（图20-145）。

尖刀在腕部近端入口处切开皮肤5mm（图20-146），插入剥离器分离皮下组织及腕管内粘连组织，保持腕关节背伸位，将钝性穿刺锥于腕横纹处穿入（腕管近端口），于掌心（腕管出口）穿出（图20-147），将带槽的套管槽沟朝向掌侧（图20-148），将关节镜从套管的远端置入（图20-149）。

关节镜下显示腕横韧带为乳白色纤维组织（图20-150），从另一端插入钩刀将腕横韧带切开（图20-151）或用推刀将其推开（图20-152）。整个手术操作均在关节镜的监视下进行（图20-153）。随着腕横韧带的切开，脂肪组织随之突入套管内表示腕横韧带已经切开。用探钩探查腕横韧带是否已完全切开，减压彻底后，拔出带槽套管，术毕切口可不缝合。

关节镜下腕横韧带切开减压治疗腕管综合征选择手术适应证十分重要。如果正中神经的返支受压后大鱼际肌萎缩严重，肌力0～1级、肌电图显示失神经支配电位，则很难恢复，手术前必须向患者解释清楚。Colles骨折成角畸形愈合引起的腕管综合征关节镜下腕横韧带松解术不能纠正，建议行开放手术纠正成角畸形。手术过程应注意神经血管的解剖位置，正中神经在腕管内位于第3指蹼与掌长肌腱连线的桡侧缘，必须保持腕关节和手指背伸位（图20-154），以便腕管内神经肌腱贴向腕管背侧，有助于防止神经损伤。掌心切口不要太深和太远，以免损伤掌浅弓。钩刀不要脱离套管，角度不要偏向尺侧，以免损伤血管神经。

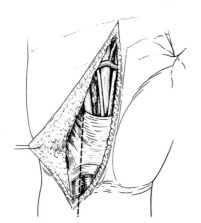

图20-141　开放手术治疗腕管综合征示意

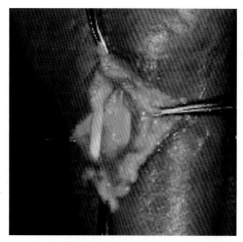

图20-142　腕横韧带切开显露松解正中神经松

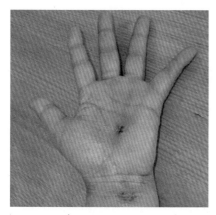

图20-143　关节镜腕横韧带切开减压
术手术切口

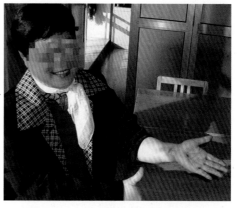

图20-144　关节镜腕横韧带切开减压
术术后疗效

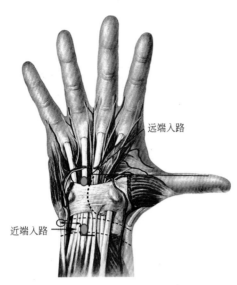

远端入路

近端入路

图20-145 手术入路示意

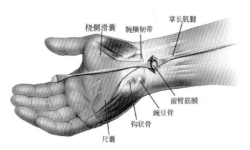

桡侧滑囊 腕横韧带 掌长肌腱

前臂筋膜

钩状骨

尺囊

豌豆骨

图20-146 腕部近端手术入口

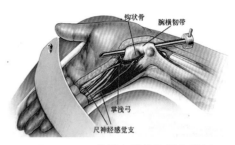

钩状骨 腕横韧带

掌浅弓

尺神经感觉支

图20-148 带槽套管槽沟朝向掌侧

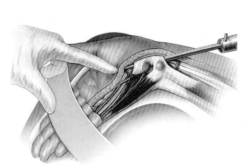

图20-147 腕关节背伸位状态将钝性
穿刺锥穿过腕横韧带

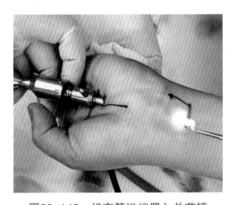

图20-149 经套管远端置入关节镜

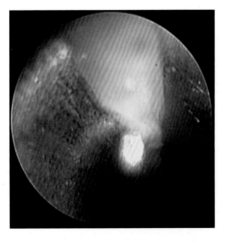

图20-150 镜下显示腕横韧带呈乳白色

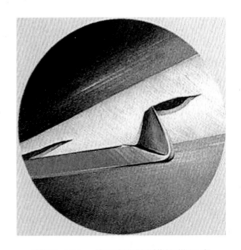

图20-151 钩刀切开腕横韧带示意

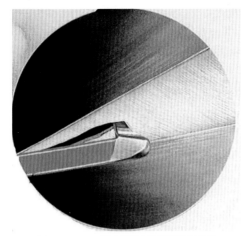

图20-152　推刀推开腕横韧带示意

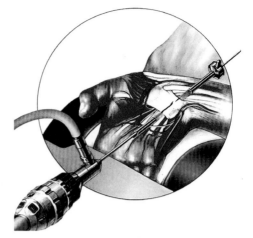

图20-153　手术操作在关节镜监视下进行

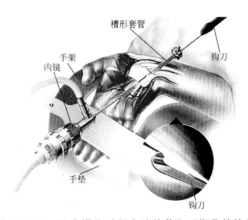

图20-154　手术操作过程中腕关节和手指背伸体位

第七节　关节镜下钢板螺钉取出术

　　骨折愈合后钢板螺钉内固定常规应将其取出。传统的内固定物取出方法是按照原钢板螺钉固定的位置及长度在原手术切口逐层切开、分离和显露出钢板螺钉（图20-155），分别将其螺钉和钢板取出。手术切口长，组织剥离广泛，手术创伤大，暴露时间长，增加了患者的痛苦和心理负担，且术后康复慢。

　　人们一直在探索，如何采用微创手段将钢板螺钉取出？有人对钢板螺钉内固定的患者采用体表触摸法进行体表定位，然后小切口取出螺钉板。该方法可用于肌肤薄的部位，如果定位不准确或体表位置不明确者不能进行此手术，特别是肌肉组织丰厚的部位，难以采用体表触摸定位法进行钢板螺钉取出，需要扩大切口，这样就失去了微创的意义。有人对四肢骨折内固定患者采用B超定位下内固定取出，术前行B超检查，根据冠状位、矢状位上的螺钉慧星尾状的强回声来识别其位置，并用龙胆紫在皮肤上相应的部位做出记号，术中根据标记进行皮肤小切口下内固定物取出。但是该手术的主要问题仍然是定位问题，检查者一定要熟悉局部解剖特点、各层组织的正常回声。另外术前的超声定位有可能与手术中实际螺钉位置有一定的差距，部分螺钉的定位不准确可能导致小切口下难以完成手术。还有人对股骨干内固定者采用原型号钢板在体位与内固定的钢板相重叠，C形臂X线透视下，用龙胆紫标记内固定的钢板螺钉，在标记处切开皮肤及皮下组织，用改锥取出螺丝钉。该方法的缺点是钢板置入时进行了预弯，可能导致内固定物取出困难；需要反复X线透视下寻找，对医护人员和患者放射性损害较大。

随着关节镜技术和微创外科理念的发展，不断探索微创手术方法，以最小的手术切口、最小的创伤在钢板螺钉内固定物取出术方面进行了探索。2001年我们设计并开展了关节镜辅助下微创手术四肢长管状骨钢板螺钉取出术（图20-156），进一步减少了手术创伤和出血，缩短了住院时间，有利于早期康复，取得了良好的临床效果。该方法具有创伤小、组织反应轻、出血少、不影响早期功能练习、住院时间短等优点。

关节镜下钢板螺钉取出术适用于四肢长管状骨折切开复位加压钢板螺钉内固定术后骨性愈合的患者。X线检查示骨折愈合良好，骨折线完全消失，钢板及螺钉无骨痂包绕（图20-157、图20-158），患者愿意接受关节镜下螺钉和钢板内固定物取出。"工欲善其事，必先利其器"，作者认为进行内固定物取出前应做好充分的准备，术前必须与患者充分沟通，需要做好切开手术的思想准备。对于邻近部位皮肤疖肿和感染灶者不宜手术。重要的血管神经上次手术时已经移位，记录不清楚者要慎重，如肱骨中段内固定钢板，因其在建立工作通道时容易损伤桡神经；X线片显示钢板螺钉被骨痂包绕者，术中难以在关节镜下显露钢板螺钉且手术操作比较困难者；固定时螺帽已经滑脱，改锥难以把持住和断钉者；骨折畸形愈合，需要截骨矫形者；以上患者均不适于该方法。

手术方法：上肢采用臂丛麻醉，下肢采用硬膜外麻醉，备用止血带，根据骨折部位来选择是否应用。采用0.1%肾上腺素0.2ml+生理盐水50ml，沿钢板的全长，在软组织中注射以便止血。生理盐水3000ml+0.1%肾上腺素1ml进行术中灌注，有利于术中止血。

在原切口的近心端切开皮肤4mm，插入骨膜剥离子，沿钢板表面推开软组织，建立工作腔隙（图20-159）。关节镜插入工作腔隙后，生理盐水将其充盈（图20-160），在钢板的中段选择一切口作为工作通道，在关节镜监视下经工作通道采用刨刀（图20-161）和等离子刀清除钢板表面的瘢痕及纤维组织（图20-162），直到关节镜下清楚地暴露出钢板及螺钉（图20-163），关节镜监视下垂直插入改锥，与螺钉衔接好（图20-164）。

将改锥对准螺钉帽的凹槽（图20-165），先松动螺钉，改锥千万不要划扣，再将螺钉逐个拧出（图20-166），当螺钉拧出钢板表面（图20-167），可以将软组织压低，使螺钉帽露出皮肤更便于拧出。

关节镜入口和工作通道可以相互交替使用（图20-168），每个孔道都可以作为取螺丝钉和关节镜的通道，螺钉取出后如果有出血，可用等离子刀止血处理（图20-169）。螺钉全部取出后，将骨膜剥离子插入钢板的另一端进行撬拨，松动后抽出（图20-170、图20-171）。

切口可作皮内缝合1～2针（图20-172）并加压包扎。术后在支具或拐杖的保护下功能锻炼，术后第2天出院。

关节镜监视下取出四肢钢板螺钉，不需要全层和全长切开皮肤、皮下组织和肌肉，软组织剥离少、创伤小、几乎无显性出血、术后组织反应轻、不影响术后早期功能练习、住院时间短等优点。该手术不仅丰富了微创外科的内涵，拓宽了关节镜的应用领域，同时也体现了现代微创外科的新理念。

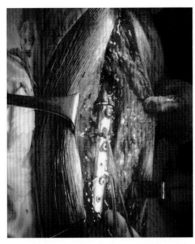

图20-155 开放手术钢板螺钉内固定
物取出术

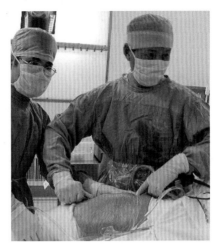

图20-156 关节镜辅助下微创下钢板
螺钉取出术

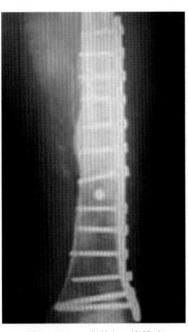

图20-157 术前行X线检查
（前后位）

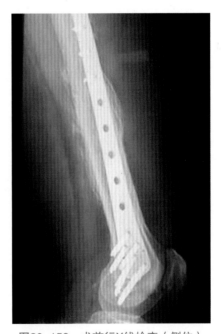

图20-158 术前行X线检查（侧位）

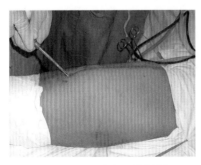

图20-159 建立工作腔隙

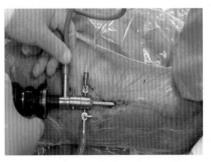

图20-160 插入关节镜向工作腔隙注
入生理盐水

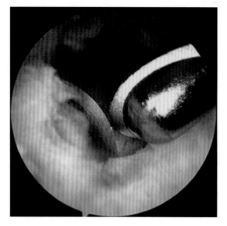

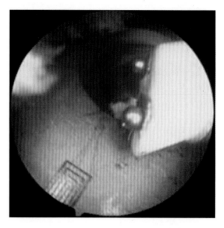

图20-161　关节镜监视下采用刨刀清除钢板表面瘢痕及纤维组织

图20-162　关节镜监视下采用等离子刀清除钢板表面瘢痕及纤维组织

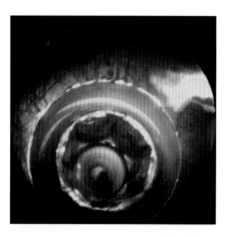

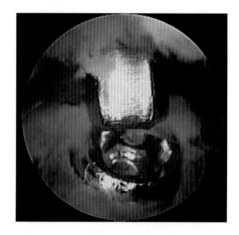

图20-163　镜下可清楚显示钢板及螺钉

图20-164　镜下垂直插入改锥，使改锥与螺钉良好衔接

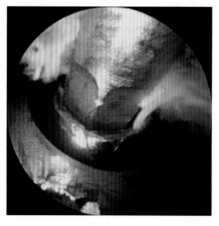

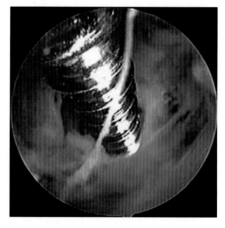

图20-165　镜下使改锥对准螺钉帽的凹槽

图20-166　镜下将螺钉逐个拧出

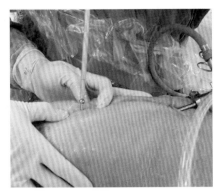

图20-167　在关节镜已经无法监视的
　　　　　情况下压低软组织将螺钉拧出

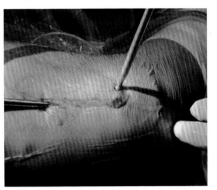

图20-168　关节镜入口和工作通道可
　　　　　以相互交替使用

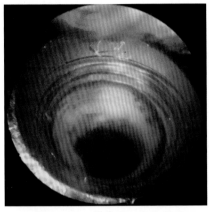

图20-169　等离子刀止血处理

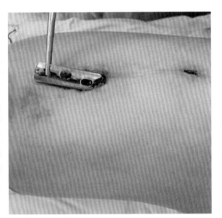

图20-170　钢板取出方法

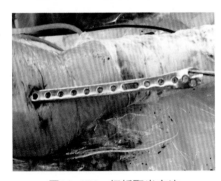

图20-171　钢板取出方法

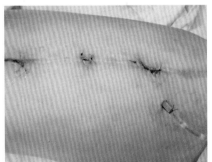

图20-172　手术切口

◆ 第八节　骨关节良性骨肿瘤关节镜清理术 ◆

　　良性骨肿瘤很少发生恶变或转移，局部刮除植骨后便可获得良好的治疗效果。但是，开放手术创伤大、出血多、并发症多。特别是在显露病灶的过程中，会将病灶周围的正常解剖结构破坏。El-Mowafi在CT引导下用高速磨钻磨削骨样骨瘤的瘤巢，然后在病变区域注入无水乙醇，Bal和Thompson采用关节镜下切除股骨内髁和股骨头的软骨母细胞瘤，随访未见肿瘤复发。

然而并非所有骨肿瘤都能采用关节镜监视下进行微创治疗，应严格选择关节镜下肿瘤微创手术治疗的适应证。笔者对四肢关节周围的良性病变，如跟骨骨囊肿（图20-173）、骨内表皮样囊肿、骨样骨瘤等良性骨肿瘤，采用关节镜监视下病灶刮除、植骨或碳酸化羟基磷灰石充填病灶（图20-174），取得了良好效果。对于有恶变倾向的骨肿瘤则不采用该方法。

关节镜监视下手术定位准确、不容易遗漏病变组织、操作安全、简便、创伤小，可最大限度地避免干扰局部解剖结构的完整性和正常功能。

术前对病灶部位进行影像学检查，例如拍摄X线片（图20-175）、CT扫描并测CT值（图20-176）、MRI检查（图20-177）有助于观察病灶和周围情况，以便进一步明确病变。如果诊断仍不清楚，可以在C形臂X线透视下穿刺活检（图20-178），待病理性质明确后再进行手术治疗。手术前备X线透视机供术中定位用。下肢常规采用硬膜外或局部麻醉，一般不用止血带。

为了能够精准定位，术中到达病灶准确无误，首先采用C形臂X线透视定位，对术中X线定位困难者，有条件可采用术中CT引导下定位，将导针钻入病灶并留置导针供术中备用。

常规消毒铺单，在透视下先用克氏针经皮肤钻入骨病灶内（图20-179），连接空心钻随导针钻入病灶（图20-180），也可将环形钻逐级扩大骨道并取出病灶病变组织（图20-181）。

将关节镜插入病灶内（图20-182），直接观察病灶内壁的情况（图20-183）。在关节镜监视下清理病灶，彻底刮除肿瘤组织（图20-184）。

可将磨钻插入病灶内进行肿瘤骨壁磨削（图20-185、图20-186、图20-187），也可采用射频烧灼病灶（图20-188），将病灶骨小梁内的肿瘤组织物理灭活（图20-189），减少肿瘤复发的机会。

对于邻近关节的骨肿瘤（图20-190）采用关节镜检查（图20-191）的同时清理病灶周围的滑膜组织，并进行肿瘤病灶刮除（图20-192），为了防止骨壁塌陷，采用自体骨或异体骨（图20-193），在关节镜监视下植骨充填病灶（图20-194）。

对骨病灶较大者，关节镜清理完成后，采用经皮穿刺将套管插入病灶（图20-195），碳酸化羟基磷灰石充填（图20-196）。也可采用碳酸化羟基磷灰石干粉和固化液调成糊状，通过注射的方法注入骨缺损病灶内（图20-197），可充填任意形状的骨缺损（图20-198）。

半年后可完成爬行替代（图20-199、图20-200）。由于其成分和结构接近骨矿物，生物相容性良好，固化后有一定的力学强度，术后可早期下地活动，不影响功能练习。

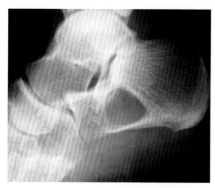

图20-173　跟骨骨囊肿X线

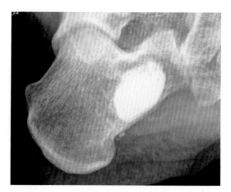

图20-174　关节镜监视下病灶刮除充填术后X线

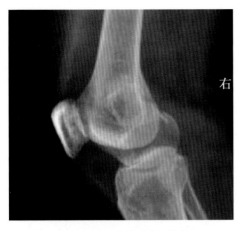

图20-175　术前拍摄X线片

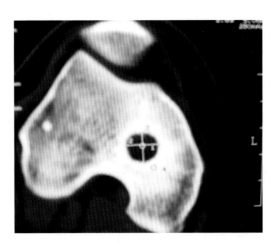

图20-176　术前CT扫描并测CT值

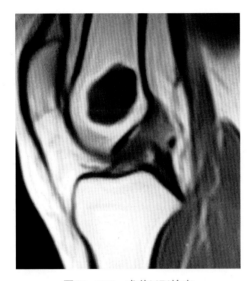

图20-177　术前MRI检查

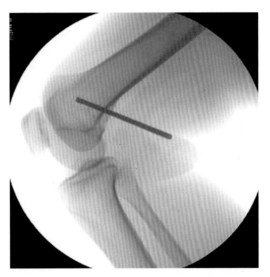

图20-178　C形臂X线透视下穿刺活检

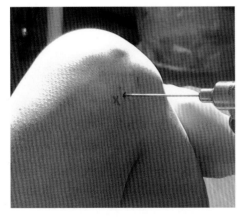

图20-179　透视下将克氏针经皮钻入骨病灶

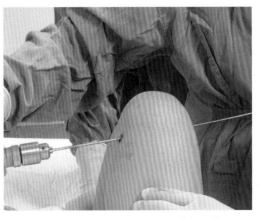

图20-180　将空心钻随导针钻入病灶

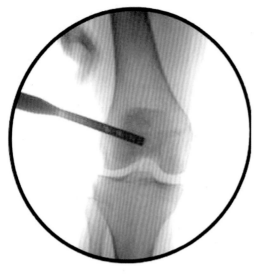

图20-181　环形钻扩大骨道取出病灶病变组织

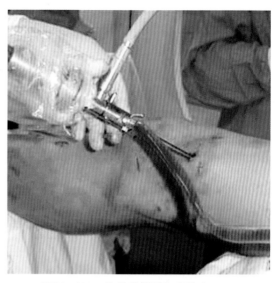

图20-182　将关节镜插入病灶内

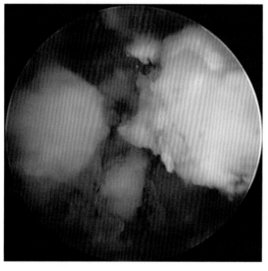

图20-183　镜下直接观察病灶内壁情况

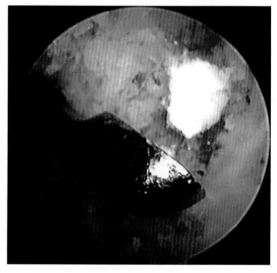

图20-184　镜下清理病灶，彻底刮除
肿瘤组织

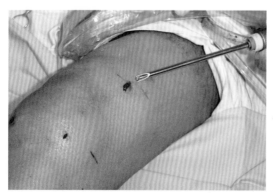

图20-185　采用磨钻插入病灶内进行
肿瘤骨壁磨削

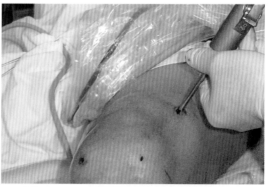

图20-186　采用磨钻插入病灶内进行
肿瘤骨壁磨削

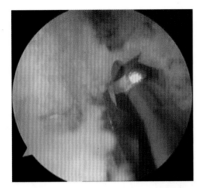

图20-187　采用磨钻插入病灶内进行
　　　　　肿瘤骨壁磨削

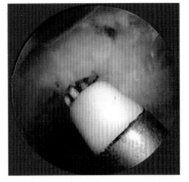

图20-188　射频烧灼病灶

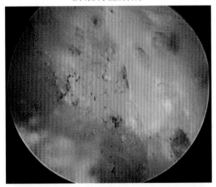

图20-189　射频烧灼病灶后囊壁情况

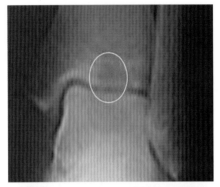

图20-190　邻近关节骨肿瘤X线图

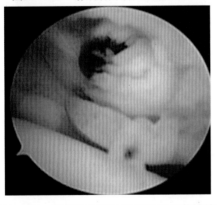

图20-191　对邻近关节骨肿瘤进行关节镜检查

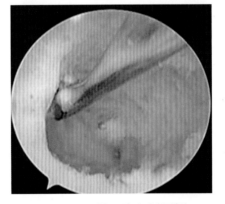

图20-192　镜下肿瘤病灶刮除

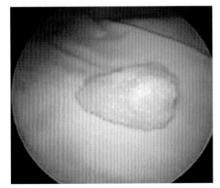

图20-193　镜下自体骨填充

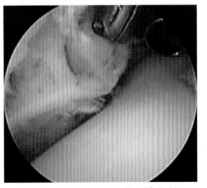

图20-194　镜下植骨充填病灶

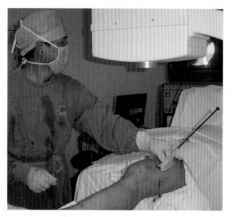

图20-195　经皮穿刺碳酸化羟基磷灰
石充填病灶

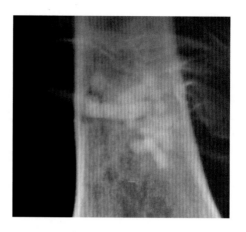

图20-196　经皮穿刺碳酸化羟基磷灰
石充填病灶术后X线

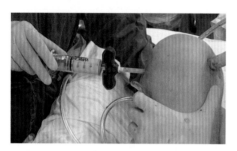

图20-197　采用注射方法将碳酸化羟
基磷灰石注入骨缺损病灶

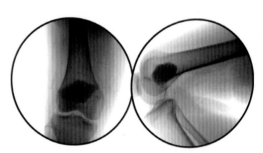

图20-198　术后X线显示植骨情况

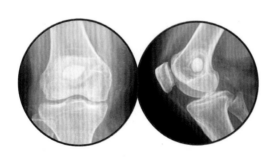

图20-199　术后植骨完成爬行替代（一）

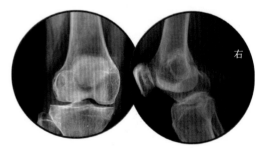

图20-200　术后植骨完成爬行替代（二）

第九节　关节镜下跟腱断裂缝合术

　　跟腱是人体最粗大而强壮的肌腱，由小腿三头肌（比目鱼肌，腓肠肌肉、外头）的肌腱合成，长约15cm。跟腱的主要功能是小腿屈曲和踝关节跖屈，维持人体直立、行走、跑、跳等功能。跟腱断裂多在运动弹跳时突然自发性断裂，也可以是外伤性损伤，如切割

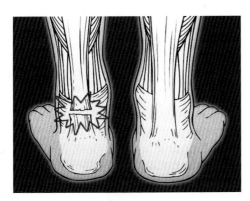

图20-201　跟腱断裂常见位置跟腱-
跟骨连接部

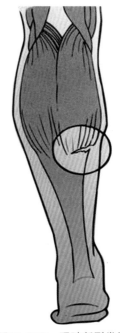

图20-202　跟腱断裂常见
位置跟腱-肌腹连接处

伤或刀砍伤。自发性断裂最常发生于青年运动人群，特别是从事足球、篮球、跳高、跳远等运动项目者和武生演员、杂技演员，也可以发生在跟腱末端病多次类固醇激素封闭治疗的患者。有报道认为先天性胶原异常、风湿免疫类疾病、内分泌疾病、神经功能异常、激素水平异常、跟腱血供不良、过度运动等因素均可能导致跟腱发生自发性断裂。男女发病率比例在2∶1～18∶1。

　　临床上常见的跟腱自发性断裂一般发生在单侧肢体。断裂可发生在跟腱-跟骨连接部（图20-201），也可以发生在跟腱-肌腹连接处（图20-202）。70%以上的自发性断裂发生在运动时，患者多在进行羽毛球、篮球、足球、网球等球类运动或跑步等田径运动时，感到跟部似乎是被人踢了一脚，甚至可以听到突然断裂的响声，患者立即感到疼痛并出现跛行和行走困难，足跟上方肿胀或血肿。由于伤后局部肿胀，跟腱断裂处的凹陷不明显。由于跖肌腱和长屈肌腱的存在，使踝关节跖屈肌力下降，但还可以行走。据统计，有25%的跟腱断裂在初诊时发生漏诊，一般通过病史和临床体检可以明确诊断。正常跟腱连续性和弹性好，体检时患者的跟腱有张力，当发生断裂可触及凹陷区。患者俯卧屈膝90°位，医生挤压患者的小腿三头肌，观察踝关节不能跖屈活动（图20-203），患者单足跖立，不能完成，则表示跟腱已断裂。对于不能确定的患者，可以进行超声或MRI等影像学检查，以协助诊断。X线检查无明显的异常改变，超声是目前诊断跟腱断裂最常用的诊断方法。超声不仅能判断跟腱是否断裂，还可以判断跟腱断裂的位置，有助于治疗方案的确定。MRI显示跟腱断端距离、跟腱短缩和移位情况（图20-204）。

　　急性跟腱断裂可以非手术治疗和手术治疗。非手术治疗主要是使膝关节屈曲及踝关节极度跖屈位，进行石膏固定4～6周，使跟腱和小腿三头肌完全处在松弛和无张力的状态，使断端接触良好，达到自行愈合的目的。为了确保愈合，在此期间患肢不能伸直负重，否则跟腱断端分离，影响愈合。跟腱断裂后，患者带伤行走加重了跟腱断端回缩的程度，使跟腱断端之间的距离逐渐加大，跟腱断端缺乏正常血供，使跟腱断端两侧的腱组织和肌肉退变，伤后血肿形成的瘢痕导致了局部粘连，使手术难度增大。最佳治疗时间是6h内手术，但这种情况在临床上很少。急性跟腱断裂最好在伤后1周内处理。随着时间的延长，跟腱断裂部分会回缩变性，挛缩会越来越明显，最终导致断端缝合张力太大或不能直接缝合。陈旧性跟腱断裂手术后伤口出现问题是急性断裂手术的2倍，而术后小腿肌肉萎缩，功能恢复远远不如新鲜的损伤早期手术的效果。

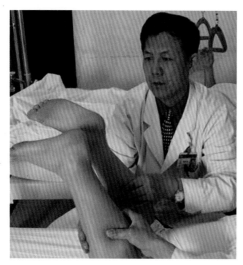

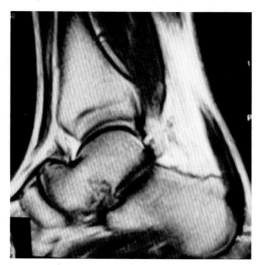

图20-203　体格检查踝关节不能跖屈活动　　　　图20-204　MRI可显示跟腱断端距
离、跟腱短缩和移位情况

手术治疗一般将跟腱断端缝合，使跟腱断端达到充分的接触，然后石膏固定在踝关节极度跖屈位4～6周，使跟腱断端达到愈合。非手术治疗跟腱不愈合和再断裂的概率高达12.6%，而手术治疗跟腱再断裂概率有2%左右。一旦跟腱不愈合或再次撕裂，就作为陈旧性撕裂来处理，治疗效果远不及急性撕裂，手术并发症也将会明显增加。手术治疗的优点在于跟腱断端能够得到有效的接触，可以早期功能练习，术后疗效比较确切。

陈旧性跟腱断裂，跟腱挛缩，断端难以接触，手术缝合有时也难以奏效。因此，对陈旧性跟腱断裂可以进行腓骨短肌腱移位，在跟骨结节处固定，来替代或加强跟腱的力量，减轻跟腱断端的张力，可以有效地修复陈旧性跟腱断裂。但是，由于跟腱局部血供较差，开放手术破坏了周围结构和血液供应，可能导致伤口不愈合或延迟愈合，特别是局部可的松类药物封闭治疗过的患者，开放手术局部感染率高达7.5%，甚至有的患者可以导致跟腱坏死。

尽管手术治疗跟腱断裂有发生并发症的可能，但非手术治疗固定时间长、跟腱不愈合和再断裂的概率较高，目前的观点还是尽早进行手术跟腱缝合。

为了降低开放手术并发症的发生，采用微创技术治疗跟腱断裂的方法是目前发展的方向。2003年笔者设计并开展了关节镜下微创技术跟腱缝合术，取得了良好效果。关节镜下跟腱缝合的优越性已经十分明显地凸现出来了。但是该方法学习曲线较长，掌握此技术有一定的难度，技术要求较高，应由具有较高资质的关节镜医生来完成。

手术方法：患者采用俯卧位，胸部和骨盆及踝关节垫高，腹部空出，足放置在手术床的尾端，以便操作。术前将跟腱断裂部位及入路标出（图20-205），以利于手术时观察。采用0.5%利多卡因将手术切口和跟腱断端以及缝合针处进行局部麻醉。

在跟腱断裂的近端约5cm处，切开皮肤3mm作为关节镜和手术器械的工作通道（图20-206），插入关节镜穿刺锥，进行皮下与跟腱之间钝性剥离，制作工作腔隙，然后插入关节镜达跟腱断端之间进行检查（图20-207）发现跟腱两端收缩后，形成较大的空腔（图20-208）。

将关节镜进入跟腱鞘管内检查，发现断裂的跟腱参差不齐，内有较多的血凝块（图20-209）。在关节镜下清理断端的血肿和断裂的跟腱残端组织（图20-210），然后将膝关节屈曲和踝关节跖屈，使两端尽量靠拢（图20-211），于跟腱断端上20mm，垂直跟腱的纵轴经皮刺入长缝合针，采用强生2号编织缝合线，用改良kessler缝合法进行跟腱缝合（图20-212），在体外将缝合线拉紧打结（图20-213）。

关节镜监视下检查跟腱缝合断端情况（图20-214），术后采用跖屈位石膏固定4～5周，逐渐将足放置在功能位并进行功能练习。8周后可以逐渐进行跖屈动作。关节镜下跟腱断裂缝合术使开放手术变为微创手术，不破坏跟腱周围的正常结构和血液循环，有利于跟腱的愈合。关节镜手术与开放手术相比皮肤伤口小（图20-215），避免了开放手术造成的局部瘢痕组织增生（图20-216）。

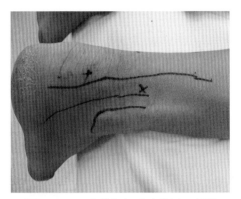

图20-205　术前标记跟腱外形、断裂部位及入路

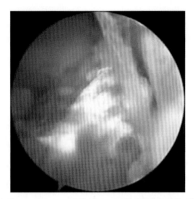

图20-207　制作完工作腔隙后镜下观察跟腱断端

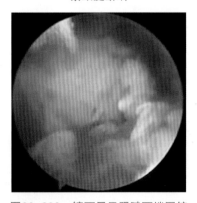

图20-208　镜下显示跟腱两端回缩

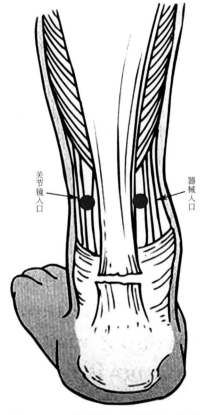

图20-206　关节镜和手术器械工作通道示意图

关节镜入口　　器械入口

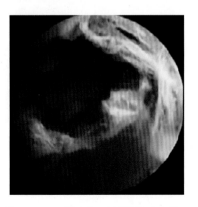

图20-209　镜下显示断裂跟腱参差不齐，内有较多的血凝块

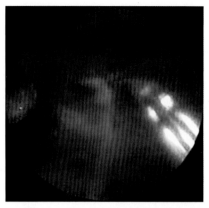

图20-210 镜下清理断端血肿和断裂
跟腱残端组织

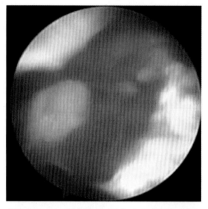

图20-211 膝关节屈曲和踝关节跖屈
后使断裂跟腱的两端尽量靠拢

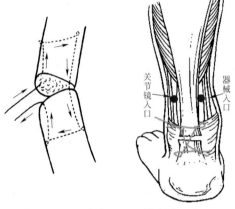

图20-212 改良kessler缝合法示意图

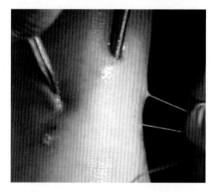

图20-213 体外将缝合线拉紧打结

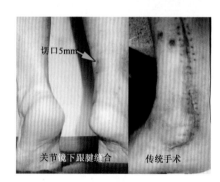

图20-215 关节镜手术与开放手术皮
肤切口对比

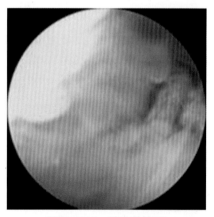

图20-214 镜下检查跟
腱断端缝合情况

图20-216 关节镜手术切口周围无局
部瘢痕组织

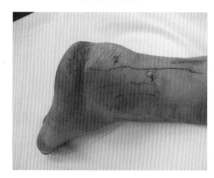

第十节　局麻关节镜下掌腱膜挛缩松解术

掌腱膜挛缩症是由于掌腱膜纤维结缔组织增生，引起掌指关节屈曲的挛缩性疾病。Plater于1610年描述了本病，1823年Cooper首先确认此症，1832年Dupuytren报道了本病的病理改变，分析了病因，提出了手术治疗的方法，此后称之为Dupuytren挛缩。

该病因不明确，可能与种族和遗传因素有关，一家中常有数人发病或几代人中有数人发病。本病在欧洲、美洲发病率较高，欧洲的高加索白种人患此病的较多，亚洲人相对较少，黑种人罕见，我国也有部分病例报道。本病可能与某些疾病如痛风、风湿症、糖尿病、肝病以及大量饮酒有关。半数以上的患者为双侧，个别病例同时有跖腱膜挛缩或阴茎海绵体筋膜挛缩。笔者收治的患者中，从事冶炼工作者和陶瓷工人较多，由此可以推测，是否与常年手持金属工具，热传导引起掌腱膜纤维结缔组织挛缩有关？Dupuytren认为本病由外伤引起，但上述情况用外伤难以解释。男性多于女性，发病率约4:1，也有报道称男性是女性的8～10倍，以60岁以上的男性发病率最高。无名指受累最多，小指其次，但是在中、示、拇指的发病率依次减少，约40%的病例为双手发病。

掌腱膜为纤维结缔组织，呈三角形筋膜组织，是由掌部深筋膜增厚构成，位于手掌的中部，皮下脂肪垫与肌腱、神经、血管束的浅层，底边在掌指关节水平，相当于远侧掌横纹处（图20-217）；尖端指向近侧，与腕掌侧浅韧带相连，部分纤维继续向近侧延伸，与掌长肌腱相接；两侧与大、小鱼际肌的筋膜相连，从掌指关节开始分成四股纵行纤维束，分别向远端延伸至示、中、无名、小指处，到达手指部后，与浅层筋膜相连，至每个手指的两侧。在掌腱膜的浅层，有许多垂直纤维索条，与手掌部皮肤的真皮层相连，纤维之间充满脂肪组织。掌腱膜的深层有垂直的纤维与手掌部深层的骨间肌筋膜相连，构成8个纤维管道，每个通道将神经、血管与蚓状肌腱和屈指肌腱分别隔开。掌腱膜的纤维结构呈腱膜状纵行排列，近侧与掌长肌腱连续，大部分附着于腕横韧带远侧缘。掌腱膜远侧在手掌远侧横纹处，分别止在2～5指，每一分叉又分为两条，附着于掌骨、掌深横韧带、近节指骨及中节指骨近段的侧面，并与指屈肌腱鞘连接，4条分叉附着形成7条通道。4条小分叉之间有屈肌腱通过。4条大分叉之间，相当于指蹼部位，有蚓状肌与至手指的血管神经通过（图20-218）。在掌骨头处4条分叉的纵行纤维深面含有横行纤维，在指蹼处4条分叉的浅面形成掌浅横韧带。

掌腱膜挛缩症发病早期往往从环指远侧掌横纹处皮肤出现增厚和小的结节，皮下逐渐形成挛缩带，皮肤皱褶与凹陷（图20-219）。早期轻度挛缩被动牵拉手指可以伸直（图20-220），晚期则屈伸活动困难（图20-221），远侧指间关节很少受累。

病变进一步发展，出现掌指关节和近侧指间关节屈曲挛缩（图20-222）。掌腱膜瘢痕组织增厚挛缩，致使掌指关节、近侧指间关节发生屈曲挛缩，手掌皮肤出现硬结和皱褶。由于掌腱膜至皮肤的短纤维增殖、挛缩，皮肤与掌腱膜之间形成坚硬有韧性的团块或索条，明显地隆起。

显微镜下观察，病变处皮肤角化层显著增厚，棘状细胞层变薄，真皮乳突消失。研究表明，挛缩的掌腱膜中含Ⅲ型胶原增多。早期结缔组织中有圆形细胞、成纤维细胞增殖；晚期致密的瘢痕组织，脂肪及皮肤的深层组织被挤压消失。

早期病变轻微，仅远侧掌横纹处有小的皮下结节，患指关节轻度屈曲挛缩，无明显功能障碍，症状不明显者不需手术治疗。挛缩明显，功能障碍者，应及早手术治疗。传统的

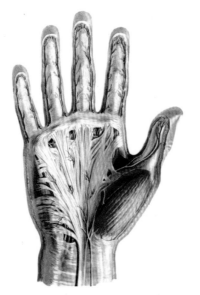

图20-217　掌腱膜解剖图示

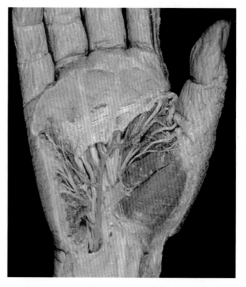

图20-218　掌腱膜深层的蚓状肌和血
管神经

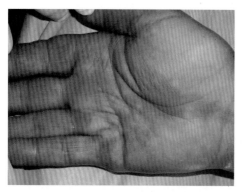

图20-219　掌腱膜挛缩症环指远侧掌横纹
处的皮下挛缩带，局部皮肤皱褶与凹陷

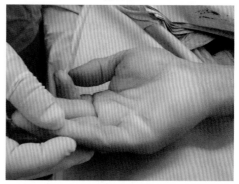

图20-220　掌腱膜挛缩症早期可被动
牵拉伸直手指

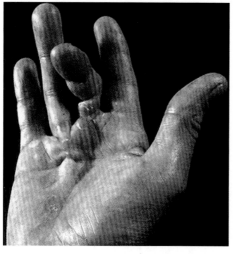

图20-221　掌腱膜挛缩症晚期
屈伸活动困难

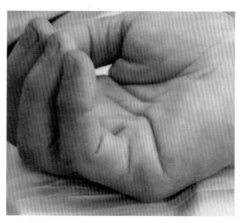

图20-222　掌腱膜挛缩症晚期掌指关
节和近侧指间关节屈曲挛缩

方法是采用开放手术掌腱膜切除术（图20-223）。掌腱膜部分切除术适用于病变范围较小、挛缩带已累及手指、近侧指间关节患者。掌腱膜全切除适用于病变范围大、功能障碍明显的患者。

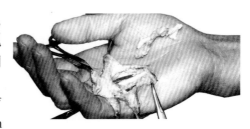

图20-223 掌腱膜挛缩症的传统治疗
方法开放手术掌腱膜切除术

近几年，我们采用关节镜下掌腱膜松解术治疗掌腱膜挛缩症，取得了良好效果。手术采用2.7mm直径的关节镜、刨削刀及射频等离子刀。

患者采用仰卧位，臂丛神经麻醉、尺神经与正中神经阻滞麻醉或局麻（图20-224），前臂扎气囊止血带。术前将挛缩的掌腱膜和关节镜手术入口用记号笔画出，以便术中辨认。在掌腱膜挛缩带明显处的旁边分别选择两个关节镜手术入路，局部注射含有肾上腺素的局麻药，注射于皮下筋膜组织内，有助于术中止血。皮肤切口3mm（图20-225），用剥离器沿着挛缩带将皮下组织轻轻推开，制作工作腔隙，插入穿刺锥，工作通道建立完毕（图20-226）。

在关节镜监视下用刨削器刨削皮下瘢痕组织（图20-227），刨削刀口朝向掌侧皮肤，注意保护血管、神经和手内肌不要损伤（图20-228），在关节镜监视下显露并切断掌腱膜挛缩束带（图20-229），注意保护掌浅弓（图20-230）和屈指肌腱免受损伤（图20-231）。

当松解接近腕管出口处，特别注意防止损伤正中神经鱼际支和尺神经（图20-232），镜下用射频彻底切断挛缩束带。术毕彻底止血，术后伤口内可放置引流条，24h后拔出引流。术后掌心区放置纱布球加压包扎消灭死腔，减少伤口积血，防止血肿形成，有利于愈合。术后坚持功能练习，防止肌腱粘连。

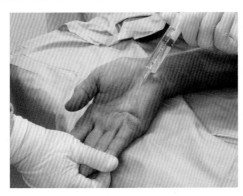

图20-224 局部浸润麻醉

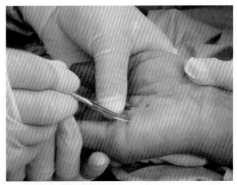

图20-225 手术切口

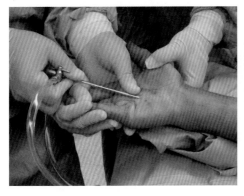

图20-226 制作工作腔隙置入关节镜

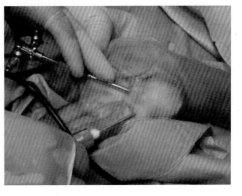

图20-227 镜下刨削清理皮下瘢痕组织

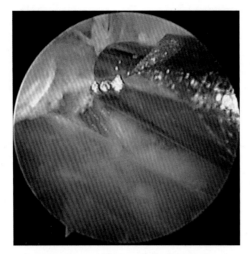

图20-228 刨削刀口朝向掌侧皮肤，
避免损伤血管、神经和手内肌

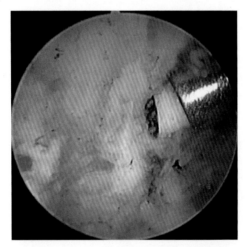

图20-229 镜下显露并切断掌腱膜挛
缩束带

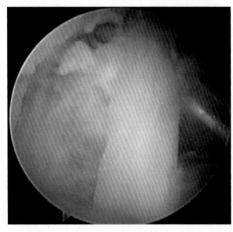

图20-231 镜下显示屈指肌腱，术中
避免损伤

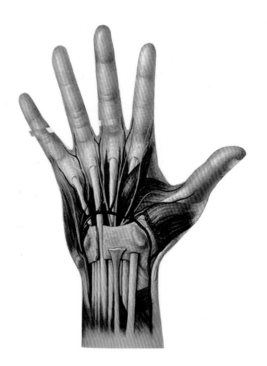

图20-230 掌腱膜深层的掌浅弓，术
中避免损伤

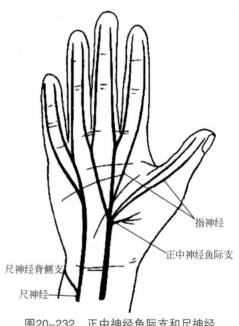

指神经

正中神经鱼际支

尺神经背侧支

尺神经

图20-232 正中神经鱼际支和尺神经
解剖示意图，术中避免损伤

（刘玉杰　李海鹏　袁邦拓）

第二十一章

关节镜技术治疗关节内骨折

第一节 关节镜下撬拨复位固定治疗肱骨大结节骨折

一、概述

肱骨大结节骨折与肩关节直接暴力或间接暴力有关。临床上也多见于肩关节急性脱位的患者，发生率15%～30%，占肱骨近端骨折的17%～21%。肩关节脱位时，由于肩袖肌肉强力外旋收缩，大结节承受强大暴力而发生撕脱骨折，故又将这种骨折描述为撕脱性骨折。

肱骨大结节骨折的患者临床主要表现为肩关节疼痛、肿胀和活动障碍，尤以肩关节外展、外旋为甚。无移位的骨折除了局部疼痛和活动受限之外，临床症状并不太明显，常被误诊或漏诊。体格检查肱骨大结节处和肩峰下压痛，骨折移位者可扪及异常活动或骨摩擦音。X线片显示肱骨大结节骨折（图21-1），有时X线片检查显示骨折移位并不明显，但是通过CT三维重建，有助于观察肱骨大结节骨折块移位情况（图21-2）。MRI检查对肩关节大结节骨折移位情况显示更加清楚（图21-3、图21-4）

根据肱骨大结节骨折移位情况，分为移位和无移位骨折两种类型。过去对于单纯无移位或移位＜3mm的大结节骨折，采用悬吊制动治疗。Neer建议对于移位＞1cm的肱骨大结节骨折采用手术复位内固定治疗。近年来有许多学者认为即使肱骨大结节骨折移位较小，也有发生肩峰撞击的危险。Kim等通过关节镜检查发现，轻度移位的肱骨大结节骨折可以造成肩袖损伤，是肩关节慢性疼痛的主要原因。另外肱骨大结节骨折移位，采用非手术治疗由于制动时间较长，可能发生肩关节僵硬和功能受限，提出移位＞5mm的肱骨大结节骨折应一期手术内固定治疗。肱骨大结节骨折复位和固定后，方能维持肩关节的生物力学。有研究认为移位的肱骨大结节骨折复位内固定后，肩关节功能恢复和影像学都明显优于非手术治疗组。肩关节功能评分，移位＞3mm患者和移位＜3mm患者，两组间无显著性差异。Park和Green认为即使小的移位也会影响肩关节的功能，建议对于过顶运动或重体力劳动者，即使移位＜3mm也需要进行复位固定治疗。

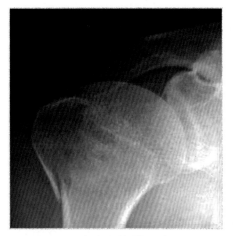

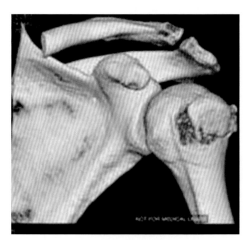

图21-1　肱骨大结节骨折X线显示移位不明显

图21-2　CT三维重建显示肱骨大结节骨折移位

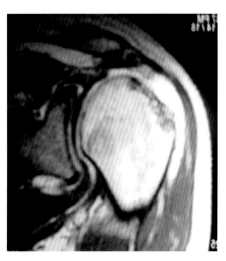

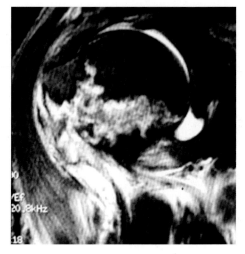

图21-3　MRI清楚显示肱骨大结节骨折移位

图21-4　MRI清楚显示肱骨大结节骨折

对于肱骨大结节撕脱性骨折，采用经皮空心螺纹钉固定。粉碎性骨折和严重的骨质疏松患者，采用螺钉固定把持不牢，可能出现螺钉拔出骨折移位，内固定失效，移位后畸形愈合导致肩峰撞击，影响肩关节活动的情况较多。大块的肱骨大结节撕脱骨折，多数采用开放手术，直视下进行骨折复位钢板螺钉内固定（图21-5）。开放手术需要劈开三角肌，手术创伤大，容易导致腋神经损伤或发生肩关节粘连，不利于术后功能恢复。

Bhatia报道了采用双排缝合桥技术对移位的粉碎性大结节骨折进行固定，尤其是合并冈上肌止点撕脱，应用缝合桥技术固定，取得良好的治疗效果。关节镜下撬拨复位，将缝合锚钉的缝线呈网状交叉固定，将肩袖组织和粉碎的骨折块固定在网络状的缝线下（图21-6）。锚钉双排缝合桥固定技术，进一步减少手术创伤，增加骨折部位的接触面积，提供足够的固定强度，对肩关节骨折达到有效的固定（图21-7）。镜下手术视野清晰，精准复位，可同期修复肩关节其他结构的损伤，由于不切开三角肌在肩峰的附着点，不破坏肩关节的解剖结构，有利于术后早期功能锻炼，防止肩关节粘连，已经成为治疗肩关节撕脱骨折首选的治疗方法之一。

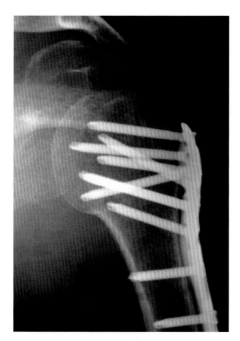

图21-5 X线片显示肱骨大结节骨折
开放手术钢板螺钉固定术后

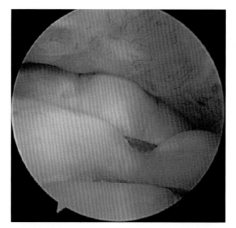

图21-6 双排固定缝合桥技术，将肩袖组织
和粉碎骨折块牢固地固定在解剖位置

二、关节镜辅助手术方法

采用全身麻醉，侧卧位患肢牵引，用记号笔标出肩峰、喙突和肱骨大结节等骨性标志和关节镜手术入口。在肩关节后方"软点"即肩

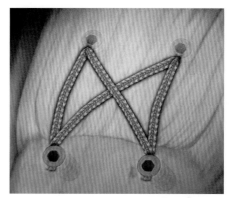

图21-7 双排缝合桥固定技术示意

峰后外缘向下15mm再向内10mm，进行关节穿刺，于肩关节后入口置入关节镜（图21-8），首先进行肩关节镜常规检查，明确肩盂、关节软骨面及肩袖是否损伤，镜下清理关节内骨折碎片、瘢痕组织和骨折创面，判断骨折移位情况（图21-9）和有无骨缺损，为撬拨复位做好准备。

在肩关节的侧方或前方即肱骨大结节骨折的部位，建立关节镜手术通道（图21-10）作为手术操作的入路。将肩关节外展60°，于肱骨大结节骨折间隙经皮插入克氏针，通过外侧入路进行大结节骨折撬拨复位（图21-11），在关节镜监视下观察骨折撬播复位情况，然后采用克氏针临时固定骨折块，克氏针的方向与骨折线垂直。克氏针钻之前，事先计划好克氏针的位置及方向，为螺钉拧入预留好空间位置。为了避免骨折块挤压劈裂碎裂，在钉子的尾部采用垫片固定，术后复查X线片，观察骨折复位情况（图21-12）。

陈旧性骨折或移位的骨折，复位后张力较大，为了保持肩关节的稳定，防止骨折块移位，可采用肩关节支具保护予以制动4～6周（图21-13），可

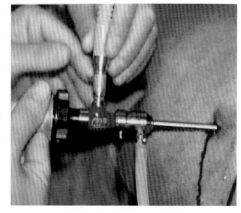

图21-8 关节镜观察入路

在允许的范围内，由康复师指导下进行肩关节活动，防止长期固定引起的肩关节粘连和肌肉萎缩。

三、术后处理

术后按照康复程序进行肩关节功能训练，早期采用肩关节被动功能训练，避免肩关节粘连，影响肩关节功能恢复（图21-14）。功能锻炼的方法与强度应根据骨折的类型、骨质疏松情况和骨折固定后的稳定性来决定。一般新鲜骨折复位良好，常规术后患肢悬吊制动4～6周，悬吊固定期间可被动进行肩关节外展、抬举、前屈活动，旋转活动功能训练相对较晚。肩关节康复训练的同时进行同侧手、腕关节及肘关节功能康复训练。术后第7～10天采用悬吊钟摆活动，被动抬高30°～45°。术后6周开始主动进行肌力训练，但应避免肩关节主动抬举和外展，随着术后时间的增加，骨折逐渐愈合，可逐渐从被动到主动功能锻炼，以加强肌力训练。

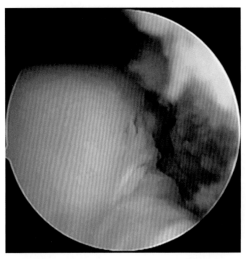

图21-9　关节镜下观察骨折移位情况

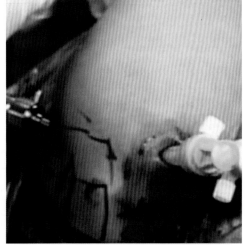

图21-10　于骨折的部位建立手术操作通道

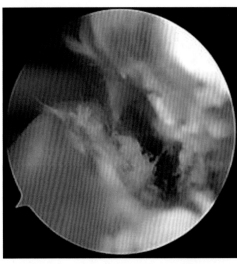

图21-11　关节镜监视下经皮进行骨折撬拨复位

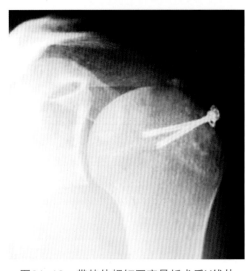

图21-12　带垫片螺钉固定骨折术后X线片

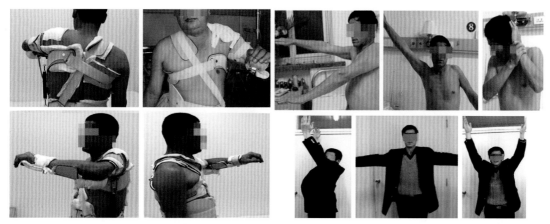

图21-13　肱骨大结节骨折术后采用
　　　　　肩关节支具保护

图21-14　肱骨大结节骨折术后肩关
　　　　　节功能情况

第二节　关节镜下复位固定治疗肩锁关节骨折脱位

一、概述

　　肩锁关节由锁骨远端和肩峰内侧组成，是一个微动关节。肩锁关节的稳定结构分为静态稳定结构和动态稳定结构。静态稳定结构包括肩锁关节囊及肩锁韧带、锁骨和喙突之间的喙锁韧带。

　　喙锁韧带分为锥状韧带和斜方韧带两部分。斜方韧带为方形结构，从喙突横向至锁骨外端的下方。锥状韧带为圆锥形，从喙突螺旋形上升至锁骨，两者形呈"V"形结构，相互垂直状（图21-15）。此外，三角肌和斜方肌的联合腱膜组成了动态稳定结构的附着处。

　　肩锁关节是一个活动性关节，包括上下、前后及沿锁骨长轴的旋转等3种方向的运动。如果将肩锁关节充分抬高，锁骨将上升并以其长轴旋转45°；如果肩锁关节进行内收和后伸，则锁骨在水平方向前后移位。

　　喙锁韧带、肩锁韧带和肩锁关节盘对肩锁关节的稳定性具有重要的作用。喙锁韧带有限制锁骨向前上方移位和肩锁关节外展活动的作用，维持了肩锁关节运动力学平衡。其中斜方韧带与锥状韧带，对肩锁关节所起的作用并不完全相同。肩锁韧带断裂后其作用仅能被喙锁韧带部分代偿，锥状韧带及斜方韧带的代偿作用不同；构成肩锁关节的锁骨外侧端与肩峰的接触能进一步增加关节的稳定性，在负荷较大的情况下这样的作用更为明显。

　　肩锁关节脱位（图21-16）常见于青年人，发生率占全身骨关节脱位的4%～6%，占肩部损伤的12%左右。损伤机制可以分为直接暴力和间接暴力。肩部内收位时外侧着地，由直接暴力引起损伤（图21-17）。外力作用于肩峰，通过肩锁关节传导至锁骨造成肩锁韧带和喙锁韧带损伤。严重时可造成斜方肌和三角肌止点处肌纤维损伤。间接暴力损伤（图21-18）是指上肢伸展位摔倒手部着地，外力通过上肢传导到肱骨头及肩峰，使肩胛骨上移，牵

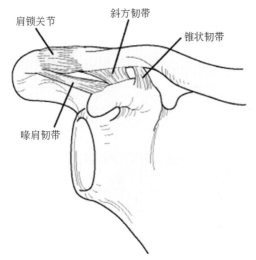

图21-15 肩锁关节相关四组
韧带解剖示意

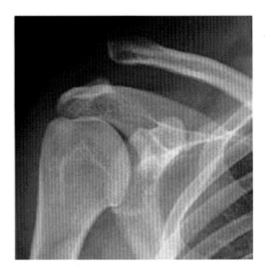

图21-16 肩锁关节脱位

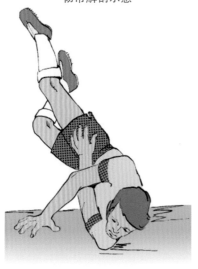

图21-17 直接暴力损伤示意

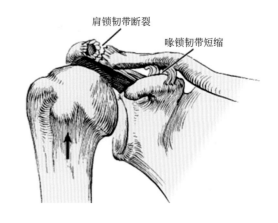

图21-18 间接暴力损伤示意

拉肩锁韧带损伤。但间接暴力一般不会损伤喙锁韧带，外力作用使喙锁间隙变窄喙锁韧带松弛。

　　肩锁关节脱位的诊断主要依靠病史、体格检查及影像学检查。肩锁关节由于位置表浅，脱位后肩锁关节局部隆起，双侧对比较明显，局部疼痛并压痛。肩锁关节在上肢外展、上举动作中起重要作用，受伤后上肢外展或上举动作困难，前屈及后伸活动受限，活动时局部疼痛加剧。体格检查完全脱位者可触及肩锁关节台阶及凹陷不平或肩锁关节的浮动感。双手提重物负重位摄双肩锁关节正位X线片（图21-19）对比检查可明显地显示锁骨外端向上移位情况。

　　1984年Rockwood分型（图21-20）依据肩锁关节解剖特点、损伤机制、影像学表现将肩锁关节韧带损伤分为6型。Ⅰ型：肩锁韧带损伤或部分撕裂，但仍保持完整，喙锁韧带完整，肩锁关节稳定。X线片正常。Ⅱ型：肩锁韧带断裂，喙锁韧带损伤。锁骨远端在水平面上不稳定。X线片可见肩锁关节间隙轻度增宽并有纵向分离，喙锁间隙轻度增大。Ⅲ

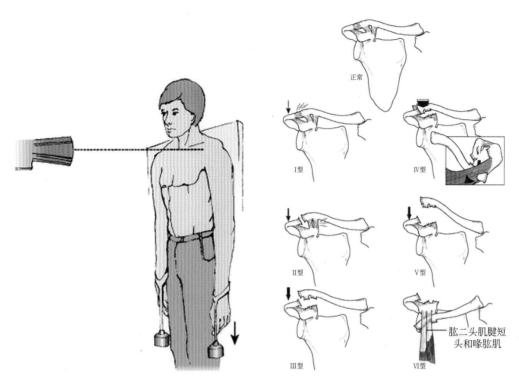

图21-19　双手提重物摄双侧肩关节正位片　　　　图21-20　Rockwood肩锁关节脱位分型

型：肩锁韧带和喙锁韧带均断裂。三角肌和斜方肌附着点撕裂。锁骨远端在水平面和垂直面上均不稳定。X线片可见锁骨远端移位明显，喙锁间隙增大25%～100%。Ⅳ型：肩锁韧带和喙锁韧带均断裂。三角肌和斜方肌筋膜破裂。锁骨后移进入或穿透斜方肌。移位固定时，肩关节后方皮肤张力过大。X线片可见喙锁间隙增大，腋位X线片显示锁骨远端后移。Ⅴ型：肩锁韧带和喙锁韧带均断裂，三角肌和斜方肌筋膜破裂。锁骨远端在水平面和垂直面上均不稳定，但锁骨远端移位更加严重。X线片可见喙锁间隙增大100%～300%。Ⅵ型：肩锁韧带和喙锁韧带均断裂。锁骨远端移位到喙突或肩峰下。此时可伴臂丛神经或血管损伤。X线片提示锁骨远端位于肩峰或喙突下，喙锁间隙小于正常侧。

二、肩锁关节脱位的常规治疗

Rockwood Ⅰ、Ⅱ型损伤，喙锁韧带未完全断裂即肩锁关节半脱位，可采用手法复位外固定，术后4周去除外固定，开始功能锻炼，可取得较好疗效。部分学者认为Ⅲ型损伤也应该先尝试非手术治疗，失败后再行手术治疗。对于Ⅲ型以上的损伤，应该采用手术治疗，有助于患者早期进行功能煅炼。手术方式可以采用克氏针、钢丝、螺钉、锁骨钩钢板等方法重建肩锁关节。由于克氏针固定容易发生内固定移位、钢丝固定力较弱，螺钉固定容易造成喙突骨折。因此，利用锁骨钩钢板对肩峰和锁骨远端产生持续稳定的压力，为肩锁关节提供相对稳定的生物力学环境，锁骨钩钢板固定为急性肩锁关节脱位治疗的方法之一。

笔者对钩钢板固定进行了研究发现：钩钢板固定的并发症除了钢板拆断、松动和锁骨近端骨折外，还可引起肩峰下滑囊炎（图21-21）、肩峰下骨质磨损吸收（图21-22、图21-23）和肩袖损伤（图21-24）。

由于喙锁韧带是肩锁关节最重要的稳定装置，肩锁关节脱位后重建喙锁韧带十分重要。

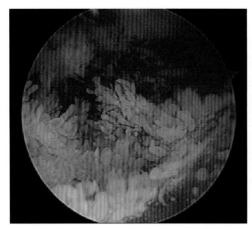

图21-21 肩峰下滑囊炎

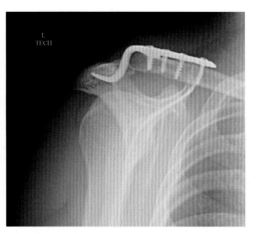

图21-22 X线片显示锁骨钩钢板致肩峰下骨质吸收

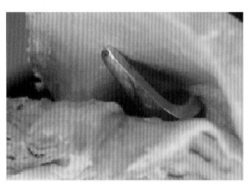

图21-23 标本显示肩峰下骨质磨损

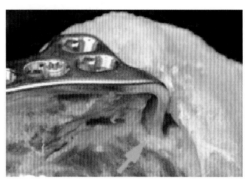

图21-24 尸体标本提示钩损伤到冈上肌（箭头处）

1972年 Weaver-Dunn 介绍将喙肩韧带转位到锁骨外侧端，用于重建肩锁关节脱位后造成的喙锁韧带功能。改良的Weaver-Dunn手术，采用锁骨远端切除及喙肩韧带转移至锁骨远端的手术方法治疗肩锁关节脱位，已成为治疗肩锁关节脱位的手术方法之一。但由于并发症较多，近年来已被解剖重建喙锁韧带的技术所替代，关节镜下利用喙突进行锚钉或钻孔纽扣钢板固定治疗肩锁关节脱位得到不少学者的认可和推荐。Armitage等应用三维CT重建技术对喙突形态进行研究，对34例患者进行了喙突测量，结果喙突平均长度为16.8mm、宽度为15mm、厚度为10.5mm。Joel等比较了喙突钻孔方向对悬吊固定的力学影响，结果发现，从喙突上表面中央向下表面中央或从喙突上表面内侧向下表面中央钻孔，能获得最好的生物力学效果。

三、关节镜辅助手术方法

随着关节镜技术的发展，微创理念不断的推广，传统的切开复位手术已经逐渐地被小切口微创手术和关节镜手术所取代。目前锁骨与喙突间固定装置（TighRope、Endo-Button）、游离自体或异体肌腱移植和以上二种结合的技术等逐渐应用于临床。关节镜下手术治疗肩锁关节脱位，不仅能发现和修复肩锁关节脱位损伤中肩部的伴随损伤，如肩袖、盂唇损伤，同时能满意得复位脱位。因此，被越来越多的临床医师和患者所接受，并取得了较好的疗效。

全身麻醉生效后，侧卧位牵引，标记锁骨、肩峰、喙突、手术路等骨性标志，常规消毒、铺巾，术野防水单密封，患肢无菌套包裹、远端返折，无菌绷带缠紧，无菌绳索连接无菌中单返折处，置于自主设计的外展牵引架上，常规牵引重量6kg。术中控制性低压麻醉，收缩压维持在100mmHg左右。

取肩关节后侧入路探查盂肱关节情况，特别要注意盂唇、肩袖是否损伤，然后建立前上入路，如有盂唇、肩袖损伤，则先行修复。在锁骨外侧端3～4cm处做小切口，显露锁骨表面，在相当于喙锁韧带解剖点，用4.5mm钻头钻穿锁骨备用（图21-25）。通过前上入路，用刨削刀清理肩袖间隙滑膜组织，射频显露喙突外侧缘和下方骨面，同时显露喙肩韧带。关节镜下探查清理肩峰下组织，显露肩袖、肩峰下表面、喙肩韧带和锁骨外侧端下面（图21-26）。关节镜监视下在肩峰前外侧建立另一个关节镜入路，通过交换棒将关节镜置于肩峰前外侧，观察喙突上面。通过前上入路，清理喙突上、下方软组织，充分显露喙突（图21-27）。

在关节镜监视下，将定位器钩从前方入路插入，卡于喙突基底部中央（图21-28），调整定位杆角度卡在锁骨上面，导针沿定位器从锁骨上面钻入（图21-29），钻透锁骨及喙突，直至喙突基底部露出（图21-30）；撤出定位器，弯钳夹持喙突基底部导针尖端保护，直径4.5mm空心钻沿导针扩通锁骨及喙突，退出克氏针，保留空心钻；沿空心钻导入PDS线（图21-31），抓钳从前方入路将PDS线引出，退出空心钻。根据需求将固定分为喙突与锁骨间用双纽扣钢板固定、喙突与锁骨间用TightRope固定、喙突与锁骨间用纽扣钢板和微形钢板固定缝线加强或用肌腱（自体或异体）加强等方法。

喙突与锁骨间用双纽扣钢板、TightRope或GraftRope固定，从上入路引入PDS线（图21-32），祥从锁骨上面引出，将另一纽扣钢板穿过祥，关节镜监视下行肩锁关节复位，调整祥的张力打结固定（图21-33、图21-34）。引入带有肌腱的GraftRope，在锁骨上用螺钉固定（图21-35、图21-36）。也可根据锥状韧带和斜方韧带走行，行双TightRope固定（图21-37）。

喙突与锁骨间用纽扣钢板和微形钢板固定加缝线加强术（图21-38），由于喙突本身解剖的局限性，易发生喙突或锁骨钻孔处骨折等并发症（图21-39），造成手术失效。因此，用双重固定的方法，即锁骨与喙突间用悬吊固定时，再用二根强生5号线绕过喙突与锁骨进行捆扎固定，避免因喙突骨折造成固定失败，同时不用常规的锁骨上表面纽扣钢板穿过祥，而用微形锁定板固定，避免锁骨骨折可能性。

从锁骨前方刺入预弯好的硬膜外穿刺针，从喙突内侧缘进入（图21-40），关节镜监视下穿入喙突远端，穿入PDS线1根（图21-41），从锁骨后方、喙突外侧缘将PDS线绕喙突基底部引出，引入2根5号韧带编织线，分别绕过喙突与锁骨前后部分备用。从前上入路用PDS线引入Endo-Button，祥从锁骨上表面引出，将微形锁定钢板穿过祥，关节镜监视下复位喙锁韧带关节，调整祥的张力固定钢板，拉紧两根5号线绕过喙突与锁骨（图21-42）。对于慢性喙锁韧带断裂（图21-43）关节脱位需要进行喙锁韧带重建时，可以通过两根5号线，将自体、异体肌腱或人工韧带引入（图21-44），穿过锁骨固定。

四、术后处理

术后常规复查X线片、三维CT（图21-45、图21-46），并与术前进行对比分析。术后患肢三角巾悬吊6周，并逐步功能练习。

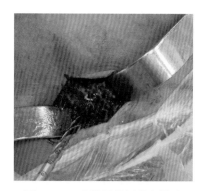

图21-25 在锁骨外侧端上钻孔

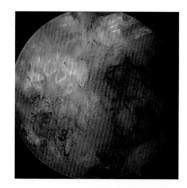

图21-26 镜下见喙突和喙肩韧带

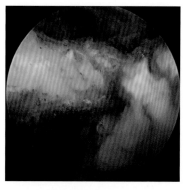

图21-27 镜下显示喙突上、下和外侧面

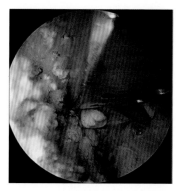

图21-28 定位器卡于喙突基底部

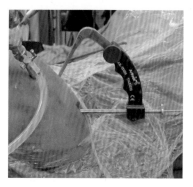

图21-29 导针沿定位器从锁骨上表面穿入

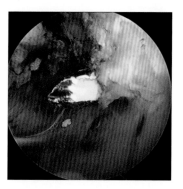

图21-30 镜下见位喙突下表面的导针头部

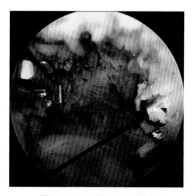

图21-31 导入PDS线

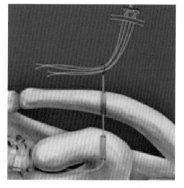

图21-32 引入TightRope装置示意

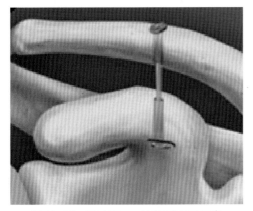

图21-33　TightRope拉紧固定后示意

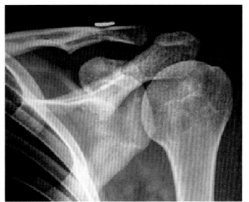

图21-34　TightRope术后X线片提示
肩锁关节已复位

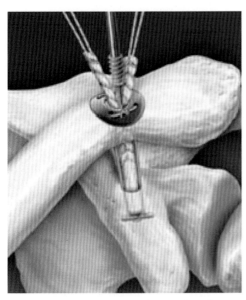

图21-35　GraftRope拉紧固定示意

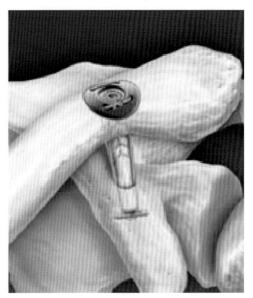

图21-36　GraftRope固定后示意

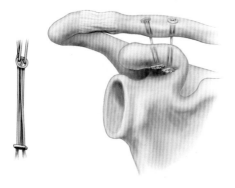

图21-37　双TightRope固定示意

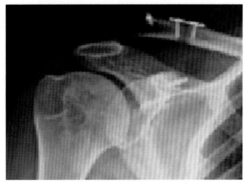

图21-38　喙突处纽扣钢板移位

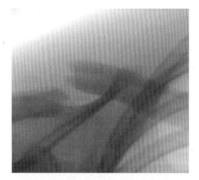

图21-39 肌腱移植重建后锁骨外侧端骨折

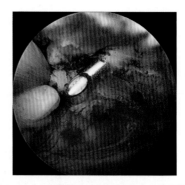

图21-40 硬膜外穿刺针达到喙突内下侧缘

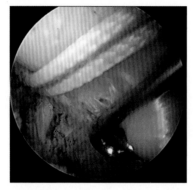

图21-41 镜下见二股5号线和悬吊钢板

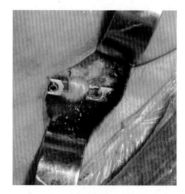

图21-42 微形锁定板穿过袢，并固定

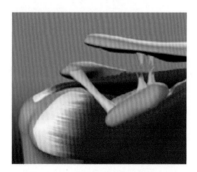

图21-43 喙锁韧带断裂示意

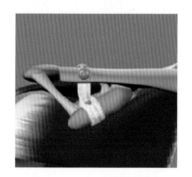

图21-44 人工韧带固定后

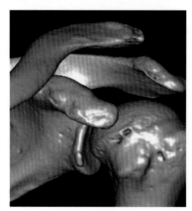

图21-45 左肩锁关节脱位术前三维CT片

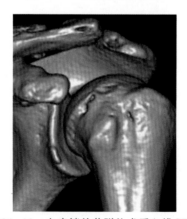

图21-46 左肩锁关节脱位术后三维CT片

总之，肩关节镜下微创治疗肩锁关节脱位具有手术操作简便、时间短、切口小、创伤轻，术后无明显得手术瘢痕，同时可一期处理肩关节内相关损伤。目前采用双Endo-Button（纽扣钢板）、TightRope、Endo-Button微形钢板固定，术中还可用5号线加强或肌腱、人工韧带重建喙锁韧带，能够满足生物力学需求，无需再次手术拆除内固定钢板，术后对肩关节外展和上举活动影响小，有利于早期功能锻炼，可减少肩锁关节炎和肩关节粘连的发生。

第三节 关节镜下撬拨复位固定治疗肩胛颈粉碎骨折

一、概述

肩胛颈骨折（scapula neck fracture）临床上并不常见，文献报道约占全身骨折的0.1%，占肩胛骨骨折的10%，多为高能量暴力所致。肩胛盂是构成盂肱关节的重要结构，肩胛盂的肩胛颈骨折属于关节内骨折，肩胛颈骨折类型复杂，常伴有不同程度的软骨、盂唇损伤，肩胛颈骨折移位可导致肩胛盂倾斜角度的改变，容易造成肩胛颈前倾或后倾，容易发生肩关节脱位或半脱位，导致创伤性肩关节炎和肩关节不稳，影响肩关节功能。

肩胛颈骨折临床容易漏诊或误诊，一般有明显的高能量外伤史，例如：交通事故、重物砸压伤、坠落伤，也可发生在体育运动损伤的患者，上肢着地，应力传导至肩关节，造成肩胛颈骨折。

轻度的肩胛盂或肩胛颈骨折，外观多无明显畸形。肩部及腋窝部肿胀有瘀血癍，局部压痛，肩关节活动受限，骨折严重移位者肩部有外形塌陷，肩峰隆起犹如肩关节脱位，但伤肢无外展、内收、弹性固定情况。如果合并有锁骨骨折或喙肩韧带和肩锁韧带的损伤可表现为"浮肩损伤"。影像学拍摄肩胛骨的正位、斜位X线片，可显示骨折部位（图21-47）；CT扫描（图21-48）有助于了解骨折的移位情况；CT三维重建对肩胛颈骨折具有重要的诊断价值，不仅可清晰地显示骨折部位，而且可以显示骨折块移位和骨缺损情况（图21-49）。

肩胛颈骨折Hardegger分为解剖颈骨折、外科颈骨折。Ada-Miller分型：ⅡA，骨折线

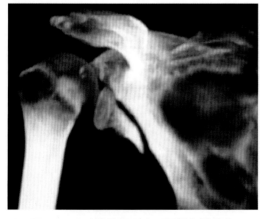

图21-47 X线片显示肩胛颈骨折的移位

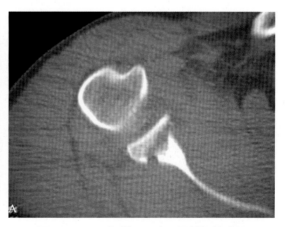

图21-48 CT扫描显示肩胛颈骨折的移位

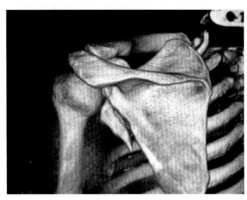

图21-49 CT三维结构重建清楚显示
肩胛颈骨折的移位

垂直，局限于颈部（位于肩峰基底和肩胛冈外缘）；ⅡB，骨折线斜行，穿过肩峰基底部或肩胛冈；ⅡC，骨折线水平走向。Goos分型：Ⅰ型，肩胛盂无移位、无成角畸形或移位＜1cm；ⅡA型，肩胛盂短缩或分离移位＞1cm；ⅡB型，肩胛盂成角畸形＞40°。

过去认为肩胛骨骨折不需特殊处理，在相当长的时间内，肩胛颈骨折并未引起关注。对无明显移位或移位不明显的肩胛颈骨折采用三角巾悬吊伤肢，用外展架固定治疗。实际上肩胛颈骨折若处理不及时或不当，可导致肩关节严重的功能障碍。近年来，人们愈来愈多地关注肩胛颈骨折的治疗，对诊断治疗进行了深入的研究。研究显示肩胛颈骨折后容易发生移位，因为，肩胛颈骨折后失去了肩胛骨的整体骨性结构和周围韧带肌肉等软组织重要结构的支撑，当肌腱韧带结构受到损伤后，不能发挥其稳定作用时，肩胛颈骨折块就会发生向前、下、内侧旋转移位或成角畸形，这种三维空间移位可使肩峰及盂肱关节周围肌群的起止点关系和长度发生改变，从而导致肩关节的动力平衡失调。

作为连接肩胛带与躯干唯一方式的锁骨也发生损伤，肩胛带失去锁骨的支撑悬吊作用，可使肩胛骨骨折移位，甚至造成肩关节稳定性失衡。Williams等通过力学研究分析，认为肩胛颈骨折合并锁骨骨折、喙肩韧带或喙锁韧带断裂时，骨折断端的力学稳定性将分别下降30%、44%和66%；当肩胛颈及锁骨骨折合并喙肩韧带断裂时，其力学稳定性将下降31%和55%；当肩胛颈骨折合并喙肩韧带和喙锁韧带断裂或肩胛颈骨折合并锁骨骨折、喙肩韧带及肩锁韧带断裂时，其力学稳定性将完全丧失。

因此，对肩胛颈骨折明显移位且同时合并肩胛盂、盂缘骨折或粉碎性肩胛体部骨折有喙肩韧带或喙锁韧带损伤者、合并喙突骨折或肩峰骨折移位者、合并臂丛神经损伤或"浮肩"损伤者应积极采取手术治疗。

开放手术采用Judet倒"L"入路：为经典的肩胛颈骨折术式。该术式可以较好地暴露肩胛冈、体部及肩胛颈部，用于肩胛颈骨折合并肩胛冈、体部骨折的固定。患者取健侧卧位，于肩峰后沿肩胛冈和肩胛骨内缘，呈弧形切开至肩胛骨下角，自肩胛冈分离三角肌后部牵开，于冈下肌和小圆肌间隙进入，显露肩盂后下部、下部及肩胛骨外缘，必要时可从肩胛骨内缘和体部剥离冈下肌，然后用拉力螺钉或重建钢板固定骨折部位。

肩峰后直切口手术：患者取健侧卧位，切口位于肩峰至肩胛骨下角的连线上，自肩峰后缘2.5cm处向下切开至腋窝后襞长约8cm，分离三角肌后缘，于冈下肌与小圆肌间隙进入，显露肩胛颈、关节盂骨折，复位后用拉力螺钉或重建钢板固定。

二、关节镜辅助手术方法

随着关节镜技术的发展，对肩胛颈骨折可采用关节镜下撬拨复位固定。患者全身麻醉，取侧卧位，患肢外展45°牵引，牵引重量3～5kg，采用肩关节后方入路，即肩峰后外缘向下1.5cm再向内1.5cm处的"软点"作为关节镜后方入路。关节腔内注入含有肾上腺素的生理盐水40～60ml，将肩关节充盈后用12号尖刀切开皮肤，将关节镜穿刺锥穿入关节腔，然后置入关节镜进行系统检查，清理关节内陈旧性凝血及碎骨屑，探查肩胛颈骨折及关内软骨损伤程度（图21-50）。通过前方入路，用刨削和射频清除瘢痕组织。

　　由于肩胛颈骨折块向下方移位，故采用后下方附加入路，插入剥离器向上撬拨顶压骨折块（图21-51），将骨折撬拨复位后，关节镜下动态观察关节面平整基本解剖复位（图21-52），插入穿刺锥及套筒，通过套筒平行插入2mm的克氏针，垂直于骨折线进行临时固定，关节镜结合X线透视观察骨折复位情况，然后沿克氏针用直径2.5mm的专用钻头钻入骨质内，选择合适直径和长度的空心螺钉，沿导针将空心螺钉拧入，将骨折线进行加压固定（图21-53）。采用缝合锚钉拧入肩盂，将缝合线进行捆扎固定肩盂粉碎的骨块（图21-54）。探查骨折块固定是否牢固（图21-55）。清理关节内碎屑反复冲洗关节腔，X线透视骨折复位和固定情况（图21-56），抽出克氏针。术后复查肩关节X线片，骨折复位固定良好（图21-57）。

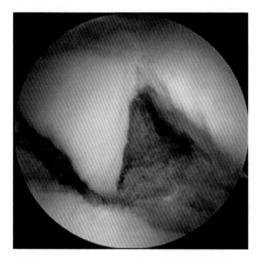

图21-50　关节镜下检查肩胛颈骨折
移位及关节内软骨损伤情况

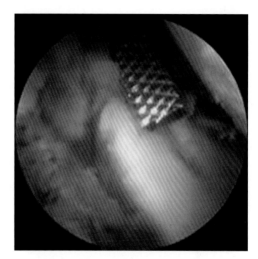

图21-51　关节镜下穿刺锥进行骨折
撬拨复位

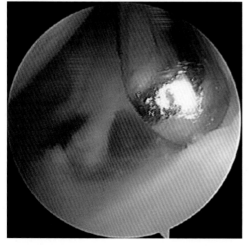

图21-52　关节镜下观察软骨面基本
解剖复位

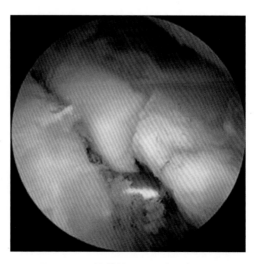

图21-53　关节镜下采用空心螺钉固
定骨折

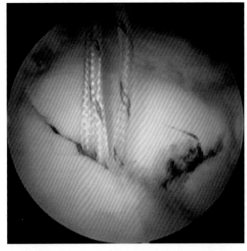

图21-54　关节镜下采用缝合锚钉固
定骨折

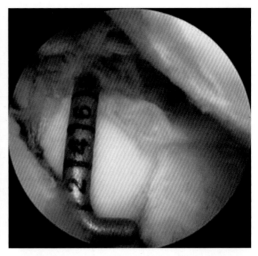

图21-55　关节镜下采用探钩探查骨
折块固定是否牢固

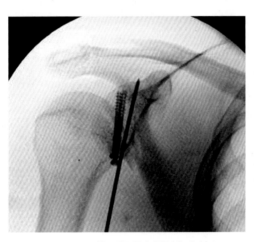

图21-56　X线透视观察骨折复位情况

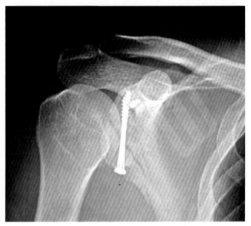

图21-57　术后X线片显示骨折复位及
固定情况

三、术后处理

术后用吊带或三角巾悬吊保护伤肢，按照康复程序进行锻炼。一般术后1周开始做摆臂锻炼，术后2周逐渐增加辅助锻炼，并开始主动外展肩关节训练。术后可早期进行功能锻炼，防止关节长期固定引起的关节粘连、僵硬等并发症，应予以重视。

关节镜手术与开放手术相比有以下优点：关节镜下手术视野清楚，能提供良好的关节内视野，对关节进行动态检查，清楚地观察关节内结构的损伤情况，清理凝血块及骨碎屑，处理肌腱、软骨、肩袖、盂唇的损伤，选择合适的有针对性的治疗，确保关节面的解剖复位。最大程度地减少手术创伤和并发症发生。术中出血少，创伤小，安全性高。通过镜下操作，避开血管神经，不破坏肩关节囊的完整性，最大限度地减少术后关节粘连并发症的发生，患者功能恢复快。然而，关节镜下肩胛盂骨折复位固定受到设备条件、技术水平和患者损伤程度多种因素的限制，必须由受过良好训练、具有肩关节镜下手术经验的医师进行主刀手术。

一、概述

桡骨头与尺骨近端的"C"形切迹构成上尺桡关节，是肘关节的重要结构之一。在前臂的旋转活动中桡骨头始终与尺骨切迹保持密切的接触，参与肘关节的屈伸和旋转活动。桡骨头是肘关节内侧副韧带的止点，桡骨小头可有效对抗肘关节的外翻应力，是防止外翻不稳定的主要结构。Morrey等发现肘关节完全伸直位时，桡骨小头传导的应力最大，前臂旋前可增加肱桡关节的接触和应力传导。有研究表明单纯行桡骨小头切除后，桡骨干受到250N以内的轴向负荷时，其向近端移位为0.22mm，肘内侧间隙无明显增宽，肘外翻平均增加1°。桡骨小头切除并同时切断肘关节内侧副韧带后，可加重桡骨干上移，引起肘外翻角度增大和肘关节不稳。

桡骨头骨折成年人多见，青少年少见，最早由Hahn和Steinthal描述。桡骨颈骨折多见于少儿。桡骨头颈骨折多为间接暴力所致，当跌倒时手掌撑地，肘关节呈伸直和前臂旋前位（图21-58），暴力纵向传导，引起肘关节过度外翻，桡骨头受肱骨头纵向撞击，致桡骨头、颈骨折，骨折块向下或后下旋转移位，很少出现向近端或内侧移位。桡骨头颈骨折可合并肘关节内侧损伤，如内侧副韧带损伤、内侧关节囊撕裂和肱骨内上髁骨折、尺骨鹰嘴骨折等。

桡骨头骨折通常有明确的外伤史，无移位的桡骨头骨折，临床症状比较轻，容易漏诊。患者表现为肘外侧肿胀，肘关节外侧疼痛，局部压痛。由于是关节囊内骨折，一般早期皮下瘀斑比较少见。桡骨头骨折移位明显者，屈伸活动或前臂旋转活动受限。肘关节呈半屈曲位，前臂外旋和旋后明显受限。查体应当注意是否合并肘关节内侧副韧带的损伤，若伴有内侧副韧带轻度损伤，肘关节内侧可出现轻度压痛和肿胀；严重损伤者肘关节不稳，内侧疼痛明显，皮下出现皮下瘀斑。伸肘位抗阻力试验和肘外翻试验出现异常活动。检查前臂和腕关节是否有疼痛和功能障碍，判定尺桡关节、前臂骨间韧带和腕关节三角软骨复合体是否有损伤。X线片有助于评估骨折的范围、骨块的大小、移位和骨折程度。X线片显示桡骨头骨折呈歪戴帽状、劈裂骨折（图21-59）、向外下方部分移位或完全移位（图21-60），三维CT重建对术前手术计划的制定和指导手术有一定的帮助。

1954年，Mason根据骨折的严重程度以及骨折块的移位情况，将桡骨头骨折分为四种类型（图21-61）。Ⅰ型：骨折块较小或桡骨头的边缘骨折，无移位或轻度移位，骨折线仅通过桡骨头边缘或轻度劈裂骨折，也可能斜行通过关节面。Ⅱ型：边缘骨折，有移位，骨折范围超过30%，骨折间隙可能嵌夹有小的骨片或软骨碎屑。Ⅲ型：桡骨小头粉碎性骨折，桡骨头常爆裂状向四周移位，也可发生塌陷性骨折。Ⅳ型：桡骨小头粉碎性骨折并发肘关节脱位。Mason建议桡骨头Ⅰ型骨折采用非手术治疗，Ⅲ型骨折主张桡骨小头切除术，因为它很容易对前臂旋转形成机械性阻挡。

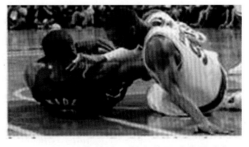

图21-58　手掌撑地，暴力传导致桡骨头与肱骨头发生撞击，导致桡骨头骨折

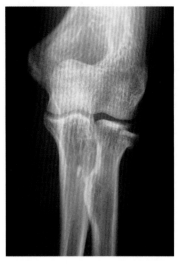
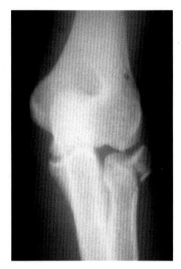

图21-59　X线片显示桡骨头骨折呈歪戴帽　　　图21-60　X线片显示桡骨头骨折向外下方移位

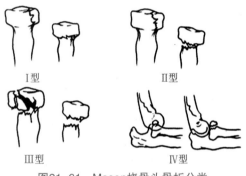

I型　　　　　　　　II型

III型　　　　　　　　IV型

图21-61　Mason桡骨头骨折分类

Mason I型骨折的治疗方法争议较少，II型和III型骨折的治疗方法包括切开复位内固定、桡骨小头切除或桡骨头置换等，但是桡骨头切除术可能会遗留肘关节功能障碍，因此针对II型骨折及粉碎程度不严重的III型骨折，多数主张切开复位内固定术，重建桡骨小头的解剖结构、恢复肘关节的功能。桡骨头骨折属于关节内骨折，必须解剖复位，否则将会遗留肘关节创伤性关节炎，发生疼痛、屈曲和旋转功能受限等严重并发症。

随着关节镜技术的不断提高，关节镜的适应证不断扩大，关节镜下桡骨头骨折复位固定已经成为一种有效的治疗方法。关节镜下复位技术比传统的开放手术更具有明显的优势，创伤小，术后恢复快。通过关节镜可以在直视下评估关节面的损伤情况，比X线检查更加精确，避免了术中反复X线透视，减少医患射线的风险。关节镜下清理骨折碎屑，有利于骨折的愈合，减少术后骨关节炎的发生。

然而，关节镜辅助下桡骨小头骨折复位内固定术的手术适应证目前还有争议，该手术对术者的手术技巧要求较高，学习曲线较长；部分病例复位困难，需要采取开放手术。

关节镜下微创技术经皮撬拨复位、内固定相对适应证为Mason II型和III型骨折，无明显的骨代谢性疾病和严重的骨质疏松；最佳治疗时间是伤后1周左右，局部出血及组织水肿消退，如果损伤时间太长，血肿机化、骨痂可能妨碍关节镜下观察和撬拨复位。

相对禁忌证是严重的Mason III型骨折复位困难，需要进行桡骨头切除或桡骨头置换；开放伤局部皮肤及软组织感染；合并肱骨头、肱骨远端、尺骨鹰嘴骨折等多发损伤；合并多韧带损伤，需要开放手术者；合并神经、血管损伤，需要开放手术探查者；严重的软组织损伤，关节镜下手术灌注液容易造成组织水肿张力升高，有诱发前臂筋膜间隙综合征的可能，可加重血管、神经损伤，造成肢体血供障碍。

关节镜下桡骨头撬拨复位固定的临床疗效，尽管随机对照研究报道较少，但多篇文献报道了关节镜下撬拨复位的安全性和有效性。2006年，Rolla等报道了6例桡骨小头骨折（Mason Ⅱ型3例，Ⅲ型2例，Ⅳ型1例）关节镜下复位和内固定手术，通过临床检查和放射学检查随访6～18个月，Mayo评分显示优3例，良3例，优良率达到100%，所有患者在平均术后3.5个月即恢复至伤前的工作和运动水平。Michels于2007年采用关节镜下撬拨复位内固定治疗桡骨小头Mason Ⅱ型骨折16例，所有患者均采用螺钉固定，在随访的14例患者中，12例患者在参加重体力活动时无或偶有轻微疼痛，平均肘关节屈曲为142.2°（122°～150°），平均屈曲畸形2.8°（0°～10°），旋前及旋后与对侧相比并无差别，所有患者屈肘、伸肘、旋前以及旋后肌力均恢复正常。Broberg和Morrey功能评分平均为97.6分，优11例，良3例，所有患者均恢复伤前的运动水平。放射学检查显示骨折均精确复位和骨折愈合，仅3例患者出现轻度至中度创伤性退变，没有患者出现严重的关节退变。

二、关节镜辅助手术方法

采用臂丛神经阻滞麻醉。患者取仰卧位，标记肘关节的骨性标记、重要血管和神经走行以及关节镜手术入路，上臂备气压止血带，患侧肩关节外展90°，肘关节屈曲90°，前臂用无菌牵引套悬吊。用针头于桡骨小头、尺骨鹰嘴和肱骨外上髁组成的三角形中心（外侧软点）进行穿刺，注入含肾上腺素的无菌生理盐水（每10ml生理盐水加入0.05ml肾上腺素）充盈关节腔。

肘关节前外侧入路作为观察入路，利用外侧入路作为工作通道。刨削器进行关节清理，镜下检查桡骨头骨折情况，同时观察肱骨小头、滑车、冠状突、内外侧关节囊和软组织是否存在损伤。

通过关节镜观察尺骨鹰嘴、外侧沟及肱桡关节，旋转前臂即可清楚地观察到整个桡骨头的情况，并对复位与固定的全过程进行监视。清除局部的血肿与增生的滑膜组织、显露桡骨头骨折的创面，有的骨折创面呈斜坡状（图21-62），有的呈台阶状（图21-63）。由于软点入路邻近肱桡关节，对桡骨头进行撬拨移位复位，最好在近端前外侧入路，用克氏针进行撬拨复位。

建立后外侧入路作为观察通路，镜下旋转前臂，自后方观察肱桡关节，可获得对骨折的完整观察。软点入路前臂极度旋后，探钩经软点入路对桡骨头骨折进行撬拨复位（图21-64），达到解剖复位后（图21-65）通过近端前外侧入路将克氏针垂直骨折线方向钻入对侧骨皮质，选择2枚直径1.0mm克氏针交叉固定骨折块（图21-66、图21-67）。

三、术后处理

术后中立位石膏或支具保护2～3周。定期拍摄X线片，如骨折基本愈合可去除克氏针（图21-68、图21-69），定期到门诊进行康复指导，被动活动肘关节和肌肉力量的训练。同时注意肢体肩、腕、手指的功能运动，防止关节僵硬粘连。对合并肘内侧结构损伤的患者适当延长支具保护时间。在无痛的条件下逐步加大肘关节活动范围练习，术后5周练习肘关节屈伸活动（图21-70、图21-71），加强肘关节的旋转功能练习（图21-72、图21-73）。术后9周肘关节屈伸、旋转功能已经正常（图21-74、图21-75）。术后半年复查X线片骨折愈合良好（图21-76、图21-77）。

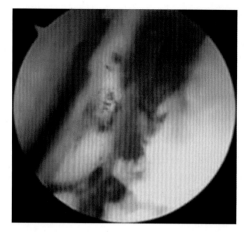

图21-62　桡骨头骨折，关节面不平
呈斜坡状

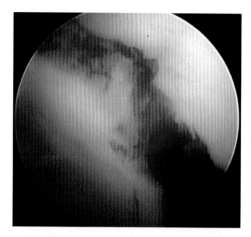

图21-63　桡骨骨折呈阶梯样

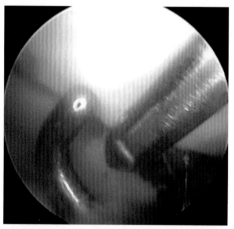

图21-64　关节镜下桡骨头撬拨复位

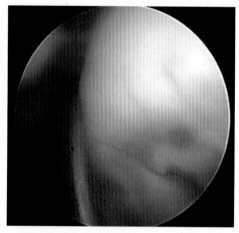

图21-65　关节镜下对桡骨头骨折解
剖复位

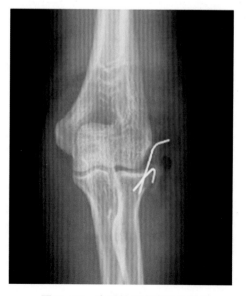

图21-66　克氏针固定桡骨头骨块

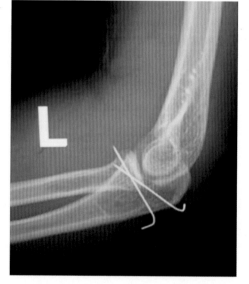

图21-67　克氏针固定侧位X线片

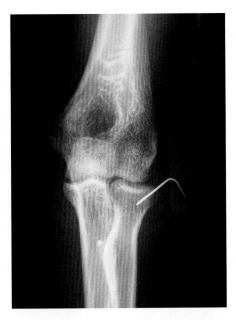

图21-68　术后5周，拔除克氏针1枚

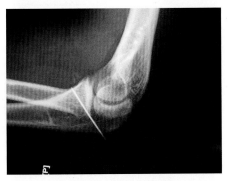

图21-69　术后5周侧位

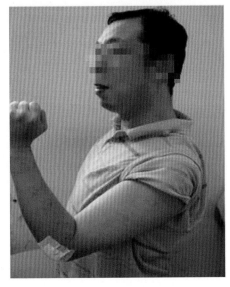

图21-70　术后5周屈肘90°

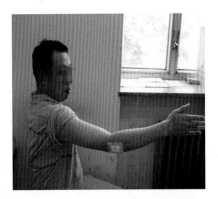

图21-71　术后5周肘关节伸直功能

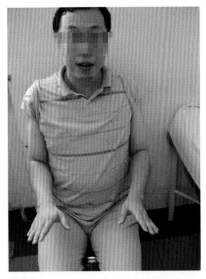

图21-72　术后5周肘关节旋前活动

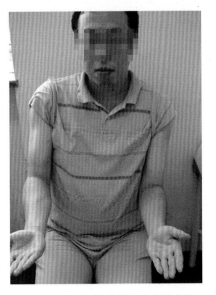

图21-73　术后5周肘关节旋后活动情况

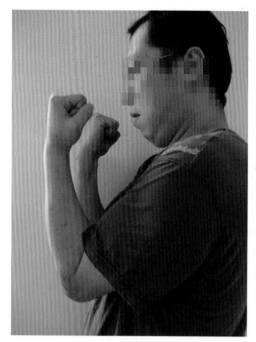

图21-74　术后9周屈肘功能

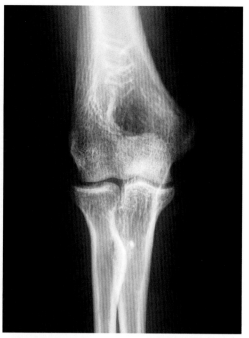

图21-76　术后1年桡骨头骨折愈合良好

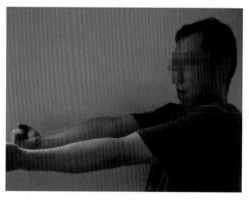

图21-75　术后9周伸直功能

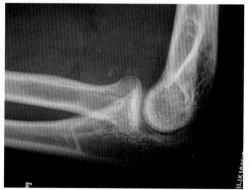

图21-77　术后1年X线片正位桡骨头
骨折愈合良好

❖ 第五节　关节镜下踝关节Pilon骨折复位固定术 ❖

一、概述

　　法国放射科医师Destot于1911年首次描述了Pilon骨折，该骨折是指胫骨远端骨折累及胫骨远端关节面的粉碎性骨折，骨折后将影响踝关节的稳定性、并发骨关节炎，预后较差。Pilon骨折多因高处坠落、车祸或高能量轴向暴力压缩造成。由于距骨的纵向顶压作用，造成胫骨下端杵臼形、压缩性、粉碎性骨折，骨折累及踝关节的胫骨关节面（图21-78），在

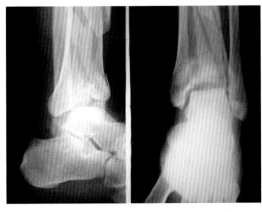

图21-78　胫骨关节面压缩性、粉碎性骨折

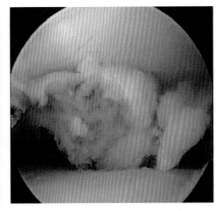

图21-79　碎骨片游离于关节间隙

踝关节内碎骨块游离在关节间隙内（图21-79）。

　　骨折的形态与受伤时足的位置密切相关，详细询问受伤情况，有助于了解损伤机制，判定骨折类型与组织损伤程度。足跖屈与足背伸位跌落伤，由于受伤的应力作用点不同，导致胫骨骨折的位置也不相同，有的发生距骨前移位。旋转暴力引起内、外踝成角骨折，严重影响踝关节稳定。

　　踝关节正、侧位和踝穴位X线片可准确判断骨折块的大小、移位和粉碎程度。CT及三维重建可直接观察骨折类型、移位方向、粉碎程度，对手术方案实施有指导意义。Rüedi和Allgöwer将踝关节Polion骨折分为三型（图21-80）。Ⅰ型：累及踝关节面，无移位的劈裂骨折。Ⅱ型：骨折未粉碎但累及关节面并有移位的劈裂骨折。Ⅲ型：累及干骺端及踝关节面，严重的粉碎性骨折。

　　Pilon骨折的治疗常常采用开放手术（图21-81），钢板螺钉固定（图21-82）或外固定架（图21-83）治疗。有的仅是单纯地纠正骨折的力线，忽略了踝关节面的解剖复位。清除游

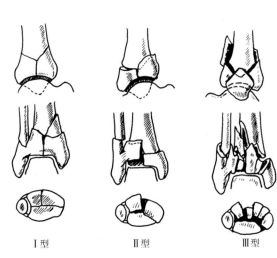

Ⅰ型　　　　Ⅱ型　　　　Ⅲ型

图21-80　踝关节Polion骨折分型

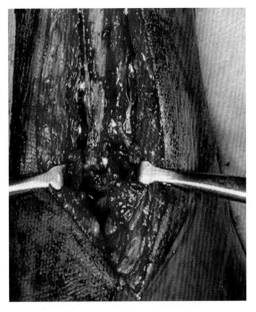

图21-81　Pilon骨折开放手术

573

离于关节间隙的碎骨块，达到精确地解剖复位，恢复胫骨关节面的平整和解剖结构，防止继发创伤性骨性关节炎。

二、关节镜下辅助手术方法

关节镜下手术可直观Pilon骨折累及踝关节内解剖结构的全貌，可以探查骨折缺损、移位情况（图21-84）。关节内游离的碎骨块必须解剖复位，才能防止创伤性骨关节炎，否则影响踝关节功能。采用关节镜下刨削或射频气化，清理关节创面，剥离器插入胫骨远端骨折间隙进行撬拨顶压，将关节内游离的碎骨块填回骨折缺损的腔隙，为了消灭骨缺损必要时取自体髂骨或异体骨进行植骨。将暴裂的骨折块撬拨复位（图21-85），恢复关节软骨面的解剖位置（图21-86）。胫骨远端可以采用拉力螺钉贯穿固定大的骨折块，同时外固定架支撑固定（图21-87），维持踝关节的解剖关系和稳定性。

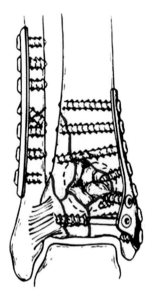

图21-82　钢板螺钉内固定

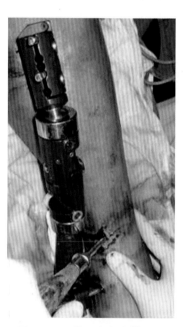

图21-83　外固定架支撑固定

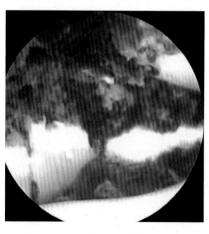

图21-84　踝关节胫骨前唇粉碎骨折

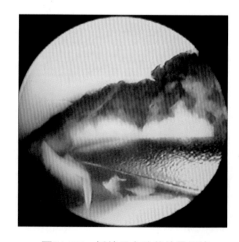

图21-85　撬拨呈台阶状的骨折块

第七篇　关节镜技术创新与应用

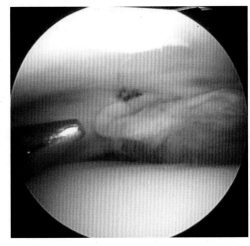

图21-86 撬拨后关节面平整

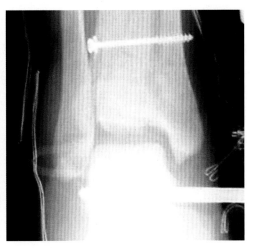

图21-87 拉力螺钉贯穿固定胫骨远端

第六节 髌骨骨折的关节镜手术

一、概述

髌骨是人体最大的籽骨，上宽下窄，呈倒三角形，位于股四头肌肌腱内（图21-88）。前方为皮肤、皮下组织及髌前滑囊。髌骨软骨面与股骨髁软骨之间形成髌股关节。股四头肌和髌腱分别位于髌骨的近端和远端，其两旁为髌旁腱膜和内、外侧支持带，是膝关节重要的稳定结构。髌骨与周围的韧带构成了一套完整的伸膝装置。髌骨是伸膝装置的重要结构，其作用是传导并增强股四头肌的作用力，提供伸直膝关节最后10%～15%的滑车作用；维护膝关节的稳定，保护膝关节，使股骨髁免于直接外力的打击。髌骨的血供可分为骨内和骨外两条。髌骨表面有髌骨外动脉环，主要由膝降动脉关节支、膝下内动脉和膝下外动脉组成；动脉环在髌骨内反复分支，成为骨内血供的主要来源。髌骨软骨没有血管和神经支配，主要靠关节液提供营养。

髌骨骨折属于关节内骨折，占全身骨折的1%～1.5%。髌骨骨折的受伤机制分为直接暴力和间接暴力两类，直接暴力多因外力直接打击髌骨所致，如撞击、踢伤等，骨折多为粉碎性，移位较小，上下分离不严重，其髌前腱膜、髌两侧腱膜和关节囊多保持完好。间接暴力常造成横行骨折，多在膝关节半屈曲位突然跌倒时，股四头肌骤然收缩，向上牵拉髌骨，造成髌骨骨折（图21-89）。因为股四头肌突然强力收缩，两骨折块容易发生移位，通常骨折块移位越大，髌前筋膜及两侧扩张部撕裂也越严重。

依据髌骨骨折移位程度，可将其分为无移位型骨折和移位型骨折；根据骨折线的形态又可分为横行骨折、上极或下极骨折、粉碎骨折、纵行劈裂骨折和骨软骨骨折。髌骨骨折多有明确外伤史，皮下淤血肿胀、疼痛伴膝关节活动受限，如骨折移位明显，可触及骨折间隙。由于骨折后出血，浮髌试验阳性，关节内穿刺可抽出带有脂肪滴的鲜血。

X线片正侧位可确定骨折部位及移位情况，X线片检查可见髌骨内横断或放射状的透亮区为骨折线。如怀疑髌骨纵行或边缘骨折，拍摄髌骨轴位X线片可以证实。髌骨骨折

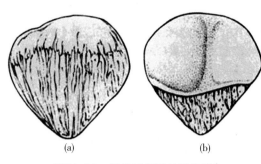
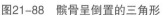

(a)   (b)

图21-88　髌骨呈倒置的三角形

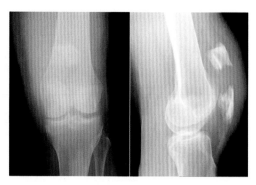

图21-89　横行骨折多由间接暴力造成

应与二分髌骨或三分髌骨鉴别（图21-90），二分髌骨一般双膝对称，位于髌骨外上极约占75%。X线片示副髌骨与主髌骨边缘较光滑，间隙较整齐，一般无症状，无需治疗。

　　髌骨骨折手术目的是尽最大努力恢复髌骨关节软骨面的平整，恢复膝关节伸膝装置的完整性和稳定性，早期功能锻炼，减少关节软骨退变，预防关节僵硬。因此，髌骨骨折必须解剖复位。对于无移位的髌骨骨折，可行石膏或膝关节支具固定；对于有移位的骨折，可根据骨折分型和合并损伤采取髌骨抓髌器固定术（图21-91）、张力带内固定（图21-92）、钢丝环绕固定（图21-93），均可取得良好的效果。髌骨部分切除或髌骨全切除手术已经较少采用。如果复位不佳、愈合不良，将造成创伤性髌股关节炎和伸膝装置障碍。

　　传统的方法是切开复位内固定治疗髌骨骨折，其缺点是术中无法直视髌骨软骨面的复位情况，骨碎缺损移位易造成髌骨软骨面台阶状，导致创伤性髌股骨关节炎。无法全面检查半月板、交叉韧带是否有损伤，关节腔内遗留碎骨屑影响术后疗效。开放手术创伤大、组织分离广、皮肤与深筋膜间血供破坏影响骨折愈合。术后皮肤切口感染坏死、关节疼痛、活动受限，严重者可出现瘢痕挛缩、关节粘连，影响膝关节功能。

　　Sattler R.W. 于1987年首次采用关节镜监视下行髌骨骨折复位固定获得了成功，随后国内外学者开始将关节镜技术与传统的张力带、克氏针、拉力螺钉等多种髌骨骨折内固定方法相结合。2001年Turgut A. 报道了关节镜辅助下经皮复位内固定治疗髌骨骨折，Yanmis I. 于2006年报道了关节镜辅助下应用环形固定器治疗髌骨粉碎性骨折，术后得到早期康复训练，避免了开放手术的并发症。2010年Schmal H. 采用关节镜辅助下手术治疗青少年髌骨骨折，

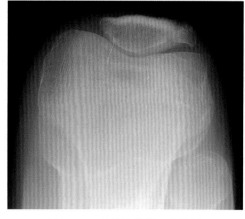

图21-90　X线片显示二分髌骨

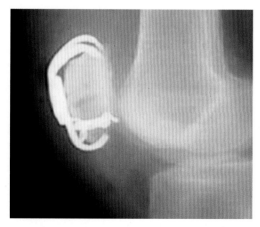

图21-91　抓髌器固定

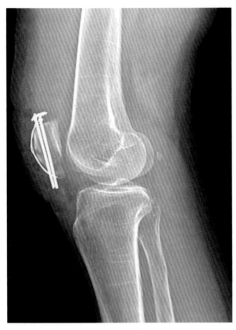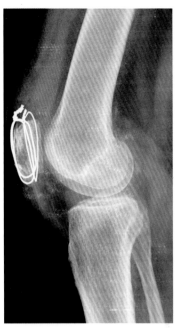

图21-92 张力带内固定　　　　　　图21-93 钢丝环绕固定

取得了良好疗效。

二、关节镜辅助手术方法

关节镜下手术适合于横行、纵行和撕脱性骨折且骨块较大的髌骨骨折。关节镜微创技术虽然有明显的优势，但有一定局限性，对术者的操作技术要求较高，还不能完全替代传统的开放手术，应严格把握手术适应证，避免盲目性，造成手术时间延长，不利于术后康复。

对于髌骨粉碎性骨折和髌骨上、下极骨折且撕脱骨折块较小者，因关节镜下复位难度较大或视野受限，应慎重选择。严重的皮肤外伤缺损、膝关节感染是关节镜手术的禁忌证。

关节镜辅助下手术治疗髌骨骨折，常规采用硬膜外麻醉，取仰卧位，备气囊止血带。关节腔内注入含肾上腺素的生理盐水，于膝关节内、外侧膝眼入路，关节镜下持续冲洗，引流关节内积血，清理凝血块以便视野清楚，清除嵌于骨折块之间影响复位的碎骨屑和软骨。探查内外侧半月板、交叉韧带、髁间嵴有无合并伤，并进行相应的处理。手法复位髌骨后用巾钳夹住骨折的左、右两端，关节镜下撬拨复位。然后屈伸关节，在关节镜监视下观察髌股关节运动轨迹和骨折有无移位。横行骨折纵向穿针，纵行骨折横向穿针，垂直骨折线经皮打入克氏针固定骨折两端。为了保证克氏针位于髌骨中部近关节面，两针必须平行。固定完毕，再次关节镜检查关节软骨面是否平整，解剖复位后在进钉处做0.5mm的切口，进行钢丝张力带固定。术毕反复伸屈膝关节，检查骨折固定是否可靠最后采用"C"形臂X线机透视照相。

对于严重髌骨粉碎性骨折由于骨折粉碎，利用张力带钢丝内固定时穿针困难或难以兼顾碎骨，过多穿针可能造成粉碎骨折致手术失败。金属张力带等内固定术后，有针尾触痛、刺破皮肤等并发症。故对严重粉碎性髌骨骨折，有人主张行髌骨全切除或部分切除术，然而髌骨具有传导并增强股四头肌肌力、伸直膝关节最后15°和维护膝关节稳定的作用，应尽力修复，不要轻易切除。

笔者采用高强力缝线，经皮荷包缝合法治疗髌骨粉碎性骨折（图21-94）伴有明显移位的病例（图21-95）取得了良好疗效。先行关节镜下探查，发现有陈旧性凝血块遮挡骨折间隙（图21-96），清除骨折间隙的凝血块清除凝血块显露出骨折移位明显，高低不平（图21-97）。在关节镜监视下进行撬拨复位，见关节软骨面对位背景平整（图21-98），然后用2把布巾钳临时固定骨折块左右两侧。采用硬膜外针头分别从髌骨上极的股四头肌腱内和下极的髌韧带内穿过，针芯内穿过尼龙缝线，将高强度缝合线带入，然后沿髌骨两侧插入硬膜外针头，将缝线从髌骨两侧紧贴髌骨缘在腱性组织中层潜行穿过（图21-99），关节镜下观察骨折面相互靠拢，骨折软骨面平整，然后做荷包缝合结扎固定。还可在髌腱和股四头肌腱实质内缝合后，在髌骨的前面潜行穿刺置入5号强生缝线4股，作为张力带固定。最后行X线透视照片观察骨折对位情况（图21-100）。

关节镜下髌骨荷包缝合法操作简便，对粉碎性骨折块不作分离，保留血运。荷包缝合收紧后，通过骨折块相连的软组织牵拉作用使粉碎的骨块向中心聚拢，达到骨折复位的目的，缝线对骨折块的聚拢为均衡对称和多平面的作用，有利于骨折块的稳定，在应力下，避免了髌骨前面分离的趋势。术中注意一定要仔细保护韧带与骨折块的连接，这是韧带缝合复位的基础。缝合韧带复位时，一定要尽量使骨块准确对位。复位时用关节镜探查关节面的对位情况。

三、术后处理

术后拍片复查骨折的位置良好者，最好佩戴膝关节支具保护下，早期行股四头肌等长收缩肌力锻炼，允许患者膝关节负重下地行走和功能锻炼。6～8周内膝关节活动范围逐渐达正常。

总之，关节镜监视下治疗髌骨骨折，清除骨折间隙的碎骨片和嵌入骨折间的软骨，以便防止影响骨折复位，关节镜下术中能够直观内固定的效果，确保手术的质量。同期可以检查、诊断和治疗关节内损伤，同期行半月板、韧带损伤或关节内骨折的诊断和手术治疗；由于手术创伤小，术后可以早期功能锻炼，减少关节粘连，促进了关节功能恢复。临床实践证明关节镜微创技术治疗髌骨骨折效果优于传统的开放手术。

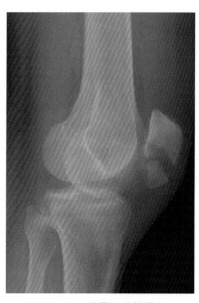

图21-94　髌骨粉碎性骨折

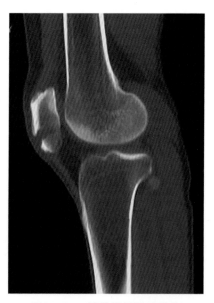

图21-95　髌骨骨折明显移位

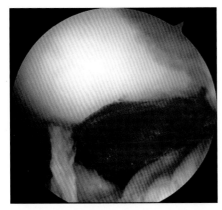

图21-96　旧性出血块

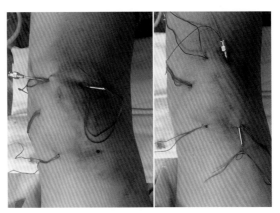

图21-99　经皮荷包缝合结扎固定髌骨骨折

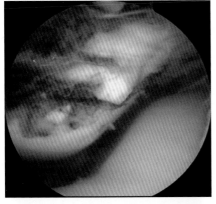

图21-97　清除凝血块显露骨折间隙

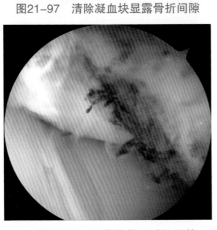

图21-98　关节软骨面对位平整

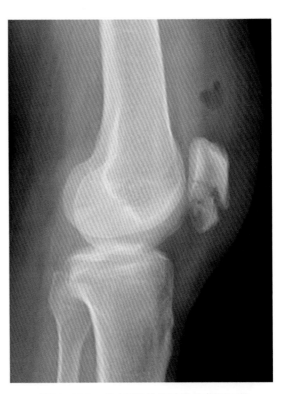

图21-100　术中X线检查髌骨关节面平整

第七节　关节镜下治疗胫骨髁间棘撕脱骨折

一、概述

　　1907年Pringle首先描述了胫骨髁间嵴撕脱骨折。随着运动伤、交通事故伤的不断增多，该类骨折发病率有不断增高的趋势。特别是在滑雪运动中前交叉韧带在胫骨髁间嵴骨折的发生率明显增多。文献报道占ACL损伤的14%，Kendall等报道胫骨髁间嵴撕脱骨折儿童和成年人的发生比例为3∶2，未成年儿童和40岁以上的女性发病率较高。这可能是由于青少年骨化未成熟，骨骺较为薄弱，前交叉韧带在胫骨附着处薄弱，难以承受牵拉，容易发生大块止点撕脱骨折。中年女性可能与骨质疏松有关。Johnson认为，损伤的部位与外来暴力作用的速度有关，较缓慢的作用力常使ACL从止点撕脱，而速度较快的作用力则导致ACL纤维撕裂。滑雪运动时突然改变方向、突然刹停或从高处滑下，小腿呈内旋半屈位，胫侧副韧带及前交叉韧带处于紧张状态，极易引起胫骨髁间嵴撕脱骨折和前后交叉韧带损伤、半月板软骨及侧副韧带损伤和Schatzker1 Ⅳ、Ⅴ型胫骨平台骨折。

　　成年人胫骨髁间嵴骨折多为粉碎性骨折，文献报告胫骨髁间嵴撕脱骨折保守治疗50%～90%发生骨折移位后畸形愈合，髁间窝撞击（图21-101、图21-102）。由于ACL前内侧束的解剖止点附着在胫骨髁间前嵴，暴力将骨折块牵拉抬起发生移位（图21-103），半月板或膝横韧带嵌入骨折的缝隙内影响骨折复位（图21-104），影响闭合复位的重要因素之一。

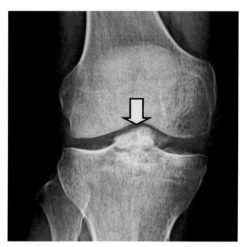

图21-101　髁间棘粉碎性骨折移位髁间窝撞击

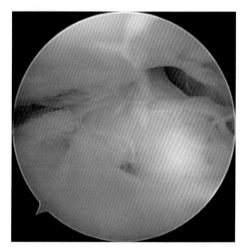

图21-102　陈旧性髁间棘骨折畸形愈合髁间窝撞击

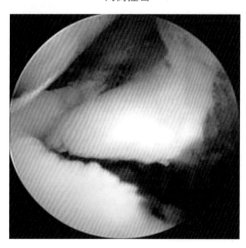

图21-103　ACL将骨折块牵拉抬起移位

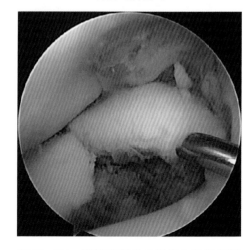

图21-104　膝横韧带半月板嵌入骨折间隙

二、胫骨髁间嵴撕脱骨折诊断

诊断主要依靠病史、体格检查及影像学。常见的临床症状是伤后膝关节突然肿胀、疼痛和功能障碍，膝关节不能伸直和行走功能障碍，膝关节活动受限。查体除了膝关节肿胀、压痛，浮髌试验阳性外，膝关节穿刺可抽出带脂肪颗粒的血性液体。

X线正、侧位片可以明确显示胫骨髁间嵴骨折（图21-105、图21-106）。股骨髁间窝位避开了股骨髁的遮挡显示髁间棘骨折会更加清楚（图21-107）。CT扫描三维重建更加清楚地显示髁间骨折移位的情况（图21-108）。MRI显示胫骨撕脱骨折处高信号（图21-109）ACL胫骨附着处信号连续性中断，关节腔内T_1或T_2加权像呈高信号，为局部出血、水肿和积液。MRI检查不仅能明确骨折的位置和移位程度，而且还能清晰地显示半月板和韧带有

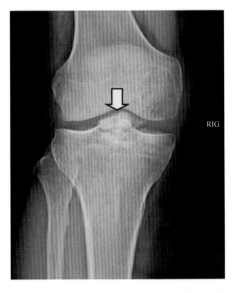

图21-105　膝关节正位片显示胫骨髁间棘撕脱骨折

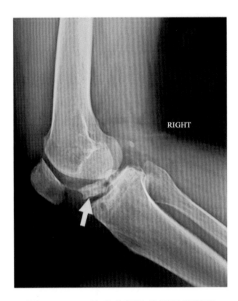

图21-106　膝关节侧位片显示胫骨髁间棘撕脱骨折

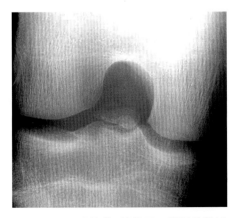

图21-107　膝关节X线片显示髁间棘骨折

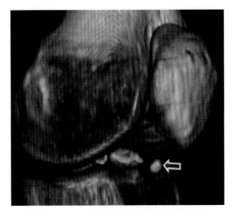

图21-108　CT三维重建显示髁间棘骨折的位置

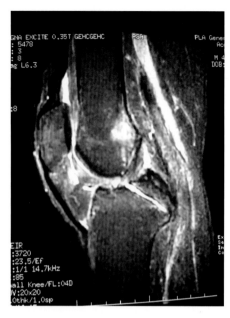

图21-109　Meyers Ⅰ型胫骨后方撕
脱骨折无移位

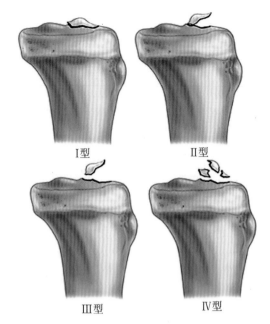

图21-110　Meyers和MckeeVer髁间
嵴骨折分类

无损伤。

1959年Meyers和MckeeVer根据骨折的移位程度提出了髁间嵴骨折的分类（图21-110）对临床具有重要的指导意义。Ⅰ型：无明显骨折移位，胫骨嵴仅在前缘抬高。Ⅱ型：胫骨嵴前1/3或1/2的撕脱骨块自基底部像杠杆一样抬高，侧位X线片上呈"鸟嘴"状。ⅢA型：整个胫骨嵴位于基底部之上，与胫骨失去接触。ⅢB型：整个胫骨嵴抬高并有旋转。Zaricynyl在上述分类的基础上提出了第四种分型，即胫骨髁间嵴粉碎性骨折。上述分型可以预示骨折复位和固定中的难度，对治疗有重要的指导意义。Meyers和MckeeVer认为，伸膝活动受限是疼痛刺激肌肉痉挛所致，并非是骨块与股骨或胫骨关节面撞击引起，此学说还有待于进一步考证。

三、不同固定方法的生物力学

胫骨髁间棘撕脱骨折临床常用的固定方法有：螺钉、钢丝、缝线和缝合锚钉固定等。

空心螺钉固定强度可靠，但限于骨折块需要完整，且骨块的直径大于螺钉的3倍以上，不适合粉碎性骨折，手术后需要再次手术取出内固定物。另外，螺钉穿过骨骺有影响骨骼发育的风险。

钢丝固定有切割骨折块和钢丝疲劳性断裂的风险（图21-111、图21-112），临床有报道钢丝断裂后游离到关节腔。

缝合桥固定及Endo-Button固定是近年来新兴的固定技术，固定强度可靠，但费用较高，技术难度大，术者需具备熟练的关节镜操作技术，而且Endo-Button固定有损伤骨骺及内撞击的风险。鉴于上述固定方式的问题，近年来采用编织线领带结套扎固定方法，取得了良好的临床效果。

笔者设计了同种异体生物骨无结锁定锚钉，将其与编织线领带结套扎固定技术结合，治疗胫骨髁间嵴撕脱骨折，为了临床应用进行了生物力学研究。

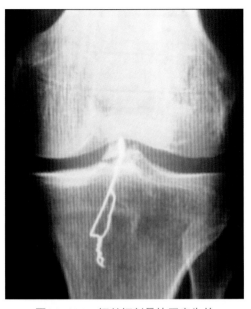

图21-111 钢丝切割骨块固定失效

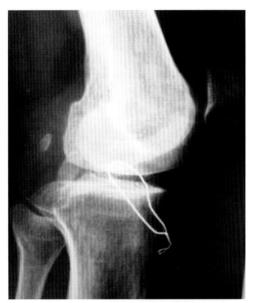

图21-112 钢丝固定钢丝切割骨块

采用新鲜猪膝关节32个，随机分为4组不同固定方法，每组标本8个膝关节。标本剔除关节周围软组织及韧带，保留完整的前交叉韧带，沿胫骨髁间棘前缘及内外侧缘用骨刀呈45°角凿入，将髁间隆突连同ACL一起撬起制作统一的骨折模型（图21-113），采用空心螺钉（图21-114）、编织线领带结套扎（图21-115）、缝合锚钉（图21-116）和生物骨锁定锚钉固定（图21-117），然后进行生物力学分析。

将标本用特制的夹具固定于万能电磁力学试验机上（BOSE ElectroForce 3520-AT System），股骨与胫骨均呈60°夹角，沿前交叉韧带纵向施加载荷，最大位

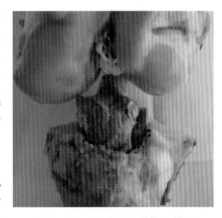

图21-113 胫骨髁间棘骨折模型

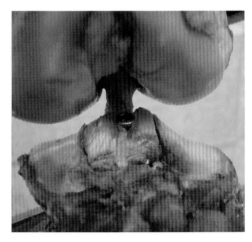

图21-114 空心螺钉固定实验

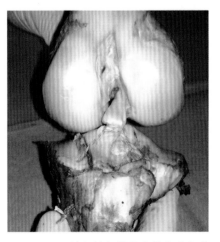

图21-115 编织线领带结套扎实验方法

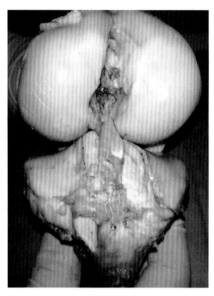

图21-116 缝合锚钉固定实验模型

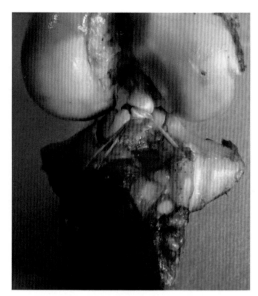

图21-117 生物骨锚钉固定实验模型

移限定为17mm。疲劳试验前先给予1HZ、5N-20N、20次循环预载荷，再加载5～150N力，以100mm/min速率进行循环载荷200次，每20HZ采样一次，记录载荷和位移直至失败。疲劳试验后，以0.5 mm/s的速率施加单次拔出载荷直至失败。分析最大失败载荷、失效载荷、拔出刚度及循环位移等数据，对数据进行统计学分析（表21-1）。

表21-1 生物力学测试结果

测试项目	失败载荷/N	失效载荷/N	刚度/（N/mm）	循环位移/mm
缝线领带结	513.44±85.32	237.40±17.10	35.53±12.81	2.75±0.46
生物无结锚钉	461.91±65.77	318.13±44.92	65.26±15.67	3.99±1.98
空心螺钉组	269.36±61.25	147.54±53.26	37.30±10.72	4.62±1.16
缝合锚钉组	253.38±9.57	124.19±38.22	36.66±12.54	5.78±1.88
统计值（P）	0.001	0.001	0.036	0.008

失败模式：缝线领带结套扎固定组位移超限8例。空心螺钉组螺钉拔出5例，骨块碎裂3例。缝合锚钉组，锚钉拔出4例，缝线断裂3例，缝线切割骨块1例。生物骨锚钉组位移超限1例，缝线切割胫骨骨道1例，内侧固定钉拔出2例，外侧固定钉拔出1例，双侧固定钉同时拔出1例，缝线断裂2例。

文献报告胫骨髁间棘骨折术后早期康复活动前交叉韧带受力应满足300N左右，上楼梯或慢跑等活动时受力450N。本研究显示，空心螺钉及缝合锚钉最大失败载荷均小于300N，不能满足早期康复活动中负载要求，术后需要制动4～6周。长期制动将影响康复进程，且易导致患肢肌肉萎缩、关节僵硬等并发症。编织线领带结套扎组及生物无骨锚钉组失败载荷分别为513.44N和461.91N，皆大于450N，完全能够满足早期康复活动中最大负载的要求，术后无需进行严格制动，利于早期康复及关节功能恢复。

根据Lachman试验标准，胫骨位移>5mm表明前交叉韧带Ⅱ度松弛。本研究显示，缝合锚钉组循环位移大于5mm，空心螺钉组位移4.62mm，编织线领带结套扎组2.75mm，生物骨锚钉组3.99mm，后两者位移明显小于5mm，说明可以抵消Lachman试验的应力，有利于克服位移。

胫骨髁间棘骨折固定失效模式多样，本组螺钉拔出5例，骨块碎裂3例本组锚钉拔出4例、缝线断裂3例、螺钉挤压致骨块碎裂3例。试验表明缝线领带结套扎固定组及生物骨锚钉固定组失败载荷及失效载荷均优于空心螺钉组和缝合锚钉组，循环位移最小，生物力学具有明显优势，是胫骨髁间棘骨折治疗有效的固定方式之一。

四、胫骨髁间嵴撕脱骨折的现有治疗方法

骨折移位临床上比较难处理，对移位不明显的Ⅰ、Ⅱ型骨折，传统的治疗方法都倾向于非手术治疗。复位满意者可石膏固定或膝关节支具固定4～6周。有学者认为复位后关节要过伸，因为骨折移位往往是前缘骨块抬高，此处是前内侧束的止点，膝伸直位时前内侧束松弛，从而减少对骨块产生的牵拉。另一种观点认为撕脱骨块位于髁间窝，并非在胫股关节之间，依靠膝关节伸直来复位固定是无效的。在膝过伸位ACL仍存在张力，可进一步导致骨块移位，因此屈膝15°～20°长腿石膏固定较为合理。目前后一种观点得到大多数学者认可，笔者临床中也发现伸直位不利于骨折复位。非手术治疗虽然不会增加关节的创伤和手术并发症，但由于固定时间长，会产生膝关节粘连。

对闭合复位失败或移位明显的Ⅲ型骨折才考虑手术，由于胫骨髁间嵴撕脱骨折是一种较复杂的关节内骨折，通过早期手术达到解剖复位，采用有效的内固定有利于功能康复。但是采用何种固定方法是值得探讨的问题。常规采用开放手术直视下复位钢丝固定或螺钉固定。但是开放手术创伤大，出血多，关节软骨暴露久对关节生理环境干扰大。手术破坏了髌上囊、髌内侧支持带等结构，易发生关节粘连纤维化、活动受限、股四头肌萎缩，甚至关节感染等并发症，术后康复时间延长。有学者采用X线透视下经皮撬拨复位克氏针固定治疗，但实践证明骨块的复位和固定并不可靠。

1982年McLennan首次报道了在关节镜下撬拨复位固定治疗胫骨髁间嵴骨折，收到了较好的效果。关节镜下手术治疗关节内骨折得到了普遍的认可并逐渐得到推广，特别是对于粉碎性骨折的复位与固定。关节镜技术创伤小、视野清晰，减少了手术并发症；同时关节镜下可以发现并治疗创伤所导致的软骨、半月板、韧带、关节囊等合并伤，通过关节镜探查及镜下骨块复位固定，替代了传统的开放手术复位与固定方法，充分体现了微创理念的优越性。

随着关节镜下治疗关节内骨折病例的增多，笔者发现Ⅱ型、Ⅲ型骨折，半月板嵌入骨块间（图21-118）影响骨块复位，是闭合复位失败和后期骨不连的主要原因。

James报道了X线片提示闭合复位成功的病例，但通过关节镜探查发现，内侧半月板仍嵌入骨折之间，阻碍骨块复位，单纯的影像学检查并不能证明解剖复位和有无软组织嵌入骨折间隙。Kocher治疗80例青少年胫骨髁间嵴骨折，其中内侧半月板前角嵌入骨折间36例，膝横韧带嵌入6例，外侧半月板前角嵌入1例；在Ⅱ型骨折中半月板嵌入的发生率为26%（6/23），而Ⅲ型骨折达到65%（37/57），合并半月板撕裂

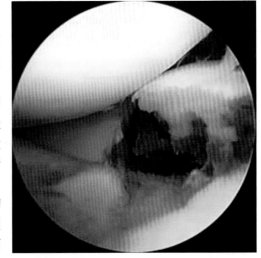

图21-118 半月板前角嵌入骨折间隙

3.8%（3/80）。Fehne在文献中报道伴有半月板嵌入的骨折超过50%。另一方面，骨块撕脱之前，ACL不同程度受到牵拉伸展，造成部分纤维断裂。关节镜探查发现，大部分骨折复位后仍存在交叉韧带松弛，如不及时治疗，将会产生关节不稳。因此，既往的非手术治疗或开放手术都不能全面了解骨块移位、髁间窝撞击、前交叉韧带松弛和关节内软骨、韧带、关节囊及半月板损伤的问题。应用关节镜技术在处理以上问题方面具有得天独厚的优势。早期关节镜探查，镜下行骨折撬拨复位和固定，同时处理创伤所导致的关节内合并伤，有利于关节功能的恢复。

五、关节镜下手术复位固定治疗 ACL 撕脱骨折

采用硬膜外麻醉，患者取仰卧位，患肢下垂90°，术前标记关节镜入口。术中准备"C"形臂X线透视机，以便术中观察复位情况。大腿根部备扎气囊止血带。对侧下肢放在支腿架上。首先行膝关节穿刺，抽出积血，术中用生理盐水3000ml+0.1%肾上腺素注射液1mg，进行膝关节腔冲洗，将关节内陈旧性血液冲洗干净。

1. 关节镜下空心螺钉固定术

关节镜检查了解骨折移位情况和影响骨折复位的原因，清除关节内碎骨屑，射频汽化清除增生的滑膜组织和损伤的半月板。关节镜下牵开嵌入骨折间隙的半月板前角和滑膜组织，清除影响骨折复位的因素，为骨折复位提供有效空间，再进行撬拨复位（图21-119）。

根据胫骨髁间嵴撕脱骨折块的大小，选择固定方法，如果骨折块较大，无粉碎骨块，用克氏针撬拨复位后钻入直径2mm的克氏针进行临时固定（图21-120），如果位置正确，采用钛合金空心螺钉固定沿导针拧入骨折端加压固定（图21-121），螺钉须咬住胫骨后方的骨皮质（图21-122）。

关节镜下微型空心钛合金螺丝钉内固定复位准确，固定坚强，对关节内干扰少，术后反应轻，住院时间短，功能恢复快。术后MRI检查无金属伪影，钛合金生物相容性好，不需要内固定物再次手术取出，手术切口小，有利于美容。从生物力学角度分析，螺钉固定属于稳定性的加压固定，有轴向加压的作用，克服了韧带对骨块的牵拉。但是，对于粉碎性骨折或骨块较小者，骨质疏松者螺钉把持不牢，容易固定失效，此方法不可采用。对于未发育成熟的青少年，因涉及骨骺生长因素，螺钉通过骨骺板，是否容易导致骨骺损伤、是否适合于青少年固定也有争论。

2. 钢丝捆扎张力带固定技术

过去常常采用钢丝张力带固定技术治疗胫骨髁间骨折。张力带技术向下牵拉韧带及骨块达到复位和固定目的。此方法属于非加压弹性固定，但对骨折端无加压作用，在骨折未愈合前反复伸屈活动膝关节，易造成骨折的微动，是发生韧带松弛的原因之一。另外胫骨髁间嵴为松质骨，容易切割骨质造成固定失效。Hunter对张力带和螺钉固定方法进行了随访，他认为这两种固定方法对临床效果并无显著性差别。笔者在早期曾采用此方法治疗髁间棘骨折（图21-123、图21-124），发现在拧紧钢丝时容易造成骨块切割，早已放弃此方法。

3. 编织线领带结套扎固定技术

文献报道采用钢丝固定最大的问题是钢丝切割骨块，导致固定松动失效。随着高分子材料的发展，高强度的可吸收或不可吸收缝线应用于临床，关节镜下钢丝固定方法已经逐渐地被替代。高强度编织线捆扎固定术是近年新兴的固定技术，具有其他固定方法不可比拟的优点。Delcogliano A.等利用可吸收缝线和不可吸收缝线治疗15例移位的胫骨髁间嵴

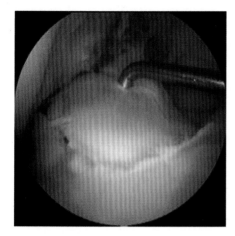

图21-119　骨折撬拨复位

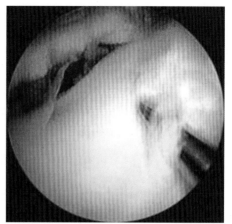

图21-120　关节镜下复位克氏针临时
固定胫骨髁间棘骨折块

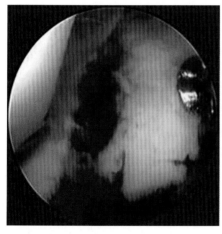

图21-121　髁间棘骨折关节镜下空心
钉固定

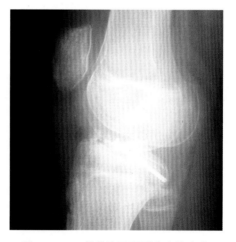

图21-122　关节镜下微型空心钛合金
螺丝钉内固定术后侧位X线片

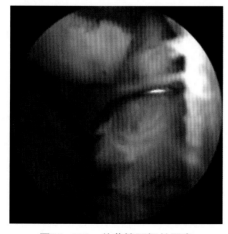

图21-123　关节镜下钢丝固定

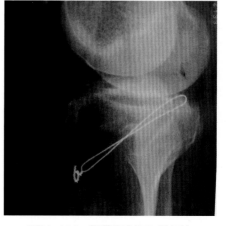

图21-124　钢丝固定PCL骨折块

骨折，均取得良好的疗效。

患者仰卧位，患膝下垂90°膝关节内、外侧入路进行关节镜检查，明确胫骨髁间嵴撕脱骨折和ACL损伤的情况。手术方法同钢丝捆扎张力带固定技术，导针从胫骨结节两旁用导针钻取骨道（图21-125），将导丝（图21-126）或细钢丝穿入隧道作牵引缝线备用（图21-127）。

采用肩关节弧形缝合钩过线器，绕到ACL的后方在骨块的蒂部穿过（图21-128），尼龙线将2号Ethibond缝线牵过（图21-129），2号Ethibond缝线将双股5号缝线牵过ACL基底部（图21-130），缝合线似领带结样环形套扎在ACL蒂部与骨块交界处（图21-131），然后将缝线牵出胫骨隧道，在胫骨结节两旁皮下拉紧缝线打结固定。可采用双领带结套扎固定粉碎性骨折，缝线呈网状将骨折块罩住（图21-132），前交叉韧带张力恢复正常张力。

采用缝线固定避免钢丝断裂和对骨折块的剪切，缝线比钢丝更方便导入关节内。编织线在前交叉韧带与骨块交界处呈"8"字固定，有效地防止骨块翘起和移位。对于空心螺钉或其他方法难以固定的粉碎性骨折、Ⅳ型骨折、骨质疏松患者及骨骺未发育成熟的青少年患者，避免了骨骺损伤的风险和内固定材料再手术取出。临床实践证明关节镜下不可吸收缝线领带结捆扎固定治疗胫骨髁间嵴骨折，是一种行之有效方法。

4.陈旧性胫骨髁间嵴骨折的治疗

胫骨髁间嵴骨折未经及时正确的处理，时间久之将发生畸形愈合、延迟愈合或不愈合，引起骨折块移位（图21-133），与股骨髁间窝发生撞击。

关节镜检查膝关节内出血，含铁血黄素沉着，关节腔内滑膜增生，骨折端大量瘢痕组织形成。清理关节腔内陈旧性积血和滑膜组织和骨痂。如果骨折块移位不太严重（图21-134），可直接采用双线骨块原位套扎固定（图21-135）。如果骨折移位隆起（图21-136），可以将陈旧性骨折块潜行撬起（图21-137），打磨骨折创面瘢痕组织使骨床新鲜化，以便骨折块下沉便于复位固定和愈合。复位后根据骨折块的情况可选择领带结套扎固定（图21-138）。

Ahmad认为，精确的骨块复位有助于关节稳定性及本体感觉的恢复，他对正确处理骨折组与未处理骨折组两组患者进行随访比较，发现二者之间存在显著性差异，正确处理骨折组关节功能、稳定性、灵活性明显高于未处理组。

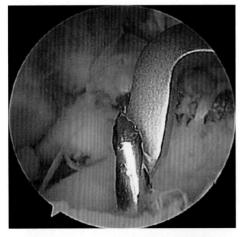

图21-125 在ACL的两侧与胫骨结节两旁用导向器定位，导针钻取骨道

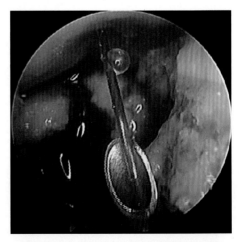

图21-126 导丝穿入隧道行缝线牵引用

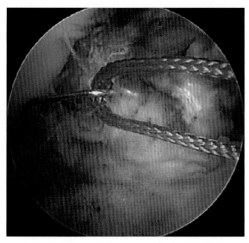

图21-127　细钢丝将缝线引入骨道

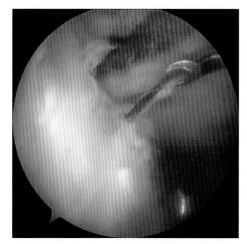

图21-128　弧形缝合钩绕在ACL胫骨
附着处穿过递过尼龙线

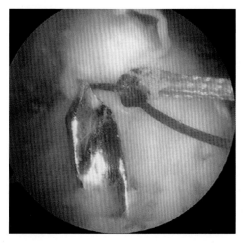

图21-129　尼龙线将Ethibond缝线被
拉入ACL基底部

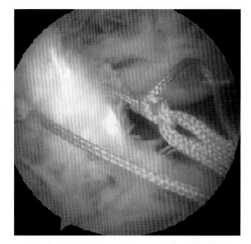

图21-130　双股Ethibond缝线穿过
ACL基底

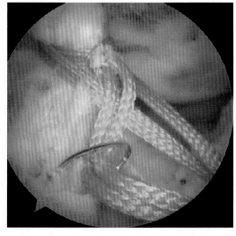

图21-131　将Ethibond缝线呈领带结样，缝线
交叉牵入胫骨结节两旁进行打结固定

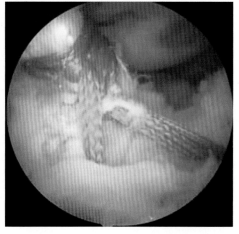

图21-132　双领带结呈网状固定髁间
棘粉碎性骨折

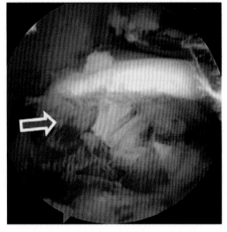

图21-133 陈旧性髁间棘撕脱骨折块移位

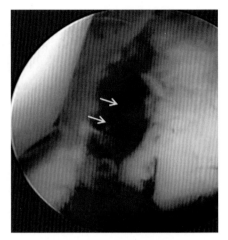

图21-134 骨折轻度移位

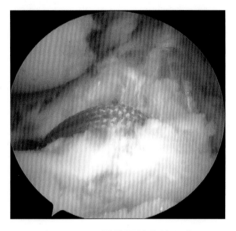

图21-135 骨块原位套扎固定

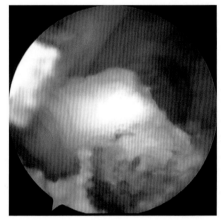

图21-136 骨折移位髁间窝撞击

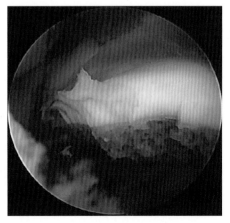

图21-137 将髁间棘撕脱骨折块潜行
清理以便于复位

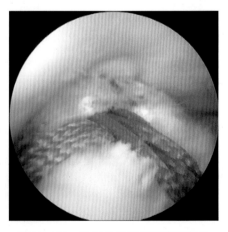

图21-138 陈旧性骨折缝线双领带结
八字套扎固定

六、术后处理

术后采用可调式膝关节支具固定6周，指导患者进行膝关节和股四头肌功能锻炼。正确的康复训练是预防并发症的关键。目前康复训练大都参照前交叉韧带重建后的康复训练计划。术后第1周，自主伸屈关节，股四头肌、腘绳肌等长收缩训练及髌骨推移训练，休息时用夹板固定在伸膝位。第2～4周渐进的膝关节活动，活动范围要求达到0°～90°，可以伸直膝关节，部分负重下地行走，第3周应开始本体感觉训练。尽管钛合金微型螺钉固定效果可靠，由于屈伸活动时ACL牵拉骨折，影响骨折的稳定性，术后用数字卡盘式支具进行适当的制动是必要的。第5～6周去除支具保护，开始各种灵活性训练。术后根据骨折固定后的稳定情况，在安全的活动范围内，进行有效的功能练习和术后康复是十分重要的。早期扶拐下地活动，推移髌骨进行不同方向的活动，有利于防止关节粘连和肌肉萎缩。

总之，采用缝线固定能避免钢丝断裂和对骨折块的剪切，缝线比钢丝更容易引入关节内，操作更方便。编织线捆扎固定可在前交叉韧带与骨块交界处形成网状固定，能够有效地防止粉碎骨块翘起和移位。对于空心螺钉或其他方法难以固定的粉碎性骨折、IV型骨折、骨质疏松患者及骨骺未发育成熟的青少年患者，避免了骨骺板损伤的风险和内固定物手术再取出，节约了医疗费用。临床实践证明关节镜下不可吸收缝线领带结捆扎固定胫骨髁间嵴骨折，手术创伤小，方法简便、视野清晰，能够直视下进行复位固定，是对胫骨髁间嵴骨折伴ACL损伤的一种行之有效的治疗方法。

❖ 第八节　关节镜下手术治疗后交叉韧带胫骨止点撕脱骨折 ❖

一、概述

后交叉韧带（posterior cruciate ligament，PCL）的下止点位于胫骨后方髁间隆突两髁之间的陷窝，距胫骨后方关节面约1cm（图21-139），PCL平均长度38mm，直径13mm。PCL在胫骨附着点的血供比较丰富，主要来自后关节囊和后纵隔，愈合能力较强。PCL具有限制胫骨后移、对抗膝关节旋转、过伸和防止膝关节侧方活动等生理功能。PCL承受的应力是前交叉韧带（anterior cruciate ligament，ACL）的2倍。

PCL附着部撕脱骨折不同于PCL断裂，撕脱骨折愈合后可完全恢复后交叉韧带的稳定性与功能。PCL附着点与关节囊一起撕脱并移位，影响膝关节的稳定性。有的学者认为PCL胫骨

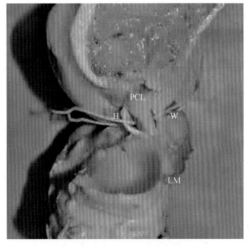

图21-139　正常PCL平均长度38mm，直径13mm

止点撕脱骨折，关节囊等软组织往往嵌夹在骨折间隙，骨折难以复位，因此骨折不愈合率较高。

二、PCL损伤机制

O'Conner将PCL损伤机制归纳为前后位损伤及过伸位损伤。Yang C.K.将PCL损伤机制归纳为挡板损伤、膝关节过伸位损伤、过度屈曲损伤、膝关节旋转损伤。

① 患者屈膝位跌倒在地，膝关节过度屈曲，暴力直接作用于胫骨上部，导致胫骨向后半脱位导致PCL附着处撕脱骨折伤。

② 前后位损伤：驾驶摩托车导致的胫前挡板撞击伤，膝关节处于屈曲位，暴力由前向后，作用于胫骨近端，造成后交叉韧带在胫骨止点撕脱骨折，也称为挡板伤。当应力作用在胫骨近端前方，胫骨后移发生PCL损伤。前后位暴力发生在胫骨端韧带止点撕脱骨折，PCL损伤占70%，15%为韧带末端断裂；15%在韧带中部损伤。

③ 过伸位损伤：多为复合损伤，过伸位同时伴有内收、内旋，PCL首当其冲受到损伤，同时涉及的结构还有外侧副韧带、后外侧旋转复合体及ACL。过伸位损伤究竟是以PCL损伤为主还是以ACL损伤为主，与应力作用点有关。

三、临床表现及诊断

后交叉韧带胫骨止点撕脱性骨折的临床表现及诊断与其损伤的机制有关，膝关节后脱位，患侧膝关节前方皮肤挫伤、腘窝处皮下出血和有瘀血斑（图21-140）。腘窝处压痛明显、坠落试验阳性（图21-141）、后抽屉试验阳性（图21-142）。膝关节正、侧位X线片可以明确PCL胫骨止点撕脱骨折情况（图21-143），骨折移位＜10mm时，侧位X线片上则难以发现骨折块移位情况，如果在侧位X线片发现撕脱骨折，其移位程度往往＞10mm。必要时行CT三维重建有助于判断骨折移位（图21-144）。MRI检查除了显示骨折移位程度和方向外，还可以观察其他解剖结构的情况（图21-145）。

注意检查下肢的感觉运动和下肢的皮肤温度与脉搏情况，以便判断是否有无神经、血管损伤，必要时进行下肢血管超声检查非常重要。

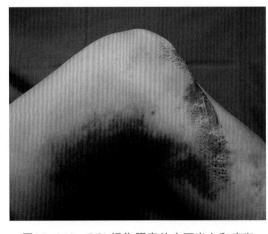

图21-140　PCL损伤腘窝处皮下出血和瘀斑

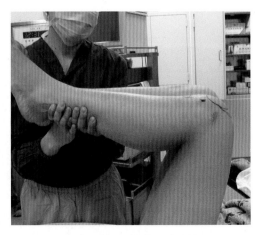

图21-141　坠落试验阳性

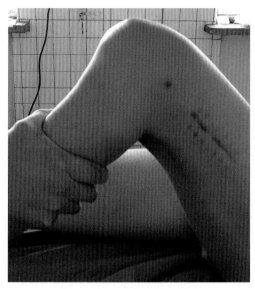

图21-142　后抽屉试验阳性

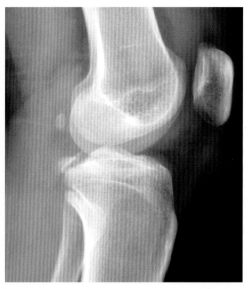

图21-143　膝关节侧位X线片显示撕脱骨折

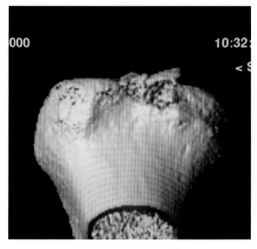

图21-144　CT三维重建显示PCL撕
脱骨折

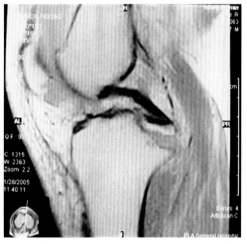

图21-145　MRI显示pcl将骨折块牵
拉移位

四、后交叉韧带胫骨止点撕脱骨折治疗方法的选择

　　PCL胫骨止点撕脱骨折治疗方法的选择，与骨折移位情况和有无并发症有关。对陈旧性骨折则根据膝关节的稳定性决定是否采用手术。有的学者认为急性PCL胫骨止点撕脱骨折无移位者应采用支具或石膏外固定治疗。Meyers对5例PCL胫骨止点撕脱骨折采用非手术治疗，均发生骨不连，影响膝关节的稳定性，他建议应早期手术治疗。如果骨折移位伴膝关节不稳，采取手术复位内固定实属上策。

　　开放手术复位内固定仍是不少骨科医师选择的手术方法。通过膝关节后侧入路或者后内侧入路进行切开复位，根据骨折块的大小选用内固定。如果骨块＞20mm，可选用空心钉固定；骨块＜10mm难以容纳螺钉，有的采用钢丝或缝线套扎固定。切开复位的缺点是后方入路显露相对困难，有伤及腓肠肌内侧头或腘部血管、神经的风险。

五、关节镜下手术修复重建PCL止点撕脱骨折

随着关节镜微创技术的提高，越来越多的学者采用关节镜下手术治疗PCL胫骨止点撕脱骨折，取得了良好疗效。Martine-Moreno等1988年报道了关节镜下尸体标本膝关节PCL胫骨止点撕脱骨折经皮固定技术。1995年Littlejohn等首次报道了1例，在关节镜下采用ACL胫骨定位器，进行PCL胫骨止点撕脱骨块复位固定术取得成功。后来有较多的作者报告在关节镜监控下，通过后交叉韧带胫骨隧道定位器进行空心钉和张力带钢丝固定术取得良好效果。认为通过后外侧入路用空心螺钉和垫圈固定技术比较简单，内固定可靠，即使粉碎性的骨折，也能早期进行关节功能锻炼。Kim等报道了在关节镜下通过后内侧和后外侧关节镜入路，采用缝线固定治疗PCL胫骨止点撕脱骨折。后来也有人采用双后内侧入路进行骨折复位，通过"Y"形骨隧道和纽扣钢板进行骨折固定。用双股6号Aesculap线固定，固定强度大，避免了固定材料断裂的可能，有利于早期功能锻炼。2007年Sasaki SU等用10具尸体20个膝关节标本进行了切开复位螺钉内固定与关节镜下缝合固定PCL胫骨止点撕脱骨折，进行了生物力学特性的比较，结果发现两者位移与强度无统计学差异。

关节镜下骨折复位和内固定的优势：镜下手术与传统切开手术比较，其优势在于关节镜下手术能够克服开放手术的盲区，关节镜下直接清除碎骨片和血凝块，直接观察关节内各结构的损伤情况，同期治疗关节内并半月板、软骨损伤。能够准确判断骨折复位情况，通过膝关节在屈曲活动时前、后交叉韧带的张力是否正常，直接观察和判断骨折块固定后的稳定性，有助于指导术后康复。手术时间短、创伤小、感染机会减少，对关节内生理环境干扰少，痛苦轻，恢复快，愈合良好，减少手术操作相关并发症；复位固定可靠，有利于早期功能锻炼。

1.关节镜下手术入路

入路是完成关节镜下操作的重要环节。前外侧入路作为关节镜观察入路，前内侧入路作为手术器械入路。按顺序进行关节镜检查。由于PCL附着于胫骨后侧正中陷窝内，后关节腔相对狭小，后侧邻近腘窝部的神经、血管，关节镜下操作比较困难。

后内侧与后外侧入路：通过后内侧与后外侧入路打开膝关节后侧膈膜，使后内侧与后外侧间室打通，有利于手术操作。通过前内侧入路关节镜监视下建立膝后内侧入路，经内侧入路打通膝后侧膈膜，并协助建立膝后外侧入路。充分显露PCL胫骨附着部及膝后关节内结构。后内侧入路定位点位于关节间隙与半膜肌前缘交界点上1.5cm，后外侧入路定位点位于关节间隙与股二头肌前缘交界点上1.5cm，入路低容易损伤半月板，入路偏后容易损伤膝关节后侧腘窝内的血管、神经，后外侧入路有损伤腓总神经的可能。

2.后内侧关节镜双入路缝线套扎法固定骨折块

通过前外侧入路进关节镜，前内侧入路进器械。关节镜自前外侧入路经PCL内侧和股骨内髁之间插入后内侧间室，后内侧高位入路位于关节线近端4cm，后内侧低位入路在关节线水平。在关节镜监控下插入穿刺针头，引导建立后内侧入路（图21-146）。建立好高位后内侧入路，从关节镜下观察股骨髁间窝后方骨块的情况（图21-147），低位后内侧入路作为刮匙、刨刀清理骨床和骨折撬拨复位的通道。

自前内侧入路插入交叉韧带胫骨隧道定位器协助复位和固定骨折块，从胫骨结节内侧钻过撕脱骨折块的两侧，钻入2枚直径2mm的克氏针（图21-148），用空心钻沿导针钻取骨隧道（图21-149），将细钢丝通过胫骨前方的骨隧道插入到膝关节后间室骨折块的两侧（图

21-150），把2根5号Ethibond缝合线与钢丝连接，将缝线从胫骨隧道内拉出体外。缝线将PCL附着处撕脱的骨折块U型捆扎固定骨块（图21-151），将缝合线拉紧打结固定于胫骨前螺钉栓桩上或胫骨隧道的骨桥上。屈伸膝关节检查稳定性，术后摄X线片复位骨折固定情况（图21-152）。也有的也采用钢丝捆扎固定（图21-153），现在已经很少有人采用，还有的采用空心螺钉固定（图21-154）。

3. Endo-Button悬吊固定法

手术人路及隧道钻取方法同上述。从前外侧入路置入关节镜监视下手术，PCL瞄准器角度为50°，置于胫骨结节前内侧尖端抵在撕脱骨折块后方的中点，C形臂X线机透视确认导向器和克氏针准确无误（图23-155），然后将关节镜移至后外侧入路，关节镜监视下用4.5mm空心钻头钻透骨折块。将PDS缝合线从胫骨前方骨道内引入到后关节间室，再从后内侧关节镜入路拉出，缝线从后内侧入路将Endo-Button牵到后关节间室，在胫骨前方拉紧缝线，将小钢板横行固定在骨折块的后方（图21-156）。

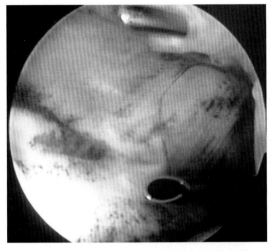

图21-146　将2枚直径2mm的克氏针从胫骨结节内侧钻过撕脱骨折块的两侧

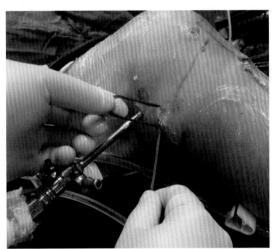

图21-147　后内侧入路作为关节镜检查入路

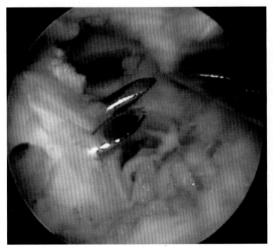

图21-148　在胫骨结节内侧与PCL撕脱骨块的两侧钻入2个直径2mm的孔

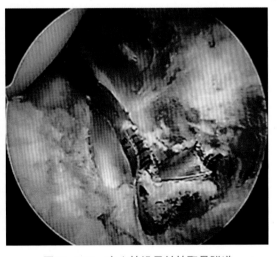

图21-149　空心钻沿导针钻取骨隧道

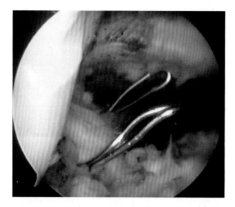

图21-150　从胫前骨隧道插入钢丝到后方骨折块两侧

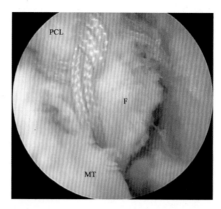

图21-151　环扎捆扎固定骨折块及PCL

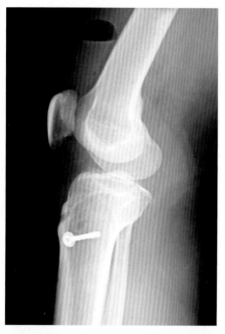

图21-152　术后X线片复查骨折复位情况

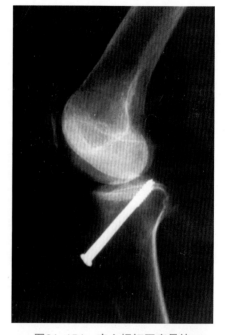

图21-154　空心螺钉固定骨块

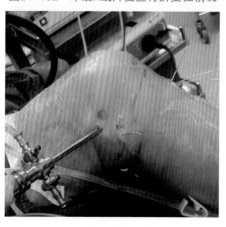

图21-153　钢丝捆扎骨块在胫骨前方固定

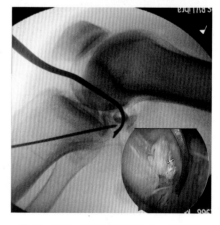

图21-155　C形臂X线机术中透视确认角度

4. Horas 垫片固定法

关节镜从后内侧入路观察 PCL 及骨折端，从前内侧入路置入 PCL 胫骨端瞄准器，骨折复位后沿导向器打入直径 2mm 的克氏针，从骨折块的中央穿出，用保护器防止克氏针尖端刺伤后方血管、神经。用 4.5mm 钻头建立骨隧道，将牵引线从前方引入后方，再从后内侧入路引出。移去瞄准器，将带有 mersilene 垫片的固定材料从后关节间室引入，在胫骨骨道前方放置垫片 1 枚，拉紧 mersilene 带打结固定（图 21-157），关节镜下观察垫片与骨折固定后位置（图 21-158）术后用可调式卡盘支具固定 6 周，按照康复计划进行功能练习，逐步增加膝关节屈伸活动度，定期复查 X

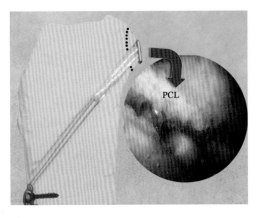

图 21-156　小钢板横行固定在骨折块的后方

线片。术后早期进行股四头肌等长收缩和直腿抬高训练。术后抽屉试验阴性，第 4 周膝关节屈曲活动度达到 90°，8 周膝关节屈曲角度基本达到正常。

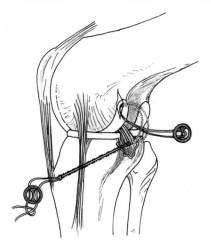

图 21-157　将带有 mersilene 垫片的固定材料从后关节间室引

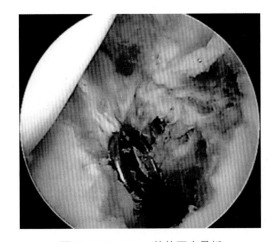

图 21-158　Horas 垫片固定骨折

第九节　关节镜下撬拨复位治疗胫骨平台骨折

一、概述

胫骨平台内、外两侧关节面呈鞍形，胫骨髁间隆突位于内、外两侧平台之间，为非关节面区。胫骨平台骨折在临床上常见，约占全身骨折的 4%。胫骨平台软骨下骨较股骨髁薄弱，当暴力作用于胫骨平台和股骨髁相互撞击时，常引起胫骨平台骨折。胫骨外侧平台的骨小梁分布密度不及内侧平台密集，支撑力相对薄弱，膝关节有生理性外翻解剖角度，最容易遭受侧方暴力和外翻应力，故外侧平台骨折多见。

股骨内髁呈半圆形，外髁的前部略呈方形，后部呈圆形。膝关节完全伸直时，股骨髁的前部与胫骨平台相接触，股骨内髁和内侧平台的关节面吻合。相反由于股骨外髁的前部狭窄，外侧平台的外缘与股骨外髁超出约0.5cm为无接触区。内侧平台骨折以整块劈裂或塌陷移位多见（图21-159），当暴力作用于外髁时，外翻应力沿股骨外髁撞击胫骨外髁，致外侧胫骨平台发生劈裂骨折移位（图21-160）。当垂直压力作用于胫骨平台，造成胫骨内、外髁爆裂骨折，形成"Y"形或"T"形骨折塌陷移位（图21-161）。当膝关节屈曲状态时，暴力作用于胫骨平台后方，导致胫骨平台后方塌陷骨折（图21-162）。内翻应力容易造成内侧平台塌陷骨折（图21-163）。

Schatzker将胫骨平台骨折进行了分类（图21-164），根据分型方法将胫骨平台骨折分为以下几种六型。Ⅰ型：胫骨平台外髁楔形或劈裂骨折，通常由外翻和轴向受力造成，多见于年轻患者，因为骨质较坚强，此型楔形骨块没有压缩。Ⅱ型：胫骨平台外髁楔形或劈裂合并压缩骨折，受伤机制与Ⅰ型类似，但因为骨质疏松不能抵抗外力或受伤时强大外力所致。Ⅲ型：胫骨平台外髁单纯压缩骨折，由轴向作用力所致，压缩多位于胫骨外侧或中部，但是股侧可累及关节表面的任何部位。Ⅳ型：胫骨平台内髁骨折，由内翻和轴向压缩作用力造成，可以是疲累骨折或劈裂压缩骨折，胫骨平台内髁较大而坚强，所以所受暴力多大于Ⅰ、Ⅱ和Ⅲ型骨折所受的力。Ⅴ型：胫骨平台双髁骨折，包括双髁的劈裂和压缩，通常发生于膝关节伸直位的单纯轴向暴力。Ⅵ型：胫骨平台双髁骨折延伸至骨干。复杂的双髁间骨折，关节内髁的骨折块与骨干分离，基本都有骨折块的压缩和嵌插，此型为高能量多向联合暴力所致。

完整地搜集病史对了解骨折的受伤机制十分重要，包括受伤时体位、患者的全身情况等。详细的体格检查，一定要检查是否伴有筋膜间隔综合征、神经、血管、韧带损伤和其他部位骨折的并发症。

常规摄胫骨正侧位、斜位X线片（图21-165）。X线片有助于胫骨平台骨折的分型。但是，由于骨骼的重叠，X线片虽然能够发现胫骨平台骨折，但是难以判断前后向及塌陷骨折的程度，也不能准确地评估骨折的范围、骨折移位和关节面损伤等情况。CT扫描则可清楚地观察粉碎骨折分离（图21-166）或平台塌陷程度（图21-167），尤其是矢状面及冠状面重建能精确评估平台压缩、塌陷的程度和骨折碎片移位程度。必要时行CT三维重建可以立体的清晰地显示骨折情况。MRI对观察骨折是否伴有半月板、ACL与PCL损伤以及软组织损伤更佳（图21-168）。

Abdel-Hamid 等回顾了1996～2003年98例胫骨平台骨折中合并半月板损伤56例（57%），前交叉韧带损伤24例（25%）。胫骨平台骨折处理不当将引起膝关节不稳、创伤性骨关节炎和膝关节功能障碍。文献报道闭合性胫骨平台骨折合并半月板损伤，需要手术处理的47%；胫骨平台骨折合并前交叉韧带损伤占32%。过去学者们认为骨折移位在4～10mm，可以非手术治疗。但是，随着对骨折后生物力学的研究，膝关节胫骨平台骨折移位可诱发骨关节炎，因此，主张骨折移位必须进行解剖复位。伸直位胫骨内髁骨折内翻不稳超过10°的或胫骨外髁骨折外翻不稳定＞10°，关节软骨面错位＞3mm或胫骨髁宽度增加5mm应该手术矫正。

传统的治疗多采用石膏固定、牵引、切开复位双钢板螺钉内固定或单钢板固定，加压螺钉（图21-169）、骨栓固定或撬拨复位后钳夹挤压固定（图21-170）。然而，手术创伤大，暴露广泛，难以发现和处理膝关节内其他损伤，术后固定时间长，容易发生关节僵硬。

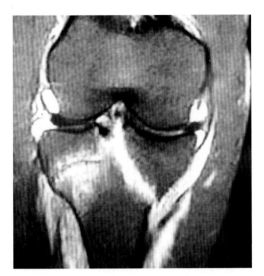

图21-159　内侧胫骨平台骨折劈裂塌陷

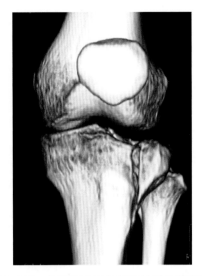

图21-160　外翻应力致外侧胫骨平台劈裂骨折

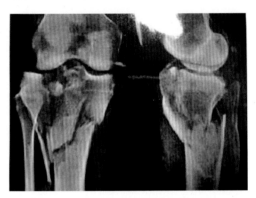

图21-161　垂直压力作用于胫骨平
台，造成胫骨"Y"形或"T"形骨折

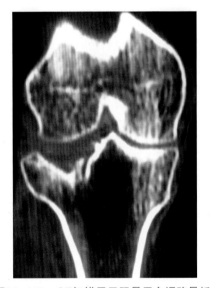

图21-162　CT扫描显示胫骨平台塌陷骨折

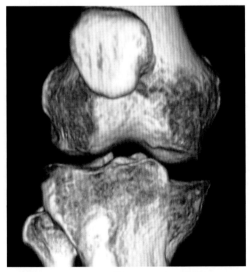

图21-163　CT扫描三维重建立体显
示内侧平台塌陷骨折

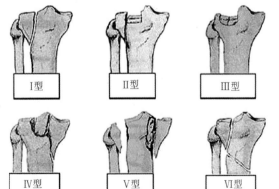

I型　　II型　　III型

IV型　　V型　　VI型

图21-164　Schatzker胫骨平台骨折类型

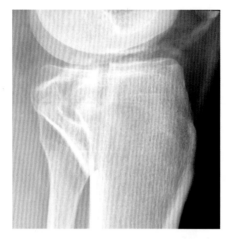

图21-165　膝关节X线片显示屈曲暴力胫骨平台后方骨折

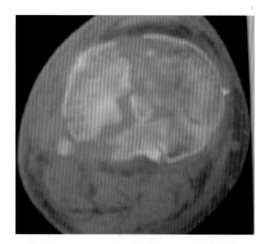

图21-166　CT扫描显示骨折块粉碎和分离程度

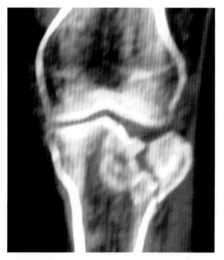

图21-167　CT扫描边缘劈裂骨折移位塌陷

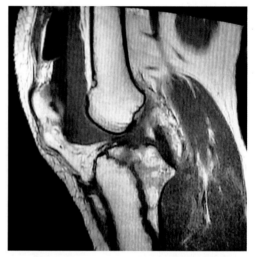

图21-168　MRI观察骨折是否伴有半月板、ACL与PCL及软组织损伤

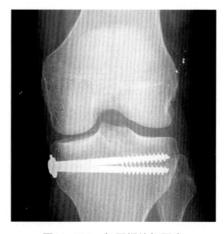

图21-169　加压螺纹钉固定

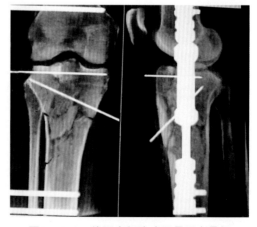

图21-170　外固定架治疗胫骨平台骨折

二、关节镜辅助手术方法

1985年Jennings首次采用关节镜技术治疗胫骨平台骨折，以往认为关节镜辅助下手术，仅适用于低能量胫骨平台骨折（Schatzker Ⅰ～Ⅲ型），而对高能量骨折（Schatzker Ⅳ～Ⅵ型）由于复位困难，手术时间长，有发生筋膜间隔综合征的潜在风险。随着微创外科技术的发展，关节镜下复位内固定治疗胫骨平台骨折，已逐渐发展成熟，成为当今治疗首选方法。

1. 关节镜辅助下撬拨复位治疗胫骨平台骨折

麻醉下大腿扎气压止血带，通过关节镜将关节内积血清除干净，保持视野清晰。探查骨折移位情况（图21-171）有无半月板、交叉韧带、关节软骨损伤。纵向牵引患肢，从胫骨平台的侧方挤压劈裂的骨折块。关节镜直视下，从骨折的基底部插入剥离器撬动骨折块进行撬拨复位（图21-172），使软骨下骨与软骨面解剖复位（图21-173）。在胫骨平台下2～3cm处，打入1～2枚克氏针，沿克氏针垂直骨折线拧入1～2枚松质骨加压螺纹钉或螺栓（图21-174）。如果有

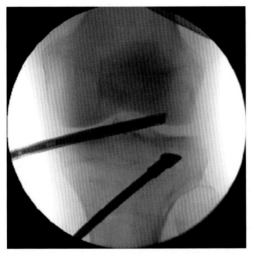

图21-172　用金属剥离器将塌陷骨块
进行撬拨复位

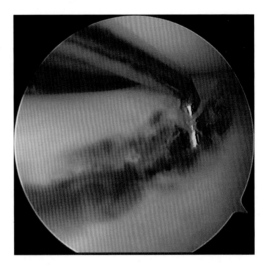

图21-171　探查骨折移位呈台阶状

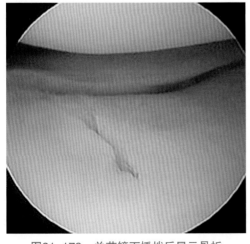

图21-173　关节镜下撬拨后显示骨折
解剖复位

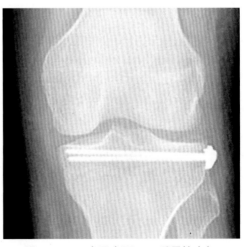

图21-174　在平台下2mm采用拉力加
螺栓固定

骨质缺损，必要时在缺损处植骨，采用钢板螺钉固定（图21-175）。术后关节镜直视下观察软骨面是否解剖复位。

术后冰袋冷敷止血，膝关节支具保护。关节镜下复位支撑接骨板坚强固定者允许非负重状态下早期关节活动，利于术后获得较好的功能。对Schatzker Ⅰ～Ⅲ和部分型Ⅳ型胫骨平台骨折，术后第3天使用持续的被动活动（continuous passive motion，CPM）机锻炼，两周后尽量达到90°，6周时能够屈伸正常。术后3个月内避免负重，尤其是压缩骨折。影像学检查骨折已愈合者，可逐步由部分负重过渡到完全负重。对相对复杂Ⅳ型和Ⅴ、Ⅵ型胫骨平台骨折，术后可酌情使用膝关节支具保护，注意加强肌力练习，防止股四头肌萎缩；若合并侧副韧带损伤，术后长腿石膏固定6周后，开始膝关节活动，8～12周负重开始逐步增加。胫骨平台骨折必须注意大量液体渗入软组织内，易导致肢体肿胀，有发生筋膜间隔综合征的风险，术中用无菌弹力绷带将小腿捆扎、加压包扎至小腿的腘窝区，可防止液体向远端渗入。

2. 关节镜下球囊复位治疗胫骨平台后外侧骨折

胫骨平台后外侧骨折，通常在膝关节屈曲位轴向暴力所导致，文献报告发病率占所有胫骨平台骨折的7%～10%。在门急诊X线检查容易漏诊，通常需要CT或MRI检查才能明确。胫骨平台后外侧骨折在AO分型及Schatzker分型中均没有单独描述。根据胫骨平台骨折三柱分型，属于后外侧柱损伤，往往涉及关节面塌陷。胫骨平台后外侧压缩骨折，可采用关节镜下撬拨复位、球囊扩张复位等微创手术治疗。

术前照X线片（图21-176）CT扫描（图21-177）及MRI检查，仔细追问病史，尤其受伤时膝关节所处位置，进行认真地查体和阅读影像学资料。胫骨平台后外侧骨折要注意有无合并膝关节韧带损伤。

手术方法与步骤：患者仰卧位，取膝关节标准内外侧入路，患肢取4字体位。关节镜下清除积血，充分显露外侧平台关节面塌陷严重情况和外侧半月板损伤情况（图21-178）。

在ACL定位导向器引导下，由胫骨结节前内侧向后外侧塌陷关节面正下方打直径4.5mm骨隧道，隧道顶点距离关节软骨面约1cm，X线透视确认隧道位置合适，根据关节面压缩范围用弯头刮匙将压缩关节面下方隧道扩大至合适大小，循骨隧道放置球囊扩张器，注入碘对比剂（图21-179），扩张球囊复位后外侧压缩关节面，关节镜直视下确定骨折复位情况（图21-180），达到解剖复位后打入1.5mm克氏针予以临时固定，退出球囊，循通道压入硫酸钙或骨水泥，或植入自体或异体骨支撑维持复位高度，关节镜下确认关节面解剖复位且无植骨材料渗漏至关节腔；做膝关节前外侧切口，无需切开关节囊和外侧结构，放置3.5mm或4.5mm排钉钢板（图21-181），如压缩关节面范围很小，可以不用内固定或仅仅植入一枚7.3mm螺钉予以固定即可，再次关节镜探查确认关节面解剖复位，固定牢靠。

术后即可在无负重下行屈膝及股四头肌力量锻炼，2周后佩戴可调节膝关节支具保护下完全负重行走，4周内行走屈膝不超过90°，8～12周恢复正常运动。

Jake等对尸体上胫骨平台后外侧压缩骨折的研究发现，球囊扩张对关节面的复位优于传统撬拨复位，总体复位不良率更低，静态负荷下的刚度和强度更好。笔者在对8例球囊复位治疗后外侧胫骨平台压缩骨折患者的中远期6～24个月随访中，未发现胫骨平台高度丢失。

关节镜下球囊复位治疗胫骨平台后外侧骨折，可以直视下复位关节面，复位质量高，无需打开关节囊，对关节的干扰降至最低，并且可以同时处理合并的半月板和软骨损伤，术后恢复快，关节粘连极少，骨折愈合时间短，是关节镜微创技术在创伤骨折中的极好应用。但对球囊扩张的力度和球囊的耐受程度，内植入物的选择，以及固定方式的选择，都需要我们作进一步的探索。

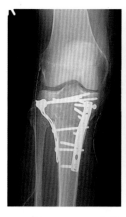
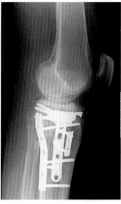

图21-175　采用AO　ASIF支撑接骨
板内固定

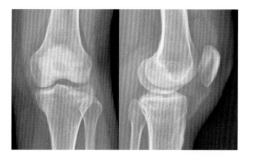

图21-176　胫骨平台塌陷骨折复位前

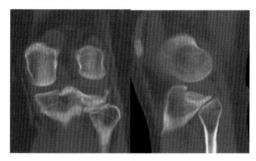

图21-177　胫骨平台骨折术前CT

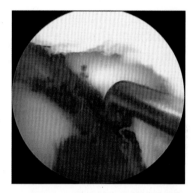

图21-178　关节镜下探查组织建设

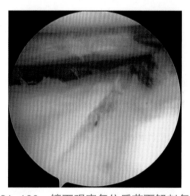

图21-180　镜下观察复位后节面解剖复位

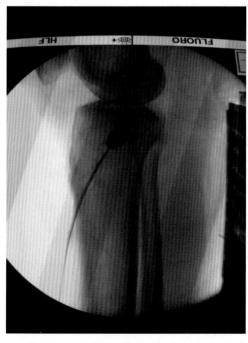

图21-179　球囊经骨道达损伤部位扩张

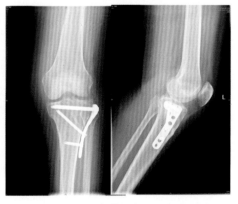

图21-181　平台骨折复位后钢板固定

第二十一章　关节镜技术治疗关节内骨折

　　关节软骨属于透明软骨，主要有细胞外基质和软骨细胞构成；在细胞外基质中，水分占75%～80%，其余由Ⅱ型胶原和糖胺聚糖构成。关节软骨的功能是减少缓冲运动的冲击力和减少运动过程中的摩擦。膝关节软骨没有血管、神经及淋巴组织，营养成分主要靠关节活动时关节液挤压弥散来提供，损伤后难以自行修复，如果除理不当可继发骨关节炎。

一、关节镜下微骨折术

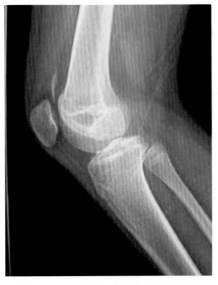

　　膝关节骨软骨骨折多见于年轻人群运动损伤。运动员中高达22%～50%；关节镜术中发现软骨损伤达63%。髌骨习惯性脱位是造成骨软骨损伤的常见原因之一，患者主诉上下楼或蹲起运动时患膝突然绞索，膝关节肿胀、疼痛、屈伸活动受限、浮髌试验阳性，关节腔内穿刺可抽出血性液体。影像学检查包括X线、CT扫描、MRI扫描等。X线片常可清晰地显示局灶性软骨缺损，可发现游离骨块（图21-182），CT扫描可显示骨软骨片的位置及大小（图21-183）。MRI检查显示外侧股骨髁骨软骨骨折处的周围为骨水肿、骨挫伤高信号（图21-184），显示游离骨块为低信号（图21-185）。关节镜下检查显示骨折骨软骨损伤的位置、大小、深浅等情况（图21-186）。

　　过去对软骨损伤多采用软骨损伤区微骨折术治疗（图21-187），使损伤区出血（图21-188），骨髓间充质干细胞释放出来，在软骨缺损区干细胞分化形成纤维软骨，修复软骨缺损区。

图21-182　X线片显示髌骨脱位致软骨损伤骨块游离

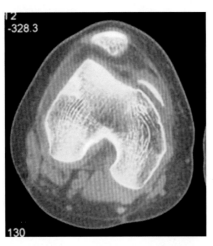

图21-183　CT扫描可显示骨软骨片的位置及大小

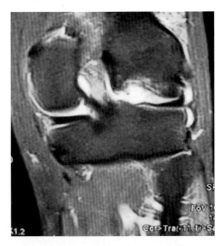

图21-184　MRI检查显示外侧股骨髁骨软骨骨折处的周围为骨水肿、骨挫伤高信号

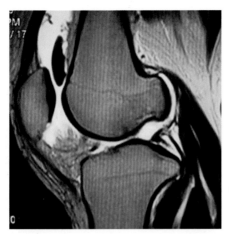

图21-185　显示游离骨块为低信号

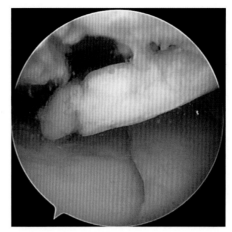

图21-186　骨软骨骨折

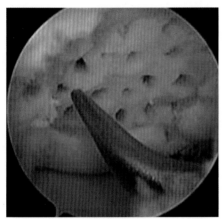

图21-187　股骨髁骨软骨损伤区微骨
折治疗

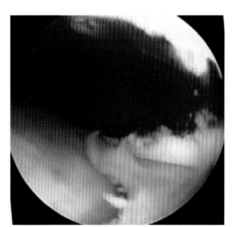

图21-188　股骨髁骨软骨缺损区微骨
折后局部出血

二、大块骨软骨骨折可吸收钉固定术

大块骨软骨剥脱常见于剥脱性骨软骨炎（图21-189）和创伤性骨软骨损伤（图21-190）或髌骨急性脱位，髌骨与股骨髁撞击，造成髌骨骨软骨骨折剥脱游离（图21-191）。如果能够将大块的骨软骨骨折块进行复位原位固定后愈合是最理想的治疗方法。但是，骨软骨复位固定必须具备一定的条件：骨软骨块足够大，能够容纳至少2枚固定物；骨软骨块必须带有足够的软骨下骨，以便在固定后骨性愈合；骨软骨块具有活性。

1957年Smillie首先提出使用金属无头加压螺钉（图21-192）固定治疗骨软骨骨折。Cugat采用关节镜下Herbert螺钉固定治疗骨软骨损伤15例，术后12例获得1年以上复查，治疗效果良好。普通金属螺钉通过良好的埋头以及无头加压螺钉，将螺钉完全隐藏在软骨下，可有效固定较大的骨软骨块，但往往需要二期手术将内固定取出，并且普通螺钉往往直径较大，取出之后会遗留较大的骨软骨缺损。

20世纪六十年代后期开发出生物降解可吸收钉，Tormala 1984年将其应用于临床。其机械强度和抗扭转力比金属内固定物小，不需要再手术取出内固定。后来文献报道了各种不同的可吸收钉（图21-193）和同种异体皮质骨钉（图21-194）等方法。

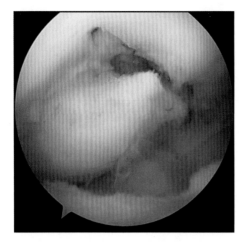

图21-189 创伤性骨软骨损伤

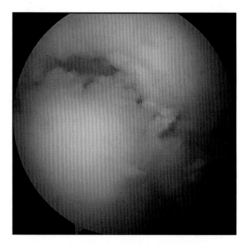

图21-190 股骨内髁骨剥脱性软骨炎

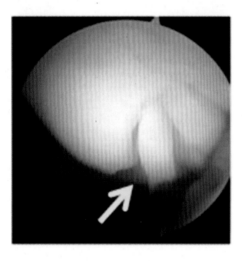

图21-191 髌骨脱位撞击软骨损伤

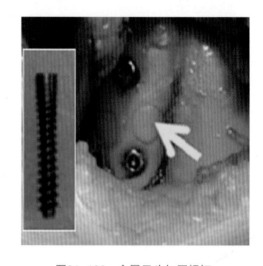

图21-192 金属无头加压螺钉

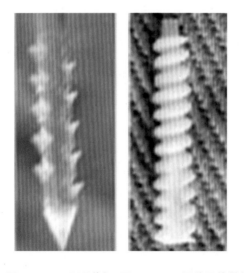

图21-193 可吸收钉 图21-194 同种异体骨钉

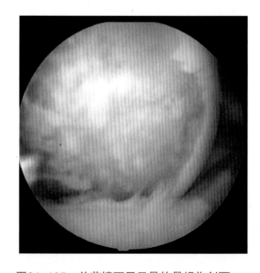

图21-195 关节镜下显示骨软骨损伤创面

关节镜下可吸收螺钉固定治疗膝关节骨软骨损伤并发症低，不影响影像学检查并能确切地了解骨折对位、愈合情况。可吸收内固定物为高分子聚合物，组织相容性好，一般2～4年内完全吸收。Tuompo报告采用聚乙醇酸螺钉治疗剥脱性骨软骨炎24例，平均随访3.3年，19例患者效果良好，放射学检查显示骨软骨块与骨床愈合。Din使用可吸收钉治疗青少年剥脱性骨软骨炎12例，MRI显示骨折块均愈合，仅有1例出现短暂的滑膜炎。

聚合材料及其降解物是异物，能刺激机体产生非特异性异物反应。组织学检查显示为巨噬细胞、巨细胞和淋巴细胞浸润。文献报道可吸收螺钉迟发性炎性反应发生率10%。聚乳酸等聚合物在体内降解后，局部呈酸性环境，产生无菌性炎症反应。可吸收聚合物的分解可以整体渐渐龟裂、分解成块状。龟裂的碎块或裸露的钉尾损伤关节面，可能出现继发性关节软骨磨损。

根据Outerbridge分级和软骨损伤程度制定治疗方案，包括骨软骨复位固定、清创和微骨折、自体或同种异体骨软骨移植、组织工程软骨移植等治疗方法。

微骨折术仅能治疗局灶性骨软骨缺损，病变范围不超过4cm^2。目前固定骨软骨损伤最常用的是可吸收的棒或钉材，可吸收螺钉因强度有限，其直径较金属钉粗，以便抵抗旋转扭矩力，较小的骨软骨块无法固定。可吸收内固定材料由聚乳酸组成，在体内可能水解形成局部酸性环境，易产生骨组织的无菌性炎症反应，甚至导致无菌性骨组织坏死，局部形成空洞，大块骨软骨损伤的治疗仍然在进一步探讨之中。

通过膝关节镜前内、前外入路来完成手术，将钝性穿刺椎及套筒插入关节腔，按顺序进行膝关节检查，在关节腔内找到脱落的骨软骨块和损伤部位，探查骨软骨缺损的面积和骨软骨块的质量（图21-195）。骨软骨块移位后，常移位到膝关节的内外侧沟或髌上囊区域。先用刨削刀和刮匙将骨床表面新鲜化，直至创面渗血，再用直径1mm的钻在骨床上行微骨折处理（图21-196）。

在关节镜辅助下将剥脱的骨软骨块复位至原位（图21-197），在复位过程中要特别注意分辨清楚其正确的位置，注意剥脱的骨软骨块大小和形态的改变。骨软骨块复位成功后，通过辅助入路将骨块用克氏针临时固定，置入钉棒空心的导向器顶压在骨块不同部位钻孔2～3个（图21-198），然后在孔内植入可吸收钉棒（图21-199），用持钉器将第一枚钉棒轻轻敲入（图21-200）。观察并调整骨块的位置正确后击入第2或3枚钉棒，钉尾略低于软骨面（图21-201）。

三、同种异体皮质骨钉固定术

笔者设计了同种异体骨钉，呈圆锥形或鞋钉状（图21-202），用于骨软骨损伤（图21-203）固定取得了良好疗效。行MRI显示检查发现股骨内髁骨软骨剥脱（图21-204、图21-205）。关节镜下清理损伤创面并行微骨折术，使创面局部渗血（图21-206）有利于骨折愈合。

将骨块复位（图21-207），空心套管将骨块顶压，维持好解剖位置，用2mm直径的钻头钻孔（图21-208），将皮质骨钉对准钻好的孔（图21-209），缓缓击入骨钉达骨折对端深层，探查骨块是否固定稳定，骨钉固定好骨软骨块，骨钉尾端一定要低于软骨关节面（图21-210）。

术后膝关节支具在屈伸活动度0°～30°，保护6周后逐渐增加活动度。手术后按照康复程序进行功能练习。术后定期进行功能指导和影像学复查（图21-211、图21-212）。实验

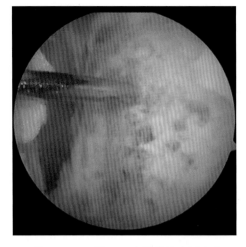

图21-196 用1mm直径的钻在骨床上
微骨折钻孔处理

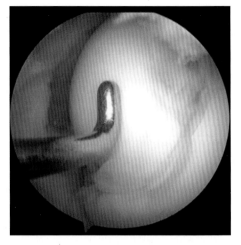

图21-197 在关节镜辅助下将剥脱的
骨软骨块复位至原位置

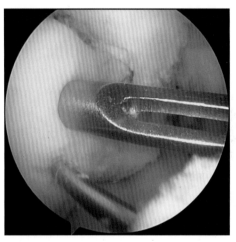

图21-198 克氏针临时固定骨块，在
导向器引导下钻孔

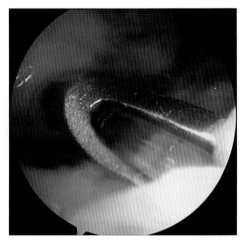

图21-199 在导向器引导下将可吸收
棒击入钻孔内

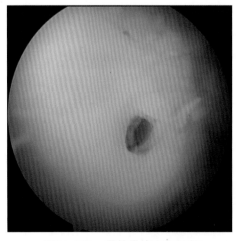

图21-200 骨软骨块原位固定

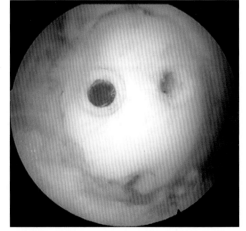

图21-201 骨软骨块原位固定后，钉
尾略低于软骨面

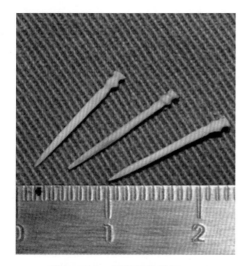

图21-202　同种异体骨钉

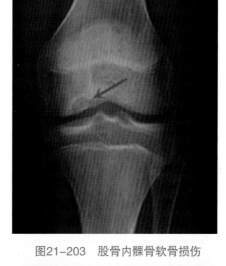

图21-203　股骨内髁骨软骨损伤

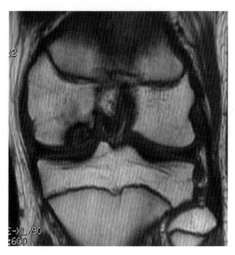

图21-204　MRI冠状位显示股骨内髁
的骨软骨剥脱

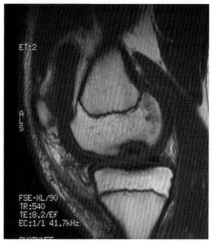

图21-205　MRI矢状位显示股骨内髁
的骨软骨剥脱

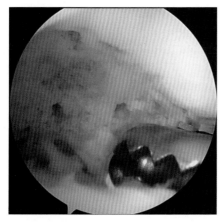

图21-206　关节镜下清理并微骨折术
创面出血

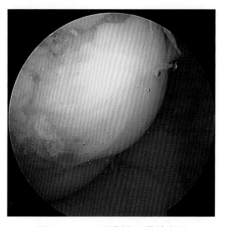

图21-207　关节镜下骨块复位

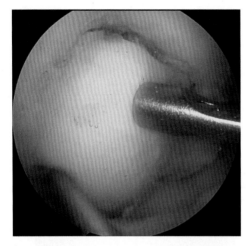

图21-208 关节镜下在骨块上钻孔

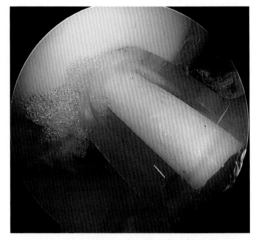

图21-209 将骨钉缓缓击入骨块孔达受区

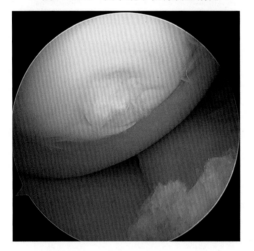

图21-210 骨钉固定好骨软骨块

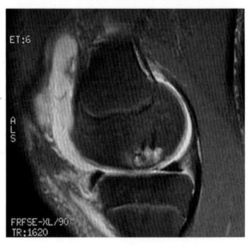

图21-211 术后半年骨软骨块与股骨
髁愈合良好

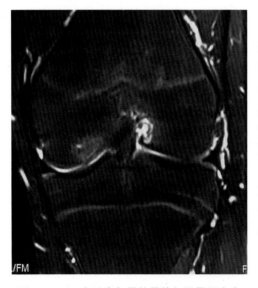

图21-212 术后半年骨软骨块与股骨髁愈合

表明：同种异体皮质骨钉固定具有足够的力学强度，足以能够维持骨软骨骨折块解剖复位后的固定强度，达到骨软骨骨折块愈合。异体皮质骨钉材料无毒性、与受体组织相容性好、能够被宿主骨爬行替代，有望应用于临床，部分替代其他固定材料。

同种异体皮质骨材料来源广泛，具有一定的力学强度，且可在宿主体内最终被爬行替代，组织相容性好，具有与组织相适应的物理机械性能，无需二次手术取出。

（刘玉杰 李海鹏 齐 玮 王江涛）

参考文献

[1] Rockwood C A. Injuries to the acromioclavicular joint : subluxations and dislocations about the shoulder. In : Rockwood CA Jr，Green DP，eds.Fractures in Adults . 2nd ed. Philadelphia : JB Lippincott；1984.

[2] Larsen E，Bjerg-Nielsen A，Christensen P. Conservative or surgical treatment of acromioclavicular dislocation : a prospective，controlled，randomized study. J Bone Joint Surg Am，1986，68（4）: 552-555.

[3] Flinkkilä T，Ristiniemi J，Hyvönen P，Hämäläinen M.Surgical treatment of unstable fractures of the distalclavicle : a com parati ve study of Kirschner wire and clavicular ho ok plate fixati on.Acta Orthop Scand 2002，73（1）: 50- 53.

[4] Lee Y S，Lau M J，Tseng Y C，Chen W C，Kao H Y，Wei J D. Comparison of the efficacy of hook plate versus tension band wire in the treatment of unstable fractures of the distal clavicle. Int Orthop 2009，33（5）: 1401-1405.

[5] Lin H Y，Wong P K，Ho W P，Chuang T Y，Liao Y S .Clavicular hook plate may induce subacromial shoulder impingement and rotator cuff lesion—dynamic sonographic evaluation.J Orthop Surg Res，2014，Feb 6，9 : 6.

[6] Kashii M，Inui H，Yamamoto K.Surgical treatment of distal clavicle fractures using the clavicular hook plate. Clin Or thop Relat Res，2006，447 : 158-164.

[7] Hackenberger J，Schmidt J，Altmann T : The effects of hook plates on the subacromial space - a clinical and MRT study. Z Or thop Ihre Grenzgeb，2004，142（5）: 603-610.

[8] ElMaraghy A W，Devereaux M W，Ravichandiran K，Agur A M. Subacromial morphometric assessment of the clavicle hook plate.Injury，2010 Jun，41（6）: 613-619.

[9] Weaver J K，Dunn H K. Treatment of acromioclavicular injuries，especially complete acromioclavicular separation.J Bone Joint Surg Am，1972，54（6）: 1187-1194.

[10] Armitage M S，Elkinson I，Giles J W，Athwal G S. An anatomic，computed tomographic assessment of the coracoid process with special reference to the congruent-arc latarjet procedure.Arthroscopy，2011，27（11）: 1485-1489.

[11] Joel V Ferreira，M D.Biomechanical Evaluation of Effect of Coracoid Tunnel Placement on Load to Failure of Fixation During Repair of Acromioclavicular Joint Dislocations . Arthroscopy，2012，28（9）: 1230-1236.

[12] Mazzocca A D，Arciero R A，Bicos J. Evaluation and treatment of acro-mioclavicular joint injuries. Am J Sports Med，2007，35（2）: 316-329.

[13] Carofino B C，Mazzocca A D. The anatomic coracoclavicular ligament reconstruction : surgical technique and indications. J Shoulder Elbow Surg，2010，19（2 Suppl）: 37-46.

[14] Martetschläger F，Horan M P，Warth R J，Millett P J. Complications After Anatomic Fixation and Reconstruction of the Coracoclavicular Ligaments.Am J Sports Med，2013，Sep，5.

[15] Murena L，Vulcano E，Ratti C，Cecconello L，Rolla P R，Surace M F. Arthroscopic treatment of acute acromioclavicular joint dislocation with double flip button. Knee Surg Sports Traumatol Arthrosc，2009，17（12）: 1511-1515.

[16] Greiner S，Braunsdorf J，Perka C，Herrmann S，Scheffler S. Mid to long-term results of open acromioclavicular-joint reconstruction using polydioxansulfate augmentation. Arch Orthop Trauma Surg，2009，129（6）: 735-740.

[17] Turman K A，Miller C D，Miller M D. Clavicular fractures following cora-coclavicular ligament reconstruction with tendon graft : a report of three cases. J Bone Joint Surg Am，2010，92（6）: 1526-1532.

[18] Salzmann G M，Walz L，Buchmann S，Glabgly P，Venjakob A，Imhoff A B. Arthroscopically assisted 2-bundle anatomical reduction of acute acromioclavicular joint separations. Am J Sports Med，2010，38（6）: 1179-1187.

[19] Tomlinson D P，Altchek D W，Davila J，et al.A Modified Technique of Arthroscopically Assisted AC Joint Reconstruction and Preliminary Results.Clin Orthop Relat Res，2008，466 : 639-645.

[20] Carlos A J，Richards A M，Corbett S A. Stabilization of acromioclavicular joint dislocation using the 'Surgilig' technique. Shoulder and Elbow，2011，3 : 166-170.

[21] Piaseeki D P，Spindler K P，Warren T，et al. Intraartieular injuries as sociated with anterior cruciate ligament tear : findings at ligam ent re—construction in high school and recreational athletes. Am J Sportsged，2003，31 : 601-605.

[22] Curl W W，Krome J，Cordon E S，et al. Cartilage injuries : a review of 31，516 knee arthrosc；opies. Arthrosc；

opy，1997，13（4）456-460.

［23］ Hangody L，Kish G，KarpatiZ．Arthroscopicautogenou sosteochondral mosaicplasty forthe treatment of femoral condylararticular defects.A preliminaryreport，1997.

［24］ Bugbee W D，Convery F R. Osteochondral allograft transplantation.Clin Sports Med. 1999，18（1）：67-75.

［25］ Ganesh V K，Ramakrishna K，Ghista D N. Biomechanics of bone-fracture fixation by stiffness-graded plates in comparison with sta-inless-steel plates. Biomed Eng Online，2005，4：46.

［26］ Solheim E，Øyen J，Hegna J，et al. Microfracture treatment of single or multiple articular cartilage defects of the knee：a5-year median follow-up of 110 patients. Knee Surg SportsTraumatol Arthrosc，2010，18（4）：504-508.

［27］ Millington K L，Shah J P，Dahm D L，et al. Bioabsorbable fixationof unstable osteochondritis dissecans lesions. Am J SportsMed，2010，38（10）：2065-2070.

［28］ Tormala P. Ultra-high st rength self-reinforced absorbable polymeric composites f or applicat ions in diff erent disciplines of surgery. ClinMater，1993，13：35.

［29］ Rokkanen P，Boatsman O，Hirvensalo E，et al. Absorbable implant sin the f ixat ion of f racture，Ost eot omies，Arth rodeses an d ligament s.Act a Orthop Scan d，1994，65（Suppl 260）：19.

［30］ Hall M P，Hergan D M，Sherman O H.Early fracture of a bioabsorbable tibial interference screw after ACL reconstruction with subsequent chondral injury.Orthopedics，2009，32（3）：208.

［31］ Baums M H，Zelle B A，Schultz W，et al.Intraarticular migration of a broken biodegradable interference screw after anterior cruciate ligament reconstruction.Knee Surg Sports Traumatol Arthrosc.2006；14（9）：865-868.

［32］ Barford G，Svendsen R N.Synovitis of the knee after intraarticular fracture fixation with Biofix［J］.Acta Orthop Scand，1992，63：680-681.

［33］ Takizawa T，Akizuki S，Horiuchi H，Yasukawa Y.Foreignbody goni-tis caused by a broken poly-L lactic acid screw. Arthroscopy，1998，14：329-330.

［34］ Millington K L，Shah J P，Dahm D L，et al. Bioabsorbable fixation of unstable osteochondritis dissecans lesions. Am J Sports Med，2010，38（10）：2065-2070.

［35］ Jiang W X，You J，Song B C，et al.Gu yu Guanjie Sunshang Zazhi 2002；17（2）：143

［36］ Uristm R，Mikulskia J，Nakagawa M，et al.A bone matrix calcification -initiator noncollagenous protein.Am J Physiol，1977，232：115 -127.

［37］ Wang J，Yang R，Gerstenfeld L C，et al.Characterization of demineralized bone matrix -induced osteogenesis in rat calvarial bone defects：Ó. Gene and protein expression. Calcif Tissue Int，2000，67：314 -320.

［38］ Burchardt H. The biology of bone graft repair. Clin Orthop Relat Res，1983，（174）：28-42.

［39］ Horowitz M C，Friedlaender G E. Induction of specific T-cell responsiveness to allogeneic bone. J Bone Joint Surg（Am），1991，73：1157 -1168.

［40］ Aho A J，Eskola J，Ekfors T，et al. Immune responses and clinical outcome of massive human osteoarticular allografts. Clin Orthop Relat Res，1998，（346）：196-206.

［41］ Leunig M，Demhartner T J，Sckell A，et al. Quantitative assessment of angiogenesis and osteogenesis after transplantation of bone：comparison of isograft and allograft bone in mice. Acta Orthop Scand，1999，70（4）：374-380.

［42］ 张羽飞，王立德，王福生.可吸收钉在治疗关节内骨折后并发关节绞锁.中国矫形外科杂志，2002，10(10).

［43］ 姜文学，尤佳，宋宝臣，等.同种异体骨螺钉治疗踝关节骨折11例.骨与关节损伤杂志，2002，17（2）：143.

［44］ 李海鹏，刘玉杰.关节软骨损伤治疗的最新进展.中国矫形外科杂志，2006，14：1076 -1077.

［45］ 王治，李忠，陈歌，杨洪彬，鲁晓波.关节镜下可吸收软骨钉治疗膝关节骨软骨损伤.中国组织工程研究，2012，16（38）：7203-7206.

8

术后康复

第八篇

第二十二章

关节镜术后康复

第一节 关节镜术后康复的目的与原则

关节镜手术相对于传统的开放手术对软组织的损伤较小，有助于患者术后进行早期康复训练。早期康复训练有利于减轻疼痛、促进组织愈合、恢复关节活动度、增强肌力、恢复关节稳定性，促进患肢功能早期恢复，恢复关节本体感觉，避免废用性肌萎缩等并发症。

关节镜手术后康复训练必须针对不同患者的具体情况制定个性化的康复方案，遵循循序渐进的原则，既要着重恢复局部功能，又要兼顾全身整体。制定计划后严格按照康复计划实施，以期获得最佳的康复效果。

关节镜术后的主要康复手段有物理疗法、运动疗法、手法治疗、牵引、支具保护等。康复计划的制定通常分为术后急性期和恢复期方案。

一、术后急性期康复主要内容

（1）控制疼痛、肿胀 应用"RICE"原则（rest、ice、compression、elevation），即局部制动，冰敷，加压包扎及抬高患肢。如手术部位疼痛，可加用非甾体抗炎药（NSAID）。

（2）关节活动度（ROM）训练 术后即可开始与手术关节相邻关节的主动运动。术后早期，可对患肢进行助力运动或辅助主动运动。可以早期开始持续被动活动（CPM），有助于保持关节活动度；防止关节粘连、僵硬、肌肉萎缩、退行性关节炎的发生；有助于促进手术部位的血液循环和关节滑液循环，利于肿胀消退。患肢负重练习要循序渐进，逐渐负重。

（3）肌力 术后早期可以进行患侧肌肉的等长收缩训练，防止肌肉萎缩，促进肌力恢复，促进血液循环。也可以采用神经肌肉电刺激（NMES）恢复肌肉功能。

二、恢复期康复主要内容

（1）关节活动度（ROM）训练 可由被动活动逐步过渡到主动活动及关节功能牵伸，防止关节挛缩、组织粘连，逐步恢复到正常关节活动度。高频电、超声波、磁疗等物理疗法有助于软化瘢痕。

（2）肌力练习　由静力训练逐渐过渡到抗阻训练，并可借助各种器械进行肌力练习。训练时应避免过量，避免患肢疼痛、肿胀加重，训练后加用冰敷等冷疗方案可减轻渗出。患侧肢体逐渐负重，防止关节软骨退行性改变。

（3）本体感觉训练　患侧肢体恢复完全负重后可进行静态及动态的本体感觉训练，逐渐恢复肢体的平衡功能和运动协调能力。

（4）专项训练　可根据不同的需求进行专项训练及灵活性练习。如进行洗脸、洗澡、刷牙、写字、上下楼、骑自行车等练习，恢复患肢日常实用功能，专业运动员可以根据不同的专业要求进行专项训练。

❖ 第二节　前交叉韧带损伤的康复 ❖

一、概述

ACL起于股骨髁间窝的后部，向前下走行，止于胫骨髁间脊。ACL对于维持膝关节的稳定性至关重要，其主要的力学稳定功能包括：限制胫骨过度前移；限制膝关节过伸；限制胫骨旋转；限制膝关节在伸膝位的侧向活动。ACL损伤是临床常见的运动损伤，损伤后对膝关节的控制能力下降，产生的异常运动对半月板和关节软骨产生异常的剪切力，加速膝关节半月板、软骨的退变，加速骨关节炎的发生，严重影响患者的生活质量。

生物力学研究证实，四股腘绳肌腱或髌韧带的抗拉强度高于前交叉韧带，重建后可以进行早期康复活动。对于最终的手术效果，移植物的选择并非决定性因素，而ACL重建中重建位点的选择、是否能够做到等长重建、牢固固定及早期康复锻炼对疗效更有决定作用。Majima T等的研究表明，康复过程中加载在ACL上的负荷实际上并不很大，快速康复训练有利于肌力的恢复而不会影响关节的稳定。这也是可以早期对ACL进行康复训练的生物力学基础。

一般情况下，ACL重建后移植物会经历缺血坏死、血管重建、细胞增殖和塑型成熟4个阶段。同种/异种移植物在重建、替代过程中强度显著降低，尤其是抗旋转力很弱，术后6个月内其韧带强度及肌力都不足以负荷较剧烈的运动。有学者观察了兔ACL重建后移植物的组织学转归：术后第2周即能观察到明显的组织坏死；第4周时有明显的新生组织长入替代；第6周时移植物内新生血管密度最高，而此时的移植物强度最低；第2个月时韧带内富含细胞，但此时胶原纤维排列无序；第4个月时细胞数目开始减少，胶原纤维排列逐渐规则；第6个月移植物形态类似正常ACL，但生物力学强度仍达不到正常ACL水平；直到第12个月时移植物强度接近正常ACL。术后膝关节缺少应力刺激导致肌肉与韧带的萎缩，相反，适当的应力刺激对于促进韧带的愈合有积极的作用。

传统的康复强调早期保护ACL重建后的膝关节，限制关节活动，延迟负重及延长回归功能活动的时间。手术肢体石膏固定在伸膝30°，术后6～8周开始无支具的负重，第1年不允许参加体育活动。但保守的康复方案带来了膝关节僵硬、疼痛等并发症，无法重返高水平的运动。因此，合理的ACL康复方案应该是：在保证重建的ACL牢固愈合的同时，尽快消除膝关节的肿胀、减轻训练中的疼痛、防止肌肉萎缩、关节粘连，促进膝关节功能全面、快速地恢复。康复方案的制定应遵循移植物愈合的组织学转归及生物力学特性，即不可盲目求快，也不可过于保守。

二、术前康复

ACL重建应该在炎症、水肿消退后、关节活动度基本恢复正常、肌肉功能及步态基本恢复正常后进行。另外，术前康复的一项重要内容是康复教育，减轻患者对手术和康复的恐惧心理，熟悉术后康复的项目，为术后康复做好思想准备。

三、术后康复

1. 第1阶段（0～4周）

此阶段的康复目标是控制水肿、减轻疼痛、保护移植物、在一定水平上恢复正常步态，膝关节能够完全被动伸直，屈膝达到90°，并进行股四头肌练习。主要方法包括以下几种。

① 理疗：冰袋或冷敷加压系统（Cryocuff）有助于减轻训练后的炎症渗出、缓解疼痛；神经肌肉电刺激（NMES，见图22-1）可以辅助股四头肌肌力练习。除理疗外，非甾体抗炎药也有助于控制渗出、减轻疼痛；"踝泵"练习有助于减轻水肿，防止下肢深静脉血栓。

② 功能练习：术后早期鼓励患者进行关节活动度（ROM）练习可以减少长期制动带来的并发症，如关节粘连、软骨退变等。如果术中能够对韧带做到等长重建，则术后早期ROM训练不会对肌腱产生过度不良负荷。持续被动活动（CPM，见图22-2）有利于术后膝关节屈曲范围的恢复。相较于屈曲活动，伸直训练对膝关节功能的恢复更加重要，可以指导患者在卧位时将足跟垫高，或在非训练时间内以支具将膝关节固定在0°。1周内辅助屈小腿，1周后主动屈小腿，脚后跟滑动训练（<90°，见图22-3）等练习可以辅助练习腘绳肌；股四头肌等长收缩（图22-4）及各个方向的直腿抬高练习（SLR）也是恢复肌力的重要方法。

③ 支具保护：0～1周，活动和睡觉时支具锁定在完全伸直位；1～3周，当股四头肌肌力不足时支具锁定<90°；3～4周，当患者对股四头肌有很好的控制和正常步行时，可以丢弃支具。

④ ACL术后另一个重要内容是早期负重，可根据是否合并半月板损伤制定康复方案。如无半月板损伤，可于0～1周时持双拐部分负重（PWB），1～4周，由部分负重进阶到完全负重（FWB）。

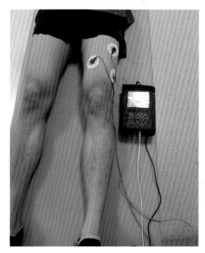

图22-1　肌肉电刺激（NMES）

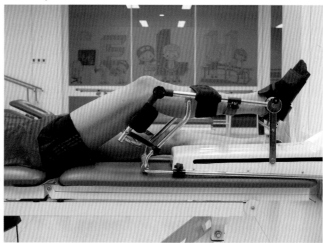

图22-2　关节持续被动活动（CPM）

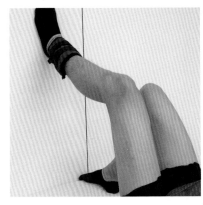
图22-3　足跟滑动训练（Heel slides）

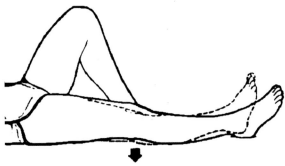
图22-4　股四头肌等长收缩训练

2. 第2阶段（5～12周）

此阶段的康复目标是保护移植体，保持膝关节完全伸直，逐渐进展至最大屈曲角度，增加髋部、股四头肌和小腿的力量，增加本体感觉，爬楼梯时保持正常步态。本阶段可继续关节活动度和灵活性训练，并逐渐开始股四头肌闭链运动（如下蹲）练习（图22-5、图22-6），相较于开链运动，闭链运动能够减少膝关节胫骨端向后的剪切力（抵抗向前的拉力），有利于保护移植物（图22-7）。功率自行车练习及水中体能练习有助于减轻患膝关节的负重。ACL重建后患膝平衡功能下降，可在此阶段利用平衡板等练习平衡功能，恢复本体感觉（图22-8）。术后5～8周，应该患者在易受到伤害的情况下使用支具（如人群拥挤、道路不平稳），防止重建的韧带受到旋转应力的损伤。

3. 第3阶段（13～20周）

此阶段的康复目标是使患膝达到全关节活动度，继续改善下肢的肌力、耐力、本体感觉，开始渐进性腘绳肌抗阻力训练，恢复正常跑步步态，同时避免移植物的过度负荷。此阶段可以将等张和等速伸膝训练进展为全角度，即在可承受的范围内渐进性加强开链膝关节抗阻练习。根据患者不同的功能要求进行专项的强化训练及灵活性训练（减速训练），但应防止劳损。另外，可以借助弹力带、等速测试仪等工具帮助臀肌、股四头肌、腘绳肌、小腿进行抗阻力量练习（图22-9、图22-10、图22-11）。

4. 第4阶段（21周后）

5个月后韧带强度仍在逐渐增加过程中，此阶段的训练重点是改善患者在运动中的姿势，纠正力量和灵活性的不足。在进行接触类的训练或对灵活性要求较高的训练时仍然要求佩戴支具。

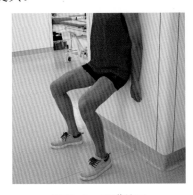
图22-5　下蹲练习

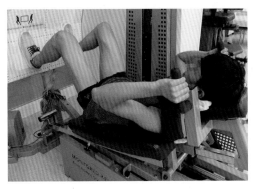
图22-6　闭链肌力练习

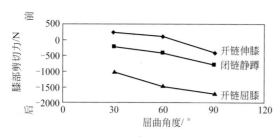

图22-7 开链、闭链运动对膝关节剪切力的影响

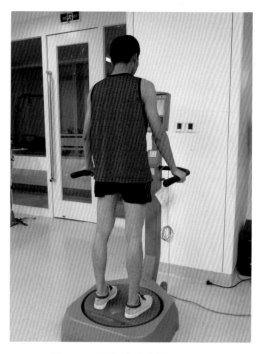

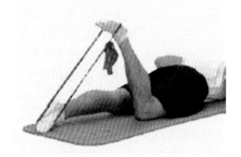

图22-9 利用弹力带进行腘绳肌肌力练习

图22-8 平衡功能训练

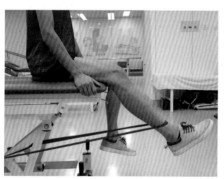

图22-10 利用弹力带进行股四头肌
肌力练习

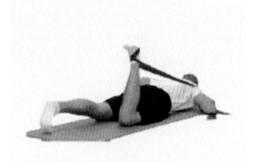

图22-11 利用弹力带进行股四头
肌肌力练习

❖ 第三节 后交叉韧带损伤的康复 ❖

一、概述

　　PCL起自胫骨髁间嵴后方、胫骨平台关节面下方0.5cm处，斜向前、上、内方，附着于股骨内侧髁的髁间面。PCL主要由前外、后内2束组成，屈膝时前外侧束紧张，膝关节接近完全伸直时后内束紧张。PCL可以防止胫骨后移和过伸，是维持膝关节后方稳定的重要结构之一，在膝关节的屈伸运动中起轴心作用。其余控制胫骨后移的稳定结构是腘绳肌腱、弓形韧带和内、外侧副韧带。PCL损伤后会造成膝关节稳定性下降，加重胫股关节、髌骨

关节及半月板的磨损，加速膝关节的退变，并导致骨性关节炎的提早发生。随着诊断率的提高、重建技术的发展，越来越多的PCL损伤后会采用关节镜下重建，PCL重建术后康复也越来越被重视。

PCL重建后康复中应避免移植物张力过大，给PCL移植物与骨隧道之间愈合创造条件。康复治疗主要包括股早期的四头肌肌力训练、后期的腘绳肌肌力训练及关节活动度的练习。多数学者认为早期适度肌力训练有利于术后康复。加强股四头肌肌力训练可以减轻胫骨后移；股四头肌及腘绳肌肌力的平衡可以提高膝关节的动态稳定性，在一定范围内减轻PCL移植物的负荷，有利于腱骨愈合。研究显示胫骨在未受到明显后向力量时或在0°～60°范围内活动时韧带移植物承受张力较小，有利于防止关节内粘连。负重训练应循序渐进，应力刺激有助于移植物在体内的重塑，有助于韧带内Ⅰ/Ⅲ型胶原的比例逐渐接近正常韧带，从而增强韧带愈合强度，改善韧带的生物力学性能。此外，早期负重可以防止关节软骨因缺乏重力刺激引起的退行性变，并且可以防止长期制动带来的肌萎缩、本体感觉下降等。

PCL重建术后康复方案的设计要同时兼顾避免长期制动带来的并发症，又要避免影响移植物的固定和爬行替代。下面的康复计划是根据单纯PCL损伤设计的，具体的康复计划还应该根据患者一般情况、合并损伤、手术方式、移植物类型、固定方式等多方面因素综合考虑。

二、术前康复

术前应减轻膝关节疼痛，避免损伤部位渗出、水肿，保持膝关节正常活动度，恢复ROM，防止膝关节粘连，行肌肉力量练习，如股四头肌等长收缩练习、支具保护下直腿抬高练习，为PCL重建手术及术后康复创造条件。对患者进行康复宣教，使患者了解康复的必要性，避免恐惧心理；指导患者学习康复锻炼方法，学习支具及助行器使用方法。

三、术后康复

1. 第1阶段（术后0～6周）

目的是减轻术后肿胀、疼痛，减轻患者训练恐惧心理，使患者ROM达0°～90°。此阶段应特别注意：避免热敷，避免主动屈膝、过度负重及过度ROM，必要时0°支具保护。步态练习：0°支具保护下足跟着地负重行走，可渐进性达到体重的50%。ROM训练：小腿足跟部垫枕被动伸膝练习，辅助下主动伸膝、被动屈膝练习，在能耐受的情况下屈膝范围逐步达到90°；同时行髌骨手法松解，避免关节囊粘连。PCL重建后康复过程中应特别注意避免膝关节过伸，防止重建的后交叉韧带受到后向应力的影响，在足部垫枕被动伸膝练习时支具固定于0°位防止胫骨后坠。肌力练习：不同角度下（20°～60°）股四头肌等长收缩练习；神经肌肉电刺激（NMES）；各向直腿抬高练习（仰卧位之腿抬高练习时注意0°支具保护防止胫骨后坠）；闭链练习，如蹬踏练习（0°～60°）。理疗：冷疗可以减少渗出、缓解疼痛。

2. 第2阶段（术后6～12周）

此阶段的康复目标是在避免疼痛的情况下使膝关节ROM屈曲超过90°，达到0°～130°，恢复正常步态，同时仍需注意移植物的保护。此阶段仍需注意避免抗阻屈膝练习，防止不良应力对移植物的影响。负重：在无痛的情况下可逐渐过渡至完全负重，直至弃拐。ROM训练：辅助下主动ROM训练，进行蹬踏、微蹲练习（0°～60°）。肌力练习：

可开始在0°～60°范围内进行开链伸膝抗阻练习（股四头肌练习），仍需避免开链屈膝抗阻练习（腘绳肌练习）。开始上/下台阶练习。开始本体感觉训练：如单腿站立、对侧肢体弹力带练习等。

3. 第3阶段（术后12～20周）

目的：完全恢复膝关节ROM，增强肌力、灵活性、稳定性。此阶段仍需注意避免抗阻屈膝练习。ROM训练：继续增加膝关节活动范围达到完全正常，可增加俯卧位股四头肌牵拉训练。肌力练习：加强蹬踏、静蹲、开链伸膝（股四头肌）中的下肢力量训练，但须控制关节活动范围在0°～80°范围内，同时仍需避免开链屈膝（腘绳肌）练习。本体感觉训练及灵活性练习：此期应强调灵活性练习，为下一阶段针对性的专项练习做好准备，可使用在平衡板上接球练习加强平衡训练及神经肌肉训练。继续上/下阶梯训练。ROM及股四头肌肌力恢复满意时可开始跳跃练习。

4. 第4阶段（术后20周后）

此阶段是为患者重返运动做准备，使膝关节达到日常生活要求的肌力及灵活性。肌力练习：继续强化下肢肌力练习，可在0°～90°范围内进行开链伸膝练习，开始以中等速度进行等速屈膝训练（腘绳肌）。强化下肢灵活性及本体感觉训练。根据日常生活及运动的不同要求进行专项强化练习。

第四节　髌股关节不稳术后康复

一、概述

髌骨的主要作用为增加股四头肌在伸膝过程中的力臂，辅助股四头肌发挥机械作用。髌骨脱位常由髌股关节解剖形态异常及髌周支持结构稳定性下降所致。MPFL是髌内侧支持带深层的重要组成部分，大部分髌骨脱位都伴有MPFL的损伤，复发性髌骨脱位常需要重建MPFL。由于膝关节存在Q角，髌骨具有向外移位的趋势，维持髌骨正常的位置及功能主要依赖于髌股关节面骨性结构及稳定平衡的髌周软组织牵拉，即静力性稳定结构及动力性稳定结构。通过重建MPFL可以恢复髌股关节的静力性稳定结构，而通过锻炼股四头肌内侧头可以恢复髌股关节的动力性稳定结构。

重建的MPFL要经历炎症反应、血运重建、纤维化与重塑韧带化等过程。术后早期应注意限制屈膝的角度，以保护重建的移植物，同时应该锻炼股四头肌内侧头，提高髌骨的动态稳定性。如果没有合并明显的软骨损伤，术后早期就应该进行直腿抬高训练恢复肌力，中、后期可以通过等速肌力训练仪进行等速肌力训练以快速增加肌力。早期部分负重、微蹲及平衡板训练、闭链训练可以加强关节周围肌肉的协调控制能力，并增加膝关节的本体感觉和灵活性。急性期过后开始的等速肌力训练可以更大程度的刺激力学感受器，并恢复本体感觉。

二、康复方案

1. 术前

术前康复介入的主要目的是可以通过磁疗、电疗等方法消肿、止痛，使患膝恢复正常的活动范围，进行股四头肌尤其是内侧头肌力训练，为术后早期康复做准备。

2.第1阶段（0～4周）

① 消肿、止痛：术后即以可调支具固定膝关节；将患侧足跟垫高、加压、冰敷、早期踝泵训练以消除肿胀；股四头肌电刺激，超短波、磁疗消除炎症，使用金属内固定物的患者应避免使用磁疗、高频电等物理治疗方法，以免在体内造成热损伤。

② 关节活动度训练：活动髌骨，但应避免髌骨向外侧活动；足下垫枕，使膝关节被动伸直；行闭链的屈膝训练，使关节活动度达到0°～90°。

③ 肌力练习：直腿抬高训练，可以使髋关节稍外展约20°，以加强股四头肌内侧头的练习；第2周时可以开始股四头肌短弧等速向心训练（0°～30°，角速度120°/s）。

④ 开始无负重的关节本体感觉训练。

3.第2阶段（5～12周）

① 关节活动度训练：被动活动度达到0°～120°。

② 肌力练习：直腿抬高训练，股四头肌多点等长收缩训练，0°～30°微蹲训练，足跟上提训练，静态自行车训练，股四头肌短弧等速向心训练（0°～30°，角速度60°/s），9周后可以开始等速离心训练。

③ 本体感觉训练：可开始负重状态下平衡板训练。

④ 负重：如无明显疼痛，可从部分负重逐步过渡到完全负重。

⑤ 步态：挂单拐行走（支具锁定在0°）逐渐过渡到恢复正常步态，开始上下楼训练。

4.第3阶段（13～24周）

① 关节活动度：关节基本达到无痛下全范围活动。

② 肌力：股四头肌全范围等速向心、离心肌力训练。

③ 继续负重状态下的本体感觉练习。

④ 灵活性练习，如跑、跳训练。

❖ 第五节　踝关节镜术后康复 ❖

一、概述

踝关节是全身负重最大的关节，由胫腓骨下端和距骨组成。在行走和跳跃等活动中踝关节的运动非常重要。踝关节在运动中较易受到损伤，这与其独特的解剖学及生物力学特点有关。构成踝关节的距骨前宽后窄，踝关节背伸时距骨较宽的关节面进入踝穴，因被踝穴牢牢限制，因此较稳定；当踝关节跖屈时，较窄的距骨后部关节面进入踝穴，因此踝关节在跖屈位较易受到损伤。另外，外踝较内踝略长，对外侧踝关节有支撑作用，因此踝关节较容易受到内翻损伤。连接踝关节的众多韧带强弱不等，内侧有踝关节最强大的三角韧带，另外，经过踝关节内侧走行的肌肉（如胫骨前肌、胫骨后肌等）较经过踝关节外侧的肌肉（如腓骨长、短肌）强大，这都是造成踝关节较易受到跖屈位内翻损伤的因素。

二、康复方案

康复训练是治疗踝关节镜手术的重要组成部分，对促进踝关节功能恢复十分重要。在踝关节康复中既要考虑到踝关节的稳定性以利负重又要考虑到踝关节的灵活性。术后24h内应该抬高患肢，开始足趾的被动活动，如疼痛影响训练可以使用止痛药物。术后2天后可进行患侧肌肉的等长收缩练习，并可以开始患肢关节的主动活动练习。早期使用持续肢体被动活动（CPM）有助于维持关节的活动度、防止粘连、预防下肢深静脉血栓等并发症，并可促进消除下肢水肿，最终减轻疼痛。患侧关节水肿消失、活动范围基本正常后可逐渐行负重练习。当然，康复计划的制定还应该考虑是否合并有负重区软骨修复等处理，综合考虑并制定治疗方案。如进行负重区软骨成形，应适当延长康复进程。一般踝关节微创术后康复治疗的主要方法包括：理疗、关节活动度训练、肌力训练、本体感觉的训练。

1. 关节活动度

胫距关节的被动活动度背伸最大范围为10°～23°，跖屈最大范围为23°～48°，距下关节有30°的内翻和10°的外翻活动度，可以满足基本活动的必需。如果踝关节背伸活动度小于10°，则无论其肌力、协调性和本体感觉多好，都可能引起跛行。踝关节活动范围是胫距关节和距下关节活动范围的叠加。

术后数天内即可开始主动练习，包括背伸、跖屈、外翻和内翻。可轻度的背伸牵引跟腱增加踝关节的跖屈背伸活动度。牵引应该在肌肉热身的基础上进行。牵引持续45s，每6～8h重复一次。

2. 肌力

踝关节周围肌肉力量不足是导致踝关节不稳的重要因素之一，在关节镜微创手术后，如果没有明显的炎症渗出或关节不稳等症状即应开始关节肌力练习，包括患肢包括健肢肌肉的等长肌力训练及抗阻肌力训练（图22-12、图22-13、图22-14）。腓肠肌和比目鱼肌复

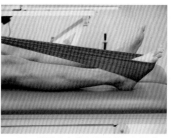
（a）利用弹力带行踝关节跖屈训练

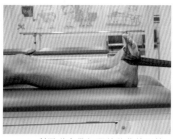
（b）利用弹力带行踝关节背伸训练

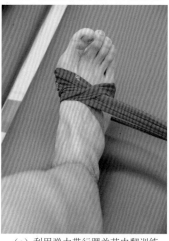
（c）利用弹力带行踝关节内翻训练

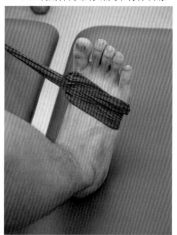
（d）利用弹力带行踝关节外翻训练

图22-12　利用弹力带行踝关节训练

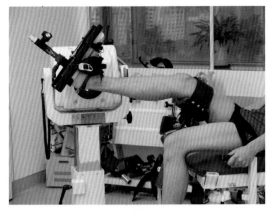

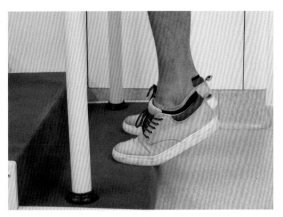

图22-13　踝关节等速肌力训练　　　　　　图22-14　利用台阶行提踵练习

合体是胫距关节跖屈的主要动力肌，在康复的过程中，虽然患者的最大肌力足够了，但肌肉的耐力却不足，表现为肌力弱，不能重复的完成同一个动作。如果没有疼痛症状可尽快练习足背伸跖屈动作，随着活动范围的增加，肌肉力量练习应该在不同的方向进行。负重时通常很难控制踝关节，因此负重训练应该在康复训练的最后阶段进行。

3. 本体感觉

踝关节囊和韧带中存在大量的运动觉和位置觉感受器，对肌肉、肌腱、周围皮肤、皮下感受器的有效补充。神经系统疾病如夏科氏关节，本体感觉能力丧失，缺乏保护，会导致踝关节破坏。本体感觉训练通常开始于单足站立和足平衡练习，然后采用不同类型的平衡板练习（图22-15）。对于慢性踝关节不稳，每天采用平衡板练习5次，每次练习10min，对于踝关节扭伤患者，只需每天进行平衡板练习2次，每次2min即可，3个月后即可观察到本体感觉的改善。

4. 足内在肌训练

把一块毛巾置于足趾下，利用足趾部活动将毛巾抓起，并向足跟部移动，然后再利用足趾的活动将毛巾向前方展平，如此反复（图22-16）。此外，还有足部挤压训练、足部翻书训练等，都可以用来训练足内在肌的柔韧性。

5. 跟腱伸展性训练

健侧下肢伸直或者膝部着地，患侧弓步向前，保持足跟部完全着地，身体逐渐向前倾斜，使患侧小腿部肌肉及跟腱绷紧，保持一定时间后放松，如此反复（图22-17）。勾足训练、利用患侧单脚站台阶等练习都可用来练习跟腱的伸展性。

6. 物理治疗

冷疗可以使毛细血管收缩、减少渗出、代谢降低、减轻疼痛；温热疗法可以扩张毛细血管、促进局部血液循环、促进炎症消散及组织愈合、解除训练时疼痛带来的组织痉挛。低频调制的中频电、中频电疗中的干扰电能引起骨骼肌收缩，有助于治疗合并周围神经损伤时引起的肌肉废用性萎缩。经皮神经肌肉电刺激（TENS）能阻断周围神经的痛觉传入，有助于减轻术后疼痛。微波、超短波等高频电治疗有助于消除手术治疗后及训练过程中引起的急、慢性炎症，有助于消除疼痛及促进组织愈合，早期无热量，后期可改用微热量处方。超声波治疗可以促进血液及淋巴循环，有助于缓解局部肿胀。

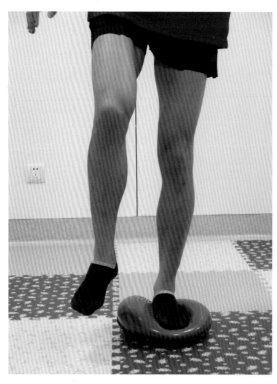

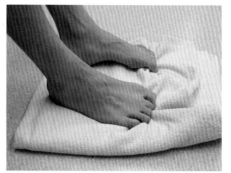

图22-16　毛巾抓取练习训练足内在肌

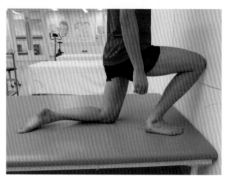

图22-15　利用平衡盘行踝关节本体
感觉训练

图22-17　跟腱伸展性训练

❖ 第六节　肩关节镜术后康复 ❖

一、概述

　　肩袖损伤是导致肩关节疼痛和功能丧失的重要因素，导致肩袖损伤的原因包括创伤、微损伤和退行性变。关节镜下肩袖修复术是修复肩袖损伤的重要方式之一，其优点包括：皮肤切口小、美观、能最大限度地保护三角肌等周围软组织、出血量小、能清晰的观察和评价损伤部位、术后疼痛较轻，有利于早期术后康复。

　　影响术后康复方案的因素很多，如损伤部位、损伤大小、软组织条件等等。若患者软组织条件较差（如患有类风湿性疾病、糖尿病、有长期激素应用史等），将不利于组织的愈合，相应应该选择相对保守的康复方案。如果单纯的冈上肌腱撕裂，术后应注意避免肩关节早期主动外展动作；若同时累及肩胛下肌、冈下肌、小圆肌等结构，术后应同时限制内、外旋等动作。每位患者的主诉因素都不相同，因此应该掌握肩袖损伤术后的康复原则，并根据每位患者的具体情况制定相应的康复方案。

　　肩袖损伤修复术后应早期活动，尽早恢复肩关节周围肌肉的力学机制，避免长期制动带来的关节粘连、肌肉萎缩等并发症。但同时应该避免剧烈活动，避免重建的肩袖组织再次损伤。腱-骨愈合通常需要6～8周时间，在此期内应尽量避免主动活动，或在保护下进行有限的主动活动。

　　肩关节的早期活动及关节活动范围的恢复应该以无痛或可接受的疼痛为前提，如运动后出现明显的肿痛，应适当休息，调整训练量。理疗可以起到很好的消肿、止痛作用，如冷疗（冰敷）、超声、电刺激、磁疗等，从而提高康复效果，但如果采用了金属内固定物应该避免使用电刺激、磁疗等方法。

开始进行力量练习时应选择闭链练习，其优点是安全，避免了对组织愈合有害的剪切力，且能同时训练主动肌和拮抗肌的协调能力，当肩关节功能逐步恢复时，可以从闭链练习逐步过渡到开链练习。在肩袖损伤术后康复的过程当中，肩胛带肌及三角肌的肌力恢复有助于恢复肩关节的肌力平衡，应该重视其力量、耐力的训练。

二、康复方案

1. 第1阶段（术后0～6周）

此期的目标是最大限度的保护手术固定部位，减轻水肿、疼痛、炎症反应，逐渐增加肩关节活动度（内、外旋可达45°，前屈120°）。方法如下。

① 固定：术后即开始佩戴肩关节吊带，保护手术部位。

② 被动活动练习：划圈/钟摆运动，健手辅助患侧上肢做前后、左右摆动及顺、逆时针划圈；术后第1天即可开始肩关节被动前屈和外旋，术后第3～4天开始被动外展内旋及外展外旋。

③ 理疗：每次训练后可采用冰敷减少术区渗出、肿痛。

④ 三角肌等长收缩训练。肩关节达到目标活动范围并且有正常的肩胛活动度后即可开始进行下一阶段康复。

2. 第2阶段（7～12周）

此期的目标是继续保护手术部位，避免疼痛，逐渐取得肩关节完全的被动活动范围，开始进行肩部肌肉力量练习。方法：①摘除吊带后进行主动辅助关节活动训练，如：滑轮练习、爬肩梯练习等；②利用棍棒等进行肩关节主动助力训练，增加肩关节活动范围（图22-18）；③继续进行肩部肌肉等长收缩练习；④进行日常生活动作训练如梳头、洗澡等动作；⑤训练前先热敷，待肌肉放松后开始训练，训练后必要时冷敷；⑥此期患侧不能负重，练习时避免快速反复重复动作，尽量锻炼使用患侧进行日常活动。

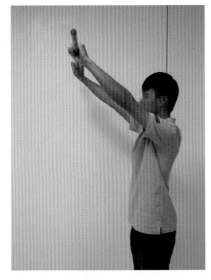

图22-18 利用棍棒练级肩关节各向活动度

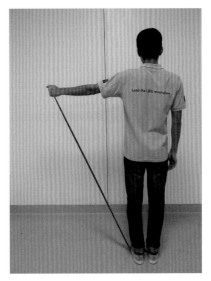

图22-19 弹力带行肩关节外展肌力训练

3. 第3阶段（12周以后）

此阶段时重建或修复的肩袖已基本愈合，此期的目标是使关节活动度及肌力达到正常水平，除继续之前的各项训练之外，可利用桌子、门等加强肌肉的各向牵拉以及利用弹力带（图22-19、图22-20、图22-21、图22-22、图22-23）、哑铃（图22-24）、等速肌力测试仪（图22-25）等进行各方向力量练习。

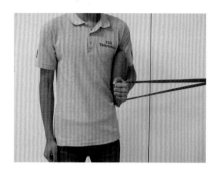 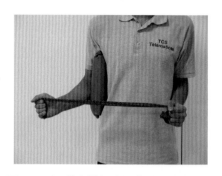

图22-20　弹力带行肩关节内旋肌力训练　　图22-21　弹力带行肩关节外旋肌力训练

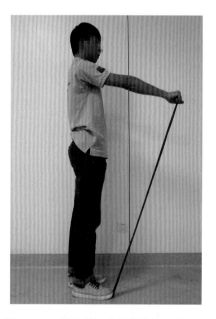 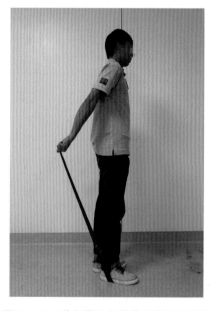

图22-22　弹力带行肩关节前屈肌力训练　　图22-23　弹力带行肩关节后伸肌力训练

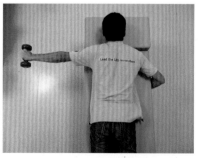 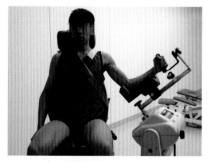

图22-24　哑铃行肩关节肌力训练　　　　图22-25　等速肌力测试仪行肩关节
　　　　　　　　　　　　　　　　　　　　　　　　旋转肌力训练

一、概述

近年来，髋关节镜取得了较大进展，是治疗髋关节软骨损伤、游离体取出、髋臼盂唇损伤等疾病的重要手段。本节以关节镜修复髋关节盂唇损伤为例介绍髋关节镜术后的康复。

关节盂唇是环绕于髋臼的一层纤维软骨，与髋臼横韧带相连。具有闭合关节腔，增加髋臼稳定性，并且分担部分髋关节负荷的作用。关节盂唇在内层无血运，限制了其愈合的能力。盂唇内有的游离神经末梢及感受器，关节镜修整的目的在于修复撕裂的关节唇活瓣以消除其带来的髋关节的疼痛及不适。康复的过程中强调使髋关节渐进性负重，同时控制炎症及疼痛，逐步增加髋关节活动度，避免刺激症状。

二、康复方案

1.术后第1阶段（第0～4周）

此期康复的主要目标是：使髋关节在休息时及活动时无明显疼痛症状，借助助行器逐步恢复正常步态，训练过程中注意避免刺激症状，尽量避免长杠杆臂屈髋动作（如直腿抬高练习），以免增加髋关节压力，患髋负重要循序渐进。方法如下。①术后早期尽量减轻炎症及疼痛，注意正确的体位摆放。②步态练习：借助助行器进行步态练，避免过度负重，训练患者在健侧腿支撑下转移。③理疗：手术切口愈合后可以进行水疗，水中进行步态练习可以减轻髋关节负重，并有助于肌力恢复。④膝关节开链肌力训练及腓肠肌肌力练习。⑤髋关节保持中立位下的伸展、内收、外展的等长收缩肌力训练及小量抗阻功率自行车训练（图22-26）。如果患者疼痛得到控制并且可以在助行器的帮助下达到步态正常，可以进入下一阶段。

2.术后第2阶段（第5～10周）

此阶段的康复目标是：加强肌力训练，在没有助行器的帮助下恢复正常步态，关节活动度达到正常范围，骨盆的稳定性能够满足日常生活需要，且日常生活中髋关节无疼痛。注意不要过早停用助行器，避免髋关节出现疼痛，此期应注意纠正错误的活动姿势。方法如下。①步态：如髋关节疼痛则继续应用助行器，直至髋关节无痛。②髋关节活动度练习：站立位伸髋练习、四肢撑地位髋关节屈曲练习、卧位足跟滑动练习。③使用弹力带行各向抗阻肌力训练（图22-27、图22-28、图22-29、图22-30）。④本体感觉和平衡觉练习：从双腿支撑逐渐过渡到单腿支撑（图22-31）。

3.术后第3阶段（第11～16周）

此阶段的康复目的是进一步增加髋关节的活动范围，增强肌力达到正常水平（图22-32），获得良好的动态平衡，恢复体育运动水平，日常生活无明显髋关节疼

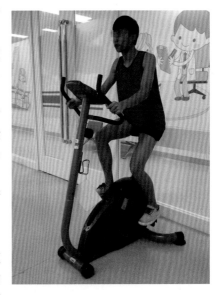

图22-26 抗阻功率自行车训练

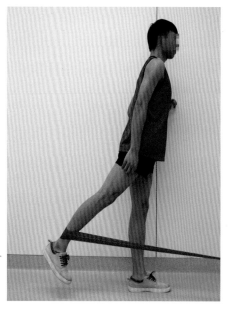
图22-27　弹力带辅助伸髋训练

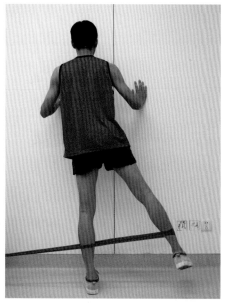
图22-28　弹力带辅助髋外展训练

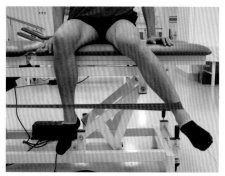
图22-29　弹力带辅助内旋训练

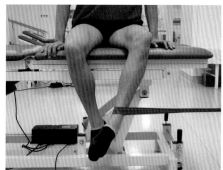
图22-30　弹力带辅助外旋训练

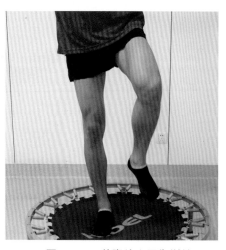
图22-31　单脚站立平衡训练

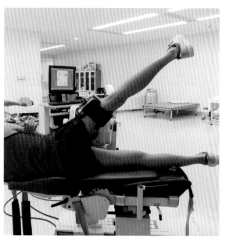
图22-32　髋关节等速肌力训练

痛。仍然要注意训练过程中注意避免刺激症状。开始跑步训练，动态平衡训练，灵活性训练，强化核心控制训练，解决肌力不平衡及耐力等问题。

第八节　腕关节镜术后康复

一、概述

　　腕关节镜术后早期即开始康复训练有利于消除水肿、控制疼痛、恢复功能。康复措施主要包括患肢制动、主动运动、理疗及药物对症治疗。康复训练早期应注意保护修复的关节面或组织，减少激惹手术侧腕关节引起炎症和疼痛，避免长期制动引起的关节粘连和肌肉萎缩。避免在腕关节屈、伸状态下过度承重，如患侧手托下颌等动作，避免腕部过度承重。在康复过程中，可以尝试改变习惯动作，形成对患侧腕关节的功能替代，如使用健侧手开关门、提重物、拿雨伞、使用剪刀等。

二、康复方案

1. 第1阶段（术后0～2周）

　　主要目的为控制炎症、水肿，控制疼痛，限制关节活动范围，保护修复的组织，延缓肌肉萎缩。患侧腕关节冷敷、加压包扎、抬高患肢；无痛范围内开始腕关节的持续被动活动训练（CPM）及主动关节屈、伸训练，避免关节肿痛；辅以理疗可以减轻疼痛、预防关节挛缩和粘连；等长收缩训练防止肌肉萎缩。

2. 第2阶段（术后3～4周）

　　此期的目的为恢复关节活动度的同时加强肌力训练。无训练时继续佩戴腕关节支具；避免疼痛、肿胀；无痛范围内的主动ROM训练；可以使用静态进展型支具增加腕关节活动度（图22-33）；增强腕关节抗阻屈、伸功能训练，逐渐增加阻力大小（图22-34、图22-35）；开始腕关节尺偏、桡偏、旋转功能训练（图22-36、图22-37、图22-38）；开始本体感觉训练（图22-39）及抓、握、提等功能训练；音频电等理疗措施有助于软化瘢痕。

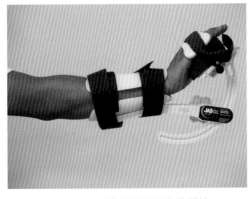

图22-33　静态进展型支具训练

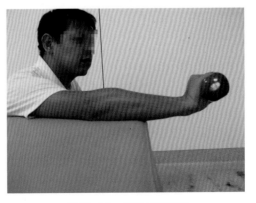

图22-34　抗阻伸腕训练

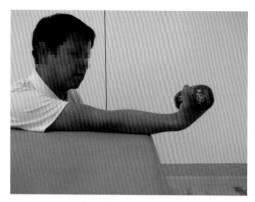

图22-35　抗阻屈腕训练

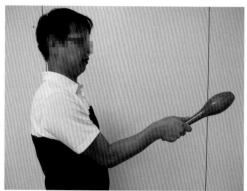

图22-36　腕关节尺偏训练

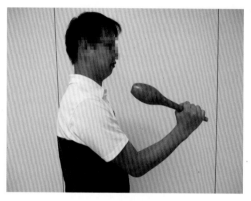

图22-37　腕关节桡偏训练

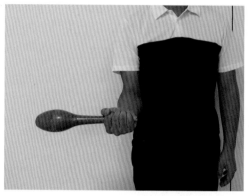

图22-38　腕关节旋转训练

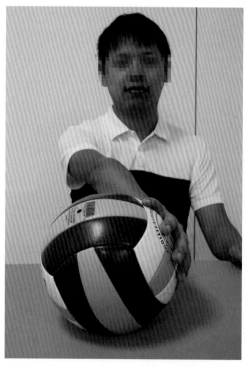

图22-39　腕关节本体感觉训练

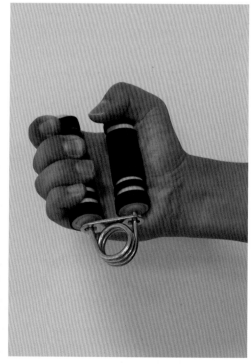

图22-40　握力训练

3. 第3阶段（术后5～14周）

此期的目的为恢复关节活动度、恢复正常肌力及本体感觉。可根据情况去掉支具。继续被动及主动ROM训练，逐渐达到正常范围，进行腕关节屈伸、收展、旋转等各个方向牵拉训练，保持腕关节活动范围；腕关节功能活动范围内做抓、握训练（图22-40），肌力逐步恢复至正常水平。

第九节　肘关节镜术后康复

一、概述

肘关节由肱尺关节、肱桡关节、桡尺关节近端组成，共用一个关节腔，关节内软组织相互扣锁关系较为紧密，关节间隙相对狭窄，处理不当容易出现关节功能障碍。

肘关节关节镜微创手术后的康复目的是恢复肘关节活动度，包括屈伸及前臂旋转功能，预防关节粘连、挛缩、关节僵硬。早期开始肘关节功能锻炼，辅以牵引、推拿、物理因子和药物治疗有助于在无痛状态下尽早恢复肘关节功能。康复过程应循序渐进，避免急于求成，防止骨化性肌炎等并发症。

二、康复方案

1. 术前康复

使患者了解肘关节镜术后康复的重要意义，消除对手术的焦虑情绪，术后积极配合康复治疗，了解术后主要康复方法。

2. 第1阶段（术后0～2周）

此期的主要目标是减轻炎症与疼痛反应，控制水肿。①基础治疗：采用冷疗（如冰袋或低温持续冷敷装置）减少炎症渗出，但应避免皮肤冻伤；早期音频电治疗可以预防组织挛缩和粘连（图22-41）；磁疗有助于缓解疼痛；卧位时患侧上肢垫枕，保持高位，促进血液循环，缓解水肿；此期胀痛严重时可口服非甾体类抗炎药，有利于控制水肿缓解疼痛。②肘关节支具屈曲90°位固定，康复训练时去掉支具。③早期开始CPM训练，即有利于关节活动度恢复，又可促进关节液分泌，利于软骨恢复；肘关节在疼痛可耐受情况下做屈、伸练习，要强调每次屈伸练习达到一定的关节活动度，避免小范围内反复屈伸练习，避免加重关节水肿，求"质"而不求"量"。④肌力练习：术后即可开始上肢肌肉的等长收缩训练。

3. 第2阶段（术后2～8周）

此期的主要目标是尽量恢复肘关节活动度达正常范围，进行肌肉力量练习，同时辅助理疗减轻训练时造成的水肿。①基础治疗：继续训练后冷敷、抬高患

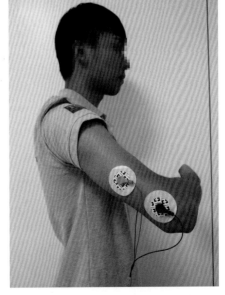

图22-41　音频电治疗松解粘连

肢减轻水肿、非甾体类抗炎药抗炎及控制疼痛；音频电治疗有助于软化瘢痕、松解粘连。②继续加强ROM训练，此阶段肘关节粘连通常加重，若主动ROM训练不能达到要求的范围，可在训练前给予热疗（如蜡疗），肌肉放松后再给予持续被动牵拉及静态进展性牵拉等训练（图22-42），训练结束后给予冷疗，减少关节渗出；睡觉时根据肘关节活动受限情况将支具固定于屈曲位或伸直位；开始日常生活活动训练，如洗脸、吃饭等。③增加弹力带训练（图22-43、图22-44）、等速肌力训练（图22-45）等抗阻练习，避免局部出血造成新的损伤形成骨化性肌炎。

4. 第3阶段（术后8～12周）

此期的重点是强化关节活动度训练，强化日常生活活动训练及开始运动功能训练；加强弹力带及其他器械的肌肉力量训练；开始运动、职业相关的专业训练，如投掷动作等。

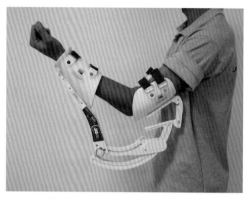

图22-42 静态进展性牵拉增加肘关节活动度

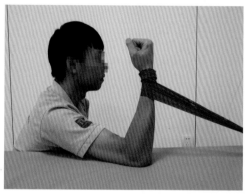

图22-43 弹力带行肘关节抗阻屈曲练习

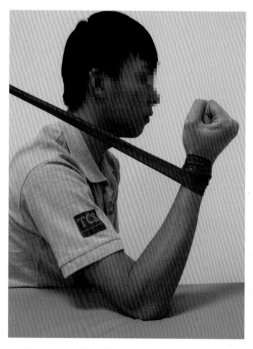

图22-44 弹力带行肘关节抗阻伸展练习

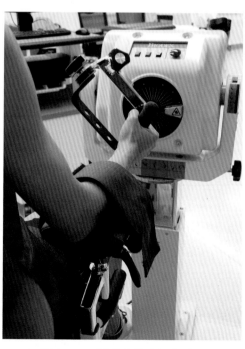

图22-45 肘关节等速肌力训练

膝关节多韧带损伤易发生关节粘连、关节活动受限，因此，术前、术后的康复训练对于治疗效果非常重要。

一、术前康复准备

康复理念应贯穿于膝关节多韧带损伤治疗与恢复期的全过程。急性膝关节脱位复位后需制动一段时间，以观察伤肢血液循环情况。此段时间康复的目标是维持膝关节正常的对合关系、减轻疼痛、消除软组织肿胀、减少肌肉萎缩。除药物治疗外，只要患者可以耐受，鼓励踝关节主动屈伸锻炼，踝关节用力、缓慢、全范围的跖屈、背伸活动，可促进血液循环，消除肿胀，且对防止出现下肢深静脉血栓有重要意义。股四头肌等长收缩、腘绳肌等长收缩练习，亦有助于改善血液循环，消除肿胀，减少肌肉萎缩。

若急性期行血管修复或部分韧带修复，需较长时间固定膝关节，除以上功能锻炼外，还应在轻巧可靠的外固定支持下，进行直腿抬高练习和活动髌骨训练，用手将髌骨上下左右推动，以减轻关节挛缩的发生。如伤情允许，应尽早开始关节活动度训练，可采用膝交链矫形器限制有害活动，允许有益活动。

伤后4～8周，伤膝仍有明显不稳定，具备手术重建指征，必须进行有效的康复训练，重建术前关节活动度应达到0º～90º以上，并恢复较好的肌力。对膝关节多韧带损伤慢性不稳定者必须通过康复训练恢复控制膝关节的肌肉的肌力，包括股四头肌、腘绳肌和腓肠肌等，否则，重建后关节仍将不稳。

二、术后处理与康复

韧带重建术后冰敷4～6h，膝矫形器（knee orthosis，KO）固定于膝伸直位，麻醉清醒后即进行股四头肌等长收缩，足背伸-跖屈活动，直腿抬高。术后14天拆线，间断去KO，足跟滑床面主动伸屈膝关节；持续被动活动（CPM，0º～90º）2h，每日2次。4周后戴KO（交链活动0º～120º）下地行走，肌力、关节活动度锻炼。术后10周去KO行走，强化肌力、关节活动度锻炼。术后5个月进行灵活性训练。术后8个月内避免患膝剧烈剪切、旋转运动。

三、康复应注意的问题

① 由于每位患者伤情及身体条件不尽相同，具体进行康复锻炼时要结合患者的具体情况，制定适合的个性化的康复方案。

② 除膝关节康复训练外，相邻关节的主动活动应尽早开始。

③ 康复锻炼中会存在疼痛，是不可避免的。如疼痛在练习停止半小时内可减弱或消失，则不会对组织造成损伤，可以继续坚持康复锻炼。这一点必须向患者讲明，并得到患者的配合。

④ 肌肉力量练习应当贯穿康复计划的始终。每次应练习至肌肉有酸胀疲劳感为宜，充分休息后再进行下一组。肌肉力量的提高是恢复关节稳定性的关键因素，应当坚持锻炼。

⑤ 膝关节的肿胀会伴随着整个练习过程，直至膝关节屈伸活动角度及肌肉力量基本恢复正常时，膝关节肿胀才会逐渐消退。如果出现膝关节肿胀突然加重，应调整练习，减少活动量。

（刘玉杰　王　宁）

参考文献

[1] Bosch U，Kasperczyk W J.Healing of the patellar tendon autograft after posterior cruciate ligament reconstruction—a process of ligamentization? An experimental study in a sheep model. The American journal of sports medicine，1992，20（5）：558-566.

[2] Deie M，et al.，Reconstruction of the medial patellofemoral ligament for the treatment of habitual or recurrent dislocation of the patella in children. Journal of Bone & Joint Surgery，British Volume，2003，85（6）：887-890.

[3] Ellman，H.，Hanker G，Bayer M，Repair of the rotator cuff. End-result study of factors influencing reconstruction. The Journal of Bone & Joint Surgery，1986，68（8）：1136-1144.

[4] Enseki K R，et al.，The hip joint：arthroscopic procedures and postoperative rehabilitation. Journal of Orthopaedic & Sports Physical Therapy，2006，36（7）：516-525.

[5] Escamilla R F. Knee biomechanics of the dynamic squat exercise. Medicine and science in sports and exercise，2001，33（1）：127-141.

[6] Gianotti S M，et al.，Incidence of anterior cruciate ligament injury and other knee ligament injuries：a national population-based study. Journal of Science and Medicine in Sport，2009，12（6）：622-627.

[7] Hays P L，et al. The role of macrophages in early healing of a tendon graft in a bone tunnel. The Journal of Bone & Joint Surgery，2008，90（3）：565-579.

[8] Hovelius L，et al. Recurrences after initial dislocation of the shoulder. Results of a prospective study of treatment. The Journal of Bone & Joint Surgery，1983，65（3）：343-349.

[9] Janousek A T，et al. Posterior cruciate ligament injuries of the knee joint. Sports Medicine，1999，28（6）：429-441.

[10] Kannus P，et al. Injuries to the posterior cruciate ligament of the knee. Sports Medicine，1991，12（2）：110-131.

[11] Kibler W B，et al. Qualitative clinical evaluation of scapular dysfunction：a reliability study. Journal of Shoulder and Elbow Surgery，2002，11（6）：550-556.

[12] Li G，et al. In situ forces of the anterior and posterior cruciate ligaments in high knee flexion：an in vitro investigation. Journal of Orthopaedic Research，2004，22（2）：293-297.

[13] Lohmander L S，et al. The long-term consequence of anterior cruciate ligament and meniscus injuries osteoarthritis. The American journal of sports medicine，2007，35（10）：1756-1769.

[14] Margheritini F，et al. Posterior cruciate ligament injuries in the athlete. Sports medicine，2002，32（6）：393-408.

[15] Markolf K L，Graff-Radford A，Amstutz H，In vivo knee stability. A quantitative assessment using an instrumented clinical testing apparatus. The Journal of Bone & Joint Surgery，1978，60（5）：664-674.

[16] Marumo K，et al. The"Ligamentization"Process in Human Anterior Cruciate Ligament Reconstruction With Autogenous Patellar and Hamstring Tendons A Biochemical Study. The American journal of sports medicine，2005，33（8）：1166-1173.

[17] Ming Xie G，Zhong Zhao J. The effect of remnant preservation on patterns of gene expression in a rabbit model of anterior cruciate ligament reconstruction. Journal of Surgical Research，2012，176（2）：510-516.

[18] Morgan-Jones R，Cross M. The intercruciate band of the human knee. journal of bone and joint surgery-british volume，1999，81：991-994.

[19] Odensten M. Gillquist J. Functional anatomy of the anterior cruciate ligament and a rationale for reconstruction. The Journal of Bone & Joint Surgery，1985，67（2）：257-262.

［20］ Rotman M B，Donovan J P. Practical anatomy of the carpal tunnel. Hand clinics，2002，18（2）：219-230.

［21］ Shelbourne K D，Davis T J，Patel D V. The natural history of acute，isolated，nonoperatively treated posterior cruciate ligament injuries A prospective study. The American journal of sports medicine，1999，27（3）：276-283.

［22］ Søjbjerg J，et al. Release of the stiff elbow followed by continuous passive motion and indomethacin treatment. Journal of Shoulder and Elbow Surgery，1995，4：S20.

［23］ Weiler A，et al. Biomechanical Properties and Vascularity of an Anterior Cruciate Ligament Graft Can Be Predicted by Contrast-Enhanced Magnetic Resonance Imaging A Two-Year Study in Sheep. The American journal of sports medicine，2001，29（6）：751-761.

［24］ Woo，S Y，Gomez M，Akeson W. The time and history-dependent viscoelastic properties of the canine medial collateral ligament. Journal of Biomechanical Engineering，1981，103（4）：293-298.

［25］ Wright R W. et al. Ipsilateral graft and contralateral ACL rupture at five years or more following ACL reconstruction. The Journal of Bone & Joint Surgery，2011，93（12）：1159-1165.

［26］ Yoshikawa T，et al. Effects of local administration of vascular endothelial growth factor on mechanical characteristics of the semitendinosus tendon graft after anterior cruciate ligament reconstruction in sheep. The American journal of sports medicine，2006，34（12）：1918-1925.